U0771807

"十二五"职业教育国家规划教材修订版

高等职业教育新形态一体化教材

基础医学概论

（第3版）

主编　陈武哲

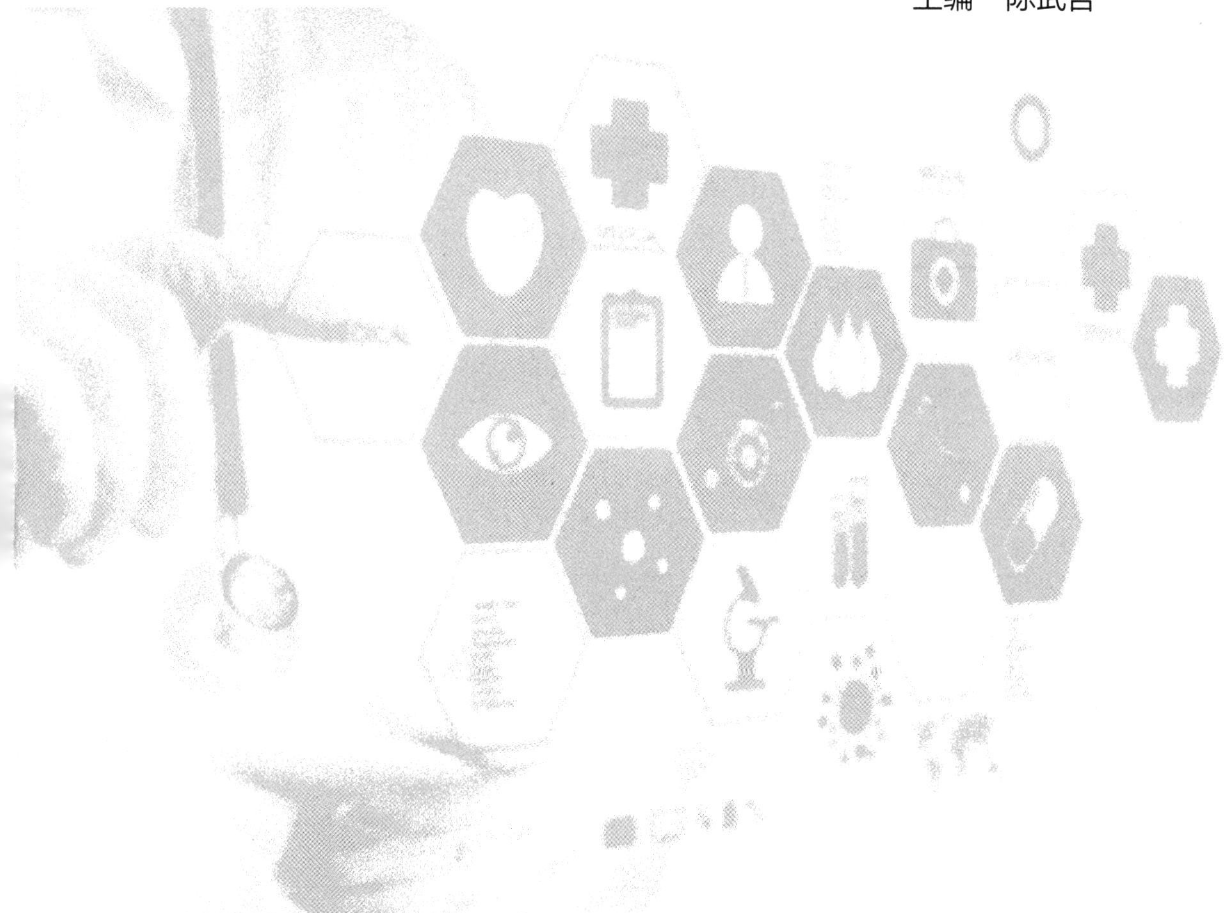

中国教育出版传媒集团

高等教育出版社·北京

内容提要

本书是"十二五"职业教育国家规划教材修订版,是一部供高等职业教育医学技术类专业学生了解医学全貌,掌握必要的医学基础知识的必修课教材。

全书共8章,包括绪论、正常人体结构、酶与维生素、物质代谢与酸碱平衡、遗传学基础、正常人体功能、病原生物与免疫学基础及病理学与病理生理学基础。着重介绍正常人体各器官和系统的基本结构与功能,临床常见疾病的基本病理过程及与临床相关的病原生物或免疫学的基础知识等。

本书根据高等职业教育医学技术类专业人才培养方案,对组织学与胚胎学、人体解剖学、生理学、生物化学、遗传学、病原生物与免疫学、病理学与病理生理学等学科的内容进行了重组和优化,增补了新知识。

本书注重纸质教材与数字资源的融合,通过扫描纸质教材中的二维码,可直接观看重要知识点和技能点的微课视频和动画。教师可以发送邮件至编辑邮箱gaojiaoshegaozhi@163.com获取教学课件。

本书适合高等职业教育医学影像技术、医学检验技术、康复治疗技术、口腔医学技术和眼视光技术及相关医学专业学生使用。

图书在版编目(CIP)数据

基础医学概论/陈武哲主编.-- 3版.--北京:
高等教育出版社,2023.5
ISBN 978-7-04-059365-5

Ⅰ.①基…　Ⅱ.①陈…　Ⅲ.①基础医学-高等职业教育-教材　Ⅳ.①R3

中国版本图书馆 CIP 数据核字(2022)第 158024 号

JICHU YIXUE GAILUN
基础医学概论(第3版)

| 策划编辑 | 陈鹏凯 | 责任编辑 | 陈鹏凯 | 封面设计 | 王　鹏 | 版式设计 | 童　丹 |
| 责任绘图 | 于　博 | 责任校对 | 刘丽娴 | 责任印制 | 田　甜 | | |

出版发行	高等教育出版社	网　　址	http://www.hep.edu.cn
社　　址	北京市西城区德外大街4号		http://www.hep.com.cn
邮政编码	100120	网上订购	http://www.hepmall.com.cn
印　　刷	北京市白帆印务有限公司		http://www.hepmall.com
开　　本	787mm×1092mm　1/16		http://www.hepmall.cn
印　　张	32.25	版　　次	2006 年 7 月第 1 版
			2023 年 5 月第 3 版
字　　数	790 千字		
购书热线	010-58581118	印　　次	2023 年 5 月第 1 次印刷
咨询电话	400-810-0598	定　　价	79.00 元

《基础医学概论》(第3版)编写人员

主　　编　陈武哲
副 主 编　李品玉　欧　瑜
编写顾问　张光主
编　　委　(以姓氏汉语拼音排序)

陈武哲　永州职业技术学院
李品玉　肇庆医学高等专科学校
姜云传　永州职业技术学院
蒋海兵　南华大学附属第二医院
蒋可欣　永州职业技术学院
李　杰　永州职业技术学院
梁红军　湖南环境生物职业技术学院
刘力华　永州职业技术学院
刘媛媛　沧州医学高等专科学校
欧　瑜　永州职业技术学院
盘　菁　永州职业技术学院
邵少慰　肇庆医学高等专科学校
汤晨曦　四川省骨科医院
王　贞　湖南环境生物职业技术学院
张光主　永州职业技术学院
张锦辉　永州职业技术学院
庄伊沴　厦门东海职业技术学院

第 3 版前言

为深入贯彻全国职业教育大会和全国教材工作会议精神,落实《关于推动现代职业教育高质量发展的意见》《全国大中小学教材建设规划(2019—2022年)》和《职业院校教材管理办法》有关部署,我们本着科学性、前沿性和实用性的原则,遵循职业教育教学规律和人才成长规律,组织全国多所高职院校具有丰富一线教学经验的"双师型"教师,同时吸纳了部分临床工作人员编写了《基础医学概论》(第3版)。

党的二十大报告中对发展素质教育提出了更高的要求。在继承上一版教材基本框架和结构的基础上,第3版教材按照高等职业教育医学技术类专业人才培养方案所要求的基本理论、基本知识和基本技能,结合执业资格考试大纲确定编写内容。同时,第3版教材依托国家职业教育医学检验技术专业教学资源库,引用了大量的微课视频和动画,学生通过扫描二维码即可在线观看,提高了学生的学习兴趣。

全书涵盖组织学与胚胎学、人体解剖学、生理学、生物化学、遗传学、病原生物与免疫学、病理学与病理生理学七大基础学科的内容,具体包括第一章绪论、第二章正常人体结构、第三章酶与维生素、第四章物质代谢与酸碱平衡、第五章遗传学基础、第六章正常人体功能、第七章病原生物与免疫学基础、第八章病理学与病理生理学基础。

在本书的编写过程中,我们经历了肆虐全球的"新型冠状病毒肺炎疫情",党和人民团结一心,卓有成效地抗击了疫情,并成功举办了冬奥会、冬残奥会,其中涌现出许许多多医学英雄。这些都成为我们在编写过程中不断研究,不断创新,不断前进的强大动力。在本书的编写过程中,还得到了相关院校领导、高等教育出版社和国家职业教育医学检验技术专业教学资源库建设团队的大力支持,在此一并表示感谢。

由于编者能力有限,本教材可能存在疏漏之处,诚请广大同行及使用本教材的同学们批评指正,以求不断完善和提高,更好地服务于社会。

陈武哲

2022年6月

第 2 版前言

本教材第 1 版于 2006 年出版,至今已使用 8 年,得到了全国许多医学类高职院校的欢迎和积极使用,以及学校师生的充分肯定。但是,随着医学理论和技术日新月异的发展,新概念、新范畴不断涌现,新技术、新标准不断推出,更新着人们对于传统概念和范畴的认识;特别是医学教育改革不断深入,"校企合作""工学结合"等教学理念受到了越来越多学校的认可和积极实践,给我们提出了更高、更新的要求。原来新颖的教材,由于时光流逝已显得陈旧,难以全面适应时代要求,需要我们不断对这本在呈现形式和编写理念上相对传统的教材进行修订完善,创新编写理念,更新教材内容。因此,我们决定对本教材修订再版,使其成为适应时代要求,体现高职教育特色,更适合医学技术类各专业高职学生使用的教材。

本版教材修订中,根据医学技术类人才培养所需的课程内容和要求的变化,在原版内容基础上,对教材结构进行调整和内容修订。在国家职业教育"十二五"规划的大局下,本版教材坚持以专业培养目标为依据,以加强职业院校学生实践能力和职业技能的培养为宗旨,内容取舍"以应用为目的,以必需、够用为度"。

由于原版教材部分编者已退休或另换岗位,因而本版教材编写人员有较大变动,但大多是来自教学第一线的教师。职业教育强调校企结合,因此,本版教材编写邀请部分原是学校基础医学课程教师,现在医院当医生的人员担任编者,如邵少慰和黄明辉。他们与其他编者一起,对教材的内容进行认真分析与研讨,共同将本版教材修订成符合学生认知规律的,能获得未来工作岗位以及进一步发展所需基础知识、基本技能的好教材。

由于时间仓促,特别是我们的水平有限,本版教材中定会存在不少错误和不足,希望广大读者在使用后提出批评和改进意见,以使本教材内容和质量得到不断完善和提高。

张光主

2014 年 12 月

第1版前言

本教材是根据教育部关于"医学技术"类人才培养教育改革的精神,由高等教育出版社组织编写的。其目的是为"医学技术"类专业人才的培养提供一本能充分反映现代医学模式和医学技术类各专业实际需要的、共用的知识,符合当今教学改革潮流的教材。

"基础医学"是医学的一个重要组成部分,凡属医学类学生在校时均要学习它。医学技术类人才培养,属职业教育,而职业教育的一个重要特点是,以就业为导向,加强就业能力的培养。教学内容要有针对性,即以专业为依托,按岗位或岗位群设置课程和组织教学内容,实践教学占较大比重,而基础理论教学则"以应用为目的,以必需、够用为度"。作为基础医学教育工作者,如何使学生在有限的在校学习中,传授给学生在实践工作中能应用、够用的基础医学知识,使他们能更好协助医生诊断和治疗疾病,是一个重要的研究课题,也是医学高职教育自身发展的迫切需要。

为了能使本书的编写达到预想的目的,我们主要从教学第一线中邀请从事多年本课程教学工作,熟悉教育教学规律,了解"医学技术"类专业需要什么,对教材改革最有发言权的一线教师担任编委。根据以往的教学经验以及国内外有关资料,采用综合方法,将组织学与胚胎学、人体解剖学、人体生理学、病理学及病理生理学、病原生物与免疫学、遗传学等整合成基础医学概论,而成为一本上述各学科的综合性教材。

本教材以"实用"为原则,以简单而充实为特色,围绕培养符合社会主义市场经济要求的高技能人才为宗旨,突出医学技术和职业教育特征。根据医学技术类人才培养需要,在上述各门课程的基础上,删除了不适应医学技术岗位的内容,并最大限度地吸纳和借鉴了上述各种学科教材版本的优点和经验以及近十年来研究的最新成果。在编写过程中我们不仅注重内容的融合,同时也保留了上述各门课程的特征,以利于教师的授课。为了使学生更好地掌握本书的知识点并能及时反馈与校正,在每章内容前有重要内容提示,在每节后有复习思考题。本教材不仅适于高职高专"医学技术类"专业学生学习用,也可供其他医学专业的师生参考。

本教材的编写方式是一种尝试,由于缺乏编写经验,因此,从内容取舍和编排等方面可能存在许多错误和不足,恳请读者批评指正。

张光主

2006 年 3 月

目　录

二维码资源目录

第一章 绪 论

重要内容提示

1. 基础医学概论的研究内容及基础医学与临床医学的关系;兴奋性与阈强度的概念。
2. 人体结构的常用术语;内环境与稳态;人体功能的调节方式。

第一节 概 述

一、基础医学概论的研究内容

基础医学概论是研究正常人体的组成、代谢、功能和在疾病状态下人体的形态结构与功能变化及其机制的一门科学。它包括组织学与胚胎学、人体解剖学、生理学、生物化学、遗传学、病原生物与免疫学、病理学与病理生理学。

组织学是研究人体的细微结构与功能关系的科学,即根据显微镜下观察到的细微结构,从微观水平阐明人体的形态结构和相关功能的关系。通过显微镜可分辨出正常人体各种细胞、组织和器官的微细结构。现代组织学的研究已从细胞水平向超微结构乃至分子水平不断深化。胚胎学是研究人体出生前发生、发育过程及其规律的一门科学,也可广义地理解为研究精子与卵子的发生、成熟、受精,以及受精卵发育到成体的过程。

人体解剖学为一门古老的学科,是研究正常人体形态和结构的科学,是一门重要的医学基础课程,其任务是揭示人体各系统器官的形态和结构特征,各器官结构间的毗邻和关系。随着科学的发展,以及服务的对象不同,人体解剖学在研究方法、着重点和目的性等方面产生了差异,因而逐渐形成了若干独具特色的分支学科;如按照组成人体的各系统,逐一研究和叙述各系统器官形态、结构的系统解剖学;按照人体的分部及医疗手术学的需要,研究和论述人体各局部内各结构的形态、位置和毗邻关系的局部解剖学;研究人体器官、结构与功能在体育运动和训练中的关系的运动解剖学;专门阐述临床各部位手术层次结构基础的应用(手术)解剖学等。此外,由于研究手段不同,又有了以肉眼观察和解剖操作为主的大体解剖学和以显微镜及电子显微镜观察组织的微视和超微解剖学。

生理学是研究正常人体生命活动规律的科学,也就是研究人体在正常形态、结构的基础上所进行的各种功能活动。人体的功能就是整个人体及其各个部分所表现的各种生命现象或生理作用,例如呼吸、消化、循环和肌肉运动等。生理学的任务是研究这些生理功能的发生机制、条件以及机体的内外环境中各种变化对其结构和功能的影响,从而掌握各种生理变化的规律。

生物化学是介于生物与化学之间的一门科学,是用化学的理论和方法作为主要手段,从分子水平研究生命现象,从而揭示生命的奥秘。其任务主要有两个方面:一方面,研究构成生物体的基本物质的结构、性质和功能;另一方面,研究构成生物体的基本物质在生命活动过程中进行的化学变化。

遗传学是专门探讨、研究人类遗传和变异规律的一门科学,内容包括人体遗传的生物学基础、人体性状和行为遗传、人类遗传病及其防治、环境因素对人类遗传物质的影响等。

病原生物与免疫学包括医学微生物学、人体寄生虫学和免疫学 3 部分。医学微生物学主要是研究与医学有关的病原微生物的生物学性状、感染与免疫的机制、微生物学检查与特异防治措施等,以达到控制和消灭传染性疾病和与微生物有关的免疫性疾病,保障人类健康的目的。人体寄生虫学主要是研究寄生虫的形态、生活史及致病性,阐明寄生虫与环境的对立统一关系,认识寄生虫病的发生与流行、控制与消灭的基本理论和原则。免疫学是研究机体免疫系统的组织结构和生理功能的科学,自 20 世纪 60 年代以来已发展成为一门独立的学科,它从不同的角度和水平揭示免疫系统识别并排除有害生物及其成分的应答过程和规律,并应用这些规律来阐明疾病发生的机制,从而达到防治疾病的目的。现代免疫学认为,免疫是一种机体识别和排除抗原性异物,维护自身生理平衡与稳定的功能,主要表现在免疫防御功能、免疫稳定功能和免疫监视功能 3 方面。

病理学与病理生理学是连接基础医学与临床医学之间的桥梁课程,它是用自然科学方法研究疾病的病因学、发病学、机体在疾病过程中的功能、代谢、形态结构的变化以及这些变化的发生机制的科学。病理学是从形态和结构的角度,阐明疾病的发生、发展规律;病理生理学是一门研究患病机体的生命活动规律与机制的医学基础理论学科,它以患病机体为研究对象,着重从功能与代谢的角度探讨疾病发生、发展及转归的规律和机制。

二、基础医学与临床医学的关系

基础医学与临床医学是医学中的两大组成部分,二者关系非常密切。基础医学是整个医学的基石。医师在诊治疾病、说明健康和疾病及其相关性的时候,不能不依赖基础医学,也不得不借助于基础医学思辨。因此,基础医学是临床医学的理论基础,它为临床医学提供新理论、新技术;为临床各科疾病的诊断与治疗提供理论基础。而临床医学又不断为基础医学验证新成果,提出新课题,使医学中出现的问题不断得以解决。医学的特点是:不同自然学科的相互渗透更加迅速,新的边缘学科不断产生,研究工作由整体、器官、组织进入细胞和分子微观水平。这表明人们对生命现象认识层次的深入,因而更显示了基础医学及其相邻的自然科学在临床医学中的重要性。这些学科的理论研究和先进技术的应用也大大促进了人们对疾病发病机制的认识和诊断治疗技术的提高,促进了医学科学的发展。

学习基础医学的目的在于,熟悉和掌握正常人体结构和功能,以及在一些致病因素作用于机体后,引起机体的结构和功能改变的基本理论,配合医师,为临床各科疾病的预防、诊断与治疗提供理论根据。

三、人体结构的常用术语

(一) 标准姿势

为了说明人体局部器官及结构的位置关系规定的一种姿势,称为标准姿势,也称为解剖学姿势。标准姿势为：身体直立，面向前，两眼平视正前方，上肢下垂于躯干两侧，双下肢并立，手掌和足尖向前的姿势。

（二）方位术语

1. 上和下 靠近头侧为上，靠近足侧为下。

2. 前和后 腹侧为前，背侧为后。

3. 内和外 常用于描述空腔器官相互位置关系的术语，近内腔者为内，远离内腔者为外。

4. 内侧和外侧 近正中矢状面者为内侧，远离正中矢状面者为外侧。前臂的内侧和外侧又分别称为尺侧和桡侧，小腿的内侧和外侧又分别称为胫侧和腓侧。

5. 浅和深 以体表作为参考，靠近体表者为浅，远离体表者为深。

6. 近侧与远侧 描述四肢各部结构时，以靠近躯干者为近侧，远离躯干者为远侧（图1-1）。

（三）基本轴

1. 垂直轴 与躯体或四肢的长轴平行，即与水平面相垂直的轴。

2. 矢状轴 即由前向后的方向与躯干长轴相垂直的轴。

3. 冠状轴 即由左向右的方向与躯干长轴相垂直的轴。

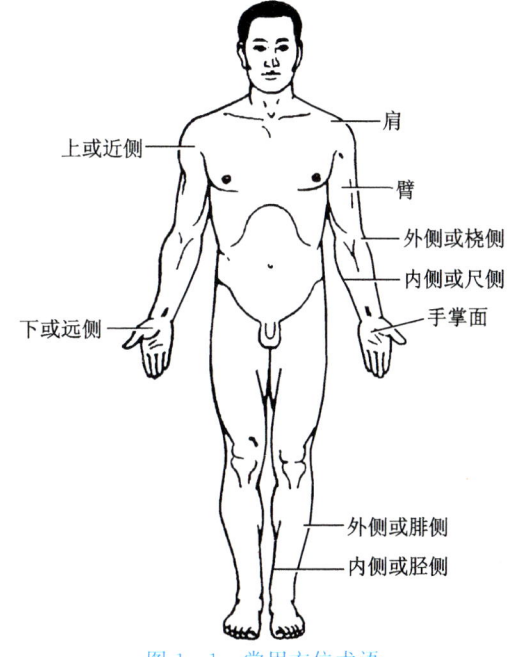

图1-1 常用方位术语

（四）基本切面

解剖学规定，人体分3个互相垂直的基本切面。

1. 矢状面 是指从前后方向沿人体长轴将人体分成左、右两部分的切面。将人体沿正中线分为左右完全等分两半的矢状面，称为正中矢状面。

2. 横切面 即与人体或器官长轴相垂直的切面，将人体分为上下两部分，又称平切面。

3. 冠状面 又称额状面，是从左右的方向将人体分为前、后两部分的切面。

复习思考题

1. 基础医学概论的研究内容包括哪些？基础医学与临床医学有何关系？
2. 学习基础医学的目的是什么？
3. 人体结构的常用术语有哪些？

第二节　生命活动的基本特征简述

一、新陈代谢

活的机体与环境之间进行物质交换和能量转换以实现自我更新的过程,称为新陈代谢。它包括合成代谢(同化作用)和分解代谢(异化作用)两个方面。合成代谢是指机体在生命活动过程中能主动地从外界环境摄取营养物质,并将其转变成自身物质的过程。分解代谢是指机体自身物质不断地分解,在分解过程中释放能量,并将分解所产生的终产物排出体外的过程。物质合成时吸收并贮藏能量,物质分解时则释放能量。新陈代谢是一切生命活动的基础,是生命活动的最基本特征。如果人体的新陈代谢过程逐渐减弱,人就开始衰老;新陈代谢一旦停止,生命也就终结了。

兴奋性

二、兴奋性

生活在一定环境之中的生物体,当它所处的环境发生某些变化时,能主动地作出相应的反应,这种活的组织或细胞对刺激发生反应的能力或特性,称为兴奋性。由于生物体具有这一特性,因此,当环境发生变化时能作出适当的反应,使其能在变化的环境中生存。

(一) 刺激与反应

机体生活在不断变化的环境中,经常受到环境中各种因素的影响。能引起组织或细胞发生反应的各种内外环境变化称为刺激。刺激按其能量形式的不同,可分为物理性刺激、化学性刺激和生物性刺激,如声、光、电、酸、碱、细菌和病毒等。此外,社会及心理因素变化时都可作为刺激而影响机体的功能活动。

反应是指组织或机体受刺激后出现的功能活动变化,例如,肌肉受刺激后的反应是张力和长度的变化(机械收缩),腺体则表现为分泌活动等。不同的组织或机体接受刺激后,反应的表现形式有两种,即兴奋或抑制。兴奋是指组织或机体受刺激后,由相对静止状态转变为活动状态,或活动加强;抑制是指组织或机体受刺激后,由活动状态转变为相对静止状态,或活动减弱。组织或机体接受刺激后是发生兴奋,还是抑制,取决于刺激的质和量以及组织或机体当时的功能状态。

任何刺激要引起机体产生反应,必须具备以下 3 个条件,即一定的刺激强度、一定的持续时间和一定的强度-时间变化率。这 3 个条件又可相互影响,只有当刺激达到一定的强度、持续时间和强度-时间变化率时才能引起机体发生反应。

(二) 阈强度

不同组织或细胞兴奋性的高低是不同的,即使同一组织或细胞在不同功能状态下其兴奋性也有差异。衡量组织或细胞兴奋性高低的指标是阈强度。阈强度是指在保持刺激的时间不变时,引起组织发生反应的最小刺激强度,其值称为阈值。阈强度的刺激称为阈刺激。强度大于阈值的刺激称为阈上刺激;强度小于阈值的刺激称为阈下刺激。组织的兴奋性高低与阈值成反比关系,即阈值越小,表明其兴奋性越高;阈值越大,表明其兴奋性越低。对于组织来讲,一次阈刺激或阈上刺激可引起组织产生反应,一次阈下刺激则不能引起组织产生反应。受到刺激后能较迅速产生某种特殊反应的组织称为可兴奋组织,如神经、肌肉和腺体等。

（三）可兴奋细胞的兴奋性变化

可兴奋细胞在接受一次阈刺激或阈上刺激而发生兴奋时,其兴奋性将发生一系列变化,可分为以下几个时期。

1. 绝对不应期 在细胞受到刺激而兴奋的一个较短时间内,无论给予何种强大刺激都不能引起新的兴奋,即在这一时期内,细胞的兴奋性为零。这一时期称为绝对不应期。

2. 相对不应期 在绝对不应期之后的一段时间内,若给予阈上刺激,细胞可发生新的兴奋,但兴奋性低于正常值,这一时期称为相对不应期。

3. 超常期 在相对不应期之后,细胞的兴奋性高于正常,此时只需要给予阈下刺激就能引起新的兴奋,这一时期称为超常期。

4. 低常期 超常期之后,细胞的兴奋性又低于正常,需给予阈上刺激才能引起兴奋,这一时期称为低常期。

不同的组织或细胞在兴奋后,其兴奋性变化规律大致相同,但各期持续的时间有较大的差异,例如,骨骼肌细胞的绝对不应期只有 0.5～2.0 ms,而心肌细胞的绝对不应期可达 200～300 ms。组织或细胞绝对不应期持续时间的长短又与其功能密切相关,例如,心室肌细胞的绝对不应期特别长,可使心室肌细胞收缩过程不可能融合,从而保证了心肌收缩与舒张交替进行。

复习思考题

1. 名词解释:兴奋性、刺激、反应、阈强度。
2. 刺激要引起机体发生反应必须具备哪些条件?
3. 可兴奋细胞在接受刺激时,其兴奋性将发生什么变化?

第三节 机体与环境

一、外环境与适应性

外环境是指人体作为整体所生活的自然环境和社会环境,是人体赖以生存的基础。

外环境中的各种理化因素、生物因素、社会和心理因素等都可作为刺激而影响人体的功能活动。在正常情况下,当外环境发生变化时,机体各器官、系统的功能活动随之发生变化,使机体与变化的外环境相适应。机体的这种随环境因素变化而相应地调整自身活动状态的能力,称为适应性。如经常从事高温作业的人比较耐热,而生活在寒带的人则比较耐寒。但是人体的适应能力是有一定限度的,当环境因素变化超过人体最大适应能力时,人体就会出现病理状态,甚至危及生命。

随着人类的进步和科学技术的发展,人类已不再是被动适应环境,而是主动地保护和改造环境,从而使环境能更好地适合于人类的生存。

内环境

二、内环境与稳态

机体由大量各种不同的细胞所组成,但机体的绝大部分细胞不与外环境直接接触,而是直接浸浴于细胞外液中。细胞在新陈代谢过程中所需的各种物质,必须从细胞外液摄取,细胞代谢所产生的代谢产物,也首先排到细胞外液中,然后再通过排泄器官排出体外。因此,细胞外液是细胞生活的直接环境,人们把细胞生活的直接环境,即细胞外液,称为机体的内环境。

机体内环境中的各种化学成分及其理化特性,如各种离子浓度、温度、酸碱度和渗透压等经常保持相对稳定。这种内环境中各种理化因素保持相对稳定的状态称为内环境稳态,内环境稳态是细胞进行正常生命活动的必要条件。细胞代谢的各种酶促反应和细胞的兴奋性,必须在相对稳定的条件下才能保持正常。如果内环境稳态遭到破坏,如发热、酸中毒、缺氧等,将导致细胞功能的紊乱,引发疾病,严重时可危及生命。

复习思考题

1. 名词解释:外环境、内环境、内环境稳态。
2. 机体是怎样适应外环境变化的?
3. 内环境中各种理化因素保持相对稳定的状态有何意义?

第四节　人体功能的调节

人体在不同的环境中能够保持自身的稳定状态,是因为人体内有一整套调节机构,它能根据环境变化调整人体各部分的活动,使人体的活动与内、外环境的变化相适应,这一生理过程称为调节。

人体功能的
调节方式

一、人体功能的调节方式

人体功能活动的调节方式主要有 3 种,即神经调节、体液调节和自身调节,在整体情况下 3 种调节方式相互配合。

(一) 神经调节

通过神经系统活动对人体功能活动的调节过程,称为神经调节。神经调节的基本方式是反射。反射是指在中枢神经系统的参与下,机体对刺激作出的规律性应答反应。例如,食物进入口腔,引起唾液分泌反射等。

完成反射的结构基础是反射弧,它由5部分组成,即感受器、传入神经、反射中枢、传出神经和效应器(图1-2)。感受器是专门感受刺激的结构,能将刺激的能量转变成生物电信号,以神经冲动的方式经传入神经传至反射中枢。反射中枢是指中枢神经系统中调节某一功能活动的神经细胞群,能对传入的信息进行综合分析,并形成新的指令,又以生物电信号的方式经传出神经传达到效应器。效应器是实现反射效应的组织或器官,如肌肉、腺体等。反射弧的结构和功能完整是反射活动得以正常进行的基础,如果其中任何一部分被破坏,反射就不会出现。

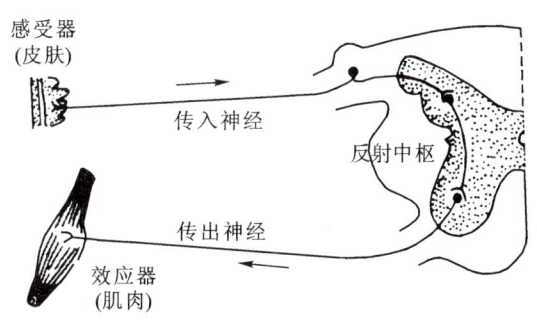

图1-2 反射弧

人体内反射活动很多,按其形成的过程和条件的不同,可分为非条件反射和条件反射两种类型。

非条件反射是生来就有的本能性反射,如腱反射、唾液分泌反射等。这类反射的反射中枢较低级,反射弧固定,是机体适应环境的基本反射。

条件反射是后天获得的,是在非条件反射的基础上结合个人生活环境而建立起来的。如人看到异物向眼睛飞来,在异物尚未接触角膜时就发生的眨眼反射,属于条件反射。条件反射是一种高级的神经活动,具有易变性和预见性等特点,因而大大地提高了人类适应环境的能力。

神经调节的特点:作用迅速、准确,作用范围局限和作用时间短。神经调节是调节人体功能活动的主要形式。

(二) 体液调节

通过体液中的某些化学物质对组织和器官的功能活动进行调节的方式,称为体液调节。体液调节中的主要物质是激素,如甲状腺激素、生长激素、肾上腺素等。激素通过血液运输到达全身各组织和器官,促进物质代谢和能量代谢,参与促进机体的生长发育等过程。这种通过血液运输而实现的体液调节,称为全身性体液调节。此外,组织或细胞产生的某些特殊的化学物质或代谢产物,如组胺、5-羟色胺、激肽、CO_2、H^+等,也可通过组织液扩散,改变邻近组织或细胞的功能活动,这种调节称为局部性体液调节。

人体内大多数内分泌腺或内分泌细胞直接或间接接受神经系统的调节,在这种情况下,内分泌腺或内分泌细胞分泌的激素实际上是作为神经调节的一个传出环节而发挥作用,形成神经-体液调节。

体液调节的特点:作用缓慢而广泛,作用时间持久。体液调节主要参与机体新陈代谢、生长发育和生殖等缓慢生理过程的调节。

（三）自身调节

自身调节是指组织或器官不依赖神经或体液调节,而自身对刺激发生的适应性反应。如前负荷对心肌收缩力的影响,肾血流量的自身调节等。自身调节的特点:作用局限,调节幅度小,灵敏度低。

二、人体功能的自动控制

调节人体功能活动的方式有多种,其调节的途径或方式不同,但大多数调节具有自动控制的能力,这种自动控制的能力是通过反馈控制系统实现的。在反馈控制系统中,控制部分有控制信息下达受控部分,同时受控部分不断有反馈信息返回到控制部分,改变控制部分的活动,这称为反馈控制。显然,这种控制是双向的闭环系统(图1-3)。将反馈控制理论应用到人体功能活动的调节过程中,可将反射中枢或内分泌腺看作控制部分,而将效应器或靶细胞视为受控部分。受控部分在接受控制部分影响的同时,通过反馈信息不断纠正和调整控制部分活动的过程称为反馈调节。根据反馈调节的作用效果,反馈调节又分为负反馈和正反馈。

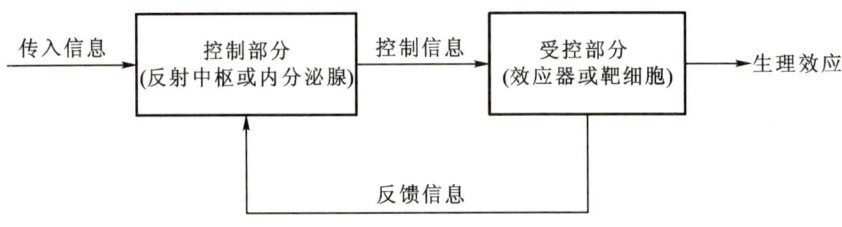

图1-3　人体功能的自动控制

负反馈是指受控部分发出的反馈信息使控制部分的调节指令与原作用相反,其结果是使受控部分的活动减弱。负反馈在人体内常见,如当某种原因引起动脉血压升高时,通过负反馈,使血压下降至变化前的水平。负反馈的意义在于维持机体功能活动的相对稳定。

正反馈是指受控部分发出的反馈信息使控制部分的调节指令与原作用一致,其结果是使受控部分的活动加强,如排尿反射、血液凝固和分娩过程等。正反馈的意义在于促使某一功能活动尽快结束。

复习思考题

1. 人体功能活动的调节方式有哪些?
2. 神经调节、体液调节和自身调节各有何特点?
3. 何谓正反馈与负反馈?各有何生理意义?

（陈武哲）

第二章　正常人体结构

重要内容提示

1. 细胞的基本结构　各类被覆上皮的组成、结构特点及分布；疏松结缔组织的组成、结构特点和功能；各种血细胞的形态和结构特点；骨骼肌、心肌和平滑肌的形态和结构特点；化学性突触的结构；神经纤维的结构与分类。

2. 运动系统的组成　骨的形态和结构；躯干骨的组成和结构特点；颅骨的组成及整体观；上肢骨与下肢骨的位置、形态和主要结构；关节的基本结构；肩关节、肘关节、腕关节、髋关节、膝关节、踝关节和颞下颌关节的组成、结构特点和运动；肌的构造及全身各主要肌的名称、形态和作用。

3. 消化系统的组成　消化管的一般结构；上、下消化道的概念；口腔的境界；牙的形态、结构、名称和排列；咽的分部与交通；食管的位置和狭窄；胃的位置、形态与分部；胃的微细结构特点和胃腺的功能；小肠的形态和小肠黏膜的组织结构特点；大肠的形态和结构；腹膜与腹膜腔的概念，腹膜形成的结构；肝的位置与形态及其微细结构；输胆管道的组成；胰的位置与形态及其微细结构。

4. 呼吸系统的组成　呼吸道各部的形态和结构；肺的形态、位置、分叶和微细结构；胸膜和胸膜腔的概念及胸膜腔结构特点；肺和胸膜下界的体表投影，纵隔的概念和分区。

5. 泌尿系统的组成　肾的形态、位置和剖面结构；肾的被膜；肾的微细结构；输尿管的位置和狭窄；膀胱的位置、形态和结构；尿道的形态。

6. 男、女性生殖系统的组成　睾丸的形态、位置、结构及功能；输精管道的组成；男性尿道的形态和功能。卵巢的形态、位置、结构及功能；输卵管的分部；子宫的位置、形态、结构和固定装置；会阴的概念。

7. 脉管系统的组成　大、小循环的途径和特点。心的位置、外形、内部结构，左、右冠状动脉的起始、行程和分布范围；心的传导系统的组成、位置及功能；心包和心包腔的概念。动脉、静脉和毛细血管的微细结构；体循环静脉的分系，各系收集的范围；肝门静脉系的收集范围。淋巴系统的组成和功能、胸导管和右淋巴导管的收集范围和注入部位；全身浅淋巴结分布概况；淋巴结的形态和结构；脾的位置、形态、结构和主要功能。

8. 感觉器官的组成　眼球壁各层的形态、结构和主要功能，眼球内容物的组成、结构及功能。耳的分部，各部的形态和结构。

9. 神经系统的组成　脊髓的位置、外形、内部结构和功能；脑的组成；脑干的组成、位置、外形和内部结构；小脑的位置、外形和主要功能；下丘脑的组成和主要功能；大脑半球的外形、内部结构;脑和脊髓各层被膜的形态结构;硬膜外隙和蛛网膜下隙的概念;脑和脊髓的动脉来源和静脉回流;脑脊液的产生及循环途径;血-脑屏障的概念。脊神经和各神经丛的组成、位置及主要分支分布概况;脑神经的名称、性质和分布。

10. 内分泌系统的组成　甲状腺、甲状旁腺、肾上腺和垂体的位置、形态、结构及主要功能。

第一节　细胞与基本组织

一、细胞

(一) 细胞的形态与大小

细胞是一切生物体的基本结构和功能单位。人体由多种细胞组成,共同完成人体的生理活动。人体细胞的形态和大小,因其所处的环境和功能不同而异,一般须借助显微镜才能看到(图 2-1)。最小的细胞直径只有 4 μm,而最大的卵细胞直径可达 140 μm,肉眼勉强可见。

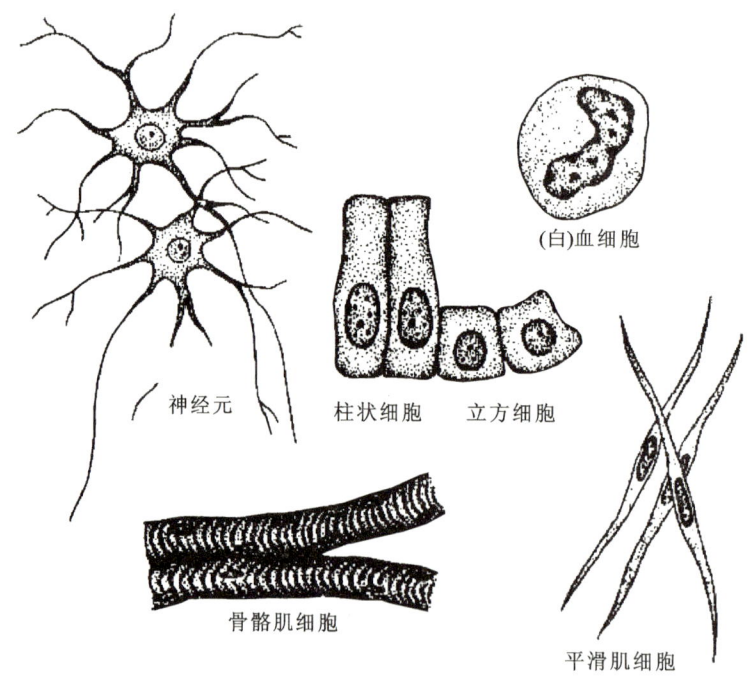

神经元　　　柱状细胞　立方细胞

(白)血细胞

骨骼肌细胞

平滑肌细胞

图 2-1　细胞的形态

细胞结构概观

(二) 细胞的结构

人体绝大部分细胞由细胞膜、细胞质和细胞核 3 部分构成。

1. 细胞膜　是包在细胞表面的一层薄膜,光镜下一般不能分辨细胞膜。电镜下发现,细胞膜由 3 层结构组成,即内、外两层电子密度大、深暗;中间层的电子密度小、明亮,呈现出"两暗夹一明"的图像。这种3层结构的膜不仅存在于各种细胞的表面,而且在细胞内部有许多结构,也由类似的膜性结构构成,因此,通常将此膜称为单位膜,把细胞内由单位膜构成的结构称为膜相结构。

关于细胞膜的分子结构,目前比较公认的是液态镶嵌模型,即膜的分子结构以液态的类脂双分子层为基架,其中镶嵌着各种不同生理功能的蛋白质(图2-2)。类脂分子处于液态,双层类脂分子的头部为亲水端,分别朝向细胞膜的内、外表面,尾部为疏水端,伸向细胞膜的中央。蛋白质嵌入类脂双分子层中,有少部分蛋白质附着于类脂分子层的内表面,称为表在蛋白质。类脂分子和蛋白质分子均具有流动性。在细胞外表面,多糖分子分别与类脂分子和蛋白质结合成糖脂和糖蛋白。外伸的糖链构成细胞衣。

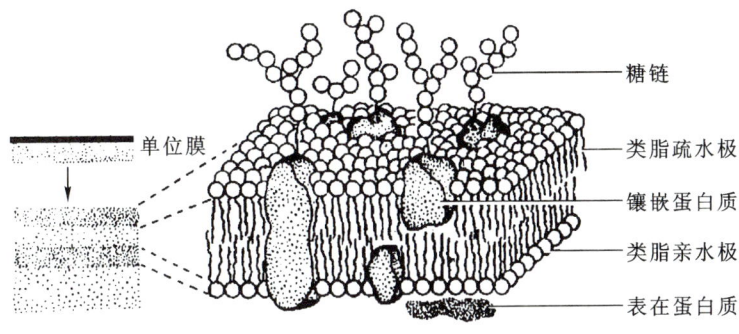

图2-2 液态镶嵌模型

2. 细胞质 指细胞膜与细胞核之间的物质成分,包括细胞器、包含物和细胞基质。

(1) 细胞器 指存在于细胞质内具有特定形态结构、执行一定功能的结构。主要包括以下8部分。

1) 线粒体 光镜下呈线状或颗粒状而得名,其主要功能是通过氧化磷酸化作用,产生高能磷酸化合物三磷酸腺苷(ATP),为细胞活动提供能量。因此线粒体有细胞供能站之称。

2) 核糖体 又称核蛋白体,主要由核糖核酸(RNA)和蛋白质组成,是细胞内合成蛋白质的基地。

3) 内质网 由单位膜形成的互相吻合成网的囊、管状结构。根据内质网膜表面有无核糖体,将内质网分为两种。① 粗面内质网:大多为扁平囊状,其表面附着大量核糖体而粗糙不平。核糖体合成的蛋白质,可以进入内质网管腔内运输。② 滑面内质网:呈分支小管状,互通成网,因没有核糖体附着而表面光滑。滑面内质网的功能复杂,在不同的细胞内行使不同的功能。例如,在肝细胞内与胆汁合成、脂质代谢和解毒有关;在肌细胞内可调节钙离子的浓度,参与肌纤维收缩活动等。

4) 高尔基复合体 光镜下,高尔基复合体呈细网状,故又名内网器。高尔基复合体与细胞的分泌功能和溶酶体的形成有密切关系。

5) 溶酶体 由一层单位膜包裹的球形小体,普遍存在于各种细胞内。溶酶体内含多种水解酶,可对底物进行消化分解。

6) 微体 由一层单位膜围成的卵圆形或圆形小体。微体内含大量过氧化氢酶、过氧化物酶和氧化酶。过氧化氢酶能破坏对细胞有毒性的过氧化氢,防止细胞氧中毒。因此,微体常被称为细胞的防毒小体。

7）微丝、微管、中间丝　主要参与细胞骨架的构成，起支持作用。

8）中心体　位于细胞近中央处而得名，参与细胞的有丝分裂。

（2）包含物　指细胞质中，除细胞器以外的有形成分。多为细胞的代谢产物或贮备物质。如糖原、脂滴、色素颗粒、分泌颗粒等。

（3）细胞基质　通常是指细胞质内的无形成分。

3. 细胞核　每个细胞一般只有一个细胞核，位于细胞中央，包埋于细胞质中。也有特殊情况，如成熟的红细胞没有细胞核；肝细胞可有双核；骨骼肌细胞有上百个核等。细胞核的基本结构包括核膜、核仁、染色质及核基质 4 部分（图 2-3）。

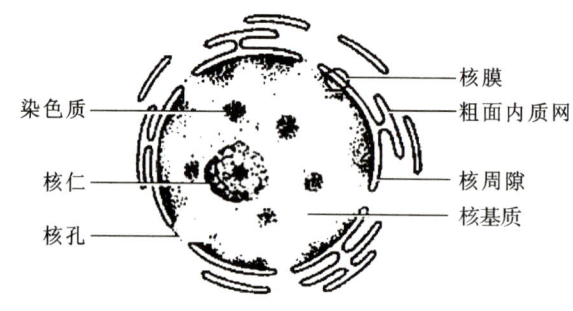

图 2-3　细胞核的超微结构

（1）核膜　包围在细胞核表面，由双层单位膜构成，两层膜之间的腔隙称核周隙。核膜上有许多核孔，是细胞核与细胞质之间进行物质交换的通道，并对物质交换具有调控作用。核膜维持了核内的微环境，保证遗传物质的稳定性，有利于细胞核完成各种生理功能。

（2）核仁　为无膜包绕的球形体，常偏于细胞核一侧。核仁主要由核糖核酸（RNA）和蛋白质构成，其主要功能是形成核糖体，核糖体形成后通过核孔进入细胞质内，参与蛋白质合成。

（3）染色质　为细胞核内分布不均匀、易被碱性染料着色的细颗粒状物质。在光镜下，染色较淡的部分称为常染色质，染色较深的部分称为异染色质。染色质的主要成分是脱氧核糖核酸（DNA）和蛋白质，DNA 是遗传物质的载体。

（4）核基质　是指充填在核内均匀透明的胶状液体，内含水、蛋白质、无机盐以及由酸性蛋白质组成的核内骨架系统。

二、基本组织

上皮组织概述

凡形态和功能相似的细胞，借细胞间质结合在一起所形成的结构称为组织。细胞间质是由细胞产生的非细胞物质，即纤维和基质，还有不断流动的体液（血浆、淋巴液和组织液等）组成，它们对细胞起支持、保护和营养等作用。

人体的组织，根据其结构、功能特点的不同，分为上皮组织、结缔组织、肌组织和神经组织 4 类。

（一）上皮组织

上皮组织简称上皮，是由密集排列的上皮细胞和极少量细胞间质构成的基本组织。其特点是细胞多而密集,细胞间质很少。依据其分布和功能的不同,上皮组织可分为被覆上皮、腺上皮和特殊上皮。被覆上皮覆盖于体表或衬在有腔器官的腔面;腺上皮构成腺;特殊上皮具有特殊的功能(如感觉、生殖等)。上皮组织的细胞呈极性分布,即细胞的一面朝向体表或腔面,称为游离面,与游离面相对的面称为基底面。上皮组织一般无血管,细胞通过基底面的基膜从结缔组织的血管获得营养。上皮组织具有保护、吸收、分泌和排泄的功能。

1. 被覆上皮

(1) 被覆上皮的分类和结构 根据上皮细胞层数和表层细胞形态的不同进行如下分类:

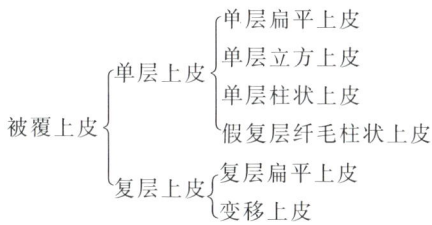

1) 单层扁平上皮 由一层不规则的扁平细胞组成。从游离面看,细胞呈不规则形或多边形,核呈椭圆形,位于细胞中央(图 2-4)。

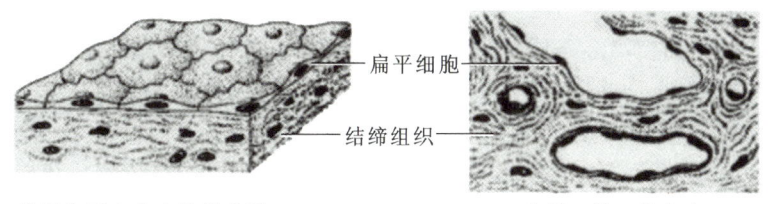

单层扁平上皮立体模式图 　　　血管、淋巴管内皮

图 2-4 单层扁平上皮

内衬于心、血管及淋巴管腔面的单层扁平上皮称为内皮。内皮薄而光滑,有利于物质交换和血液、淋巴液的流动。分布于胸膜、腹膜和心包膜表面的单层扁平上皮称为间皮。间皮游离面湿润光滑,有利于脏器运动。

2) 单层立方上皮 由一层立方形细胞组成,胞核呈球形,位于细胞的中央。该上皮分布于甲状腺滤泡及肾小管等处,具有分泌和吸收功能(图 2-5)。

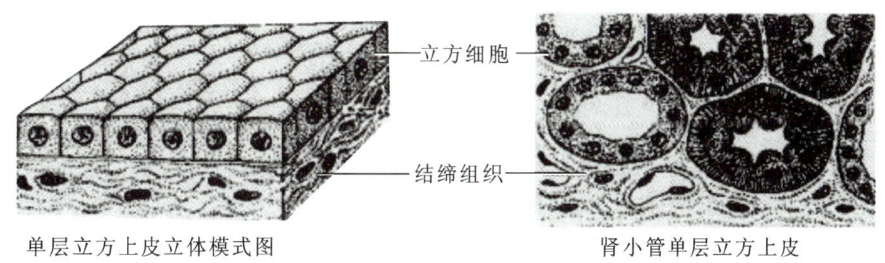

单层立方上皮立体模式图 　　　肾小管单层立方上皮

图 2-5 单层立方上皮

3) 单层柱状上皮 由一层柱状细胞组成,胞核呈椭圆形,位于近细胞基底部,有的柱状细胞间夹有杯状细胞。杯状细胞的形状似高脚酒杯,顶部充满黏液性分泌颗粒,是具有分

泌黏液功能的腺细胞(图 2 - 6)。该上皮分布于胃肠道和子宫腔面,具有吸收、保护和分泌等功能。

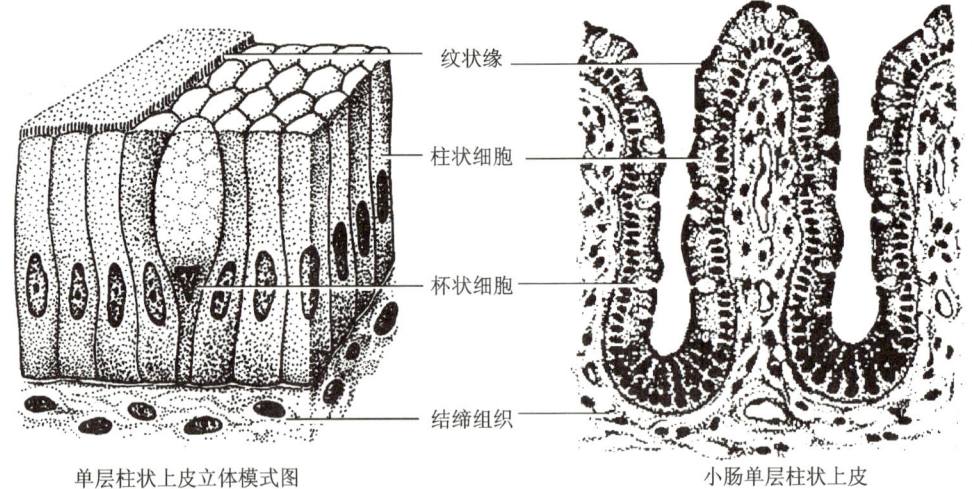

纹状缘	
柱状细胞	
杯状细胞	
结缔组织	

单层柱状上皮立体模式图　　　　　　　　　　小肠单层柱状上皮

图 2 - 6　单层柱状上皮

　　4) 假复层纤毛柱状上皮　由柱状细胞、杯状细胞、梭形细胞和锥形细胞组成。各种细胞的基底面都附着于基膜上,但高矮不同,因此胞核所在的位置也高低不齐。故从上皮的垂直切面上看,很像由几层细胞组成,而实际只有一层(图 2 - 7),又因柱状细胞的表面有纤毛,故而得名。该上皮主要分布于呼吸道黏膜,具有保护功能。

　　5) 复层扁平上皮　又称复层鳞状上皮,由多层细胞构成。它的浅部是几层扁平形细胞;中间部分是几层多边形细胞;基底部是一层立方形细胞,此层细胞较幼稚,具有旺盛的分裂能力,新形成的细胞逐渐向浅层推移,以补充表层衰老脱落的细胞。上皮基底部与深部的结缔组织连接面凹凸不平,扩大了两者的接触面积,从而保证上皮组织的营养供应。该上皮主要分布于皮肤的表面及口腔、食管、肛门、阴道等腔面,具有保护功能(图 2 - 8)。

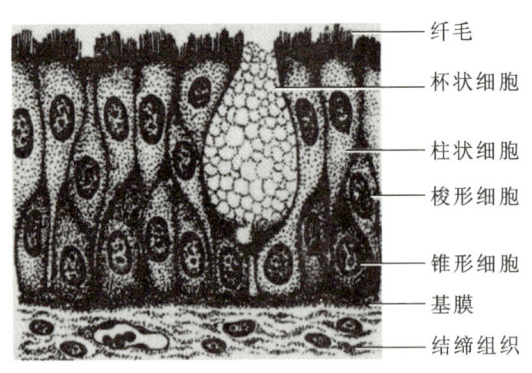

纤毛
杯状细胞
柱状细胞
梭形细胞
锥形细胞
基膜
结缔组织

图 2 - 7　假复层纤毛柱状上皮

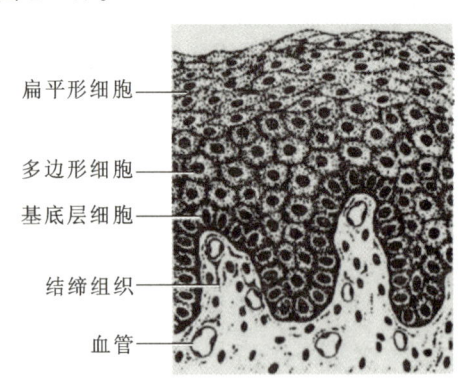

扁平形细胞
多边形细胞
基底层细胞
结缔组织
血管

图 2 - 8　复层扁平上皮

　　6) 变移上皮　主要分布于输尿管、膀胱等处的腔面,由多层细胞组成。上皮细胞层数和形态能随器官容积的变化而发生相应的改变。当器官空虚时,上皮细胞层数增多,体积变大;当器官充盈时,上皮细胞变扁,层数减少。该上皮具有保护功能(图 2 - 9)。

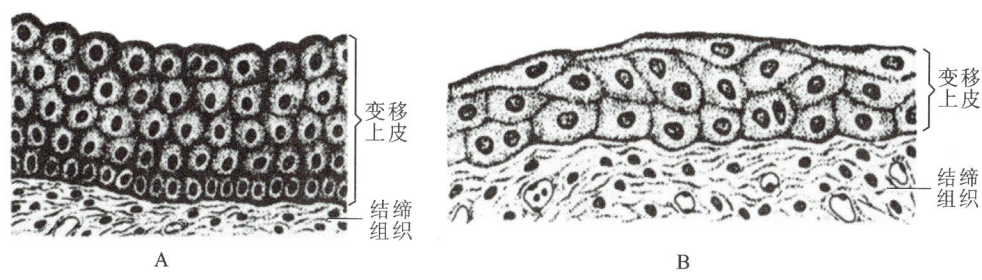

图 2-9 变移上皮

A. 空虚时;B. 充盈时

（2）上皮组织的特殊结构

1）上皮细胞的游离面　主要有微绒毛和纤毛。① 微绒毛:是上皮细胞的细胞膜和细胞质向细胞表面伸出的细小指状突起。光镜下,密集排列的微绒毛可形成纹状缘(小肠)或刷状缘(肾小管)。微绒毛的功能是增加细胞的表面积,有利于细胞对物质的消化和吸收。② 纤毛:是细胞膜与细胞质向表面伸出形成的指状突起,但比微绒毛粗长,内有微管,纤毛能向同一方向节律性摆动,从而排出黏附在细胞表面的分泌物或异物。

2）上皮细胞的侧面　包括紧密连接、中间连接、桥粒和缝隙连接。① 紧密连接:位于上皮细胞顶部的周围,除有连接作用外,更重要的是封闭了细胞间隙,可阻止细胞外的大分子物质经细胞间隙进入组织内。② 中间连接:位于紧密连接的深部,除有黏着作用外,还有传递细胞间收缩力的作用。③ 桥粒:位于上皮细胞间,是一种牢固的细胞连接。④ 缝隙连接:具有使细胞之间进行物质交换和传递冲动的功能(图 2-10)。

3）上皮细胞的基底面　主要有基膜和质膜内褶。① 基膜:位于上皮细胞与深部的结缔组织之间,是一种半透膜,有利于上皮细胞与结缔组织之间进行物质交换,还具有支持和连接作用。② 质膜内褶:是上皮细胞基底面细胞膜折

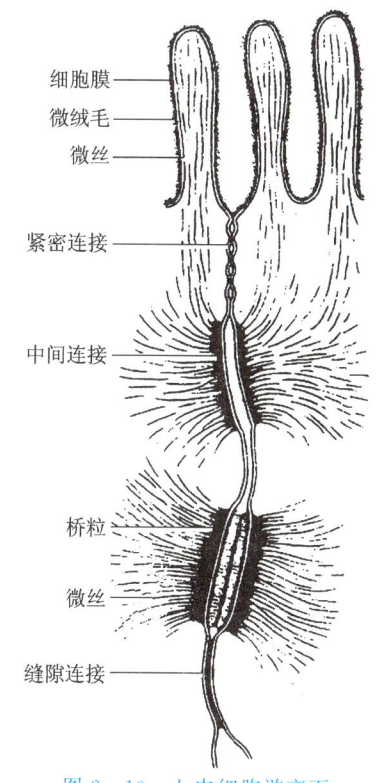

图 2-10 上皮细胞游离面及侧面的特殊结构

向胞质所形成的,与附近的胞质中的线粒体一起形成光镜下的基底纵纹。质膜内褶能增加细胞基底部的表面积,增强细胞对物质和水的转运(图 2-11)。

2. 腺上皮和腺　以行使分泌功能为主的上皮,称为腺上皮。以腺上皮为主要成分构成的器官称为腺。

（1）腺的分类　根据腺分泌物排出的方式,将腺分为内分泌腺和外分泌腺两类。内分泌腺无导管,其分泌物经毛细血管和淋巴管进入血液循环,如甲状腺和肾上腺等;外分泌腺有导管,其分泌物经导管排出到体腔或体表,如唾液腺和汗腺等。

（2）外分泌腺的分类和结构　根据腺细胞的数量,外分泌腺可分为单细胞腺和多细

胞腺。

1）单细胞腺　杯状细胞是人体唯一的单细胞腺。

2）多细胞腺　一般由导管和分泌部两部分构成。① 导管：管壁由上皮组织围成，主要具有运输分泌物的作用。② 分泌部：又称为腺泡，由腺上皮细胞围成，其内腔称为腺腔，与腺导管相连，具有分泌功能。分泌部分泌的物质有两种：一种是浆液，为水样物质，较稀薄，含有多种酶；另一种是黏液，较黏稠，具有润滑和保护作用。根据分泌物的性质，多细胞腺又分为浆液腺、黏液腺和混合腺；根据腺泡的形态，多细胞腺也可分为管状腺、泡状腺和管泡状腺（图 2-12）。

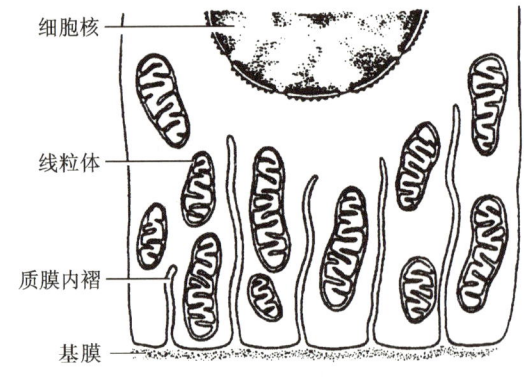

图 2-11　上皮细胞的基底面

（二）结缔组织

结缔组织的特点和分类

　　结缔组织由少量细胞和大量细胞间质构成。细胞间质包括基质和纤维。结缔组织分布广泛，存在于细胞之间、组织之间、器官之间及器官内。结缔组织主要有支持、连接、营养、保护和修复等功能。结缔组织可分为固有结缔组织、软骨组织、骨组织和血液 4 类。一般所说的结缔组织是指固有结缔组织。

　　结缔组织与上皮组织比较，其形态主要有下列特点：细胞数量少，种类多，细胞分散而无极性；间质多，由基质和纤维组成；不直接与外界环境接触。

1. 固有结缔组织　根据其结构和功能不同又分为疏松结缔组织、致密结缔组织、脂肪组织和网状组织。

（1）疏松结缔组织　又称蜂窝组织，其结构特点是基质多、纤维少、结构疏松（图 2-13）。该组织具有连接、营养、防御和修复等功能。疏松结缔组织由基质、纤维和细胞 3 部分组成。

1）基质　是一种均质状胶态物质，主要化学成分是蛋白多糖和水分。蛋白多糖是以透明质酸分子为骨架，

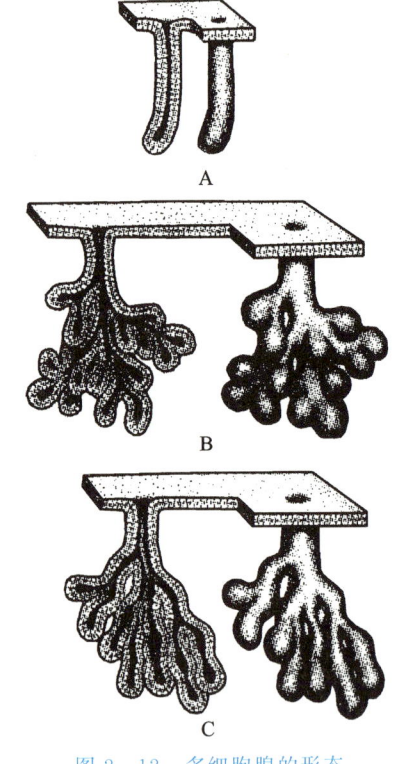

图 2-12　多细胞腺的形态
A. 管状腺；B. 泡状腺；C. 管泡状腺

结合许多蛋白质分子和多糖分子，构成具有很多分子微孔的结构，称为分子筛。基质中还含有从毛细血管渗出的液体，称为组织液，有利于血液与细胞之间进行物质交换。

2）纤维　包括 3 种，即胶原纤维、弹性纤维和网状纤维。① 胶原纤维：是结缔组织中的主要纤维，新鲜时呈白色，又称为白纤维。HE 染色呈粉红色，较粗，呈波浪状，分支互相交织。胶

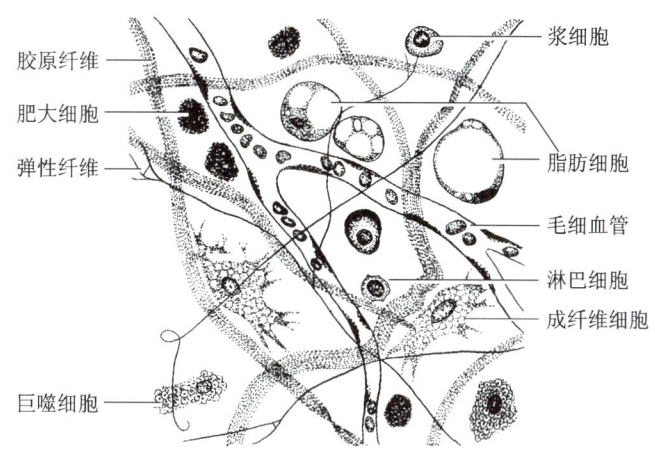

胶原纤维

肥大细胞

弹性纤维

巨噬细胞

浆细胞

脂肪细胞

毛细血管

淋巴细胞

成纤维细胞

图 2-13 疏松结缔组织铺片

原纤维的韧性大,抗拉力强。② 弹性纤维:新鲜时呈黄色,又称为黄纤维。HE 染色呈红色,较细,分支交织成网。弹性纤维主要由弹性蛋白组成,具有弹性。③ 网状纤维:HE 染色不易着色,银染法可使它染成黑色,故又称为嗜银纤维。网状纤维纤细而分支较多,并交织成网状,主要分布在造血器官、基膜。

3) 细胞 种类繁多而且分散,主要有以下 7 种。① 成纤维细胞:是疏松结缔组织中数量最多的细胞,具有合成纤维、基质的功能,与创伤的愈合有密切的关系。② 巨噬细胞:又称为组织细胞,广泛地分布于疏松结缔组织内。巨噬细胞的主要功能是变形运动,吞噬异物及衰老死亡的细胞,参与调节免疫应答。③ 肥大细胞:能产生肝素、组胺、白三烯和嗜酸性粒细胞趋化因子。④ 浆细胞:能合成和分泌免疫球蛋白(称为抗体),参与体液免疫。⑤ 脂肪细胞:能合成和贮存脂肪。⑥ 未分化的间充质细胞:是一种分化程度很低的干细胞,具有一定的增殖和分化能力。⑦ 白细胞(见第六章第二节)。

(2) 致密结缔组织 成分与疏松结缔组织基本相同,其特点是基质少而纤维多,排列致密,细胞少,主要是成纤维细胞(图 2-14)。致密结缔组织分布于肌腱、韧带、真皮及许多器官的被膜等处。

(3) 脂肪组织 主要由大量脂肪细胞组成。疏松结缔组织将聚集成群的脂肪细胞分隔成许多脂肪小叶(图 2-15)。脂肪组织主要分布于浅筋膜、肠系膜等处,具有贮存脂肪、缓冲压力、保持体温和参与脂肪代谢等功能。

(4) 网状组织 主要由网状细胞、网状纤维和基质构成。网状细胞呈星形,其突起彼此连接成网。网状组织主要分布于造血器官和淋巴组织等处,参与构成这些器官的支架(图 2-16)。

2. 软骨组织与软骨

(1) 软骨组织的一般结构 软骨组织由软骨细胞和细胞间质构成。

1) 软骨细胞 一般位于软骨基质的小腔中,小腔称软骨陷窝。软骨周边的软骨细胞较幼稚,体积小,中央部的细胞成熟,较大。

2) 细胞间质 包括基质和纤维。基质呈凝胶状,主要由蛋白多糖和水分组成;纤维包埋在基质中。软骨间质无血管,营养从软骨膜的血管渗出获得。

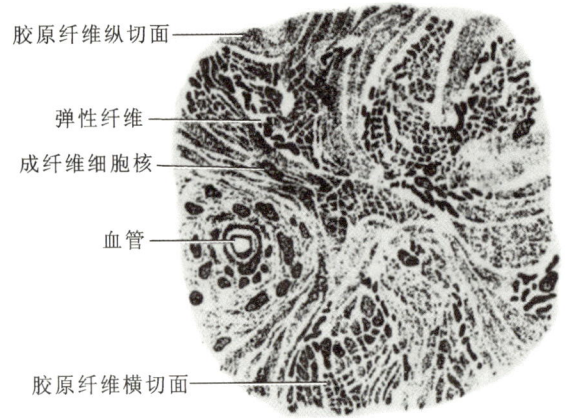

图 2-14　致密结缔组织

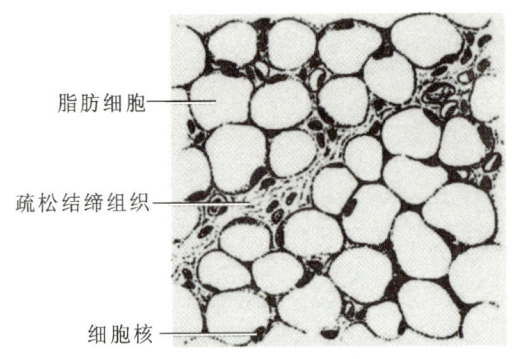

图 2-15　脂肪组织

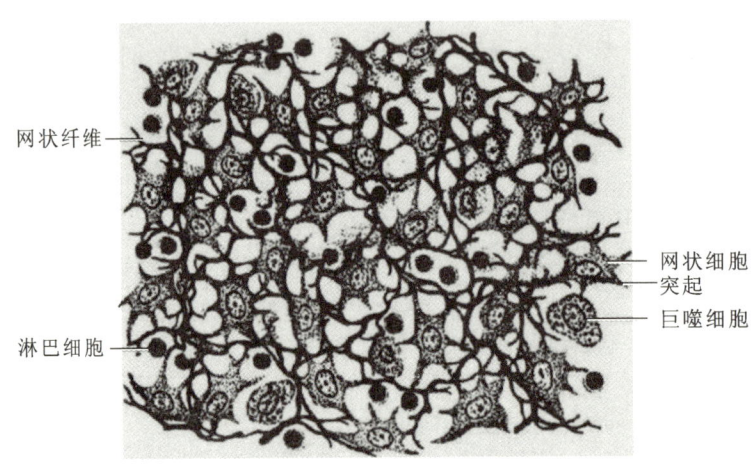

图 2-16　网状组织

（2）软骨的构造及分类　软骨由软骨组织和软骨膜构成。软骨膜是包绕在软骨表面的致密结缔组织。根据基质内的纤维成分不同，可将软骨分透明软骨、纤维软骨和弹性软骨 3 种。

1）透明软骨　含少量胶原纤维，该纤维和基质折光性一致，故 HE 染色标本上看不见纤维成分（图 2-17）。透明软骨主要分布于喉、气管和肋软骨等处。

2）纤维软骨　含大量的胶原纤维束，胶原纤维束交叉或成行排列。纤维软骨分布于椎间盘和耻骨联合等处（图 2-18A）。

3）弹性软骨　含大量弹性纤维，并相互交织成网（图 2-18B）。弹性软骨分布于耳郭和会厌等处。

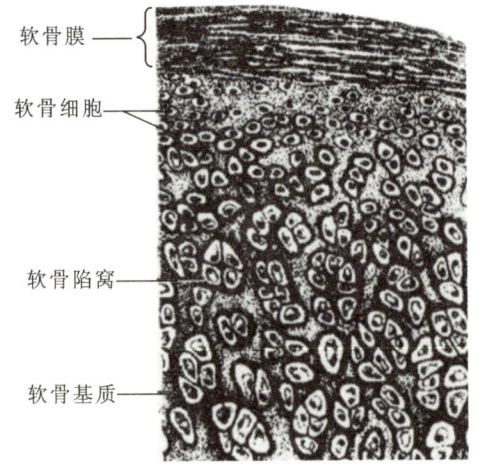

图 2-17　透明软骨

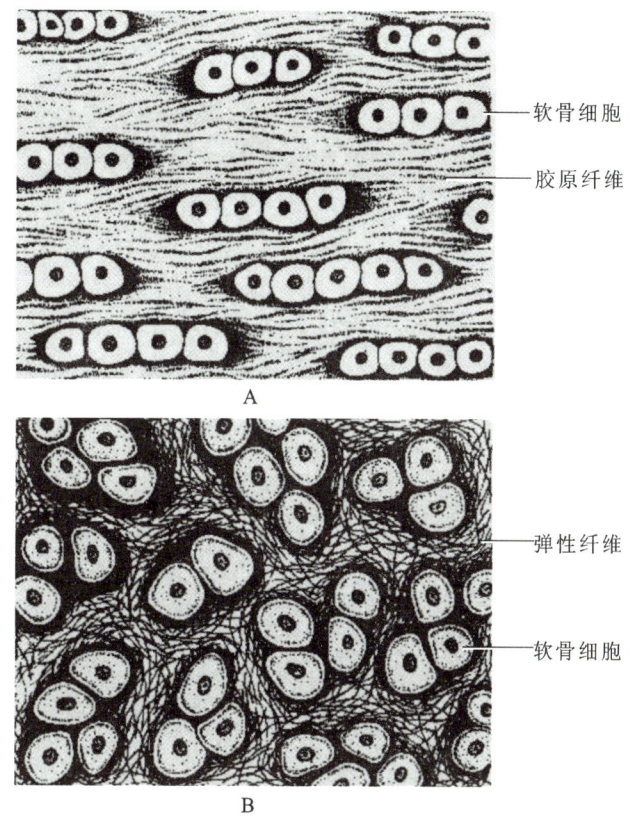

图 2-18　纤维软骨和弹性软骨
A. 纤维软骨；B. 弹性软骨

3. 骨组织与骨　骨组织由坚硬的细胞间质和骨细胞构成。骨由骨组织、骨膜、骨髓及血管、神经等构成。

（1）骨组织的结构　① 细胞间质：又称为骨质，由有机物和无机物组成。有机物主要为大量的胶原纤维和少量凝胶状的基质；无机物主要为钙盐。骨质呈板层状排列，形成骨板。骨板内或骨板之间有许多小腔，称为骨陷窝。骨陷窝向周围发出许多放射状排列的细小管道，称骨小管，相邻的骨陷窝通过骨小管互相通连。② 骨细胞：呈扁椭圆形，多突起。骨细胞的胞体位于骨陷窝内，突起位于骨小管内，相邻的骨细胞突起互相连接（图 2-19）。

（2）长骨的结构　长骨由骨密质、骨松质、骨膜、血管、神经等构成。

1）骨密质　主要分布于长骨的骨干。骨密质由规则排列的骨板及分布于骨板内、骨板间的骨细胞组成，有如下 4 种骨板（图 2-20）。① 外环骨板：位于骨干周围，约有十几层，呈环形排列。② 内环骨板：位于骨髓腔周围，仅有几层，排列不规则。③ 骨单位：又称哈弗斯系统，位于内、外环骨板之间，由 10～20 层同心圆排列的圆筒状骨板构成，中央有一条中央管，中央管与横向穿行于骨内的穿通管相通，两种管道内均有血管和神经等。④ 间骨板：主要分布于骨单位之间，呈不规则排列。

2）骨松质　分布于长骨的骨骺内，由许多片状或针状的骨小梁交织而成，骨小梁由平行排列的骨板和骨细胞构成。

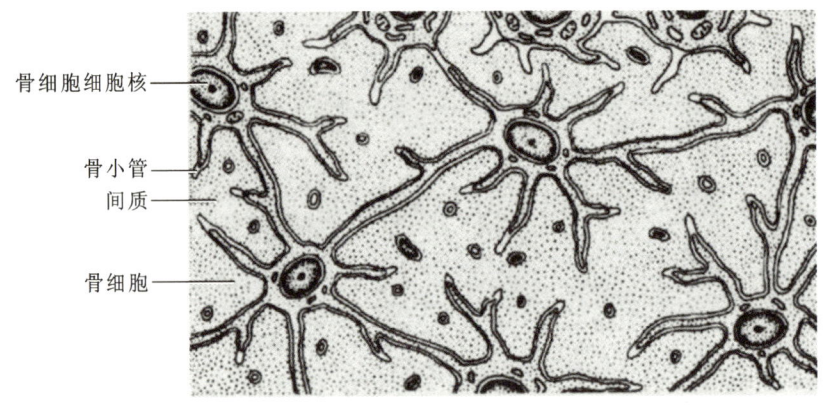

图 2-19 骨细胞模式图

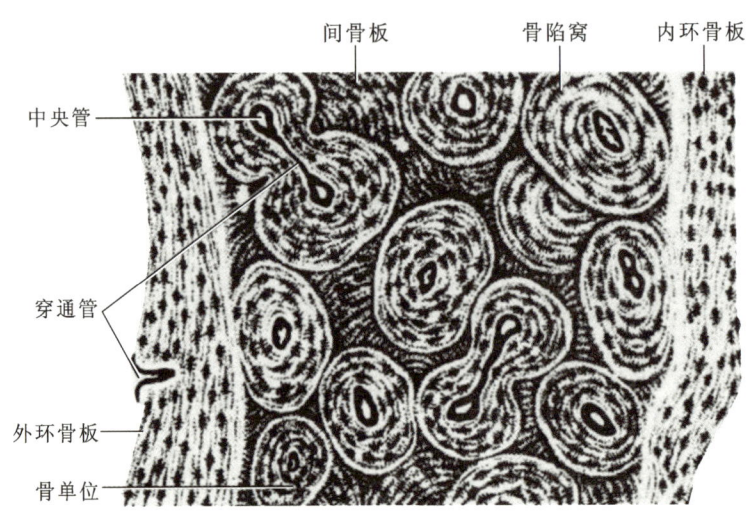

图 2-20 长骨磨片(横切面)示骨密质

3)骨膜 由致密结缔组织构成,覆盖在骨外表面的称为骨外膜,分布在骨髓腔面、中央管内面及骨小梁表面的称为骨内膜。骨膜对骨具有营养、生长、修复等作用。

4. 血液 由血浆和血细胞构成。

(1)血浆 相当于细胞间质,是淡黄色的液体,约占血液容积的55%。血浆中水分约占90%,其余为血浆蛋白、酶、激素、糖、脂质、维生素、无机盐及代谢产物等。

(2)血细胞 有以下3类(图2-21)。

1)红细胞(RBC) 成熟的红细胞无细胞核及细胞器,呈双凹圆盘状,周边厚,中央薄,直径约7.5 μm,胞质内含有大量血红蛋白。血红蛋白具有结合与运输O_2和CO_2的功能。

在外周血中还有少量尚未完全成熟的红细胞,即网织红细胞,它占成年人血中红细胞总数的0.5%~1.5%,在新生儿血中可达到3%~6%。经特殊染色可见网织红细胞的胞质内有颗粒或细网状结构,这是残留的核糖体。

2)白细胞(WBC) 呈球形,体积比红细胞大,有细胞核。白细胞能以变形运动穿过毛细血管,进入结缔组织。根据胞质中有无特殊颗粒,可将白细胞分为无粒白细胞和有粒白细胞。

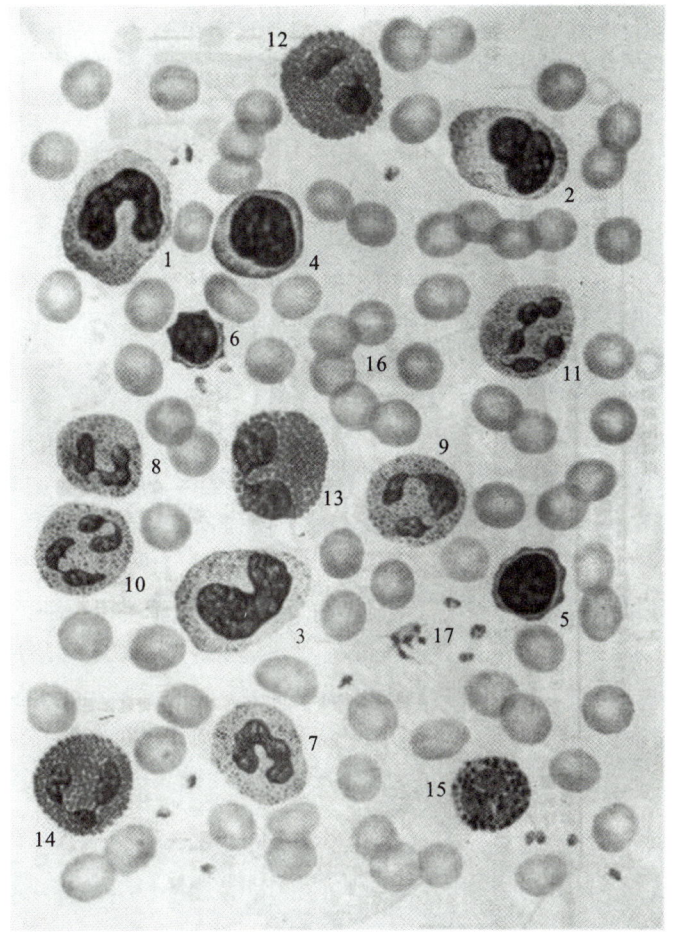

图 2-21 各种血细胞

1.2.3. 单核细胞；4.5.6. 淋巴细胞；7.8.9.10.11. 中性粒细胞；
12.13.14. 嗜酸性粒细胞；15. 嗜碱性粒细胞；16. 红细胞；17. 血小板。

无粒白细胞包括淋巴细胞和单核细胞两种。① 淋巴细胞：呈圆形，大小不等，直径 6～16 μm。细胞核呈圆形，占细胞的大部，一侧常常有凹痕，细胞核染色质致密，HE 染色呈深蓝色。胞质少，染成天蓝色，含少量嗜天青颗粒。② 单核细胞：是血细胞中体积最大的细胞，直径 14～20 μm。细胞呈圆形或椭圆形，核形态多样，染色浅。胞质较多，HE 染色呈浅蓝色，含散在的嗜天青颗粒，这种颗粒是一种溶酶体。单核细胞在血液中停留 1～5 天后穿过血管壁进入结缔组织，即分化成巨噬细胞。单核细胞具有吞噬能力，参与免疫应答。

有粒白细胞包括中性粒细胞、嗜酸性粒细胞和嗜碱性粒细胞 3 种。① 中性粒细胞：是白细胞中最多的一种。细胞呈球形，直径 10～12 μm。核呈杆状或分叶状，一般分为 2～5 叶，核叶之间有细丝相连。胞质内含有许多细小、分布均匀的淡紫红色颗粒。中性粒细胞具有变形运动和吞噬能力，在机体内起着重要的防御作用。中性粒细胞吞噬细菌后变性、坏死，成为脓细胞。② 嗜酸性粒细胞：细胞呈球形，直径 12～14 μm。胞核多为两叶，呈"八"字形，胞质内颗粒粗大，分布均匀，HE 染色呈橘红色。颗粒中含有过氧化物酶、酸性磷酸酶及组胺酶等。嗜酸性粒细胞能吞噬抗原抗体复合物,灭活组胺,减轻过敏反应。当机体患过敏性疾病及有某些寄生虫感染时,嗜酸性粒细胞增多。③ 嗜碱性粒细胞:是白细胞中数量最少的细胞。细胞呈球形,直径 $10\sim12\ \mu m$。胞核呈 S 形或不规则状,胞质中含有嗜碱性颗粒,大小不等,分布不均,HE 染色时,染成紫蓝色,颗粒内含有肝素、组胺和白三烯等。肝素具有抗凝血作用,组胺和白三烯参与机体过敏反应。

3) 血小板　呈双面微凸的扁盘状,由骨髓中巨核细胞的胞质脱落而成。血小板体积小,直径 $2\sim4\ \mu m$,无细胞核,但有细胞器。血涂片上,血小板形态不规则。多成群分布于血细胞间,HE 染色时,其周边部染成浅蓝色,为透明区,中央部可见紫红色颗粒,为颗粒区。血小板在止血和凝血过程中起重要的作用。

肌组织概述

(三) 肌组织

肌组织主要由肌细胞构成。肌细胞之间有少量结缔组织。肌细胞呈细长纤维状,故又称为肌纤维。肌纤维具有收缩功能。肌纤维的细胞膜称为肌膜,细胞质称为肌质,肌质内的滑面内质网称为肌质网。肌组织根据结构、功能和存在部位不同,分为骨骼肌、心肌和平滑肌 3 种。

1. 骨骼肌　肌纤维纵切面在镜下显示明暗相间的横纹,又称为横纹肌。

(1) 骨骼肌纤维的一般结构　骨骼肌纤维呈细长的圆柱状,长度可超过 10 cm。细胞核呈椭圆形,数量多个甚至几百个,位于细胞的周边,靠近肌膜。肌质内含有许多与肌纤维长轴平行排列的肌原纤维。每条肌原纤维上有许多明暗相间的带,在同一肌纤维中,所有肌原纤维的明带和暗带整齐地排列在同一平面上,因而每条肌纤维显示出明暗相间的横纹(图 2 - 22)。

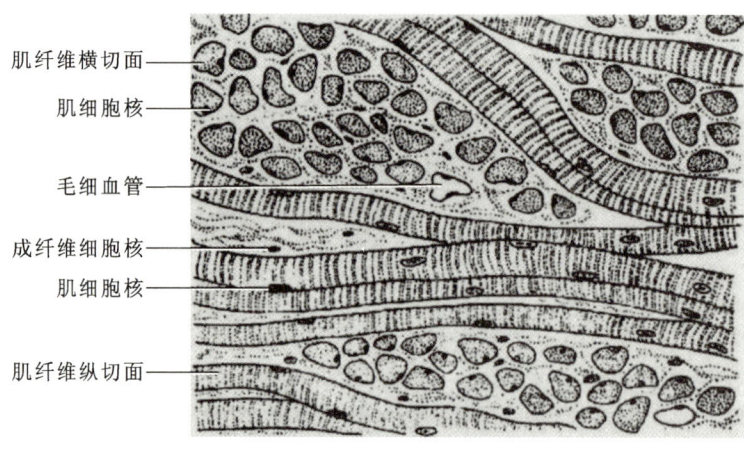

图 2 - 22　骨骼肌光镜结构

左侧标注(从上到下):
肌纤维横切面
肌细胞核
毛细血管
成纤维细胞核
肌细胞核
肌纤维纵切面

肌原纤维暗带着色深称为 A 带,其中间部有一浅染的窄带称为 H 带,H 带的中央有一条较深的 M 线。肌原纤维明带着色浅称为 I 带,其中部有一条较深的细线,称为 Z 线。相邻两条 Z 线之间的一段肌原纤维称为肌节,每个肌节包括 1/2 I 带、1 个 A 带和 1/2 I 带,长 $2\sim2.5\ \mu m$。肌节是肌原纤维的结构和功能的基本单位(图 2 - 23)。

(2) 骨骼肌纤维的超微结构

1) 肌原纤维　在电镜下,可见每条肌原纤维由许多细而密的粗、细肌丝平行排列所组成。

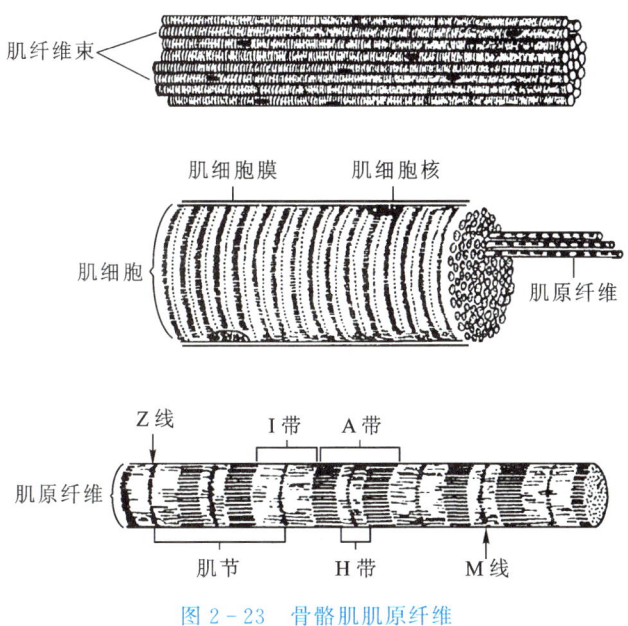

图 2 - 23　骨骼肌肌原纤维

粗肌丝由肌球蛋白构成,位于 A 带,它的中点固定于 M 线,两端游离;细肌丝主要由肌动蛋白构成,它起自 Z 线,位于 I 带并伸向 A 带中。当肌纤维收缩时,细肌丝向 M 线方向滑动,这时 I 带变窄,肌节缩短(图 2 - 24)。

　　2)横小管　是肌膜向细胞内凹陷形成的横行小管,位于 A 带与 I 带交界处,并围绕于每条肌原纤维的周围(图 2 - 25)。横小管可传导肌膜兴奋,引发肌节同步收缩。

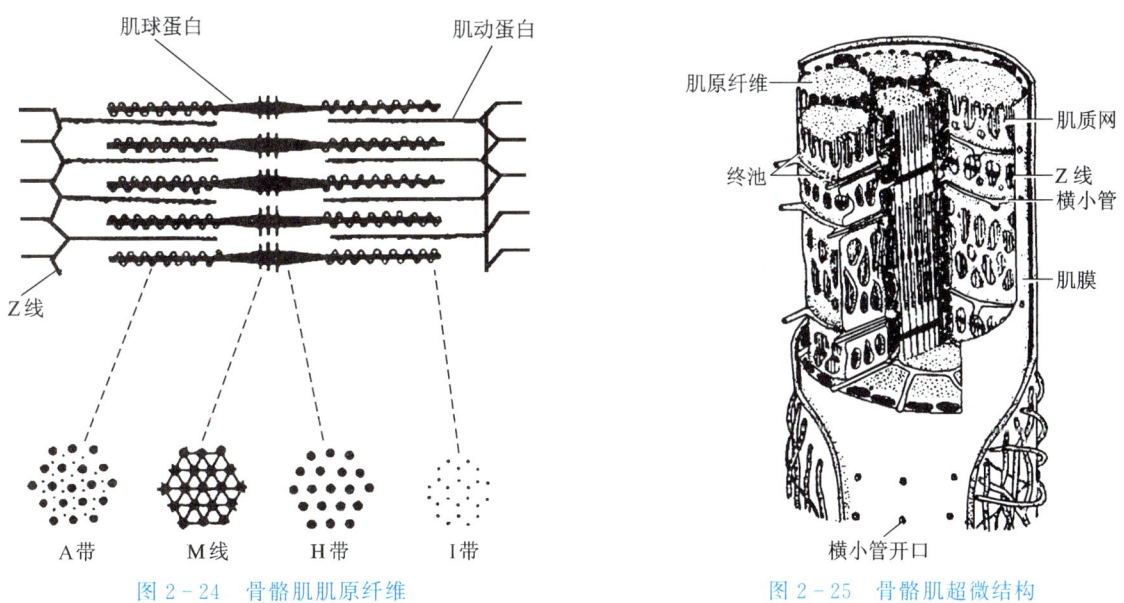

图 2 - 24　骨骼肌肌原纤维

图 2 - 25　骨骼肌超微结构

　　3)肌质网　为肌质内的滑面内质网,沿肌原纤维长轴纵行排列并包绕在肌原纤维周围,形成网管状系统。肌质网位于横小管之间(图 2 - 25)。肌质网靠近横小管两侧的部分横向贯通,形成膨大的结构,称终池。两侧终池及中间的横小管合称为三联体。肌质网的功能是贮存钙离子和调节肌质内钙离子的浓度。

4)线粒体 数量多,分布于肌膜下及肌原纤维之间。线粒体产生 ATP,为肌纤维收缩提供能量。

2. 心肌 分布于心壁处,主要由心肌纤维构成,其结构特点是:① 心肌纤维呈短圆柱状,有分支,并相互吻合成网。一般有一个椭圆形的细胞核,位于心肌纤维的中央。心肌纤维也有横纹,但不如骨骼肌纤维的横纹明显(图 2-26)。② 相邻心肌纤维连接处呈着色较深的横行短粗线,称闰盘。在电镜下,闰盘处有中间连接、桥粒和缝隙连接(图 2-27)。③ 肌原纤维不如骨骼肌纤维明显;横小管位于 Z 线水平。④ 肌质网不发达,常在一侧形成终池,与横小管紧贴形成二联体(图 2-28)。

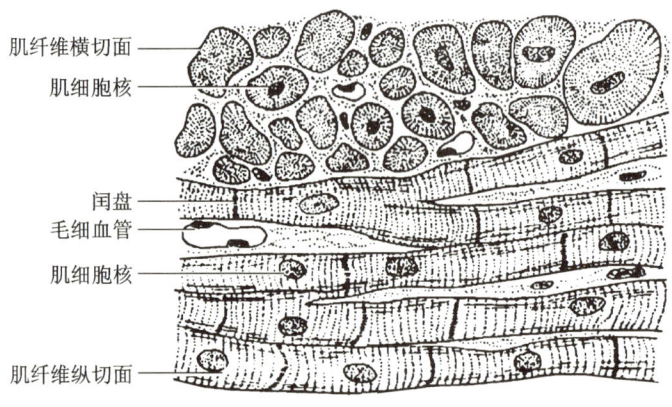

图 2-26 心肌光镜结构

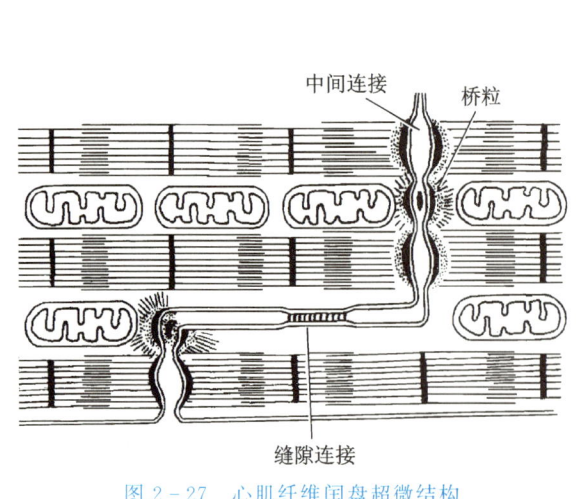

图 2-27 心肌纤维闰盘超微结构

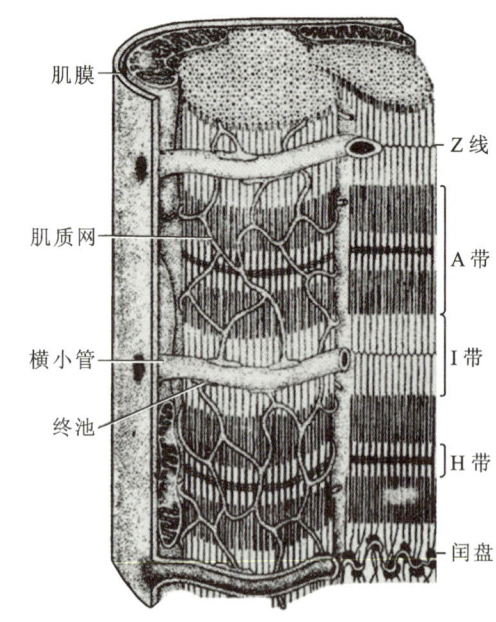

图 2-28 心肌超微结构

3. 平滑肌 主要分布于内脏、血管等处,其收缩也不受意识支配。肌纤维呈长梭形,无横纹,细胞核呈卵圆形,单个,位于细胞中央(图2-29)。肌纤维均平行成束或成层排列,相邻肌纤维互相嵌合。电镜下,平滑肌纤维也有粗、细肌丝,但不形成肌原纤维;肌膜也内陷形成小凹,但不形成横小管。

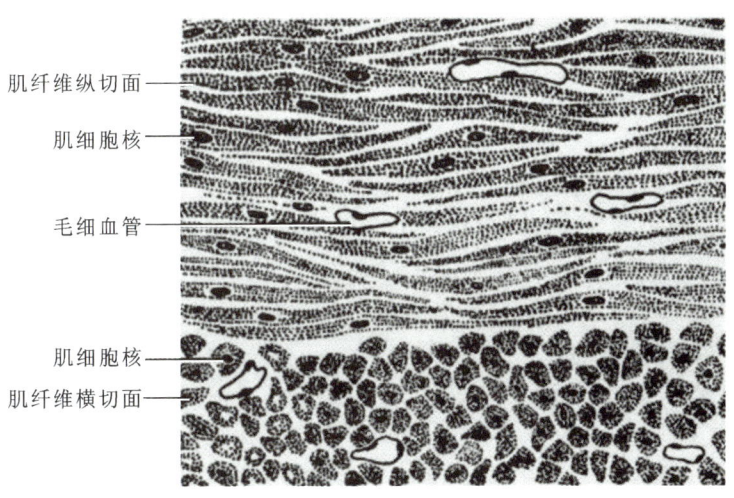

肌纤维纵切面

肌细胞核

毛细血管

肌细胞核

肌纤维横切面

图2-29 平滑肌光镜结构

(四) 神经组织

神经组织由神经细胞和神经胶质细胞组成。神经细胞又称为神经元,能接受刺激和传导兴奋。神经胶质细胞对神经元起支持、营养、保护和绝缘等作用。

神经组织图谱观察

1. 神经元 形态多样,但一般都可分为胞体和突起两部分(图2-30)。

(1) 胞体 神经元的胞体形态不一,有圆形、星形、梭形及锥体形等。胞体大小差异很大,直径4~120 μm。胞体内除含有一般细胞器外,还含有两种特殊细胞器,即嗜染质和神经原纤维。① 嗜染质:又称为尼氏体,呈小块状或颗粒状,HE染色呈紫蓝色。电镜下,嗜染质由发达的粗面内质网及游离核糖体构成,能合成蛋白质、酶和神经递质。② 神经原纤维:呈细丝状,在银染切片中被染成黑色,相互交织成网,并伸入轴突和树突内,具有支持神经元、参与细胞内物质运输等功能(图2-31)。

(2) 突起 分为轴突和树突两类(图2-32)。

1) 轴突 每个神经元只有一根轴突,细长均匀。轴突一般有侧支及树枝状终末分支。轴突起始部膨大称为轴丘,轴突和轴丘内无嗜染质。轴突的主要功能是将神经冲动传给下一个神经元或其他非神经细胞。

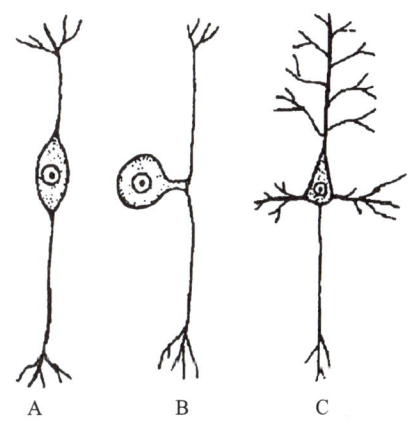

图2-30 神经元的形态

A. 双极神经元;B. 假单极神经元;
C. 多极神经元

2) 树突 有多个,较短,分支呈树枝状,其表面一般都有很多短小的突起,称为树突棘。树突棘是形成突触的主要部位。树突的功能主要是接受神经冲动,并将冲动传给胞体。

25

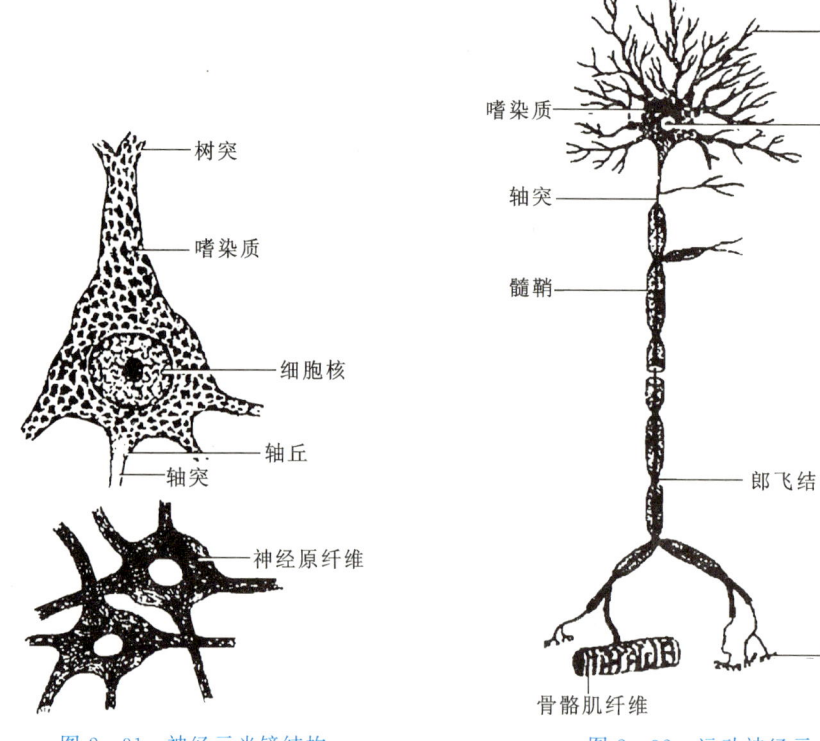

图 2-31 神经元光镜结构

图 2-32 运动神经元

2. 神经胶质细胞 也是一种有突起的细胞,分布于神经元胞体或突起周围。

(1)中枢神经系统的神经胶质细胞 分星形胶质细胞、少突胶质细胞、小胶质细胞和室管膜细胞4种。星形胶质细胞参与构成血-脑屏障;少突胶质细胞参与构成中枢神经纤维;小胶质细胞具有吞噬作用(图 2-33)。

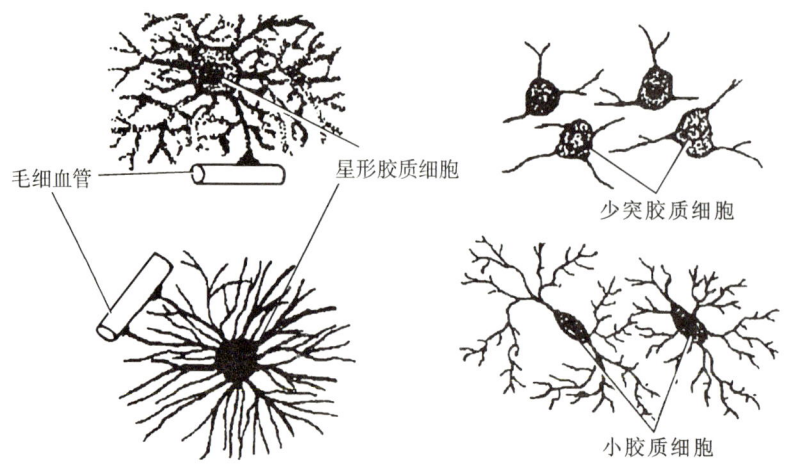

图 2-33 中枢神经系统的神经胶质细胞

（2）周围神经系统的神经胶质细胞　包括神经膜细胞（又称施万细胞）和神经节胶质细胞（又称卫星细胞）。神经膜细胞参与构成周围神经纤维；神经节胶质细胞参与构成神经节。

3. 神经纤维　由轴突或神经元的长突起（统称为轴索）及包在外表的神经胶质细胞构成。神经纤维分有髓神经纤维和无髓神经纤维。

（1）有髓神经纤维　周围神经系统中的有髓神经纤维，由轴索及包绕在周围的髓鞘和神经膜构成（图2-34）。髓鞘和神经膜呈节段性排布，段与段之间的狭窄处称为神经纤维节（又称为郎飞结），该处轴膜无髓鞘和神经膜包绕。相邻神经纤维节之间的一段神经纤维称为节间段。在中枢神经系统内，有髓神经纤维的髓鞘由少突胶质细胞的末端反复包绕形成，无神经膜。

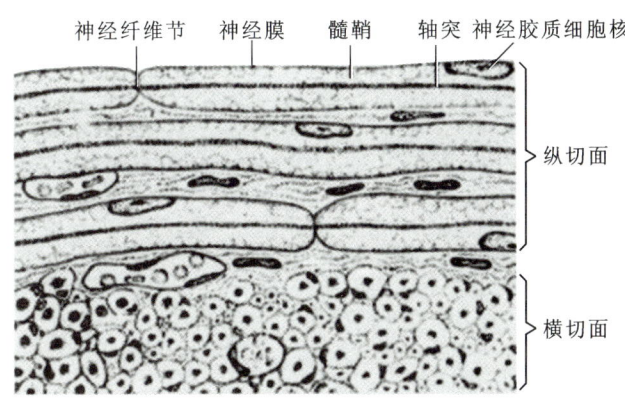

图2-34　有髓神经纤维光镜结构

（2）无髓神经纤维　周围神经系统的无髓神经纤维由轴索及包在外面的神经膜细胞构成，仅有神经膜而无髓鞘。中枢神经系统的无髓神经纤维不仅无髓鞘，也无神经膜。

4. 神经末梢　周围神经纤维的末端终止于其他组织或器官内形成的特殊结构，称为神经末梢。按其功能不同，分为感觉神经末梢和运动神经末梢。

（1）感觉神经末梢　是感觉神经纤维的终末部。感觉神经末梢与其他结构共同组成感受器，能接受刺激，并将刺激转变为神经冲动。感觉神经末梢依其形态和分布不同，可分以下两类（图2-35）。

1）游离神经末梢：呈树枝状，多分布于上皮组织，主要感受温度觉和痛觉。

2）有被囊神经末梢：该末梢均有结缔组织包绕。① 触觉小体：为椭圆形小体，分布于真皮的乳头层，感受触觉。② 环层小体：呈球形或椭圆形，分布于真皮深层等处，感受压觉和振动觉。③ 肌梭和腱梭：呈梭形，感受本体觉。

（2）运动神经末梢　是运动神经纤维的终末部。它分布于肌组织和腺内，可引起肌的收缩和腺体分泌。运动神经末梢与邻近组织共同形成效应器。运动神经末梢分为躯体运动神经末梢和内脏运动神经末梢，属突触结构。

5. 突触　神经元与神经元之间、神经元与非神经元之间的接触点称为突触。突触分为电突触和化学突触两类。电突触结构为缝隙连接，通过电流传递信息。化学突触是一种最常见的连接方式，这种突触是以神经递质为媒介进行信息传递。光镜下，可见轴突末端膨大，呈纽扣状或球状，紧贴于另一个神经元胞体或树

突触

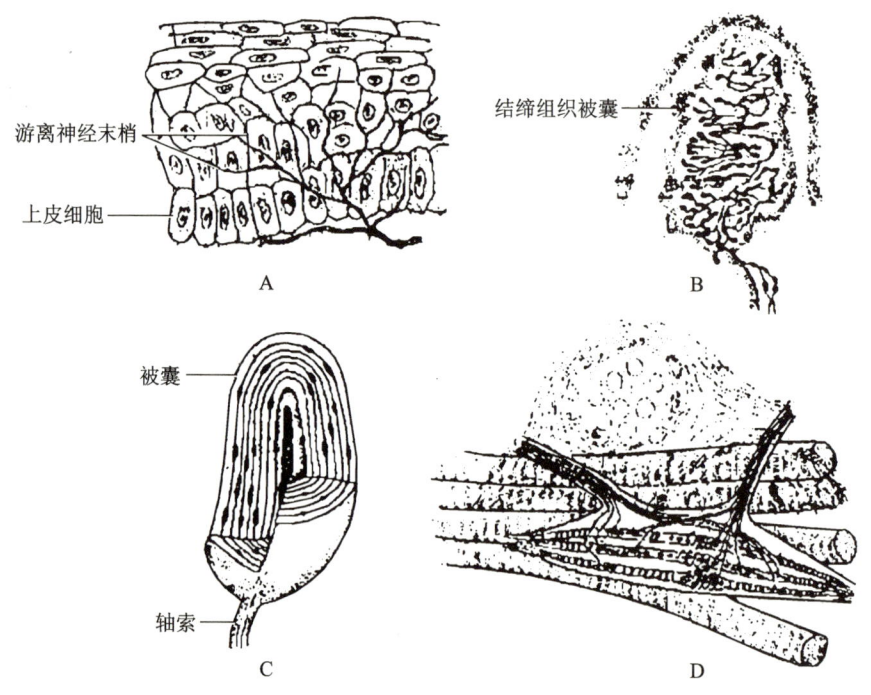

图 2-35 各种感觉神经末梢

A. 游离神经末梢；B. 触觉小体；C. 环层小体；D. 肌梭

突表面。电镜下，化学突触由突触前成分、突触间隙和突触后成分 3 部分构成。突触前成分是轴突末端膨大处，表面为特化增厚的突触前膜，前膜内细胞质中含有线粒体和大量突触小泡，突触小泡内含神经递质。突触间隙为突触前膜和突触后膜之间的窄隙。突触后成分主要是另一个神经元胞体或树突胞膜特化增厚形成的突触后膜，膜上有特异性受体，一种受体只能结合一种神经递质（图 2-36）。

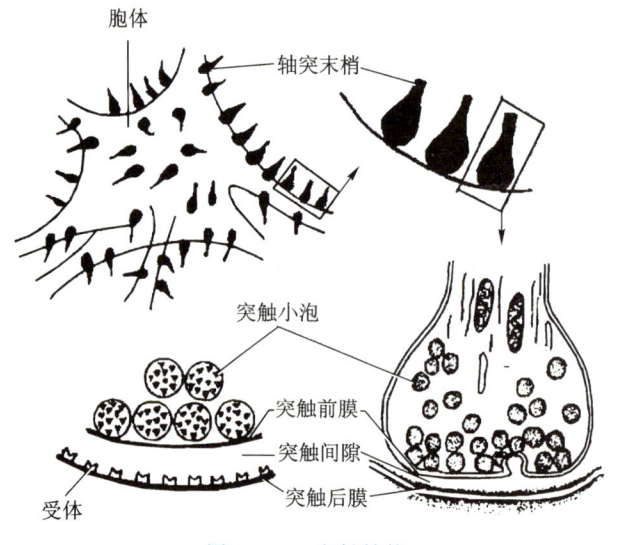

图 2-36 突触结构

复习思考题

1. 名词解释：细胞器、组织、内皮、纤毛、肌节、闰盘、尼氏体、突触。
2. 细胞器有哪些种类？各有哪些主要结构和功能特点？
3. 试述被覆上皮的分类及各类的结构特点。
4. 试述疏松结缔组织的组成及各成分的结构功能特点。
5. 骨组织有何结构特点？骨密质有哪些骨板形式？
6. 试述各种血细胞的结构特点、功能及正常值。
7. 试比较3种肌纤维的主要光镜、电镜结构特点。
8. 试述神经元的形态结构及功能，突触的分类、结构及功能。

（王　贞）

第二节　运 动 系 统

运动系统由骨、骨连接和骨骼肌3部分组成。骨和骨连接构成人体的支架(图2-37)，骨骼肌附着在骨的表面，它们对人体起支持、保护和运动等作用。在运动中，骨起运动的杠杆作用，骨连接是运动的枢纽，骨骼肌是运动的动力。

一、骨及骨连接

（一）概述

1. 骨　成人共有206块骨。根据骨所在部位，分为躯干骨、四肢骨和颅骨。

（1）骨的形态分类　骨按形态可分为4类。

1）长骨　呈长管状，可分为一体两端。中间较细长称为骨体，也称为骨干，内部有空腔称为骨髓腔，容纳骨髓。两端膨大部分称为骨骺，一般都具有光滑的关节面。长骨主要分布于四肢，如肱骨、股骨等。

2）短骨　较短小，近似立方体，集中分布于连接牢固、运动又灵活的部位，能承受较大的压力，如手的腕骨和足的跗骨等。

3）扁骨　呈扁板状，主要参与构成体腔的壁，如顶骨、胸骨和肋骨等，对腔内器官起支持和保护作用。

4）不规则骨　形状不规则，多分布于躯干、颅底和面部，如椎骨、颞骨和上颌骨等。鼻腔周围有些不规则的颅骨内有含气的腔隙，称为含气骨，如上颌骨、蝶骨等，能减轻颅骨的重量，对发音还起到共鸣作用。

另外，在手、足和膝部的肌腱和韧带内，还有些形如豆状的小骨，称为籽骨。人体最大的籽骨

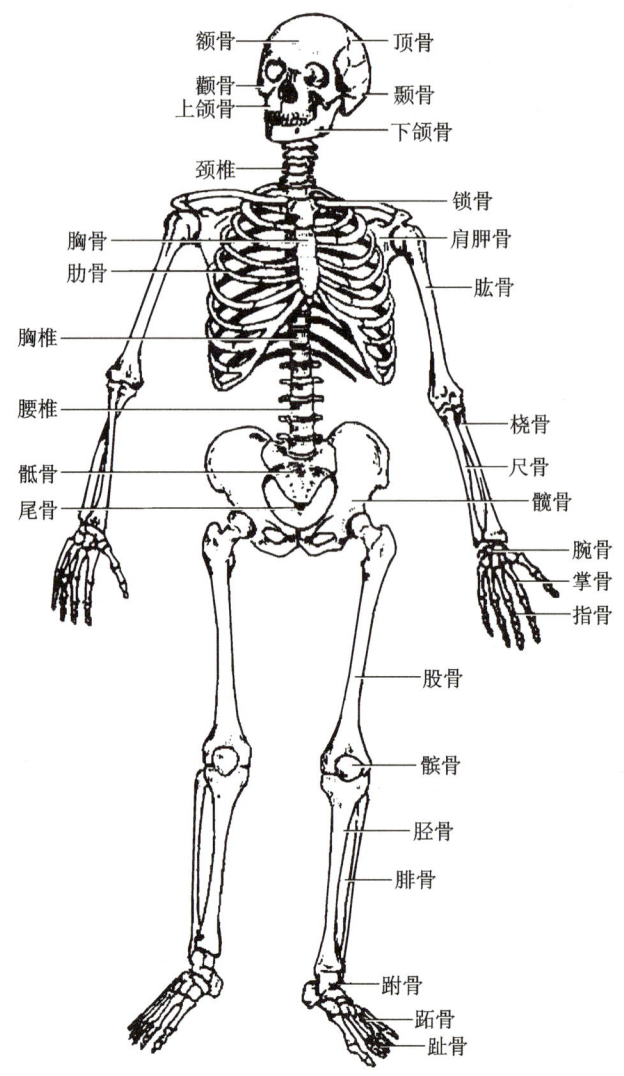

额骨　　顶骨
颧骨　　颞骨
上颌骨　　下颌骨
颈椎　　锁骨
胸骨　　肩胛骨
肋骨　　肱骨
胸椎
腰椎
骶骨　　桡骨
尾骨　　尺骨
　　　　髋骨
　　　　腕骨
　　　　掌骨
　　　　指骨
股骨
髌骨
胫骨
腓骨
跗骨
距骨
趾骨

图 2-37　人体全身骨骼

是髌骨。

（2）骨的构造　每块骨都包括骨质、骨膜和骨髓 3 部分（图 2-38）。

1）骨质　是骨的主要成分，由骨组织构成，可分为骨松质和骨密质两种。骨松质由片状和针状的骨小梁互相交织成海绵状结构，主要分布于长骨两端的骨骺及其他类型的骨内部。骨密质由紧密排列的骨板构成，主要分布于长骨骨干、骨骺及其他类型的骨表面。

2）骨膜　是由致密结缔组织构成的薄膜，覆盖于除关节面以外的骨表面、骨髓腔内面和骨小梁表面。

3）骨髓　存在于骨髓腔和骨松质间隙内，分为红骨髓和黄骨髓两类。红骨髓含有大量不同发育阶段的血细胞，具有造血功能。黄骨髓含有大量脂肪组织。胎儿和婴幼儿时期，全身骨的骨髓均为红骨髓。随着年龄的增长，约自 5 岁开始，长骨骨髓腔内红骨髓逐渐被脂肪组织所代替而转变为黄骨髓。黄骨髓不具有造血功能，但仍保持造血潜能。当机体需要时

（如体内大量失血），黄骨髓可转化为红骨髓恢复造血功能。成年人长骨的骨骺、短骨、扁骨和不规则骨内终生保留红骨髓。

（3）骨的化学成分和物理特性　骨的化学成分包括有机质和无机质。有机质主要是骨胶原纤维和黏多糖蛋白，使骨具有弹性和韧性；无机质主要是羟基磷灰石和钙盐，使骨具有硬度和脆性；在婴幼儿，有机质和无机质之比约为 1：1，以后随着年龄的增长而发生变化，至成年人二者之比约为 3：7，至老年人约为 2：8。故小儿的骨弹性和韧性好，硬度和脆性小，受外力作用不易骨折，但易变形；老年人的骨弹性和韧性差，脆性大，易发生骨折。

2. 骨连接　骨与骨之间的连接结构称为骨连接，分为直接连接和间接连接两类（图 2-39）。

（1）直接连接　骨与骨之间借致密结缔组织、软骨或骨直接相连。相连的骨面之间没有腔隙，运动幅度小或不能运动，如颅骨的缝、椎骨的椎间盘、长骨的骨干与骨骺及骶椎间的融合等。

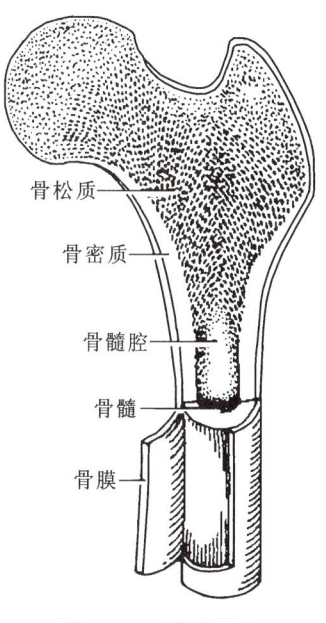

图 2-38　骨的构造

（2）间接连接　又称为关节，是骨连接的主要形式。相连的骨面之间存在一定的间隙，运动幅度较大。

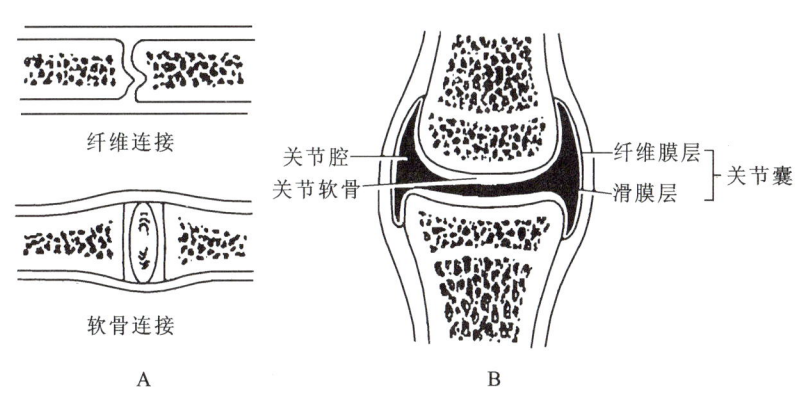

图 2-39　骨连接

A. 直接连接；B. 关节的基本结构

1）关节的基本结构　每个关节都必须具备 3 个基本结构。① 关节面：是构成关节各骨的邻接面，覆盖一薄层透明软骨称关节软骨。关节软骨表面光滑、有弹性，可减少运动时的摩擦，并具有缓冲作用。② 关节囊：是附着于关节面周缘及附近骨面的结缔组织囊，分为内、外两层。外层由致密结缔组织构成，称纤维层，厚而坚韧；内层由疏松结缔组织构成，称为滑膜层，薄而柔软。滑膜可产生滑液，有润滑和营养关节软骨的作用。③ 关节腔：是由关节软骨和关节囊滑膜层围成的密闭性潜在腔隙，内含少量滑液，有润滑关节、减少摩擦的作用。关节腔内呈负压，对增加关节的稳固性有重要的作用。

关节的基本结构

关节辅助
结构

2）关节的辅助结构　主要有韧带、关节盘和关节唇等,具有增加关节稳定性和灵活性的作用。韧带位于关节周围和关节腔内,具有加固关节和限制关节运动幅度的作用。关节盘是位于两关节面之间的纤维软骨板,既可使关节面的形态更加适应又可增加关节的运动形式和范围,从而加强关节的稳固性和灵活性。膝关节内的半月板是最典型的关节盘。关节唇是附着于关节凹周缘的纤维软骨环,可加深关节窝,加大关节面,增强关节的稳定性。

3）关节的运动　关节的运动取决于关节面的形态和关节具有的运动轴。关节的主要运动形式有4组:① 屈和伸:是指骨沿着冠状轴进行的运动,运动时两骨之间的角度变小为屈,反之为伸。② 收和展:是指骨沿着矢状轴进行的运动,运动时骨向人体的正中矢状面靠拢为收,反之为展。③ 旋内和旋外:是指骨沿着垂直轴进行的运动,运动时骨的前面转向内侧为旋内,反之为旋外。在前臂,也称为旋前和旋后,即手背向前为旋前,反之为旋后。④ 环转:是指骨沿冠状轴和矢状轴进行的复合运动。运动时,骨的近侧端在原地转动,远侧端做圆周运动,整个骨的运动轨迹可描绘成一圆锥形。

脊柱的结构

（二）躯干骨及其连接

躯干骨共51块,由椎骨、胸骨和肋组成,它们借骨连接构成脊柱和胸廓。

1. 脊柱　位于背部正中,由24块椎骨、1块骶骨和1块尾骨借椎间盘、韧带和关节连接而成。脊柱是躯干的中轴,还参与构成胸、腹、盆腔的壁,具有支持、保护、传递重力和运动等功能。

（1）椎骨　幼儿时期,有7块颈椎、12块胸椎、5块腰椎、5块骶椎和3～4块尾椎。成年后,骶椎融合为1块骶骨,尾椎融合为1块尾骨。

1）椎骨的一般形态　椎骨由前方的椎体和后方的椎弓组成(图2-40)。椎体呈短圆柱状,主要由骨松质构成,表面有较薄的骨密质。椎弓呈半环形,连于椎体的后外方。椎体与椎弓共同围成椎孔,所有椎骨的椎孔连接成椎管,管内容纳脊髓及脊神经根。椎弓与椎体相连

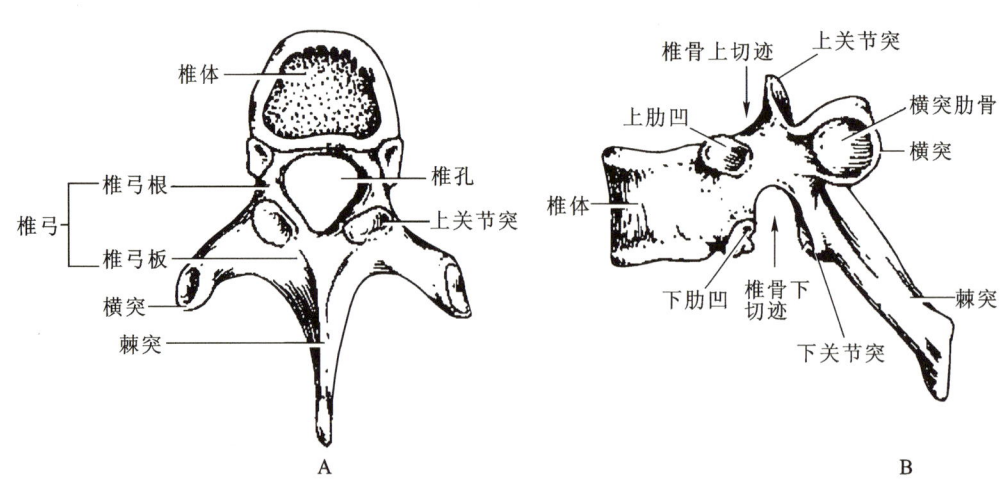

图2-40　椎骨一般形态(胸椎)

A. 上面观;B. 侧面观

的部分较细,称为椎弓根。椎弓根上、下方各有一切迹,分别称椎骨上、下切迹。相邻椎骨上、下切迹共同围成椎间孔,该孔有脊神经和血管通过。椎弓的后部宽大称为椎弓板,椎弓板发出 7 个突起。向上、下各伸出一对上关节突和下关节突,向两侧伸出的一对称为横突,向后伸出的一个称为棘突。

2) 各部椎骨的主要特点 ① 颈椎:椎体较小,横突根部有横突孔,第 2～6 颈椎棘突末端分叉。第 1 颈椎也称为寰椎,呈环状,无椎体棘突和关节突,由前弓、后弓和两个侧块组成,侧块上、下面各有一关节面。第 2 颈椎也称为枢椎,椎体上方伸出一指状突起称齿突。第 7 颈椎也称为隆椎,棘突较长,末端无分叉,在活体易摸到,临床常用作计数椎骨序数的标志。② 胸椎:椎体侧面的后份近上、下缘处以及横突末端的前面,均有与肋骨相关节的关节面。③ 腰椎:椎体最大,棘突呈长方形板状,近似水平位伸向后方。④ 骶骨:略呈倒置的等腰三角形,底朝上,接第 5 腰椎,尖向下,接尾骨(图 2-41,图 2-42)。骶骨底的前缘中部向前突出称为岬。女性骶骨岬是测量骨盆上口的重要标志。骶骨两侧上部各有一耳状关节面称耳状面,与髂骨耳状面相关节。骶骨前、后面分别有 4 对骶前孔和 4 对骶后孔。骶骨内有纵贯全长的管道称为骶管,与骶前、后孔相通。骶管下端的三角形裂隙称为骶管裂孔,其两侧向外下各伸出一突起称为骶角。骶角在体表易触摸到,临床上骶管麻醉常以骶角为标志。⑤ 尾骨:呈三角形,由 4～5 块退化的尾椎构成。

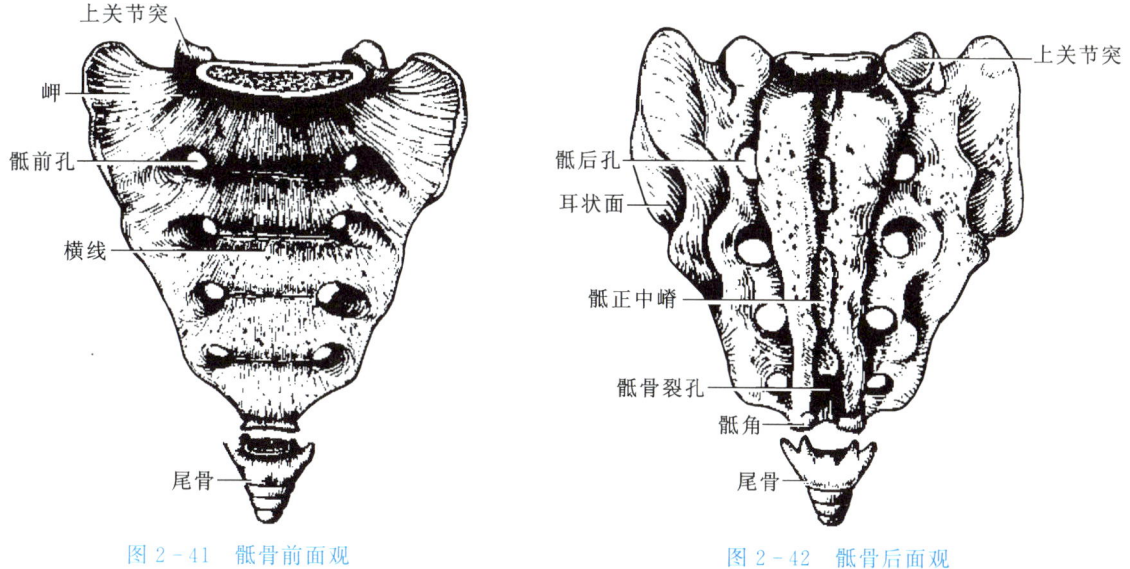

图 2-41 骶骨前面观　　　　　　图 2-42 骶骨后面观

(2) 椎骨间连接 包括椎间盘、韧带和关节(图 2-43,图 2-44)。

1) 椎间盘 是连接相邻两个椎体之间的纤维软骨板,主要由周围的纤维环和中央的髓核两部分构成。纤维环为多层呈同心圆状排列的纤维软骨,髓核为富有弹性的胶状物。椎间盘能牢固连接椎体,缓解压力的冲击,又允许椎体间有小幅度的运动。

2) 韧带 连接椎骨的韧带有长、短两类。① 长韧带:主要包括前纵韧带、后纵韧带和棘上韧带。前纵韧带位于椎体和椎间盘的前面;后纵韧带紧贴椎体和椎间盘后面;棘上韧带连于各棘突的尖端,从第 7 颈椎以上增宽变薄,改名项韧带。② 短韧带:主要包括黄韧带和棘间韧带。黄韧带连于相邻椎弓板之间;棘间韧带连于相邻棘突之间。

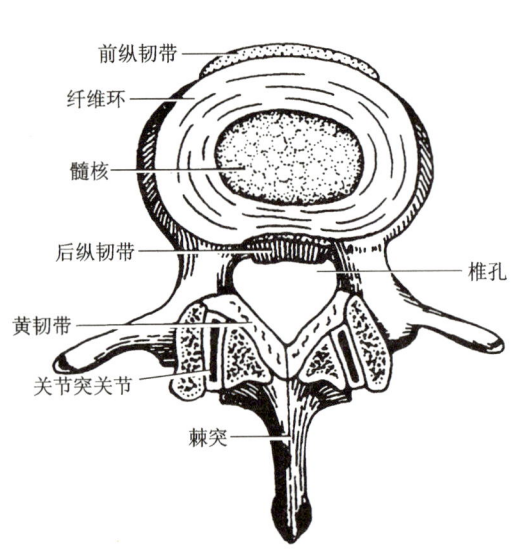

图 2-43　椎骨间的连接（上面观）

图 2-44　椎骨间的连接（侧面观）

上述韧带中，前纵韧带有限制脊柱过度后伸的作用，其他韧带均有限制脊柱过度前屈的作用。

3）关节　种类较多，包括椎骨与椎骨、椎骨与颅骨之间的关节。① 关节突关节：由相邻椎骨的上、下关节突构成，运动范围小。② 寰枢关节：由寰椎和枢椎构成，可使寰椎连同头部做旋转运动。③ 寰枕关节：由寰椎和枕骨构成，可使头做前俯、后仰、侧屈和环转运动。寰枕和寰枢关节的运动一般是联合进行的。

（3）脊柱的整体观（图 2-45）和运动　脊柱因年龄、性别和发育不同而各有差异。成年人脊柱全长约 70 cm。

脊柱的各面观

1）前面观　可见椎体自上而下逐渐增大，但第 2 骶椎以下椎体急剧变小，这与椎体承重情况变化有关。

2）后面观　各椎骨棘突在正中线连成纵嵴。颈椎棘突短且末端分叉，近似水平位；胸椎棘突较长，呈叠瓦状向后下方倾斜；腰椎棘突呈板状，近似水平位伸向后，棘突间隙较宽。

3）脊柱侧面观　可见颈曲、胸曲、腰曲、骶曲 4 个生理性弯曲。其中，颈曲和腰曲凸向前，胸曲和骶曲凸向后。

脊柱主要的运动形式有前屈、后伸、侧屈和环转

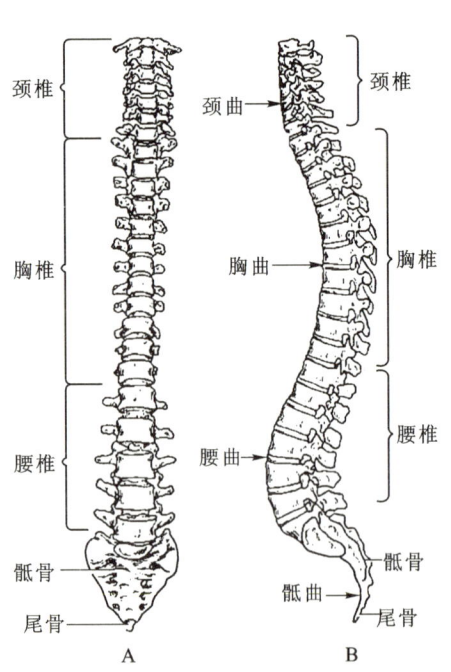

图 2-45　脊柱的整体观

A. 前面观；B. 侧面观

34

运动。运动幅度最大的是下颈部和下腰部,故损伤也常见于这两部。脊柱还有支撑人体,保护胸、腹、盆腔器官和脊髓,传递重力等功能。

2. 胸廓 由12块胸椎、12对肋和1块胸骨连接而成,具有支持和保护胸、腹腔器官,参与呼吸运动等功能。

(1) 胸骨 位于胸前壁正中,自上而下依次分为胸骨柄、胸骨体和剑突3部分(图2-46)。胸骨柄与胸骨体连接处向前微凸,称为胸骨角。胸骨角在体表易摸到,平对第2肋软骨,是计数肋骨序数的重要标志。剑突扁而薄,末端游离,形态变化较大。

(2) 肋及其连接 肋共12对,每块肋包括前部的肋软骨和后部的肋骨两部分。肋骨属于扁骨,细长而呈弓状,由前向后分为前端、肋体和后端3部分(图2-47)。肋骨后端膨大称为肋头;肋体内面近下缘处有一浅沟称肋沟,肋间神经和血管沿此沟走行;肋骨前端与肋软骨相连。肋骨后端有关节面,与胸椎椎体和横突的关节面构成肋椎关节。

肋软骨与胸骨的连接形式各异:第1对肋软骨与胸骨柄构成直接连接;第2~7对肋软骨与胸骨体的外侧缘构成胸肋关节;第8~10对肋软骨不直接与胸骨相

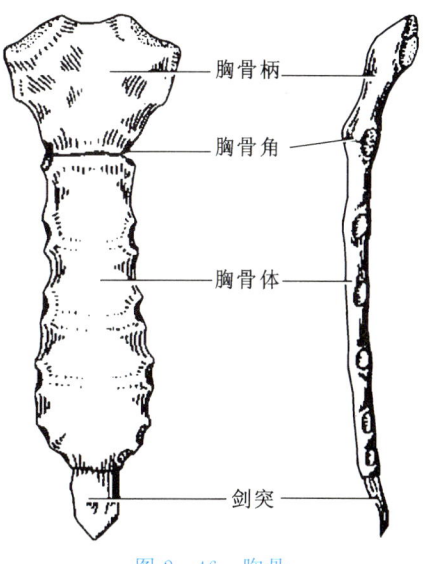

图2-46 胸骨

连,而依次连于上位肋软骨下缘形成肋弓;第11、12对肋前端游离于腹肌中,称为浮肋。

(3) 胸廓整体观 成人胸廓呈前后略扁、上窄下宽的圆锥形(图2-48),有上、下两口。胸廓上口由第1胸椎体、第1肋和胸骨上缘围成,从后上斜向前下。胸廓下口由第12胸椎、第12肋和第11肋前端、肋弓及剑突围成。相邻两肋之间的间隙称为肋间隙。胸廓外形因年龄、性别、体形和健康状况不同而有所差异。

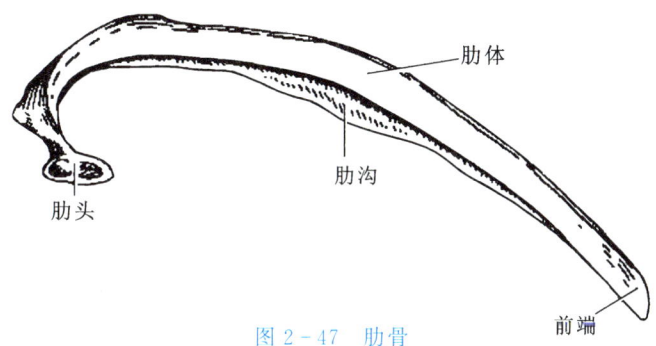

图2-47 肋骨

(三) 上肢骨及其连接

1. 上肢骨 包括上肢带骨和上肢自由骨。

(1) 上肢带骨 包括锁骨和肩胛骨。

1) 锁骨 略呈"～"形,横架于颈、胸之间,全长在体表均可摸到。锁骨内侧端称为胸骨端,与胸骨柄构成胸锁关节;外侧端称为肩峰端,与肩胛骨的肩峰构成肩锁关节。

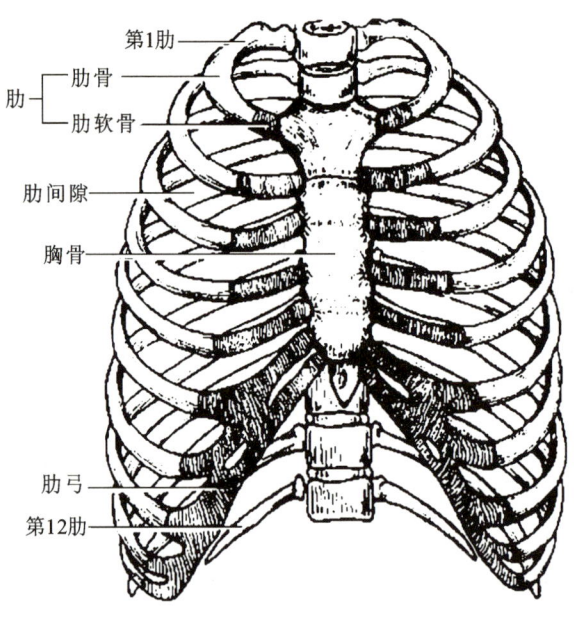

图 2-48 胸廓

2) 肩胛骨 位于胸廓后面的外上方,略呈三角形(图 2-49),可分为两面、三缘和三角。两面:前面微凹称为肩胛下窝;后面近上缘处有一从内下斜向外上的骨嵴称肩胛冈。肩胛冈的外侧端称为肩峰,是肩部的最高点。肩胛冈上、下方分别称为冈上窝和冈下窝。三缘:即上缘、外侧缘和内侧缘。上缘靠外侧角处向前伸出一指状突起称为喙突。三角:外侧角肥大,有一向前外微凹的关节面称为关节盂,与肱骨头构成肩关节;上角和下角分别平对第 2 肋和第 7 肋,都是临床上计数肋骨序数的标志。

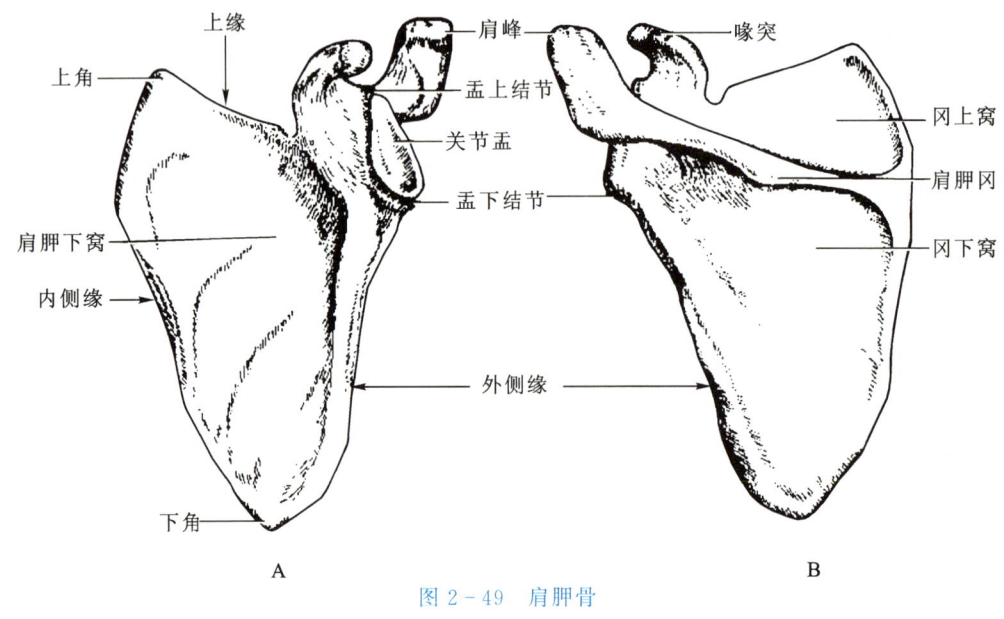

图 2-49 肩胛骨

A. 前面;B. 后面

（2）上肢自由骨　每侧除 8 块腕骨为短骨外,其余上肢自由骨均为长骨。

1）肱骨　位于臂部,分为一体两端(图 2 - 50)。上端膨大,朝向后内上的半球形称为肱骨头,与肩胛骨的关节盂构成肩关节。肱骨头的外侧和前方各一隆起,分别称为大结节和小结节。肱骨上端与肱骨体的移行部稍细,称为外科颈,是骨折的好发部位。肱骨体中部前外侧,有 V 形的粗糙面,称三角肌粗隆。体的后面中份有一自内上斜向外下方的浅沟,称为桡神经沟,有桡神经紧贴此沟通过,故该段骨折易损伤桡神经。

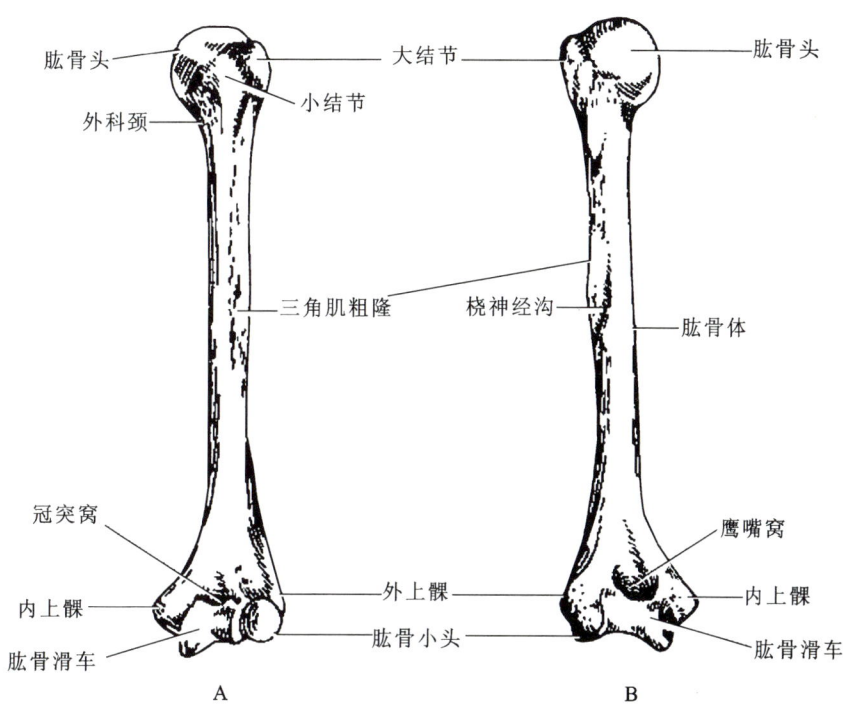

图 2 - 50　肱骨(左侧)
A. 前面;B. 后面

肱骨下端外侧部呈半球状的关节面称肱骨小头,与桡骨头构成肱桡关节;肱骨下端内侧部有形似滑车的关节面称肱骨滑车,与尺骨滑车切迹构成肱尺关节。肱骨滑车前、后上方各有一窝,分别称为冠突窝和鹰嘴窝。肱骨下端两侧各有一突起,分别称为内上髁和外上髁。

2）桡骨　位于前臂外侧,分一体两端(图 2 - 51)。上端细小,向上有圆盘状的桡骨头。桡骨头上面有关节凹,与肱骨小头构成肱桡关节;桡骨头周围的环状关节面与尺骨的桡切迹构成桡尺近侧关节;桡骨头的内下方有一粗糙的隆起,称为桡粗隆。桡骨下端粗大,外侧向下伸出的突出称为桡骨茎突,在体表易摸到。下端内侧有一凹陷的关节面称为尺切迹。

3）尺骨　位于前臂内侧,分一体两端(图 2 - 51)。上端粗大,前面有一半月形的关节面称为滑车切迹,与肱骨滑车构成肱尺关节。切迹后上方的突起称为鹰嘴,在体表易摸到;前下方的突起称为冠突。冠突外侧面有一凹陷的关节面称为桡切迹,与桡骨头构成桡尺近侧关节。尺骨下端细小,称为尺骨头,头的后内侧有向下伸出的突起称为尺骨茎突。

4）手骨　包括腕骨、掌骨和指骨(见图 2 - 37)。① 腕骨:均为短骨,共 8 块,排成近、远两

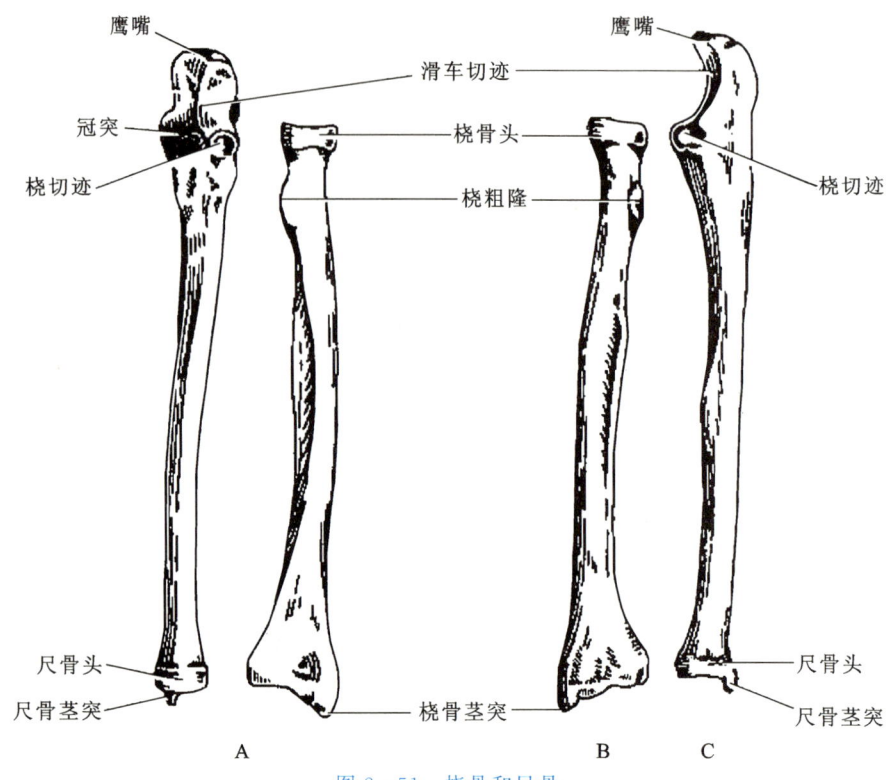

图 2-51 桡骨和尺骨

A. 尺、桡骨前面；B. 桡骨后面；C. 尺骨侧面

列。从桡侧到尺侧，近侧列依次是手舟骨、月骨、三角骨和豌豆骨；远侧列依次是大多角骨、小多角骨、头状骨和钩骨。② 掌骨：属于长骨，共 5 块，从桡侧到尺侧，分别称为第 1～5 掌骨。掌骨的上、下端分别称为底和头，中间部分称体。③ 指骨：亦属长骨，共 14 块，除拇指为 2 块外，其余各指均为 3 块，由近侧向远侧分别称为近节指骨、中节指骨和远节指骨。掌骨和指骨都是小型长骨。

2. 上肢骨的连接

（1）胸锁关节　是上肢骨与躯干骨之间连接的唯一关节，由胸骨的胸骨柄与锁骨的胸骨端构成，属于联合关节。

（2）肩锁关节　由肩胛骨的肩峰与锁骨的肩峰端连接构成，属于联合关节。

（3）肩关节　由肱骨的肱骨头与肩胛骨的关节盂构成（图 2-52）。肱骨头大，关节盂浅，关节囊薄而松弛。肩关节可做屈、伸、收、展、旋转及环转运动。

（4）肘关节　由肱骨下端和桡、尺骨上端共同构成（图 2-53）。它包括 3 组关节：① 由肱骨滑车与尺骨滑车切迹构成的肱尺关节；② 由肱骨小头与桡骨头关节凹构成的肱桡关节；③ 由桡骨头

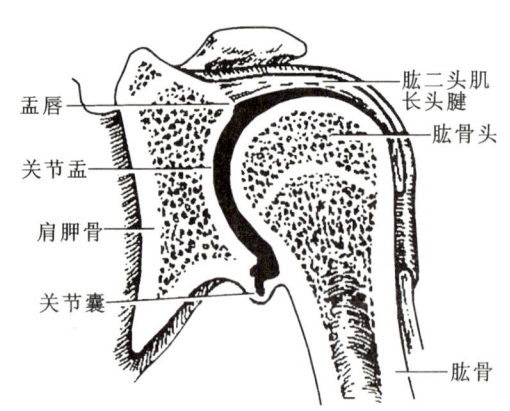

图 2-52 肩关节（冠状切面）

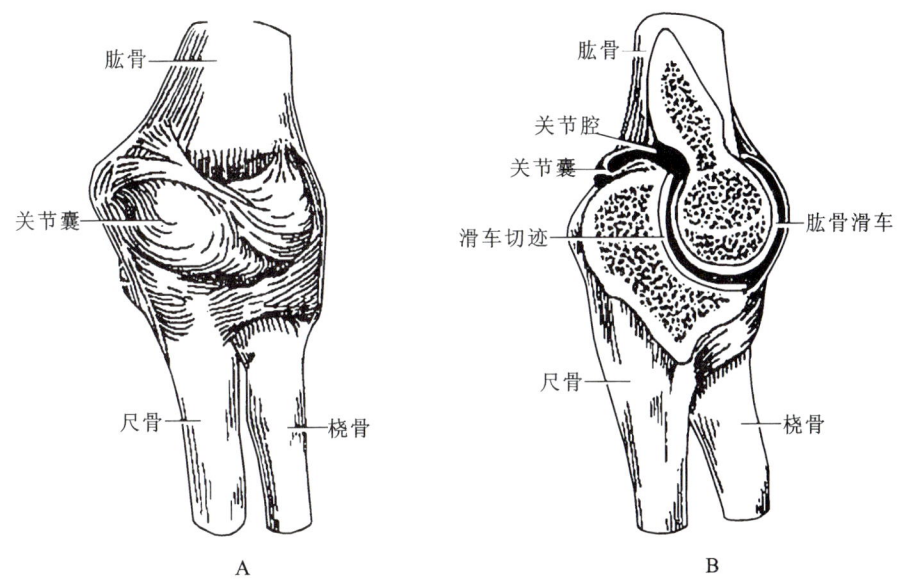

图 2 - 53 肘关节

A. 前面(左侧);B. 矢状切面

环状关节面与尺骨的桡切迹构成的桡尺近侧关节。3组关节包在一个关节囊内。关节囊前、后薄弱,内、外两侧有韧带加强。肘关节可做屈、伸运动。伸肘时,肱骨内、外上髁和尺骨鹰嘴三点位于一条直线上;屈肘时,三点连成一等腰三角形。在肘关节脱位时,三者的位置关系发生改变。

（5）前臂骨的连接 由桡尺近侧关节、桡尺远侧关节和前臂骨间膜构成。桡尺远侧关节由桡骨的尺切迹与尺骨的尺骨头构成。桡尺近侧、远侧关节在功能上属于联合关节,可使前臂做旋前和旋后运动。

（6）手关节 包括桡腕关节、腕骨间关节、腕掌关节、掌指关节和指关节(图 2 - 54)。各关节多以构成关节的诸骨命名。

桡腕关节也称腕关节,由桡骨下端的腕关节面和尺骨下方的关节盘与手舟骨、月骨和三角骨共同构成,可做屈、伸、收、展及环转运动。腕掌关节由远侧列腕骨与 5 块掌骨底构成,其中拇指腕掌关节对人类最重要,可使拇指做屈、伸、收、展及环转运动,还可使拇指与其他指做对掌运动。对掌运动为拇指指尖与其余四指指尖掌侧面接触的运动,是人类握持和抓捏物体的主要动作。

（四）下肢骨及其连接

1. 下肢骨 包括下肢带骨和下肢自由骨。

（1）下肢带骨 即髋骨,由髂骨、坐骨和耻骨融合而成(图 2 - 55,图 2 - 56),融合处为一大而深的窝,称为髋臼。

1）髂骨位于髋骨上部,可分为体和翼两部分。髂骨体构成髋臼上部。髂骨翼扁而宽阔,其上缘称髂嵴。两侧髂嵴的最高点平对第 4 腰椎棘突,是临床进行腰椎穿刺的定位标志。髂嵴的前、后端各有一突起,分别称为髂前上棘和髂后上棘。髂嵴外缘有一突起称为髂结节。髂骨翼内面的浅凹称为髂窝,髂窝下界为弓状线,其后下有一粗糙的关节面称为耳状面,与骶骨耳状面构成骶髂关节。

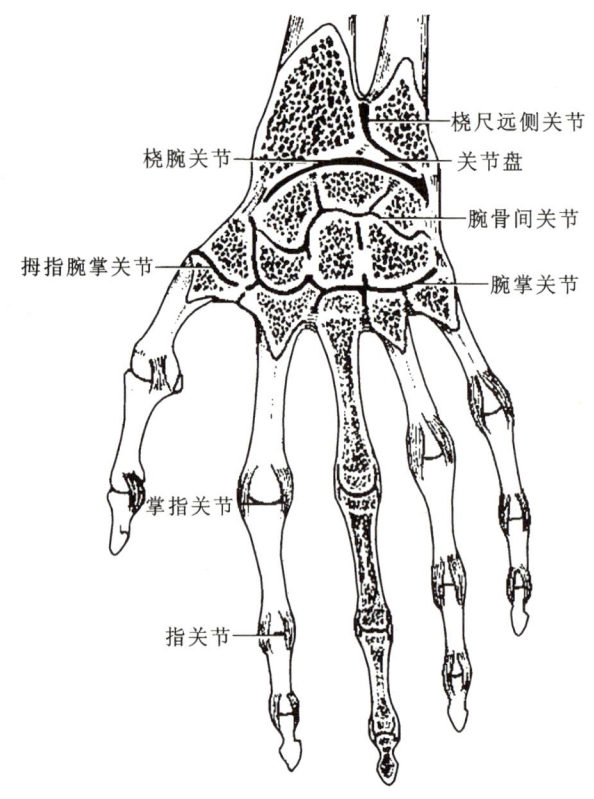

图 2-54 手关节(冠状切面)

桡尺远侧关节
桡腕关节
关节盘
腕骨间关节
拇指腕掌关节
腕掌关节
掌指关节
指关节

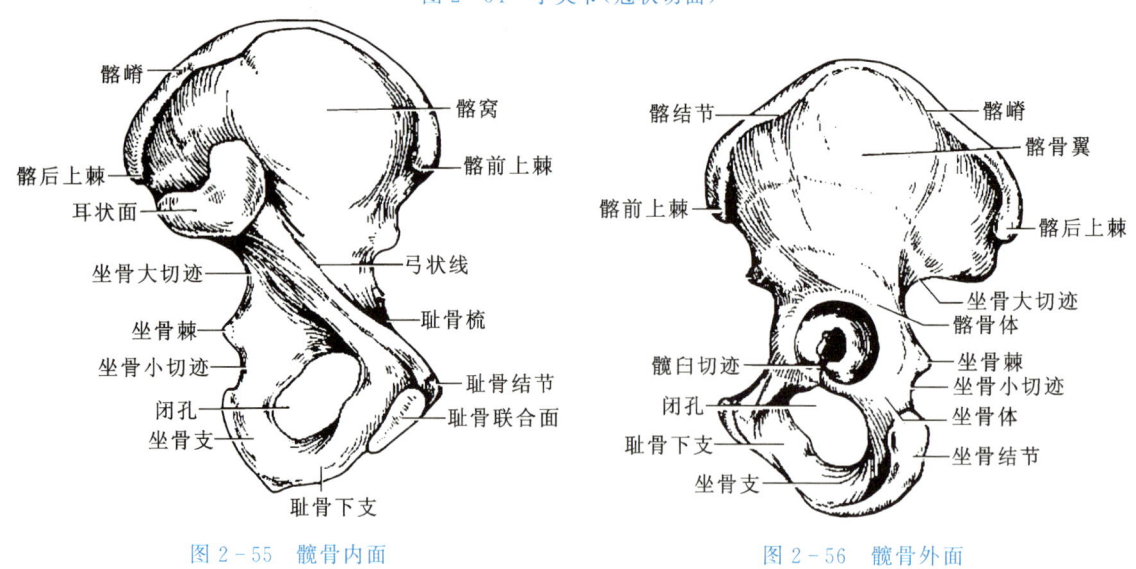

图 2-55 髋骨内面

髂嵴
髂窝
髂后上棘
髂前上棘
耳状面
坐骨大切迹
弓状线
坐骨棘
耻骨梳
坐骨小切迹
耻骨结节
闭孔
耻骨联合面
坐骨支
耻骨下支

图 2-56 髋骨外面

髂结节
髂嵴
髂骨翼
髂前上棘
髂后上棘
坐骨大切迹
髋臼切迹
髂骨体
闭孔
坐骨棘
坐骨小切迹
耻骨下支
坐骨体
坐骨支
坐骨结节

2）坐骨位于髋骨后下部,分体和支两部分。坐骨体构成髋臼的后下部,体向后延续为坐骨支。坐骨支后部的粗糙隆起称为坐骨结节,是坐骨最低部,在体表易摸到。坐骨结节后上方的三角形突起称为坐骨棘。坐骨棘上、下方各有一切迹,分别称为坐骨大切迹和坐骨小切迹。

3）耻骨位于髋骨前下部,分耻骨体和耻骨上、下支 3 部分。耻骨体构成髋臼的前下部,向前内延伸为耻骨上支,末端急转向后下为耻骨下支。上、下支移行处的内侧有一粗糙面,称为耻骨联合面。耻骨上支上缘较锐,称为耻骨梳。耻骨梳向前终于一隆起,称为耻骨结节,是重要的骨性标志。耻骨与坐骨围成一大孔,称闭孔。

(2) 下肢自由骨 除髌骨和足跗骨外,其余均为长骨。

1) 股骨 位于大腿,是人体最大、最长的骨,分一体两端(图 2-57)。上端向内上的球形膨大称股骨头,与髋臼构成髋关节。股骨头外下方缩细部分称为股骨颈。颈与体交界处的外上方较大的隆起称为大转子,内下方较小的隆起称为小转子。股骨体后面的纵形骨嵴称粗线,向上延续为臀肌粗隆。下端有两个突向后下方的膨大,分别称为内侧髁和外侧髁。两侧髁侧面的最突出部分别称为内上髁和外上髁,都是重要的体表标志。

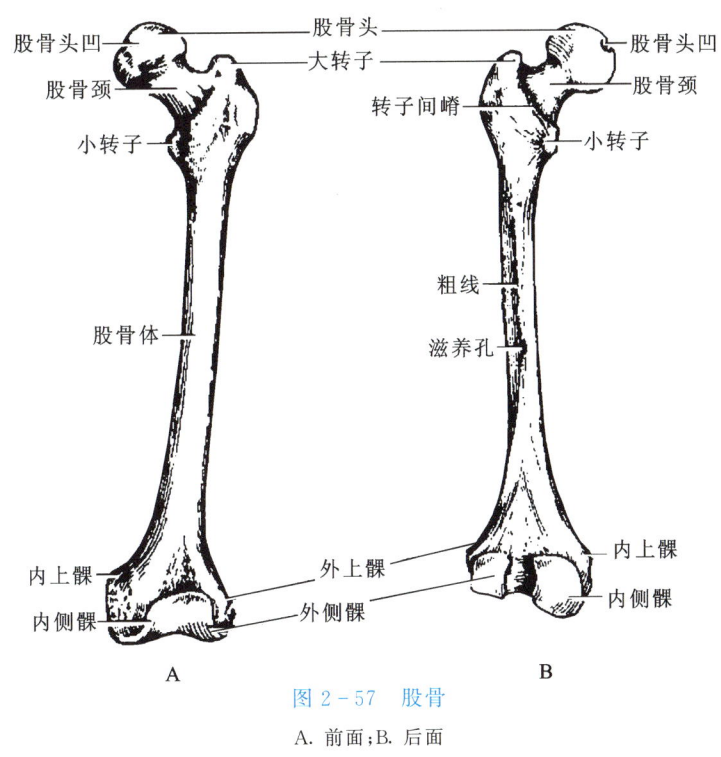

图 2-57 股骨

A. 前面;B. 后面

2) 髌骨 是人体内最大的籽骨,略呈三角形,底朝上,尖朝下(图 2-37)。后面有关节面参与构成膝关节。

3) 胫骨 位于小腿内侧,分一体两端(图 2-58)。上端粗大,向后方和两侧形成两个隆起,分别称为内侧髁和外侧髁。上端与体移行处前面的粗糙隆起称为胫骨粗隆;下端内侧向下的突起称为内踝。

4) 腓骨 位于小腿的后外侧,上端膨大称为腓骨头,体较细;下端膨大称为外踝(图 2-58)。

5) 足骨 包括跗骨、跖骨和趾骨(图 2-59)。① 跗骨:共 7 块,排成前、中、后 3 列。后列上方为距骨,下方为跟骨;中列为足舟骨;前列由内侧向外侧依次为内侧楔骨、中间楔骨、外侧楔骨和骰骨。② 跖骨:属于长骨,共 5 块。由内侧向外侧依次称第 1~5 跖骨。跖骨近、远端分别称底和头,中间部分称体。③ 趾骨:也属于长骨,共 14 块。一般𧿹趾为 2 节,其他各趾为 3 节。

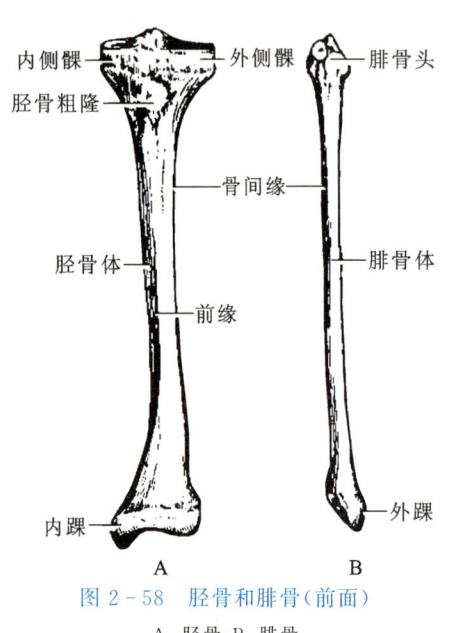

图 2-58　胫骨和腓骨（前面）

A. 胫骨；B. 腓骨

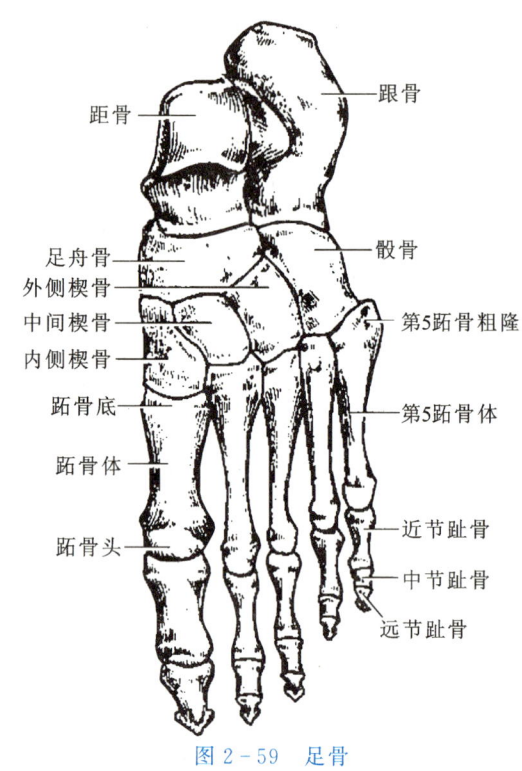

图 2-59　足骨

2. 下肢骨的连接

（1）骨盆　由骶、尾骨和左右髋骨连接构成。骨盆各骨间主要靠骶髂关节、耻骨联合以及韧带相连（图 2-60，图 2-61）。以界线为界将骨盆分为上方的大骨盆和下方的小骨盆。界线从后向前依次由骶骨岬、弓状线、耻骨梳、耻骨结节和耻骨联合上缘连接而成。大骨盆是腹腔的一部分。小骨盆有上、下两口：上口由界线围成；下口由尾骨尖、骶结节韧带、坐骨结节、坐骨支、耻骨下支和耻骨联合下缘围成。小骨盆内腔称为骨盆腔，容纳消化、泌尿和生殖系统的部分器官。

骨盆

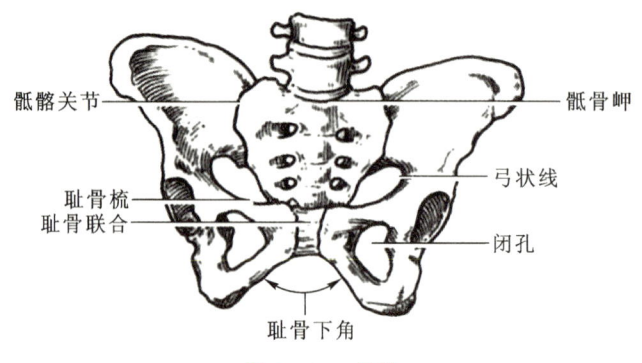

图 2-60　骨盆

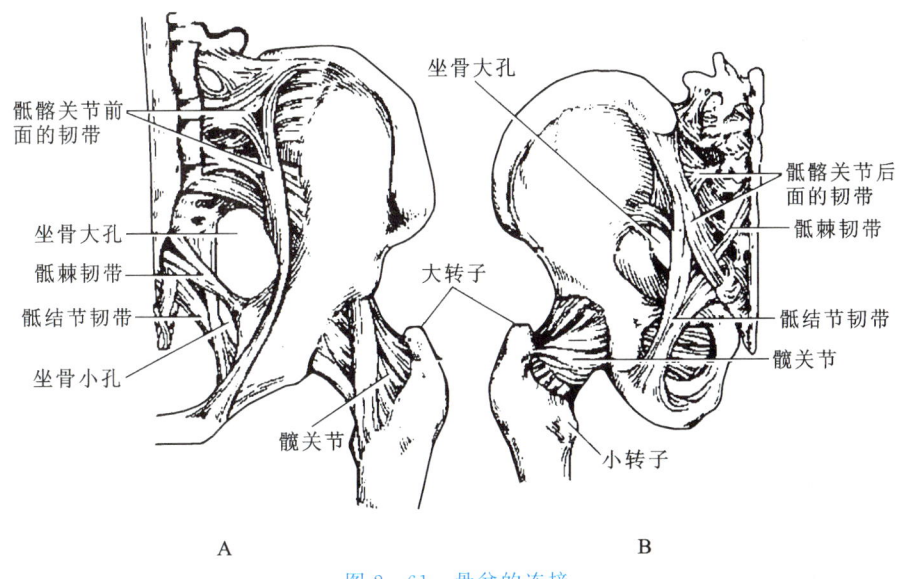

图 2 - 61 骨盆的连接

A. 前面;B. 后面

骶髂关节由骶骨和髂骨的耳状面构成,连接牢固,活动度甚微。骶骨与坐骨之间每侧有两条韧带相连,即自骶、尾骨连至坐骨结节的骶结节韧带和自骶、尾骨连至坐骨棘的骶棘韧带。这两条韧带与坐骨大、小切迹围成坐骨大、小孔。耻骨联合由两侧耻骨联合面借耻骨间盘连接而成。

（2）髋关节 由髋骨的髋臼与股骨的股骨头构成(图 2 - 62)。股骨头大,髋臼深,关节囊厚而坚韧。关节囊内有股骨头韧带连于股骨头和髋臼之间,韧带内含营养股骨头的血管。髋关节的运动与肩关节相似,但运动幅度比肩关节小。

髋关节

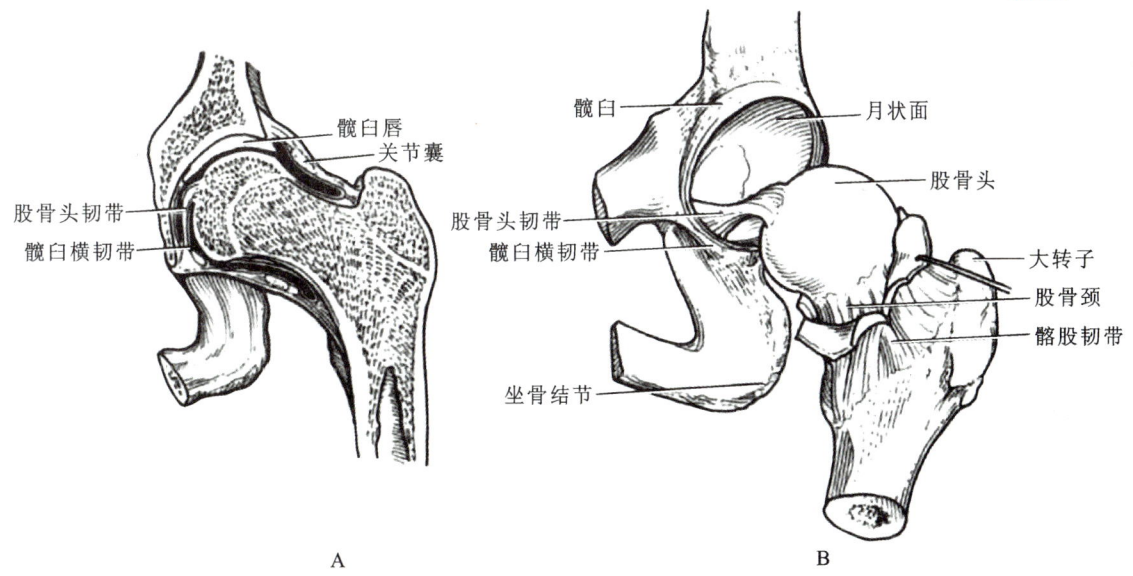

图 2 - 62 髋关节

A. 冠状切面;B. 打开关节囊

（3）膝关节　由股骨下端、胫骨上端和髌骨构成（图2-63），是人体最大、最复杂的关节。关节囊宽阔，其前后松弛；关节囊前、后、内侧和外侧均有韧带加强。关节囊内有前、后交叉韧带，可防止胫骨向前、后移动。在关节囊内，股骨与胫骨相对的关节面之间垫有两块纤维软骨板，分别称为内侧半月板和外侧半月板，使关节面更适应，增强了关节的稳固性。膝关节主要做屈、伸运动，在半屈位时还可做轻微的旋转运动。

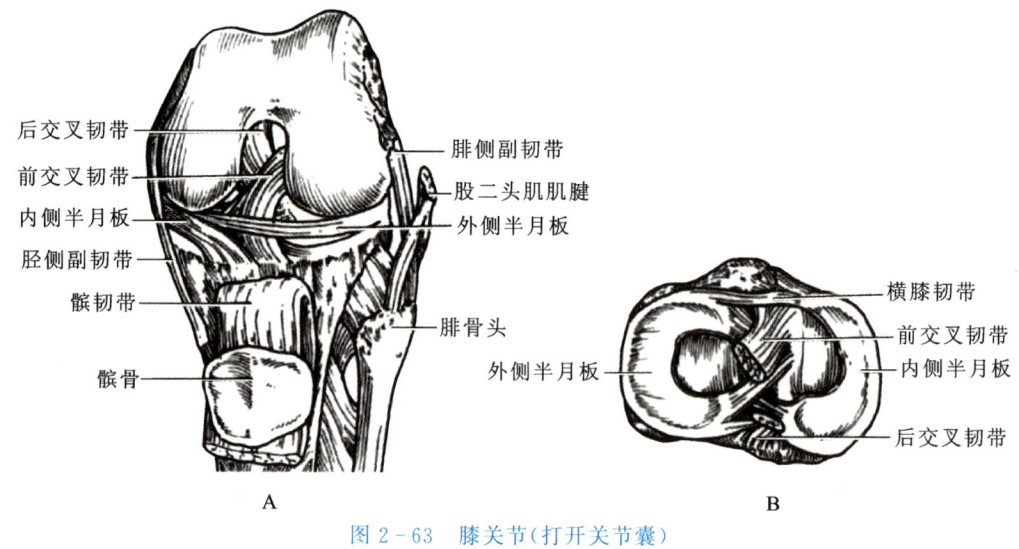

后交叉韧带
前交叉韧带
内侧半月板
胫侧副韧带
髌韧带
髌骨

腓侧副韧带
股二头肌肌腱
外侧半月板
腓骨头

外侧半月板

横膝韧带
前交叉韧带
内侧半月板
后交叉韧带

A　　　　　　　　　　　　　　B

图2-63　膝关节（打开关节囊）

A. 前面；B. 上面

（4）胫骨和腓骨的连接　胫骨上端的外侧髁与腓骨上端的腓骨头构成连接紧密的胫腓关节，两骨的体和下端借小腿骨间膜和韧带相连。

（5）足关节　包括距小腿关节、跗骨间关节、跗跖关节、跖趾关节、趾骨间关节（图2-64）。

距小腿关节又称为踝关节，由胫、腓骨下端与距骨构成，可做背屈（伸）和跖屈（屈）运动，并参与足的内翻和外翻。其他足关节运动的幅度都比较小。

（6）足弓　足骨借韧带、关节紧密相连，形成向上凸起的弓形，称为足弓（图2-65）。在行走、跳跑和负重时，足弓可以缓冲地面对人体的冲击力，保护体内器官，同时还具有防止足底的神经、血管免受重力压迫的作用。

（五）颅骨及其连接

足弓

1. 颅的组成　颅分为脑颅和面颅两部分（图2-66，图2-67，图2-68）。脑颅位于颅的后上部，由8块颅骨组成。其中，顶骨、颞骨各2块，额骨、筛骨、蝶骨和枕骨各1块。8块颅骨围成颅腔，容纳脑。面颅位于颅的前下部，由15块面颅骨组成。其中，上颌骨、鼻骨、泪骨、颧骨、腭骨和下鼻甲骨各2块，梨骨、下颌骨和舌骨各1块。15块面颅骨构成面部的支架，是围成眼眶、鼻腔和口腔的骨性基础，是支持和保护感觉器官及消化、呼吸管道的起始部分。

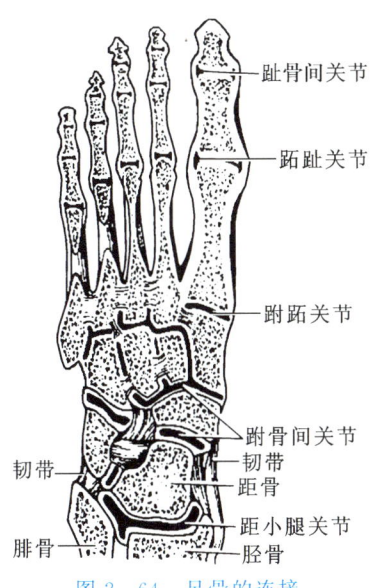

图 2 - 64　足骨的连接

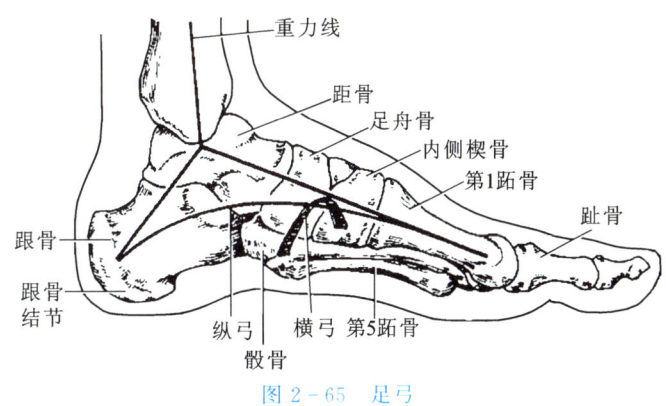

图 2 - 65　足弓

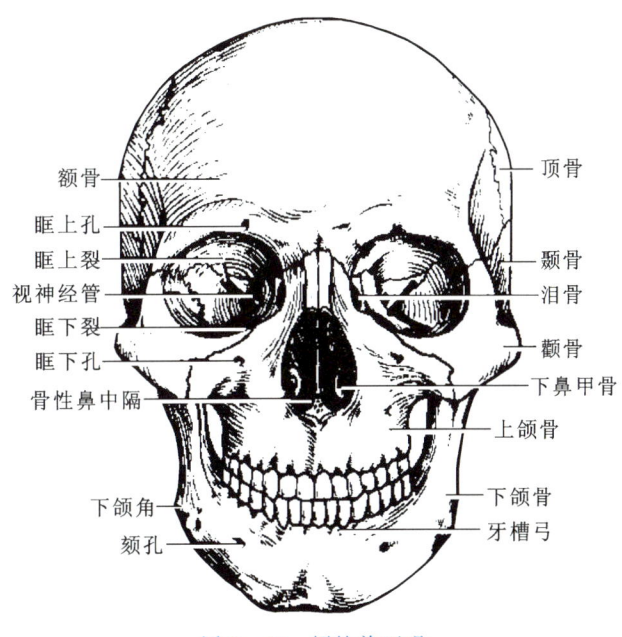

图 2 - 66　颅的前面观

2. 游离的颅骨

（1）下颌骨　分为中部的下颌体及两侧的下颌支,体和支相交处称为下颌角。下颌体前外侧每侧有一孔称为颏孔。下颌支向后上伸出两个突起,前方的突起称为冠突,后方的突起称为髁突。髁突上端膨大称下颌头。下颌支内面中央有一孔称为下颌孔,借下颌管与颏孔相通(图 2 - 66,图 2 - 68)。

（2）舌骨　呈蹄铁形,其中部较宽称为舌骨体,舌骨体向后伸出一对突起称为舌骨大角。舌骨体与每侧大角结合处向上伸出一对小的突起称为舌骨小角(图 2-67)。

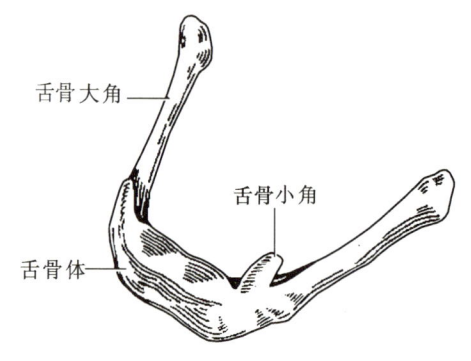

图 2-67　舌骨

3. 颅的整体观

（1）颅的顶面观　各骨之间借缝紧密相连。主要的缝有:位于额骨与顶骨之间的冠状缝,位于两侧顶骨之间的矢状缝,位于顶骨与枕骨之间的人字缝。

（2）颅的前面观　可见眶、骨性鼻腔和骨性口腔(图 2-66)。

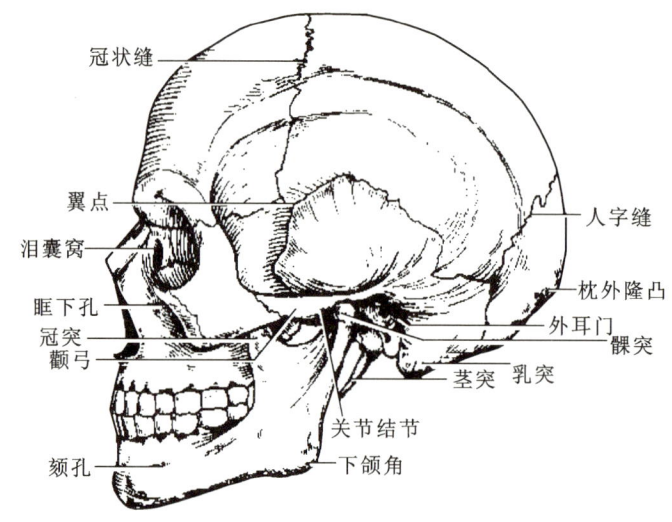

图 2-68　颅的侧面观

1）眶　为四面锥体形,容纳视器。眶底朝前外,眶尖向后内,经视神经管通颅中窝。眶内侧壁前部有泪囊窝,向下经鼻泪管通鼻腔。外侧壁后部上、下方分别有眶上裂和眶下裂。

2）骨性鼻腔　位于面部中央,被鼻中隔分为左、右两腔。每侧鼻腔外侧壁有 3 个向下弯曲的骨片,自上而下分别称为上鼻甲、中鼻甲和下鼻甲。各鼻甲下方相应的间隙分别称为上鼻道、中鼻道和下鼻道。在鼻腔周围的颅骨内,有一些与鼻腔相通的含气空腔,称为鼻旁窦,共有 4 对,即上颌窦、额窦、蝶窦和筛窦。4 对鼻旁窦分别位于同名骨内,均开口于鼻腔。其中,上颌窦容积最大,窦口高于窦底。鼻旁窦对发音共鸣、减轻颅骨重量有一定作用。

3）骨性口腔　由上颌骨、腭骨和下颌骨围成。

（3）颅的侧面观　中部有外耳门,向内通外耳道(图 2-68)。外耳门前上方弓形的骨桥称为颧弓,外耳门后下方的突起称为乳突。颧弓内上方的浅凹称为颞窝,颞窝内侧面有额、顶、颞和蝶 4 骨交汇形成似 H 的缝称为翼点,此点骨质较薄,易发生骨折。

（4）颅底内面观　凹凸不平,由前向后依次可分为颅前窝、颅中窝和颅后窝(图 2-69)。

1）颅前窝　窝底正中有一向上突起称为鸡冠,其两侧的水平薄骨板称为筛板。筛板有筛孔

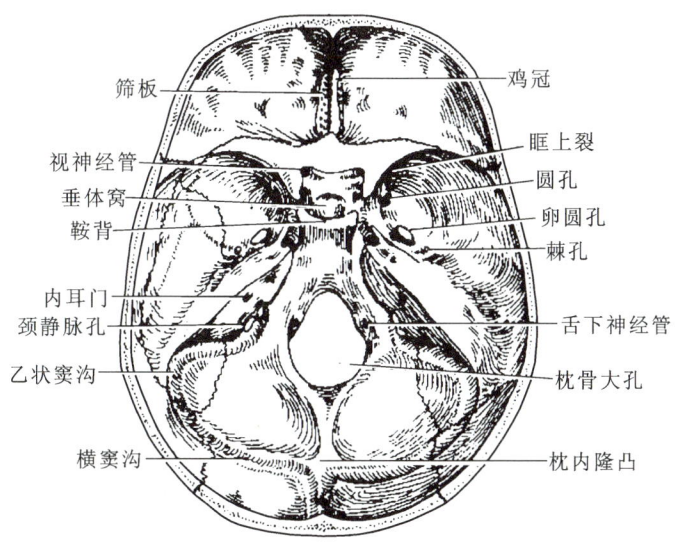

图 2-69 颅底内面观

与鼻腔相通。

2）颅中窝 中部窄而隆起，为蝶骨体。蝶骨体上面的凹窝称为垂体窝，容纳垂体。垂体窝前外侧有一通向眼眶的短管称为视神经管，该管外侧有眶上裂。颅中窝的两侧宽而低凹，靠蝶骨体处从前向后外依次有呈弧形排列的圆孔、卵圆孔和棘孔。

3）颅后窝 位置最低，中央有枕骨大孔通椎管。大孔的前外侧缘有一贯穿颅内外的短管，称为舌下神经管，大孔后上方的十字隆起称为枕内隆凸。由此隆凸向两侧延伸的浅沟称为横窦沟，向前延续呈 S 形，称为乙状窦沟，后者终于颈静脉孔。在颈静脉孔上方，颞骨岩部后面中央有一孔，称为内耳门，通向内耳道。

（5）颅底外面观 后部正中有枕骨大孔，大孔两侧的椭圆形关节面称枕髁，与寰椎构成寰枕关节。枕髁外侧与颞骨岩部之间有颈静脉孔，颈静脉孔前方有颈动脉管外口。在颈静脉孔外侧有一细长的突起称为茎突，其后方的圆锥形突起称为乳突。茎突与乳突之间的小孔称为茎乳孔，通面神经管。枕骨大孔后上方的隆起称枕外隆凸。乳突和枕外隆凸都是重要的体表标志。乳突前方的凹窝称为下颌窝，窝前缘的隆起称为关节结节（图 2-70）。

4. 颅骨的连接及新生儿颅骨的特征 颅骨之间，大多借致密结缔组织膜形成的缝或软骨直接连接。随着年龄的增长，有些缝和软骨转化成骨性结合。只有下颌骨与颞骨以颞下颌关节相连，舌骨与颞骨茎突间借韧带相连。

颞下颌关节由颞骨的下颌窝、关节结节与下颌骨的髁突构成。关节囊较松弛，囊内有关节盘将关节腔分隔成上、下两部分（图 2-71）。

颞下颌关节属于联合关节，两侧颞下颌关节必须同时运动，可使下颌骨上提、下拉、前移、后退和向侧方运动。

新生儿颅骨未骨化，保留部分结缔组织膜，称颅囟。颅囟共有 6 个（图 2-72），其中，最大的 1 个是前囟，位于左、右顶骨与额骨交界处，一般在 1 岁半左右闭合；其次为后囟，位于左、右顶骨与额骨交界处，在出生后的 2～3 个月闭合。

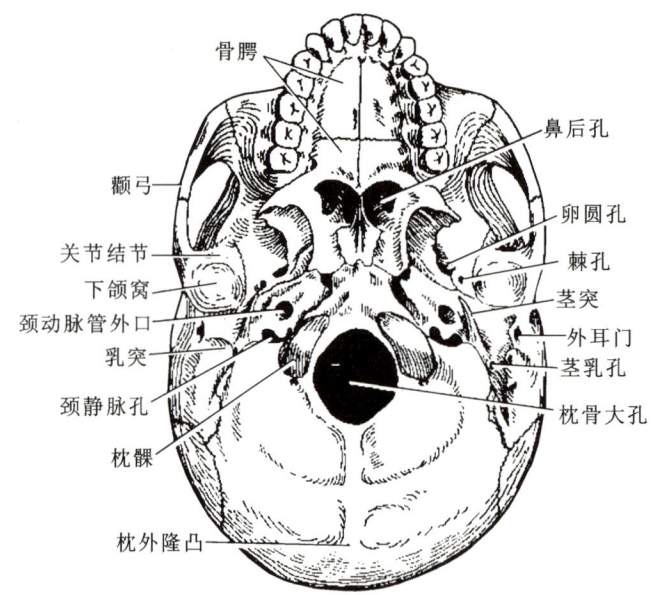

图 2-70 颅底外面观

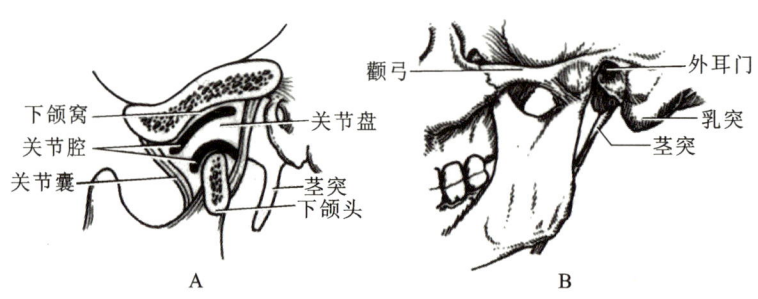

图 2-71 颞下颌关节

A. 矢状面;B. 外面

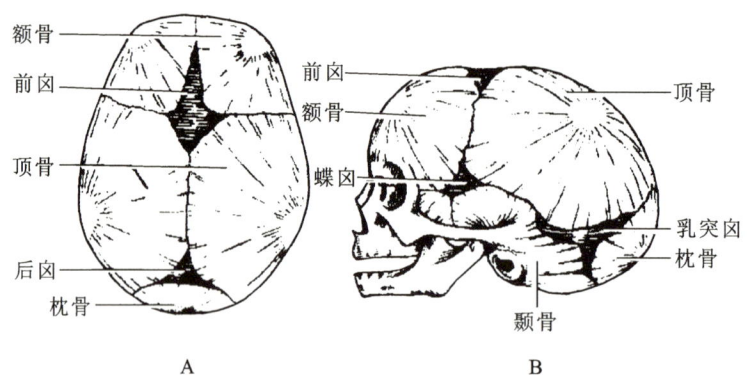

图 2-72 新生儿颅骨的特征

A. 顶面观;B. 侧面观

二、肌

(一) 概述

运动系统的肌均为骨骼肌,属于随意肌,全身共有 600 余块,约占体重的 40%。每块肌都是一个器官,均具有一定的形态、结构和功能,有相应的神经、血管分布。

1. 肌的形态与构造 根据肌的外形不同,可分为长肌、短肌、阔肌和轮匝肌 4 种(图 2 - 73)。① 长肌:呈长梭形或带状,主要分布于四肢。② 短肌:短小,主要分布于躯干深层。③ 阔肌:也称为扁肌,扁薄而宽阔,主要分布于胸、腹壁。④ 轮匝肌:由环状肌纤维组成,位于裂、孔周围。

肌的构造与分类

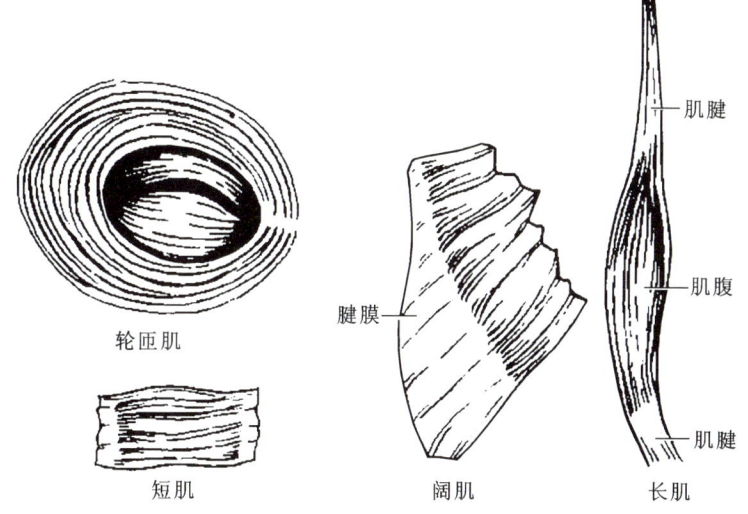

图 2 - 73 肌的形态

每块肌都由肌腹和肌腱两部分组成。肌腹主要由骨骼肌纤维构成,一般位于肌的中间,具有收缩能力;肌腱由平行致密的胶原纤维束构成,一般位于肌的两端,坚韧但无收缩力。肌借肌腱附着于骨骼。少数肌的肌腱位于中间,肌腹位于两端,称为二腹肌。阔肌肌腱呈薄膜状,称为腱膜。

2. 肌的辅助结构 包括筋膜、滑膜囊及腱鞘等。

(1) 筋膜 分为浅筋膜和深筋膜。

1) 浅筋膜 位于皮下,亦称皮下筋膜,主要由疏松结缔组织构成,内含血管、神经、淋巴管和脂肪组织等,具有缓冲外力和保护深部器官的作用。

2) 深筋膜 位于浅筋膜深面,又称为固有筋膜,由致密结缔组织构成。深筋膜包裹肌、肌群及血管、神经等。

肌的辅助结构

(2) 滑膜囊 为封闭的结缔组织小囊,多存在于肌腱与骨面之间。滑膜囊内含滑液,以减少两者间的摩擦。

(3) 腱鞘 手、足部的一些长肌腱,有腱鞘包裹其表面。腱鞘呈双层套状,两层间有少量滑液,可保持腱的位置和减少运动时与骨面的摩擦。

（二）躯干肌

躯干肌包括背肌、胸肌、膈、腹肌和盆底肌。

1. 背肌 分为浅、深两群（图 2 - 74）。浅层多为阔肌，最大的有斜方肌和背阔肌；深层主要为竖脊肌。

（1）斜方肌 位于项部和背上部浅层，一侧呈三角形，两侧相合呈斜方形。其主要作用是使肩胛骨上提、下降和向中线靠拢，斜方肌瘫痪可出现"塌肩"。

（2）背阔肌 位于胸后壁下部和胸侧壁浅层。起于下位 6 个胸椎和全部腰、骶椎棘突及髂嵴后部，肌束向外上方集中，止于肱骨小结节下方。主要作用是使臂内收、内旋和后伸，如背手姿势；上肢固定时可提躯干。

（3）竖脊肌 位于全部椎骨棘突两侧的纵沟内，起自骶骨背面，上达枕骨。其主要作用是后伸脊柱和仰头，维持人体直立姿势。

2. 胸肌 主要有胸大肌、胸小肌、前锯肌和肋间肌（图 2 - 75）。

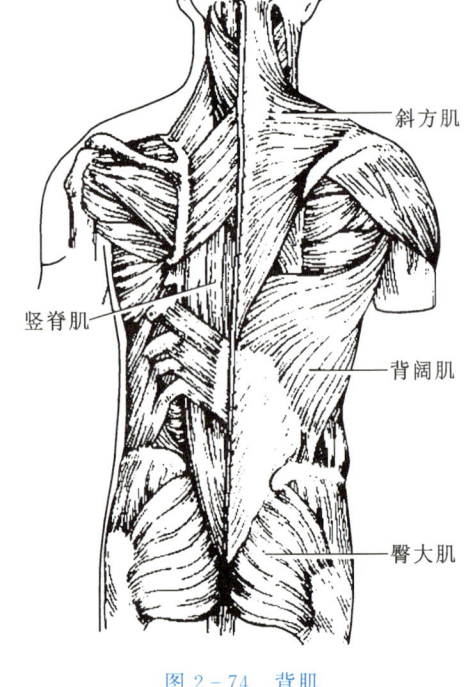

图 2 - 74 背肌

（1）胸大肌和胸小肌 胸大肌位于胸前壁上部浅层，起自锁骨、胸骨和上位 6 根肋软骨，肌束向外上集中，止于肱骨大结节下方。胸大肌的主要作用是使臂内收、旋内和前屈；上肢固定时可提躯干，也可提肋以助吸气。胸小肌位于胸大肌深面，有牵引肩胛骨向前下和提肋的作用。

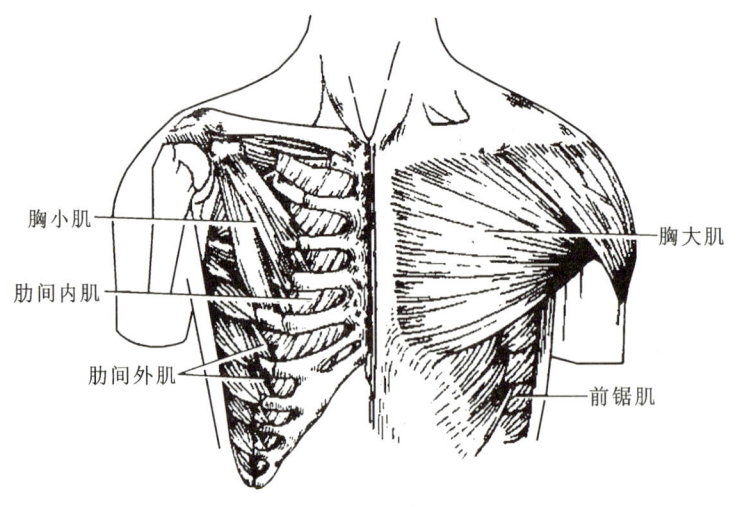

图 2 - 75 胸肌

（2）前锯肌 位于胸外侧壁，起于上位 8 根肋骨，肌束行向后上方，经肩胛骨前面，止于肩胛骨内侧缘和下角。主要作用是拉肩胛骨向前，其下部肌束可使肩胛骨下角旋外，协助臂上举。

（3）肋间肌　包括肋间外肌和肋间内肌。肋间外肌位于浅层，肋间内肌位于肋间外肌的深面。肋间外肌提肋以助吸气，肋间内肌降肋以助呼气。

3. 膈　是位于胸、腹腔之间的薄层阔肌，呈穹隆形向上膨隆（图 2 - 76）。膈的周围部为肌腹，起于胸廓下口及其附近骨面；肌束向中央部移行为腱膜，称为中心腱。膈有 3 个裂孔：位于第 12 胸椎前方的为主动脉裂孔，内有主动脉和胸导管通过；在主动脉裂孔前方的为食管裂孔，内有食管和迷走神经通过；在食管裂孔右前方，中心腱内为腔静脉孔，内有下腔静脉通过。膈是重要的呼吸肌，收缩时，膈顶下降以助吸气；舒张时，膈顶上升以助呼气。

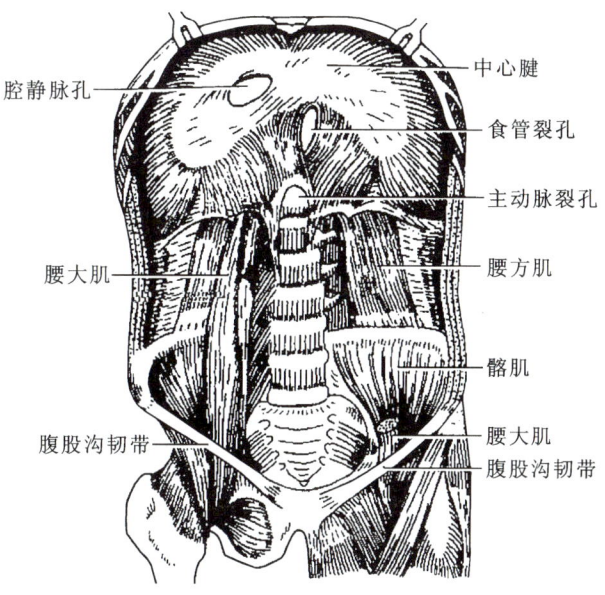

腔静脉孔　中心腱
食管裂孔
主动脉裂孔
腰大肌　腰方肌
髂肌
腰大肌
腹股沟韧带　腹股沟韧带

图 2 - 76　膈与腹后壁肌

4. 腹肌　是构成腹壁的主要成分，分为前外侧群和后群（图 2 - 77）。

（1）前外侧群　每侧主要有 4 块。

1）腹直肌　位于腹前壁正中线两侧，呈长带状，有腹直肌鞘包裹。肌的前面有 3～4 条腱划，与腹直肌鞘的前层粘连紧密。

2）腹外斜肌、腹内斜肌和腹横肌　均位于腹直肌外侧，由浅入深依次排列。腹外斜肌、腹内斜肌和腹横肌的肌束分别斜向前下、前上和横行向内并移行为腱膜。腹外斜肌腱膜下缘增厚，连于髂前上棘与耻骨结节之间，称为腹股沟韧带。

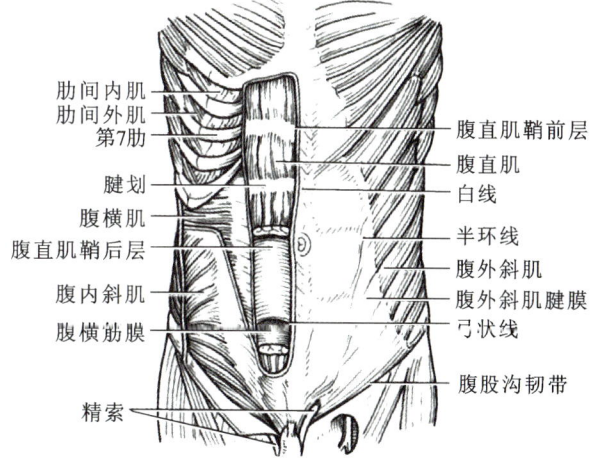

肋间内肌
肋间外肌
第7肋
腱划
腹横肌
腹直肌鞘后层
腹内斜肌
腹横筋膜
精索

腹直肌鞘前层
腹直肌
白线
半环线
腹外斜肌
腹外斜肌腱膜
弓状线
腹股沟韧带

图 2 - 77　腹前外侧壁肌

（2）后群　主要有腰方肌，位于腹后壁两侧，起自髂嵴，止于第 12 肋。

腹肌具有保护和支持腹腔内器官的作用；收缩时可使脊柱做前屈、侧屈和旋转运动；与膈同时收缩还可增加腹内压,协助排便、呕吐和分娩等。

（3）腹前外侧壁的局部结构

腹直肌鞘

1）腹直肌鞘 为包裹腹直肌的纤维性鞘状结构,由腹前外侧壁3块扁肌的腱膜构成,分前、后两层,前层完整并与腱划紧密粘连,后层不完整。

2）白线 位于腹前壁正中线上,是由两侧腹直肌鞘的纤维互相交织成的腱膜带。白线结构坚韧,血管稀少。

3）腹股沟管 为腹前壁下部肌和腱之间的斜行裂隙,位于腹股沟韧带内侧半上方,长4~5 cm,有内、外两口。内口称为深环,外口称为浅环。腹股沟管内男性有精索通过,女性有子宫圆韧带通过。

腹股沟管

5. 盆底肌 亦称会阴肌。主要有会阴深横肌、尿道括约肌和肛提肌等,它们分别从前、后封闭小骨盆下口(图2-78)。会阴深横肌和尿道括约肌(女性为尿道阴道括约肌)与覆盖在其上、下两面的筋膜共同构成尿生殖膈,男性有尿道通过,女性有尿道和阴道通过。肛提肌与覆盖在其上、下面的筋膜共同构成盆膈,有直肠通过。

（三）头肌

头肌包括面肌和咀嚼肌(图2-79)。

1. 面肌 又称为表情肌,一般起于颅骨表面或筋膜,止于皮肤。面肌收缩时可改变面部皮肤的外形,产生各种表情。面肌主要有眼轮匝肌、口轮匝肌和枕额肌等,分别位于睑裂周围、口裂周围和颅顶,有关闭睑裂和口裂及皱额等作用。

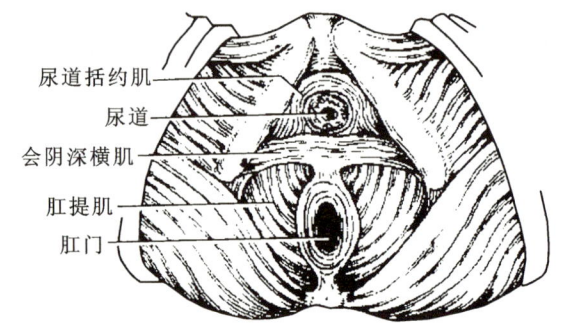

图2-78 会阴肌

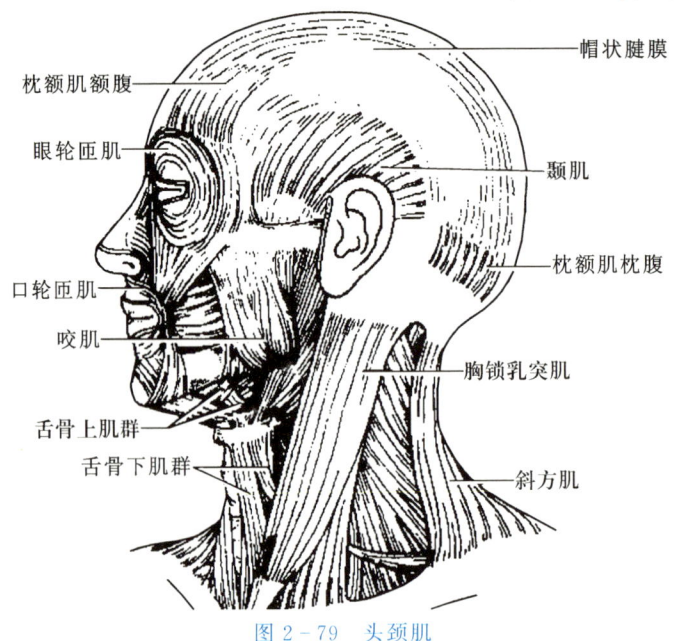

图2-79 头颈肌

2. 咀嚼肌 位于颞下颌关节周围,主要有颞肌和咬肌。颞肌位于颞窝内,咬肌位于下颌支外面。两肌收缩使下颌骨上提,参与咀嚼运动。

(四) 颈肌

颈肌(图2-79)位于颈前面和两侧,分为浅、深两群。

1. 颈浅肌群

(1) 颈阔肌 属于皮肌,位于颈浅筋膜内,起自胸大肌和三角肌表面的筋膜,向上止于口角(图2-80)。该肌收缩时下拉下颌骨,并可使颈部皮肤出现皱褶。

(2) 胸锁乳突肌 位于颈阔肌深面,起自胸骨柄和锁骨的胸骨端,肌束斜向后上方,止于颞骨乳突。一侧收缩,使头屈向同侧,面转向对侧;两侧同时收缩,使头后仰。

(3) 舌骨肌群 包括舌骨上、下肌群。前者位于舌骨与下颌骨及颅底之间;后者位于颈前正中线两侧,覆盖于喉、气管、甲状腺的前方。

2. 颈深肌群
位于脊柱颈段的前方和两侧,主要有前、中、后斜角肌。

(五) 四肢肌

1. 上肢肌
包括肩肌、臂肌、前臂肌和手肌。

(1) 肩肌 位于肩关节周围,均起自上肢带骨,止于肱骨(图2-81)。最重要肩肌的是三角肌,它起自锁骨外侧份、肩峰和肩胛冈,肌束从前、后和外侧三面包盖肩关节,向外下集中,止于肱骨的三角肌粗隆。三角肌的作用主要是使臂外展,还可使臂屈、伸、旋内和旋外。此外,在肩关节周围还有冈上肌、冈下肌、小圆肌、大圆肌和肩胛下肌等,它们均有运动肩关节的作用。

(2) 臂肌 分为前、后两群(图2-81)。

1) 前群 主要是肱二头肌,以长、短两头起自肩胛骨的关节盂上方和喙突,两头合并后下行,止于桡骨粗隆,主要作用是屈肘关节。此外,还有肱肌和喙肱肌,分别有协助屈肩、肘关节的作用。

2) 后群 主要是肱三头肌,有三个头。长头起于肩胛骨的关节盂下方,两个短头起自肱骨背面,三头合后下行,止于尺骨鹰嘴。主要作用是伸肘关节。

(3) 前臂肌 位于尺、桡骨周围,大多为长肌,分为前、后两群(图2-82)。大部分起于肱骨下端,少部分起于尺、桡骨及前臂骨间膜。至远侧端,大多移行为长腱止于手骨,少数止于尺、桡骨。

(4) 手肌 大多位于手的掌侧面或掌骨间隙,主要作用是运动手指,完成精细动作。手肌分为外侧群、中间群和内侧群(图2-82)。外侧群在人类发达,形成丰满的鱼际,可使拇指做内收、外展、屈和对掌运动。中间群位于掌心和掌骨之间,包括蚓状肌和骨间肌,有屈掌指关节和伸指间关节的作用,还可使手指内收和外展。内侧群形成小鱼际,主要作用是屈小指和使小指外展。

(5) 上肢局部结构

1) 腋窝 位于胸外侧部与臂上部之间,为一尖向上底朝下的锥形间隙,内有血管、神经及淋巴结和脂肪等。

胸锁乳突肌

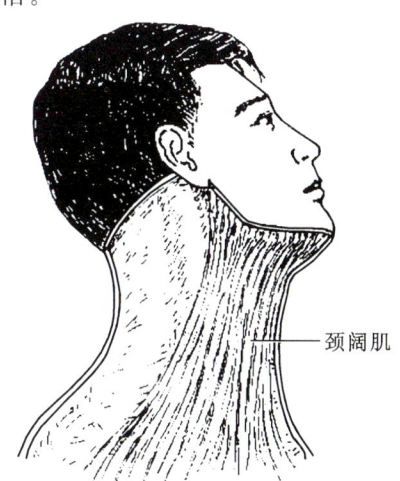

图2-80 颈阔肌

颈阔肌

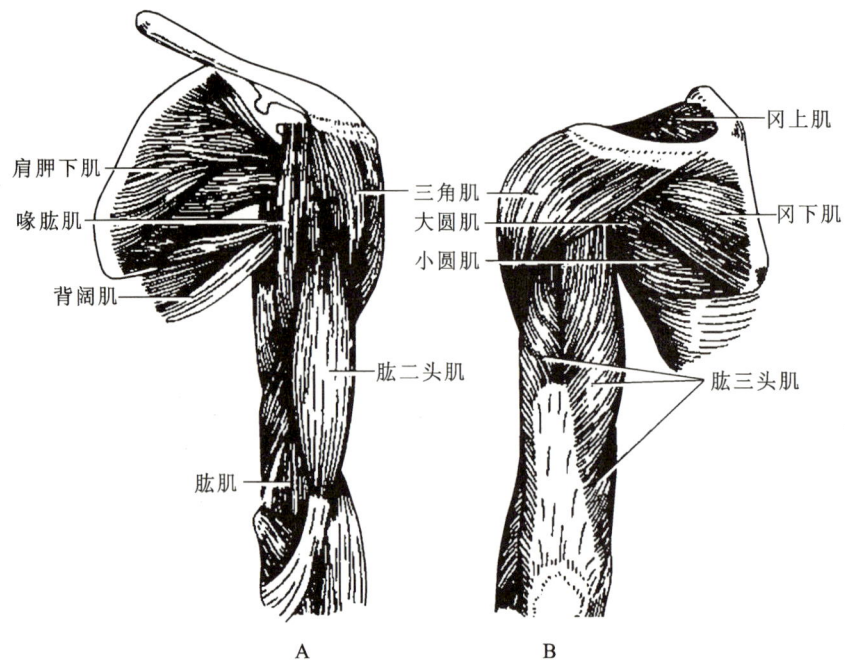

图 2-81 肩肌及臂肌(左侧)

A. 前面;B. 后面

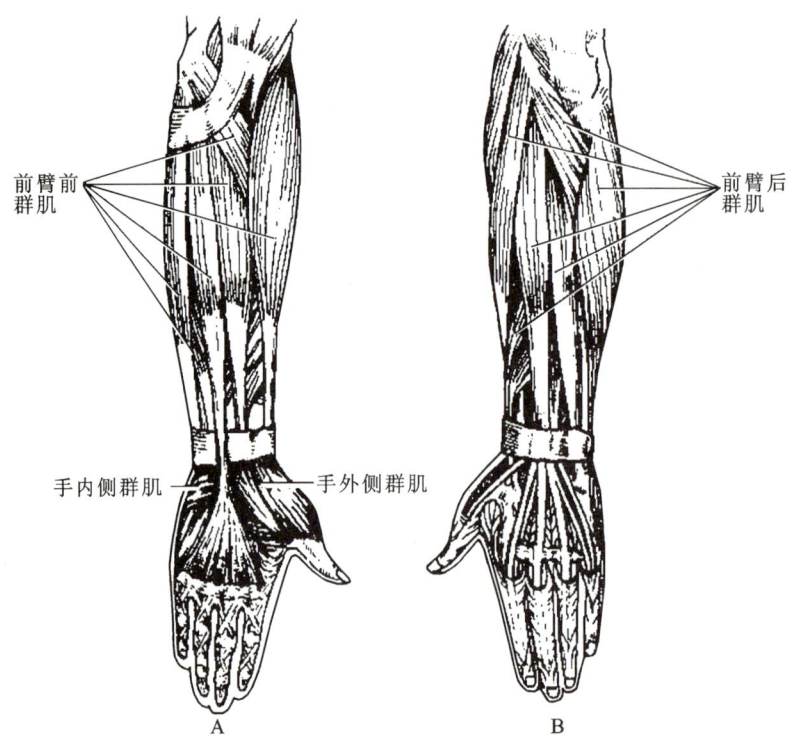

图 2-82 前臂肌和手肌

A. 前群;B. 后群

2）肘窝　位于肘关节前面,为一底朝上尖向下的三角形凹窝,内有血管、神经和肱二头肌腱。

2. 下肢肌　包括髋肌、大腿肌、小腿肌和足肌。

（1）髋肌　位于髋关节周围,分为前、后两群(图2-83)。

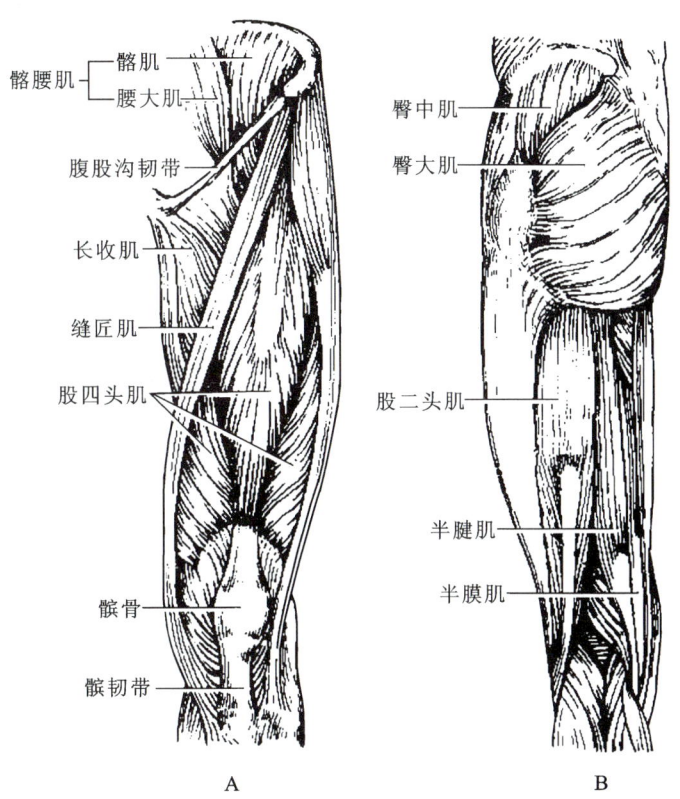

图 2 - 83　髋肌与大腿肌

A. 前面;B. 后面

1）前群　主要是髂腰肌,由髂肌和腰大肌结合而成,位于脊柱腰段外侧和髋关节前方,主要作用是使髋关节前屈和旋外。

2）后群　包括臀大肌、臀中肌、臀小肌和梨状肌等。臀大肌位置表浅,起于髂骨翼外面和骶骨后面,止于股骨后面的臀肌粗隆,主要作用是使髋关节后伸和旋外。臀大肌深面依次有臀中肌、臀小肌,可使髋关节外展和旋内。梨状肌位于臀大肌深面、臀中肌内下方,可使髋关节旋外。

股四头肌

（2）大腿肌　位于股骨周围,分为前群、内侧群和后群(图2-83)。

1）前群　位于股前部,主要有缝匠肌和股四头肌。缝匠肌起自髂前上棘,止于胫骨上端内侧面,其作用是屈髋、膝关节。股四头肌有四个头,起于髂骨和股骨,四头向下合并移行为肌腱,包绕髌骨的前面和两侧,延续为髌韧带,止于胫骨粗隆。股四头肌的作用是伸膝关节,还可屈髋关节。

2）内侧群　位于股内侧部,主要作用是内收髋关节。其中,位于缝匠肌中份内上方的为长收肌。

3）后群　位于股后部,包括股二头肌、半腱肌和半膜肌。股二头肌位于外侧,半腱肌和半膜肌位于内侧,它们均通过髋、膝关节的后方,主要作用是伸髋关节和屈膝关节。

(3) 小腿肌 位于胫、腓骨周围,分为前群、外侧群和后群(图 2-84)。

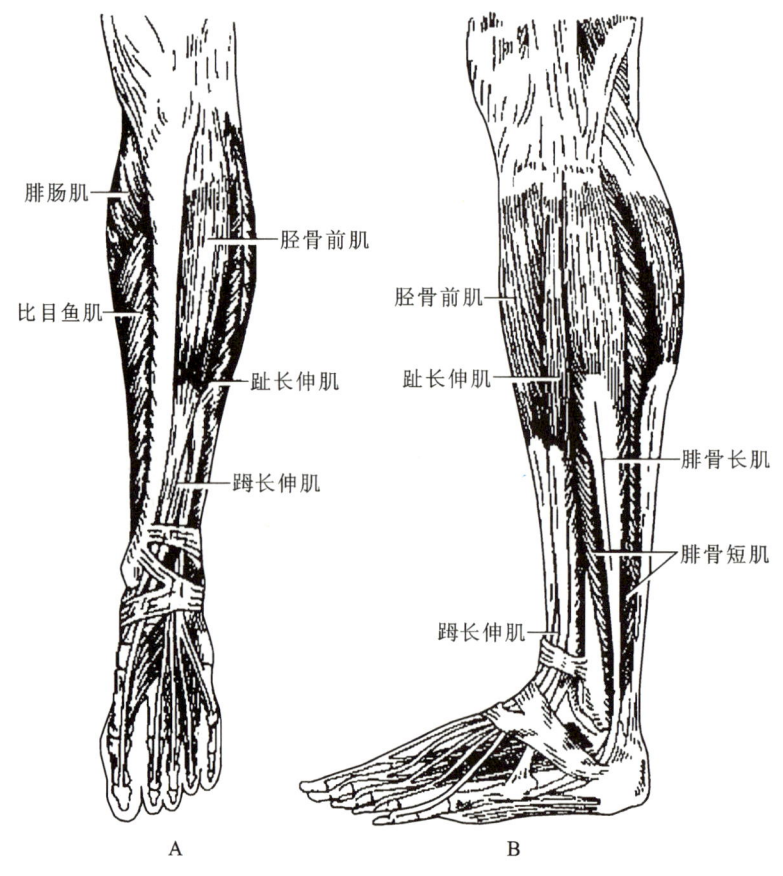

图 2-84 小腿前群及外侧群肌
A. 前面;B. 前、外侧面

1) 前群 位于小腿前面,有 3 块肌,从内侧向外侧依次为胫骨前肌、趾长伸肌和跗长伸肌。它们均通过踝关节的前方,止于足背或趾背面,有伸踝、伸趾和使足内翻的作用。

2) 外侧群 位于小腿外侧,浅面为腓骨长肌,深面为腓骨短肌,两肌肌腱均通过外踝后方到足底,有屈踝关节和使足外翻的作用。

3) 后群 位于小腿后方,分为浅层和深层(图 2-85)。浅层有小腿三头肌,由腓肠肌和比目鱼肌合成,肌腹向下形成强大的跟腱,止于跟骨。深层有 3 块,与前群相对应,由内向外依次为趾长屈肌、胫骨后肌和跗长屈肌,经内踝后方到足底,有屈踝、屈趾和使足内翻的作用。

(4) 足肌 位于足部,主要作用是运动足趾和参与支持足弓。足肌分足背肌和足底肌。足底肌的分布类似手肌,但无类似对掌作用,也分为内侧群、外侧群和中间群。

(5) 下肢局部结构

1) 股三角 位于股前面上部,为一底朝上尖向下的三角形,由腹股沟韧带、长收肌和缝匠肌围成(图 2-83)。股三角内由内向外依次有股静脉、股动脉和股神经通过。

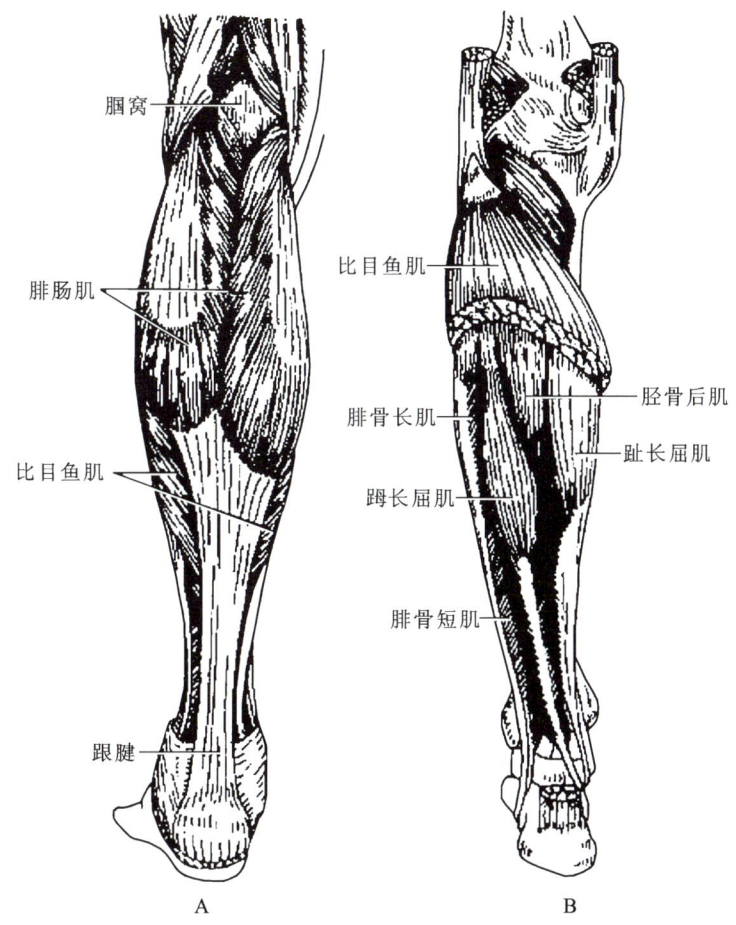

图 2-85 小腿后群肌及腘窝

A. 浅层；B. 深层

2) 腘窝 位于膝关节后方,呈菱形(图 2-85)。腘窝内有血管、神经和脂肪组织等。

复习思考题

1. 骨由哪几部分构成？骨按形态分为哪几类？各类有何特征？

2. 躯干骨、四肢骨和颅骨各有哪些？

3. 脊柱、胸廓和骨盆分别由哪些骨参与构成？

4. 肩、肘、腕、髋、膝、踝关节分别由哪些骨参与构成？

5. 斜方肌、背阔肌、竖脊肌、胸大肌、三角肌、肱二头肌、肱三头肌、缝匠肌、股四头肌分别位于何处？各有何作用？

6. 膈位于何处？有哪些裂孔？其在呼吸运动中的作用如何？

(王 贞 汤晨曦)

第三节 消 化 系 统

一、消化系统的组成

消化系统由消化管和消化腺两部分组成,基本功能是消化食物、吸收营养和排出食物残渣。

消化管包括口腔、咽、食管、胃、小肠(十二指肠、空肠和回肠)和大肠(盲肠、阑尾、结肠、直肠和肛管)。临床上,把十二指肠空肠曲以上的消化管称为上消化道,十二指肠空肠曲以下的消化管称为下消化道(图 2-86)。

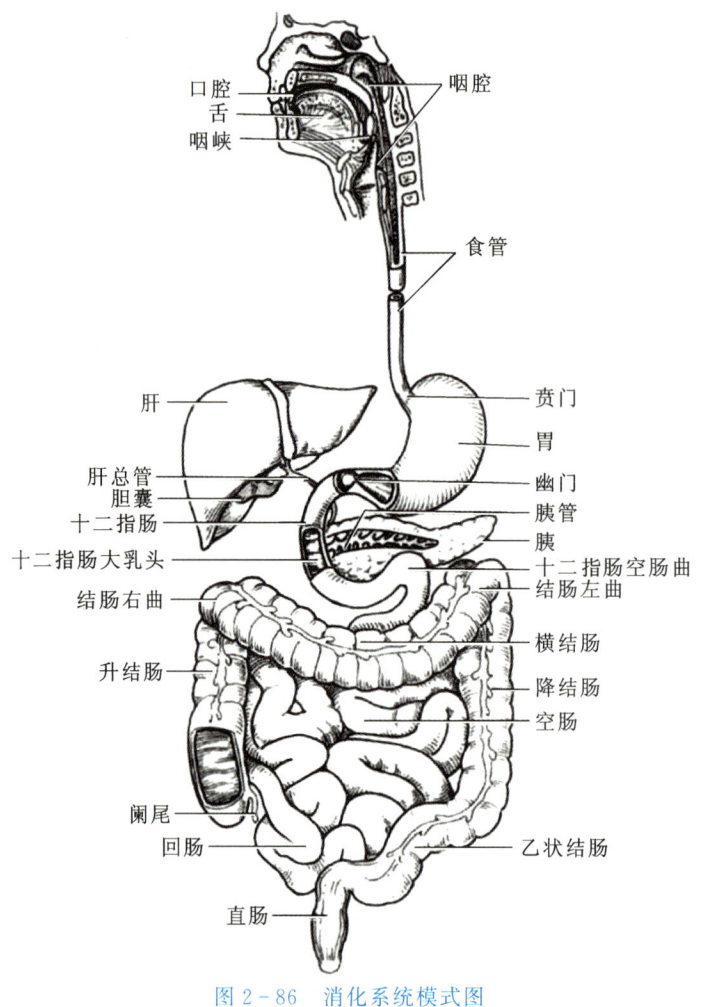

图 2-86 消化系统模式图

消化腺包括肝、胰和唾液腺及食管腺、胃腺和肠腺等大小腺体,其均有导管开口于消化管腔。

二、胸部标志线和腹部的分区

（一）胸部的标志线

1. 前正中线 为通过人体前面正中所作的垂线（图 2－87）。

2. 锁骨中线 为通过锁骨中点所作的垂线（图 2－87）。

3. 腋中线 为通过腋窝中央所作的垂线。

4. 肩胛线 为通过肩胛骨下角所作的垂线。

5. 后正中线 为通过人体后面正中所作的垂线。

（二）腹部的分区

经两侧肋弓最低点和两侧髂结节，分别引出两条水平线，再经两腹股沟韧带中点引出两条垂线，将腹部分成 9 个区，即腹上区和左、右季肋区，脐区和左、右腹外侧区，腹下区和左、右腹股沟区（图 2－87）。

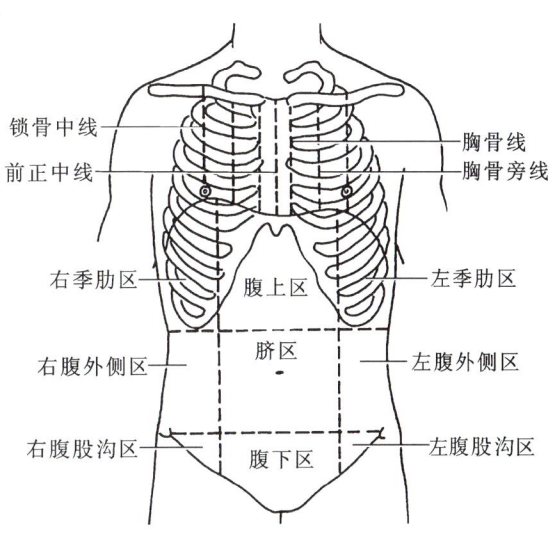

图 2－87 胸腹部的标志线和分区

三、消化管

（一）消化管管壁的一般结构

除口腔和咽外，消化管管壁由内向外依次分为黏膜层、黏膜下层、肌层和外膜 4 层（图 2－88）。

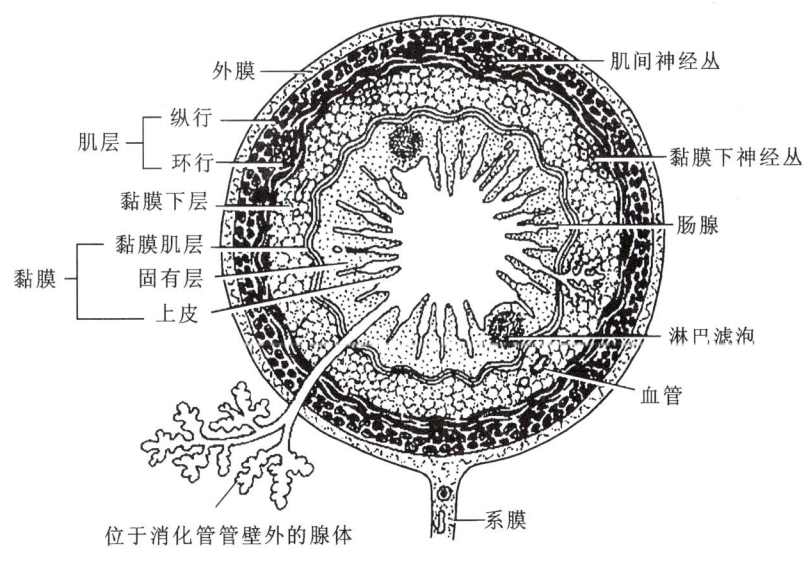

图 2－88 消化管管壁的一般微细结构

1. 黏膜层 为管壁的最内层,又分为上皮、固有层和黏膜肌层3层。

（1）上皮 在口腔、咽、食管和接近肛门的肛管内面为复层扁平上皮,耐摩擦;其余部分为单层柱状上皮,与消化、吸收有关。

（2）固有层 由结缔组织构成,含丰富的血管、淋巴管,有的部位还含有腺体和淋巴组织。

（3）黏膜肌层 为薄层平滑肌,其舒缩可使黏膜改变形态,促进血液、淋巴的流动和腺体分泌,便于食物的消化和吸收。

2. 黏膜下层 由疏松结缔组织构成,含有较大的血管、淋巴管和黏膜下神经丛。在消化管的某些部位,黏膜层和黏膜下层共同突入腔内,形成纵行或环行的黏膜皱襞,可扩大黏膜的表面积。

3. 肌层 口腔、咽、食管上段和肛门外括约肌为骨骼肌,其余为平滑肌。平滑肌一般分内环行和外纵行两层。有些部位的环行肌增厚,形成括约肌。

4. 外膜 咽、食管和直肠下部等处的外膜为纤维膜;其余部分的外膜为浆膜,其表面光滑,可减少器官之间的摩擦。

（二）口腔

1. 口腔的境界与分部 口腔是消化管的起始部。其前壁为唇,侧壁为颊,顶为腭,底由黏膜和舌肌等构成。口腔以上、下牙弓为界分为口腔前庭和固有口腔(图2-89)。

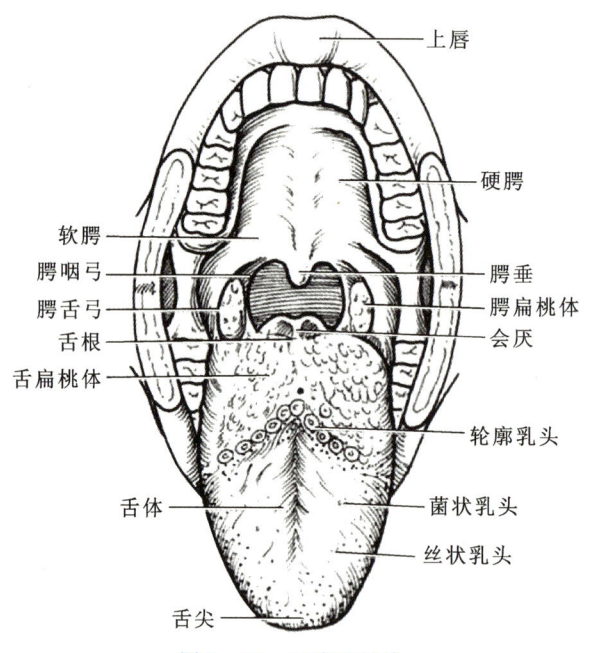

图2-89 口腔及咽峡

腭的前2/3为硬腭,后1/3为软腭。软腭后缘游离,中央有一向下突起的腭垂。腭垂两侧各有一对弓状黏膜皱襞,前方的一对称为腭舌弓,连于舌根;后方的一对称为腭咽弓,连于咽侧壁。腭垂、两侧腭舌弓及舌根共同围成咽峡,是口腔与咽的分界。

2. 舌 位于口腔底,由骨骼肌被覆黏膜构成。舌可感受味觉,搅拌食物,协助咀嚼和辅助发音。

（1）舌的形态　舌的上面称舌背，其后部有∧形的界沟，将其分为后 1/3 的舌根和前 2/3 的舌体两部分，舌体的前端称舌尖。

（2）舌黏膜　舌背上主要有 3 种舌乳头。① 丝状乳头：最多，呈丝绒状，可感受一般感觉。② 菌状乳头：呈鲜红色圆点状，分散于丝状乳头之间。③ 轮廓乳头：最大，7～11 个，排列在界沟前方。菌状乳头和轮廓乳头可感受味觉。此外，舌根的黏膜表面有淋巴组织形成的隆起称为舌扁桃体，具有防御功能。

舌的下面正中线上有一纵行的黏膜皱襞，称为舌系带。舌系带根部两侧各有一圆形的隆起称为舌下阜。舌下阜向后外侧延续，形成斜形的黏膜皱襞，称为舌下襞（图 2-90）。

（3）舌肌　为骨骼肌，分舌内肌和舌外肌。舌内肌收缩可改变舌的形状；舌外肌收缩则改变舌的位置，其中最重要的是颏舌肌。两侧颏舌肌同时收缩，舌伸向前下方；一侧颏舌肌收缩，舌尖伸向对侧。

3. 牙　是人体最坚硬的器官，镶嵌于上、下颌骨的牙槽内。牙具有咀嚼、研磨食物和辅助发音等功能。

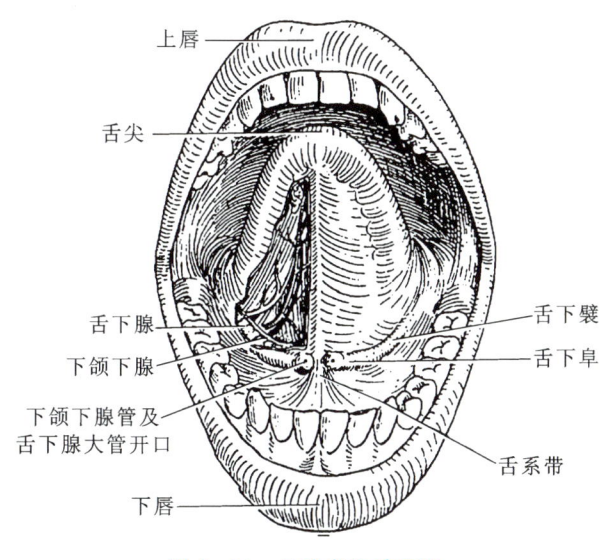

图 2-90　口腔底和舌下面

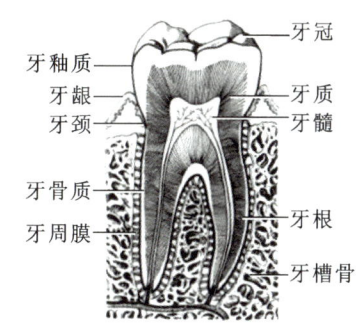

图 2-91　牙的形态与结构

（1）牙的形态与构造　每颗牙按其形态可分为牙冠、牙颈和牙根 3 部分（图 2-91）。露于口腔内的部分称为牙冠；嵌入上、下颌骨牙槽内的部分称为牙根；介于两者之间的部分称为牙颈。牙的内部有与其外形相似的空腔称为牙腔或髓腔，容纳牙髓。牙主要由牙质、牙釉质、牙骨质和牙髓构成。牙质围绕在牙腔周围，构成牙的主体；牙釉质覆盖于牙冠的表面，是牙最坚硬的部分；牙骨质覆盖于牙根和牙颈的表面；牙髓由结缔组织、血管和神经等组成。

（2）牙的分类和排列　人的一生中有两套牙，即乳牙和恒牙（图 2-92）。乳牙共 20 颗，一般在出生后 6 个月开始萌出，3 岁左右出齐，6 岁后逐渐脱落。乳牙可分为乳切牙、乳尖牙和乳磨牙 3 类。恒牙共 28～32 颗，6～7 岁开始萌出，除第三磨牙外，其余在 13 岁左右基本出齐。第 3 磨牙又称为迟牙或智牙，到成年后才萌出，有的甚至终身不出。恒牙可分为切牙、尖牙、前磨牙和磨牙 4 类。

临床上以罗马数字 Ⅰ～Ⅴ 表示乳牙,以阿拉伯数字 1～8 表示恒牙。

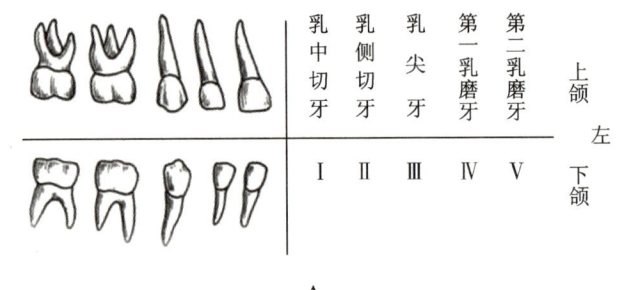

A

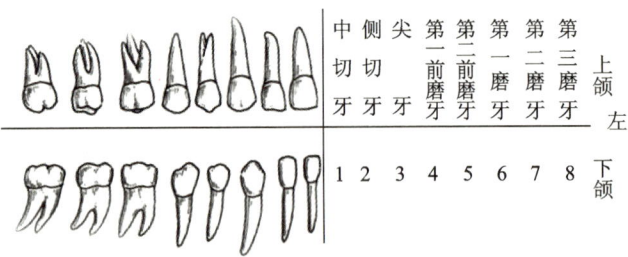

B

图 2-92　牙的分类与排列

A. 乳牙;B. 恒牙

(3) 牙周组织　包括牙龈、牙槽骨和牙周膜,对牙起保护、固定和支持作用。

4. 口腔腺　又称唾液腺,具有分泌唾液、清洁口腔、杀菌和帮助消化食物等功能。大的口腔腺有腮腺、下颌下腺和舌下腺 3 对(图 2-93)。

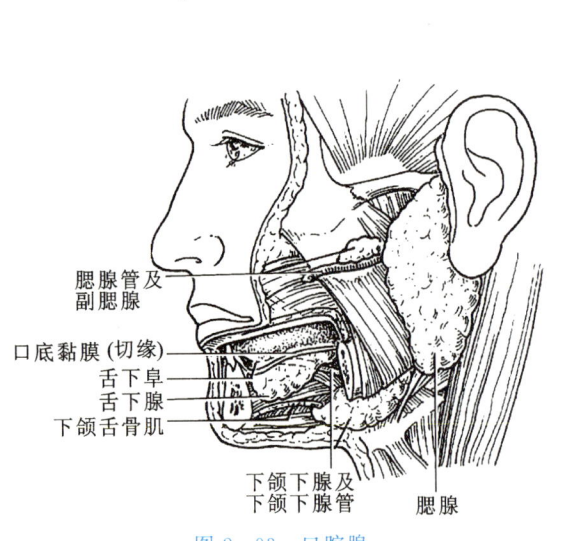

图 2-93　口腔腺

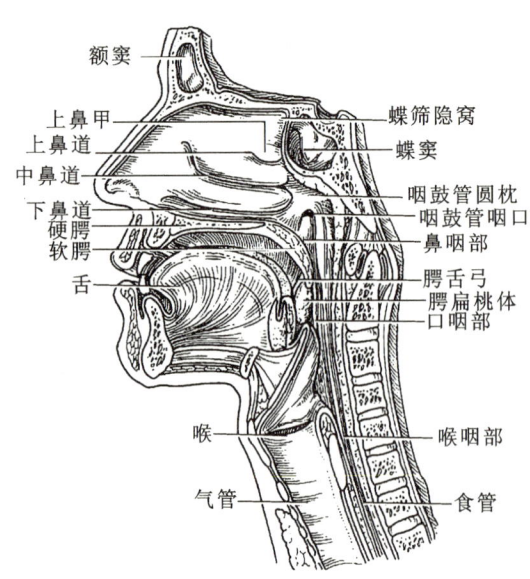

图 2-94　鼻腔、口腔、咽和喉的正中矢状切面

（1）腮腺　最大，位于耳郭的前下方，其导管开口于平对上颌第二磨牙的颊黏膜。

（2）下颌下腺　位于下颌骨体内面，其导管开口于舌下阜。

（3）舌下腺　位于舌下襞的深面，导管有大、小两种，分别开口于舌下阜和舌下襞。

（三）咽

1. 咽的位置与形态　咽为前后略扁的漏斗形肌性管道。位于颈椎前方，上起自颅底，下平第 6 颈椎体下缘。咽是消化管和呼吸道的共同通道（图 2-94）。

2. 咽的分部及交通　咽以软腭和会厌上缘为界，分为鼻咽、口咽和喉咽 3 部分。

（1）鼻咽　位于软腭平面以上，向前经鼻后孔通鼻腔。在鼻咽两侧壁正对下鼻甲后方有一孔称为咽鼓管咽口，与中耳鼓室相通。围绕在咽鼓管咽口后上方的弧形隆起，称为咽鼓管圆枕。咽鼓管圆枕后上方与咽后壁之间的纵行深窝称为咽隐窝，是鼻咽癌的好发部位。鼻咽后上壁的黏膜内有咽扁桃体，幼儿时期较发达。

（2）口咽　位于软腭与会厌上缘平面之间，向前经咽峡通口腔。在口咽侧壁，腭舌弓与腭咽弓之间有腭扁桃体。

腭扁桃体、咽扁桃体和舌扁桃体共同形成咽淋巴环，是消化管和呼吸道的重要防御结构。

（3）喉咽　位于会厌上缘平面以下，向前经喉口通喉腔，下续食管。在喉口两侧各有一深凹，称为梨状隐窝，是异物容易滞留的部位。

（四）食管

1. 食管的位置　食管为前后略扁的肌性管道，位于脊柱前方，上端在第 6 颈椎体下缘平面续于咽，下端于第 11 胸椎体左侧连接胃，全长约 25 cm（图 2-95）。

食管

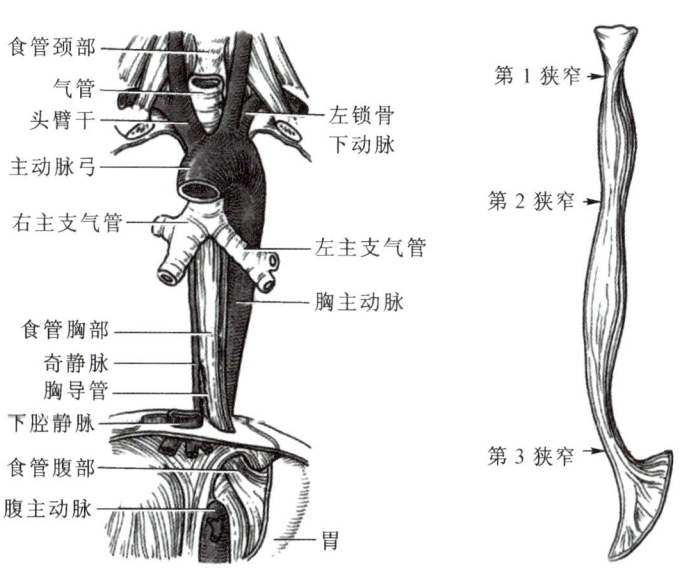

食管颈部
气管
头臂干
主动脉弓
右主支气管
食管胸部
奇静脉
胸导管
下腔静脉
食管腹部
腹主动脉
左锁骨下动脉
左主支气管
胸主动脉
胃

第 1 狭窄
第 2 狭窄
第 3 狭窄

图 2-95　食管的位置和狭窄

2. 食管的生理性狭窄　食管全长有 3 处生理性狭窄。第 1 狭窄位于食管的起始处，距中切牙约 15 cm；第 2 狭窄位于食管与左主支气管交叉处，距中切牙约 25 cm；第 3 狭窄位于食管膈的食管裂孔处,距中切牙约 40 cm。这些狭窄是异物滞留和肿瘤的好发部位。

3. 食管壁的微细结构 食管的黏膜上皮为复层扁平上皮;黏膜下层含有血管、淋巴管、神经丛和食管腺;肌层上 1/3 段为骨骼肌,中 1/3 段由骨骼肌和平滑肌混合组成,下 1/3 段为平滑肌;外膜较薄,为纤维膜。

（五）胃

胃是消化管最膨大的部分,上接食管,下续十二指肠,可分泌胃液、容纳食物和初步消化食物等。

1. 胃的形态及分部 胃有两壁、两口和两缘。两壁即前壁和后壁。胃的入口与食管相续,称为贲门;出口接十二指肠,称幽门。上缘较短,凹向右上方,称为胃小弯,其最低处称为角切迹;下缘较长,凸向左下方,称为胃大弯(图 2 - 96)。

胃分为 4 个部分。位于贲门附近的部分称为贲门部;高出贲门平面以上的部分称为胃底;胃底与角切迹之间的部分称胃体;角切迹至幽门之间的部分称为幽门部,临床上常称为胃窦。幽门部和胃小弯处是胃溃疡及胃癌的好发部位。

图 2 - 96 胃的形态、分部及黏膜

2. 胃的位置 胃中等充盈时,大部分位于左季肋区,小部分位于腹上区。

3. 胃壁的微细结构

胃的位置和毗邻

（1）黏膜 柔软,血液供应丰富,空虚时形成许多皱襞。幽门处黏膜形成环状皱襞,称为幽门瓣。

1）上皮 为单层柱状上皮,可分泌黏液,以保护胃黏膜免受胃酸和胃蛋白酶侵蚀。

2）固有层 含有大量的胃腺。胃腺按部位分为贲门腺、幽门腺和胃底腺 3 种,它们分泌胃液。贲门腺和幽门腺分别位于贲门部和幽门部,胃底腺位于胃底和胃体。胃底腺由主细胞、壁细胞和颈黏液细胞组成。① 主细胞:较多,胞体小,呈柱状,可分泌胃蛋白酶原。② 壁细胞:较少,胞体呈圆形,较大,可分泌盐酸和内因子。③ 颈黏液细胞:位于腺的颈部,可分泌黏液。

（2）肌层 较发达,由内斜、中环和外纵 3 层平滑肌构成。环行肌在幽门处增厚,形成幽门括约肌,有延缓胃内容物排空和防止肠内容物反流的作用。

（六）小肠

小肠全长 5～7 m,是食物消化和吸收的主要部位。

1. 小肠的分部和形态 小肠可分为十二指肠、空肠和回肠 3 部分。

（1）十二指肠 是小肠的起始部,呈 C 形包绕胰头,全长约 25 cm,可分为上部、降部、水平部和升部(图 2 - 97)。上部靠近幽门处,称十二指肠球,是十二指肠溃疡的好发部位;降部的后内侧壁上有一纵行皱襞,其下端隆起,称为十二指肠大乳头,是胆总管和胰管的共同开口处。

（2）空肠和回肠 空肠和回肠在腹腔内迂回盘绕,并借肠系膜连于腹后壁。空肠约占全长

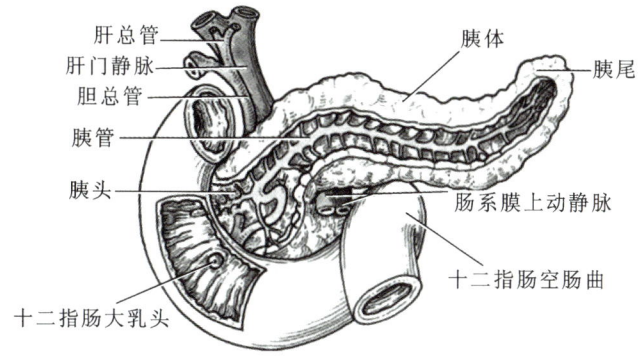

图 2 - 97　十二指肠和胰

的近侧 2/5,位于左上腹部,管径较大,壁厚,血管丰富,颜色较红,环状皱襞高而密。回肠约占全长的远侧 3/5,位于右下腹部,管径较小,壁薄,血管较少,颜色较淡,环状皱襞低而疏,除有孤立淋巴滤泡外,还有集合淋巴滤泡。

2. 小肠壁的微细结构特点　小肠腔面有环状皱襞、绒毛和微绒毛三级突起,扩大了小肠壁的表面积,有利于营养物质的消化和吸收(图 2 - 98)。

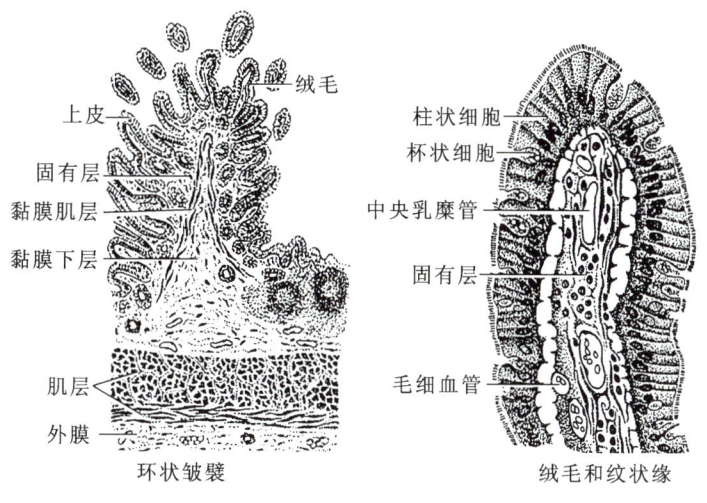

图 2 - 98　小肠壁的微细结构

绒毛上皮为单层柱状上皮。柱状细胞数量较多,呈高柱状,又称为吸收细胞。游离面有纹状缘,电镜下观察,纹状缘由许多排列紧密的微绒毛所构成。此外,柱状细胞之间还有少量杯状细胞,分泌黏液。在绒毛中轴内,有 1～2 条毛细淋巴管,称为中央乳糜管,此管周围有丰富的毛细血管网和散在的平滑肌。

(七) 大肠

大肠环绕于空、回肠周围,全长约 1.5 m,分为盲肠、阑尾、结肠、直肠和肛管 5 部分。大肠的主要功能是吸收水分、分泌黏液、形成和排出粪便。

盲肠和结肠具有 3 个特征性结构:① 结肠带,是肠壁纵行平滑肌增厚形成的带状结构,共 3

条,沿肠的纵轴平行排列并汇聚于阑尾根部;
② 结肠袋,是肠壁向外膨出形成的囊袋状结构;
③ 肠脂垂,是附着于结肠带附近的大小不等的
脂肪突起。这3个特征性结构可作为手术时辨
别盲肠、结肠与小肠的标志(图2-99)。

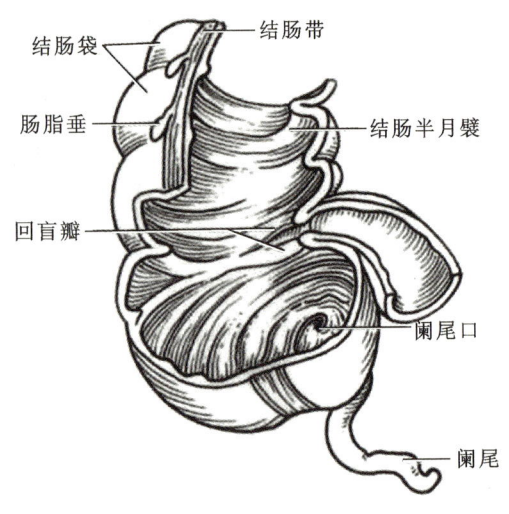

图 2-99 盲肠和阑尾

1. 盲肠和阑尾 盲肠是大肠的起始部,位于
右髂窝,左接回肠,向上延续为升结肠。回肠末端
突入盲肠处,有两片唇状黏膜皱襞,称为回盲瓣,可
控制小肠排空的速度,并可防止大肠内容物反流。
阑尾是连于盲肠后内侧壁的蚓状盲管(图2-99),
其根部的位置较恒定,恰在3条结肠带汇集处,末
端游离。阑尾根部的体表投影在脐与右髂前上棘
连线的中、外1/3交点处,此点称为麦克伯尼点。
急性阑尾炎时,此处有明显压痛和反跳痛。

2. 结肠 连于盲肠和直肠之间,可分为升结肠、横结肠、降结肠和乙状结肠4部分。

直肠的
相关解剖

3. 直肠 位于盆腔内。在矢状面上,直肠有两个弯曲,上方的称为骶曲,凸向
后;下方的称为会阴曲,凸向前。直肠下段膨大,称为直肠壶腹,其内面有3个半月
形的直肠横襞(图2-100)。其中最大且位置最恒定的一个直肠横襞位于直肠右
前壁,距肛门约7 cm,是直肠镜检查的定位标志。临床上进行直肠镜检查时,应注
意这些弯曲和皱襞,以免损伤肠管。

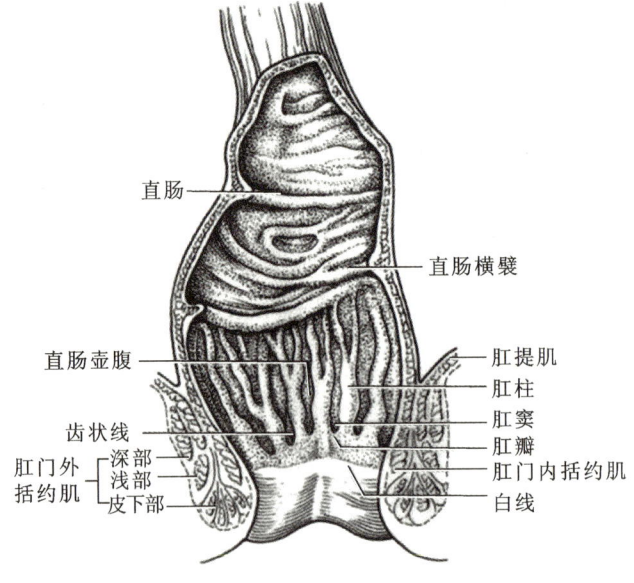

图 2-100 直肠和肛管腔面的形态

4. 肛管 位于盆膈以下,长约4 cm。肛管上续直肠,下端终于肛门。肛管内面有6~10条
纵行皱襞,称为肛柱。相邻肛柱下端之间的半月形皱襞称为肛瓣。肛柱下端与肛瓣共同连成齿

状线,是黏膜与皮肤的分界标志。齿状线下方有一宽约 1 cm 的环形区,光滑且略微凸起,称为肛梳,其下缘有一不甚明显的浅沟,称为白线(图 2 - 100),是肛门内、外括约肌的分界标志。肛门内括约肌为平滑肌,可协助排便;肛门外括约肌为骨骼肌,可控制排便。

四、消化腺

(一) 肝

肝是人体最大的腺体,具有分泌胆汁、参与代谢、贮存糖原、解毒和防御等功能。

1. 肝的形态 肝呈红褐色,质软而脆,其外形呈左薄右厚的楔形。肝的后缘钝圆,前缘锐薄。肝上面膨隆,与膈相贴,故又称膈面。膈面借镰状韧带分为左、右两叶(图 2 - 101)。肝下面凹陷,与腹腔脏器相邻,故又称脏面。脏面有呈 H 形的 2 条纵沟和 1 条横沟。① 左纵沟:前份有肝圆韧带通过,后份有静脉韧带通过。② 右纵沟:前份为胆囊窝,容纳胆囊;后份为腔静脉沟,有下腔静脉通过。③ 横沟:即肝门,是肝管、肝固有动脉、肝门静脉、淋巴管和神经等出入肝的部位。3 沟将肝的脏面分为 4 叶:肝左叶、肝右叶、肝方叶和肝尾状叶(图 2 - 102)。

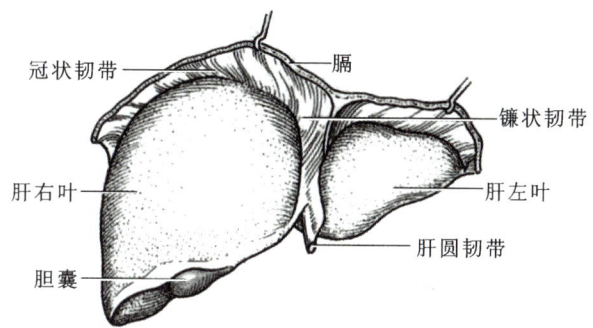

图 2 - 101 肝的膈面

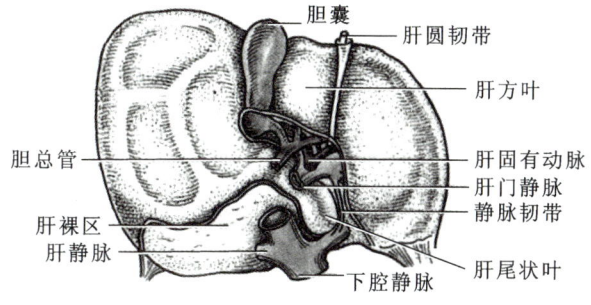

图 2 - 102 肝的脏面

2. 肝的位置 肝大部分位于右季肋区和腹上区,小部分位于左季肋区。肝上界与膈穹窿一致。肝下界在右季肋区,与右肋弓一致,在腹上区剑突下约 3 cm 可触及。平静呼吸时,肝可上、下移动 2～3 cm。

3. 肝的微细结构 肝表面包裹被膜,被膜从肝门伸入肝实质内,将肝分隔成许多肝小叶(图 2 - 103)。

肝的位置
和形态

67

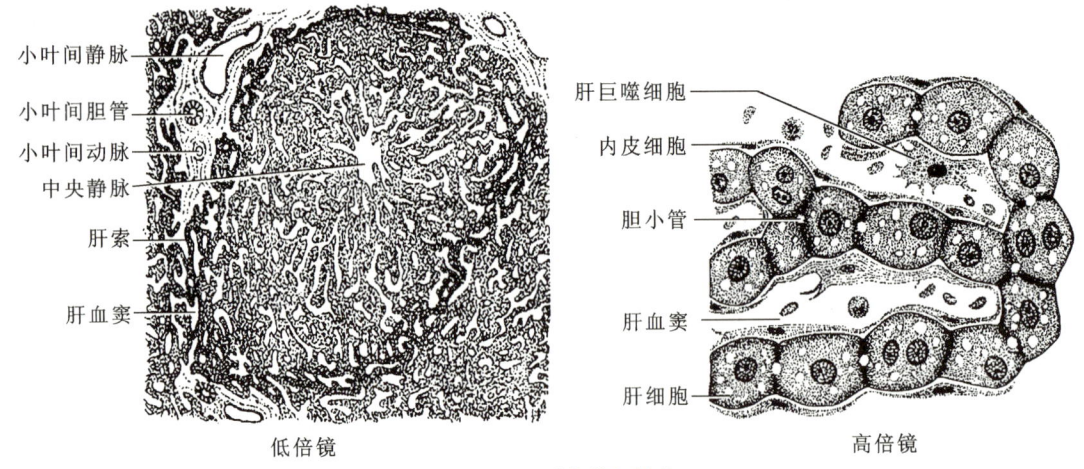

低倍镜 高倍镜

图 2 - 103 肝的微细结构

（1）肝小叶　是肝结构与功能的基本单位，主要由肝细胞组成。肝小叶呈多面棱柱状，中央有一条纵贯全长的中央静脉。中央静脉周围为肝细胞呈放射状排列而成的肝板（索）。肝板之间为肝血窦，是肝小叶内血液流通的管道。肝板（索）内相邻的肝细胞之间围成的管道称为胆小管，收集肝细胞分泌的胆汁。

（2）肝门管区　为相邻几个肝小叶间的结缔组织，区内有小叶间胆管、小叶间动脉和小叶间静脉通过。

4. 肝的血液循环　肝从肝固有动脉和肝门静脉接受双重血液供应。肝固有动脉在肝内分支形成小叶间动脉，其末端分支进入肝血窦；肝门静脉进入肝后，反复分支成小叶间静脉，末端分支也进入肝血窦。

$$肝固有动脉 \rightarrow 小叶间动脉 \longrightarrow$$
$$\qquad\qquad\qquad\qquad 肝血窦 \rightarrow 中央静脉 \rightarrow 小叶下静脉 \rightarrow 肝静脉 \rightarrow 下腔静脉$$
$$肝门静脉 \rightarrow 小叶间静脉 \longrightarrow$$

5. 胆道　是将胆汁输送到十二指肠的管道，分肝内胆道和肝外胆道两部分。肝细胞分泌的胆汁先经肝内胆道收集出肝后，再经肝外胆道输送到十二指肠。肝外胆道包括肝左管、肝右管、肝总管、胆囊和胆总管（图 2 - 104）。

（1）胆囊　位于胆囊窝内，呈梨形，可分为底、体、颈、管 4 部分。胆囊底的体表投影在右锁骨中线与右肋弓交点处稍下方。胆囊可贮存和浓缩胆汁。

（2）肝管、肝总管和胆总管　肝左、右管出肝后合并为肝总管，肝总管下端与胆囊管汇合成胆总管。胆总管在肝十二指肠韧带内下降，至胰头与十二指肠降部之间，与胰管汇合共同开口于十二指肠大乳头。汇合处稍膨大称为肝胰壶腹，环绕在壶腹周围

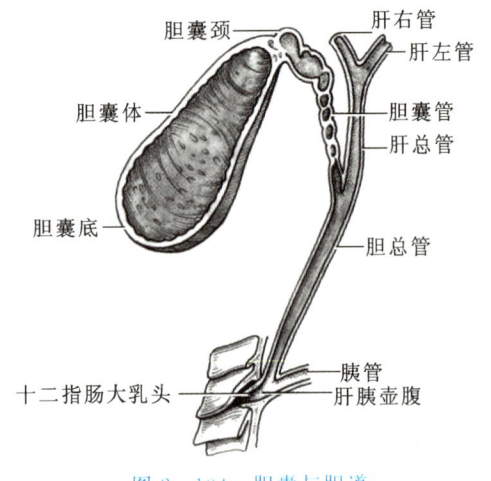

图 2 - 104　胆囊与胆道

的平滑肌称为肝胰壶腹括约肌,可控制胆汁和胰液的排出。

（3）胆汁的产生及排出途径　胆汁由肝细胞产生后,经胆小管进入小叶间胆管,最后由肝左、右管汇合进入肝总管。胆汁再由肝总管经胆囊管进入胆囊,经过浓缩排入胆总管,经十二指肠乳头进肠道。

肝细胞
分泌胆汁 ⟶ 胆小管 ⟶ 小叶间胆管 ⟶ 肝左、右管 ⟶ 肝总管 ⟶ 胆总管 ⟶ 十二指肠腔
                ↓↑
              胆囊管
              ↑
              胆囊

（二）胰

1. 胰的形态、位置和分部　胰是人体第二大腺体,呈长棱柱形,质软,色灰红。胰位于胃的后方,横贴腹后壁,平对第1～2腰椎。胰可分为头、体和尾3部分(图2-97)。

2. 胰的微细结构　胰表面包裹被膜,被膜深入实质,将其分成许多小叶。胰的实质按结构和功能分为外分泌部和内分泌部两部分(图2-105)。

（1）外分泌部　由腺泡和导管组成,腺泡上皮细胞分泌各种消化酶(原),导管可分泌水和碳酸氢钠等,二者是胰液的主要成分。胰液对蛋白质、糖类和脂质的消化起重要的作用。

（2）内分泌部　即胰岛,散在于腺泡之间,形成大小不等的细胞团。胰岛主要由3种细胞组成:① A细胞,体积大,数量较少,约占20%,且多分布在周边。A细胞分泌胰高血糖素,可促进肝糖原分解,抑制糖原的合成,使血糖升高。② B细胞,体积较小,数量多,约占

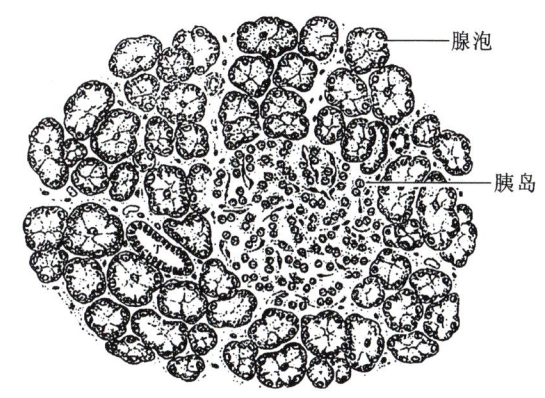

图2-105　胰的微细结构

75%,主要分布于胰岛中央。B细胞分泌胰岛素,可促进糖的利用和糖原的合成,使血糖降低。③ D细胞,最少,约占5%,散在于A、B细胞之间,可分泌生长抑素,调节A、B细胞的分泌活动。

五、腹膜

（一）腹膜和腹膜腔

腹膜是一层薄而半透明的浆膜,覆盖于腹、盆腔壁的内面及脏器的表面,分别称为壁腹膜和脏腹膜。壁、脏腹膜互相移行形成的潜在性间隙,称为腹膜腔。腔内有少量浆液,起润滑作用。女性腹膜腔借输卵管、子宫和阴道与外界相通(图2-106)。腹膜具有分泌、吸收、支持、保护、修复和防御等功能。

（二）腹膜与脏器的关系

根据腹、盆腔脏器被腹膜包被的程度,可将腹、盆腔脏器分为3类。

1. 腹膜内位器官　即脏器表面几乎全部包有腹膜,活动度较大,如胃、十二指肠上部、空肠、

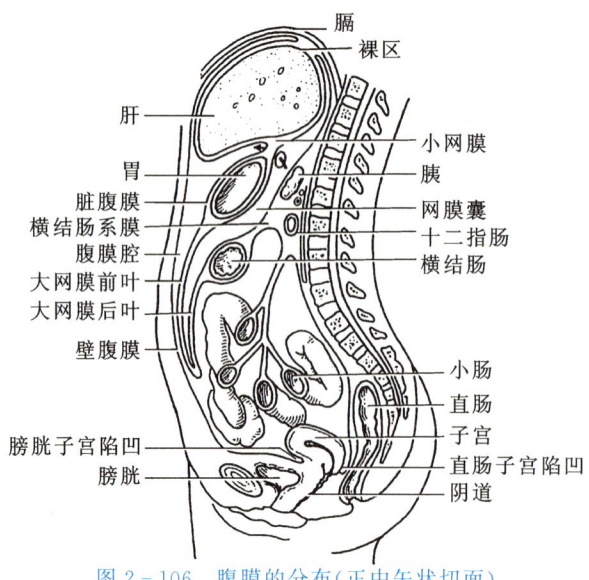

图 2－106　腹膜的分布（正中矢状切面）

回肠、盲肠、阑尾、横结肠、乙状结肠、脾、卵巢和输卵管等。

2. 腹膜间位器官　即脏器表面大部分包有腹膜，活动度较小，如升结肠、降结肠、肝、胆囊、膀胱、子宫等。

3. 腹膜外位器官　即脏器表面只有一小部分包有腹膜，几乎不能活动，如胰、肾、肾上腺和输尿管等。

（三）腹膜形成的结构

1. 小网膜　指肝门与胃小弯和十二指肠上部之间的双层腹膜皱襞，分为左侧的肝胃韧带和右侧的肝十二指肠韧带两部分。肝十二指肠韧带内有肝固有动脉、胆总管和肝门静脉通过（图 2－107）。

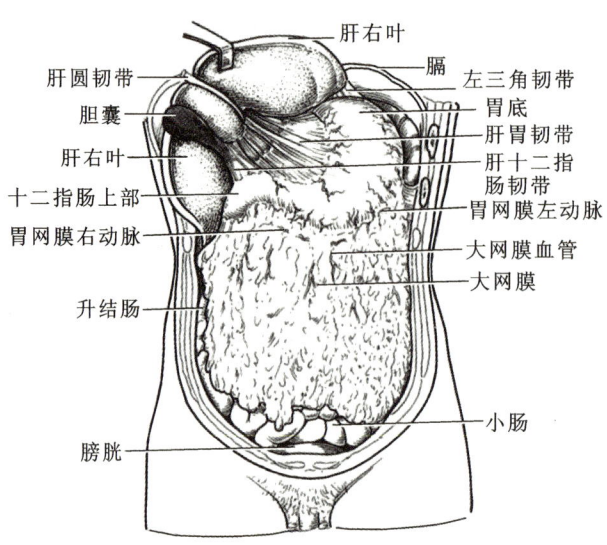

图 2－107　大网膜和小网膜

2. 大网膜 是连于胃大弯与横结肠之间的 4 层腹膜皱襞,呈围裙样悬垂于横结肠和小肠的前方,具有保护和防御功能。

3. 韧带 为连接两个器官之间的部分腹膜,如镰状韧带、冠状韧带、胃脾韧带和脾肾韧带等。

4. 系膜 为连接器官与腹后壁之间的双层腹膜,如小肠系膜、横结肠系膜、阑尾系膜和乙状结肠系膜等。

5. 陷凹 位于盆腔内,为相邻两个器官之间的腹膜凹陷,是腹膜腔的最低处。男性有直肠膀胱陷凹,女性有膀胱子宫陷凹和直肠子宫陷凹。

复习思考题

1. 消化系统由哪几部分组成?咽的分部与交通如何?
2. 食管分为哪几部分?食管的 3 个狭窄各位于何处?有何临床意义?
3. 胃、肝、胰的微细结构怎样?各分泌何种物质?

(姜云传)

第四节 呼 吸 系 统

呼吸系统由呼吸道和肺组成(图 2-108)。呼吸系统的主要功能是与外界进行气体交换,同时还兼有嗅觉和发音等功能。

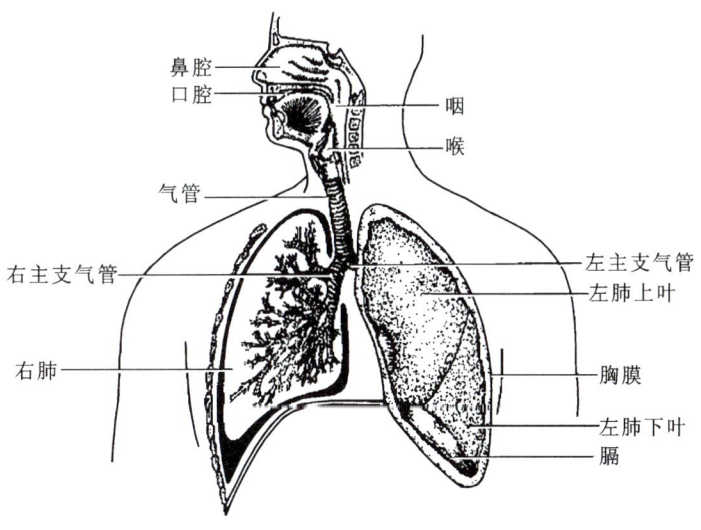

图 2-108 呼吸系统概观

一、呼吸道

呼吸道包括鼻、咽、喉、气管和各级支气管。临床上通常称鼻、咽、喉为上呼吸道,气管和各级支气管为下呼吸道。

（一）鼻

鼻是呼吸道的起始部,既是气体的通道,又是嗅觉器官,还有辅助发音的功能。鼻分为外鼻、鼻腔和鼻旁窦 3 部分。

1. 外鼻 呈三棱锥体形,位于面部中央,以鼻骨和鼻软骨为支架,外覆皮肤和少量的皮下组织。外鼻上端位于两眼间的狭窄部分称鼻根,中部称为鼻背,下端称为鼻尖。鼻尖两侧呈弧形膨大称为鼻翼。鼻翼和鼻尖处的皮肤内富含汗腺和皮脂腺,是痤疮和疖的好发部位。

2. 鼻腔 以骨和软骨为基础,内衬皮肤和黏膜。鼻腔被鼻中隔分为左、右两腔,向前借鼻孔与外界相通,向后借鼻后孔通向鼻咽。每侧鼻腔可分为前部的鼻前庭和后部的固有鼻腔。

（1）鼻前庭 由鼻翼围成,内衬皮肤,并生有鼻毛,有滤过、净化空气的作用。鼻前庭处缺少皮下组织,但皮脂腺和汗腺丰富,是疖的好发部位,且发病时疼痛剧烈。

（2）固有鼻腔 位于鼻腔后上部,内衬黏膜(图 2 - 109)。其外侧壁有上、中、下鼻甲,每个鼻甲下方的间隙分别称上、中、下鼻道。在上鼻甲后上方有一凹陷称为蝶筛隐窝。上、中鼻道及蝶筛隐窝处有鼻旁窦的开口,下鼻道前部有鼻泪管的开口。

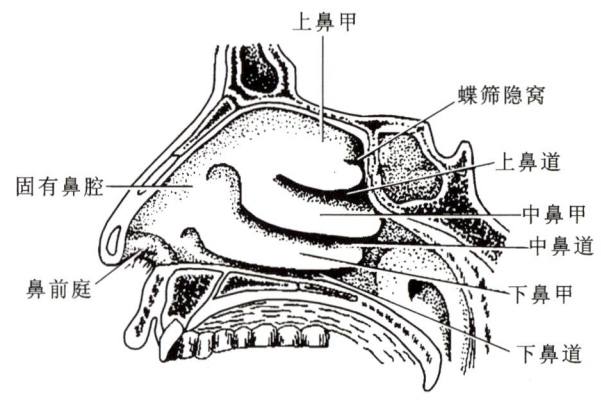

图 2 - 109 鼻腔外侧壁(左侧)

鼻黏膜按其结构和功能可分为嗅区和呼吸区。① 嗅区,是上鼻甲内侧面及其相对的鼻中隔以上部分的黏膜,活体呈苍白或浅黄色,内含嗅细胞,有感受嗅觉的功能。② 呼吸区,是嗅区以外的黏膜部分,活体呈浅红色,内有混合腺和丰富的静脉丛,对吸入的空气有加温、加湿作用。

3. 鼻旁窦 又称副鼻窦,由同名骨性鼻旁窦内衬黏膜构成,共 4 对(图 2 - 110),均开口于鼻腔。其中,额窦、上颌窦和筛窦前组及中组开口于中鼻道;筛窦后组开口于上鼻道;蝶窦开口于蝶筛隐窝。鼻旁窦对发音起共鸣作用。上颌窦窦腔最大,且开口位置高于窦底,分泌物不易排出,发生炎症后易转为慢性。另外,上颌窦底邻近上颌磨牙牙根,两者仅隔一层菲薄的骨质。有时牙根可突入窦内,仅以黏膜与窦相隔。故上颌磨牙牙根与上颌窦的感染或肿瘤可相互累及。

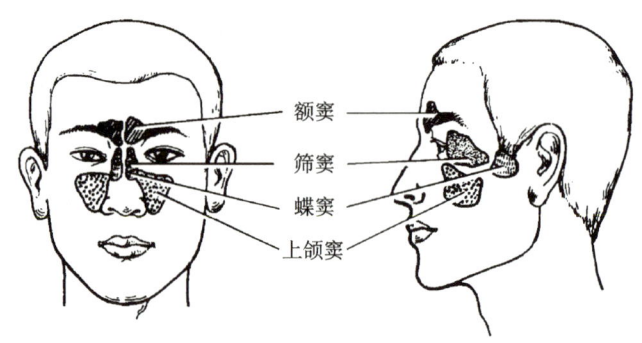

图 2 - 110 鼻旁窦的体表投影

（二）咽（见第二章第三节"消化系统"）

（三）喉

喉既是呼吸管道，又是发音器官。

1. 喉的位置　喉位于颈前正中，上借甲状舌骨膜连舌骨，下接气管（图 2 − 108）。喉的前方有舌骨下肌群覆盖，后方邻喉咽，两侧有颈部大血管、神经和甲状腺侧叶。

喉

2. 喉的构造　喉由喉软骨、软骨连结、喉肌和喉黏膜构成。喉软骨主要包括不成对的甲状软骨、环状软骨、会厌软骨和成对的杓状软骨，它们构成喉的支架（图 2 − 111）。

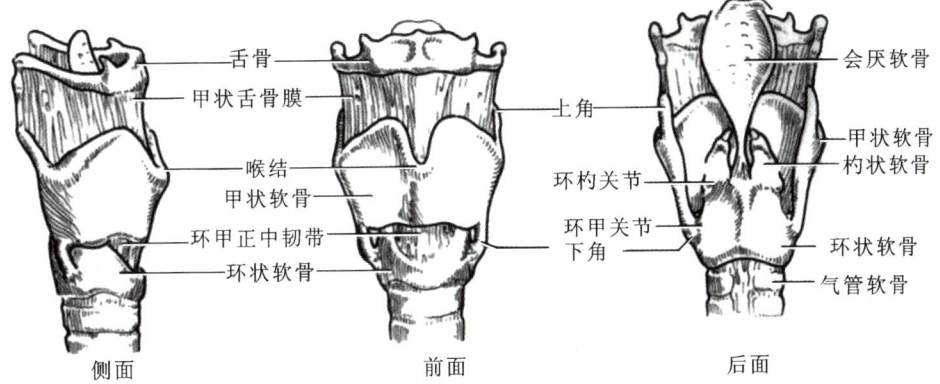

图 2 − 111　喉的软骨及其连接

（1）甲状软骨及其连结　甲状软骨位于舌骨下方，是喉软骨中最大的一块，由左、右两块近似方形的软骨板在正中线互相融合而成。融合处形成向后开放的前角，其上端向前突称为喉结，在成年男性尤为明显，是颈部的重要标志。软骨板后缘向下伸出一对突起与环状软骨构成环甲关节。

（2）环状软骨　位于甲状软骨下方，前部低窄，后部高宽。环状软骨平对第 6 颈椎，是颈部的重要标志之一。环状软骨是喉软骨中唯一的一块完整的环形软骨，对维持呼吸道的通畅具有重要的作用。

（3）会厌软骨　位于甲状软骨后上方，形似树叶，外面覆以黏膜，构成会厌。吞咽时，喉上提，会厌盖住喉口。

（4）杓状软骨　位于环状软骨后上方，呈三棱锥体形，尖向上，底朝下与环状软骨构成环杓关节。杓状软骨底的前端与甲状软骨前角内面有声韧带附着。声韧带是构成声带的基础。

3. 喉腔与喉黏膜　喉的内腔称喉腔（图 2 − 112）。喉腔向上经喉口通咽的喉部，向下通气管。在喉腔的中部两侧壁上，有两对呈矢状位的黏膜皱襞。上方一对称为前庭襞，两侧前庭襞间的裂隙称为前庭裂；下方一对称为声襞。两侧声襞间的裂隙称声门裂，是喉腔最狭窄的部位。通常所称的声带是由声襞及其襞内声韧带和声带肌构成，是发音的结构。喉腔借前庭裂和声门裂分为上、中、下 3 部分：前庭裂以上的部分称为喉前庭；前庭裂与声门裂之间的部分称为喉中间腔，喉中间腔向两侧延伸的间隙称为喉室；声门裂以下的部分称为声门下腔。声门下腔的黏膜下组织比较疏松，炎症时易出现水肿，导致呼吸困难。

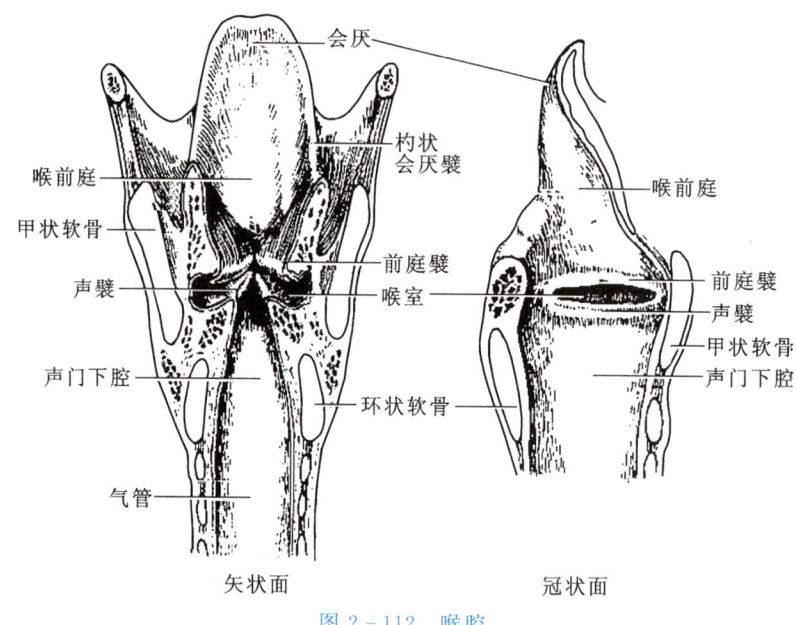

会厌

喉前庭
甲状软骨
声襞
声门下腔
气管

杓状
会厌襞
前庭襞
喉室
环状软骨

喉前庭

前庭襞
声襞
甲状软骨
声门下腔

矢状面　　　　　　　　冠状面

图 2 - 112　喉腔

4. 喉肌　属于骨骼肌,是发音的动力器官。肌块细小,数目较多。喉肌的运动可控制发音的强弱和调节音调的高低。

(四) 气管与主支气管

1. 气管的位置与形态　气管是连于喉和主支气管之间的管道,位于食管前面,上端于第 6 颈椎体下缘处接环状软骨,经颈部正中入胸腔,至胸骨角平面分为左、右主支气管(图 2 - 113)。气管由 16～20 个 C 形的气管软骨环构成支架,各气管软骨环之间借含弹性纤维的结缔组织相连。

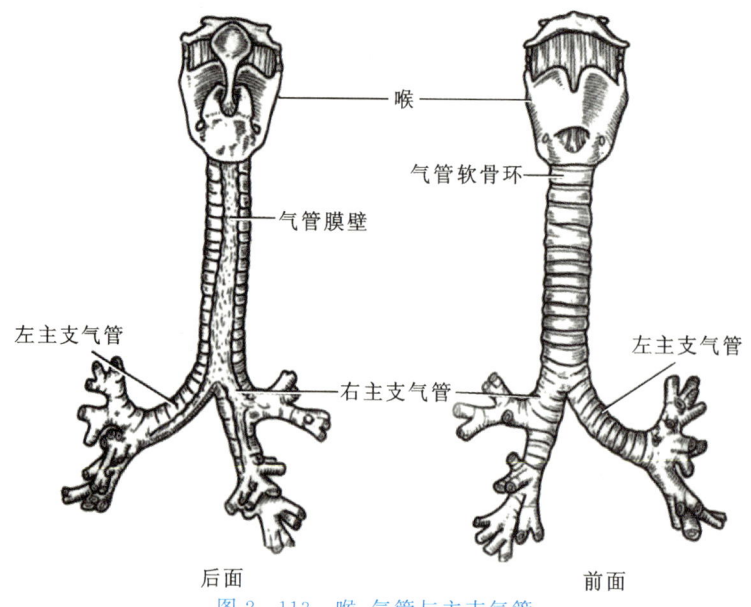

喉
气管软骨环
气管膜壁
左主支气管
右主支气管
左主支气管

后面　　　　　　　　前面

图 2 - 113　喉、气管与主支气管

以胸骨颈静脉切迹为界,将气管分为颈、胸两段。颈段短而表浅,在颈静脉切迹处可触及。第 2～4 气管软骨环前方有甲状腺峡部,两侧有颈部大血管、神经和甲状腺侧叶。临床上遇急性喉阻塞,需作气管切开时,常选择在第 3～4 或第 4～5 气管软骨环处沿正中线进行。

2. 主支气管的形态特点 主支气管左、右各一,自气管分出,经肺门入肺。左主支气管细长,走行较倾斜。右主支气管短粗,走行较陡直,故气管异物易坠入右主支气管。

3. 气管与主支气管的微细结构 气管与主支气管的管壁由内向外依次分为黏膜、黏膜下层和外膜 3 层(图 2-114,图 2-115)。

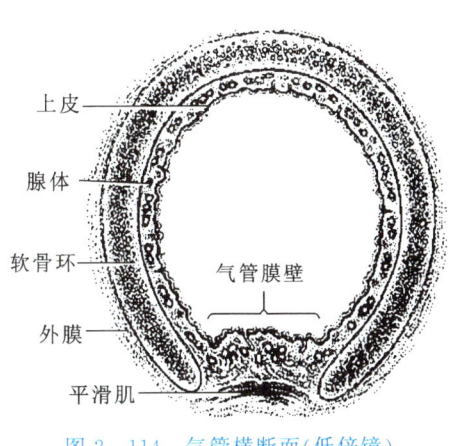

图 2-114 气管横断面(低倍镜)

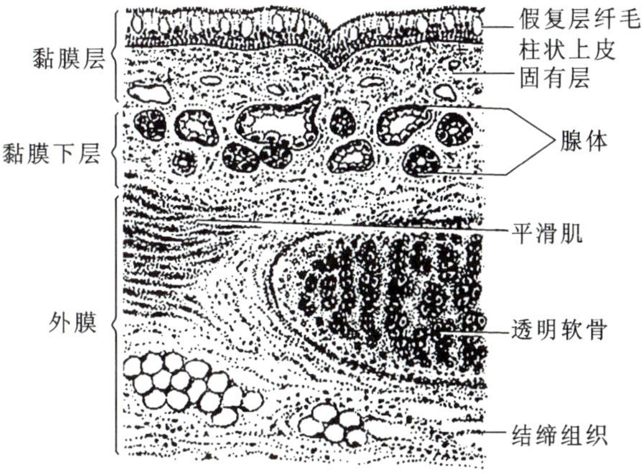

图 2-115 气管横断面(高倍镜)

(1)**黏膜** 由上皮和固有层组成。上皮为假复层纤毛柱状上皮,固有层为结缔组织,内含血管、淋巴管和弥散淋巴组织。

(2)**黏膜下层** 为疏松结缔组织,与固有层之间无明显分界。黏膜下层内含血管、神经、淋巴管和较多的腺体。腺体的分泌物经导管排出,与上皮细胞的分泌物共同涂布于黏膜表面,可黏附从空气中吸入的灰尘和细菌。黏膜下层内还有淋巴组织和浆细胞等,对增强呼吸道抗病能力有一定的作用。

(3)**外膜** 由透明软骨、结缔组织和平滑肌组成。其后方的缺口由结缔组织和平滑肌构成的膜壁封闭。

二、肺

(一)肺的位置与形态

肺

肺位于胸腔内,膈的上方,分居纵隔两侧(图 2-116)。肺表面被覆脏胸膜,光滑润泽。婴幼儿的肺呈淡红色,随年龄的增长,吸入空气中的尘埃沉积增多,肺的颜色逐渐变深或呈蓝黑色。肺形似半圆锥体形,有一尖、一底、两面和三缘。肺尖圆钝,向上经胸廓上口突入颈根部,高出锁骨内侧 1/3 上方 2～3 cm。肺底位于膈的上面,又称膈面。肺的外侧面圆隆,邻接肋和肋间隙,称为肋面。肺内侧面邻接纵隔,称纵隔面(图 2-116)。纵隔面中部凹陷处称肺门,是主支气管、血管、神经和淋巴管等出入肺的部位。出入肺门的结构被结缔组织包绕称为肺根。肺的前缘薄锐,左肺前缘下部有心切迹。肺的后缘圆钝,紧邻脊柱两侧。肺下缘较薄锐,是肺三个面的移行部。

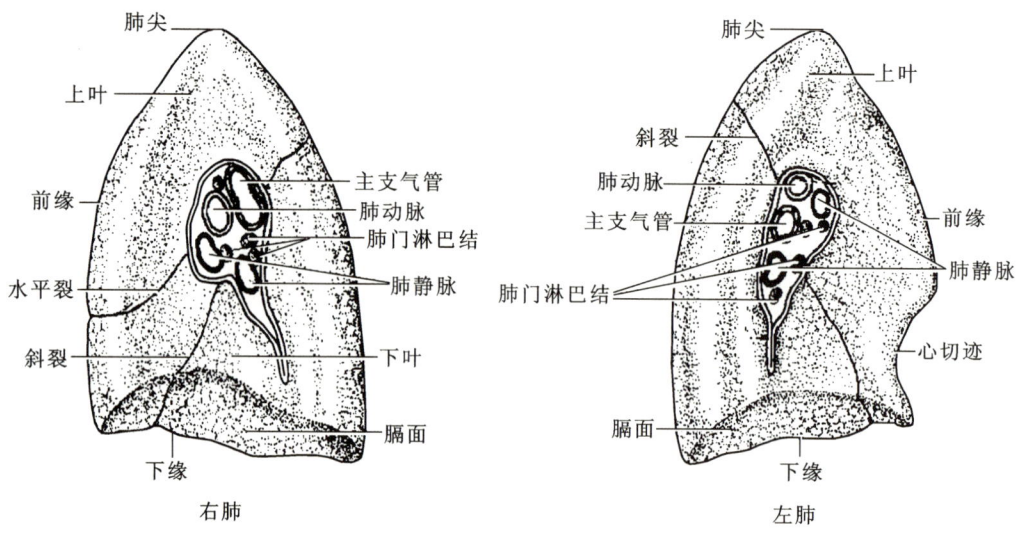

图 2 - 116　肺的纵隔面

肺被肺裂分为数叶。左肺狭长,被由后上斜向前下的斜裂分为上、下两叶。右肺宽短,除斜裂外,还有一接近水平位的水平裂,两裂将其分为上、中、下三叶。

(二) 肺的微细结构

肺组织可分肺实质和肺间质两部分。肺实质由肺内各级支气管和肺泡构成(图 2 - 117),肺间质是指肺内结缔组织、血管、神经和淋巴管等。肺实质按其功能可分为导气部和呼吸部两部分。

1. 导气部　是主支气管经肺门入肺后反复分支形成的各级支气管,由大到小包括:肺叶支气管、肺段支气管、小支气管、细支气管和终末性细支气管。细支气管管径约 1 mm,终末性细支气管管径约 0.5 mm。终末性细支气管以下的分支为肺的呼吸部。

每一细支气管及其分支和所属的肺泡共同构成一个肺小叶(图 2 - 117)。肺小叶呈锥体形,尖指向肺门,底呈多边形朝向肺表面。

肺导气部随着各级支气管的分支变细,管壁逐渐变薄,其组织结构也发生相应变化:① 上皮由假复层纤毛柱状上皮逐渐变为单层纤毛柱状

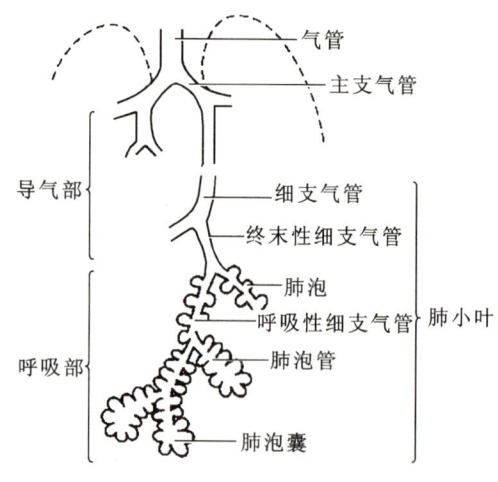

图 2 - 117　肺内结构

上皮或单层柱状上皮;② 杯状细胞和腺体逐渐减少,最后消失;③ 外膜中的软骨环先是变为不规则的软骨碎片,并逐渐减少,最后消失;④ 平滑肌逐渐增多,最后形成完整的环行肌层。至终

末性细支气管,上皮已移行为单层柱状上皮,无杯状细胞,腺体和软骨均已消失,平滑肌已形成完整的环行肌层。平滑肌的舒缩,控制管腔的大小,调节出入肺的通气量。

2. 呼吸部 包括呼吸性细支气管、肺泡管、肺泡囊和肺泡。

(1) 呼吸性细支气管 是终末性细支气管的分支,管壁不完整,有少量肺泡的开口。

(2) 肺泡管 是呼吸性细支气管的分支,有许多肺泡的开口。相邻肺泡的开口之间有结节状膨大,是肺泡隔突入管腔的部分。

(3) 肺泡囊 是肺泡管的延续,有多个肺泡的共同开口,但在相邻肺泡开口间已无结节状膨大。

(4) 肺泡 为多面体的囊泡(图 2-117,图 2-118),由两种上皮细胞组成。① Ⅰ型肺泡细胞:数量多,细胞扁薄,为气体交换提供了广阔的面积。② Ⅱ型肺泡细胞:数量少,细胞呈立方形,镶嵌在 Ⅰ型肺泡细胞之间,能分泌肺泡表面活性物质,涂布在肺泡腔的内表面。该物质具有降低肺泡表面张力,稳定肺泡直径的作用,从而防止肺泡的塌陷。

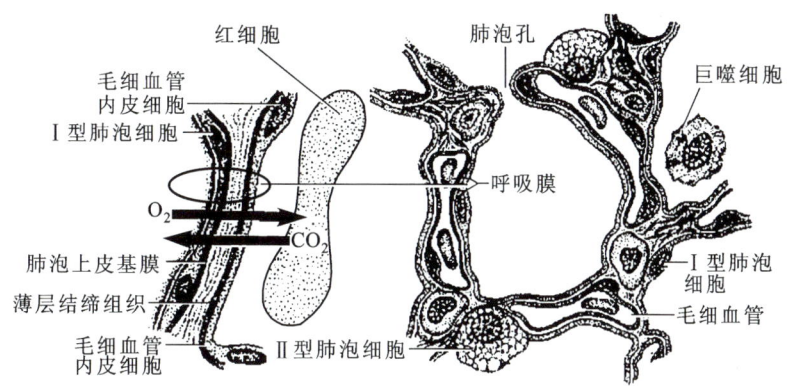

图 2-118 肺泡、肺泡隔与呼吸膜

(5) 肺泡隔、呼吸膜和肺泡孔

1) 肺泡隔是指相邻肺泡之间的结缔组织,内含毛细血管网、弹性纤维和肺巨噬细胞等。肺巨噬细胞能吞噬病菌、异物和渗出到血管外的红细胞等,其吞噬尘埃后称尘细胞。

2) 呼吸膜是指肺泡与血液之间进行气体交换所透过的结构,也称气血屏障,主要包括 Ⅰ型肺泡细胞及其基膜、薄层结缔组织、毛细血管的基膜与内皮(图 2-118)。呼吸膜很薄,总厚度仅 $0.5~\mu m$。其中任何一层发生病理改变,均会影响气体交换。

3) 肺泡孔是指相邻肺泡之间互相交通的小孔,能沟通和平衡相邻肺泡内的气体。当肺部感染时,病菌可通过肺泡孔扩散,成为炎症蔓延的通道。

(三) 肺下缘的体表投影

平静呼吸时,两肺下缘在锁骨中线、腋中线和肩胛线分别与第 6、8、10 肋相交,在脊柱旁约平第 10 胸椎棘突高度。

三、胸膜

1. 胸腔 由胸壁与膈围成,上界经胸廓上口与颈部相连;下界借膈与腹腔隔开。胸腔分为 3 部分(图 2-119),左、右两侧有胸膜腔和肺,中间为纵隔。

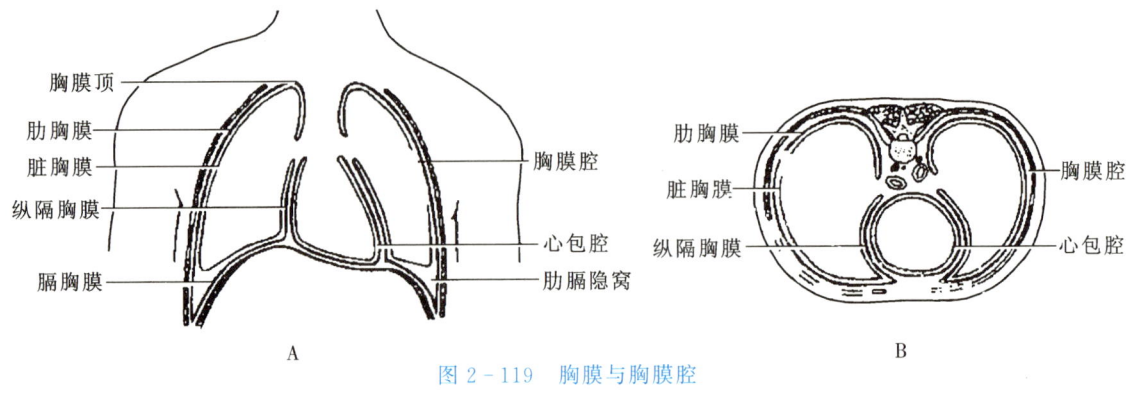

图 2-119　胸膜与胸膜腔

A. 冠状面；B. 水平面

2. 胸膜　为一层薄而光滑的浆膜,分脏胸膜和壁胸膜两层。脏胸膜紧贴肺表面,又称为肺胸膜。壁胸膜按部位分为 4 部分:① 肋胸膜,衬于肋和肋间隙内面。② 膈胸膜,覆盖膈上面。③ 纵隔胸膜,位于纵隔两侧,其中部包裹肺根并移行为脏胸膜。④ 胸膜顶,为肋胸膜与纵隔胸膜向上延伸突入颈根部的部分,覆盖在肺尖的表面,高出锁骨内侧 1/3 上方2~3 cm。

3. 胸膜腔　由脏、壁胸膜在肺根处互相移行,形成左、右两个潜在性的密闭间隙,称为胸膜腔。腔内为负压,仅有少量浆液,可减少呼吸时脏、壁两层胸膜间的摩擦。胸膜腔在不同部分的壁胸膜互相移行转折处,有些部位存在较大的空隙,即使在深吸气时,肺的边缘也不能伸入其间,这些部分称为胸膜隐窝。其中,最重要的是肋膈隐窝,在肋胸膜与膈胸膜互相转折处,其位置最低、容积最大,胸膜腔出现积液时,积液常首先聚集于此。

胸膜的体表投影

4. 胸膜下缘的体表投影　胸膜下缘较肺下缘低 1~2 肋,在锁骨中线、腋中线和肩胛线分别与第 8、10、11 肋相交,在脊柱旁约平第 12 胸椎棘突高度(图 2-120,图 2-121)。

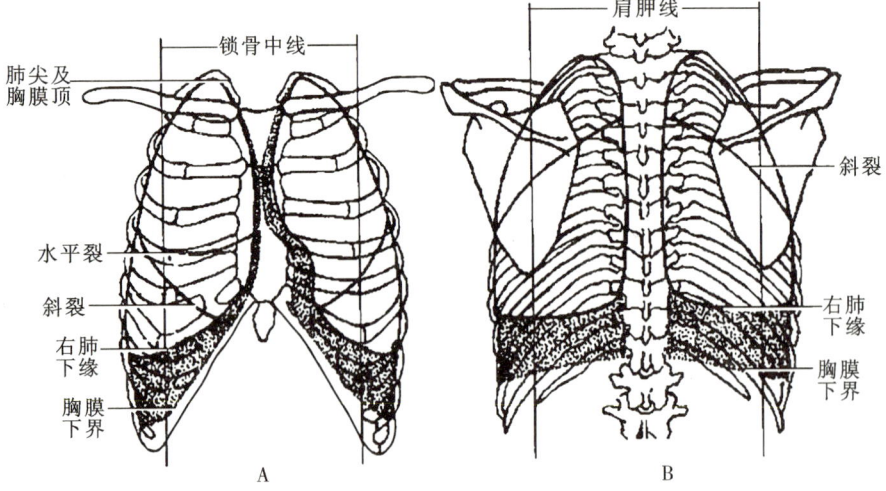

图 2-120　肺和胸膜的体表投影

A. 前面观；B. 后面观

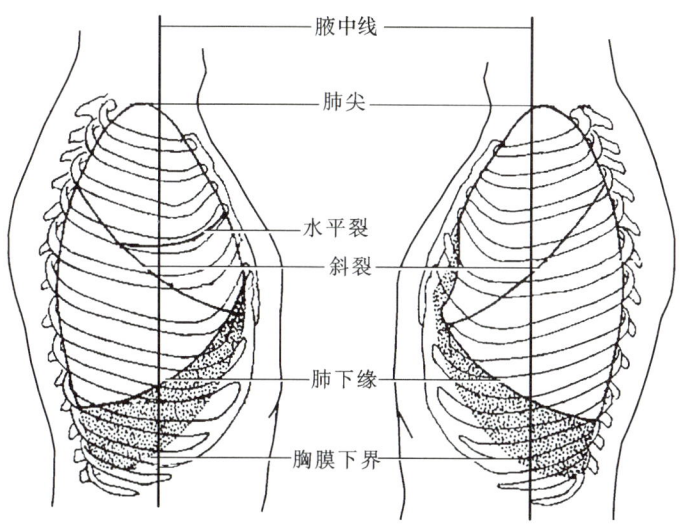

图 2-121 肺和胸膜的体表投影（左、右侧面观）

四、纵隔

纵隔是左、右纵隔胸膜之间的全部器官、结构和结缔组织的总称。纵隔前界为胸骨，后界为脊柱胸段，两侧界为纵隔胸膜，上界为胸廓上口，下界为膈（图 2-122）。

通常以胸骨角平面为界，将纵隔分为上纵隔与下纵隔。下纵隔又以心包为界，分为前纵隔、中纵隔和后纵隔。

上纵隔内有胸腺（或胸腺遗迹）、气管、食管、大血管、胸导管、神经和淋巴结等。前纵隔内有少量淋巴结及疏松结缔组织等。中纵隔内有心包、心和出入心的大血管等。后纵隔内有食管、主支气管、大血管、神经和淋巴结等。

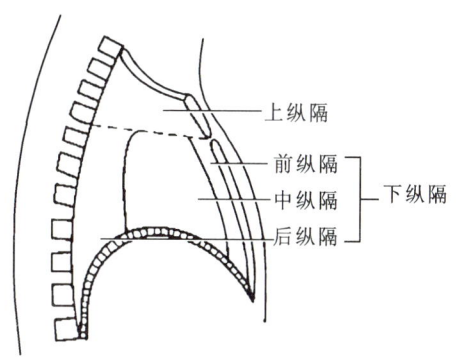

图 2-122 纵隔的分布

复习思考题

1. 名词解释：上呼吸道、下呼吸道、肺门、肺根、肋膈隐窝、纵隔。
2. 喉腔分为哪几部？最狭窄的部位在何处？
3. 左、右支气管的形态各有何特征？异物易坠入哪一侧支气管？为什么？
4. 左、右肺各分为哪几叶？胸膜如何分布？

（刘媛媛）

第五节　泌尿系统

泌尿系统概述

肾的位置及
体表投影

泌尿系统由肾、输尿管、膀胱和尿道组成(图2-123),其主要功能是将机体在代谢过程中产生的废物和多余的水分排出体外,保持机体内环境的稳定和电解质的平衡。

一、肾

(一) 肾的形态与位置

1. 肾的位置　肾位于脊柱两旁,腹膜后方,为腹膜外位器官(图2-124)。左肾上端平第11胸椎下缘,下端平第2腰椎下缘。右肾因受肝的影响比左肾低半个椎体,故右肾上端平第12胸椎上缘,下端平第3腰椎上缘。第12肋分别斜过左肾后面的中部和右肾后面的上部。肾门约平第1腰椎水平,其体表投影在竖脊肌外侧缘与第12肋围成的夹角内,此处称为肾区(肋脊角)。肾出现某些疾患时,触压或叩击肾区可引起疼痛。

2. 肾的形态　肾为实质性器官,呈暗红色,左、右各一。每侧肾可分为上、下两端,前、后两面和内、外两侧缘。内侧缘中部凹陷称为肾门,是肾的血管、神经、淋巴管及肾盂等出入之处。出入肾门的结构

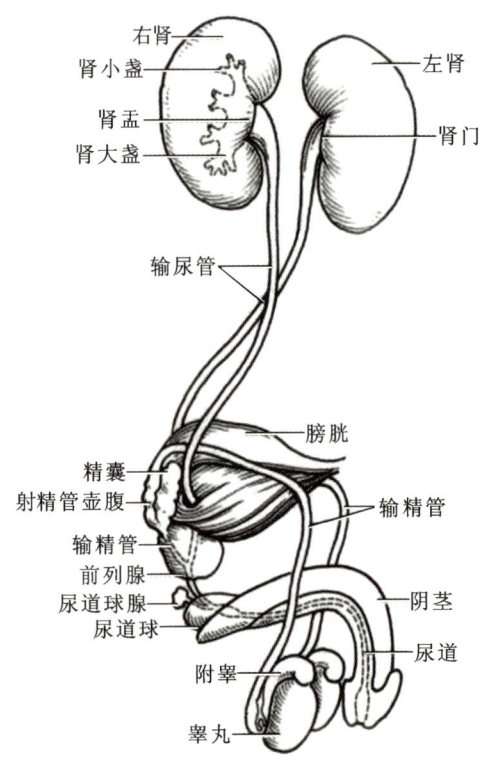

图2-123　男性泌尿生殖系统

被结缔组织包裹,称肾蒂(图2-125)。肾门向肾内凹陷形成的腔隙,称为肾窦。肾窦内容纳肾小盏、肾大盏、肾盂、肾动脉的分支、肾静脉的属支、淋巴管、神经和脂肪组织等。

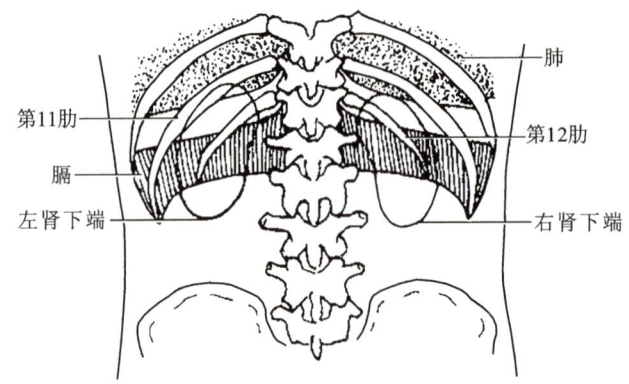

图2-124　肾的位置和体表投影

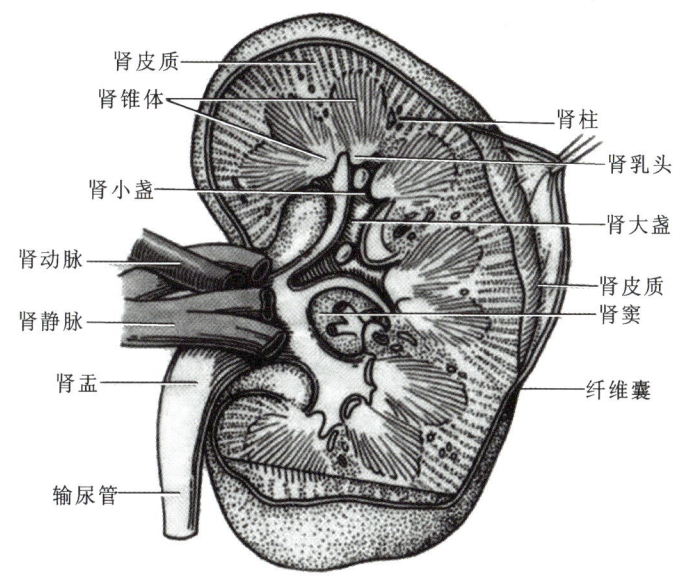

图 2-125 肾的剖面结构

（二）肾的剖面构造

在冠状面上,肾实质可分为表浅的肾皮质和深部的肾髓质。肾皮质内血管丰富,呈红褐色。部分肾皮质深入肾髓质内,称为肾柱。肾髓质色泽较浅,由15～20个肾锥体构成。肾锥体的底朝向皮质,尖端朝向肾窦,称为肾乳头。肾乳头尖端有许多小孔,称乳头孔。肾乳头周围有呈漏斗状的肾小盏包绕。2～3个肾小盏汇合成1个肾大盏,每侧肾有2～3个肾大盏,肾大盏最后汇合成漏斗形的肾盂。肾盂出肾门移行为输尿管(图2-125)。

肾的剖面结构

（三）肾的被膜

肾的表面有3层被膜包裹,由内向外依次为纤维囊、脂肪囊和肾筋膜(图2-126,图2-127)。

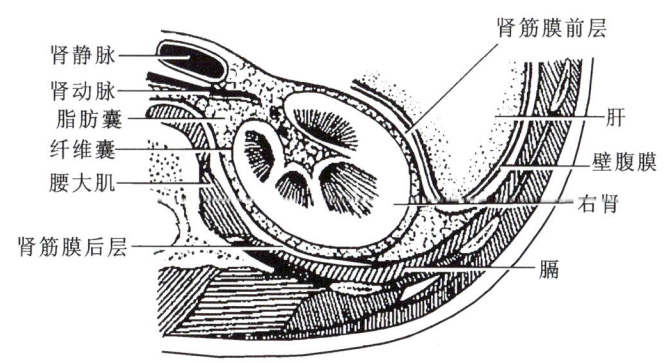

图 2-126 肾被膜水平面

1. 纤维囊 包裹在肾实质表面,为一层薄而坚韧的致密结缔组织膜。

2. 脂肪囊　位于纤维囊外面,较厚,为包裹肾的脂肪层。临床上进行肾囊封闭,即将药物注入此囊内。

3. 肾筋膜　分为前、后两层。在肾上腺上方和肾外侧缘,两层互相融合;在肾的下方,两层分开形成间隙,输尿管通过其中。肾的正常位置的维持,除肾的被膜外,肾血管、邻近的器官、腹内压及腹膜等对肾也有固定作用。肾的固定结构不健全时,可引起肾下垂或游走肾。

(四) 肾的微细结构

肾的微细结构包括肾单位、集合管和球旁复合体。

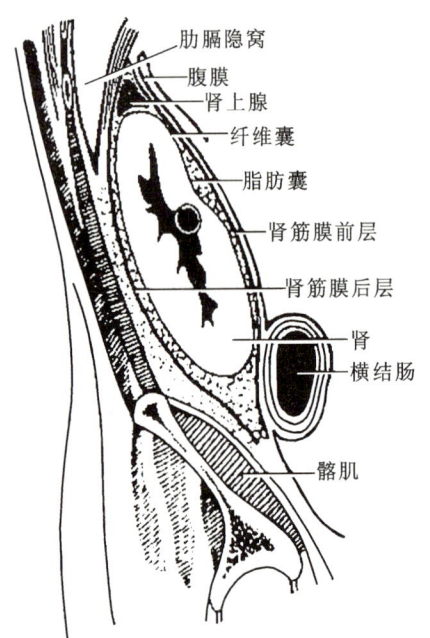

图 2-127　肾被膜矢状面

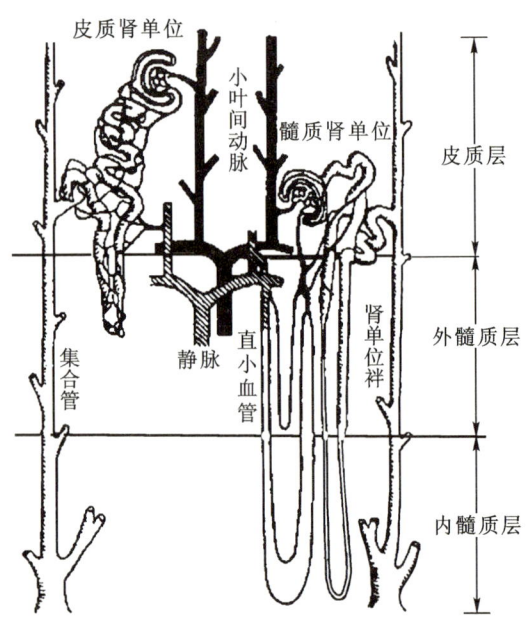

图 2-128　肾单位、集合管及肾血管

肾小球滤过

1. 肾单位　是肾结构和功能的基本单位。每侧肾有 100 万个以上的肾单位。每个肾单位由肾小体和肾小管组成。肾小体位于皮质浅部的称为浅表肾单位,体积小,约占总数的 85%,在尿液的形成中起重要的作用。肾小体位于皮质深部的称为髓旁肾单位,体积大,约占总数的 15%,在尿液的浓缩中起重要的作用(图 2-128)。

(1) 肾小体　呈圆球形,直径约 200 μm,由肾小球和肾小囊组成。肾小体有两个极:微动脉出入的一端为血管极;与之相反的另一端为尿极,与肾小管相连。肾小球为一团盘曲的毛细血管祥,由入球微动脉进入肾小体反复分支而形成,最后汇集成出球微动脉离开肾小体。入球微动脉短而粗,出球微动脉细而长。因此,肾小球毛细血管内压力高。毛细血管内皮细胞为有孔型,孔径 70~90 nm。内皮细胞外有一层薄而完整的基膜。肾小囊为双层盲囊,分壁、脏两层,两层间的腔隙为肾小囊腔。肾小囊壁层由单层扁平上皮构成,在尿极处延续为肾小管,在血管极处转折移行为脏层。肾小囊脏层包裹在肾小球毛细血管祥的外面,由具有多突起的足细胞组成。足细胞胞体大,由胞体发出几个较大的初级突起,初级突起又发出指状的次级突起。次级突起互相交错镶嵌,其间留有 20~40 nm 宽的间隙,称为裂孔。裂孔被厚度约 6 nm 的一层裂孔膜覆盖。

当血液从入球微动脉流经肾小球毛细血管时,血液中除有形成分和大分子蛋白质外,其他成分均通过毛细血管的有孔内皮、基膜和裂孔膜而进入肾小囊腔,形成原尿。故这3层结构称为滤过膜或滤过屏障(图2-129)。如滤过膜受损(如肾小球肾炎),血液中的蛋白质,甚至红细胞可滤出,引起蛋白尿或血尿。

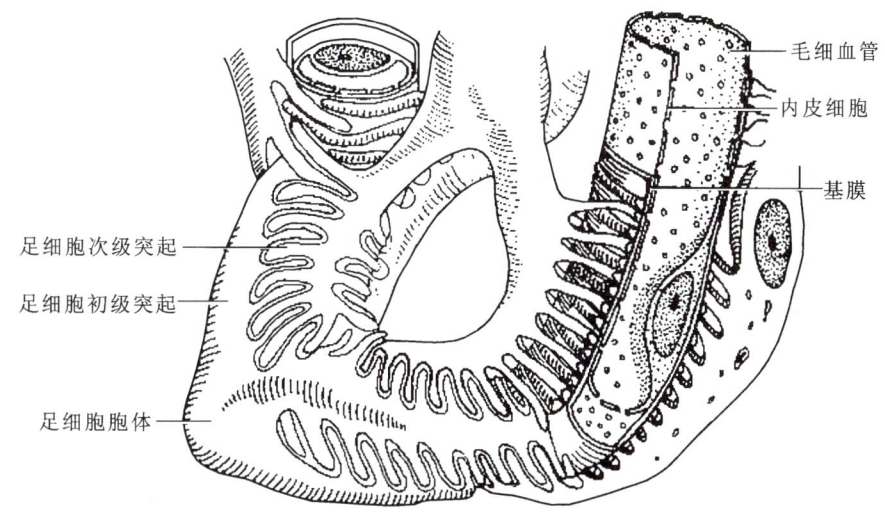

图2-129 肾小囊足细胞与毛细血管超微结构

(2)肾小管 为弯曲的上皮性管道,分为近端小管、细段和远端小管3部分。

1)近端小管 与肾小囊外层相续,其起始部分在肾小体附近迂曲蟠行,称为曲部,继而变直走向髓质,称为直部。近端小管由单层立方细胞组成。上皮细胞游离面有密集排列的微绒毛构成的刷状缘,扩大了细胞的表面积,有利于近端小管对水和其他物质的重吸收。

2)细段 主要位于肾锥体内,由单层扁平上皮细胞组成,管壁薄,有利于水和电解质的透过。

3)远端小管 与细段相续,也分为直部和曲部。直部与细部相续。直部由髓质行向皮质,盘曲在肾小体附近称为曲部。远端小管仍由单层立方上皮组成,细胞游离面的微绒毛稀少,不形成刷状缘。其功能活动受醛固酮和加压素的调节,吸收钠而排出钾,促进细胞对水的重吸收,使尿液浓缩,尿量减少。

2. 集合管 分为弓形集合管、直集合管和乳头管3部分。弓形集合管与远端小管相连,行向髓质变直,称为直集合管。数条直集合管互相汇合,形成较大的乳头管,以乳头孔开口于肾小盏。集合管由单层立方上皮细胞组成,至乳头管变为高柱状上皮。集合管也有重吸收水和钠、排出钾的功能,也受醛固酮和加压素的调节。

3. 球旁复合体 又称近球小体,包括球旁细胞和致密斑等结构(图2-130)。

(1)球旁细胞 入球微动脉在接近肾小体处,其管壁的平滑肌细胞变为上皮样细胞,呈立方体,称为球旁细胞,该细胞能分泌肾素。肾素在体内经过一系列复杂的生化反应后,能引起血压升高。

(2)致密斑 是远端小管起始部接近肾小体血管极一侧的上皮细胞分化而成的椭圆形结构。上皮细胞呈高柱状,排列紧密。致密斑是钠离子感受器,能感受远端小管尿液中钠离子浓度的变化。当钠离子浓度降低时,把信息传递给球旁细胞,促使后者分泌肾素,间接引起远端小管与集合管吸收钠和排出钾的作用增强。

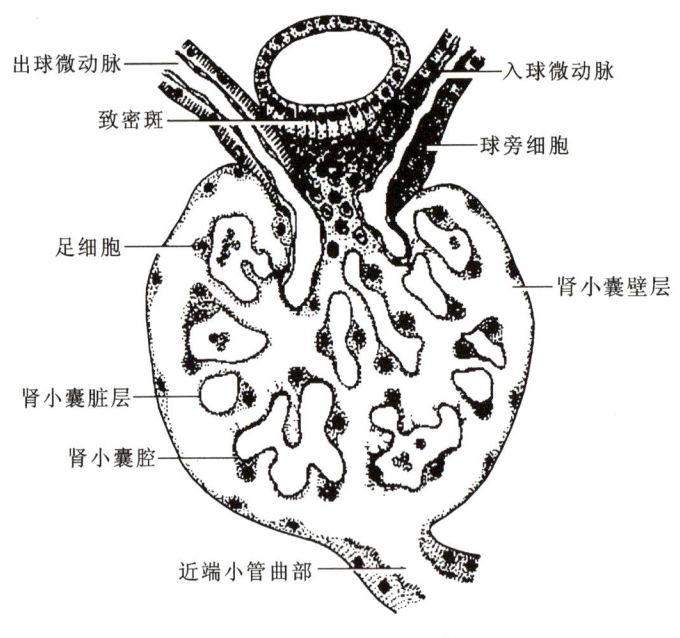

图 2-130　球旁复合体

出球微动脉　入球微动脉　致密斑　球旁细胞　足细胞　肾小囊壁层　肾小囊脏层　肾小囊腔　近端小管曲部

二、输尿管

（一）输尿管的位置、行程和分段

输尿管是输送尿液的肌性管道，位于腹膜后方，细长而弯曲。输尿管全长 20～30 cm，管径 5～7 mm。起于肾盂，沿腰大肌前面下行，在经小骨盆的入口处跨越髂血管入盆腔。先沿骨盆侧壁向后下，再转向前内至膀胱底，斜穿膀胱壁，开口于膀胱底内面的输尿管口。按其行程，输尿管全长可分为腹部、盆部和壁内部。腹部为小骨盆入口以上的部分；盆部为小骨盆入口至斜穿膀胱壁前的部分；壁内部为斜穿膀胱壁的部分。当膀胱充盈时，输尿管的壁内部被压扁而闭合，以阻止膀胱内的尿液向输尿管反流。

输尿管三
处狭窄

（二）输尿管的狭窄

输尿管全长有 3 处生理性狭窄。第 1 处狭窄，在与肾盂相移行处，管径约 2 mm；第 2 处狭窄，在小骨盆入口处，与髂血管交叉，管径约 3 mm；第 3 处狭窄，在壁内部，为输尿管最狭窄处，管径为 1～2 mm。肾结石下行时，常在输尿管的这些狭窄部位滞留、嵌顿，引起输尿管绞痛，甚至肾积水。

三、膀胱

膀胱是贮存尿液的肌性囊状器官，伸缩性大，其形状、大小、位置和壁的厚度可随年龄、性别和尿液的充盈程度而发生改变。一般情况下，正常成年人的膀胱容积为 300～500 mL，最大容积可达 800 mL。新生儿的膀胱容积约 50 mL，女性膀胱的容积相对较小。老年人因膀胱肌张力下降，故容积增大。

(一) 膀胱的形态与分部

成年人膀胱空虚时呈锥体形,可分为尖、体、底、颈 4 部分,各部之间无明显界限。膀胱尖朝向前上方;膀胱底朝向后下方;膀胱尖与膀胱底之间的部分称为膀胱体。膀胱最下部称为膀胱颈,其下端的开口即尿道内口,通尿道(图2-131)。膀胱充盈时,其形态呈卵圆形。

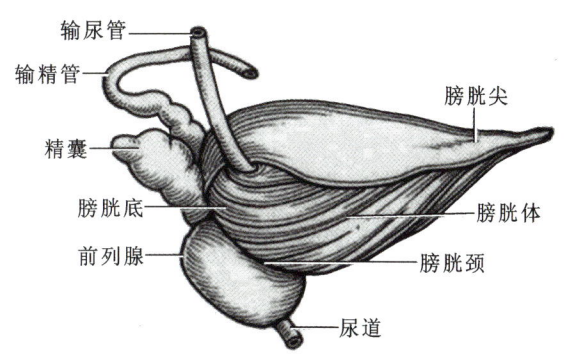

图 2-131　膀胱的形态(男性)

(二) 膀胱的位置与毗邻

成年人膀胱位于小骨盆腔内,居耻骨联合后方。膀胱空虚时,膀胱尖一般不超过耻骨联合上缘;充盈时,膀胱尖超过此上缘。随着膀胱的充盈,腹前壁下部的腹膜可随膀胱的上升而被推移向上,腹前壁与膀胱前壁直接相贴。此时经耻骨联合上缘行膀胱穿刺或膀胱手术,可不经腹膜腔而直达膀胱内,可避免腹膜的损伤和感染。膀胱的毗邻男女不同。膀胱底在男性与精囊、输精管壶腹和直肠相邻(图2-131),在女性则与子宫和阴道相邻。膀胱颈在男性与前列腺相邻(图2-132),在女性则与尿生殖膈相接(图2-133)。

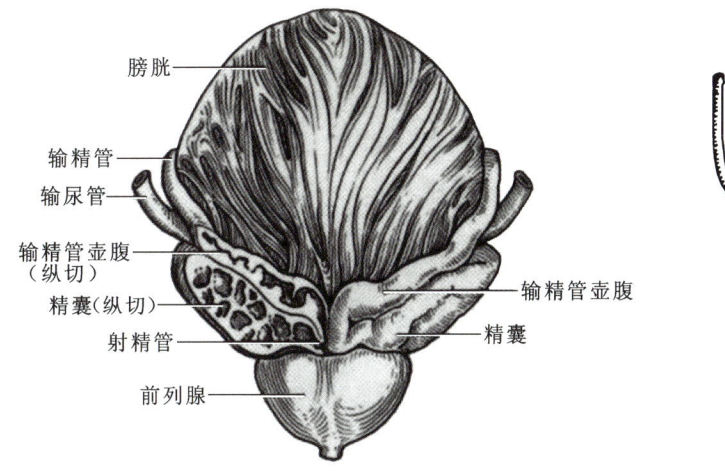

图 2-132　男性膀胱后面的毗邻

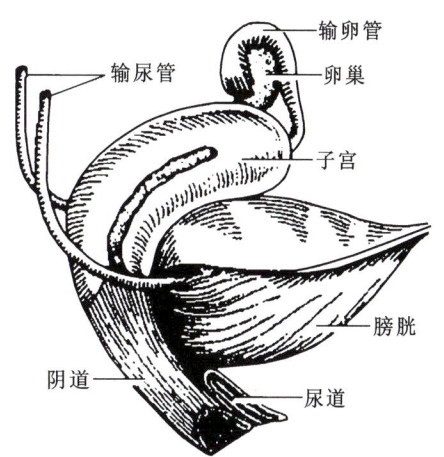

图 2-133　女性膀胱后面的毗邻

(三) 膀胱壁的构造

膀胱壁由黏膜、肌层和外膜构成。肌层为平滑肌,统称逼尿肌,排列为内纵行、中环行和外纵行 3 层。环行肌在尿道内口周围增厚,形成膀胱括约肌。其黏膜在膀胱空虚时,形成许多皱襞。在膀胱充盈时,皱襞减少或消失。但在膀胱底的

膀胱三角

内面,位于 2 个输尿管口和尿道内口之间有一个三角形区域,无论是在膀胱充盈还是膀胱空虚时,黏膜始终平滑无皱襞,称为膀胱三角(图2-134)。膀胱三角是膀胱结核和肿瘤的好发部位,也是膀胱镜检查时的定位标志。左、右输尿管口之间的黏膜形成一横行皱襞,称为输尿管间襞。膀胱镜检查时,可见此皱襞颜色较为苍白,可作为寻找输尿管口的标志。

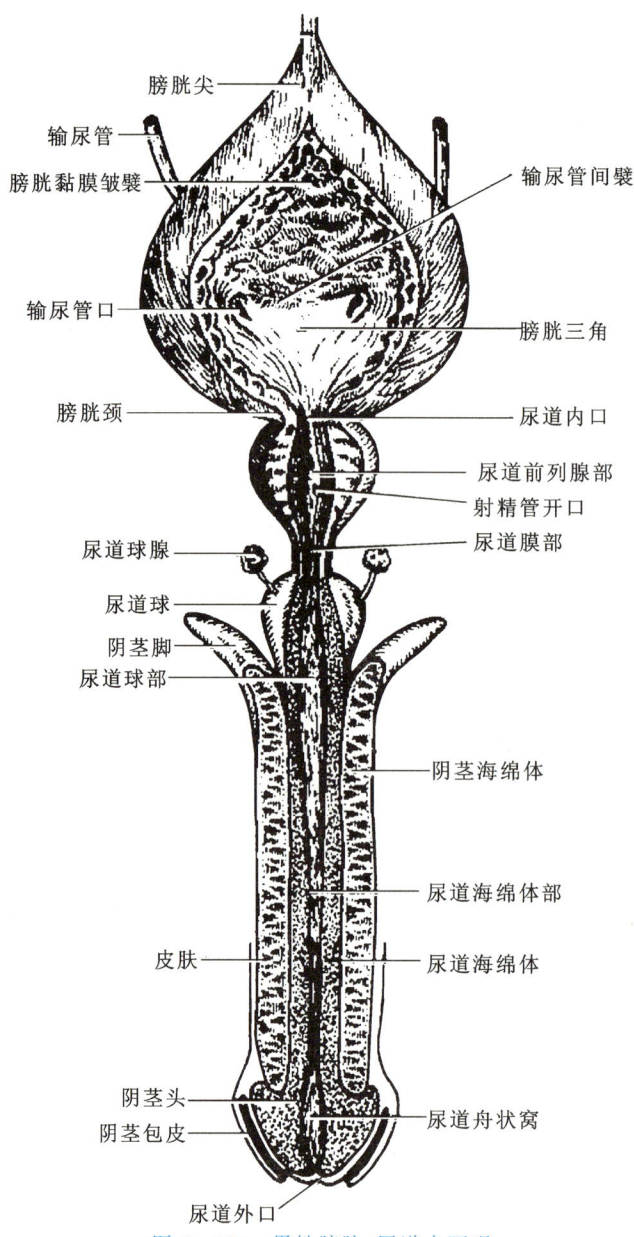

膀胱尖

输尿管

膀胱黏膜皱襞

输尿管间襞

输尿管口

膀胱三角

膀胱颈

尿道内口

尿道前列腺部

射精管开口

尿道球腺

尿道膜部

尿道球

阴茎脚

尿道球部

阴茎海绵体

尿道海绵体部

皮肤

尿道海绵体

阴茎头

尿道舟状窝

阴茎包皮

尿道外口

图 2-134　男性膀胱、尿道内面观

四、尿道

尿道为排尿的管道,男性尿道(图 2-134)还兼有排精的功能(将在男性生殖系统中叙述)。

女性尿道起于膀胱的尿道内口,穿过尿生殖膈,终于阴道前庭的尿道外口(图 2-135)。女性尿道较男性尿道短、宽、直,仅有排尿功能,全长 3~5 cm。在穿过尿生殖膈时,尿道和阴道周围有尿道阴道括约肌(骨骼肌)环绕,此肌受意识控制,对尿道有明显的括约作用。由于女性尿道短、宽、直,且开口于阴道前庭,距阴道口和肛门较近,故逆行性尿道感染以女性较多见。

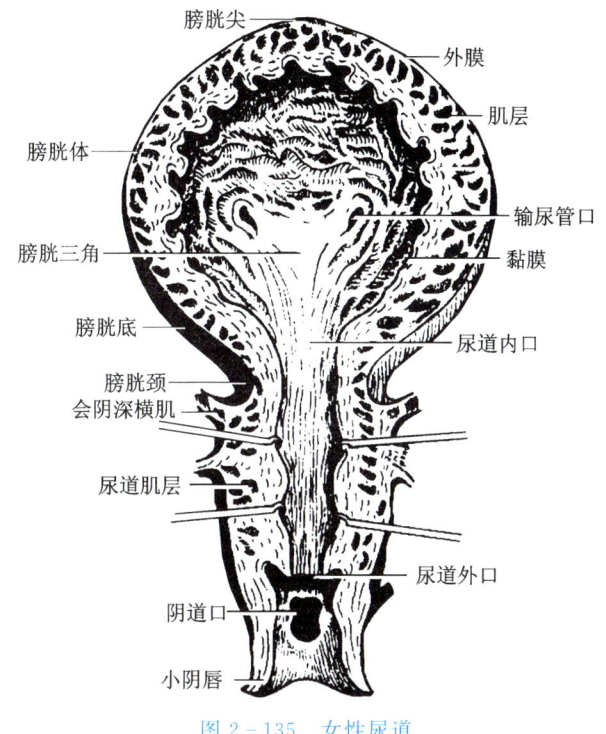

图 2-135 女性尿道

复习思考题

1. 名词解释:肾单位、肾门、肾蒂、肾窦、肾区、滤过屏障。
2. 泌尿系统由哪些器官组成?
3. 肾单位是如何组成的?
4. 输尿管全长有哪几处狭窄?
5. 膀胱分为哪几部分? 膀胱三角位于何处? 有何临床意义?
6. 女性尿道有何形态特征?

（王 贞）

第六节 生 殖 系 统

生殖系统是由具有产生生殖细胞、繁殖新个体及分泌性激素等功能的一系列器官组成的。男、女的生殖器虽然有差异,但均分为内生殖器和外生殖器两部分。

一、男性生殖系统

(一) 内生殖器

1. 睾丸 是男性的主性生殖器官,呈扁椭圆形,位于阴囊内,左、右各一。睾丸后缘的上部

睾丸

有血管、神经和淋巴管等出入,并与附睾、输精管下段相接触(图 2-136)。

睾丸表面包裹一层致密结缔组织被膜,称为白膜。白膜在睾丸后缘处增厚,形成睾丸纵隔。从睾丸纵隔发出许多睾丸小隔,将睾丸实质分隔成 100～200 个锥体形的睾丸小叶。每个睾丸小叶内含有 1～4 条盘曲的精曲小管,精曲小管是产生精子的部位,其管壁由支持细胞和生精细胞组成。生精细胞嵌在支持细胞之间,自精曲小管的基底部至管腔依次为精原细胞、初级精原细胞、次级精原细胞、精子细胞和精子。精曲小管之间的结缔组织内有睾丸间质细胞,可分泌男性激素。精曲小管接近睾丸纵隔时,汇合成精直小管。精直小管进入睾丸纵隔内,交织形成睾丸网。由睾丸网发出 12～15 条睾丸输出小管,经睾丸后缘上部进入附睾头。

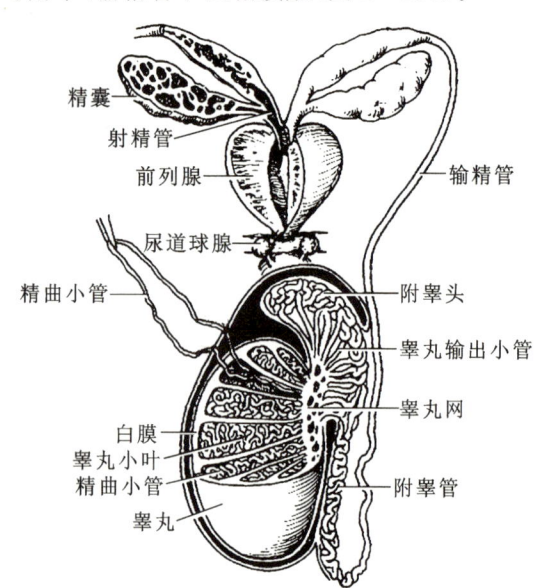

图 2-136 男性内生殖器

2. 附睾 紧贴睾丸的上端和后缘,分为头、体和尾 3 部分。附睾头由睾丸输出小管构成,输出小管末端汇合形成一条附睾管。附睾管迂回盘曲形成附睾体和附睾尾。附睾管末端移行为输精管。附睾的功能除贮存精子外,其分泌的液体可供给精子营养,并促进精子进一步发育成熟。

输精管道

3. 输精管和射精管 输精管是附睾管的直接延续,出阴囊后,经腹股沟管进入盆腔,沿骨盆侧壁向后下,经输尿管末端前方到膀胱底后面,与精囊的排泄管合成射精管。射精管长约 2 cm,穿前列腺实质,开口于尿道前列腺部。输精管在阴囊根部位置最表浅,活体容易触及,是输精管结扎术的常选部位。

4. 精囊腺 位于膀胱底后方,为一对长椭圆形的囊状器官。其排泄管与输精管壶腹末端合成射精管,其分泌物参与组成精液。

5. 前列腺 呈栗子形,位于膀胱和尿生殖膈之间,包绕尿道起始部。射精管及前列腺排泄管均开口于该段尿道。

6. 尿道球腺 是一对豌豆大小的球形腺体,位于尿生殖膈内。其排泄管开口于尿道球部,其分泌物参与组成精液。

睾丸产生的精子及附睾、精囊腺、前列腺等分泌的液体共同组成精液。

(二) 外生殖器

1. 阴囊 是位于阴茎根后下方,由皮肤和肉膜等构成的囊袋(图 2-137)。阴囊的浅筋膜为肉膜,含平滑肌纤维,其舒缩可调节阴囊内的温度,有利于精子的生存。肉膜在正中线向阴囊深部发出阴囊中隔将阴囊分为左、右腔,以容纳每侧的睾丸、附睾和输精管的起始部。

2. 阴茎 悬于耻骨联合前下方,可分为头、体和根 3 部分。阴茎头尖端有矢状位的尿道外口。阴茎头、体交界处为阴茎颈。阴茎主要由背侧两个阴茎海绵体和腹侧一个尿道海绵体以及

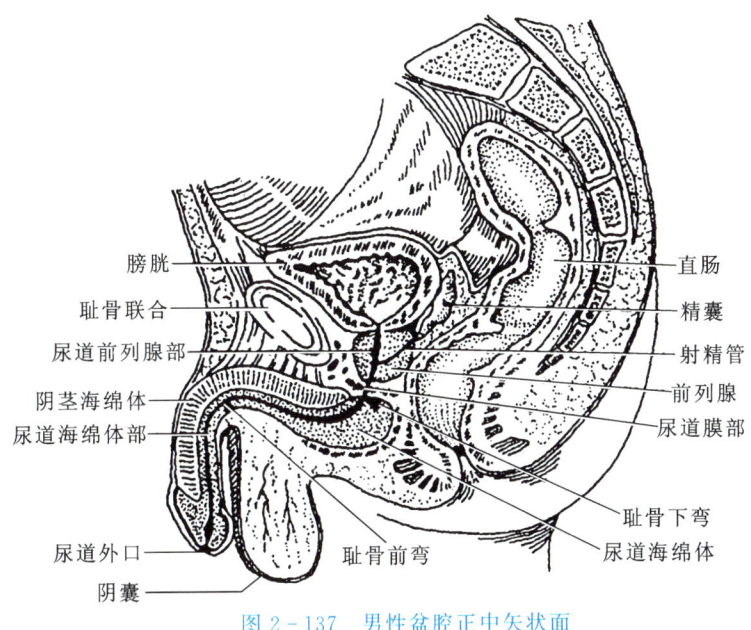

图 2-137 男性盆腔正中矢状面

左侧标注（从上到下）：膀胱、耻骨联合、尿道前列腺部、阴茎海绵体、尿道海绵体部、尿道外口、阴囊

右侧标注（从上到下）：直肠、精囊、射精管、前列腺、尿道膜部、耻骨下弯、尿道海绵体

中间标注：耻骨前弯

外包的筋膜和皮肤构成。尿道海绵体贯穿尿道全长,其前端膨大称为阴茎头,后端膨大称为尿道球。阴茎皮肤在阴茎颈处游离,向前延伸并形成双层皮肤的环形皱襞,包绕阴茎头,称为阴茎包皮。在阴茎头腹侧中线上,包皮与尿道外口相连的皮肤皱襞,称为包皮系带。

(三) 男性尿道

男性尿道起于膀胱的尿道内口,终于尿道外口。成年男性尿道长 16～22 cm。全长可分为前列腺部、膜部和海绵体部(图 2-137)。临床把前列腺部和膜部称后尿道,海绵体部称前尿道。

男性尿道

男性尿道有 3 处狭窄、3 处扩大和 2 个弯曲。3 处狭窄分别位于尿道内口、膜部和尿道外口,以尿道外口最狭窄。3 处扩大分别位于尿道前列腺部、尿道球部和尿道舟状窝。2 个弯曲:一个为耻骨下弯,在耻骨联合后下方,凹向上,此弯曲恒定无变化;另一个为耻骨前弯,在耻骨联合前下方,凹向下,如将阴茎向上提起,此弯曲即消失。

二、女性生殖系统

女性生殖系统也分内、外生殖器。此外,女性会阴和乳房与生殖功能密切相关,也在本节叙述。

(一) 内生殖器

1. 卵巢 是女性的主性生殖器官,位于骨盆侧壁的卵巢窝内,呈扁卵圆形,左、右各一。卵巢上端借卵巢悬韧带连于盆腔侧壁;下端借卵巢固有韧带连于子宫底两侧(图 2-138,图 2-139)。

卵巢与输卵管

卵巢表面有一层浆膜。浆膜深面是致密结缔组织构成的白膜(图 2-140)。卵巢的实质分为皮质和髓质两部分。皮质位于白膜深面,较厚,内有许多不同发育阶段的卵泡。卵泡的发育大致分为 3 个阶段。① 原始卵泡:由一个较大的初级卵母细胞及其周围一层扁平的卵泡细胞构

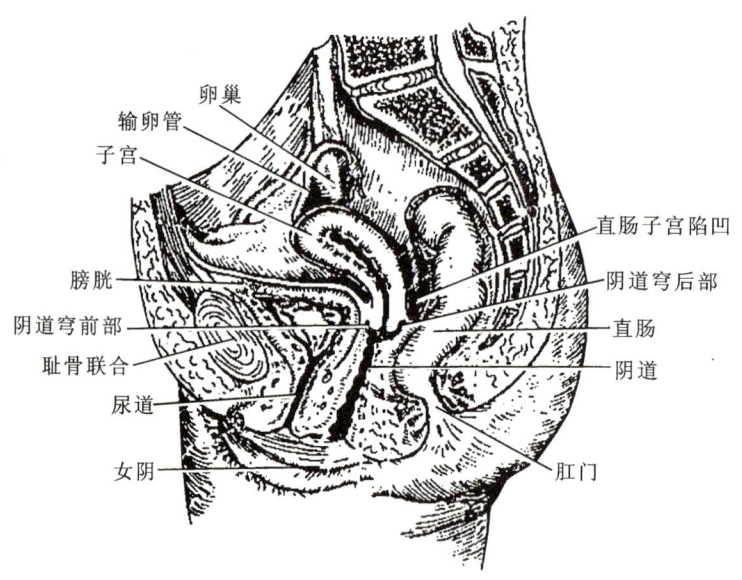

图 2-138 女性盆腔正中矢状切面

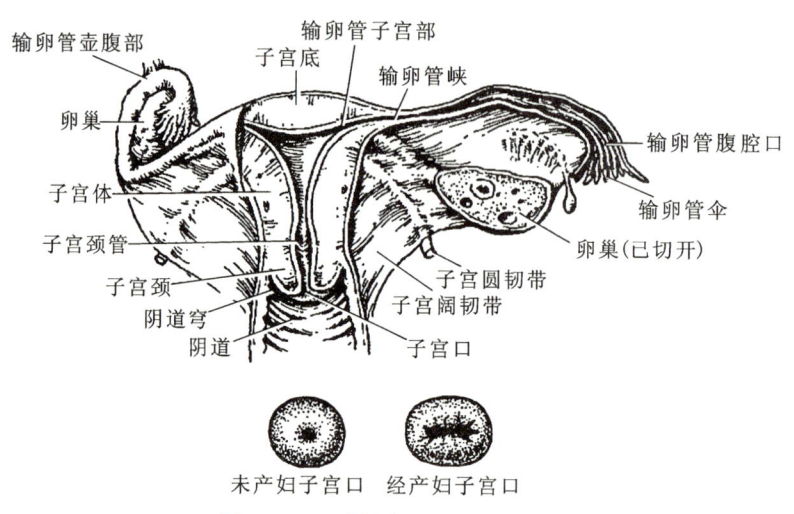

未产妇子宫口 经产妇子宫口

图 2-139 女性内生殖器(前面观)

成。② 生长卵泡:自青春期开始,在垂体促性腺激素的作用下,部分原始卵泡开始生长发育。卵母细胞逐渐增大,其表面出现一层厚度均匀的嗜酸性膜,称为透明带;卵泡细胞由一层分裂为多层。随着卵泡细胞的不断增殖,卵泡细胞之间出现多个含有卵泡液的小腔隙,这些小腔最终相互融合为一个半月形大腔隙,称为卵泡腔。同时,靠近卵母细胞的卵泡细胞逐渐变为柱状,围绕透明带呈放射状排列,称为放射冠;其他的卵泡细胞主要构成卵泡壁。卵泡周围的结缔组织也逐渐发生变化,形成富含细胞和血管的卵泡膜。③ 成熟卵泡:为生长卵泡的最后阶段。成熟卵泡突出于卵巢的表面,最后卵泡破裂,卵子和它周围的放射冠以及卵泡液一起排入腹膜腔,称为排卵。排卵后,残存的卵泡壁塌陷并形成皱褶,同时卵泡膜亦伸入其内,二者在黄体生成素的作用下,形成一个体积较大、富含血管的内分泌细胞团,称为黄体。排卵后 7~8 天,黄体发展到顶峰,若排出的卵子没有受精,黄体仅能维持 12～15 天,随即经退化、变性和纤维化而转变为白体。若受精,则黄体继续发育至妊娠 6 个月左右逐渐萎缩。

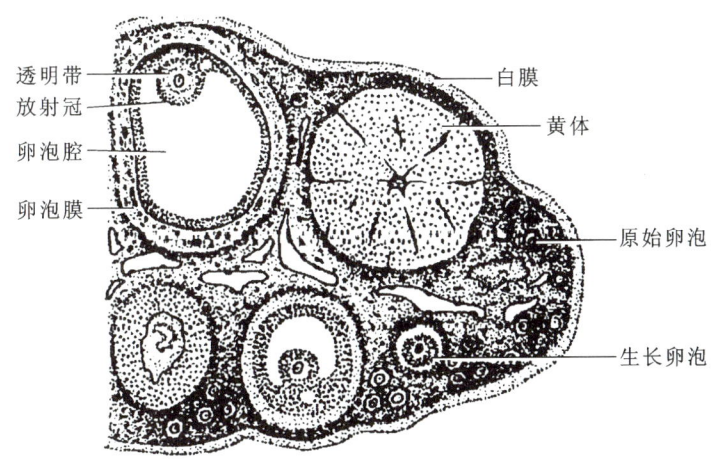

图 2-140　卵巢的微细结构

2. 输卵管　是一对弯曲肌性管道,连于子宫底两侧,包藏于子宫阔韧带内(图 2-139)。输卵管由内侧向外侧依次分为 4 部。① 子宫部:为输卵管穿子宫壁的一段。② 输卵管峡:直而短,是输卵管结扎术常选部位。③ 输卵管壶腹:约占输卵管全长的 2/3,粗而弯曲,卵子通常在此部受精。④ 输卵管漏斗:为输卵管外侧端膨大的部分,呈漏斗状,有输卵管腹腔口通腹膜腔。漏斗游离缘有许多细长指状突起,称为输卵管伞,是手术时识别输卵管的标志。

子宫的形态与位置及其固定装置

3. 子宫　是孕育胎儿和形成月经的肌性器官。

(1) 子宫的形态　成年子宫呈前后略扁的倒置梨形,可分为子宫底、子宫体和子宫颈 3 部。位于两侧输卵管子宫口以上的部分,称为子宫底;下端狭窄的部分,称为子宫颈;子宫底与子宫颈之间的部分,称为子宫体。颈、体交界处狭窄,称为子宫峡。子宫内腔包括子宫腔和子宫颈管。位于子宫体内呈倒置三角形的腔隙称为子宫腔,其两侧角与输卵管相通;位于子宫颈内的梭形腔隙称为子宫颈管,向上通子宫腔,向下通阴道。子宫颈下口称为子宫口(图 2-139)。

(2) 子宫的位置和固定　子宫位于盆腔中央,在膀胱与直肠之间,与阴道上端相连(图 2-138,图 2-139)。站立时,子宫呈轻度前倾前屈位。前倾是指子宫长轴与阴道长轴之间向前开放的夹角;前屈是指子宫体与子宫颈之间形成的向前开放的钝角。子宫的正常位置依靠盆底肌的承托和子宫韧带的牵拉固定。固定子宫的韧带主要有 4 对。① 子宫阔韧带:位于子宫两侧,由双层腹膜构成,上缘游离,内含输卵管,该韧带可限制子宫向两侧移位。② 子宫圆韧带:由平滑肌和结缔组织构成,呈圆索状,起自子宫与输卵管结合处下方,在子宫阔韧带前层内走向前外侧,经腹股沟管止于阴阜和大阴唇皮下,是维持子宫前倾的主要结构。③ 子宫主韧带:位于子宫阔韧带下部两层之间,由结缔组织和平滑肌构成,连于子宫颈与骨盆侧壁之间,是防止子宫下垂的主要结构。④ 子宫骶韧带:由平滑肌和结缔组织构成,起自子宫颈后面,向后绕过直肠,止于骶骨前面,有维持子宫前倾的作用。

(3) 子宫壁的结构　子宫壁由内向外分为内膜、肌层和外膜(图 2-141)。① 内膜:由单层柱状上皮和固有层组成。固有层内有单管分支状的子宫腺及丰富的血管和淋巴管等,其中小动脉多弯曲呈螺旋状,称为螺旋动脉。子宫内膜分为功能层和基底层。功能层位于浅层,较厚,自青春期起出现周期性脱落并出血,形成月经。基底层较薄,位于深层,是增殖能力强的组织,可增生并修复功能层。② 肌层:为平滑肌,厚达 15 mm,有较大的血管穿行。③ 外膜:大部分为浆膜。

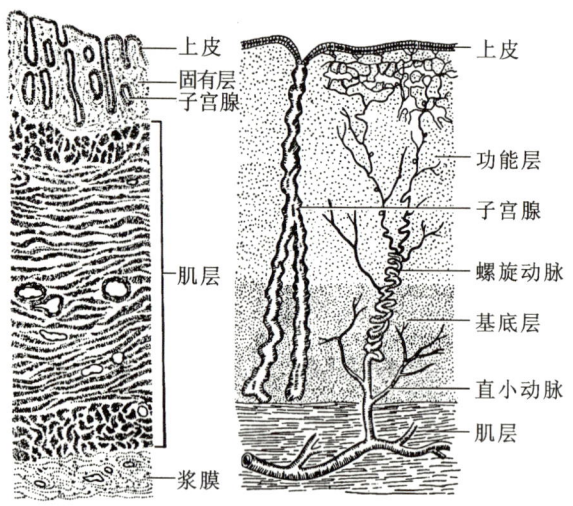

图 2-141　子宫壁的微细结构及子宫腺和血管

（4）子宫内膜的周期性变化　自青春期开始,子宫内膜功能层在卵巢周期性分泌激素的影响下,每隔 28 天左右出现一次剥脱、出血和修复的过程,这种周期性变化,称为月经周期。该周期可分为月经期、增生期和分泌期 3 期。

4. 阴道　为前后略扁的肌性管道,可分为前后两壁和上下两端。前壁较短,与膀胱底和尿道相邻;后壁较长,紧贴直肠。阴道上端较宽大,包绕子宫颈阴道部形成的环形凹陷,称为阴道穹。阴道穹后部最深,紧贴直肠子宫陷凹。阴道下端较狭窄,以阴道口开口于阴道前庭。处女的阴道口周围,有一环行的黏膜皱襞,称为处女膜(图 2-139,图 2-142)。

5. 前庭大腺　左、右各一,位于阴道口两侧,前庭球的后端,形如豌豆,为女性的附属腺体,可分泌黏液润滑阴道口。

（二）外生殖器

外生殖器又称女阴(图 2-142),包括以下各部分。

1. 阴阜　为耻骨联合前方的皮肤隆起,长有阴毛。

2. 大阴唇　为一对纵行隆起的皱襞,富有色素,长有阴毛。

3. 小阴唇　位于大阴唇内侧的一对薄而光滑的皮肤皱襞。

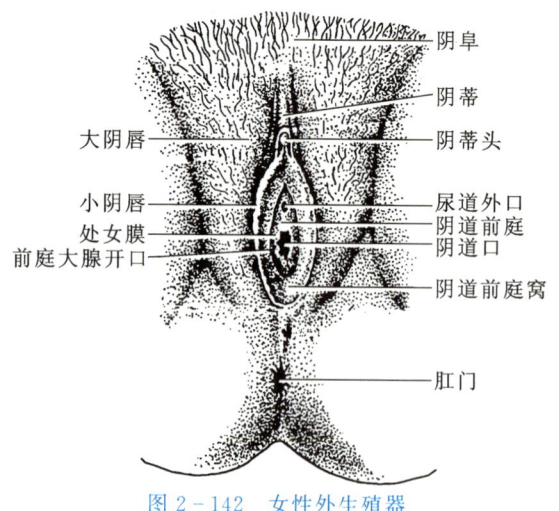

图 2-142　女性外生殖器

4. 阴道前庭　是位于两侧小阴唇之间的裂隙,其前部有较小的尿道外口,后部有较大的阴道口,阴道口两侧有前庭大腺的开口。

5. 阴蒂 位于尿道口的前方,相当于男性的阴茎海绵体,富有神经末梢,感觉灵敏。

6. 前庭球 呈马蹄形,相当于男性的尿道海绵体,位于大阴唇皮下。

乳房和会阴

1. 乳房 成年女性的乳房呈半球形,位于胸大肌及其筋膜表面。乳房中央有乳头,其顶端有许多输乳管的开口。乳头周围有颜色较深的皮肤环形区,称为乳晕。乳晕表面有许多小隆起,其深面为乳晕腺,可分泌脂状物润滑乳头。乳头和乳晕皮肤较薄弱,易于损伤。

乳房内部主要由乳腺和脂肪组织构成。结缔组织将乳腺分隔成15~20个乳腺小叶,每叶有一输乳管,以乳头为中心呈放射状排列。故乳房手术时,应尽量采取放射状切口,以减少对乳腺和输乳管的损伤。乳房皮肤与乳腺深面的胸肌筋膜之间,连有许多纤维组织小束,称为乳房悬韧带或 Cooper 韧带,对乳房起支持和固定作用(图 2-143)。

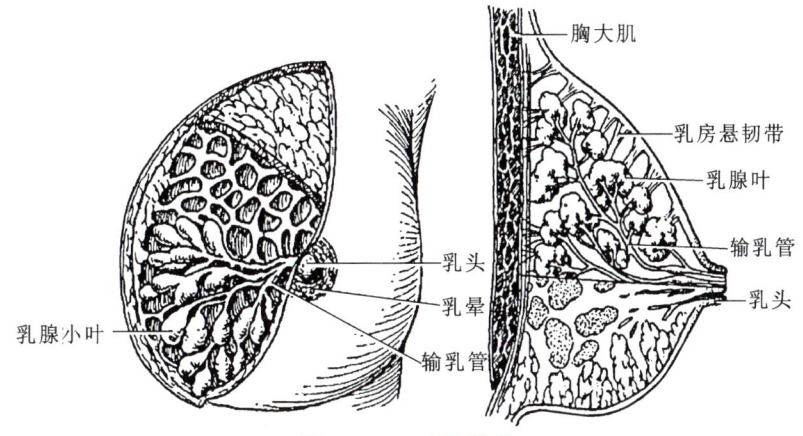

图 2-143 女性乳房

2. 会阴 有广义和狭义之分。广义会阴是指封闭骨盆下口的所有软组织。其境界与骨盆下口一致,呈菱形,前方为耻骨联合下缘,后为尾骨尖,两侧为耻骨下支、坐骨支、坐骨结节和骶结节韧带。狭义会阴是指肛门与外生殖器之间的狭小区域,在女性又称产科会阴。妇女分娩时应注意保护此部位,以免损伤。

复习思考题

1. 简述男性生殖细胞产生的部位及精子的排出途径。
2. 男性尿道有哪些解剖学特点?
3. 简述子宫的位置、形态结构、分部及其主要固定装置。
4. 什么叫阴道穹?其后部有什么特点和临床意义?
5. 乳房手术为什么常选放射状切口?

(姜云传)

第七节 脉 管 系 统

脉管系统是一系列封闭和连续的管道系统,包括由心和血管组成的心血管系统及由淋巴管道、淋巴器官和淋巴组织组成的淋巴系统两部分。心血管系统内有血液循环流动;淋巴管道内有淋巴向心流动,经过一个或数个淋巴结,最后注入静脉。故淋巴管道可视为静脉回流的辅助管道。脉管系统的主要功能是运输营养物质、氧和二氧化碳、激素、淋巴细胞和代谢产物等,脉管系统的某些结构还有重要的内分泌功能。

一、心血管系统

(一) 概述

1. 心血管系统由心和血管组成 血管包括动脉、毛细血管和静脉。

(1) 心 内部借房间隔和室间隔分隔为互不相通的两部分,即左半心和右半心。每侧半心又分为上方的心房和下方的心室,故心的内部被分隔为左心房、右心房、左心室和右心室 4 个腔。心房和心室分别与静脉和动脉相连通,同侧的心房与心室借房室口相连通。

(2) 动脉 是引导血液离开心室的血管,在行程中不断分支,越分越细,最后分支为毛细血管。

(3) 静脉 是引导血液回到心房的血管,起始于毛细血管,在血液向心回流过程中逐渐汇合增大,最后汇集成大静脉注入心房。

(4) 毛细血管 大多介于动脉与静脉之间。

2. 血液循环 血液由心射出,经动脉、毛细血管和静脉,最后又返回心。这种周而复始、循环往复和不断流动的过程称为血液循环。根据其循环途径不同,分为体循环和肺循环(图 2 - 144)。

(1) 体循环(也称大循环) 含丰富的氧和营养物质的动脉血,由左心室射入主动脉,再经其各级分支达全身毛细血管,血液中的氧和营养物质透过毛细血管壁进入组织,同时组织在代谢过程中产生的二氧化碳和代谢产物也透过毛细血管壁进入血液。经过这样的物质交换,氧含量高的动脉血转化为二氧化碳含量高的静脉血,再经各级静脉,最后汇集成上、下腔静脉和冠状窦返回右心房。

(2) 肺循环(也称小循环) 从体循环回到右心的静脉血,由右心室射入肺动脉干,再经各级分支至肺泡周围的毛细血管网,静脉血中的二氧化碳透过毛细血管壁进入肺泡,同时肺泡内的氧也透过毛细血管壁进入血液,经过这样的气体交换,静脉血又转化为动脉血,最后经肺静脉回到左心房。

(二) 心

1. 心的位置与外形 心位于胸腔的中纵隔内,约 2/3 在身体正中面左侧,约 1/3 在右侧。心外形似倒置的圆锥体,有一尖、一底、两面和三缘,表面有 3 条主要的沟。心尖朝向左前下方,在第 5 肋间隙左锁骨中线内侧 1~2 cm 处,可触及心尖搏动。心底向右后上方,与出入心的大血管相连。两面:前面又称为胸肋面,隔着心包与胸骨体下部和左侧第 4~6 肋软骨相邻;后面又称为膈面,隔心包与膈相贴。三缘:心右缘由右心房构成;心左缘主要由左心室构成;心下缘由右心室和心尖构成。心的表面有一条近似于冠状位的几乎呈环形的沟称为冠状沟,是心房和心室的表面分界。心

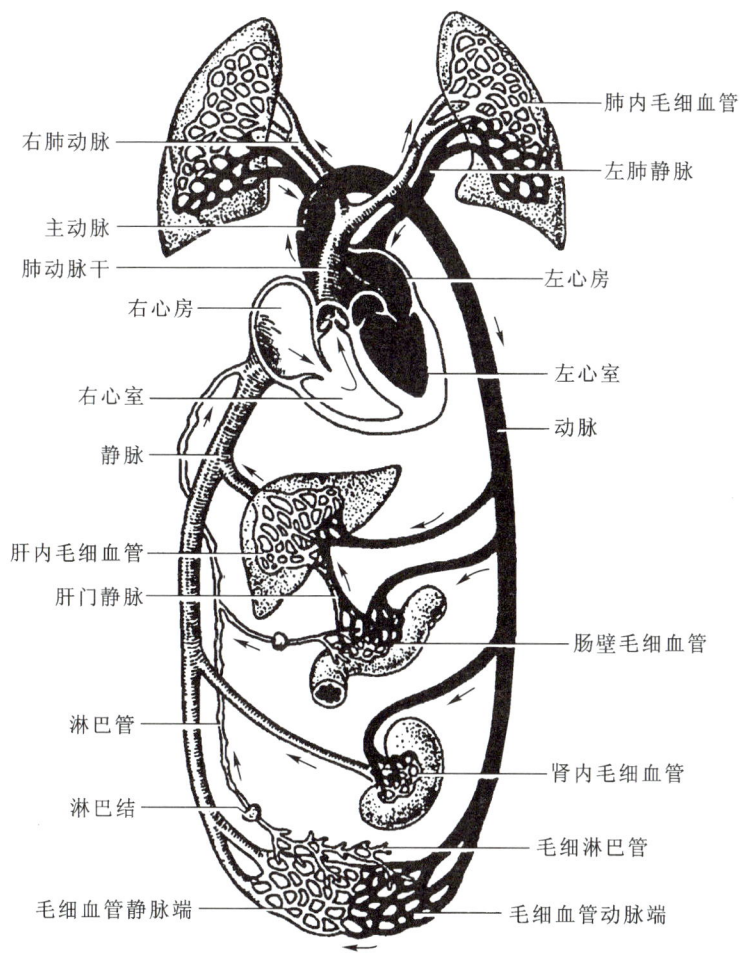

右肺动脉
主动脉
肺动脉干
右心房
右心室
静脉
肝内毛细血管
肝门静脉
淋巴管
淋巴结
毛细血管静脉端

肺内毛细血管
左肺静脉
左心房
左心室
动脉
肠壁毛细血管
肾内毛细血管
毛细淋巴管
毛细血管动脉端

图 2-144　血液循环途径

的胸肋面和膈面各有一条自冠状沟延至心尖稍右侧的浅沟,分别称为前室间沟和后室间沟,是左、右心室在心表面的分界(图 2-145,图 2-146)。

2. 心腔的形态与结构

(1) 右心房　位于心的右上部,其向左前方突出的部分称为右心耳。右心房有 3 个入口和 1 个出口。入口:上部有上腔静脉口;下部有下腔静脉口;下腔静脉口与右房室口之间有冠状窦口。出口为右房室口,通向右心室。右心房后内侧壁主要由房间隔组成,其下部有一卵圆形浅凹称为卵圆窝,是胎儿时期卵圆孔闭锁后的遗迹(图 2-147)。房间隔缺损好发于此处,是一种常见的先天性心脏病。

(2) 右心室　位于右心房的左前下方,有 1 个入口和 1 个出口。入口为右房室口,口的周围有 3 个呈三角形的瓣膜称为三尖瓣(右房室瓣)。瓣膜的基底部附着于右房室口周缘的纤维环,瓣膜尖端有细丝状的腱索与突向室腔的乳头肌相连。纤维环、三尖瓣、腱索和乳头肌在结构与功能上是一个整体,称为三尖瓣复合体。心室收缩时,三尖瓣被血液推挤而互相靠拢,封闭房室口,阻止血液向右心房内反流。出口为肺动脉口,通向肺动脉干,口周围有 3 个朝向肺动脉腔内的半月形瓣膜,称为肺动脉瓣。当心室舒张时,因血液反流而使该瓣膜与肺动脉壁形成袋状,3 个瓣膜互相靠拢将肺动脉口封闭,阻止血液向右心室反流(图 2-147)。

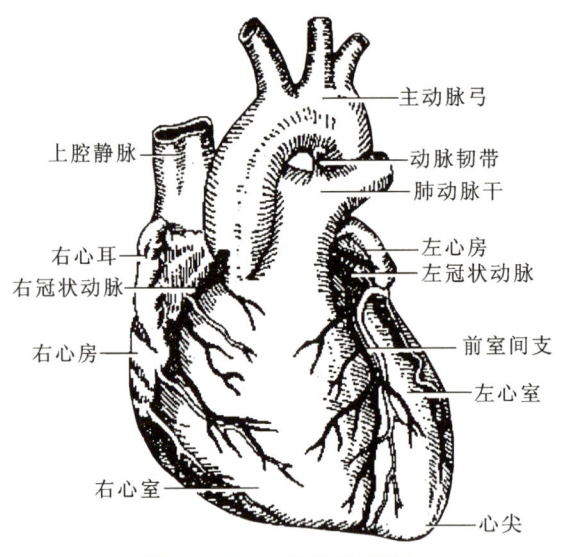

图 2-145 心的外形(前面)

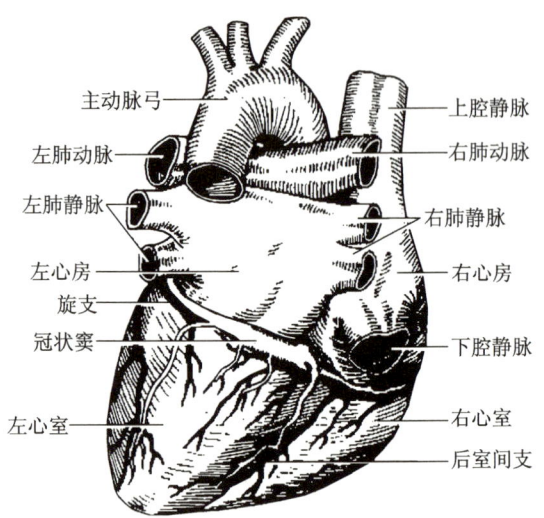

图 2-146 心的外形(后面)

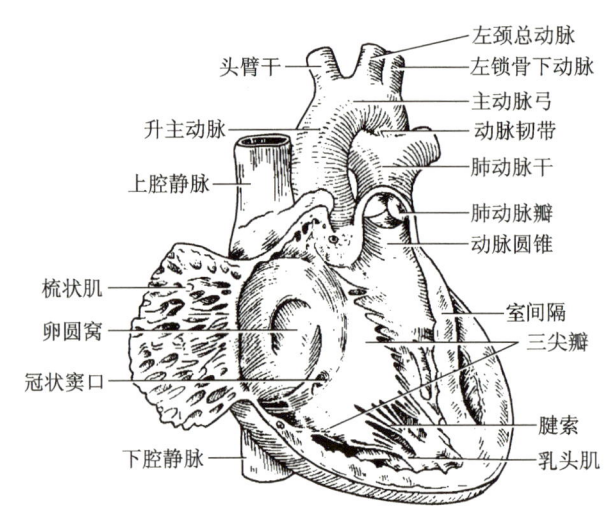

图 2-147 右心房与右心室

(3) 左心房 位于右心房左后方,构成心底的大部分,是心最后方的部分。其前部向右前方突出的部分称左心耳。左心房有 4 个入口和 1 个出口。入口为左、右两对肺静脉口;出口为左房室口,通向左心室(图 2-148)。

(4) 左心室 位于右心室的左后下方,有 1 个入口和 1 个出口。入口为左房室口,口周围有 2 个呈三角形的瓣膜,称为二尖瓣(左房室瓣)。二尖瓣基底部附着于左房室口周缘的纤维环,瓣膜尖端有腱索与乳头肌相连。纤维环、二尖瓣、腱索和乳头肌在结构与功能上仍是一个整体,称为二尖瓣复合体。出口为主动脉口,口周缘的纤维环仍有 3 个半月形的主动脉瓣附着,其结构与功能同肺动脉瓣(图 2-148)。

3. 心壁的微细构造 心壁从内向外依次由心内膜、心肌层和心外膜 3 层结构构成。

（1）心内膜 是内衬于房室内面的薄膜，由内皮、内皮下层和内膜下层组成。内皮为单层扁平上皮，内皮下层和内膜下层为结缔组织。内膜下层含心传导系统的分支。心内膜在心室的入、出口处折叠，形成心瓣膜。

（2）心肌层 是最厚的一层，主要由心肌纤维构成。心房肌与心室肌互不连续，它们附着于房室口和动脉口周围的纤维环。心室肌比心房肌厚，左心室肌又比右心室肌厚。

（3）心外膜 为浆膜性心包的脏层，由间皮和薄层结缔组织构成。

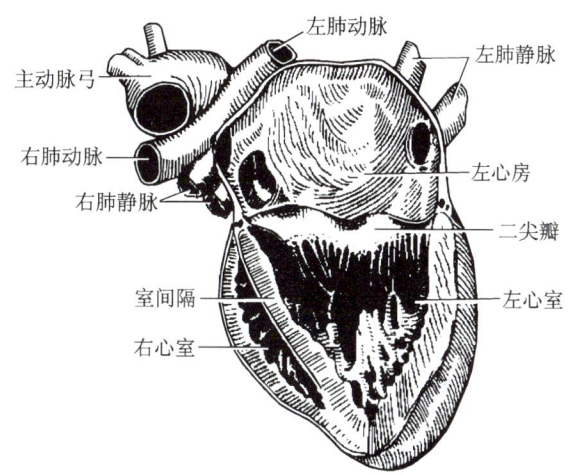

图 2-148 左心房与左心室的结构

4. 心传导系统 由特殊分化的心肌细胞组成，包括窦房结、房室结、房室束及其分支（图 2-149）。心传导系统的主要功能是自动产生兴奋，传导冲动，维持心正常节律性搏动。

（1）窦房结 位于上腔静脉与右心耳交界处的心外膜深面，能产生节律性兴奋，是心的正常起搏点。

（2）房室结 位于右房室口与冠状窦口之间的心内膜深面，发出房室束进入心室壁，把窦房结传来的冲动经房室束传向心室肌。

（3）房室束 从房室结发出后，下行入室间隔，分为左、右束支，分别沿室间隔左、右侧的心内膜深面下行，最后的分支在心内膜深面交织成浦肯野纤维网，与心室肌相连。

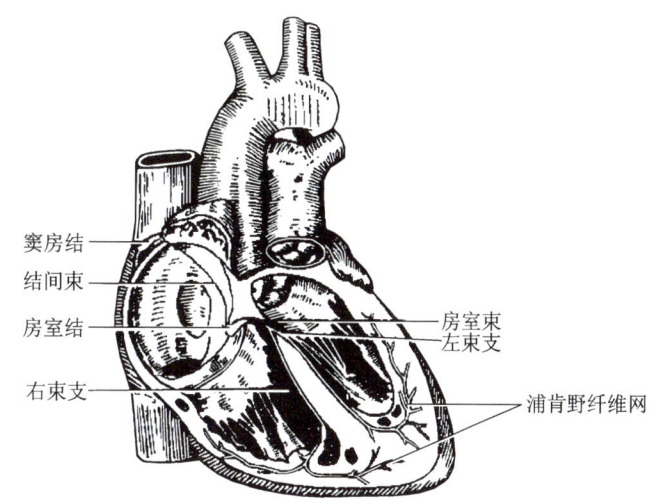

图 2-149 心传导系统

5. 心的血管

（1）心的动脉 为左、右冠状动脉，均起自升主动脉。左冠状动脉沿冠状沟向左行，分为前室间支和旋支。右冠状动脉沿冠状沟向右后行，达心膈面移行为后室间支（图 2-145，图 2-146）。它们共同营养心壁。

（2）心的静脉 多与动脉伴行，最后汇入冠状窦，经冠状窦口开口于右心房（图 2-145，图 2-146）。

6. 心包 是包裹在心外面及大血管根部的囊状结构，可分为纤维性心包和浆膜性心包两部分（图 2-150）。纤维性心包为致密结缔组织，包裹在浆膜性心包外面，向上与大血管外膜相续，下方附着于膈的中心腱。浆膜性心包为浆膜，分脏、壁两层。脏层为心外膜，在大血管根部移行为

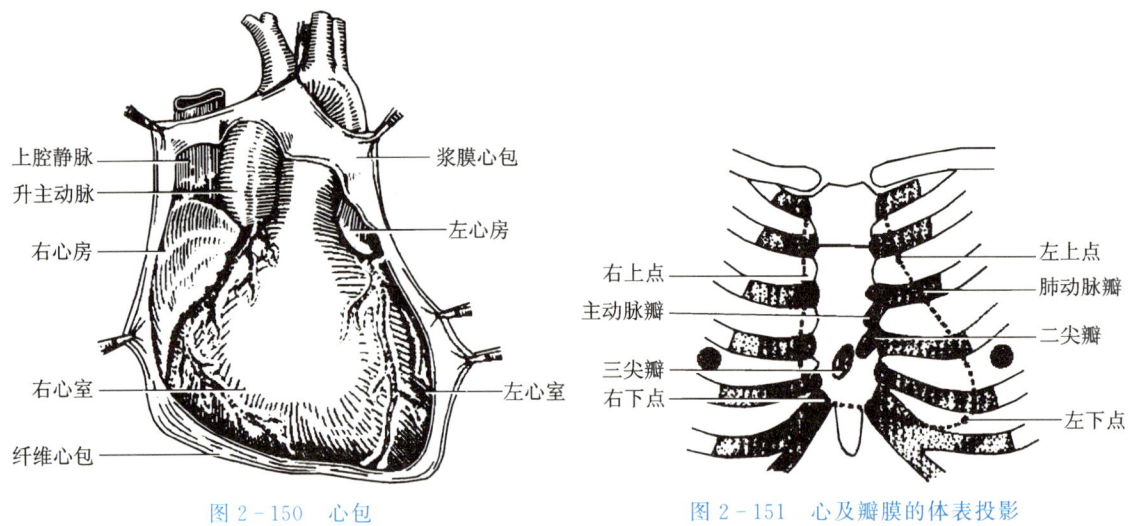

图 2 - 150　心包　　　　　　　　　　　图 2 - 151　心及瓣膜的体表投影

壁层。壁层内衬于纤维性心包内面。脏、壁两层互相移行形成潜在性的间隙称为心包腔,内含少量浆液,可减少心搏动时的摩擦。

7. 心的体表投影　一般采用以下 4 个点及其连线表示心在胸前壁的体表投影(图 2 - 151)。① 左上点:在左侧第 2 肋软骨下缘,距胸骨左缘约 1.2 cm。② 右上点:在右侧第 3 肋软骨上缘,距胸骨右缘约 1 cm。③ 右下点:在右侧第 6 胸肋关节处。④ 左下点:在左侧第 5 肋间隙,左锁骨中线内侧 1～2 cm。

上述 4 点的连线为心的体表投影,即左、右上点的连线为心上界,左、右下点的连线为心下界,左上、下点和右上、下点的连线分别为心左界和心右界。心左界和心右界均略向两侧微凸。

(三)　血管壁的微细结构

动、静脉的血管壁的微细结构均由内膜、中膜和外膜 3 层结构组成。

1. 动脉

(1) 内膜　为管壁的最内层,较薄,由内皮和薄层结缔组织构成(图 2 - 152)。内皮游离面光滑,与中膜交界处有一层弹性纤维构成内弹性膜。

(2) 中膜　较厚,主要由平滑肌和弹性纤维构成。大动脉的中膜由 40～70 层弹性膜组成,内有少量平滑肌纤维和胶原纤维等结构,故大动脉又称为弹性动脉。中、小动脉的中膜以平滑肌为主,故中、小动脉又称为肌性动脉。小、微动脉平滑肌的收缩和舒张,可影响外周血流的阻力而调节血压,故小、微动脉又称为外周阻力血管。

(3) 外膜　较薄,主要为结缔组织,内含小血管、神经和淋巴管等。

2. 静脉　管壁大致可分为内膜、中膜和外膜,但层次结构不如动脉明显。其中,外膜较厚。静脉壁的平滑肌和弹性纤维均不如动脉丰富,结缔组织成分较多。某些部位的静脉,内膜向管壁内面突出形成向心开放的静脉瓣,能阻止血液的反流。

3. 毛细血管　管径最细,大多为 6～8 μm。管壁极薄,结构简单,主要由内皮、基膜和周细

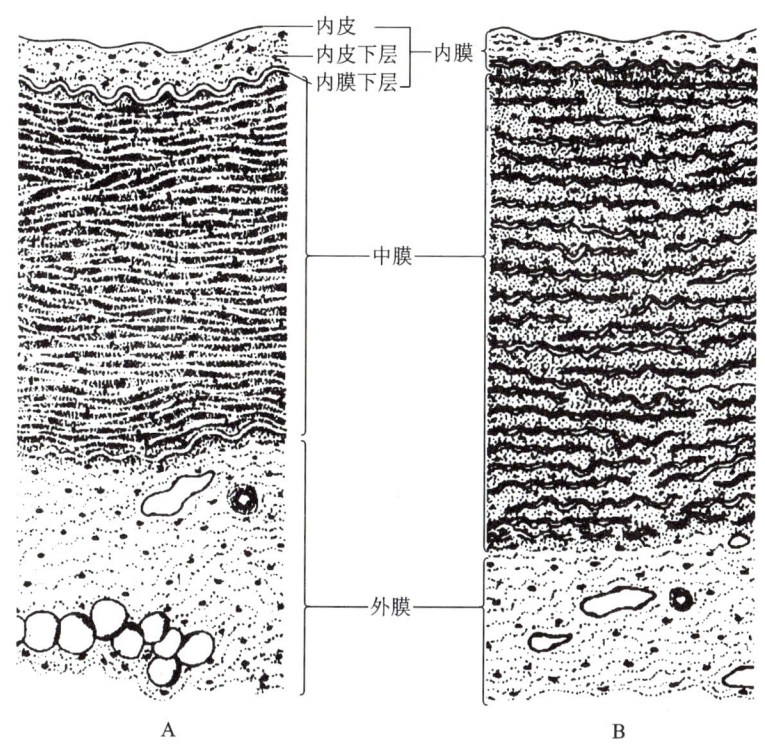

图 2 - 152　动脉管壁的微细结构

A. 中动脉；B. 大动脉

胞构成（图 2 - 153）。小的毛细血管仅由一个内皮细胞围成，较大的可由 2～3 个内皮细胞围成。毛细血管分布最广，分支多且互相吻合成网。毛细血管内血流缓慢，有利于血液与组织进行物质交换。分布于肝、脾、骨髓和某些内分泌腺的毛细血管形态不规则，腔大壁薄，管壁不完整，称为血窦。

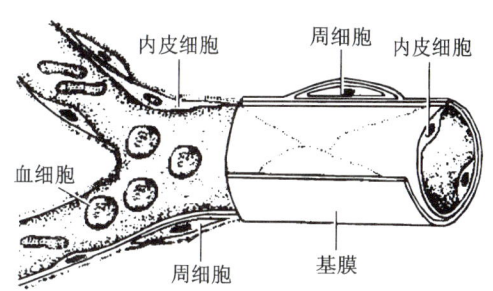

图 2 - 153　毛细血管的结构

（四）肺循环的血管

1. 肺循环的动脉　主干是肺动脉干，起自右心室的肺动脉口，在升主动脉根部的前方，向左后上方斜行至主动脉弓下方分为左、右肺动脉（见图 2 - 145～图 2 - 148），经左、右肺门入肺。肺动脉入肺后反复分支，其最后分支形成肺泡隔内毛细血管网。在肺动脉干分叉处稍左侧与主动弓下缘之间有一结缔组织索，称为动脉韧带，是胚胎时期动脉导管闭锁后的遗迹。动脉导管一般在出生后 6 个月左右闭锁形成动脉韧带。如不闭锁，使肺动脉与主动脉交通，称动脉导管未闭，属于先天性心脏病的一种。

2. 肺循环的静脉　无静脉瓣，起自肺泡隔内毛细血管网，经逐级汇合，最后汇合成左、右肺上静脉和左、右肺下静脉，出肺门后，注入左心房（见图 2 - 148）。

（五）体循环的血管

1. 体循环的动脉　主干是主动脉，全长分为升主动脉、主动脉弓和降主动脉 3 段，各段都发出分支分布于相应部位（图 2－154）。

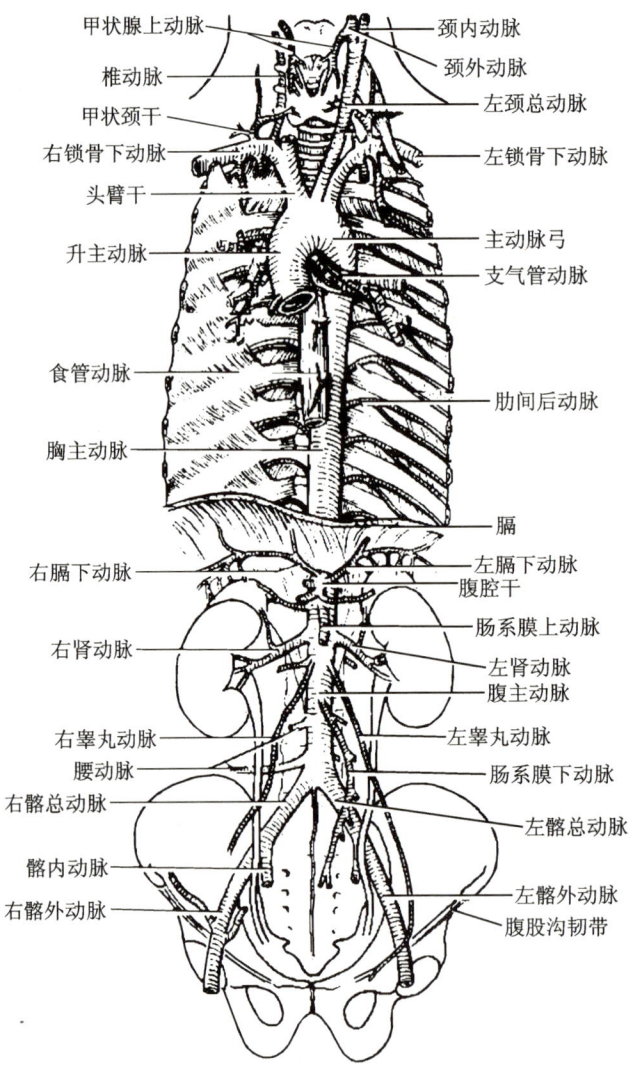

图 2－154　主动脉各段及其分支

升主动脉：发自左心室，在起始部发出左、右冠状动脉，分布于心壁。

主动脉弓：位于胸骨柄后方，由升主动脉移行而来，从右侧第 2 胸肋关节处，向左后方呈弓状弯曲，至第 4 胸椎下缘水平移行于降主动脉。主动脉弓凸侧向上发出三大分支，从右向左依次为头臂干、左颈总动脉和左锁骨下动脉。头臂干向右上斜行至右胸锁关节后方分为右颈总动脉和右锁骨下动脉。主动脉弓管壁内有压力感受器，具有调节血压的作用。主动脉弓下方 2～3 个粟粒大小的小体，称为主动脉小球，能感受血液中氧分压、二氧化碳分压和氢离子浓度的变化，属于化学感受器。

降主动脉:是主动脉在胸、腹腔内的下行段,以膈主动脉裂孔为界分为胸主动脉和腹主动脉。腹主动脉下端在第4腰椎下缘水平分为左、右髂总动脉。

(1) 头颈部的动脉 主干是颈总动脉,左、右各一。左侧起自主动脉弓,右侧起自头臂干。两侧颈总动脉均沿食管、气管和喉的外侧上升,至甲状软骨上缘处,分为颈内动脉和颈外动脉(图2-154,图2-155),分叉处有两个重要结构。① 颈动脉窦:为颈总动脉末端和颈内动脉起始部的膨大,其管壁内含有压力感受器,功能同主动脉弓的压力感受器。② 颈动脉小球:为颈总动脉分叉处后方的扁椭圆形小体,属于化学感受器,功能类似于主动脉小球。

1) 颈外动脉 自颈总动脉发出后,沿胸锁乳突肌深面上行,至下颌关节附近,分为颞浅动脉和上颌动脉两个终支。颈外动脉主要有4个分支。① 甲状腺上动脉:在颈外动脉起始部发出,行向前下分布于喉和甲状腺。② 面动脉:在下颌角平面发出,绕下颌骨下缘达面部,经口、鼻外侧向上行,至眼内眦,改名为内眦动脉。面动脉分布于面部软组织、下颌下腺和腭扁桃体等。③ 颞浅动脉:为颈外动脉的终末支,穿腮腺经外耳门前方上行,分布于额、颞、顶部软组织和腮腺。④ 上颌动脉:为颈外动脉的另一终末支,于下颌支深面向前入颞下窝,沿途分支分布于外耳道、中耳、面深部的结构、鼻腔和口腔内的结构、腭扁桃体及硬脑膜等。其中,分布到硬脑膜的一支称为脑膜中动脉,经棘孔入颅中窝。颈外动脉的分支还有舌动脉、耳后动脉和枕动脉等,它们分别分布于舌、耳后和枕部。

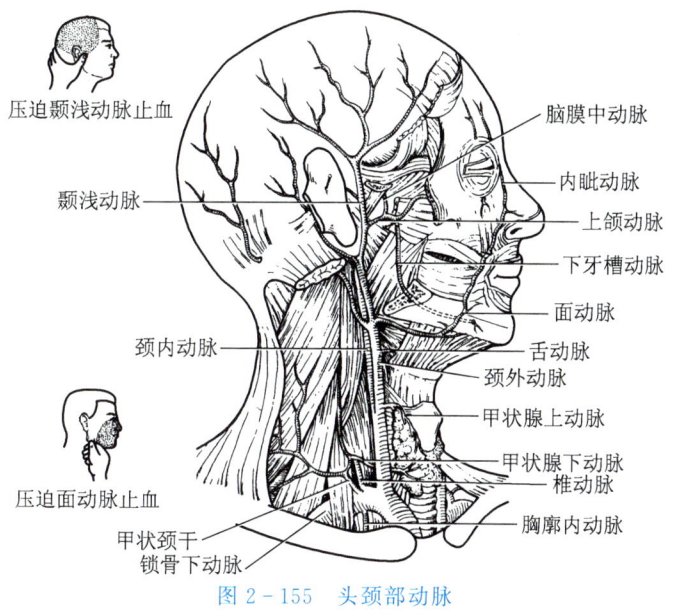

图2-155 头颈部动脉

2) 颈内动脉 自颈总动脉发出后,垂直上行至颅底,经颈动脉管入颅腔,分布于脑和视器(详见中枢神经系统)。

(2) 锁骨下动脉及上肢的动脉

1) 锁骨下动脉 左侧起自主动脉弓,右侧起自头臂干。锁骨下动脉向上经胸廓上口到颈根部,呈弓形向外,行至第1肋外侧缘,移行为腋动脉。锁骨下动脉主要有3个分支。① 椎动脉:向上穿第6~1颈椎横突孔,经枕骨大孔入颅腔,分布于脑和脊髓。② 胸廓内动脉:向下进入胸腔,经第1~7肋软骨后面下行,沿途发出分支分布于胸前壁、乳房、心包、膈和腹直肌等。③ 甲状颈干:为一短干,其主要分支有甲状腺下动脉,分布于甲状腺和喉等(图2-156)。

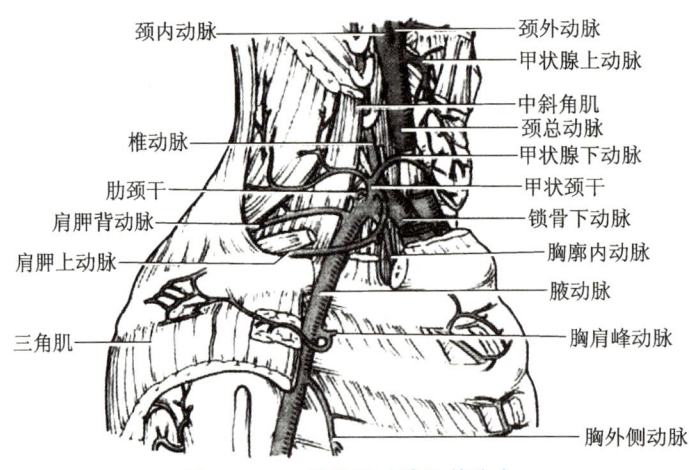

图 2-156　锁骨下动脉及其分支

2）上肢的动脉（图 2-157）　锁骨下动脉在第 1 肋外侧缘移行为腋动脉，行于腋窝，其主要分支分布于肩部、胸前外侧壁和乳房等。腋动脉行至大圆肌下缘移行为肱动脉。肱动脉沿肱二头肌内侧缘下行至肘窝中点平面，分为桡动脉和尺动脉。肱动脉沿途分支分布于臂部和肘关节。在肘窝稍上方，肱二头肌腱内侧，肱动脉位置表浅，可触及搏动，是测量血压时的听诊部位。桡、尺动脉沿前臂桡、尺侧下行入手掌。桡动脉在腕部掌侧面稍上方位置表浅，易触及其搏动，是临床切脉和计数脉搏的常用部位。桡、尺动脉的终支和分支在手的掌侧面互相吻合成掌浅弓和掌深弓，两弓发出分支分布于手掌和手指。

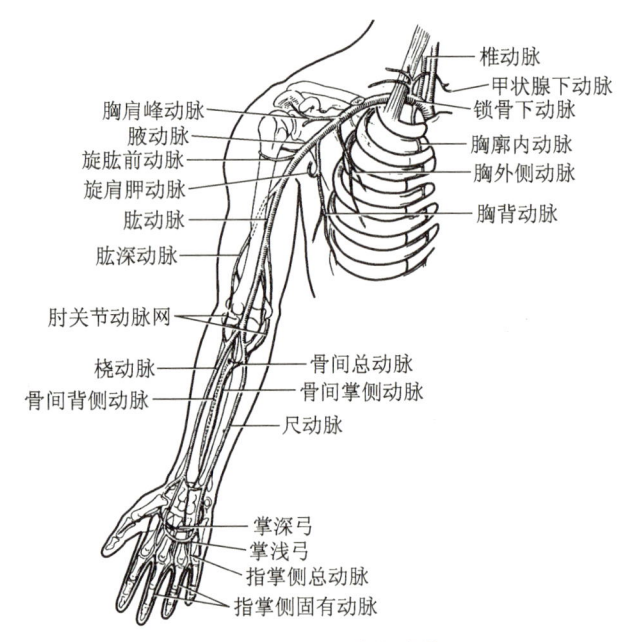

图 2-157　上肢的动脉

（3）胸部的动脉　主干是胸主动脉（图 2-154），其分支可分为壁支和脏支两种。壁支主要是 9 对（即第 3～11 对）肋间后动脉和 1 对肋下动脉，分别走行于第 3～11 肋间隙（第 1、2 肋间的肋间后动脉为锁骨下动脉分支）和第 12 肋下方，位于相应肋骨的肋沟内，分布于胸壁及腹壁肌、皮肤和脊髓等。脏支主要有分布于气管、食管和心包等处的支气管动脉、食管动脉和心包动脉。

（4）腹部的动脉　主干是腹主动脉（图 2-154）。在膈的主动脉裂孔处，续于胸主动脉，下行至第 4 腰椎下缘分为左、右髂总动脉两终支。腹主动脉在腹部的分支也分壁支和脏支。壁支主要是 4 对腰动脉和 1 对膈下动脉，分布于腰部、脊髓和膈下面等。脏支又分成对的和不成对的两种。

1）成对的脏支 ① 肾动脉:约在第2腰椎平面发出,经肾门入肾。② 睾丸动脉(女性为卵巢动脉):自肾动脉稍下方发出,沿腰大肌前面下降,经腹股沟管入阴囊,分布于睾丸和附睾。在女性,分布于卵巢和输卵管。③ 肾上腺中动脉:分布于肾上腺。

2）不成对的脏支 ① 腹腔干(图2-158):在主动脉裂孔稍下方发出后,立即分为胃左动脉、肝总动脉和脾动脉三大支。胃左动脉分布于食管、胃的贲门部和胃小弯左侧半附近的胃壁。肝总动脉分为肝固有动脉和胃十二指肠动脉。肝固有动脉分支分布于肝、胆囊和胃小弯右侧半附近的胃壁。胃十二指肠动脉分支分布于胃大弯右侧半附近的胃壁、大网膜右侧半、胰头和十二指肠。脾动脉分支分布于胰体、胰尾、脾、胃大弯左侧部附近和胃底的胃壁、大网膜左侧部。② 肠系膜上动脉(图2-159):约在第1腰椎平面发出,分支分布于胰头及十二指肠到结肠左曲的肠管,其主要分支有空肠和回肠动脉、回结肠动脉、右结肠动脉及中结肠动脉。③ 肠系膜下动脉(图2-160):约在第3腰椎平面发出,分布于结肠左曲至直肠上部的消化管,其主要分支有左结肠动脉、乙状结肠动脉和直肠上动脉。

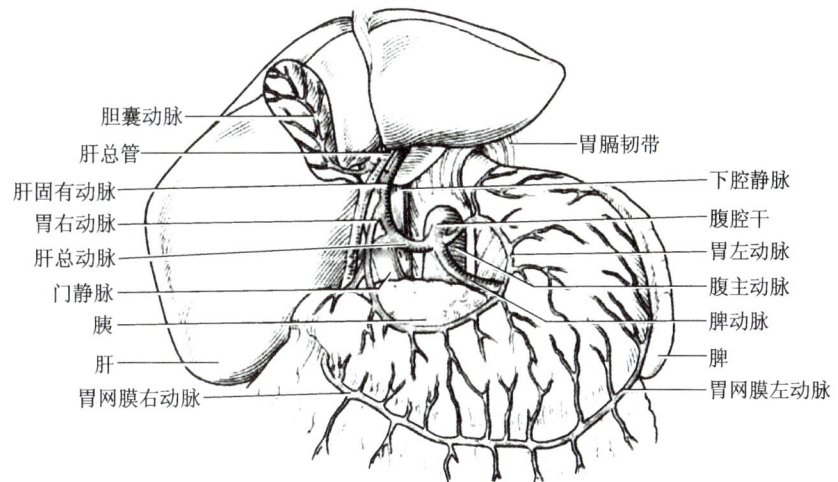

图 2-158 腹腔干及其分支

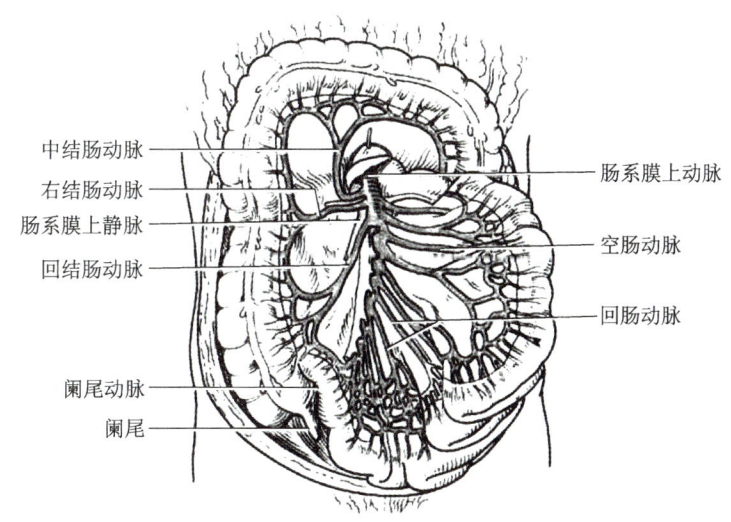

图 2-159 肠系膜上动脉

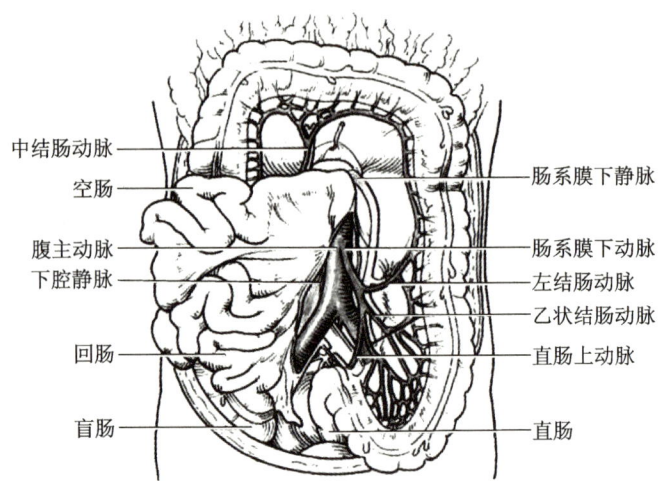

图 2-160　肠系膜下动脉

（5）盆部和下肢的动脉

1）髂总动脉　左、右各一（图 2-154，图 2-161）。在第 4 腰椎前面由腹主动脉分出后，沿腰大肌下行至骶髂关节处，分为髂内动脉和髂外动脉。

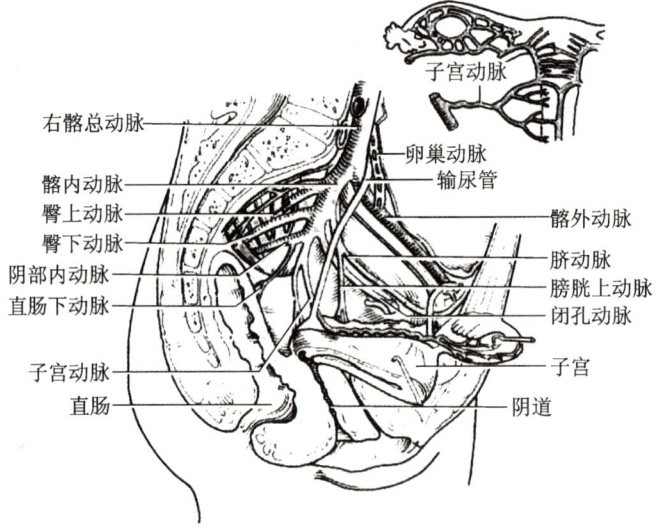

图 2-161　盆腔的动脉（女性左侧）

2）髂内动脉　为一短干，沿骨盆侧壁入盆腔，发出壁支和脏支。壁支主要有臀上动脉、臀下动脉和闭孔动脉，分布于臀部、股内侧群肌和髋关节等。脏支主要有直肠下动脉、子宫动脉和阴部内动脉，分布于直肠下部、子宫、输卵管、阴道、肛区和外生殖器等（图 2-161）。

3）髂外动脉　沿腰大肌内侧缘下降，经腹股沟韧带深面入大腿，移行为股动脉。在腹股沟韧带上方发出腹壁下动脉，向内上入腹直肌鞘，分布于腹直肌（图2-162）。

4）下肢的动脉（图 2-162）　主干是股动脉，由髂外动脉延续而来，下行经股三角，从前上斜向内下，行至大腿下部向后入腘窝，移行为腘动脉。股动脉的主要分支有股深动脉，分布于大腿肌和髋关节。腘动脉在腘窝下份分为胫前动脉和胫后动脉。胫前动脉穿小腿骨间膜入小腿前面,在小腿前群肌中下行,入足背改名为足背动脉。胫前动脉和足背动脉沿途分支分布于小腿前群肌、足背和足趾。胫后动脉在小腿后群肌中下行,经内踝后方入足底,分为足底内、外侧动脉两终支。胫后动脉分支分布于胫骨和腓骨、小腿后群肌、小腿外侧群肌及足底等。

2. 体循环的静脉 体循环静脉起始于全身毛细血管,逐级汇合,最后汇合成上、下腔静脉和冠状窦注入右心房。静脉与动脉相比,有以下特征:① 管壁薄、管腔大、数量多、血流慢、压力低。② 有浅、深静脉之分。浅静脉位于皮下,也称皮下静脉,其最后要注入深静脉。深静脉多与同名动脉伴行,也称伴行静脉。③ 静脉之间有丰富的吻合。④ 静脉管壁内面有半月形向心开放的静脉瓣,尤以四肢浅静脉为多,可防止血液反流(图 2 - 163)。

体循环静脉分为上腔静脉系、下腔静脉系和心静脉系。

(1)上腔静脉系 由上腔静脉及其属支组成,收集头颈、上肢、胸部(心除外)和脐以上腹前外侧壁的静脉血。上腔静脉由左、右头臂静脉在右侧第1胸肋结合部后方汇合而成,沿升主动脉右侧下降,注入右心房。头臂静脉由同侧颈内静脉和锁骨下静脉在胸锁关节后方汇合而成。汇合处的夹角称为静脉角,是淋巴导管注入的部位。

1)头颈部的静脉 主要是颈内静脉和颈外静脉(图 2 - 164)。

Ⅰ.颈内静脉:在颈静脉孔处由颅内的乙状窦延续而来,沿颈内动脉和颈总动脉外侧下行,至胸锁关节后方,与锁骨下静脉汇合成头臂静脉。其属支分颅内支和颅外支两种。① 颅内支:收集脑、脑膜、颅骨、视器、前庭蜗器的静脉血。② 颅外支:收集头颈部的静脉血,主要有面静脉等。面静脉起于内眦静脉,与面动脉伴行,至舌骨平面注入颈内静脉。面静脉收集面前部软组织的静脉血,借内眦静脉、眼静脉与颅内海绵窦相通。面静脉在口角平面以上一般无静脉瓣。因此,面部尤其是鼻根至两侧口角间的三角区

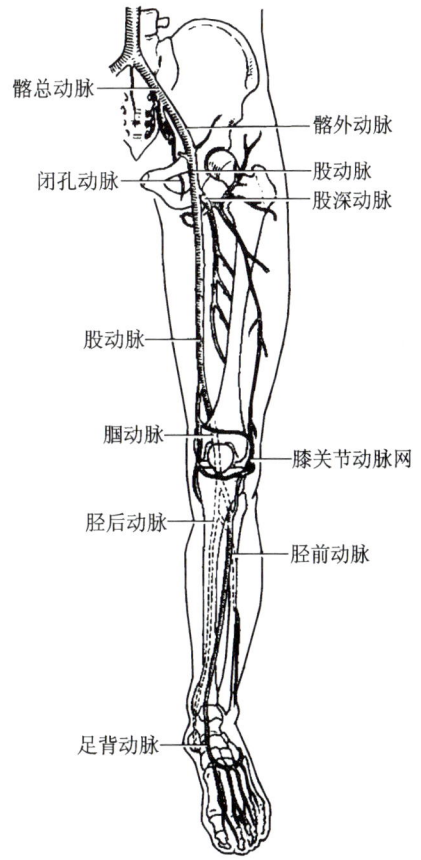

髂总动脉
髂外动脉
闭孔动脉
股动脉
股深动脉
股动脉
膝关节动脉网
腘动脉
胫后动脉
胫前动脉
足背动脉

图 2 - 162 大腿前面动脉

静脉

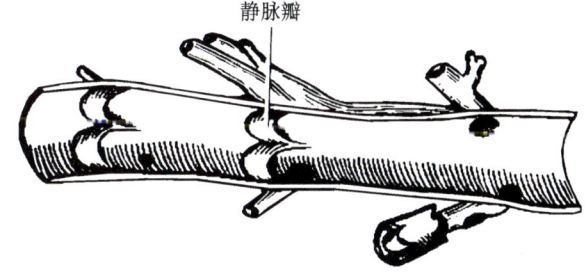

静脉瓣

图 2 - 163 静脉瓣

发生化脓感染时,若处理不当(如挤压),脓栓可经内眦静脉、眼静脉向颅内反流,导致颅内感染或栓塞,故临床将此三角区称为危险三角区。

Ⅱ.颈外静脉:是颈部最大的浅静脉,收集颅外和面部的静脉血。颈外静脉起始于腮腺下方,沿胸锁乳突肌表面下行,注入锁骨下静脉。

2) 锁骨下静脉和上肢的静脉
锁骨下静脉在第1肋外侧缘由腋静脉延续而来,向内行至胸锁关节后方,与颈内静脉汇合成头臂静脉。锁骨下静脉收集上肢和颈浅部的静脉血。

上肢的静脉分为深、浅两种。深静脉与同名动脉伴行,收集同名动脉分布区的静脉血。浅静脉主要有3条(图2-165)。① 头静脉:起于手背静脉网的桡侧,沿前臂桡侧缘和臂外侧面上行,至三角肌与胸大肌之间注入腋静脉。② 贵要静脉:起于手背静脉网的尺侧,沿前臂尺侧缘和臂内侧面上行,到臂中部,注入肱静脉。③ 肘正中静脉:位于肘窝前方,是连

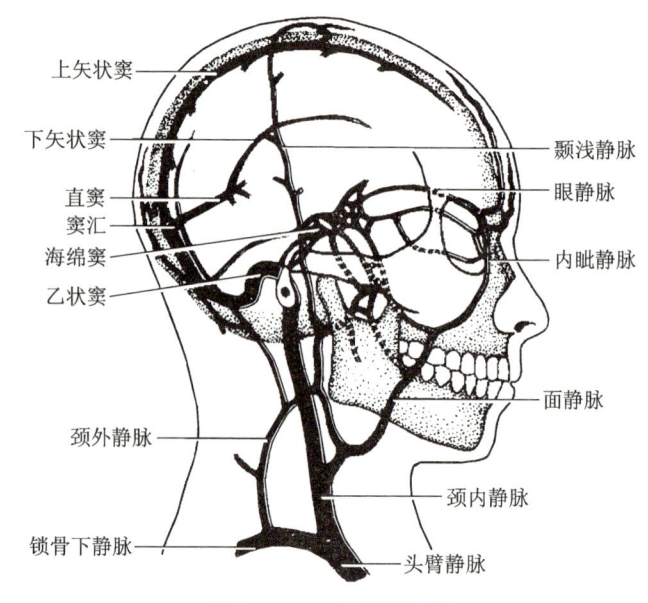

图2-164 头颈部静脉

接头静脉和贵要静脉的吻合支。临床上常通过这些浅静脉抽血、输液、注射。

3) 胸部的静脉 主要有奇静脉、半奇静脉、副半奇静脉和椎静脉丛(图2-166)。① 奇静脉:起自右腰升静脉,沿脊柱右侧上行,至第4胸椎平面弯向前,经右肺根上方前行,注入上腔静脉。奇静脉主要收集右侧肋间后静脉、半奇静脉、食管静脉和气管及支气管静脉的血液。② 半奇静脉:起自左腰升静脉,穿膈后上行至第8胸椎平面注入奇静脉。半奇静脉收集左侧下部肋间后静脉、左侧食管静脉和副半奇静脉的血液。③ 副半奇静脉:收集左侧中、上部肋间后静脉的血液,下行注入半奇静脉。④ 椎静脉丛:位于椎管内和脊柱前、后面,收集脊髓及其被膜、椎骨和邻近肌的静脉血。椎静脉丛分别与肋间后静脉、腰静脉相交通,向上与颅内硬脑膜窦相通,向下与盆腔静脉丛相连。

(2) 下腔静脉系 由下腔静脉及其属支组成,收集下肢、盆部和腹部的静脉血。下腔静脉由左、右髂总静脉在第5腰椎平面汇合而成,沿脊柱前方上行,穿膈的腔静脉裂孔注入右心房(图2-167)。

1) 下肢的静脉 深静脉与同名动脉伴行,收集同名动脉分布区的静脉血。浅静脉主要有大、小隐静脉(图2-168)。大隐静脉起自足背静脉弓内侧端,经内踝前方,沿小腿及股内侧面上升,在腹股沟韧带下方注入股静脉。大隐静脉沿途收集小腿、大腿、外生殖器、腹壁下部和髂部的静脉血。大隐静脉在内踝前方位置表浅,临床上常在此做静脉穿刺或切开输液。小隐静脉起自足背静脉弓外侧端,经外踝后方,沿小腿后面上行至腘窝,注入腘静脉。小隐静脉沿途收集小腿浅层结构的静脉血。

2) 盆部的静脉 主干为髂总静脉,在骶髂关节前方,由髂内静脉和髂外静脉汇合而成。髂内静脉沿小骨盆侧壁内面伴同名动脉上行。其属支与同名动脉的壁、脏支伴行,收集同名动脉分布区域的静脉血。髂外静脉在腹股沟韧带深面续于股静脉,伴同名动脉上行,收集同名动脉分布区域的静脉血。

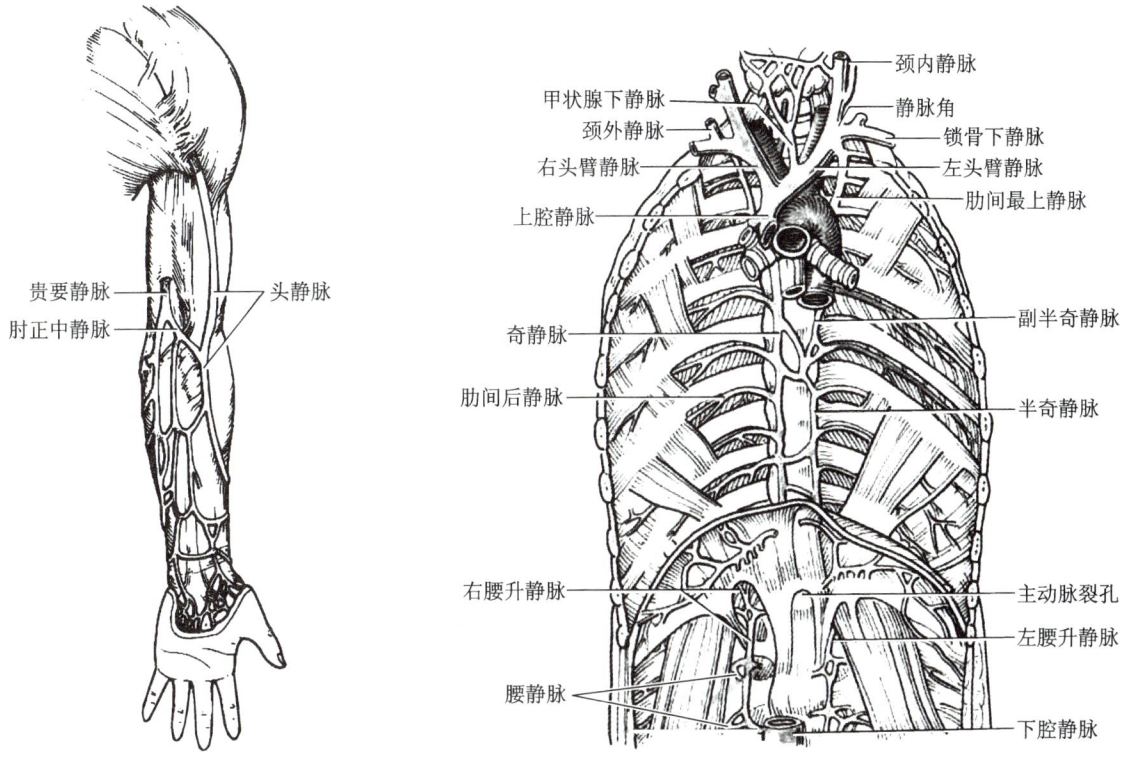

图 2-165 上肢的浅静脉

图 2-166 胸部的静脉

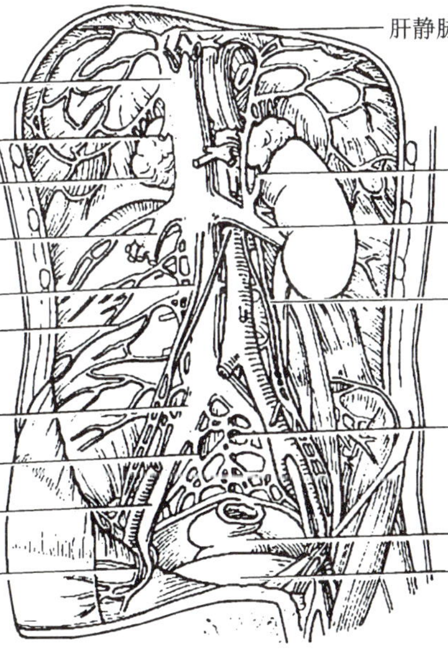

图 2-167 下腔静脉及属支

3）腹部的静脉 分为壁支和脏支。壁支与成对的脏支直接或间接注入下腔静脉；不成对的脏支（肝除外）先汇合成肝门静脉入肝，经肝内循环，最后汇合成肝静脉出肝，注入下腔静脉。

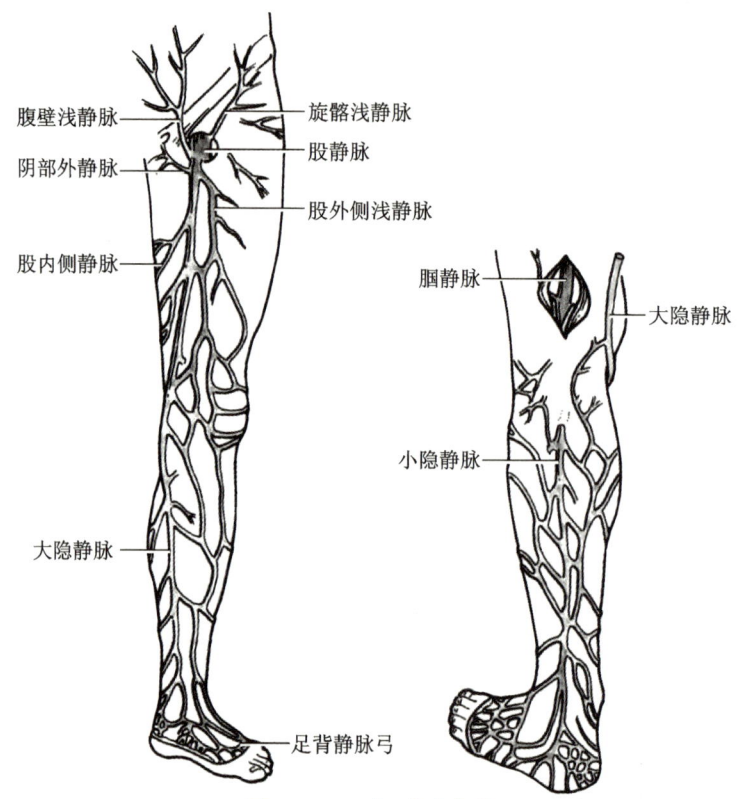

腹壁浅静脉
旋髂浅静脉
阴部外静脉
股静脉
股外侧浅静脉
股内侧静脉
腘静脉
大隐静脉
小隐静脉
大隐静脉
足背静脉弓

图 2-168　大、小隐静脉

　　两侧肾静脉和右睾丸静脉、右肾上腺静脉直接注入下腔静脉。左睾丸静脉则以直角注入左肾静脉。睾丸静脉管径细、行程长,血液回流不利,易发生曲张。因其解剖结构,睾丸静脉曲张以左侧为多见。在女性,起自腹主动脉,分出供应卵巢、输卵管和子宫角的血管,称为卵巢静脉,其汇入部位与男性相同。左肾上腺静脉注入左肾静脉。

　　肝静脉有 3 条,即肝左静脉、肝中静脉和肝右静脉,均由肝内小静脉逐渐汇合而成,在肝后缘注入下腔静脉。

　　肝门静脉是一条粗短的静脉干,由肠系膜上静脉和脾静脉在胰头后方汇合而成(图 2-169),入肝十二指肠韧带内上行,经肝门入肝。肝门静脉收集腹腔内除肝以外的不成对器官的静脉血。肝门静脉入肝后反复分支,血液最后注入肝血窦。肝门静脉始端和末端均连毛细血管,属支和分支均无静脉瓣,当肝门静脉压力升高时,其内血液可以发生反流。

　　肝门静脉的属支主要有肠系膜上静脉、脾静脉、肠系膜下静脉、胃左静脉、胃右静脉、附脐静脉和胆囊静脉等。

　　肝门静脉系与上、下腔静脉系有 3 处重要吻合(图 2-170):① 经食管静脉丛与上腔静脉系的吻合;② 经直肠静脉丛与下腔静脉系的吻合;③ 经脐周静脉网与上、下腔静脉系的吻合。正常情况下,上述吻合处静脉细小,血流量少,各自分流到所属静脉系。当肝门静脉回流受阻时(如肝硬化、肝癌),部分血液可通过上述静脉丛形成侧支循环,流入上、下腔静脉。随着血流量的增多,吻合部位的小静脉变得粗大、弯曲,可致食管静脉丛、直肠静脉丛和脐周静脉网出现静脉曲张,甚至破裂,引起呕血和便血等。

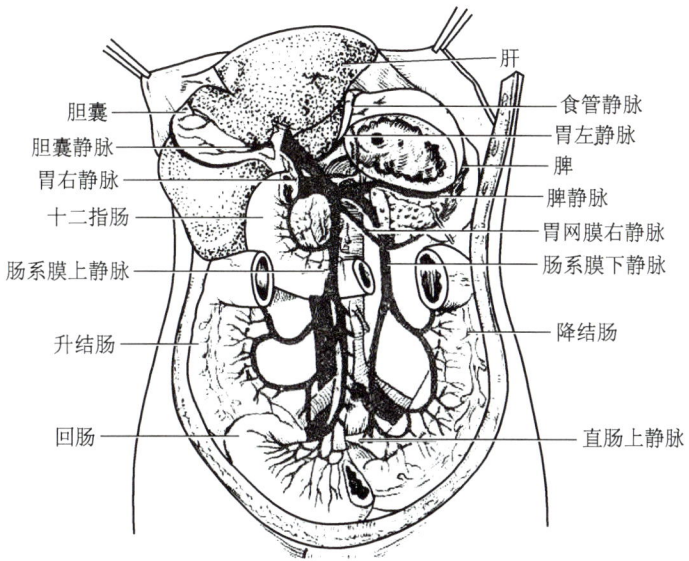

胆囊
胆囊静脉
胃右静脉
十二指肠
肠系膜上静脉
升结肠
回肠

肝
食管静脉
胃左静脉
脾
脾静脉
胃网膜右静脉
肠系膜下静脉
降结肠
直肠上静脉

图 2-169 肝门静脉的属支

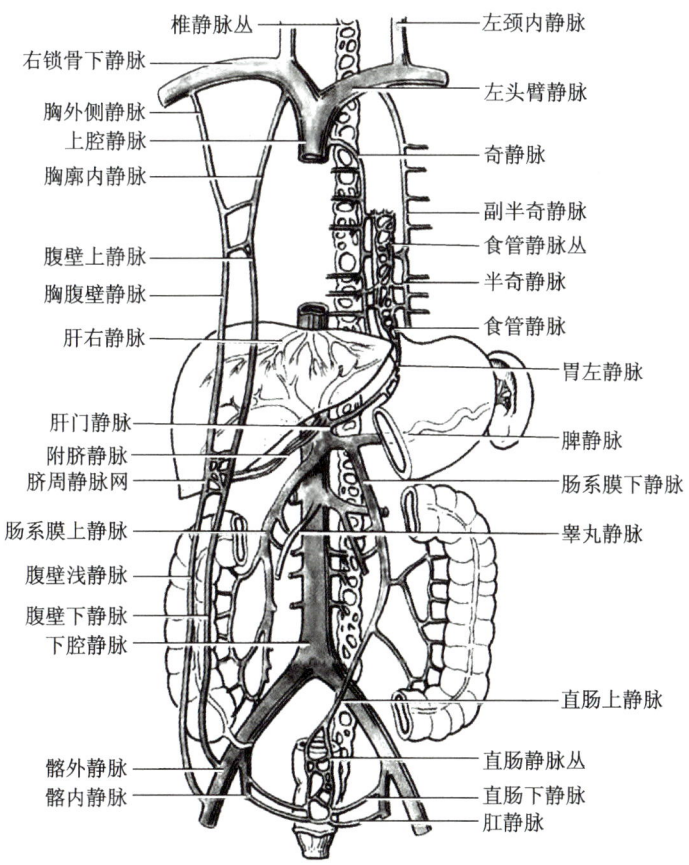

椎静脉丛
右锁骨下静脉
胸外侧静脉
上腔静脉
胸廓内静脉
腹壁上静脉
胸腹壁静脉
肝右静脉
肝门静脉
附脐静脉
脐周静脉网
肠系膜上静脉
腹壁浅静脉
腹壁下静脉
下腔静脉
髂外静脉
髂内静脉

左颈内静脉
左头臂静脉
奇静脉
副半奇静脉
食管静脉丛
半奇静脉
食管静脉
胃左静脉
脾静脉
肠系膜下静脉
睾丸静脉
直肠上静脉
直肠静脉丛
直肠下静脉
肛静脉

图 2-170 肝门静脉的吻合途径

二、淋巴系统

淋巴系统由淋巴管道和淋巴器官组成(图 2-171)。淋巴管道内流动着淋巴。

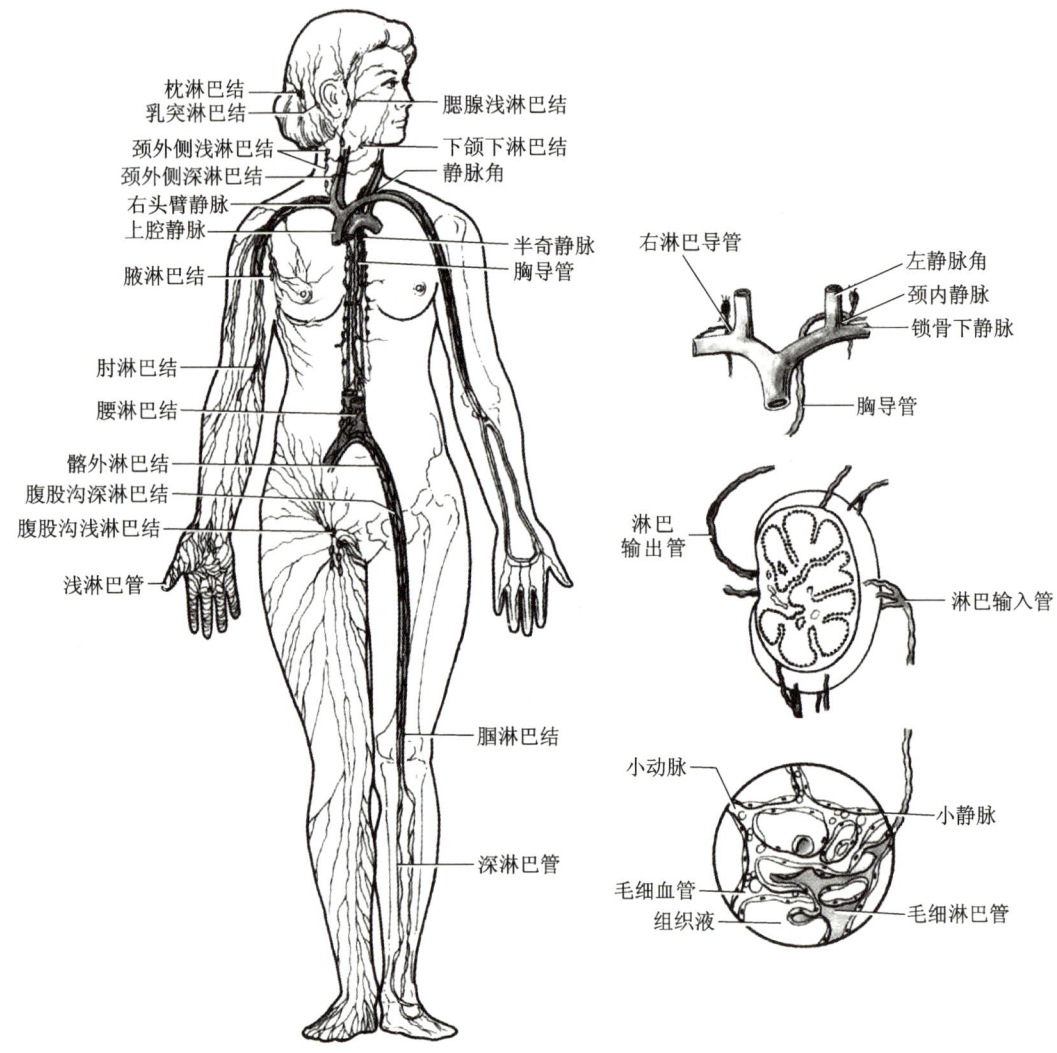

图 2-171 淋巴系统概观

当血液在毛细血管内流动时,部分血浆成分经毛细血管滤出,进入组织间隙,形成组织液。组织液与细胞进行物质交换后,大部分又经毛细血管回流入血;小部分渗入毛细淋巴管,成为淋巴。淋巴在淋巴管道内向心流动,最后汇入静脉。淋巴系统不仅是静脉回流的辅助系统,而且淋巴器官还具有产生淋巴细胞、过滤淋巴液和参与免疫应答等功能。

(一) 淋巴管道

淋巴管道包括毛细淋巴管、淋巴管、淋巴干和淋巴导管(图 2-171)。

1. 毛细淋巴管 是淋巴管道的起始部分,以盲端起于组织间隙,彼此吻合成毛细淋巴管网。其管壁由单层的内皮细胞构成,基膜不完整,通透性大,组织液中一些不易透过毛细血管壁的大分子物质,如蛋白质、脂肪、细菌、癌细胞、异物等易进入毛细淋巴管。毛细淋巴管分布较广,除中枢神经系统、骨髓、表皮、角膜、晶状体、软骨、牙釉质外,几乎遍及全身。

2. 淋巴管 由毛细淋巴管合成,管径较细,管壁内面有丰富的瓣膜,以保证淋巴向心流动。淋巴管分浅、深两组,常与静脉伴行,收集相应区域的淋巴。淋巴管在向心回流中常经过一个或数个淋巴结。

3. 淋巴干 全身各部的浅、深淋巴管通过一系列的淋巴结后,最后一群淋巴结的输出管汇合成较大的淋巴干。全身淋巴干共有 9 条:左、右颈干,左、右支气管纵隔干,左、右锁骨下干,左、右腰干和 1 条肠干(图 2-171)。

4. 淋巴导管 全身 9 条淋巴干最后汇成两条淋巴导管,即胸导管和右淋巴导管,分别注入左、右静脉角(图 2-171,图 2-172)。

（1）胸导管 是全身最大的淋巴管道,由左、右腰干和肠干在第 1 腰椎前方汇合而成。其汇合处较膨大,称为乳糜池。胸导管向上经膈的主动脉裂孔入胸腔,上行到颈根部呈弓形弯向左,注入左静脉角。胸导管末端接受左颈干、左锁骨下干和左支气管纵隔干的注入。胸导管收集下半身和左侧上半身的淋巴。

（2）右淋巴导管 由右颈干、右锁骨下干和右支气管纵隔干汇合而成,注入右静脉角。右淋巴导管收集右侧上半身的淋巴。

（二）淋巴器官

淋巴器官包括淋巴结、脾、胸腺等。

1. 淋巴结

（1）淋巴结的形态(图 2-171) 淋巴结为大小不等的灰红色圆形或扁椭圆形小体。淋巴结的一侧隆凸,有数条输入淋巴管进入;另一侧凹陷,有 1~2 输出淋巴管及血管、神经出入。一个淋巴结的输出管即成为下一个淋巴结的输入管。

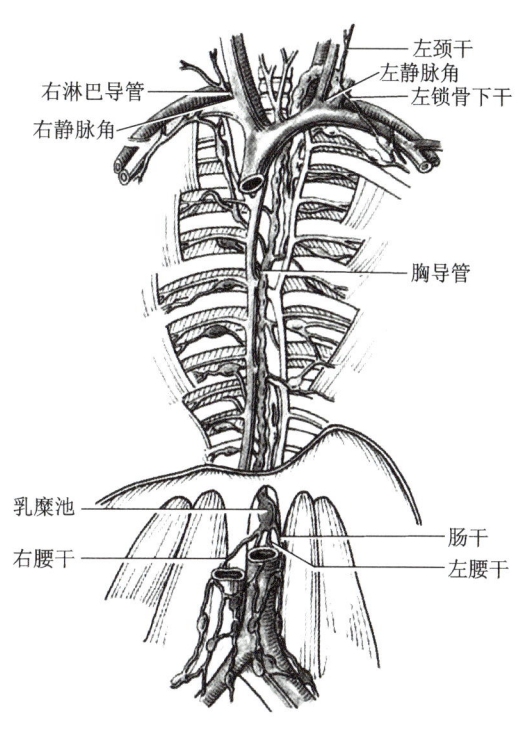

图 2-172　淋巴干与淋巴导管

（2）淋巴结的微细结构 淋巴结表面包裹结缔组织被膜,并向实质内伸入形成许多条索状的小梁。小梁互相交织成网,构成淋巴结的支架。淋巴结的实质分为皮质和髓质两部分,皮质和髓质内均有淋巴窦通过。

1）皮质 位于浅部。在皮质浅层,有大量淋巴组织密集成团,称为淋巴小结(淋巴滤泡),主要由 B 淋巴细胞构成。淋巴小结中央部的 B 淋巴细胞在抗原的刺激下,能分裂、分化产生新的淋巴细胞,故称为生发中心。皮质深层为弥散的淋巴组织,主要由来自胸腺的 T 淋巴细胞构成,故又称为胸腺依赖区。

2）髓质 位于皮质深部。淋巴组织呈条索状,并互相交织成网,称为髓索,主要含 B 淋巴细胞、浆细胞和巨噬细胞。

3）淋巴窦　为淋巴流经淋巴结内的管道。皮质内的淋巴窦位于被膜深面和小梁周围，有输入淋巴管注入；髓质的淋巴窦即为髓窦，在淋巴结门处与淋巴管相延续。窦壁为内皮细胞，窦内含巨噬细胞。淋巴从输入淋巴管流入淋巴窦时流速缓慢，有利于巨噬细胞对异物的清除，同时淋巴细胞也进入淋巴窦并经输出淋巴管参与淋巴循环。

淋巴结具有产生淋巴细胞、滤过淋巴、参与体液免疫和细胞免疫等功能。

（3）全身主要淋巴结群　淋巴结数目较多，常聚集成群，多沿血管配布，位于身体较隐蔽的部位（图 2-173）。人体某器官或某部位发生感染或肿瘤时，病菌或肿瘤细胞可沿淋巴管到达相应的淋巴结群。因此，熟悉局部淋巴结群的位置和引流范围，具有重要的临床意义。

1）头颈部的淋巴结（图 2-174，图 2-175）主要位于头、颈交界处，颈内、外静脉的周围，可分为 3 类。① 下颌下淋巴结群：位于下颌下腺附近，接受面部和口腔的淋巴管，其输出管注入颈外侧深淋巴结。② 颈外侧浅淋巴结：沿颈外静脉排列，接受乳突区、枕区和颈浅部淋巴管。其输出管注入颈外侧深淋巴结。③ 颈外侧深淋巴结：沿颈内静脉排列，直接或间接接受头颈部各淋巴结的输出管，其输出管汇合成颈干。其下部的淋巴结，除位于颈内静脉下段的周围外，还延伸到锁骨下动脉周围，该部淋巴结又称为锁骨上淋巴结。胃癌、食管癌患者，其癌细胞常经胸导管转移，再经左颈干反流到左锁骨上淋巴结，引起局部淋巴结肿大。

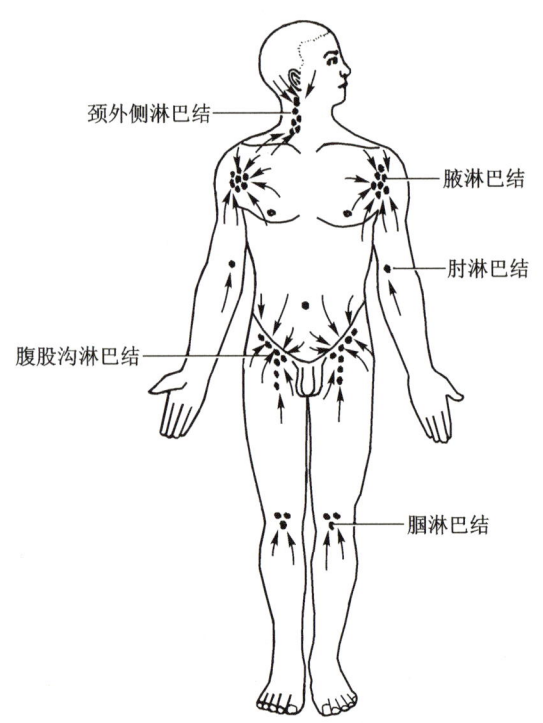

图 2-173　全身淋巴的流注关系

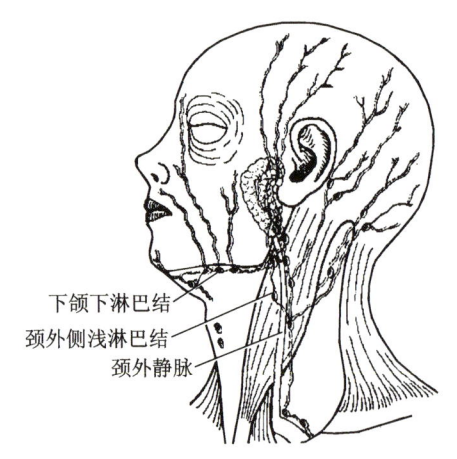

图 2-174　头颈部的淋巴管和淋巴结

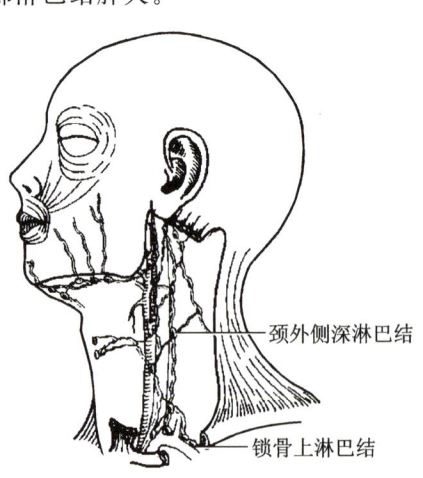

图 2-175　颈部深淋巴管和淋巴结

2）上肢的淋巴结 主要有腋淋巴结(图2-176)，位于腋窝内，有15~20个。腋淋巴结收纳上肢、胸壁和乳房等处的淋巴管，其输出管组成锁骨下干。

3）胸部的淋巴结 主要有支气管肺淋巴结，又称肺门淋巴结，位于肺门处主支气管的周围，收纳肺的淋巴管，其输出管汇入气管杈周围的气管、支气管淋巴结。后者的输出管注入气管旁淋巴结，气管旁淋巴结的输出管构成支气管纵隔干。

4）腹部的淋巴结 位于腹后壁和腹腔脏器周围，沿腹腔血管排列，可分为2类。① 腰淋巴结：排列在腹主动脉和下腔静脉周围，收纳髂总淋巴结的输出淋巴管、腹后壁的淋巴管和腹腔内成对脏器的淋巴管，其输出管汇合成左、右腰干，注入乳糜池。② 腹腔淋巴结、肠系膜上淋巴结和肠系膜下淋巴结：分别排列在同名动脉根部周围，接受同名动脉分布区域的淋巴管，其输出管参与组成肠干，注入乳糜池。

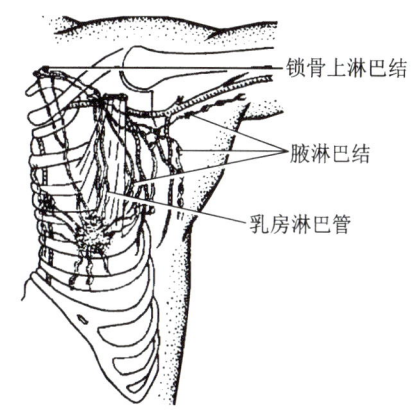

图2-176 腋淋巴结群及乳房淋巴回流

5）盆部的淋巴结 包括髂总淋巴结、髂内淋巴结和髂外淋巴结，分别沿同名动脉排列，接受同名动脉分布区域的淋巴。髂内、外淋巴结的输出管均注入髂总淋巴结。髂总淋巴结的输出管注入腰淋巴结。

6）下肢的淋巴结 主要有腹股沟浅、深淋巴结(图2-177)。① 腹股沟浅淋巴结：位于腹股沟韧带下方和大隐静脉末端附近，接受腹前壁下部、会阴、肛门、外生殖器、足及小腿内侧份和股的浅淋巴管，其输出管大部分注入腹股沟深淋巴结，小部分注入髂外淋巴结。② 腹股沟深淋巴结：位于股静脉上端周围，收纳腹股沟浅淋巴结输出管及下肢的深淋巴管，其输出管注入髂外淋巴结。

2. 脾

（1）脾的位置和形态 脾是最大的淋巴器官。脾位于左季肋区，与第9~11肋相对，其长轴与第10肋一致(图2-178)。脾呈扁椭圆形，活体呈暗红色，质软而脆，易受打击而破裂。脾可分为内、外两面，前、后两端和上、下两缘。内面又称脏面，近中央处有脾门，为神经和血管出入处；外面又称膈面，与膈相贴。脾上缘较锐，有2~3个脾切迹，是触诊脾的标志。

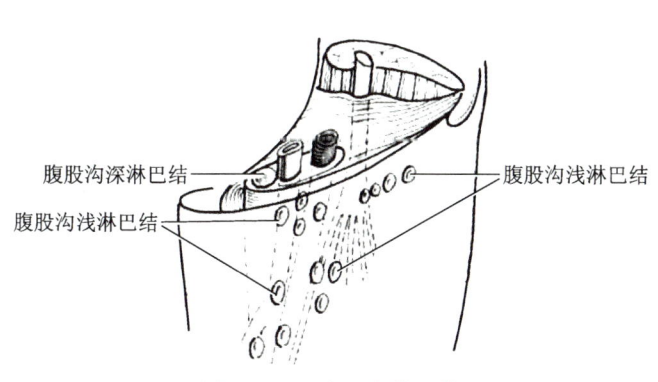

图2-177 腹股沟淋巴结

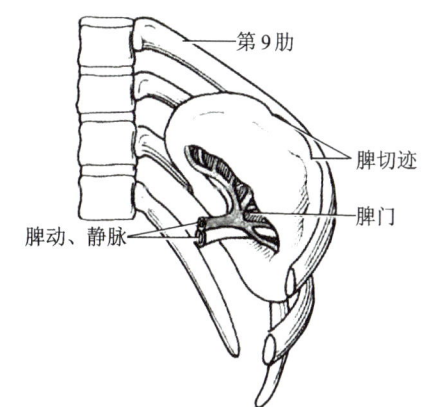

图2-178 脾的位置与形态

（2）脾的微细结构　脾表面有致密结缔组织和平滑肌构成的被膜。被膜的结缔组织和平滑肌向实质内伸入,形成小梁。小梁分支互相连接成网,构成脾的支架。脾实质主要分为白髓和红髓两部分。① 白髓:散在于红髓中。白髓中央有一条中央静脉,T 淋巴细胞围绕中央动脉排列,称为动脉周围淋巴鞘。在动脉周围淋巴鞘旁有 B 淋巴细胞密集而成的淋巴小结,也称为脾小结。② 红髓:由脾索和脾窦构成。脾索为条索状淋巴组织,由 B 淋巴细胞、网状细胞、巨噬细胞及红细胞等构成;脾窦为脾索之间的不规则腔隙,窦壁附近有较多的巨噬细胞。

（3）脾的主要功能　① 滤血:脾内巨噬细胞能吞噬进入血中的细菌、异物及衰老的红细胞和血小板。② 造血:脾在胚胎时期能制造各种血细胞。出生后,一般只能产生淋巴细胞。③ 贮血:脾可贮存血液约 40 mL。当机体需要时,被膜和小梁的平滑肌收缩,可将贮存的血液释放入血液循环中。

3. 胸腺　胸腺既是中枢淋巴器官,又是内分泌腺。

（1）胸腺的位置和形态　胸腺位于胸腔的前纵隔上部,胸骨柄和肋软骨后方,主动脉弓和上腔静脉前方。胸腺呈上窄、下宽的锥体形,由不对称的左、右两叶组成。胸腺在新生儿及幼儿时期相对较大,随年龄增长逐渐增大,青春期以后,逐渐萎缩、退化,被脂肪组织代替。

（2）胸腺的微细结构　胸腺由被膜和实质构成,被膜的结缔组织伸入实质内,将胸腺分隔为许多不完全的胸腺小叶。小叶包括浅部的皮质和深部的髓质两部分。

胸腺实质主要是淋巴细胞和上皮性网状细胞。胸腺细胞在皮质内排列紧密,在髓质内排列稀疏。淋巴细胞绝大多数是 T 淋巴细胞的前体,对抗原的刺激无反应能力。

（3）胸腺的功能　① 分泌激素:胸腺的上皮性网状细胞能分泌胸腺素、胸腺生成素及胸腺体液因子等,这些激素对胸腺内 T 淋巴细胞的增殖、发育和成熟起重要的作用。② 培育 T 淋巴细胞。

复习思考题

1. 心血管系统和淋巴系统各由哪些部分组成? 心的位置和形态如何? 心包如何组成?

2. 何谓动脉、静脉? 何谓体循环和肺循环?

3. 心的各腔分别有哪些入口和出口? 房室瓣和动脉瓣分别在何时开放和关闭?

4. 主动脉分哪几部? 各部有哪些主要分支? 它们分别分布于何处?

5. 体循环静脉分哪几个静脉系? 各静脉系分别收集哪些部位的静脉血?

6. 肝门静脉系如何组成? 与上、下腔静脉系之间有哪几处重要吻合?

7. 淋巴管道包括哪几级? 胸导管和右淋巴导管分别接受哪些淋巴干的注入? 各收集哪些部位的淋巴? 淋巴结的分布有何规律性?

（刘媛媛　汤晨曦）

第八节　感　觉　器　官

感觉器官简称感觉器,由特殊感受器及其附属结构组成,如眼、耳等。

一、视器

视器又称眼,由眼球和眼副器两部分组成(图 2-179)。

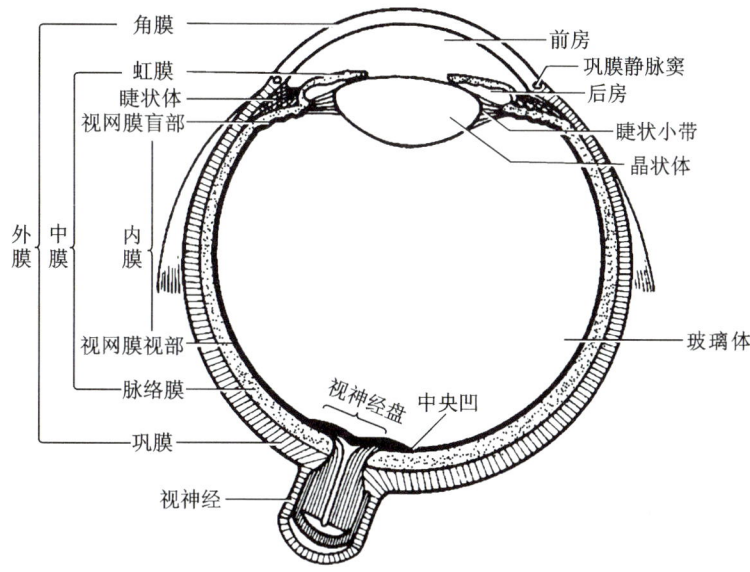

图 2-179 眼球(右侧.水平切面)

(一) 眼球

1. 眼球壁 由外向内依次分为外膜、中膜和内膜。

(1) 外膜 厚而坚韧,对眼球具有支持和保护作用,可分为前 1/6 的角膜和后 5/6 的巩膜两部分。① 角膜:无色透明,不含血管,但富含感觉神经末梢,感觉敏锐。② 巩膜:呈乳白色,不透明。角膜与巩膜交界处的深面有一环形细管,称为巩膜静脉窦。

视网膜

(2) 中膜 呈棕黑色,由前向后依次分为虹膜、睫状体和脉络膜 3 部分。① 虹膜:位于角膜的后方,为冠状位的圆盘状薄膜。虹膜中央有一圆孔,称为瞳孔。虹膜内有两种不同排列方向的平滑肌,即瞳孔括约肌和瞳孔开大肌,收缩时分别使瞳孔缩小和开大。② 睫状体:是中膜最厚的部分,位于角膜和巩膜移行处内面。③ 脉络膜:占中膜的后 2/3,富含血管和色素,具有营养眼球、吸收眼内散射光线的功能。

(3) 内膜 即视网膜,紧贴于中膜的内面,可分为盲部和视部。① 盲部:贴附于虹膜和睫状体内面,无感光作用。② 视部:贴附于脉络膜内面,具有感光作用。在视网膜后部,视神经起始处有一圆盘状隆起,称为视神经盘或视神经乳头,此处无感光细胞。在视神经盘颞侧约 3.5 mm 稍下方有一黄色小区,称黄斑。其中央凹陷称为中央凹,是感光和辨色最敏锐的部位。

视网膜视部又分内、外两层(图 2-180)。外层为色素上皮层,由单层色素上皮细胞构成,可防止强光对视细胞的损伤。内层为神经层,由 3 层神经细胞组成,由外向内依次为视细胞、双极细胞和节细胞。视细胞分为感受弱光的视杆细胞和感受强光及辨色的视锥细胞两种。双极细胞是连接视细胞和节细胞的联络神经元。节细胞的轴突沿视网膜内面向视神经盘处集中,组成视神经。

2. 眼球内容物 包括房水、晶状体和玻璃体（图2-179），它们和角膜共同构成眼的屈光系统。

（1）房水 位于眼房内。眼房是位于角膜和晶状体之间的间隙，被虹膜分隔为前房和后房。房水为无色透明的液体，由睫状体产生进入后房，经瞳孔流入前房，再经虹膜角膜角进入巩膜静脉窦，最后汇入眼静脉。房水具有屈光、营养角膜和晶状体以及维持正常眼压的作用。若房水循环障碍，可引起眼压增高，导致视力减退或失明，临床上称为青光眼。

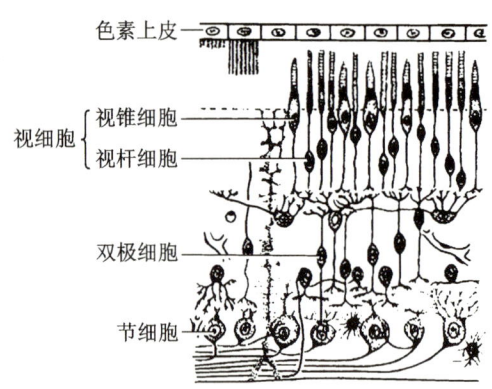

图2-180 视网膜神经细胞

房水

（2）晶状体 位于虹膜和玻璃体之间，无色透明，富有弹性，不含血管和神经，呈双面凸透镜状，其周缘借辐射状排列的睫状小带与睫状体相连。晶状体的屈光度可随视物的远近由睫状肌的舒缩来调节。

晶状体

（3）玻璃体 位于晶状体与视网膜之间，为无色透明的胶状物质，具有屈光和支撑视网膜的作用。

（二）眼副器

1. 眼睑 位于眼球的前方，分为上睑和下睑，对眼球具有保护作用。眼睑的游离缘称为睑缘，其前缘长有睫毛。睑缘靠睫毛根部有皮脂腺，称为睑缘腺，开口于睫毛毛囊。上、下睑之间的裂隙称为睑裂。睑裂的内侧角和外侧角分别称为内眦和外眦。近内眦处，上、下睑缘各有一小孔，称泪点。

眼睑由浅至深依次由皮肤、皮下组织、肌层、睑板和睑结膜5层结构组成（图2-181A）。眼睑的皮肤薄而柔软。皮下组织疏松，易水肿。肌层主要为眼轮匝肌，收缩使眼睑闭合。睑板由致密结缔组织构成，呈半月形，内含睑板腺。睑结膜贴附于睑板的内面。

2. 结膜 是一层富含血管、薄而光滑的黏膜。衬于上、下睑内面的部分称为睑结膜；覆盖于巩膜前面的部分称为球结膜。

3. 泪器 由泪腺和泪道构成（图2-181B）。

泪器

（1）泪腺 位于眼球外上方，分泌泪液以湿润角膜和保护眼球。

（2）泪道 包括泪点、泪小管、泪囊和鼻泪管。泪小管上、下各一，起于泪点，分别向上、下行，然后呈直角转向内侧汇合，开口于泪囊上部。泪囊位于泪囊窝内，上端为盲端，下端移行为鼻泪管。鼻泪管下端开口于下鼻道的前部。

4. 眼球外肌 属骨骼肌，位于眼球周围，有7条，包括上睑提肌、内直肌、外直肌、上直肌、下直肌、上斜肌和下斜肌。上睑提肌可上提上睑，开大睑裂，其余6条为眼球运动肌。内直肌使瞳孔转向内方；外直肌使瞳孔转向外方；上直肌使瞳孔转向内上方；下直肌使瞳孔转向内下方；上斜肌使瞳孔转向外下方；下斜肌使瞳孔转向外上方。眼球的正常运动，是以上各肌共同参与、协同作用的结果。

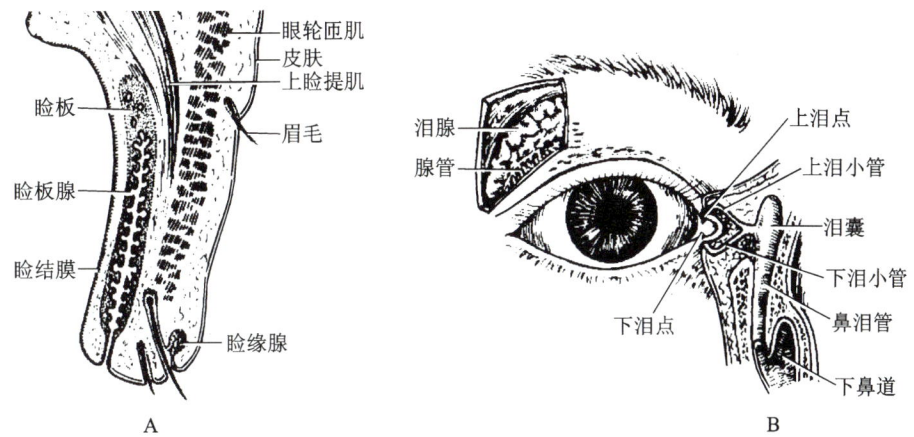

图 2-181 眼睑和泪器

A. 眼睑;B. 泪器

二、前庭蜗器

前庭蜗器又称为耳,分为外耳、中耳和内耳 3 部分(图 2-182)。内耳是位觉感受器(前庭器)和听觉感受器(蜗器)所在的部位;外耳和中耳是传导声波的装置,为前庭蜗器的附属器。

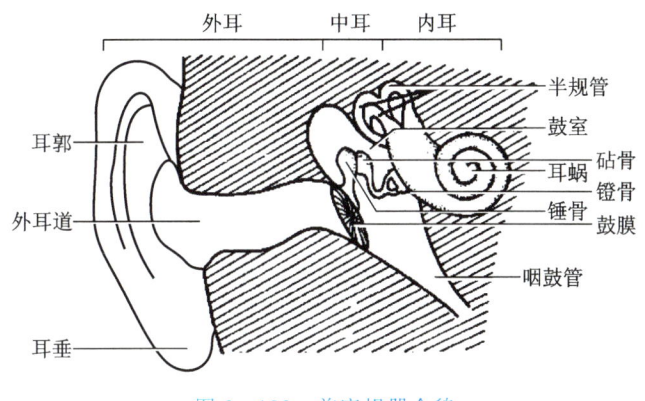

图 2-182 前庭蜗器全貌

(一) 外耳

外耳包括耳郭、外耳道和鼓膜 3 部分。

1. 耳郭 主要以弹性软骨为基础,外被覆皮肤和薄层皮下组织。耳郭中部深凹的部位有外耳门,向内通外耳道。耳郭具有收集声波的作用。

2. 外耳道 是外耳门至鼓膜之间的一条略呈"S"形弯曲管道,可分为外侧 1/3 的软骨部和内侧 2/3 的骨部。外耳道皮肤内含有耵聍腺,分泌物称为耵聍,有保护作用。

3. 鼓膜 为椭圆形半透明薄膜,倾斜位于外耳道底,是外耳道与中耳的分界。鼓膜的中心向内凹陷,称为鼓膜脐。鼓膜的上 1/4 为松弛部,下 3/4 为紧张部。从鼓膜脐向前下方有一个三

外耳

117

角形反光区,称为光锥。

中耳

（二）中耳

中耳包括鼓室、咽鼓管、乳突窦和乳突小房(图 2-182)。

1. 鼓室　位于鼓膜和内耳之间,为颞骨岩部内不规则的含气空腔。鼓室内有 3 块听小骨,从外侧向内侧依次为锤骨、砧骨和镫骨,它们借关节相连,构成听骨链,能将声波从鼓膜传至内耳。

2. 咽鼓管　是连通鼻咽与鼓室的管道,借此管调节鼓室内的气压,以维持鼓膜内、外两侧气压的平衡。小儿咽鼓管粗短,接近水平位,故咽部感染易经咽鼓管波及鼓室,引起中耳炎。

3. 乳突窦和乳突小房　乳突窦是一个介于鼓室与乳突小房之间的腔。乳突小房为颞骨乳突内许多互相连通的含气小腔,向前经乳突窦开口于鼓室后壁,因此中耳炎可向后蔓延,并发乳突炎。

（三）内耳

内耳又称迷路,埋藏于颞骨岩部的骨质内,由骨迷路和膜迷路组成。骨迷路是颞骨岩部内的骨性隧道。膜迷路是套在骨迷路内密闭的膜性囊管。膜迷路内充满内淋巴,膜迷路和骨迷路之间充满外淋巴,内、外淋巴互不交通。

1. 骨迷路　由后外向前内依次分为骨半规管、前庭和耳蜗 3 部分(图 2-183),它们相互连通。

内耳

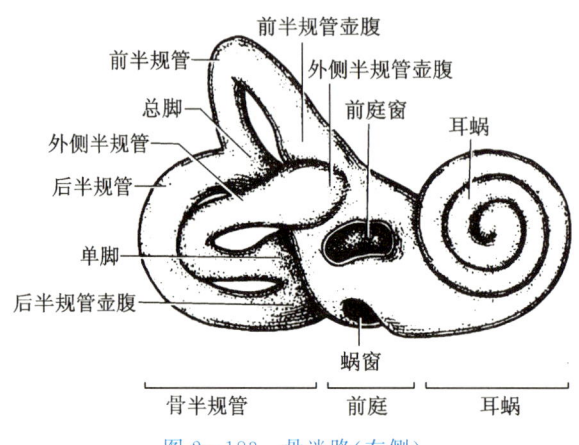

图 2-183　骨迷路(右侧)

（1）骨半规管　为 3 个半环形骨性小管,相互垂直。根据其位置分为前半规管、后半规管和外侧半规管。每个骨半规管都有两个骨脚连于前庭,其中接近前庭处膨大的一个称为骨壶腹。前、后半规管的另一脚合并成一个总脚,3 个半规管只有 5 个脚连于前庭。

（2）前庭　位于骨半规管与耳蜗之间,为一近似椭圆形的腔室,其外侧壁即鼓室的内侧壁。

（3）耳蜗　位于前庭的内前方,形如蜗牛壳,由蜗轴和环绕其外周的蜗螺旋管构成。蜗螺旋管是中空的螺旋状骨管,围绕蜗轴旋转约 2.5 圈,终止于蜗顶。蜗轴呈圆锥形,是耳蜗的骨质中轴,它向蜗螺旋管内伸出骨螺旋板,其外侧缘与蜗管鼓壁(即基底膜,起自蜗螺旋管外侧壁的骨膜)相连。骨螺旋板起始处上方还有一斜向外上方、直达蜗管外侧壁的膜,称蜗管前庭壁(前庭膜)。因此,蜗螺旋管被分隔为 3 个管道,自上而下依次为前庭阶、蜗管和鼓阶。前庭阶与鼓阶都是骨迷路与膜迷路之间的间隙,两阶在蜗顶处借蜗孔相通(图 2-184)。

2. 膜迷路 由后外向前内也分为 3 部分,即膜半规管、椭圆囊和球囊、蜗管(图 2-185)。

(1) 膜半规管 套于同名骨半规管内。各膜半规管也有相应的膨大部分,称为膜壶腹。膜壶腹壁内面有隆起的壶腹嵴,是位觉感受器,能感受头部旋转变速运动的刺激。

(2) 椭圆囊和球囊 是前庭内两个相互连通的膜性小囊。在椭圆囊和球囊的囊壁

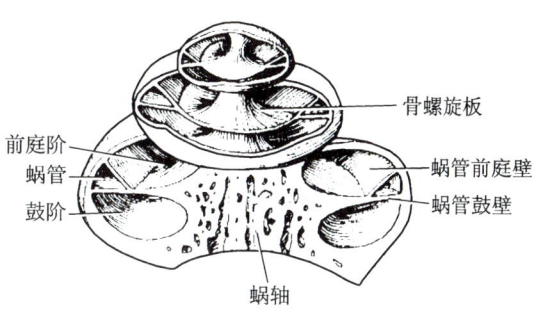

图 2-184 鼓阶、前庭阶及蜗管

内面各有一斑状隆起,分别称为椭圆囊斑和球囊斑,也是位觉感受器,能感受直线变速运动的刺激。

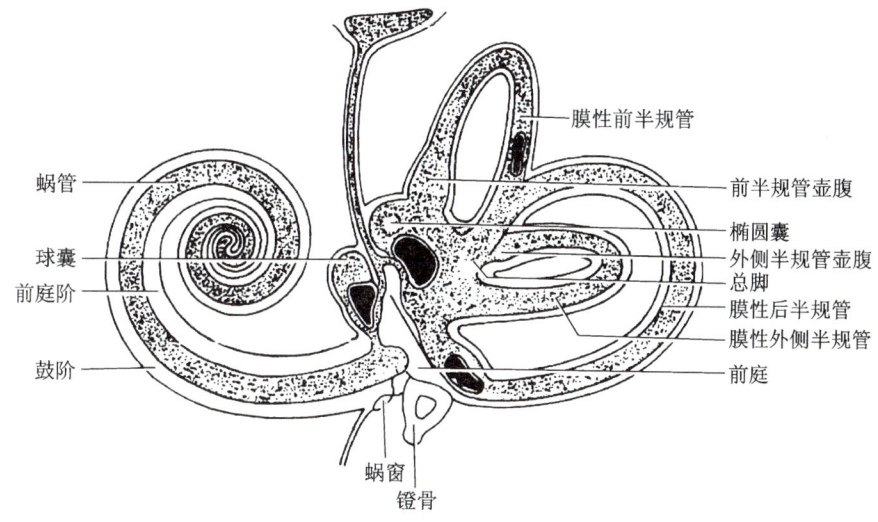

图 2-185 膜迷路

(3) 蜗管 位于蜗螺旋管内,介于骨螺旋板和蜗螺旋管外侧壁之间(图 2-185)。一端在前庭内借细管与球囊相连;另一端至蜗顶,为盲端。在横断面上,蜗管呈三角形。其上壁为蜗管前庭壁,又称为前庭膜。外侧壁由蜗螺旋管内表面骨膜增厚形成的螺旋韧带和覆盖其表面的几层上皮细胞构成,上皮内含血管,故称为血管纹,是产生内淋巴的结构;下壁为蜗管鼓壁,又称为螺旋膜或基底膜,其上有突向蜗管的隆起,称为螺旋器,为听觉感受器,能感受声波的刺激。

3. 内耳的淋巴 包括内淋巴和外淋巴。内淋巴位于蜗管、椭圆囊和球囊、膜半规管及其连通的管道内;外淋巴位于骨迷路与膜迷路之间,如前庭阶和鼓阶。内、外淋巴互不相通。

4. 声波的传入途径 声波传入有两条途径,即气传导和骨传导。声波经外耳道振动鼓膜,再经听骨链或鼓室内空气振动内耳外侧壁而传入内耳,称为气传导。声波经颅骨直接传入内耳,推动内耳淋巴的波动,称为骨传导。正常情况下,声波传入以气传导为主。

复习思考题

1. 简述眼球壁的层次及各层的分部。
2. 眼球的屈光装置有哪些?
3. 视近物、远物时眼是怎样调节的?
4. 简述位觉感受器、听觉感受器的位置、名称及功能。
5. 简述声波的传导途径。

（姜云传）

第九节　神　经　系　统

神经系统由脑和脊髓及其相连的周围神经组成,可将其分为中枢神经系统和周围神经系统。中枢神经系统包括脊髓和脑,周围神经系统包括与脑相连的脑神经和与脊髓相连的脊神经(图2-186)。如按分布对象划分,周围神经又可分为躯体神经和内脏神经。躯体神经分布于皮肤、骨、骨连接和骨骼肌;内脏神经分布于内脏、心血管、平滑肌和腺体。为了叙述简便,一般把周围神经系统分为脑神经、脊神经和内脏神经3部分。

神经系统在调节机体的活动中,对内、外环境刺激作出的反应称为反射。反射活动的结构基础是反射弧。反射弧包括感受器、传入神经、中枢、传出神经和效应器(图2-187)。反射弧中任何一个环节发生障碍,都可使反射减弱,甚至消失。

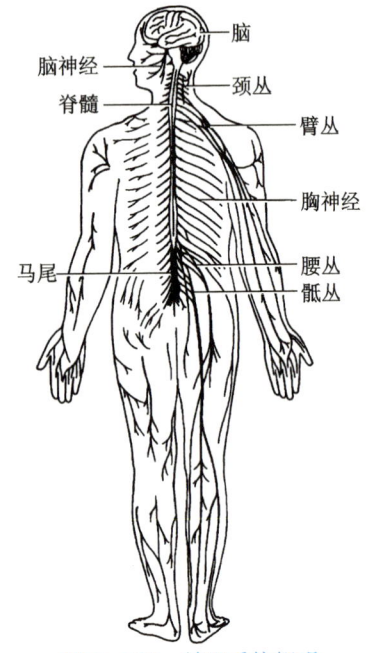

图2-186　神经系统概观

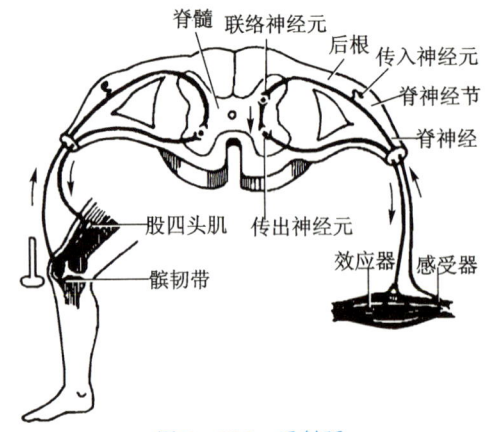

图2-187　反射弧

在神经系统内,根据神经元的胞体和突起所在部位和积聚方式的不同,采用不同的术语。① 灰质:指中枢神经系统内,神经元胞体和树突聚集的部位,在新鲜标本上因色泽灰暗而得名。位于大脑和小脑表面的灰质,称为皮质。② 白质:指中枢神经系统内,神经纤维聚集的部位,在新鲜标本上因色泽白亮而得名。大脑和小脑的白质位于皮质深部,称为髓质。③ 神经核和神经节:都是形态和功能相似的神经元胞体聚集成的团块,在中枢神经系统内的称为神经核;在周围神经系统内的称为神经节。④ 纤维束:在中枢神经系统内,起止、行程和功能相同的神经纤维聚集在一起,称为纤维束。⑤ 神经:在周围神经系统内,神经纤维聚集成的条索状结构称为神经。⑥ 网状结构:在中枢神经系统内,由白质和灰质混合而成,神经纤维交织成网,灰质团块散在其中。

一、中枢神经系统

（一）脊髓

1. 脊髓的位置和外形 脊髓位于椎管内,上端在枕骨大孔处与脑相连,下端在成人约平第1腰椎体下缘,新生儿脊髓下端可平对第3腰椎。故临床腰椎穿刺常在第3、4或第4、5腰椎间进行,不至于损伤脊髓。

脊髓的位置、形态

脊髓呈前后略扁的圆柱形(图2-188),全长40～45 cm,有两处膨大,分别称为颈膨大和腰骶膨大。脊髓下端逐渐变细,称脊髓圆锥,再向下延续为无神经组织的细丝称为终丝。脊髓表面有6条彼此大致平行的纵行沟、裂,在前后正中线上的分别称为前正中裂和后正中沟;在脊髓的前、后外侧的分别称为前外侧沟和后外侧沟,沟内分别有脊神经的前根和后根出入脊髓。前、后两根在椎间孔处汇合成脊神经。每条脊神经的后根都有一个膨大,称为脊神经节(图2-189)。每对脊神经相连的一段脊髓称一个脊髓节段。脊髓可分31个脊髓节段:8个颈节、12个胸节、5个腰节、5个骶节和1个尾节。

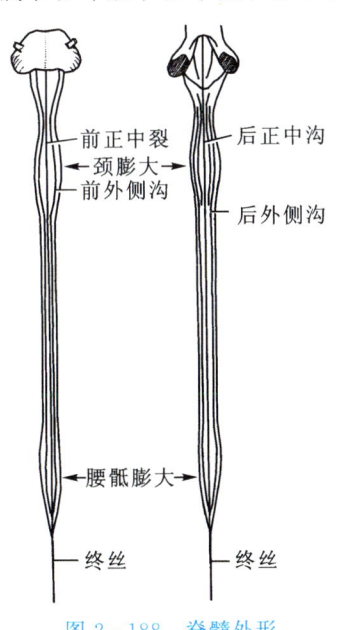

图2-188 脊髓外形

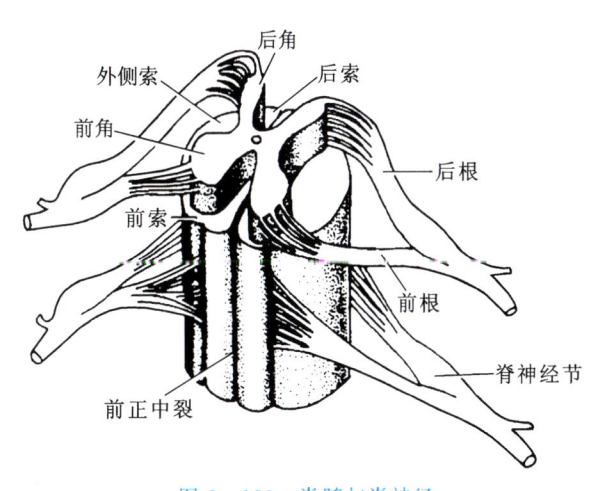

图2-189 脊髓与脊神经

2. 脊髓的内部结构　　脊髓由灰质、白质和网状结构构成。

（1）灰质　　在脊髓中央有一条贯穿脊髓全长的纵管,称为中央管。灰质围绕中央管呈蝶形配布。每侧灰质向前扩大的部分称为前角（柱）,含运动神经元胞体,其轴突组成脊神经前根。灰质后部狭长,称为后角（柱）,内含联络神经元。脊髓胸1到腰3节段的前、后角之间有侧角（柱）,内含交感神经元胞体,是交感神经的低级中枢,其轴突随脊神经前根出椎管。骶髓第2～4节段无侧角,但在相当于侧角的部位,由副交感神经元胞体聚集成团块,称骶副交感核,它发出的轴突随前根穿出。

（2）白质　　位于灰质周围,借脊髓表面的沟、裂分为3个索。前正中裂与前外侧沟之间称为前索;前、后外侧沟之间称为外侧索;后正中沟与后外侧沟之间称为后索。各索主要由神经纤维束组成,分上行（感觉）束,起自脊髓灰质和脊神经节,将感觉冲动传入脑,主要有薄束和楔束以及脊髓丘脑束;下行（运动）束,起自脑的不同部位,下行终于脊髓的不同节段,主要有皮质脊髓前束和皮质脊髓侧束;固有束,起止均在脊髓,是紧靠灰质周围的一些短纤维束,借此完成脊髓节段间的反射（图2－190）。

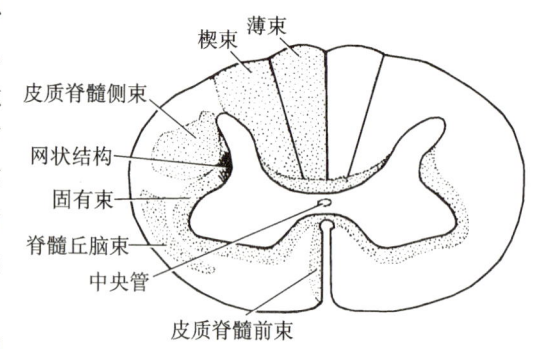

图2－190　脊髓内纤维束的分布

1）薄束和楔束　　位于后索,传导同侧躯干和四肢意识性本体感觉（如肌、腱、关节的位置觉、运动觉和振动觉）和精细触觉（如辨别两点间的距离和物体纹理粗细等）的冲动。薄束位于后正中沟两侧,传导来自下半身的神经冲动;楔束位于薄束外侧,传导来自上半身（头面部除外）的神经冲动。

2）脊髓丘脑束　　位于脊髓的外侧索前半部和前索内,传导对侧躯干和四肢的痛觉、温觉、粗略触觉和压觉的冲动。

3）皮质脊髓束　　包括皮质脊髓前束和皮质脊髓侧束,分别位于脊髓的前索内侧和外侧索后部,将大脑皮质的神经冲动传至脊髓前角运动神经元,管理骨骼肌的随意运动。

3. 脊髓的功能

脑干的外形和分布

（1）传导功能　　脊髓是脑与躯干、四肢感受器与效应器联系的枢纽。脊髓内上、下行纤维束是进行传导功能的重要结构。

（2）反射功能　　脊髓是低级反射中枢,其反射功能是对来自体内外刺激所产生的不随意性反应,如膝反射（图2－187）等。

（二）脑

脑位于颅腔内,包括脑干、小脑、间脑和端脑4部分（图2－191）。

1. 脑干　　自下而上由延髓、脑桥和中脑组成。其上接间脑,下在枕骨大孔与脊髓相续,后连小脑。

（1）脑干的外形

1）腹侧面（图2－192）　　延髓腹侧面有与脊髓相同的前正中裂。裂上部每侧有一纵行

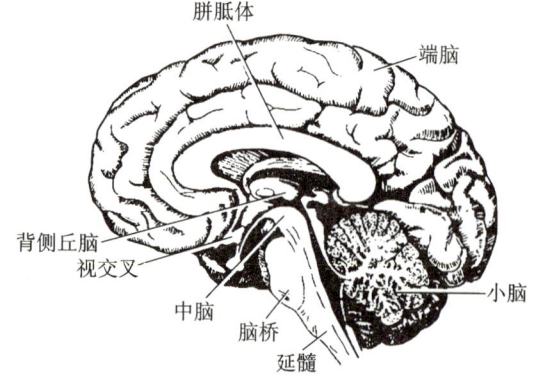

图2－191　脑的正中矢状面

隆起称为锥体,内有皮质脊髓束通过。皮质脊髓束的大部分纤维在锥体下部左右交叉,称为锥体交叉。锥体的外侧有一卵圆形隆起,称为橄榄。脑桥下缘借延髓脑桥沟与延髓分界,上缘与中脑的大脑脚相接。脑桥腹侧面宽阔膨隆,称为脑桥基底部,正中有一纵行浅沟,称为基底沟,沟内有基底动脉通过。基底部向两侧逐渐变窄,向后与小脑相连。中脑腹侧面有两个纵行的柱状结构称为大脑脚,两脚之间称为脚间窝。

2) 背侧面(图 2-193) 延髓背侧面下部有与脊髓相同的后正中沟。沟两侧各有两个纵行隆起,内侧的称为薄束结节,外侧的称为楔束结节。结节深面分别有薄束核和楔束核。延髓背侧面上部与脑桥背侧面共同形成的菱形凹窝,称为菱形窝。中脑的背侧面有两对隆起,上方一对称为上丘,是视觉反射中枢;下方一对称为下丘,是听觉反射中枢。

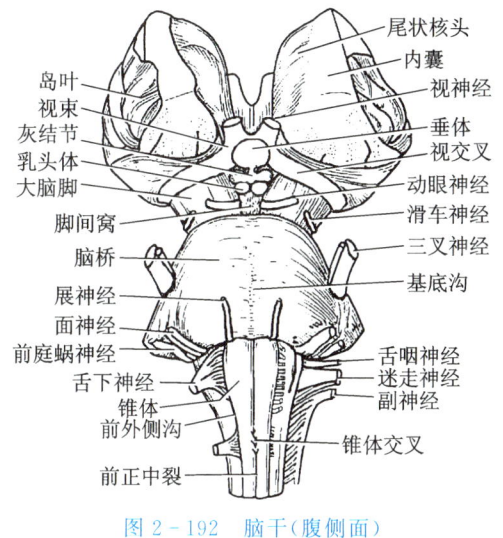

图 2-192 脑干(腹侧面)

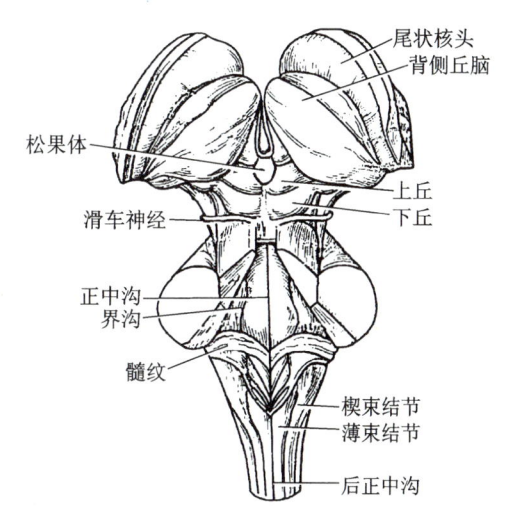

图 2-193 脑干(背侧面)

12 对脑神经中,有 10 对与脑干相连。其中,第 3~4 对,即动眼神经和滑车神经与中脑相连;第 5~8 对,即三叉神经、展神经、面神经和前庭蜗神经与脑桥相连;第 9~12 对,即舌咽神经、迷走神经、副神经和舌下神经与延髓相连。

(2) 脑干的内部结构 脑干内部有灰质、白质和网状结构。

1) 灰质 为散在分布的团块,称神经核。其中,与脑神经相连称脑神经核,分脑神经运动核和脑神经感觉核。脑神经核的名称和位置多与其相连的脑神经名称和连脑部位大致对应。如中脑内与滑车神经相连的脑神经核,称为滑车神经核。不与脑神经相连的称为非脑神经核,如延髓中的薄束核和楔束核,中脑内的黑质和红核等。

2) 白质 主要由上、下行纤维束组成。上行纤维束主要有:① 内侧丘系,起自薄束核和楔束核,纤维交叉至对侧后上行止于对侧丘脑。② 脊髓丘系,来自脊髓,止于丘脑。③ 三叉丘系,传导头面部的痛、温、触、压觉的冲动,起自脑干,其纤维大部分交叉后止于对侧丘脑,小部分不交叉止于同侧背侧丘脑。下行纤维束主要是锥体束,为起自大脑皮质的运动纤维,下行止于脊髓和脑干的躯体运动神经元,管理骨骼肌的随意运动。其中,止于脊髓前角的称为皮质脊髓束,止于脑干内脑神经躯体运动核的称为皮质核束。

3) 网状结构 位于脑干中央,结构复杂,与中枢神经系统各部有着广泛的联系。

（3）脑干的功能

1）传导功能　大脑皮质与小脑、脊髓间相互联系的纤维束必须经过脑干,故脑干有传导功能。

2）反射功能　脑干内有多个反射的低级中枢,如延髓内的呼吸中枢和心血管运动中枢,脑桥内的角膜反射中枢及中脑内的瞳孔对光反射中枢等。

3）网状结构的功能　脑干网状结构参与调节骨骼肌的张力,调节内脏活动,维持大脑皮质觉醒和引起睡眠等。

2. 小脑

小脑

（1）小脑的位置和外形　小脑位于颅后窝内,在脑桥和延髓的背侧。小脑中间较狭窄称为小脑蚓,两侧膨大称为小脑半球。小脑半球下面靠近枕骨大孔的部分较膨隆,称为小脑扁桃体（图2-194）。当颅内压增高时,小脑扁桃体可被挤压,嵌入枕骨大孔,压迫延髓,危及生命,临床称为小脑扁桃体疝或枕骨大孔疝。

（2）小脑的内部结构　分布在小脑表面的灰质称为小脑皮质;深部的白质称为小脑髓质。髓质内有4对灰质团块称为小脑核,其中最大的是齿状核。

（3）小脑的功能　主要是维持身体平衡、调节肌张力和协调肌群的运动。

（4）第四脑室　是位于延髓、脑桥和小脑之间的室腔。底为菱形窝,顶朝向小脑,其向上经中脑水管（中脑内的管腔）与第三脑室相通,向下通延髓中央管,并借顶部的正中孔和左、右外侧孔与蛛网膜下腔相通（图2-195）。

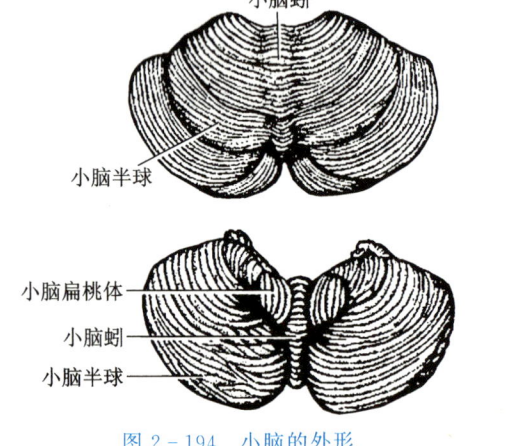

图2-194　小脑的外形

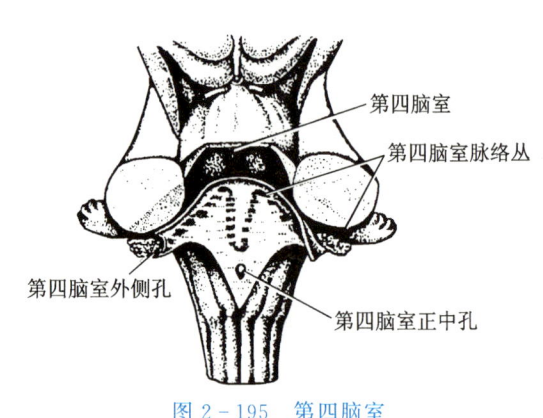

图2-195　第四脑室

3. 间脑

位于端脑和中脑之间,主要由背侧丘脑和下丘脑等组成。两侧间脑之间有一矢状裂隙称为第三脑室。

（1）背侧丘脑　又称为丘脑（图2-196）,是间脑背侧的一对卵圆形灰质团块。背侧丘脑被Y形的白质板分成前核群、内侧核群和外侧核群3部分。外侧核群腹侧份的后部称为腹后核,是躯体感觉传导通路的中继站。

背侧丘脑后端的外下方,每侧有一对隆起。内侧的称为内侧膝状体,与听觉传导有关。外侧的称为外侧膝状体,与视觉传导有关。

（2）下丘脑　位于背侧丘脑的前下方,组成第三脑室侧壁的下部,其结构主要包括视交叉、灰结

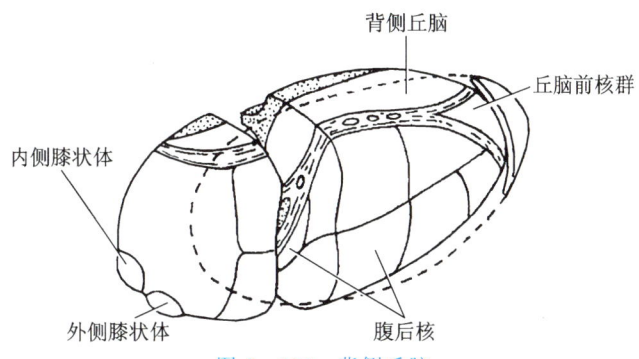

图 2 - 196 背侧丘脑

节和乳头体等(图 2 - 197)。下丘脑内有许多神经核,其中最重要的有位于视交叉上方的视上核和位于第三脑室侧壁的室旁核,两者均可分泌催产素和加压素。下丘脑除具有内分泌功能外,对机体体温、摄食、生殖和水盐平衡等方面也有重要的调节作用。

端脑的结构

(3)第三脑室　位于两侧背侧丘脑和下丘脑之间,前方借左、右室间孔与侧脑室相通,后方借中脑水管与第四脑室相通。

4. 端脑　由左、右两侧大脑半球组成,两侧半球间有矢状位的大脑纵裂分隔。纵裂底部连接两侧半球的横纤维束称为胼胝体。大脑半球和小脑之间有大脑横裂。

(1)大脑半球的外形和分叶　大脑半球(图 2 - 198,图 2 - 199,图 2 - 200)表面凹凸不平,凹陷下去的称为大脑沟,沟间的凸起称为大脑回。每侧大脑半球有 3 个面,即内侧面、上外侧面和下(底)面,并借 3 条叶间沟分为 5 个叶。

1)叶间沟　① 中央沟,起于大脑半球上缘中点稍后方,沿上外侧面斜向前下方;② 外侧沟,

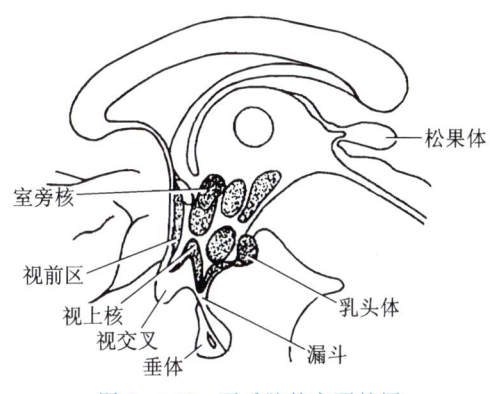

图 2 - 197 下丘脑的主要核团

在上外侧面,自前外下方斜向后内上方;③ 顶枕沟,位于内侧面后部,自下而上达上外侧面。

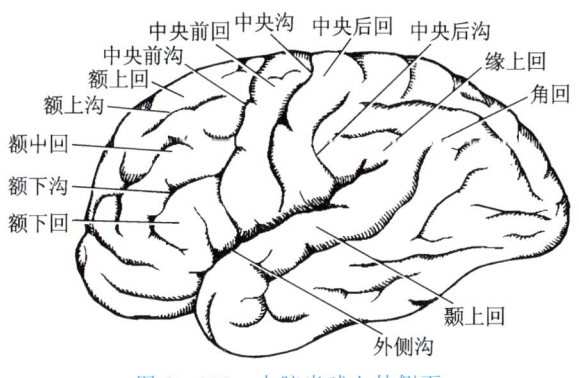

图 2 - 198 大脑半球上外侧面

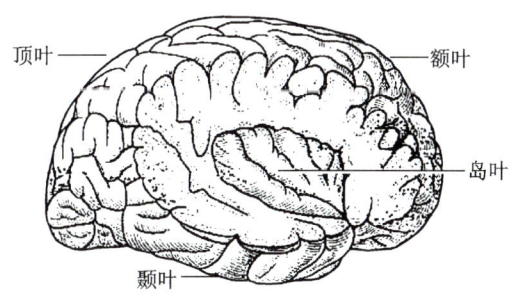

图 2 - 199 岛叶

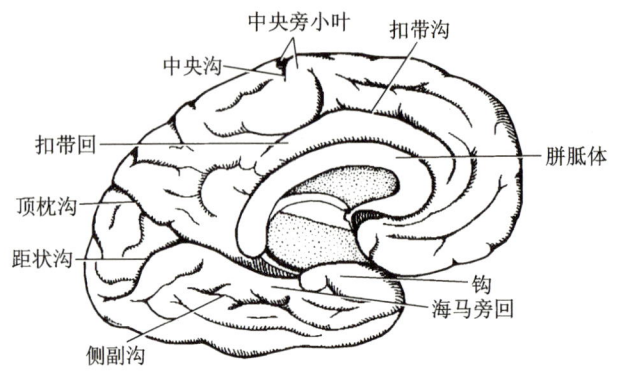

图 2 - 200　大脑半球内侧面

2) 大脑半球分叶　① 额叶,位于外侧沟之上,中央沟之前;② 顶叶,位于中央沟之后,顶枕沟之前;③ 颞叶,位于外侧沟之下;④ 枕叶,位于顶枕沟后方;⑤ 岛叶,位于外侧沟的深部(图2-199)。

(2) 大脑半球的重要沟、回

1) 上外侧面　额叶可见中央沟前方与之平行的中央前沟,两沟间的回称为中央前回。自中央前沟中部向前伸出的有额上沟和额下沟。额上、下沟将中央前回以前的部分分为额上回、额中回和额下回。颞叶可见与外侧沟平行的颞上沟和颞下沟,两沟把颞叶分为颞上回、颞中回和颞下回,自颞上回后部转入外侧沟处有几条斜行的短回称为颞横回。顶叶可见中央沟后方与之平行的中央后沟,两沟间的回称为中央后回。顶叶后下部包绕外侧沟末端的部分称为缘上回,围绕颞上沟末端的部分称为角回(图2-198)。

2) 内侧面　可见连接两侧半球间的胼胝体断面呈弓形。环绕胼胝体背面和头端的回称为扣带回。中央前、后回延续到半球内侧面的部分称为中央旁小叶。自胼胝体后端下方起始,呈弓形伸向后极的深沟称为距状沟(图2-200)。

3) 底面　可见额、颞和枕叶各一部分(图2-201)。额叶底面有纵行的嗅束,其前端膨大称为嗅球。嗅球和嗅束参与传导嗅觉冲动。颞叶下方有前后走向的海马旁回,其前端向后弯曲的部分称为钩。海马旁回、钩和扣带回等脑回,合称为边缘叶。边缘叶、下丘脑等有关皮质下结构,在结构和功能上密切联系,共同构成边缘系统,司内脏调节、学习、记忆、情绪反应和性活动等。

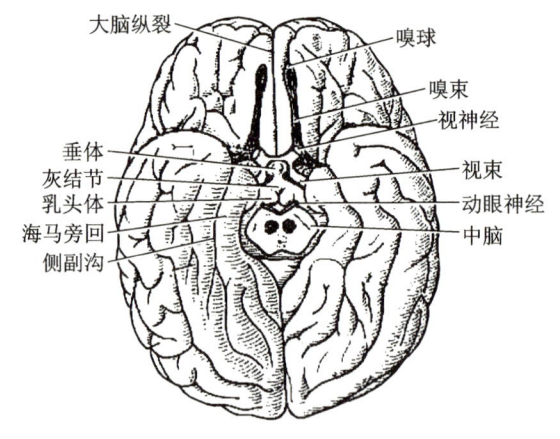

图 2 - 201　脑的底面

(3) 大脑半球的内部结构　大脑半球表面的灰质称为大脑皮质;深部的白质称为大脑髓质。在大脑半球的基底部,包埋于白质中的灰质团块称为基底核。半球内的室腔称为侧脑室。

1) 大脑皮质　大脑皮质是人体活动的最高级中枢。根据大脑皮质各部的功能差异,将其分为若干功能区(图2-202)。其中,具有重要临床意义的功能区有:① 躯体运动区:位

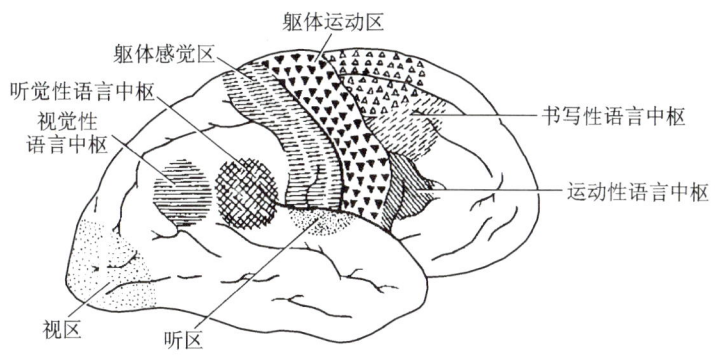

图2-202 大脑皮质主要功能区(半球外侧面)

于中央前回和中央旁小叶前部,管理对侧半身的骨骼肌运动。身体各部在此区内的投影宛如一个倒置的人形(头面部不倒置)。中央前回上部和中央旁小叶前部管理下肢运动,中央前回下部管理头面部骨骼肌运动。该区某局部受损,可引起对侧半身相应部位的骨骼肌运动障碍。② 躯体感觉区:位于中央后回和中央旁小叶后部,接受对侧半身的感觉纤维。身体各部在此区的投影仍如一个倒置的人形(头面部不倒置)。传导下肢感觉冲动的纤维投射到中央后回的上部和中央旁小叶后部。传导头面颈部感觉冲动的纤维投射到中央后回的下部。该区局部受损,可引起对侧半身相应部位的感觉障碍。③ 视区:位于距状沟上、下缘的皮质,每侧视区接受双侧传来的视觉冲动。④ 听区:位于颞横回,每侧听区接受双侧传来的听觉冲动。⑤ 语言区:为人类所特有,多位于左半球,表现在听、说、读、写4个方面。a. 听觉性语言中枢(听话中枢),在颞上回,能听懂、理解别人的语言。b. 运动性语言中枢(说话中枢),在额下回后部,能通过将字、词连接成有意义的句子来表达自己的思维活动。c. 书写性语言中枢(书写中枢),在额中回后部,紧靠管理手的运动区,能完成写字、绘图等精细动作,用文字和图形表达自己的思维活动。d. 视觉性语言中枢(阅读中枢):位于角回,能看到并理解文字符号的意义。

2) 基底核 包括尾状核、豆状核和杏仁体等(图2-203)。尾状核呈弓形,分为头、体、尾3部分,环绕背侧丘脑。豆状核位于背侧丘脑的外侧。尾状核和豆状核合称为纹状体,在调节躯体运动中起重要的作用。杏仁体连于尾状核尾的末端,属于边缘系统的一部分,与内脏活动、行为和内分泌有关。

3) 大脑髓质 可分为3种纤维。① 投射纤维(图2-204):为连于大脑皮质和皮质下结构的上、下行纤维,主要有内囊。内囊是位于背侧丘脑、尾状核与豆状核之间的投射纤维,水平切面上,呈向外开放的"＞＜"形。内囊可分为3部分,即位于豆状核与尾状核头部之间的部分称为内囊前肢;位于豆状核与背侧丘脑之间的部分称为内囊后肢,主要有皮质脊髓束、丘脑中央辐射、视辐射和听辐射等纤维通过;前、后肢的结合部称为内囊膝,有皮质核束通过。若一侧内囊完全受损,可导致对侧半身随意运动障碍、对侧半身浅感觉及深感觉障碍和两眼视野向对侧同向偏盲,临床称为"三偏综合征"。② 联合纤维:为连接两侧半球之间的纤维,主要有胼胝体。③ 联络纤维:在同侧半球内起联络作用。

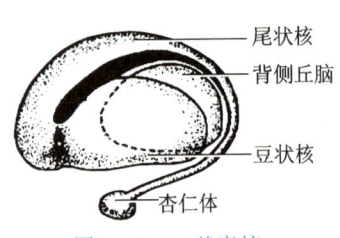

图 2 - 203　基底核

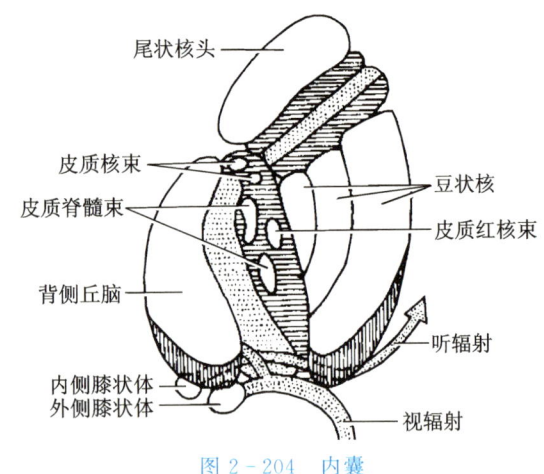

图 2 - 204　内囊

4）侧脑室　位于大脑半球内,左、右各一,借室间孔与第三脑室相交通(图 2 - 205)。

（三）脑和脊髓的被膜、血管及脑脊液循环

脑的被膜

脊髓的被膜

1. 脑和脊髓的被膜　脑和脊髓的表面包有 3 层被膜,由外向内依次为硬膜、蛛网膜和软膜,对脑和脊髓起保护和支持的作用。

（1）硬膜　是一层致密结缔组织膜。可分为硬脊膜和硬脑膜。

1）硬脊膜(图 2 - 206)　厚而坚韧,包裹脊髓,上端附着于枕骨大孔边缘,下部在第 2 骶椎水平逐渐变细包裹马尾,末端附于尾骨。硬脊膜与椎管内骨膜间的狭窄腔隙称为硬膜外隙。隙内有脊神经根、疏松结缔组织、脂肪组织、淋巴管和静脉丛等。

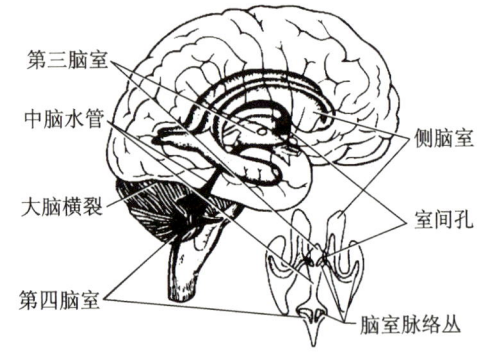

图 2 - 205　脑室系统投影图

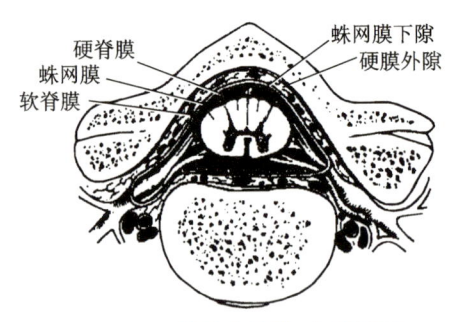

图 2 - 206　脊髓的被膜(水平切面)

2）硬脑膜(图 2 - 207)　坚韧,分为内、外两层。外层衬于颅骨内面,相当于骨内膜,其与颅骨的结合,在颅盖比颅底疏松。内层在某些部位折叠,在某些部位分开,形成不同的结构。主要结构有:① 大脑镰:形如镰刀,呈矢状位伸入大脑半球之间的纵裂内。② 小脑幕:呈半月形,伸入大、小脑之间,前缘游离,称为小脑幕切迹,环绕中脑。③ 硬脑膜窦:是硬脑膜的两层分开形成的含静脉的血腔隙,主要有位于大脑镰上、下缘内的上矢状窦和下矢状窦,位于大脑镰与小脑幕

连接处的直窦,位于小脑幕后外缘的横窦,横窦向前转折移行为乙状窦。乙状窦穿颈静脉孔移行为颈内静脉。在蝶鞍两侧有形态不规则的海绵窦,形似海绵,交通广泛,向前连眼静脉,向后连乙状窦和颈内静脉。

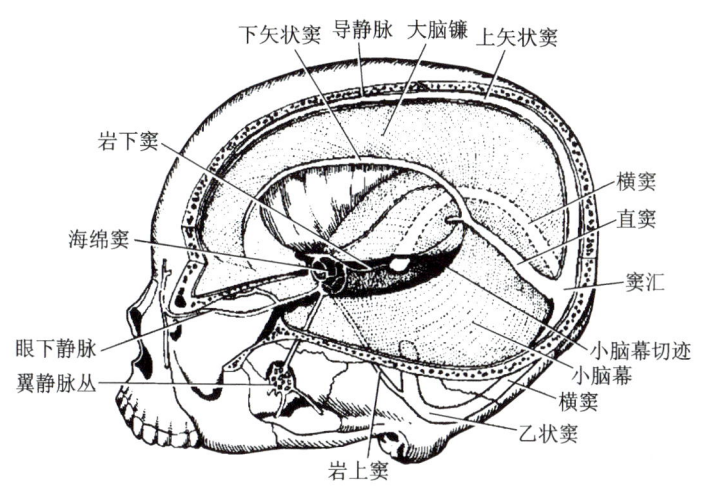

下矢状窦 导静脉 大脑镰 上矢状窦
岩下窦
海绵窦
眼下静脉
翼静脉丛
横窦
直窦
窦汇
小脑幕切迹
小脑幕
横窦
乙状窦
岩上窦

图 2-207 硬脑膜及静脉窦

(2)蛛网膜 位于硬膜深面,薄而透明,无血管和神经。蛛网膜与软膜之间的窄隙称为蛛网膜下隙,隙内充满脑脊液。此隙在某些部位扩大,称为池,如小脑延髓池和终池等。蛛网膜在上矢状窦两侧形成许多绒毛状突起,突入窦内称为蛛网膜粒(图 2-207,图 2-208)。脑脊液通过蛛网膜粒渗入上矢状窦内,回流入静脉。

(3)软膜 薄而透明,富含血管,紧贴脑和脊髓表面并深入沟、裂内,分别称为软脑膜和软脊膜(图 2-206,图 2-208)。在脑室的一定部位,软脑膜、毛细血管和室管膜上皮共同突入脑室内构成脉络丛,是产生脑脊液的主要结构。

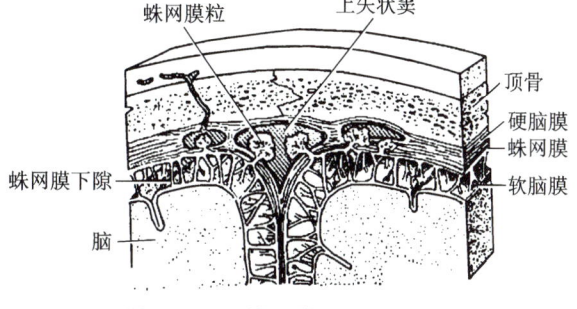

蛛网膜粒 上矢状窦
顶骨
硬脑膜
蛛网膜
软脑膜
蛛网膜下隙
脑

图 2-208 蛛网膜粒和硬脑膜窦

2. 脑和脊髓的血管

(1)脑的血管

1)脑的动脉 主要来自颈内动脉和椎动脉。脑动脉的分支有皮质支和中央支两类(图2-209),前者分布于大脑皮质和髓质浅层;后者分布于髓质的深部、基底核、内囊和间脑等。① 颈内动脉:起自颈总动脉,经颈动脉管入颅,在颅内的主要分支有大脑前动脉和大脑中动脉等(图 2-210,图 2-211),主要供应大脑半球内侧面和上外侧面及内囊、纹状体和部分间脑等,还发出眼动脉经视神经管入眶供应视器。② 椎动脉:起自锁骨下动脉,向上穿上位 6 个颈椎的横突孔,经枕骨大孔入颅腔。在脑桥和延髓交界处,左、右椎动脉合并成一条基底动脉,沿脑桥基底沟上行至脑桥上缘,分为左、右大脑后动脉(图 2-212),布于大脑半球内侧面的后 1/3 和颞叶的下面。椎动脉、基底动脉还沿途发出分支至脊髓、延髓、脑桥和小脑等。③ 大脑动脉环（Willis 环）：环绕在视交叉、灰结节和乳头体周围（图 2-212），由前交通动脉、两侧大脑前动脉、颈内动脉的终支、后交通动脉和大脑后动脉吻合而成。当动脉环的某一处发育不良或阻断时，可在一定程度上通过大脑动脉环使血液重新分配和代偿，以维持脑的血液供应。

2）脑的静脉　壁薄无瓣膜，不与动脉伴行，可分为浅、深两组，都注入硬脑膜窦（图 2-213）。

（2）脊髓的血管

1）脊髓动脉　主要来自椎动脉、肋间后动脉、腰动脉等分支（图 2-214）。

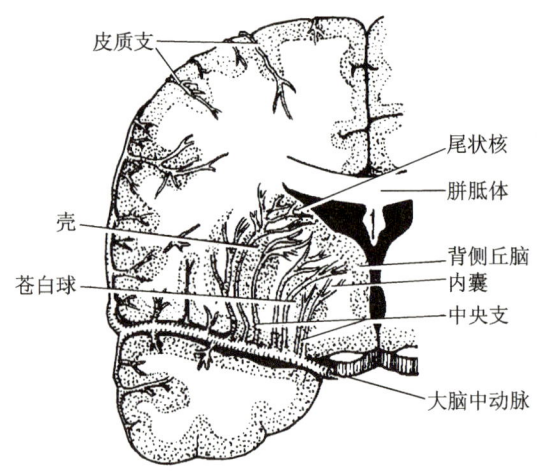

图 2-209　脑动脉的皮质支和中央支

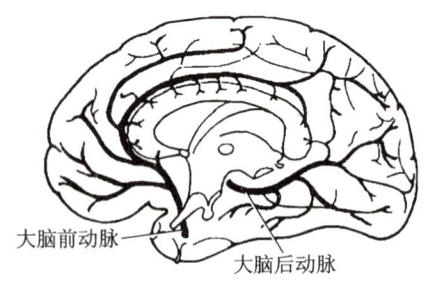

图 2-210　大脑半球内侧面的动脉

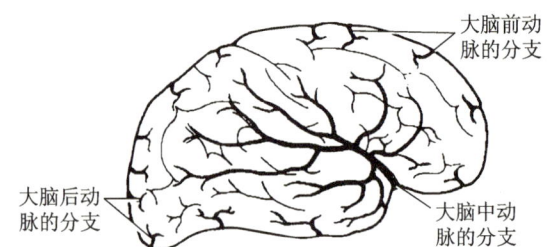

图 2-211　大脑半球外侧面的动脉

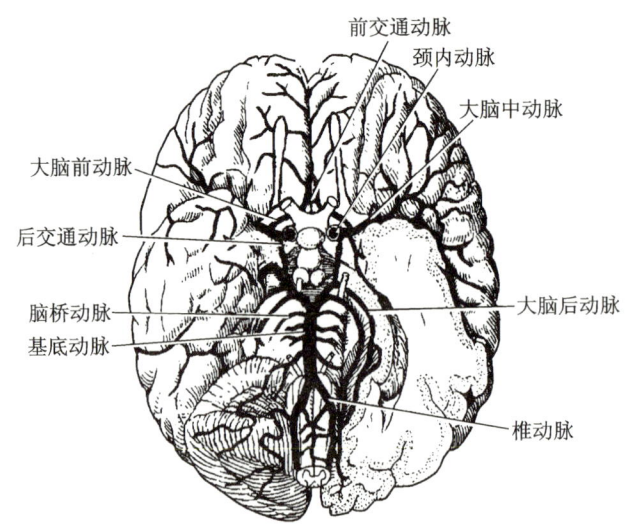

图 2-212　大脑动脉环

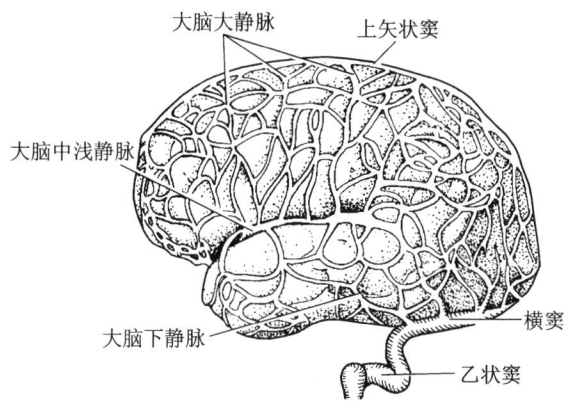

图 2-213　大脑浅静脉

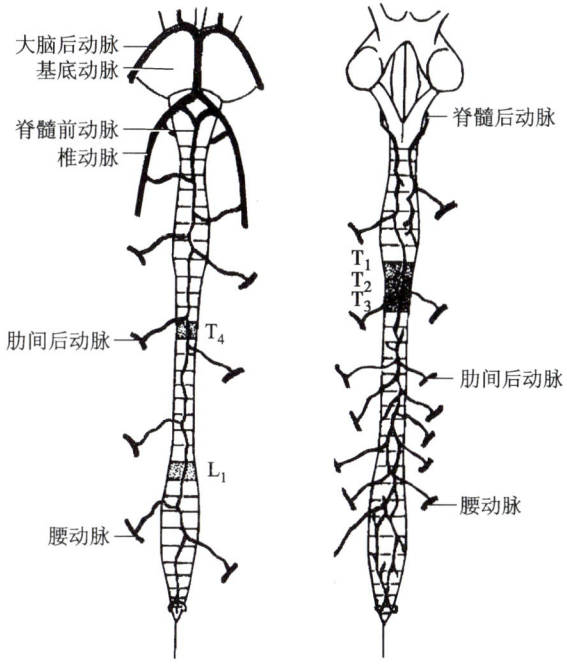

图 2-214　脊髓的动脉

2）脊髓静脉　与相应动脉伴行,注入硬膜外隙的椎内静脉丛。

3. 脑脊液及其循环

（1）脑脊液　主要由脑室内的脉络丛产生(图 2-215),充满于脑室和蛛网膜下隙,无色透明,成年人总量约 150 mL。它处于不断产生和循环的平衡状态。脑脊液对脑和脊髓具有营养、缓冲振动、调节颅内压和保护作用。

脑脊液的产生
及循环

（2）脑脊液循环途径　简述如下。

左右 侧脑室 —室间孔→ 第三脑室 → 中脑水管 → 第四脑室 —正中孔/外侧孔→ 蛛网膜下隙 —蛛网膜粒→ 上矢状窦

（3）血-脑屏障 在中枢神经系统内,血液与神经细胞之间隔有 3 层结构,即毛细血管内皮细胞及其细胞间的紧密连接、基膜和神经胶质膜,这 3 层结构称为血-脑屏障(图 2－216)。血-脑屏障具有选择通透性,可阻止血液中的有害物质和大分子物质进入脑组织。

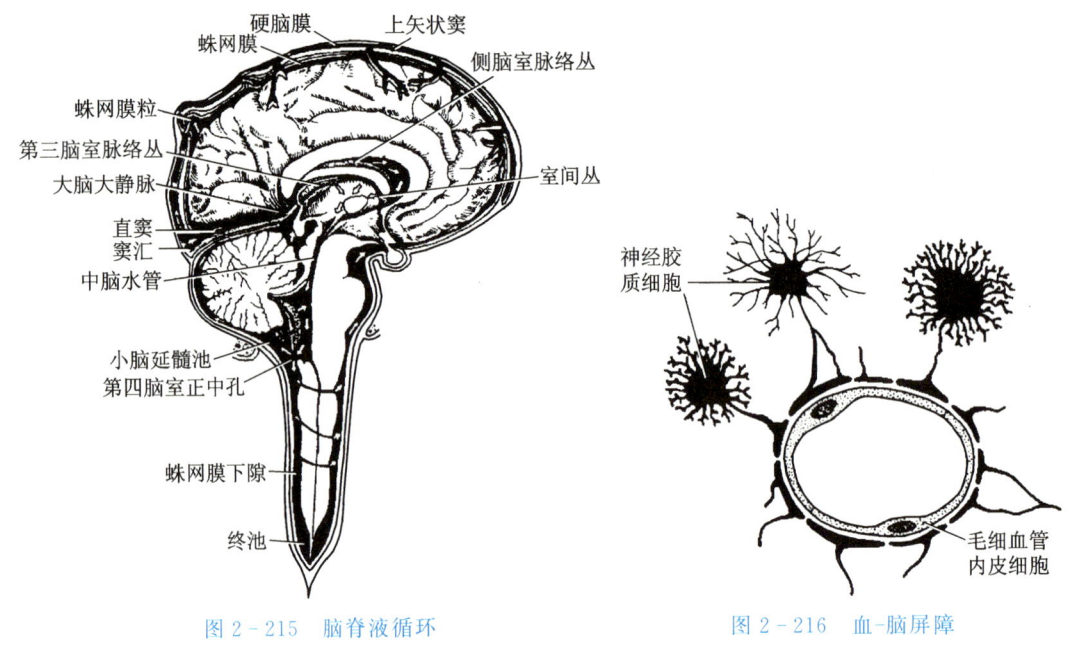

图 2－215 脑脊液循环

图 2－216 血-脑屏障

二、周围神经系统

（一）脊神经

脊神经共 31 对,包括颈神经 8 对、胸神经 12 对、腰神经 5 对、骶神经 5 对和尾神经 1 对。每对脊神经借前根和后根与脊髓相连(图 2－217)。前根含运动纤维,后根含感觉纤维,二者在椎间孔处汇合成脊神经。脊神经后根在椎间孔附近有一椭圆形膨大,称脊神经节,内含感觉神经元胞体。脊神经出椎间孔后,立即分为前、后两支。后支细小,主要分布于躯干背侧的深层肌和皮肤。前支粗大,除第 2～11 胸神经的前支外,其余脊神经的前支交织成神经丛,分支分布于躯干前外侧及四肢的皮肤和肌肉。脊神经丛包括颈丛、臂丛、腰丛和骶丛。

1. 颈丛

（1）组成和位置 颈丛由第 1～4 颈神经的前支构成,位于胸锁乳突肌上部的深面(图 2－218)。

（2）主要分支与分布

1）皮支 自胸锁乳突肌后缘中点附近穿出深筋膜,呈放射状分布于颈前外侧部、肩部、头后外侧及耳郭等处的皮肤。

2）膈神经 属混合性神经,下行经胸廓上口入胸腔,其运动纤维支配膈肌,感觉纤维沿途分布于心包、纵隔胸膜、膈胸膜及膈下中央部腹膜;右膈神经感觉支还分布于肝和胆囊等(图 2－219)。

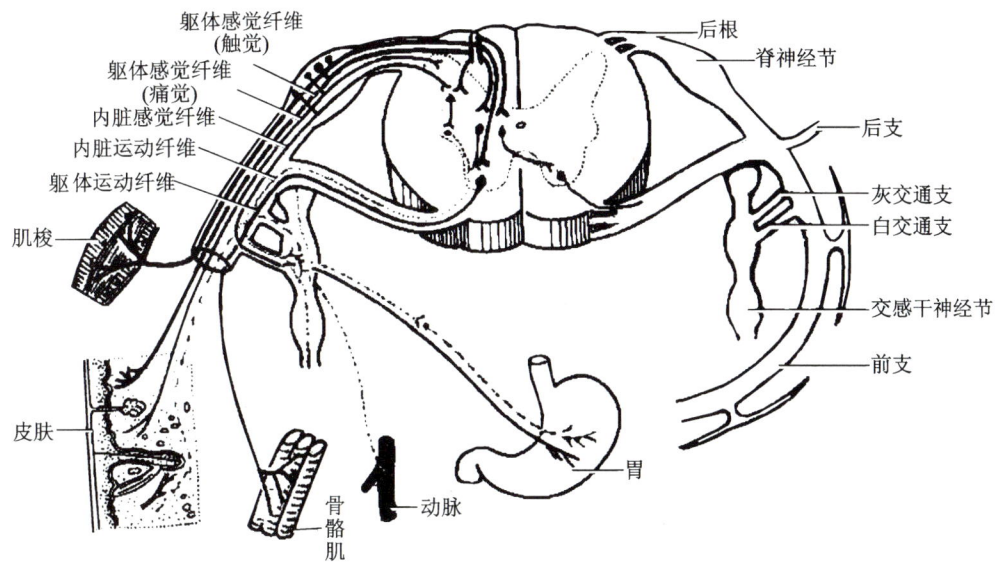

图 2-217 脊神经的组成和分布

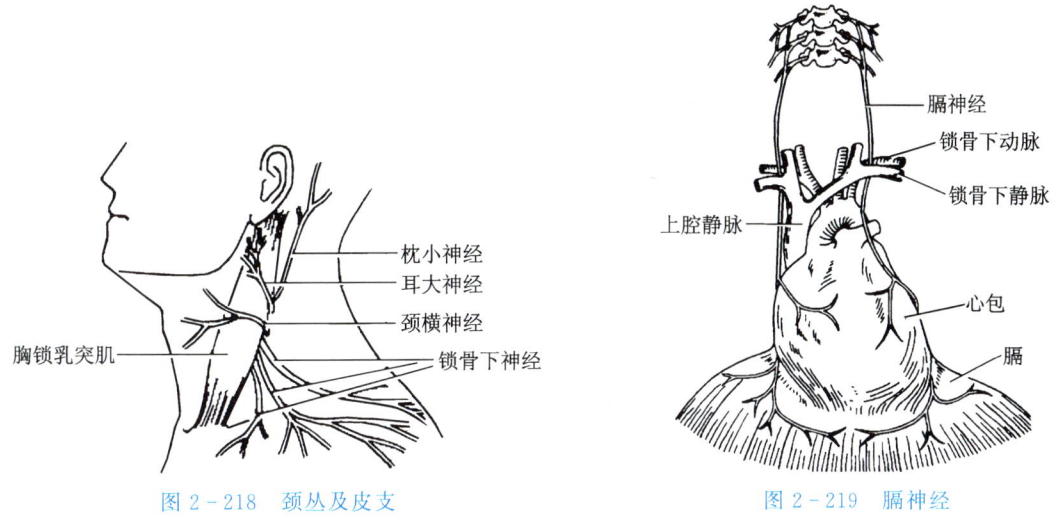

图 2-218 颈丛及皮支

图 2-219 膈神经

2. 臂丛

(1) 组成和位置 臂丛由第 5~8 颈神经前支和第 1 胸神经前支的大部分纤维组成,经锁骨下动脉和锁骨的后方入腋窝,围绕在腋动脉周围(图 2-220)。

(2) 主要分支与分布(图 2-221)

1) 肌皮神经 经肱二头肌深面下降,肌支支配肱二头肌和肱肌等;皮支自肘关节稍下方穿出深筋膜,分布于前臂外侧皮肤。

2) 正中神经 沿肱二头肌内侧下降至肘窝,再经前臂入手掌。肌支支配前臂前群肌大部分、手掌外侧肌群大部分及手中间肌群的小部分;皮支分布于掌心、鱼际、桡侧 3 个半指的掌面及其中节和远节指背面的皮肤。

3）尺神经　沿肱二头肌内侧下行,在臂中部转向后下,经肱骨内上髁后方入前臂,肌支支配前臂前群肌的小部分和大部分手肌。皮支分布于手掌尺侧1个半指及相应手掌皮肤和手背尺侧2个半指及相应的手背皮肤。

4）桡神经　沿肱骨桡神经沟走行向下外,经前臂背侧深、浅肌群之间下行。肌支支配臂和前臂后群肌及肱桡肌;皮支分布于臂和前臂背面、手背桡侧2个半指及其相应的手背皮肤。

5）腋神经　绕肱骨外科颈的后方至三角肌深面。肌支支配三角肌和小圆肌;皮支分布于肩关节周围的皮肤。

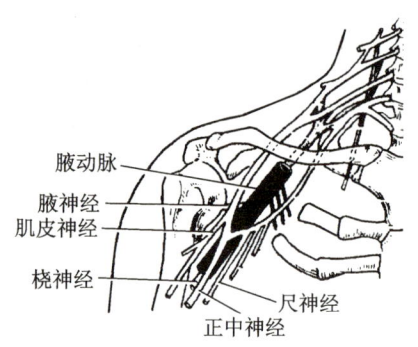

图2-220　臂丛的组成

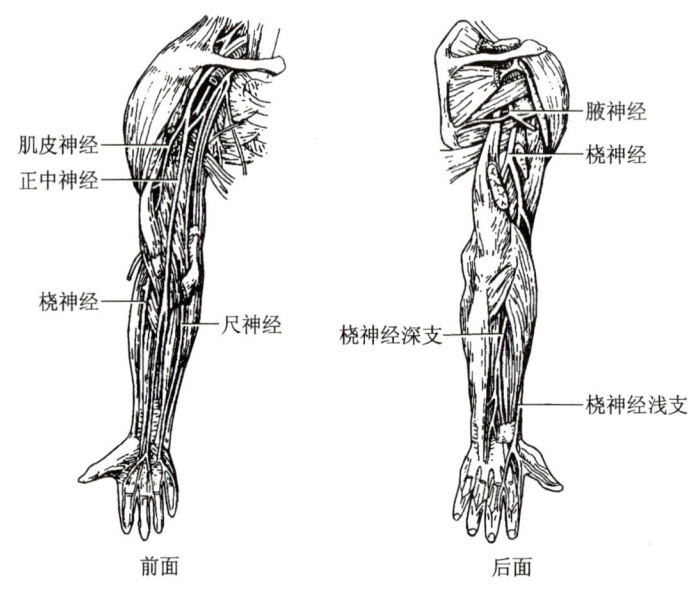

图2-221　上肢的神经

3. 胸神经前支　胸神经前支(图2-222)共12对。除第1对的大部分参加臂丛,第12对的小部分参加腰丛外,其余不形成丛。第1～11对胸神经走行于各自相应的肋间隙,称为肋间神经;第12对胸神经前支走行于第12肋下方,称为肋下神经。肋间神经伴肋间血管在肋间内肌和肋间外肌之间,沿肋沟向前走行。肋间神经和肋下神经肌支支配肋间肌、腹前外侧群肌、胸壁和腹壁的皮肤及其相应部位的胸膜与腹膜。

胸神经前支在胸、腹壁皮肤的分布有明显的节段性。第2、4、6、8、10对胸神经前支,分别分布于胸骨角、乳头、剑突、肋弓、脐平面,第12对胸神经前支分布于耻骨联合与脐连线中点平面。

4. 腰丛

(1)组成和位置　腰丛位于腰大肌深面,由第12对胸神经前支的一部分及第1～3对腰神经前支和第4对腰神经前支的一部分组成(图2-223)。

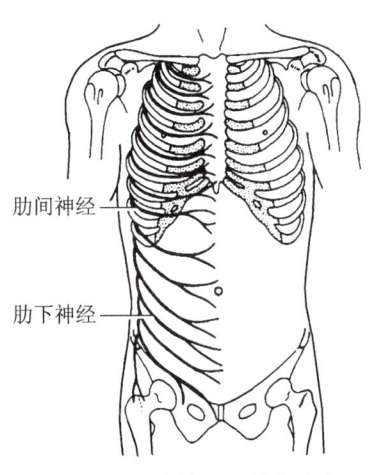

图 2 - 222 胸神经的前支分布

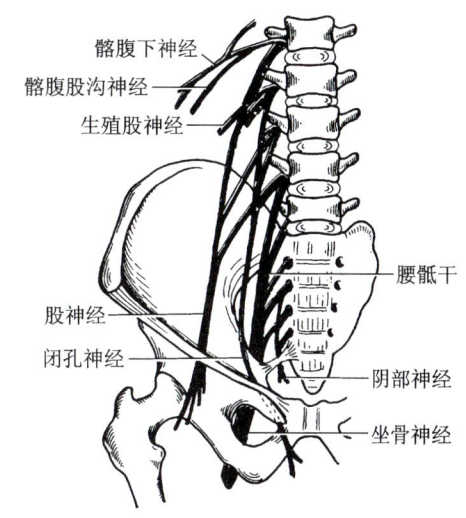

图 2 - 223 腰、骶丛及其分支

（2）主要分支与分布（图 2 - 223，图 2 - 224）

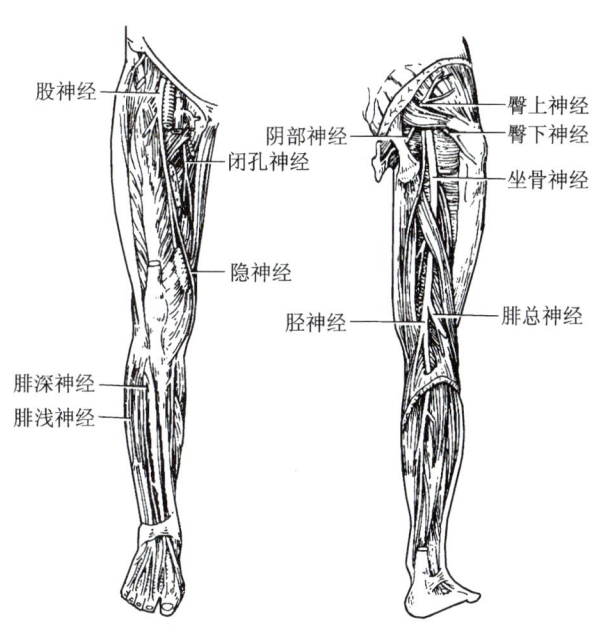

图 2 224 下肢的神经

1）髂腹下神经和髂腹股沟神经 主要分布于腹股沟区的肌群和皮肤，后者还分布于阴囊或大阴唇皮肤。

2）股神经 经腹股沟韧带深面入大腿，肌支支配大腿前群肌，皮支分布于大腿前部、小腿内侧面及足内侧缘的皮肤。

3）闭孔神经 沿骨盆侧壁前行，穿过闭孔至股内侧部，分布于股内侧肌群、股内侧面皮肤及髋关节。

5. 骶丛

（1）组成和位置　骶丛由第4腰神经前支的一部分神经纤维和第5腰神经前支合成的腰骶干及全部骶神经和尾神经的前支组成。骶丛位于盆腔内、骶骨和梨状肌的前面（图2-223）。

（2）主要分支与分布（图2-224）

1）臀上神经　经梨状肌的上方出骨盆腔，支配臀中肌和臀小肌。

2）臀下神经　经梨状肌的下方出骨盆腔，支配臀大肌和髋关节。

3）坐骨神经　是全身最粗大、最长的神经。经梨状肌下孔出骨盆，在臀大肌深面下行，经坐骨结节与股骨大转子之间下行至股后面，至腘窝上方分为胫神经和腓总神经。坐骨神经沿途分支分布于髋关节和股后群肌。

胫神经沿腘窝及小腿后面下降，经内踝后方至足底，沿途发肌支支配小腿肌后群及足底肌，皮支分布于小腿后面和足底皮肤。

腓总神经沿腘窝外侧缘下降，绕至腓骨小头下方，分为腓浅神经和腓深神经。腓浅神经支配小腿外侧肌群和小腿外侧、足背及第2～5趾背的皮肤。腓深神经穿经小腿前面，分支分布于小腿肌前群、足背肌、小腿前面及第1、2趾相对缘的皮肤。

4）阴部神经　自骶丛发出后，经梨状肌下孔出骨盆，分布于会阴部、外生殖器和肛门等处的肌肉和皮肤。

（二）脑神经

脑神经共12对，其顺序和名称为：Ⅰ嗅神经、Ⅱ视神经、Ⅲ动眼神经、Ⅳ滑车神经、Ⅴ三叉神经、Ⅵ展神经、Ⅶ面神经、Ⅷ前庭蜗神经、Ⅸ舌咽神经、Ⅹ迷走神经、Ⅺ副神经和Ⅻ舌下神经（图2-225）。按其所含纤维的成分，可分为感觉性脑神经（Ⅰ、Ⅱ、Ⅷ）、运动性脑神经（Ⅲ、Ⅳ、Ⅵ、Ⅺ、Ⅻ）和混合性脑神经（Ⅴ、Ⅶ、Ⅸ、Ⅹ）。

1. 嗅神经　分布于鼻腔的嗅黏膜，穿筛孔入颅，连于大脑额叶下面的嗅球，传导嗅觉。

2. 视神经　起自视网膜，经视神经管入颅中窝，连于视交叉，再经视束连于间脑，传导视觉冲动。

3. 动眼神经　发自中脑，经眶上裂入眶，含两种纤维。躯体运动纤维支配除上斜肌和外直肌以外的眼外肌运动。内脏运动纤维入眼眶后在睫状神经节换元，节后纤维支配瞳孔括约肌和睫状肌。

4. 滑车神经　起自中脑，经眶上裂入眶，支配上斜肌。

5. 三叉神经　连于脑桥，含躯体运动和躯体感觉两种纤维。三叉神经分为3支，即眼神经、上颌神经和下颌神经（图2-226），它们分别经眶上裂、圆孔和卵圆孔穿颅。每支均含三叉神经节细胞的周围突，分布于面部的皮肤、眼、口腔、鼻腔、鼻旁窦的黏膜及牙和脑膜等，传导痛觉、温度觉和触觉等。3支神经在面部分布区的界限，大致以眼裂和口裂为界。下颌神经还含运动纤维，支配咀嚼肌。

6. 展神经　发自脑桥，经眶上裂入眶，支配外直肌。

7. 面神经　含有躯体运动、内脏运动和内脏感觉3种纤维（图2-227）。躯体运动纤维支配面肌；内脏运动纤维支配泪腺、下颌下腺和舌下腺等腺体分泌；内脏感觉纤维，布于舌前2/3的味蕾。面神经经内耳门入面神经管，除躯体运动纤维经乳孔穿出面神经管外，其余均在管内分出。

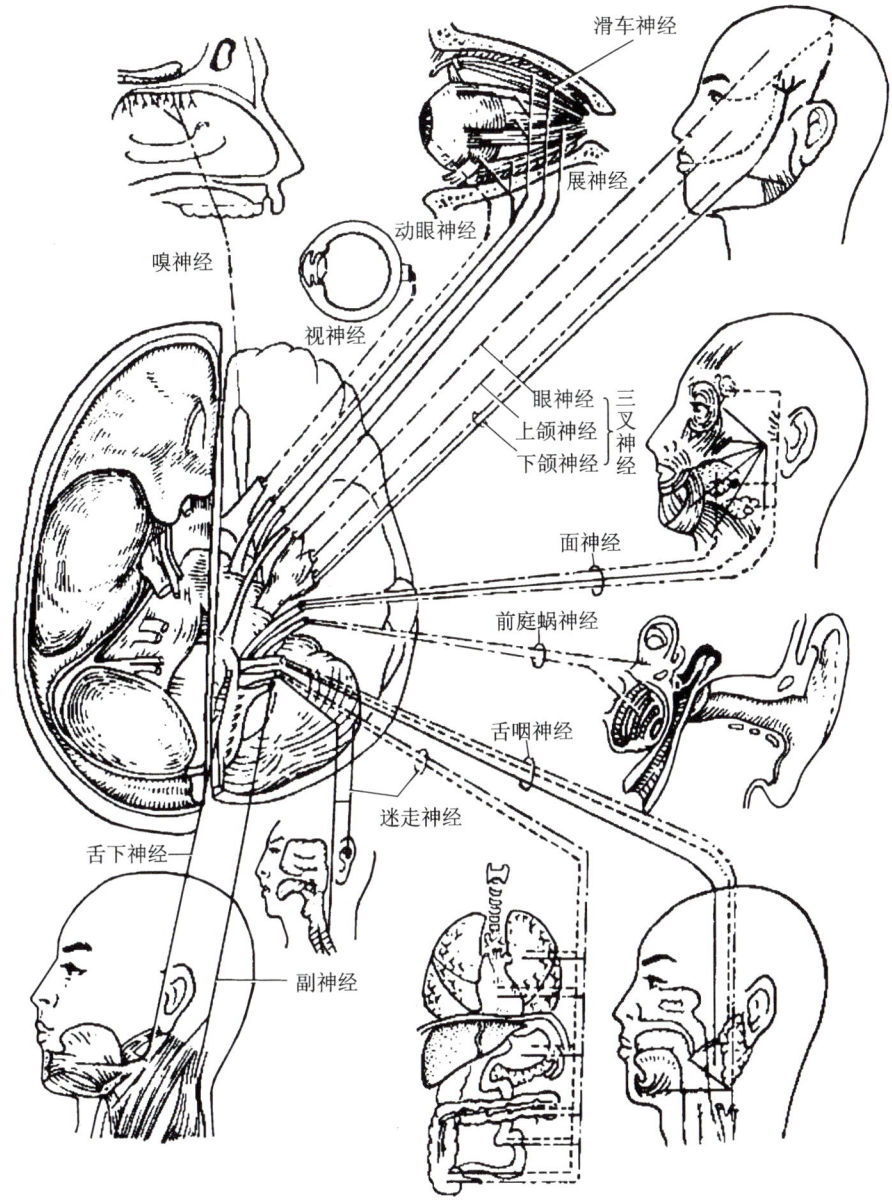

图 2 - 225 脑神经概况

8. 前庭蜗神经 由前庭神经和蜗神经组成。前庭神经分布于壶腹嵴、球囊斑和椭圆囊斑,传导位觉冲动。蜗神经分布于螺旋器,传导听觉冲动。两者从内耳道经内耳门入颅,连于脑桥。

9. 舌咽神经 连于延髓,经颈静脉孔出颅。舌咽神经含有 4 种纤维:躯体运动纤维,支配咽肌;躯体感觉纤维,分布于耳后皮肤;内脏运动纤维,支配腮腺的分泌;内脏感觉纤维,分布于舌后 1/3 的黏膜和味蕾以及颈动脉窦和颈动脉小球等。

137

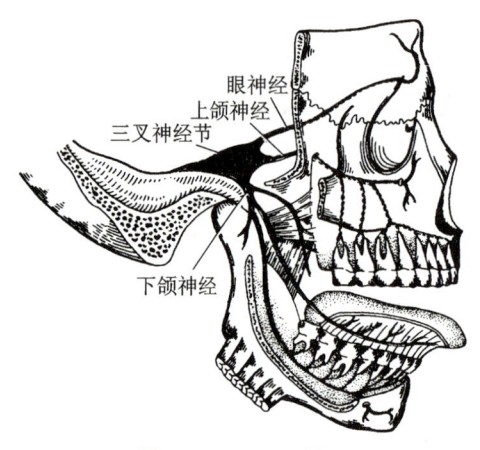
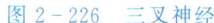

图 2 - 226　三叉神经

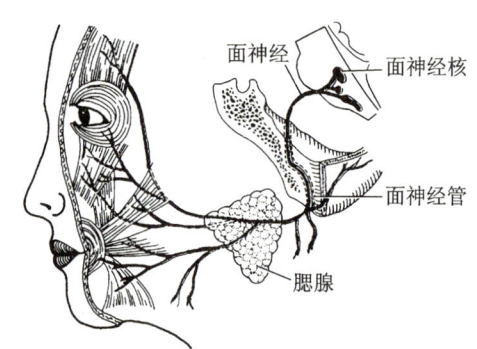

图 2 - 227　面神经

10. 迷走神经　连于延髓,经颈静脉孔出颅。迷走神经含有 4 种纤维成分:躯体运动纤维,支配软腭和咽喉肌;躯体感觉纤维,分布于耳郭、外耳道的皮肤和硬脑膜;内脏运动纤维和内脏感觉纤维,主要分布于颈、胸和腹部的脏器,管理脏器的运动和感觉。迷走神经出颅后,伴颈部大血管下行达颈根部,再伴食管入胸、腹腔,分支分布于心、气管、支气管、肝、胆、胰、脾、肾和结肠左曲以上的消化管。迷走神经的主要分支有喉上神经和喉返神经,喉上神经在颈部发出;喉返神经在胸部发出。左、右喉返神经从前向后分别绕过主动脉弓和右锁骨下动脉下方,向上返回颈部。喉上神经和喉返神经共同支配喉肌的运动并司喉黏膜的感觉。

11. 副神经　连于延髓,经颈静脉孔出颅,支配胸锁乳突肌和斜方肌。

12. 舌下神经　连于延髓,经舌下神经管出颅腔,支配舌肌。一侧舌下神经损伤,因患侧舌肌瘫痪,伸舌时舌尖偏向患侧。

(三) 内脏神经

内脏神经分布于内脏、心血管和腺体(图 2 - 228),因其功能活动不受意识控制,也称为自主神经。可分为内脏运动神经和内脏感觉神经。内脏运动神经支配平滑肌、心肌的运动和腺体分泌,主要影响物质代谢活动。内脏感觉神经分布于内脏及心血管各处的内感受器,通过反射调节器官的活动,以维持机体内、外环境的动态平衡。

1. 内脏运动神经　根据形态结构和功能特点的不同,分为交感神经和副交感神经。

(1) 交感神经　分为中枢部和周围部。中枢部(低级中枢)位于脊髓胸 1 至腰 3 节段的侧角,发出的节前纤维至交感神经节。周围部由交感干、交感神经节及其发出的节后纤维组成。

交感神经节分为椎旁节和椎前节。椎旁节位于脊柱两旁,共 21～26 对,同侧椎旁节借节间支连成串珠状结构,称为交感干。椎前节位于椎体前方的同名动脉根部附近,主要有腹腔神经节、主动脉肾神经节、肠系膜上神经节和肠系膜下神经节等,在椎旁节与相应的脊神经之间借交通支相连。

节前纤维在交感神经节换神经元后,发出的节后纤维分布于心肌、全身血管和内脏的平滑肌、竖毛肌、瞳孔开大肌和腺体等。

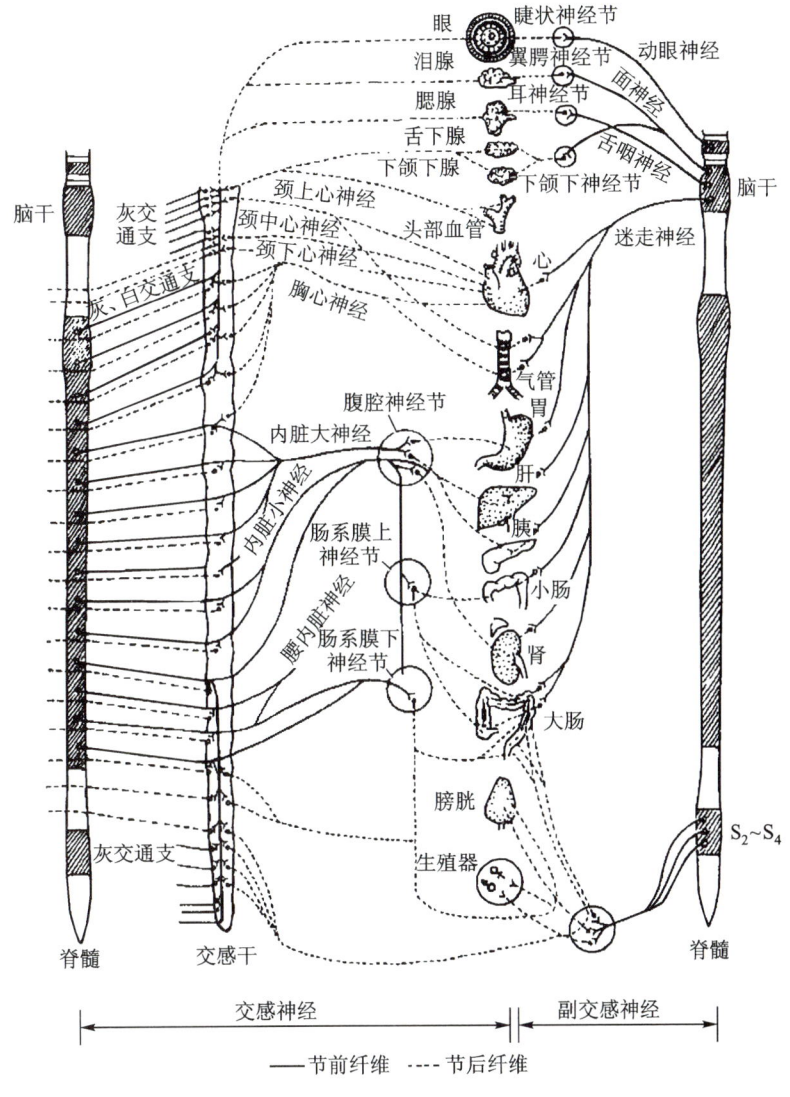

图 2 - 228　内脏神经概况

（2）副交感神经　分为中枢部和周围部。中枢部（低级中枢）由脑干的副交感神经核和脊髓的骶副交感神经核组成，发出的节前纤维至副交感神经节。周围部包括节前纤维、副交感神经节和节后纤维。副交感神经节分为器官旁节和器官内节，分别位于所支配的器官附近和器官管壁内。由脑干副交感神经核发出的节前纤维加入Ⅲ、Ⅶ、Ⅸ和Ⅹ对脑神经。交换神经元后，发出节后纤维支配瞳孔括约肌、睫状肌、泪腺、唾液腺、结肠左曲以上的消化管和胸、腹腔内其他器官。由脊髓骶副交感核发出的节前纤维随骶神经前支出骶前孔，组成盆自主神经。交换神经元后，发出节后纤维支配结肠左曲以下的消化管及盆部脏器。

2. 内脏感觉神经　胞体位于某些脑神经节和脊神经节。神经元的周围突随交感神经和副交感神经走行，中枢突进入脑干和脊髓。其传入的神经冲动，部分参与完成内脏反射（如排便反射和排尿反射），另一部分经脑干传至大脑皮质，产生内脏感觉。内脏感觉定位比较模糊，正常内脏活动一般不引起感觉,较强烈的内脏活动,可引起感觉,如胃的饥饿性收缩,直肠和膀胱的充盈,心率过快等可引起感觉。内脏对牵拉、膨胀和冷热等刺激敏感,对切割、烧灼等刺激不敏感。

三、神经传导通路

大脑及其以下中枢,通过反射弧实现各种功能活动。联系大脑皮质(或其他高级中枢)与感受器、效应器之间的路径,称为神经传导通路。将神经冲动由感受器传入大脑皮质(或其他高级中枢者),称为感觉(上行)传导通路。将大脑皮质发出的神经冲动传至效应器者,称为运动(下行)传导通路。

(一) 感觉传导通路

每条传导通路均由 3 级神经元组成,经过 2 次中继换元和 1 次纤维交叉。

1. 躯干和四肢的本体感觉和精细触觉传导通路　本体感觉(深感觉)是指肌、腱和关节的位置觉、运动觉和振动觉;精细触觉是指两点辨别觉和纹理觉。第 1 级神经元胞体在脊神经节内,周围突分布于肌、腱、关节的本体觉和皮肤的精细触觉感受器,中枢突经后根进入脊髓同侧后索组成薄束和楔束。两束上升至延髓,终于薄束核和楔束核(第 2 级神经元)。在此更换神经元后,发出二级纤维交叉至对侧上升,称为内侧丘系,经脑桥及中脑至背侧丘脑腹后核(第 3 级神经元)。在此更换神经元后发出投射纤维,经内囊后肢投射到大脑皮质中央后回的上 2/3 和中央旁小叶后部(图 2－229)。

2. 躯干和四肢的痛、温、触(粗)觉传导通路　痛、温觉和触(粗)觉合称为浅感觉。第 1 级神经元胞体在脊神经节内,周围突分布于躯干和四肢皮肤的痛、温和触觉感受器,中枢突经后根入脊髓灰质后角(第 2 级神经元)。更换神经元后发出二级纤维交叉到对侧,形成脊髓丘脑束,经脑干上行终于背侧丘脑腹后核(第 3 级神经元)。更换神经元后发出投射纤维,经内囊后肢投射到中央后回的上 2/3 和中央旁小叶后部(图 2－230)。

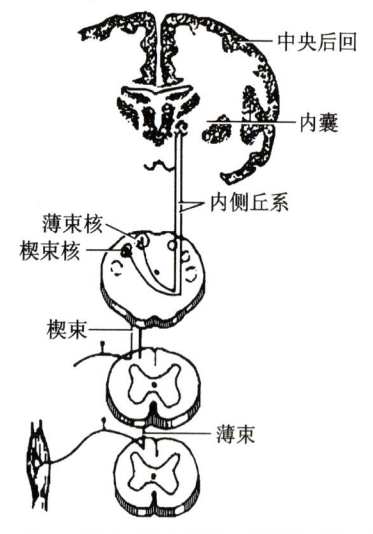

图 2－229　躯干和四肢的本体感觉传导通路

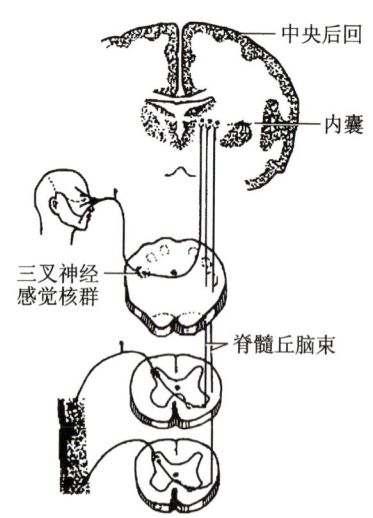

图 2－230　全身浅感觉传导通路

3. 头面部的痛、温和触(粗)觉传导通路 第 1 级神经元为三叉神经节细胞,其周围突构成三叉神经的感觉纤维,分布于头面部的痛、温和触觉感受器,中枢突经三叉神经根入脑桥,终于三叉神经感觉核群(第 2 级神经元),更换神经元后发出二级纤维交叉至对侧,形成三叉丘系,上行终于背侧丘脑腹后核(第 3 级神经元)。更换神经元后,发出投射纤维经内囊后肢投射到中央后回下 1/3。

4. 视觉传导通路 视网膜的视细胞在光刺激下,产生神经冲动,经双极细胞(第 1 级神经元)传至节细胞(第 2 级神经元)。节细胞的轴突聚集成视神经,经视神经管入颅后形成视交叉,向后延为视束。每侧视束含来自同侧视网膜颞侧半的纤维和对侧视网膜鼻侧半的纤维。视束的大部分纤维终于外侧膝状体(含第 3 级神经元胞体)。外侧膝状体发出投射纤维组成视辐射,经内囊后肢后部,投射到枕叶距状沟上、下缘皮质,产生视觉(图 2 - 231)。

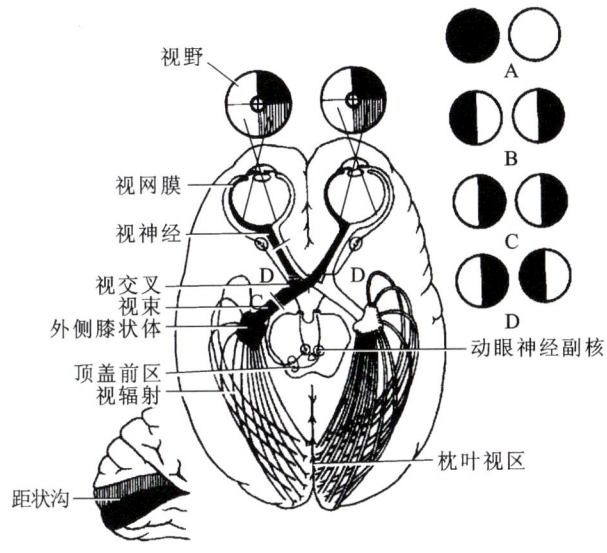

图 2 - 231 视觉传导通路

瞳孔对光反射:视束的另一部分纤维终于中脑的上丘,交换神经元后终于双侧动眼神经副核。后者发出的纤维加入动眼神经,换元后发出节后纤维,支配瞳孔括约肌和睫状肌。光照一侧瞳孔,引起两侧瞳孔缩小的反应,称为瞳孔对光反射。受照射侧瞳孔缩小称为直接对光反射,未受照射侧瞳孔缩小反应,称为间接对光反射。

(二) 运动传导通路

运动传导通路包括锥体系和锥体外系。

1. 锥体系 由上、下两级神经元组成,管理骨骼肌的随意运动。上运动神经元的胞体位于大脑皮质躯体运动区,轴突组成下行的锥体束,下行至脑干和脊髓。其中,下行至脑干内止于躯体运动核的,称为皮质核束;下行至脊髓止于前角运动神经元的,称为皮质脊髓束(图 2 - 232)。

(1) 皮质核束 上运动神经元主要是中央前回下部的锥体细胞,其轴突经内囊膝下降至脑干,大部分纤维终止于双侧脑神经躯体运动核,但面神经核下部(支配睑裂以下面肌的核群)和舌下神经核,只接受对侧皮质核束的纤维。下运动神经元为脑神经运动核的细胞,其轴突组成脑神经的躯体运动纤维,支配眼外肌、咀嚼肌、面肌、舌肌、咽喉肌、胸锁乳突肌和斜方肌等。

（2）皮质脊髓束　上运动神经元为中央前回中、上部和中央旁小叶前部的锥体细胞,其轴突经内囊后肢,下行至延髓形成锥体。在锥体下端,大部分纤维左、右交叉,形成锥体交叉。交叉后的纤维在脊髓侧索内下降,称为皮质脊髓侧束,沿途止于脊髓各节段的前角运动细胞。在延髓未交叉的纤维,在同侧前索内下降,称为皮质脊髓前束,它们逐渐交叉到对侧,终于脊髓颈、胸节段的前角运动神经细胞。下运动神经元为脊髓前角运动神经细胞,发出的轴突随脊神经分布于躯干和四肢骨骼肌。皮质脊髓前束中有少量纤维始终不交叉,终于同侧脊髓前角运动神经细胞,支配躯干肌。因此,躯干肌受双侧皮质脊髓束支配,当一侧皮质脊髓束(上运动神经元)损伤时可引起对侧肢体瘫痪,但躯干肌(如呼吸肌)一般不瘫痪。

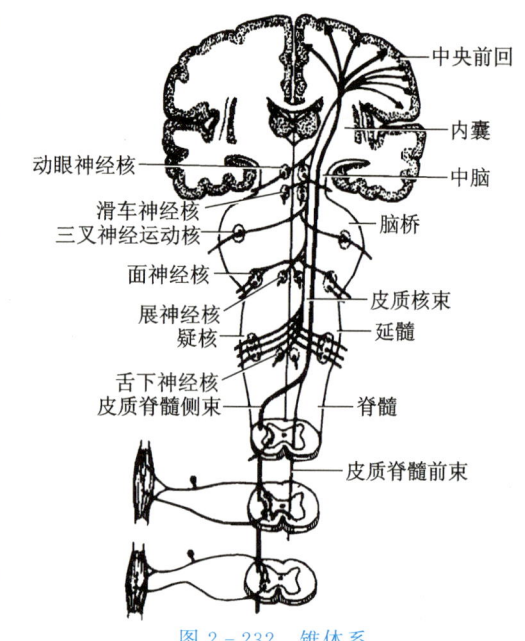

图2-232　锥体系

2. 锥体外系　指锥体系以外影响和控制骨骼肌运动的一切传导路径。锥体外系的纤维起自大脑皮质,在下行过程中与纹状体、小脑、脑干等发生广泛的联系,并经多次更换神经元后,最后到达脊髓前角或脑神经运动核。锥体外系的主要功能是调节肌张力和协调肌群的运动,以协助锥体系完成精细的随意运动。

复习思考题

1. 简述神经系统的分布。
2. 大脑皮质的功能定位各在何处,特点如何?
3. 第四脑室的位置和交通情况如何?
4. 一侧内囊损伤可能出现哪些症状? 为什么?
5. 简述浅、深感觉和视觉传导通路三级神经元胞体所在位置。
6. 交感神经和副交感神经的区别是什么?
7. 颈丛、腰丛、骶丛的组成和位置及主要分支分布情况如何?
8. 肱骨外科颈、肱骨中段及肱骨髁上骨折分别容易损伤什么神经?

（姜云传　汤晨曦）

第十节　内分泌系统

内分泌系统
概述

内分泌系统由独立存在的内分泌器官和散在于其他器官及组织中的内分泌细胞组成。内分泌器官包括甲状腺、甲状旁腺、肾上腺、垂体、松果体和胸腺等,内分泌细胞包括胰腺的胰岛、睾丸的间质细胞、卵巢的卵泡细胞和黄体以及消化管管壁内的内分泌细胞等（图 2-233）。

内分泌系统和神经系统关系密切。内分泌系统的分泌活动直接或间接地受神经系统调节和控制，而内分泌系统的活动又影响神经系统的功能。内分泌系统的分泌物称为激素。激素大多被血液和淋巴运送到全身各部，调节人体的新陈代谢、生长发育及生殖活动等，也可以直接作用于邻近的细胞。每种激素只能作用于特定的器官或细胞，这些器官或细胞被称为该激素作用的靶器官或靶细胞。

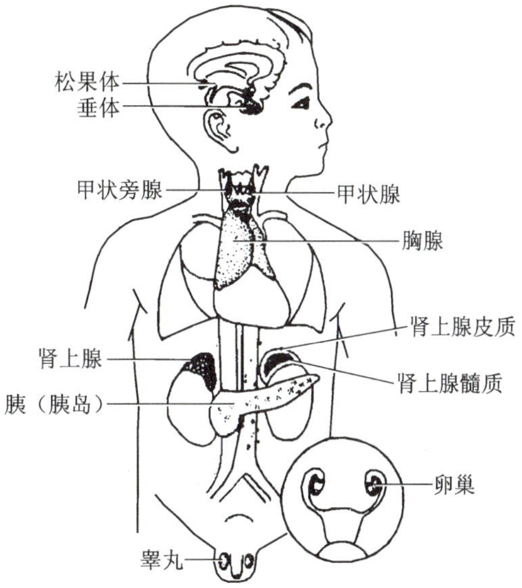

一、甲状腺

（一）甲状腺的形态和位置

甲状腺略呈"H"形，分为左、右两个侧叶和中间相连的甲状腺峡部。约有 50% 的人由峡部向上伸出一锥状叶（图 2-234）。

甲状腺的左、右侧叶分别贴于喉和气管颈段两侧，峡部横位于第 2～4 气管软骨环前方。甲状腺两侧叶的后外方与颈部大血管相邻，内侧面与咽、喉、气管、食管及喉返神经等相邻。甲状腺肿大时，可压迫上述结构，引起呼吸和吞咽困难、声音嘶哑和面部水肿等症状。甲状腺借深筋膜固定于喉软骨上，吞咽时可随喉上、下移动。

（二）甲状腺的微细结构

甲状腺表面包裹一层结缔组织被膜，并伸入甲状腺实质内，将实质分隔成若干大小不等的小叶，每个小叶内含有 20～40 个甲状腺滤泡（图 2-235）。

图 2-233 内分泌系统概观

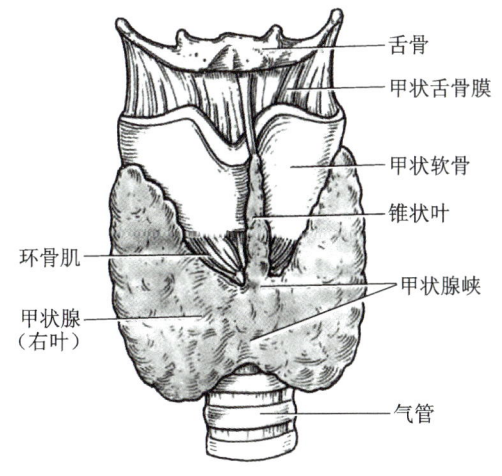

图 2-234 甲状腺的形态位置

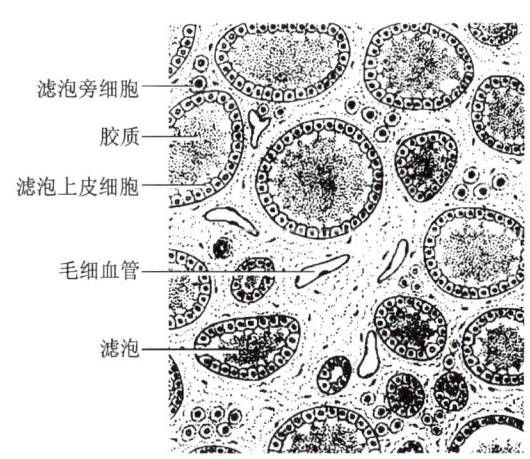

图 2-235 甲状腺的微细结构

1. 甲状腺滤泡　大小不等,呈圆形、卵圆形或不规则形,由单层立方体的滤泡上皮细胞围成。滤泡腔内充满了透明的胶质,为滤泡上皮的分泌物,即碘化的甲状腺球蛋白。滤泡上皮细胞能合成和分泌甲状腺素。甲状腺素的主要功能是促进机体的新陈代谢,提高神经系统的兴奋性,促进生长发育,特别是对婴幼儿的骨骼和中枢神经系统的发育影响很大。婴幼儿时期甲状腺功能减退,可引起发育迟缓、身材矮小和智力低下,称为呆小病。成人甲状腺功能减退会引起新陈代谢降低、神情呆滞,发生黏液性水肿。成人甲状腺功能亢进,甲状腺素分泌过多,会引起新陈代谢提高,体重减轻,严重时可出现突眼性甲状腺肿。

2. 滤泡旁细胞　单个镶嵌于滤泡上皮细胞间或成群分布于滤泡间的结缔组织内。细胞数量较少,胞体较大,呈卵圆形或多边形,染色浅。滤泡旁细胞分泌降钙素,可促进成骨细胞的活动,使骨盐沉积在类骨质中,并抑制肾小管和胃肠道对钙的吸收,从而降低血钙水平。

甲状旁腺分泌
的激素及功能

二、甲状旁腺

　　甲状旁腺为上、下两对扁椭圆形的小体,大小似黄豆,呈棕黄色,贴附在甲状腺左、右侧叶后面(图 2-236)。

　　甲状旁腺由两种细胞组成,即主细胞和嗜酸性细胞。① 主细胞,数量较多,体积较小,呈圆形或多边形,边界清楚。主细胞可分泌甲状旁腺素,主要作用于骨细胞和破骨细胞,使骨盐溶解,并能促进肠道及肾小管对钙的吸收,使血钙升高。② 嗜酸性细胞,单个或成群分布于主细胞之间,细胞体积较大,数量较少,染色深,胞质内含许多嗜酸性颗粒。嗜酸性细胞的功能目前尚不清楚。

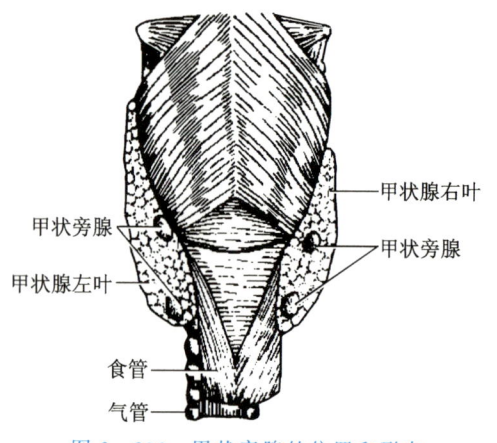

甲状旁腺　　甲状腺右叶

甲状旁腺　　甲状腺

甲状腺左叶

食管

气管

图 2-236　甲状旁腺的位置和形态

三、肾上腺

肾上腺

(一)肾上腺的形态和位置

肾上腺左、右各一,位于腹膜后,肾的内上方。左侧似半月形,右侧呈三角形。

(二)肾上腺的微细结构

　　肾上腺表面包有薄层结缔组织被膜,实质分为周围部的皮质和中央部的髓质两部分(图 2-237)。

　　1. 皮质　位于浅层,占肾上腺的大部分,根据细胞的排列方式,由浅入深分为球状带、束状带和网状带 3 部分。

　　(1)球状带　位于被膜深面,细胞排列成球状。细胞体积小,呈矮柱状或锥形。球状带细胞分泌盐皮质激素,调节水、盐代谢。

　　(2)束状带　位于球状带的深部。细胞排列呈单行或双行索状。细胞体积大,呈多边形。束状带细胞分泌糖皮质激素,有调节糖和蛋白质的代谢等作用。

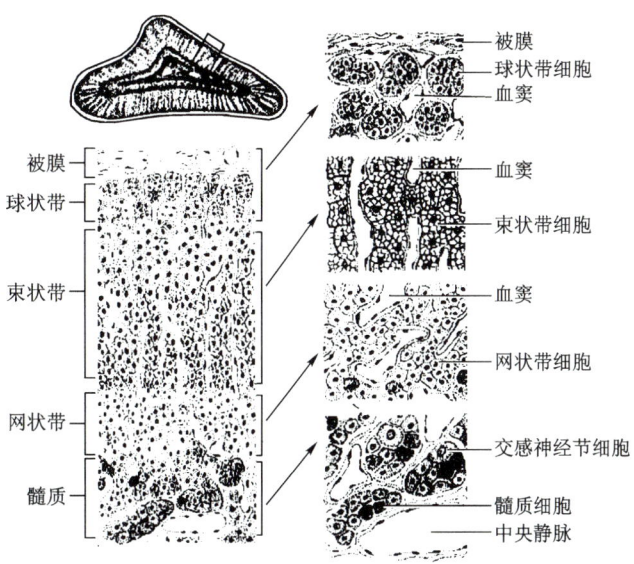

图 2 - 237　肾上腺的微细结构

（3）网状带　位于皮质最内层。细胞排列成索状并互相吻合成网状。细胞较小,形态不规则。网状带细胞可分泌雄激素和少量的雌激素。

2. 髓质　位于肾上腺中央,主要由排列成索状或团状的髓质细胞组成。髓质细胞体积较大,呈多边形,胞质内有许多易被铬盐染成棕黄色的嗜铬颗粒,故又称为嗜铬细胞,它能分泌肾上腺素和去甲肾上腺素。髓质还散在分布有少量的交感神经节细胞。

四、垂体

（一）垂体的形态和位置

垂体呈椭圆形,位于颅中窝的垂体窝内。上端借漏斗连于下丘脑,前上方与视交叉相邻。垂体分为前方的腺垂体和后方的神经垂体两部分(图 2 - 238)。

（二）垂体的微细结构

1. 腺垂体　腺细胞排列成团状或索状,包括嗜酸性细胞、嗜碱性细胞和嫌色细胞(图 2 - 239)。

（1）嗜酸性细胞　数量较多,呈圆形或卵圆形,胞质中有粗大的嗜酸性颗粒。可分泌生长激素和催乳素。

生长激素的主要作用是促进骨骼的生长发育。幼儿时期,该激素分泌过多可引起巨人症,分泌不足可导致侏儒症。在成人,该激素分泌过多则导致肢端肥大症。

催乳素可促进乳腺的发育和乳汁的分泌。

（2）嗜碱性细胞　数量较少,胞体大小不等,呈椭圆形或多边形,胞质中含有嗜碱性颗粒。可分泌 3 种激素。① 促甲状腺激素:能促进甲状腺滤泡的增生和甲状腺激素的合成与分泌。② 卵泡刺激素和黄体生成素:卵泡刺激素可促进卵泡的发育,在男性则促进精子的产生和发育。黄体生成素可促进排卵和黄体形成,在男性则刺激睾丸间质细胞分泌雄激素,故又称为间质细胞刺激素。③ 促肾上腺皮质激素：可促进肾上腺皮质束状带分泌糖皮质激素。

（3）嫌色细胞　数量最多，胞体小，胞质少，染色浅，功能不详。

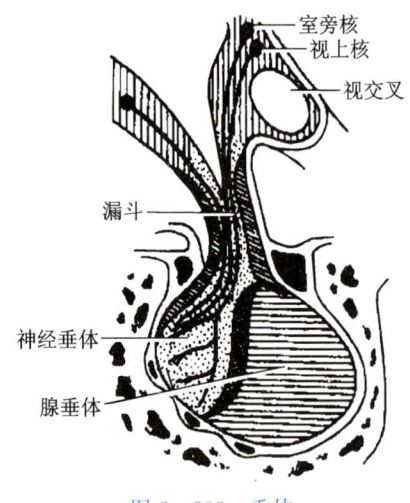

图 2 - 238　垂体

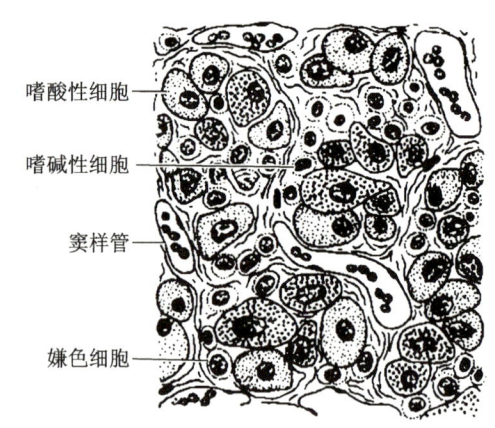

图 2 - 239　腺垂体的微细结构

2. 神经垂体　主要由大量无髓神经纤维和神经胶质细胞构成。无髓神经纤维主要来自下丘脑视上核和室旁核内的神经内分泌细胞轴突。两核分泌升压素和催产素，经无髓神经纤维输送到神经垂体贮存，机体需要时则释放到毛细血管，进入血液循环。升压素又称抗利尿激素，可促进肾小管和集合管对水的重吸收，减少尿量，还可使小动脉收缩。催产素使子宫壁平滑肌收缩，促进分娩及乳汁分泌。它们的共同作用是使血压升高。

五、松果体

松果体位于丘脑的后上方，又称为脑上腺。儿童时期松果体发达，一般在 7 岁以后逐渐萎缩退化。

松果体分泌褪黑素，可抑制垂体促性腺激素的分泌，从而间接抑制性腺发育。幼年时期松果体损伤（如肿瘤），可出现性早熟和第二性征异常发育。近年来的研究发现，褪黑素还有抗抑郁、抗高血压、抗氧化、抗衰老、提高睡眠质量和增强机体免疫力等作用。

复习思考题

1. 简述甲状腺的形态结构和功能。
2. 肾上腺可分泌哪些激素？各有何作用？
3. 简述垂体的微细结构和功能。

（刘媛媛）

第三章 酶与维生素

重要内容提示

1. 酶的概念与作用；酶的化学本质；影响酶作用的因素。酶与疾病发生的关系；酶在疾病诊断和治疗上的应用。

2. 脂溶性维生素与水溶性维生素的种类；各种维生素的生理功能及缺乏症。

第一节 酶

一、酶的化学本质与组成

（一）酶的概念及化学本质

酶（enzyme,E）是由活细胞产生的一类具有生物催化功能的高分子物质，能在体内或体外催化化学反应的进行。生物体内的新陈代谢，几乎每一步反应都是在酶的催化下完成的。因此，酶是机体内进行物质代谢，维持生命活动的必要条件。

以往研究认为，酶的化学本质是蛋白质，但近年的研究表明，个别的核糖核酸（RNA）及脱氧核糖核酸（DNA）也具有催化活性。这已经突破了酶的化学本质是蛋白质的观念。随着科学的进一步发展，对酶的化学本质的了解将会更加深入。本章只涉及蛋白质成分的酶。

酶的概念、分子组成与结构

（二）酶的分类

根据酶的化学组成，可以将酶分为单纯酶和结合酶两类。

1. 单纯酶 分子组成全为蛋白质，不含非蛋白质的小分子物质，如淀粉酶、胰蛋白酶等催化水解反应的酶均属此类。

2. 结合酶 由蛋白质和非蛋白质两部分组成。蛋白质部分称为酶蛋白，非蛋白质部分称为辅助因子。体内多数酶是结合酶。

$$全酶 \ = \ 酶蛋白 \ + \ 辅助因子$$
（结合酶）（蛋白质部分）（非蛋白质部分）

辅助因子有两类：一类是金属离子；另一类是小分子有机物，其中大部分是 B 族维生素及其衍生物。根据辅助因子与酶蛋白结合的紧密程度分为辅酶和辅基。与酶蛋白结合较疏松，易用透析等方法除去的辅助因子称为辅酶；而与酶蛋白结合较紧密，用透析等方法不能除去的辅助因子称为辅基。二者之间无本质区别。

酶蛋白和辅助因子单独存在时均无活性，只有二者结合在一起形成全酶才具有活性。一种酶蛋白只能与一种辅助因子结合成一种特异酶，而一种辅助因子可以与多种酶蛋白结合成不同的特异酶，因此酶蛋白决定酶的特异性，而辅助因子决定反应类型，在代谢过程中可以传递氢原子、电子和基团等。

二、酶的结构特点与作用机制

（一）酶的结构特点

1. 酶的必需基团　与酶活性有关的基团称为必需基团，如—COOH、—NH₂、—OH、—SH等。

酶的活性中心

2. 酶的活性中心　酶与底物结合时，由于底物分子远比酶分子小，所以底物只结合在酶分子表面的一个区域。此区域由酶分子在空间结构上彼此靠近的酶的必需基团（在一级结构上可能相距甚远）集中在一起，形成且具有一定的空间结构，能与特异的底物结合并将底物转化为产物，该区域称为酶的活性中心（图 3-1）。

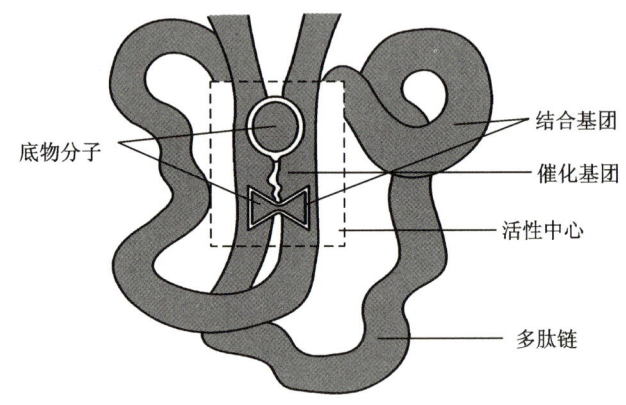

底物分子　结合基团　催化基团　活性中心　多肽链

图 3-1　酶的活性中心

根据必需基团在活性中心中功能的不同分为两种：一种是结合基团，其作用是与底物结合；另一种是催化基团，其作用是影响底物中某些化学键的稳定性，催化底物转变为产物。在活性中心外还有一些基团对维持活性中心的空间构象有重要的作用，与酶活性密切相关，被称为活性中心外必需基团。

（二）酶作用的机制

关于酶作用的机制至今尚未完全了解，目前采用的是中间产物学说和诱导契合学说。

1. 中间产物学说 此学说认为,酶促反应中,酶(E)与底物(S)结合,生成中间产物酶-底物复合物(ES),由于中间产物 ES 的形成,底物经酶的激活,其分子中某些化学键处于不稳定状态,易于断裂,从而降低底物发生反应所需的活化能,使化学反应的速度加快,故酶的催化效率大大地提高。

2. 诱导契合学说 该学说认为,酶和底物在游离状态时,其形状并不精确地互补,但酶的活性中心不是固定不变的,当底物与酶相遇时,可诱导酶蛋白的构象发生相应的变化,使活性中心上有关的各个基团正确排列和定向,因而使酶和底物契合而结合成中间复合物,并引起底物发生反应。近年来,用 X-衍射分析的实验结果支持了这一学说。

三、影响酶作用的因素

酶活性是指酶催化化学反应的能力,其衡量标准是酶促反应速度的大小。酶促反应速度可用单位时间内底物的减少量或产物的生成量表示。酶的空间结构受很多因素的影响而发生改变,从而使酶的活性改变,反应速度改变。

影响酶促反应的因素

(一) 底物浓度对酶促反应速度的影响

在酶浓度及其他条件不变的前提下,当底物浓度很低时,反应速度随底物浓度的增高而加快,呈直线上升状态。而当底物浓度进一步增高时,反应速度加快的趋势渐缓,一旦当底物浓度达到较高时,反应速度将不再随底物浓度升高而加快,这时的反应速度称为最大反应速度。因为,此时酶的活性中心已被底物饱和,称为底物饱和现象。

中间产物学说可以解释底物饱和现象,根据此学说:

$$S+E \Longleftrightarrow ES \longrightarrow P+E$$

P 为产物,反应速度(V)和体系中的酶-底物复合物(ES)浓度成正比,在酶量恒定情况下,当底物浓度很低时,酶未被饱和,随[S]升高,ES 的量也随之增加,反应速度上升,呈直线状态。当[S]上升到一定量时,酶浓度趋于饱和,增速趋于恒定,较缓慢至不再增加时,酶即被完全饱和。

(二) 酶浓度对酶促反应速度的影响

当底物浓度足够高时,增加酶浓度,反应速度加快,原因是增加的 E,总是有 S 来饱和,生成 ES 的量增加,而使得反应速度不断加快。

(三) 温度对酶促反应速度的影响

一般化学反应速度都是随着温度的升高而加快的,在起始温度很低时,酶促反应也表现出同样的性质。但是,由于酶是蛋白质,所以在温度上升到 45℃时,如果再继续升温,则会导致酶的活性降低,反而使反应速度下降。

在达到酶促反应速度最快时的温度——最适温度以前,酶促反应速度随温度的升高而加快;达到最适温度以后,随温度的升高酶促反应速度反而下降;温度超过 80℃以后,酶几乎完全失去活性。总体来说,酶在体内的最适温度为体温,在体外的最适温度为 35～40℃,一般酶实验的最适温度在 37℃左右。

温度对酶促反应速度影响的原理,可广泛地应用于日常生活、工农业生产和医疗等方面。必须注意区别对待的是,虽然高温、低温都可以使酶促反应速度降低,但有本质的不同。高温会使酶受到破坏而变性失活,这种失活是无法恢复的,从而可以利用高温来灭菌或采用激光、电流、超声波等把其产生的热能集中在炎性组织和肿瘤部位,利用高温使它们坏死。低温可使酶的活性受到抑制,可用于食品及酶制剂的冷藏。一旦温度回升,酶的活性可以重新恢复,可以在临床上采用低温麻醉的方法做外科手术,也就是利用低温使酶的活性降低的性质,使组织细胞的代谢速度降下来,相对提高机体的耐受性,同时还可以减少出血。而对于一些肿瘤尤其是恶性肿瘤的切除手术,则可以采用低温冷冻肿瘤组织细胞,然后行摘(切)除术,可较为有效地防止手术转移。在畜牧业,已较广泛地使用冷冻胚胎和冷冻精液等方法育种,更有报道断指冷冻几小时甚至几十小时后再植成活的例子。总之,温度对酶促反应速度影响的应用越来越广泛和深入。

(四) pH 对酶促反应速度的影响

酶表现最大活性时的环境 pH,称为酶的最适 pH。越接近最适 pH,酶的活性就越强,在一定范围内越偏离最适 pH,酶的活性就越弱。

不同的酶,具有各自不同的最适 pH,而且是固定的。体内大多数酶的最适 pH 相当于体液的 pH,即在 7.35~7.45。但也有的酶因存在部位的不同而例外。例如,胃蛋白酶的最适 pH 与胃液的 pH 相当,在 1.8 左右,而肝精氨酸酶的最适 pH 却高达 9.8 左右。

(五) 激活剂对酶促反应速度的影响

能够增加酶活性的物质称为酶的激活剂。激活剂依照其分子大小分为 3 类。

1. 离子激活剂　常为金属离子,例如 Mg^{2+}、K^+、Mn^{2+} 等,少数为阴离子,例如 Cl^-。一般认为无机离子可以作为酶与底物结合的桥梁,往往不可或缺。

2. 小分子有机物激活剂　此类激活剂常作为辅助因子参与酶活性中心的构成,有的可以保护酶的分子结构,例如半胱氨酸、谷胱甘肽等。其中,还原性谷胱甘肽能保护巯基酶的巯基不被氧化,也就保护了酶的活性。

3. 生物大分子激活剂　有的生物大分子,例如酶也可以起到激活剂的作用,它们往往被称为激酶,其作用机制可能与酶的活性中心的形成或暴露有关。

(六) 抑制剂对酶促反应速度的影响

凡能够使酶活性降低或丧失,但不引起酶分子变性失活的物质均称为酶的抑制剂。按照抑制剂与酶结合的方式分为两类。

1. 不可逆抑制　这类抑制剂与酶以共价键紧密结合,不能用简单的物理方法如透析、超滤等方法除去,故称为不可逆抑制。例如,已禁止生产使用的杀虫剂"1059"或美曲膦酯(敌百虫)等有机磷制剂,它们可以与胆碱酯酶活性中心上的丝氨酸的羟基共价结合,从而使酶失去活性。这样,乙酰胆碱就没有了催化其水解的酶,从而造成乙酰胆碱在体内的蓄积,引发迷走神经高度持续兴奋,出现一系列中毒反应,所以这类物质又称为神经毒剂。临床上可以用碘解磷定(解磷定)来治疗,其作用原理是碘解磷定与磷酰化羟基酶的磷酰基结合,使其羟基游离出来,从而解除有机磷对胆碱酯酶的抑制作用,使酶恢复活性。

2. 可逆抑制 这类抑制剂与酶以非共价键结合得较为疏松,可以用透析等方法除去,从而使酶活性得到恢复,故称为可逆抑制。一般又分为 3 种情况。

（1）竞争性抑制作用 竞争性抑制剂与底物结构相似,二者争夺酶的活性中心,从而使酶与底物的亲和力降低。增加底物浓度,可以减弱这种抑制。在竞争性抑制剂存在的情况下,酶与底物的亲和力会下降。但是当底物浓度很高时,竞争性抑制作用显得微不足道,则此时最大反应速度（V_{max}）不变,米氏常数（K_m）值会有所上升。

酶的竞争性
抑制作用

又如磺胺类药物与细菌生长所需的四氢叶酸的合成原料对氨基苯甲酸的结构相似。在细菌生长过程中,首先由对氨基苯甲酸在二氢叶酸合成酶的催化下生成二氢叶酸,后者再加氢生成四氢叶酸。四氢叶酸是细菌核酸合成的原料,而磺胺类药物竞争性抑制二氢叶酸合成酶的活性,也就抑制了四氢叶酸的合成,进而影响细菌核酸的合成,使得细菌无法生长和繁殖,从而达到抑制细菌的目的。由于竞争性抑制作用的强弱取决于抑制剂浓度与底物浓度的比例,当抑制剂浓度很高时,竞争性抑制作用就显得非常强,因此,在临床上应用磺胺类药物时应注意首剂加倍,以增大抑制效果。

（2）非竞争性抑制作用 非竞争性抑制剂（Ⅰ）在酶与底物结合后与之结合,或者底物在酶与非竞争性抑制剂结合后与之结合成无活性的 ESI 复合物,从而抑制酶的活性。由于非竞争性抑制剂不占据酶的活性中心,所以也就不会影响酶与底物的结合,此时 V_{max} 降低,K_m 值会保持不变。抑制作用的强弱只取决于抑制剂浓度的大小,用增加底物浓度的方法并不能减弱抑制作用。

（3）反竞争性抑制作用 反竞争性抑制剂只能在酶与底物结合以后,才能与之结合成为无活性的 ESI 复合物。反竞争性抑制剂之所以只能与 ES 结合,可能因为底物本身直接参与抑制剂的结合,也可能是与底物结合导致原来不能结合抑制剂的位点构象发生改变,转变成能够结合抑制剂的构象。其抑制的机制可能是因为其直接作用,也可能是其结合导致活性中心的构象发生了变化。反竞争性抑制剂的存在能让 V_{max} 和 K_m 值双双下降。

四、酶在医学中的应用

（一）酶与疾病发生的关系

机体内的新陈代谢过程是由一系列化学反应构成,这些反应几乎都是在酶的催化下完成的。如果某种酶先天性缺乏或某种酶的活性发生改变,都会引起代谢过程障碍,甚至导致疾病。

1. 遗传性酶缺陷疾病 这类疾病是由酶基因的缺陷引起某种酶先天性缺乏所致。如葡糖-6-磷酸脱氢酶缺乏,引起溶血性贫血（如蚕豆病及药物性溶血性贫血）;酪氨酸酶缺乏引起白化病。

2. 酶活性受抑制所致疾病 这类疾病多为中毒性疾病。如有机磷杀虫剂抑制胆碱酯酶;氰化物抑制细胞色素氧化酶;重金属离子（如 Hg^{2+}）抑制一些巯基酶而出现各种中毒症状。

（二）酶在疾病诊断上的应用

正常人血清中存在多种酶,这些酶的活性比较恒定,仅在一个小的范围内波动,有许多疾病常伴有某些酶活性的改变,测定这些酶活性的变化,有助于对一些疾病作出诊断和预后判断。如患肝炎、心肌炎及心肌梗死时,血清转氨酶活性升高;患急性胰腺炎时,血中及尿中的淀粉酶活性升高;当有机磷杀虫剂中毒时,血清胆碱酯酶活性降低;肝功能障碍时,血清凝血酶原含量降低;患前列腺癌时,血清酸性磷酸酶活性升高等。

(三) 酶在疾病治疗上的应用

酶在疾病治疗上的应用范围越来越广。如多酶片含有胃蛋白酶、胰蛋白酶等,可用于助消化;胰蛋白酶、糜蛋白酶、木瓜蛋白酶等用于外科清创,净化伤口及治疗浆膜粘连;纤溶酶、尿激酶用来防治血栓形成;天冬酰胺酶、谷氨酰胺酶等用于抗肿瘤等。

复习思考题

1. 名词解释:酶的活性中心、竞争性抑制、不可逆抑制。
2. 影响酶促反应的因素有哪些?
3. 比较各类抑制剂的作用特点。
4. 酶在医学上有何作用?

(陈武哲)

第二节　维　生　素

维生素,是维持机体正常生命活动所必需的一类低分子有机物。这类物质不像糖类、蛋白质和脂肪那样能给机体提供能量,也不是构成人体各种组织的主要原料,但它在机体进行物质代谢,促进各类生物化学反应,以及在调节机体的生理功能中起着十分重要的作用。

一、维生素的种类

维生素 A

维生素的种类繁多,化学结构各异,通常按其溶解性质分为脂溶性维生素和水溶性维生素。

(一) 脂溶性维生素

脂溶性维生素不溶于水,而溶于脂肪、乙醚、三氯甲烷等脂溶剂,在食物中与脂质共同存在,并随同脂质一起被吸收。吸收后的脂溶性维生素在体内主要贮存在肝和脂肪组织。脂溶性维生素包括维生素 A、维生素 D、维生素 E、维生素 K。

(二) 水溶性维生素

水溶性维生素可溶于水,在体内很少蓄积,过剩的水溶性维生素可随尿排出体外。水溶性维生素包括 B 族维生素和维生素 C,B 族维生素包括 8 种,分别是维生素 B_1、维生素 B_2、烟酸(维生素 PP)、维生素 B_6、泛酸、生物素、叶酸、维生素 B_{12}。

二、维生素的来源与生理功能

维生素在机体内不能合成,或合成量很少,必须由食物供给。各种食物所含维生素的种类和数量有所不同。各类维生素的化学结构各不相同,因而在生理功能方面各异。一旦缺少维生素,就会引起物质代谢的紊乱,发生某些维生素缺乏疾病。维生素来源、日需要量、主要生理功能及缺乏症,如表 3-1、表 3-2。

表 3-1　脂溶性维生素

名称	来源	日需要量	主要生理功能	缺乏症
维生素 A (抗眼干燥症维生素)	肝、乳汁、蛋黄、鱼肝油、胡萝卜、玉米等	3 500 U (2 500～3 000 U)	参与视紫红质的合成,维持暗视觉; 保持上皮组织结构与功能健全; 促进生长发育和生殖	夜盲症、眼干燥症
维生素 D (抗佝偻病维生素)	鱼肝油、蛋黄、奶类,皮肤中维生素 D 原经日光照射可转变成维生素 D	300～400 U	促进小肠对钙磷吸收,促进骨组织钙化,促进肾小管对钙磷的重吸收	儿童:佝偻病; 成人:软骨病
维生素 E (生育酚)	植物油、豆类、蔬菜等	10～14 mg	抗氧化作用,清除氧自由基,维持生物膜的结构和功能; 与生殖功能有关	人类未发现缺乏症
维生素 K (凝血维生素)	绿叶蔬菜、植物、肝等; 肠道细菌可合成	60～80 µg	参与凝血因子 Ⅱ、Ⅶ、Ⅸ、Ⅹ 的合成	皮下、肌肉及胃肠道出血

表 3-2　水溶性维生素

名称	来源	日需要量	主要生理功能	缺乏症
维生素 B_1 (硫胺素、抗脚气病维生素)	豆类、瘦肉、肝、谷物外皮、酵母等	1～1.5 mg	促进糖的氧化分解; 抑制胆碱酯酶活性	脚气病
维生素 B_2 (核黄素)	肝、酵母、鸡蛋、绿叶蔬菜	1～2 mg	黄素酶的辅基成分,参与生物氧化过程	舌炎、唇炎、口角炎等
维生素 PP (烟酸、抗癞皮病维生素)	肉类、谷物、花生、酵母等	5 mg	构成脱氢酶的辅酶成分,参与生物氧化和物质代谢	癞皮病
维生素 B_6 (吡哆醇、吡哆醛、吡哆胺)	蛋黄、肝、肉、鱼、乳汁及肠道细菌合成等	2～3 mg	转氨酶及脱羧酶的辅酶组分,参与氨基酸分解代谢	人类未发现典型缺乏症
维生素 B_{12} (钴维生素)	肝、肉、肠道细菌合成	1.5～2 µg	促进甲基形成,与核酸代谢有关; 促进红细胞成熟; 参与胆碱合成	巨幼红细胞贫血
维生素 C (抗坏血酸)	水果、蔬菜	50～100 mg	参与体内许多物质的羟化反应; 参与体内氧化还原过程	维生素 C 缺乏症

名称	来源	日需要量	主要生理功能	缺乏症
泛酸	肝、蛋黄等	5～10 mg	辅酶 A 的组成成分,参与代谢过程,传递酰基作用	人类未发现缺乏症
生物素（维生素 H）	肝、蛋黄、肠道细菌合成	100～300 μg	构成羧化、脱羧和脱氢反应酶系的辅助因子,参与三大营养物质的代谢	人类未发现缺乏症
叶酸	肝、大豆、菠菜,肠道细菌合成	200～400 μg	一碳单位转移酶的辅酶,参与磷脂及核酸合成;促进红细胞成熟	巨幼红细胞贫血

复习思考题

1. 维生素对机体有何作用?
2. 哪种维生素缺乏可引起夜盲症?
3. 维生素 D、维生素 C 各有何生理功能? 缺乏时可引起什么病?
4. 肠道内细菌可合成哪些维生素?

（陈武哲）

第四章　物质代谢与酸碱平衡

重要内容提示

1. 糖的无氧氧化及糖的有氧氧化的概念与过程；糖酵解及有氧氧化的生理意义。

2. 糖异生的途径与生理意义；糖原的合成与分解；血糖的来源与去路。

3. 血浆脂蛋白的分类与代谢；脂肪的分解；酮体的生成与利用；胆固醇代谢。

4. 蛋白质的营养价值；氨基酸的代谢。

5. 核苷酸的代谢；RNA 在蛋白质生物合成中的作用。

6. 水、无机盐的生理作用；体内酸、碱物质的来源；酸碱平衡的调节；酸碱平衡失调的基本类型。

7. 肝在物质代谢及生物转化中的作用。

第一节　糖　代　谢

糖是一类化学本质为多羟醛或多羟酮及其衍生物的有机化合物,糖在生命活动中的主要作用是提供能量,还可提供碳源,参与组成机体组织,组成具有特殊生理功能的糖蛋白。在机体的糖代谢中,葡萄糖居主要地位。因此,本节主要介绍葡萄糖在机体内的代谢。

一、糖的分解代谢

（一）糖的无氧氧化

1. 无氧氧化的概念　葡萄糖或糖原在缺氧的情况下,分解为乳酸的过程称为糖的无氧氧化,因与酵母的生醇发酵非常相似,故又称为糖酵解。

2. 糖酵解反应过程　糖酵解的全过程均在胞液进行,从葡萄糖或糖原开始,分别经过 12 或 13 个反应步骤,现分为 4 个阶段加以叙述。

（1）1,6-二磷酸果糖（F-1,6-BP）生成　葡萄糖在己糖激酶（在肝中称葡糖激酶）催化下,转变成 6-磷酸葡萄糖（G-6-P）;若为糖原,则在磷酸化酶的催化下,糖原磷酸解为 1-磷酸葡糖（G-1-P）,后者由磷酸葡糖变位酶催化,再转变为 6-磷酸葡萄糖。G-6-P 经磷酸葡糖异构酶催化为 6-磷酸果糖（F-6-P）。然后,经磷酸果糖激酶-1 催化,F-6-P 进一步磷酸化生成 1,6-二磷酸果糖（F-1,6-BP）。从葡萄糖开始,每生成 1 分子 F-1,6-BP,消耗 2 分子 ATP;

糖的化学

若从糖原开始,则消耗 1 分子 ATP。

(2) 3-磷酸甘油醛生成 F-1,6-BP 在醛缩酶催化下裂解为 2 分子磷酸丙糖,即 3-磷酸甘油醛和磷酸二羟丙酮。两者可以互变,磷酸二羟丙酮经异构反应变为 3-磷酸甘油醛。因此,1分子 1,6-二磷酸果糖可产生 2 分子 3-磷酸甘油醛。

(3) 丙酮酸生成 3-磷酸甘油醛在脱氢酶的催化下,经脱氢及磷酸化反应生成 1,3-二磷酸甘油酸;反应脱下的 2H,由脱氢酶的辅酶 NAD$^+$ 接受,生成 NADH＋H$^+$。在磷酸甘油酸激酶催化下,1,3-二磷酸甘油酸分子内部的高能磷酸基团转移给 ADP 生成 ATP,自身转变成 3-磷酸甘油酸,此反应是糖酵解途径中以底物水平磷酸化方式生成 ATP 的第一个反应。在磷酸甘油酸变位酶的催化下,形成 2-磷酸甘油酸;在烯醇化酶作用下,经脱水及分子内部能量重新分配,形成磷酸烯醇丙酮酸(PEP);在丙酮酸激酶的催化下,磷酸烯醇丙酮酸的高能磷酸基团转移给 ADP 生成 ATP,其自身生成烯醇丙酮酸,并自动转变为丙酮酸,此反应是糖酵解途径中第二次底物水平磷酸化。

(4) 乳酸的生成 在无氧情况下,丙酮酸经乳酸脱氢酶催化,接受 3-磷酸甘油醛脱氢过程中生成的 NADH＋H$^+$ 中的 2 个氢原子,被还原成为乳酸,乳酸是糖酵解的最终产物。

糖酵解反应的全过程如图 4-1 所示。

3. 糖酵解反应的特点

糖的无氧分解

(1) 糖酵解反应的全过程没有氧的参与 反应中生成的 NADH＋H$^+$ 只能将 2H 交给丙酮酸,使之还原成乳酸。因此,乳酸是糖酵解的最终产物。

(2) 分解不完全,释放能量少 葡萄糖以糖酵解方式进行代谢,只能发生不完全的分解,释放能量较少,1 分子葡萄糖氧化为 2 分子丙酮酸,可净生成 2 分子 ATP;若从糖原开始,净生成 3 分子 ATP。

(3) 有三步不可逆反应 在糖酵解反应的全过程中,己糖激酶(葡糖激酶)、磷酸果糖激酶-1、丙酮酸激酶是糖酵解途径的限速酶,催化单向不可逆反应,其中以磷酸果糖激酶-1 活性最低,是最重要的限速酶,其活性大小对糖的分解代谢速度起着决定性的作用。

4. 糖酵解的生理意义

(1) 糖酵解是机体在无氧或缺氧条件下获得能量的有效方式 葡萄糖通过糖酵解途径释放的能量不多,其主要生理意义是机体在无氧或缺氧条件下获得能量的有效形式,也是机体在应激状态时产生能量,满足机体生理需要的重要途径。

(2) 糖酵解是红细胞供能的主要方式 成熟红细胞没有线粒体,它虽然以运氧为其主要功能,却不能利用氧进行有氧氧化,而是以糖酵解作为能量的主要来源。

(3) 糖酵解是某些线粒体数目较少的组织细胞获得能量的主要途径 如视网膜、睾丸、粒细胞、肿瘤等组织细胞,即使在有氧条件下仍以糖酵解为主要供能途径。

(二) 糖的有氧氧化

糖的有氧氧化

1. 糖的有氧氧化的概念 葡萄糖或糖原在有氧条件下彻底氧化分解为 CO_2 和 H_2O 并释放大量能量的过程,称为糖的有氧氧化。糖的有氧氧化是糖在体内分解产能的主要方式,大多数组织均可从有氧氧化中获得能量。

2. 糖的有氧氧化反应过程 糖的有氧氧化可经历几十个反应步骤,现分 3 个

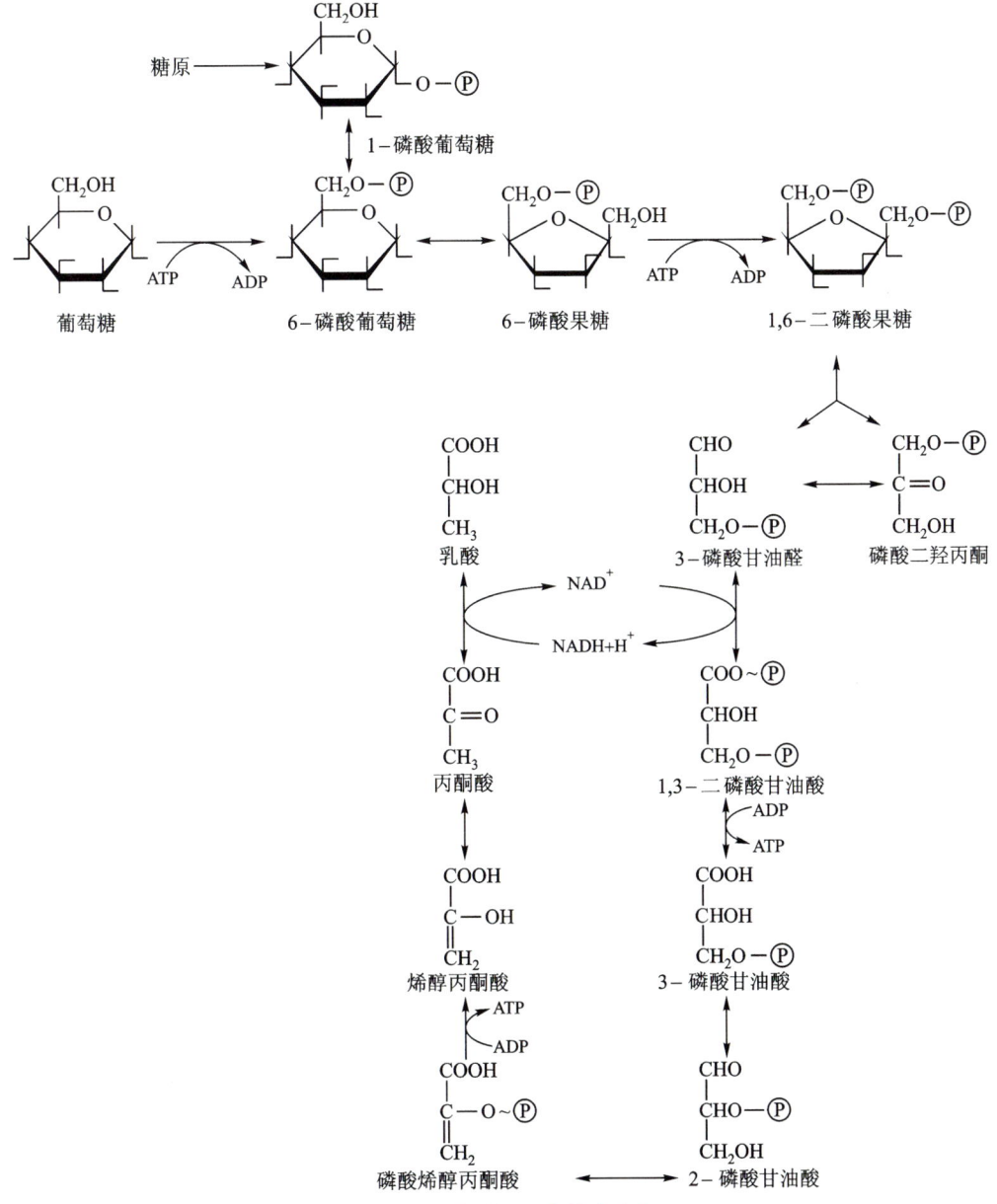

图 4-1 糖酵解反应的全过程

阶段加以叙述。

（1）丙酮酸的生成 此阶段的反应步骤与糖酵解途径基本相同（催化酶类、中间产物、进行部位均相同），不同之处是 3-磷酸甘油醛脱下的 2H 去向，有氧时 2H 可经电子传递链传递与氧化合成水，并经氧化磷酸化产生 ATP。

（2）丙酮酸氧化脱羧生成乙酰辅酶 A（乙酰 CoA） 在胞液中生成的丙酮酸经线粒体内膜上特异载体转运到线粒体内，在丙酮酸脱氢酶复合体催化下进行氧化脱羧，并与 CoA 结合，生成乙酰 CoA。此为不可逆反应，反应式如下：

$$丙酮酸+CoA \xrightarrow{\text{丙酮酸脱氢酶复合体}} 乙酰CoA+CO_2$$

$$NAD^+ \qquad NADH+H^+$$

丙酮酸脱氢酶复合体属于多酶复合体,由 3 种酶蛋白和 5 种辅酶组成。多酶复合体中的几种酶在结构上有着一定的联系,形成了紧密相连的连锁反应机构,极大地提高了催化效率。

（3）乙酰 CoA 的彻底氧化　乙酰辅酶 A 与草酰乙酸缩合生成柠檬酸,经 4 次脱氢 2 次脱羧反应,又以草酰乙酸的再生成构成循环。循环中脱下的氢经呼吸链传递与氧结合生成水。由于此过程是从含有 3 个羧基的柠檬酸作为起始物的循环反应,因此称为三羧酸循环（TAC）。

1）三羧酸循环的反应过程

乙酰 CoA 与草酰乙酸缩合为柠檬酸:此反应系三羧酸循环的限速反应之一。由柠檬酸合酶催化,使乙酰 CoA 的高能硫酯键加水分解并释放出能量,促进缩合反应,反应产物除生成柠檬酸外同时释放出 CoA。此反应不可逆。

$$乙酰CoA+草酰乙酸 \xrightarrow{\text{柠檬酸合酶}} 柠檬酸$$

$$H_2O \qquad CoA$$

柠檬酸异构化生成异柠檬酸:柠檬酸在顺乌头酸酶作用下,通过不饱和中间产物顺乌头酸将羟基转移到相邻的碳上,生成易被氧化的异柠檬酸。

$$柠檬酸 \underset{\text{顺乌头酸酶}}{\longleftrightarrow} 顺乌头酸 \underset{\text{顺乌头酸酶}}{\longleftrightarrow} 异柠檬酸$$

$$H_2O \qquad\qquad H_2O$$

第一次氧化脱羧:异柠檬酸氧化脱羧生成 α-酮戊二酸。这一步反应是三羧酸循环中的限速步骤。在异柠檬酸脱氢酶的催化下,异柠檬酸脱氢氧化,同时迅速脱羧而生成 α-酮戊二酸。脱下的氢由 NAD^+ 接受,生成 $NADH+H^+$。

$$异柠檬酸 \xrightarrow{Mg^{2+},Mn^{2+}\text{异柠檬酸脱氢酶}} α-酮戊二酸$$

$$NAD^+ \qquad NADH+H^+ \qquad CO_2$$

第二次氧化脱羧:α-酮戊二酸氧化脱羧生成琥珀酰辅酶 A。催化该反应的 α-酮戊二酸脱氢酶复合体是三羧酸循环的限速酶,这个酶复合物类似前述的丙酮酸脱氢酶复合体,也是由 3 种酶组成（即 α-酮戊二酸脱羧酶、二氢硫辛酸转琥珀酰酶和二氢硫辛酸脱氢酶）,有与酶蛋白结合的硫胺素焦磷酸（TPP）、硫辛酸、黄素腺嘌呤二核苷酸（FAD）以及 NAD^+ 和辅酶 A 的参加。此酶复合体催化的反应不可逆。生成的琥珀酰辅酶 A 含高能硫酯键。

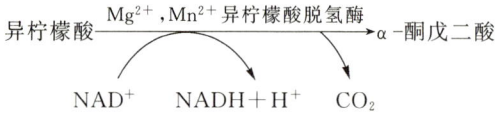

$$α-酮戊二酸+HSCoA \xrightarrow{\text{α-酮戊二酸脱氢酶复合体}} 琥珀酰CoA$$

$$NAD^+ \qquad NADH+H^+ \qquad CO_2$$

底物水平磷酸化反应:琥珀酰 CoA 的高能硫酯键水解,释放出的能量使鸟苷二磷酸（GDP）

磷酸化生成鸟苷三磷酸(GTP)。该反应由琥珀酸硫激酶催化,把琥珀酰 CoA 中高能硫酯键的能量转移到 GDP 生成 GTP。此反应是三羧酸循环中唯一的一步底物水平磷酸化反应,生成的 GTP 除可直接利用外,也可将高能磷酸键转移给 ADP 而生成 ATP。

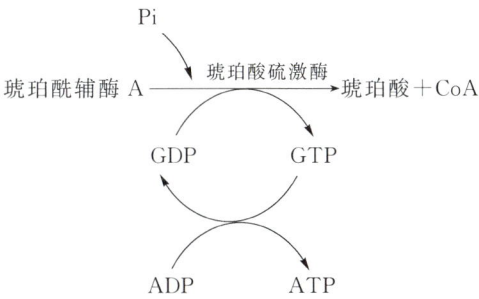

琥珀酸脱氢生成延胡索酸:琥珀酸脱氢酶催化琥珀酸脱氢氧化成为延胡索酸,脱下的氢由 FAD 接受,经琥珀酸氧化呼吸链传递与氧化合成水。

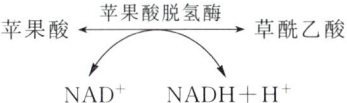

延胡索酸加水生成苹果酸:延胡索酸酶催化此可逆反应。

延胡索酸 $\xrightarrow{\text{延胡索酸酶}}$ 苹果酸
H_2O

苹果酸脱氢生成草酰乙酸:反应由苹果酸脱氢酶催化,脱下的氢由 NAD^+ 接受,生成 $NADH + H^+$,再生的草酰乙酸可再次进入三羧酸循环,用于柠檬酸合成。

苹果酸 $\xrightarrow{\text{苹果酸脱氢酶}}$ 草酰乙酸
NAD^+ $NADH + H^+$

三羧酸循环的全部酶均存在于细胞线粒体基质中。这些反应从 2 个碳原子的乙酰CoA 与 4 个碳原子的草酰乙酸缩合成 6 个碳原子的柠檬酸开始,反复地脱氢氧化。羟基氧化成羧基后,通过脱羧方式生成 CO_2。二碳单位进入三羧酸循环,经两次脱羧生成 2 分子 CO_2,这是体内 CO_2 的主要来源。循环中有 4 次脱氢反应,其中 3 次脱氢由 NAD^+ 接受,1 次由 FAD 接受,生成 3 分子 NADH 和 1 分子 $FADH_2$。生成的 NADH 和 $FADH_2$ 通过电子传递链及氧化磷酸化产生 H_2O 和 ATP。三羧酸循环一次只能生成 1 个高能磷酸键。如将反应起始所需草酰乙酸与终产物草酰乙酸相抵消,则可看出三羧酸循环反应一周实际上是 1 分子乙酰基彻底氧化为 CO_2。三羧酸循环的总反应如图 4-2 所示。

2) 三羧酸循环的特点　①三羧酸循环是能量产生过程,在有氧条件下进行的,每完成一次循环,可生成 10 分子 ATP,是能量来源的主要途径。②三羧酸循环是不可逆反应,三羧酸循环中柠檬酸合酶、异柠檬酸脱氢酶、α-酮戊二酸脱氢酶复合体是该代谢途径的限速酶,这三种酶所

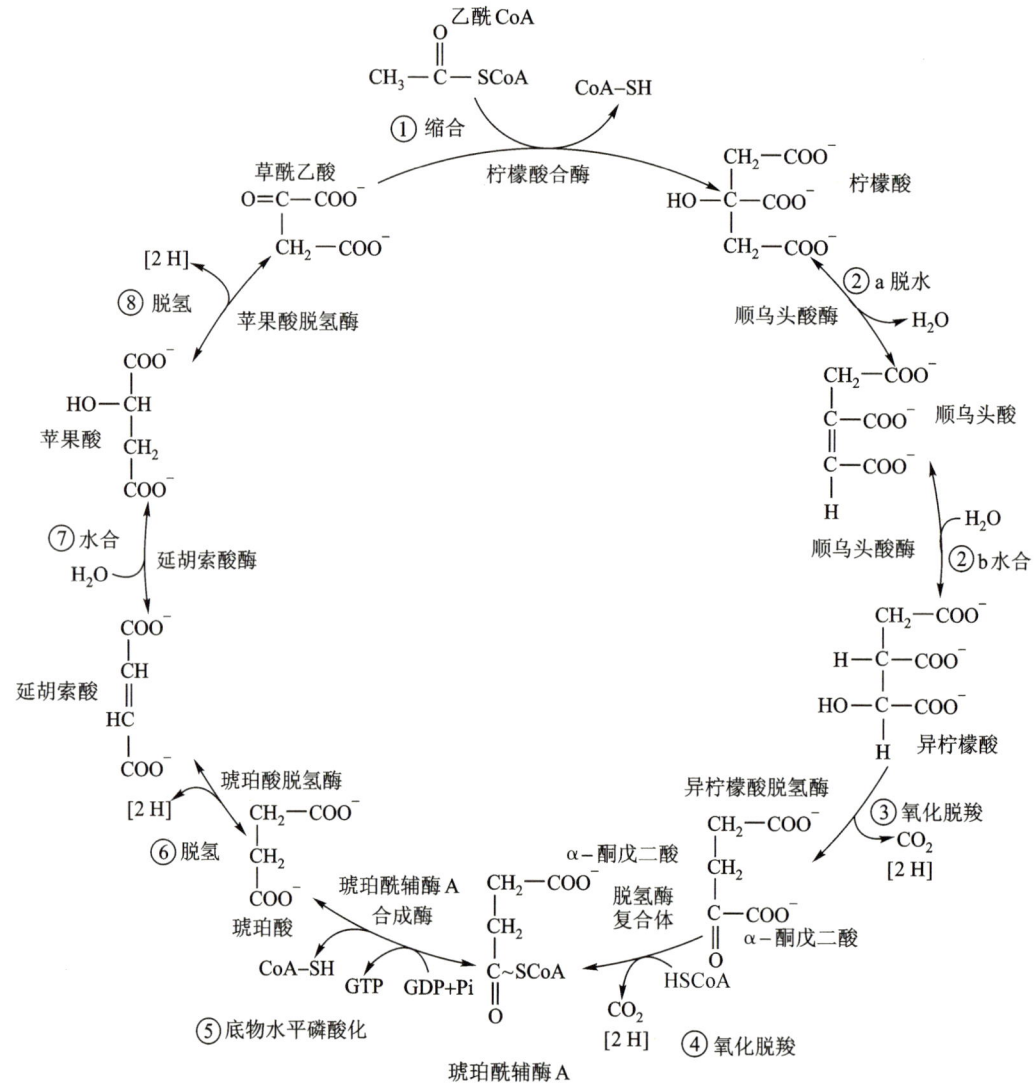

图 4 - 2　三羧酸循环过程

催化的三步反应均是单向不可逆反应。③ 循环中有一次直接产能反应,生成 1 分子 GTP;有两次脱羧反应,生成 2 分子 CO_2;有 4 次脱氢反应,生成 3 分子 NADH 和 1 分子 $FADH_2$。④ 三羧酸循环的中间物质必须补充与更新。从理论上讲,三羧酸循环的中间物质可以循环使用而不消耗。然而,有些中间物质可作为生物合成的原料,如草酰乙酸可转变为天冬氨酸而用于蛋白质合成,使草酰乙酸减少,但草酰乙酸又可从丙酮酸羧化形成草酰乙酸的反应中得到补充。

3. 有氧氧化的生理意义

(1) 糖的有氧氧化是糖在机体分解产能的主要途径　1 分子葡萄糖经有氧氧化可生成 30 或 32 分子的 ATP,相当于无氧酵解的 15 或 16 倍。

(2) 三羧酸循环是三大营养物质彻底氧化的共同通路　乙酰辅酶 A 不仅来自糖的分解代谢,也是脂肪、蛋白质等营养物质分解的共同产物。进入三羧酸循环的乙酰辅酶 A 完全氧化分

解为 CO_2 和 H_2O，并释放大量能量以满足机体需要。因此，三羧酸循环是三大营养物质彻底氧化分解的共同通路。

（3）三羧酸循环是体内物质代谢相互联系的枢纽　三羧酸循环反应是一个开放系统，它的许多中间产物与其他代谢途径相沟通。如某些氨基酸的糖异生作用依赖三羧酸循环；转氨基作用中所需要的 α-酮戊二酸也由三羧酸循环所提供；脂肪酸、胆固醇、氨基酸等的合成也需三羧酸循环协助提供前体物质，故三羧酸循环是各种物质在代谢上相互联系的枢纽。

磷酸戊糖途径

（三）磷酸戊糖途径

磷酸戊糖途径由 6-磷酸葡萄糖开始，生成具有重要生理功能的 5-磷酸核糖和 NADPH。此反应途径主要发生在肝、脂肪组织、哺乳期的乳腺、肾上腺皮质、性腺、骨髓和红细胞等。在有氧和无氧条件下均可进行。

1. 反应过程　磷酸戊糖途径在胞液中进行，全过程可分为两个阶段：第 1 阶段是不可逆的氧化反应阶段，生成磷酸戊糖、NADPH 和 CO_2。第 2 阶段为可逆的基团移换反应阶段，生成糖酵解的中间产物。

（1）氧化反应阶段　6-磷酸葡萄糖首先脱氢氧化为 6-磷酸葡萄糖酸；再次脱氢、脱羧生成 5-磷酸核酮糖，后经异构化反应生成 5-磷酸核糖，用于核苷酸的合成。脱氢反应生成的NADPH＋H^+，可用于还原性生物合成。6-磷酸葡萄糖脱氢酶是磷酸戊糖途径的限速酶，催化的反应不可逆。

（2）基团移换反应阶段　此阶段在各单糖之间进行基团移换反应，经历了多种变化形式，最终生成 6-磷酸果糖和 3-磷酸甘油醛，进入糖酵解途径进行代谢。

若 3 分子 6-磷酸葡萄糖同时进入此途径进行代谢，可经 2 次脱氢，1 次脱羧，共生成 3 分子磷酸戊糖。然后，磷酸戊糖经异构、转酮基及转醛基反应，最后生成 2 分子 6-磷酸果糖和 1 分子 3-磷酸甘油醛，二者均可汇入糖酵解途径继续进行分解代谢。磷酸戊糖途径反应过程如图 4-3 所示。

2. 磷酸戊糖途径的生理意义

（1）5-磷酸核糖（R-5-P）的生理作用　磷酸戊糖途径是葡萄糖在体内生成 5-磷酸核糖的唯一途径。5-磷酸核糖是合成核苷酸及其衍生物的重要原料，故在损伤后修复再生的组织和更新旺盛的组织时，如肾上腺皮质、梗死后的心肌及部分切除后的肝等，此代谢途径都比较活跃。

（2）NADPH 的生理作用　磷酸戊糖途径是体内产生 NADPH 的主要途径，NADPH 作为供氢体，参与体内许多重要的还原性代谢反应。

1）NADPH 作为供氢体参与脂肪酸、胆固醇、类固醇激素等化合物的合成。

2）NADPH 作为谷胱甘肽还原酶的辅酶以维持红细胞形态和功能的完整。这对于维持细胞中还原型谷胱甘肽（GSH）的正常含量起着重要的作用。还原型谷胱甘肽是维持红细胞正常结构与功能所必需的。还原型谷胱甘肽可作为供氢体而保护细胞膜上含巯基的蛋白质或酶免遭氧化而丧失正常结构与功能；还可与氧化剂如 H_2O_2 作用而消除其氧化作用；对于维持血红蛋白的亚铁状态也是十分重要的。遗传性 6-磷酸葡萄糖脱氢酶缺陷的患者，磷酸戊糖途径不能正常进行，导致 NADPH 缺乏，不能保持 GSH 处于还原状态，其细胞膜易于破坏，在某些因素诱发下

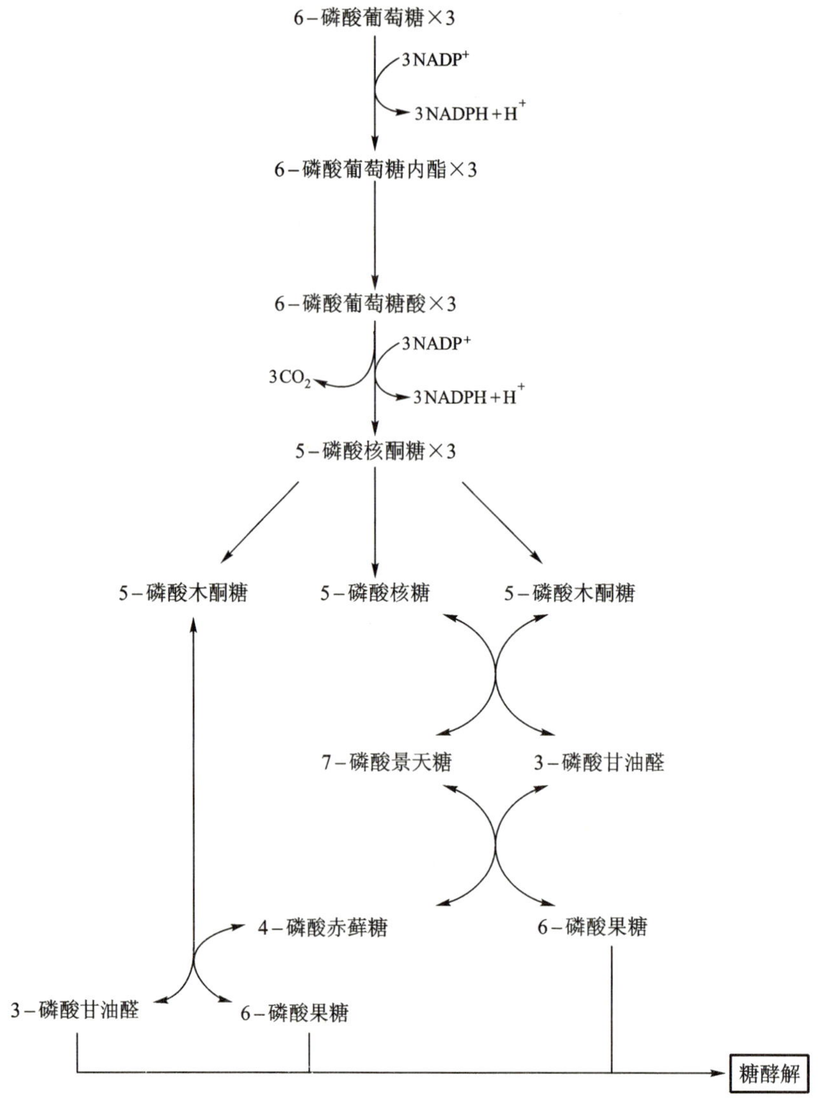

6-磷酸葡萄糖×3

3NADP⁺

3NADPH+H⁺

6-磷酸葡萄糖内酯×3

6-磷酸葡萄糖酸×3

3NADP⁺

3CO₂

3NADPH+H⁺

5-磷酸核酮糖×3

5-磷酸木酮糖   5-磷酸核糖   5-磷酸木酮糖

7-磷酸景天糖   3-磷酸甘油醛

4-磷酸赤藓糖   6-磷酸果糖

3-磷酸甘油醛   6-磷酸果糖

糖酵解

图 4-3 磷酸戊糖途径反应过程

发生溶血性贫血。

3）参与机体的生物转化作用：NADPH 作为供氢体是加单氧酶体系的组成成分，参与激素、药物和毒物等的生物转化过程。

二、糖原的合成与分解

糖原的合成与分解

糖原是以葡萄糖为单位聚合而成的具有许多分支结构的大分子多糖，是糖在体内的贮存形式。糖原主要贮存在肌肉组织和肝中，肌糖原占肌肉总重量的 1%～2%，为 200～400 g；肝糖原占肝重的 6%～8%，为 75～100 g。肌糖原分解主要为肌肉自身收缩提供能量，肝糖原分解则主要维持血糖浓度，这对于一些依赖葡萄糖作为能量来源的组织，如脑、红细胞等尤为重要。

(一) 糖原合成

由单糖(如葡萄糖、果糖、半乳糖等)合成糖原的过程称为糖原合成。下面以葡萄糖为例介绍糖原合成的基本过程。

1. 糖原合成的基本过程 由葡萄糖合成糖原大致经历 4 个反应步骤,糖原合成反应在胞液中进行,消耗 ATP 和 UTP。其基本反应过程如下。

(1) 葡萄糖生成 6-磷酸葡萄糖 此反应由己糖激酶(葡糖激酶)催化,ATP 供应能量,为不可逆反应。

$$葡萄糖 \xrightarrow[\begin{array}{c}己糖激酶\\(葡糖激酶)\\Mg^{2+}\\ATP \quad ADP\end{array}]{} 6\text{-磷酸葡萄糖}$$

(2) 6-磷酸葡萄糖转变为 1-磷酸葡萄糖 此反应由磷酸葡糖变位酶催化。

$$6\text{-磷酸葡萄糖} \xleftarrow{磷酸葡糖变位酶} 1\text{-磷酸葡萄糖}$$

(3) 尿苷二磷酸葡萄糖的生成 在尿苷二磷酸葡萄糖焦磷酸化酶作用下,1-磷酸葡萄糖与 UTP 作用,生成尿苷二磷酸葡糖(UDPG),释放出焦磷酸。UDPG 可看作"活性葡萄糖",是糖原合成过程中葡萄糖的供体。

$$1\text{-磷酸葡萄糖} + ⓟ\sim ⓟ\sim ⓟ\text{-尿苷} \xrightarrow[PPi]{\begin{array}{c}UDPG 焦\\磷酸化酶\end{array}} UDPG$$

(4) 从 UDPG 合成糖原 UDPG 中的葡萄糖单位在糖原合酶作用下,转移到细胞内原有的糖原引物上,在非还原端以 α-1,4 糖苷键连接。每反应一次,糖原引物上即增加一个葡萄糖单位。

$$UDPG + 糖原(G_n^*) \xrightarrow{糖原合酶} UDP + 糖原(G_{n+1})$$
$$* 糖原引物中葡萄糖数$$

2. 糖原合成反应的几个特点

(1) 糖原合酶催化的糖原合成反应不能从头开始 即使在饥饿情况下糖原也不会完全耗竭,至少要留含 4 个葡萄糖残基的 α-1,4-葡聚糖作为引物。UDPG 上的葡萄糖残基的 C_1 与糖原分子非还原末端葡萄糖残基的 C_4 形成 α-1,4-糖苷键,使原有的糖原分子增加 1 个葡萄糖单位。

(2) 糖原合酶只能延长糖链,不能形成分支 当糖链长度达到 12~18 个葡萄糖基时,糖原合酶即不起作用,分支酶可将一段糖链(6~7 个葡萄糖单位)转移到邻近的糖链上,以 α-1,6-糖苷键相连,从而形成分支。此种分支结构不仅可增加糖原的水溶性以利于贮存,更重要的是增加了非还原端的数目,有利于提高反应速度。

(3) 糖原合酶是糖原合成过程的关键酶 糖原合酶的活性受胰岛素的激活。

(4) 糖原合成是消耗能量的过程 UDPG 是活泼葡萄糖基的供体,其生成过程中消耗 ATP 和 UTP,在糖原引物上每增加 1 个新的葡萄糖单位,就要消耗 2 个高能磷酸键。

（二）糖原分解

肝糖原分解为葡萄糖以补充血糖的过程,称为糖原分解。肌糖原不能分解为葡萄糖。糖原分解包括下列几个反应步骤。

1. 糖原分解为 1-磷酸葡萄糖　从糖原分子的非还原端开始,由磷酸化酶催化 α-1,4-糖苷键分解,逐个生成 1-磷酸葡萄糖。

$$\text{糖原}(G_n)+\text{磷酸} \xrightarrow{\text{磷酸化酶}} \text{糖原}(G_{n-1})+1\text{-磷酸葡萄糖}$$

糖原磷酸化酶催化糖原分解,分子逐渐变小,但其作用仅限于糖原上的 α-1,4-糖苷键,当催化至距 α-1,6-糖苷键 4 个葡萄糖单位时就不再起作用,这时需要脱支酶催化才能将糖原继续分解。脱支酶是一种双功能酶,它催化糖原脱支的 2 个反应。第一种功能是 1,4-α-葡聚糖基转移酶活性,即将糖原上 4 葡聚糖分支链上的 3 葡聚糖基转移到邻近的糖链上,以 α-1,4-糖苷键相连,结果直链延长 3 个葡萄糖单位,可继续受磷酸化酶的作用;而 α-1,6 分支处只留下 1 个葡萄糖单位,经脱支酶的第二个功能,即在 α-1,6-葡萄糖苷酶催化下,被水解脱下,生成游离葡萄糖。至此,在磷酸化酶与脱支酶的协同和反复作用下,完成糖原分解过程。

2. 1-磷酸葡萄糖在变位酶作用下转变为 6-磷酸葡萄糖　其反应过程如下。

$$1\text{-磷酸葡萄糖} \underset{\text{磷酸葡糖变位酶}}{\longleftrightarrow} 6\text{-磷酸葡萄糖}$$

3. 6-磷酸葡萄糖在葡萄糖-6-磷酸酶作用下水解为葡萄糖　葡萄糖-6-磷酸酶只存在于肝和肾中,肌肉组织中无此酶,因此肌糖原不能分解为葡萄糖,而只有肝、肾组织中的糖原能够分解为葡萄糖,补充血糖浓度。

$$6\text{-磷酸葡萄糖} \xrightarrow[\text{葡萄糖-6-磷酸酶}]{\text{（肝、肾）}} \text{葡萄糖}$$

糖原的合成与分解过程如图 4-4 所示。

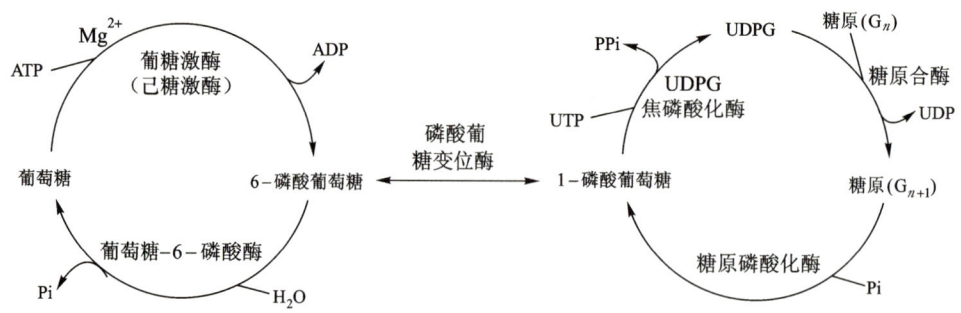

图 4-4　糖原的合成与分解

（三）糖原合成和分解的生理意义

人类的进食是间断进行的,因而必须贮存一定量的营养物质以备不进食时的生理需要。糖原是糖在体内的贮存形式,进食后多余的糖可在肝或其他组织合成糖原,以免引起血糖浓度过度升高。在不进食期间,各组织可利用其贮存的糖原进行分解代谢,减少直接利用血糖。肝还可及时将贮存的糖原分解为葡萄糖释放入血,使血糖浓度不致过低。但肝糖原的贮存量是有限的,若只用肝糖原来维持血糖浓度,最多不超过 12 h。体内贮存量较多的肌糖原只能通过酵解生成乳酸,再经乳酸循环间接补充血糖浓度,乳酸亦可直接经有氧氧化分解产能,为机体活动提供能量。

三、糖异生作用

在人和动物体内,由非糖物质如生糖氨基酸、乳酸、丙酮酸及甘油等转变为葡萄糖或糖原的过程,称为糖异生作用。能转变为糖的非糖物质主要有:甘油、有机酸(乳酸、丙酮酸及三羧酸循环中的各种羧酸)和生糖氨基酸(丙氨酸、甘氨酸、苏氨酸、丝氨酸、谷氨酸、天冬氨酸、半胱氨酸、脯氨酸、组氨酸等)。

糖异生

糖异生进行的部位主要是肝,占糖异生总量的 90%,其次是肾,占糖异生总量的 10%,长期饥饿和酸中毒时,肾中的糖异生作用将大大地加强,相当于同重量的肝组织的作用。

(一) 糖异生的途径

糖异生的途径基本上是糖酵解途径的逆过程。糖酵解途径中大多数的酶促反应是可逆的。己糖激酶(包括葡糖激酶)、磷酸果糖激酶及丙酮酸激酶 3 个限速酶催化的 3 个反应,都有相当大的能量变化,己糖激酶和磷酸果糖激酶所催化的反应需要消耗 ATP 而释放能量,丙酮酸激酶促使磷酸烯醇丙酮酸转移其能量及磷酸基生成 ATP,这些反应的逆过程就需要吸收等量的能量,构成所谓"能障",因此这 3 种酶只能催化单向反应。实现糖异生必须有另外不同的酶来催化逆过程,绕过上述 3 个"能障",这些酶即为糖异生过程的限速酶。肝、肾细胞含有克服这些能量障碍的酶和酶体系,所以肝是糖异生的主要器官,在饥饿时肾也成为糖异生的重要器官。现以丙酮酸为例说明糖异生的途径。

1. 丙酮酸羧化支路 由丙酮酸激酶催化的逆过程是由丙酮酸羧化酶和磷酸烯醇丙酮酸羧化激酶催化的两步反应完成的。它们催化丙酮酸逆向转变为磷酸烯醇丙酮酸,此过程称为丙酮酸羧化支路,是消耗能量的过程。首先由丙酮酸羧化酶催化丙酮酸转变为草酰乙酸,此反应以生物素为辅酶,由 ATP 提供能量。由于丙酮酸羧化酶只存在于线粒体内,所以胞液中的丙酮酸必须进入线粒体才能羧化成草酰乙酸。草酰乙酸在磷酸烯醇丙酮酸羧化激酶催化下生成磷酸烯醇丙酮酸。磷酸烯醇丙酮酸羧化激酶在线粒体和胞液中都存在,因此草酰乙酸转化为磷酸稀醇丙酮酸既可在线粒体中进行,也可在胞液中进行。

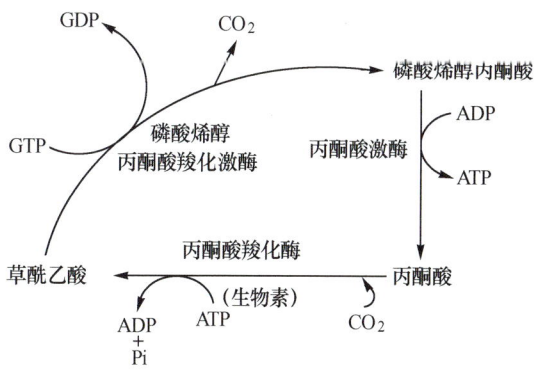

2. 果糖 1,6 -二磷酸酶催化 1,6 -二磷酸果糖水解生成 6 -磷酸果糖 其基本反应过程如下。

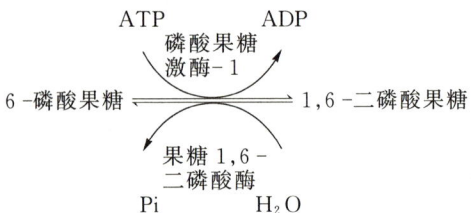

3. 由葡萄糖- 6 -磷酸酶催化 6 -磷酸葡萄糖水解生成葡萄糖 其基本反应过程如下。

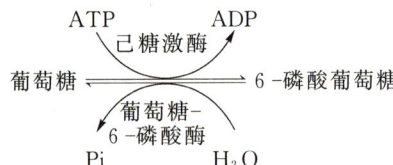

(二) 糖异生作用的生理意义

1. 维持血糖浓度 糖异生作用最重要的生理意义是在空腹或饥饿状态下维持血糖浓度的相对恒定。在禁食时,如果仅靠肝糖原的分解来维持血糖浓度,则不到 12 h 即被全部耗竭。此后机体主要靠糖异生来维持血糖浓度的相对恒定,这对某些主要依赖葡萄糖供能的组织如脑、肾髓质、红细胞、视网膜等,正常功能的维持具有重大的意义。

2. 有利于乳酸的再利用 乳酸是糖异生的重要原料,在剧烈运动或某些原因导致缺氧时,肌糖原酵解产生大量乳酸,经血液运输到肝,通过糖异生作用合成肝糖原或葡萄糖以补充血糖,从而使不能直接分解为葡萄糖的肌糖原间接变成血糖。血糖可再被肌肉利用,如此形成乳酸循环,有利于乳酸的再利用。这对于回收乳酸分子中的能量,更新肝糖原和防止乳酸酸中毒的发生都有一定的意义。

四、血糖

血糖主要是指血液中的葡萄糖,全身各组织细胞都需要从血液中获得葡萄糖,特别是脑组织、红细胞等几乎没有糖原贮存,必须随时由血液供给葡萄糖,血糖浓度降低,势必影响这些组织的生理功能。如脑组织在血糖低于正常值的 1/2 时,即可引起功能障碍,甚至导致死亡。

血糖的含量是反映体内糖代谢状况的一项重要指标。正常情况下,血糖含量相当恒定,仅在较小的范围内波动。正常人空腹静脉血糖含量为 3.9～6.1 mmol/L(葡萄糖氧化酶法)。血糖浓度的相对恒定,是机体对血糖的多条来源和去路进行调节,使之维持动态平衡的结果。

(一) 血糖来源和去路

血糖的根本来源是食物中的糖类。空腹时血糖浓度降低,肝糖原分解作用加强,补充血糖;当长期饥饿时,糖异生作用加强,因而血糖仍能继续维持正常水平。

血糖的去路是在组织、器官中氧化分解供应能量,也可合成糖原以作贮存,或转变为脂肪及某些氨基酸等,还可转变为其他糖及其衍生物,如核糖、氨基糖、葡萄糖醛酸等。当血糖浓度达到 8.89～10.00 mmol/L,超过肾小管最大重吸收的能力时,糖从尿液中排出,出现糖尿现象,此时的血糖值称为肾糖阈值。尿排糖是血糖的非正常去路(图 4 -5)。

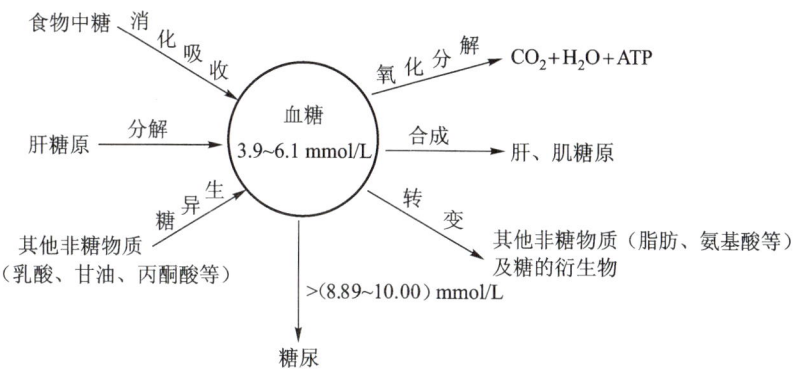

图 4-5 血糖的来源和去路

（二）激素对血糖的调节

调节血糖的激素可分为两类：一类是降低血糖的激素，如胰岛素；另一类是升高血糖的激素，如肾上腺素、胰高血糖素、肾上腺糖皮质激素和生长激素等。它们对血糖的调节主要是通过对糖代谢各途径的影响来实现的。两类激素相互协调、相互制约，共同调节血糖以使其维持正常水平。

血糖及其调节

从激素对血糖水平的调节可知，血糖水平的恒定，不仅是激素对糖代谢的调节，还涉及脂肪及氨基酸的代谢。血糖水平保持恒定是糖、脂肪、蛋白质代谢调节的结果，也是肝、肌肉、脂肪组织等各器官、组织代谢协调的结果。

（三）糖代谢紊乱

1. 高血糖与糖尿病

（1）概念 空腹血糖水平高于 7.2 mmol/L（130 mg/dL）称为高血糖。如果血糖值高于肾糖阈值（8.89～10.00 mmol/L）时，超过肾小管对糖的最大重吸收能力，则尿中就会出现糖，此现象称为糖尿。

（2）发生原因及表现 ① 生理性高血糖：在生理情况下，由于糖的来源增加可引起生理性高血糖。如一次性进食或静脉输入大量葡萄糖（每小时每千克体重超过 22 mmol/L）时，血糖浓度急剧增高，可引起饮食性高血糖；情绪激动，肾上腺素分泌增加，肝糖原分解为葡萄糖释放入血，使血糖浓度增高，可出现情感性高血糖。② 病理性高血糖：在病理情况下，如升高血糖激素分泌亢进或胰岛素分泌障碍均可导致高血糖，以至出现糖尿。由于胰岛素分泌障碍所引起的高血糖和糖尿，称为糖尿病。糖尿病时，可出现多方面的糖代谢紊乱，血糖不易进入组织细胞；糖原合成减少，分解增强；组织细胞氧化利用葡萄糖的能力减弱；糖异生作用增强，肝糖原分解加强。总之，血糖的来源增加而去路减少，出现持续性高血糖和糖尿，表现出多食、多饮、多尿、体重减少的"三多一少"症状。糖尿病患者不仅糖代谢障碍，还可出现脂质及蛋白质代谢的紊乱，诱发多种并发症。

除高血糖可引起糖尿外，肾功能先天性不全或肾疾病引起的肾糖阈值降低，也可引起糖尿，称为肾性糖尿。此时血糖浓度可以升高，也可以在正常范围，糖代谢亦未发生紊乱，而是肾小管重吸收功能减退所致。

2. 低血糖

（1）概念　空腹血糖水平低于 3.9 mmol/L(70 mg/dL)称为低血糖。低血糖严重影响脑的正常功能。

（2）低血糖的常见原因　① 饥饿或不能进食时，外源性血糖的来源断绝，内源性的肝糖原已经耗竭，糖异生作用亦相应减弱。② 严重的肝疾患（如肝癌、糖原贮积症等），肝功能普遍低下，糖原的合成、分解及糖异生等过程均受损，肝不能及时有效地调节血糖浓度。③ 内分泌功能异常（垂体功能或肾上腺皮质功能低下），对抗胰岛素的激素分泌减少。④ 胰岛 B 细胞功能亢进，胰岛 A 细胞功能低下等。⑤ 空腹饮酒，由于乙醇在肝内氧化而使 NAD^+ 过多地转变为 $NADH+H^+$，进而过多地将丙酮酸还原成乳酸，不仅造成乳酸浓度升高，而且抑制其糖异生作用，减少了血糖来源。

（3）低血糖的危害及处理　低血糖时，患者常表现出头晕、心悸、出冷汗、手颤、倦怠无力等症状，并影响脑的正常功能。因为脑细胞中几乎不贮存糖原，其所需能量直接靠摄取血中的葡萄糖进行氧化分解。当血糖含量降低，可影响脑细胞的能量供应，进而影响脑的正常功能，严重时出现昏迷，甚至死亡。

复习思考题

1. 名词解释：糖酵解、糖有氧氧化、糖异生。
2. 糖分解代谢途径有几条？以哪条途径为主？
3. 简述糖酵解的主要过程、生理意义及限速酶。
4. 总结糖有氧氧化过程中有几次脱氢和脱羧反应。
5. 简述磷酸戊糖途径的生理意义。
6. 比较肝糖原和肌糖原的分解有何不同。
7. 说出糖异生途径中有哪些关键酶。
8. 简述血糖的来源和去路。

（张锦辉　陈武哲）

第二节　脂　质　代　谢

脂类概述

脂质化合物包括三酰甘油（甘油三酯）和类脂。三酰甘油是生物体的主要贮能物质，类脂大都是细胞膜的重要结构物质和生理活性物质。

一、血浆脂蛋白代谢

（一）血浆脂蛋白的分类与组成

脂质具有难溶于水的性质，因此在血浆中不能游离存在。脂质在血浆中的转运是通过蛋白质实现的。脂质与蛋白质结合形成脂蛋白（LP），在血浆中转运。

1. 血浆脂蛋白的分类 血浆脂蛋白由脂质和蛋白质两部分组成,但不同的脂蛋白所含的脂质和蛋白质在质和量方面都有很大的差异。根据这个差异可采用适当的方法将它们分离开,通常分离血浆脂蛋白的方法有两种,即电泳法和超速离心法。

(1) 电泳法 不同的脂蛋白中脂质和蛋白质所占的比例不同,因此它们的颗粒大小及表面所带的电荷量不同,在电场中具有不同的电泳迁移率。分离血浆脂蛋白常用的电泳方法包括醋酸纤维薄膜电泳和琼脂糖凝胶电泳,用这两种电泳法都可将血浆脂蛋白分为 4 条区带,按移动快慢分别称为 α-脂蛋白(α-LP)、前 β-脂蛋白(preβ-LP)、β-脂蛋白(β-LP)及乳糜微粒(CM)。α-脂蛋白泳动速度最快,相当于 $α_1$-球蛋白的位置,前 β-脂蛋白位于 β-脂蛋白之前,相当于 $α_2$-球蛋白的位置,β-脂蛋白相当于 β-球蛋白的位置,乳糜微粒留在原点不动。

(2) 超速离心法(密度分离法) 在不同的脂蛋白中,蛋白质和各种脂质所占的比例不同,因而其密度也就不同。血浆在一定密度的盐溶液中进行超速离心时,各种脂蛋白因密度不同表现出不同的沉浮情况,用这种方法可将血浆脂蛋白分为 4 类:CM、极低密度脂蛋白(VLDL)、低密度脂蛋白(LDL)、高密度脂蛋白(HDL)。

2. 血浆脂蛋白的组成 血浆脂蛋白主要由蛋白质、三酰甘油、磷脂、胆固醇及胆固醇酯组成。各种血浆脂蛋白都含有这 5 种成分,但不同的血浆脂蛋白各种脂质和蛋白质所占的比例和含量不同。CM 含三酰甘油最多,可达 80%～95%,含蛋白质最少,约占 1%,因此颗粒最大,密度最小;VLDL 含三酰甘油亦多,可达 50%～70%,但其蛋白质的含量高于 CM,约占 10%,因此颗粒小于 CM,而密度大于CM;LDL 含胆固醇最多,约占 50%;HDL 含蛋白质最多,高达 50%,因此颗粒最小,密度最大。

(二) 血浆脂蛋白的代谢

血浆脂蛋白的代谢

1. CM 由小肠黏膜细胞合成,是运输外源性三酰甘油的主要形式。小肠黏膜细胞从食物中摄取的三酰甘油、磷脂和胆固醇与载脂蛋白形成新生的 CM。新生的 CM 经淋巴系统进入血液循环后,形成成熟的 CM。当 CM 随血液流到心肌、骨骼肌及脂肪等组织的毛细血管时,脂蛋白脂肪酶(LPL)被激活,CM 中的三酰甘油逐渐被降解,形成 CM 残余颗粒,被肝细胞摄取利用。

CM 颗粒大,能使光线散射而呈乳样外观,这是饭后血浆混浊的原因。正常人 CM 在血浆中的代谢很快,因此摄入大量脂肪后血浆混浊只是暂时的,空腹 12～14 h 后血浆中不再含有 CM,这种现象称为脂肪廓清。LPL 在脂肪廓清中起主要作用,而肝素又是 LPL 的辅基,故临床上将肝素称为廓清因子。

2. VLDL 主要由肝细胞合成,是运输内源性三酰甘油的主要形式。新生的 VLDL 进入血液循环后转变为成熟的 VLDL,然后激活存在于毛细血管壁内皮细胞上的 LPL。在 LPL 的作用下,VLDL 中的三酰甘油逐渐被降解,VLDL 转变为中间密度脂蛋白(IDL)。一部分 IDL 与肝细胞膜上的载脂蛋白 E(apoE)受体结合后被肝细胞摄取和利用,另一部分 IDL 中的三酰甘油在 LPL 与肝脂肪酶的作用下,进一步水解,转变为 LDL。

3. LDL 由 VLDL 在血浆中转变而来,是转运肝合成的内源性胆固醇的主要形式。正常人空腹血浆脂蛋白主要是 LDL,可占血浆脂蛋白总量的 2/3。LDL 在体内的代谢有两条途径:一条是 LDL 受体途径;另一条是由清除细胞即单核吞噬细胞系的巨噬细胞清除,其中以 LDL 受体途径为主,大约 2/3 的 LDL 由 LDL 受体途径降解,1/3 的 LDL 由清除细胞清除。

LDL 的主要生理功能是转运肝合成的胆固醇到肝外组织细胞被利用,过剩的胆固醇也可沉积于动脉内皮细胞,其被认为是动脉粥样硬化的危险因子。

4. HDL 主要由肝细胞合成,小肠黏膜细胞亦有少量合成。此外,CM 及 VLDL 分解代谢时,脱落的组分也可合成新的 HDL。HDL 是机体从外周组织向肝逆转运胆固醇的主要形式,故 HDL 有利于降低血浆胆固醇的作用。

二、三酰甘油的代谢

(一) 三酰甘油的分解代谢

1. 脂肪的动员 贮存的三酰甘油在脂肪酶的催化下逐步水解为游离脂肪酸和甘油,并释放入血,以供其他组织氧化利用的过程称为脂肪的动员。

脂肪组织中含有的脂肪酶包括三酰甘油脂肪酶、二酰甘油脂肪酶及一酰甘油脂肪酶。三酰甘油脂肪酶是三酰甘油分解的限速酶。由于三酰甘油脂肪酶的活性受多种激素的调控,故称为激素敏感脂肪酶。肾上腺素、去甲肾上腺素、胰高血糖素、ACTH 等能激活细胞膜上的三酰甘油脂肪酶促进脂肪的动员。胰岛素能够抑制三酰甘油脂肪酶的活性,减少脂肪的动员。凡是能够提高三酰甘油脂肪酶活性,促进脂肪动员的激素称为脂解激素;反之,称为抗脂解激素。

当机体处于兴奋、饥饿状态时,肾上腺素分泌增加,三酰甘油的分解随之增加,于是血液中游离脂肪酸的含量升高,以满足机体对能量的急需。

2. 甘油的代谢 脂肪动员产生的甘油扩散入血,随血液循环运往肝、肾等处被摄取和利用。甘油在细胞内经甘油激酶催化,消耗 ATP,生成 α-磷酸甘油。α-磷酸甘油在 α-磷酸甘油脱氢酶催化下转变为磷酸二羟丙酮,磷酸二羟丙酮是糖酵解途径的中间产物,可沿糖酵解途径继续氧化分解并释放能量,也可沿糖异生途径转变为糖原或葡萄糖。

甘油激酶主要存在于肝、肾及小肠黏膜细胞,肌肉和脂肪细胞内的甘油激酶活性很低,因此肌肉和脂肪细胞不能很好地利用甘油,而要经血液循环运往肝及小肠黏膜细胞等被氧化。

3. 脂肪酸的氧化 脂肪酸是人体重要的能源物质。除成熟红细胞和脑组织外,几乎所有的组织都能够氧化利用脂肪酸,但以肝和肌肉组织最为活跃。脂肪酸氧化过程可大致分为脂肪酸的活化、脂酰 CoA 进入线粒体、脂酰 CoA 的 β-氧化过程及乙酰 CoA 的彻底氧化 4 个阶段。

脂肪酸氧化

(1) 脂肪酸的活化 脂肪酸的活化是指脂肪酸转变为脂酰 CoA 的过程。脂肪酸的活化在线粒体外进行。在 ATP、HSCoA 和 Mg^{2+} 存在的条件下,游离脂肪酸由存在于内质网及线粒体外膜上的脂酰 CoA 合成酶催化生成脂酰 CoA。反应过程中生成的焦磷酸(PPi)立即被细胞内的焦磷酸酶水解,阻止了逆向反应的进行。因此,1 分子脂肪酸的活化,实际上消耗了 2 个高能磷酸键。

(2) 脂酰 CoA 进入线粒体 脂肪酸的活化在胞液中进行,而氧化脂肪酸的酶系则存在于线粒体的基质内,因此活化的脂酰 CoA 必须进入线粒体基质才能进行氧化分解。实验证明,脂酰辅酶 A 及其衍生物是不能直接通过线粒体内膜的,活化的脂酰 CoA 可借助肉碱携带通过线粒体内膜进入线粒体基质(图 4-6)。

(3) 脂酰 CoA 的 β-氧化过程 脂酰 CoA 进入线粒体基质后,从脂酰基的 β-碳原子开始,进行脱氢、加水、再脱氢和硫解 4 步连续反应,详细过程如下。

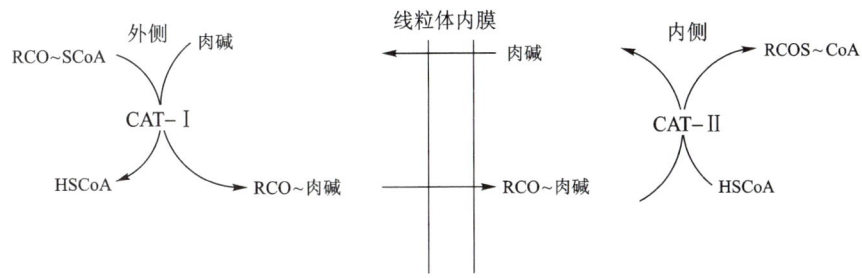

图 4-6 脂酰 CoA 进入线粒体基质示意图

1）脱氢 脂酰 CoA 在脂酰 CoA 脱氢酶的催化下，α 和 β 碳原子上各脱去一个氢原子，生成 Δ^2-反-烯脂酰 CoA，脱下的 2H 由 FAD 接受生成 $FADH_2$。

2）加水 Δ^2-反-烯脂酰 CoA 在 Δ^2-烯酰水化酶的催化下，加 1 分子水，生成 L-β-羟脂酰 CoA。

3）再脱氢 L-β-羟脂酰 CoA 在 β-羟脂酰 CoA 脱氢酶的催化下，脱去 2H 生成 β-酮脂酰 CoA，脱下的 2H 由 NAD^+ 接受，生成 $NADH+H^+$。

4）硫解 β-酮脂酰 CoA 在 β-酮脂酰 CoA 硫解酶的催化下，需 1 分子 HSCoA 参加，α 与 β 碳原子之间的化学键断裂，生成 1 分子乙酰 CoA 和 1 分子比原来少两个碳原子的脂酰 CoA。后者又可再次进行脱氢、加水、再脱氢和硫解反应，如此反复进行，直到脂酰 CoA 全部转化为乙酰 CoA。

(4) 乙酰 CoA 的彻底氧化 脂肪酸 β-氧化过程中生成的乙酰 CoA 主要通过三羧酸循环彻底氧化成 CO_2 和 H_2O，并释放出能量。脂肪酸在体内氧化分解伴随大量的能量释放，是体内能量的重要来源。以软脂酸为例，每分子乙酰 CoA 通过三羧酸循环氧化可产生 10 分子 ATP，每分子 $NADH+H^+$ 通过呼吸链氧化可产生 2.5 分子 ATP，每分子 $FADH_2$ 氧化可产生 1.5 分子 ATP，因此，1 分子软脂酸彻底氧化共生成 $(8×10)+(7×2.5)+(7×1.5)=108$ 分子 ATP，减去脂肪酸活化时消耗的 2 分子 ATP，净生成 106 分子 ATP，1 molATP 水解释放的自由能为 30.54 kJ，那么 106 mol ATP 水解释放的自由能为 3 237.24 kJ，1 mol 软脂酸在体外彻底氧化成 CO_2 和 H_2O 时的自由能为 9 791 kJ，因此其能量利用率为 33％×（3 237÷9 791×100％），其余以热能散失。

4. 酮体的生成与利用 体内脂肪酸的氧化分解以肝和骨骼肌最为活跃，而且在心肌和骨骼肌等组织中，脂肪酸经 β-氧化生成的乙酰 CoA 能够彻底氧化成 CO_2 和 H_2O，但在肝细胞中，β-氧化生成的乙酰 CoA 则大部分缩合生成乙酰乙酸、β-羟丁酸和丙酮，三者统称为酮体。其中以 β-羟丁酸最多，约占酮体总量的 70％，乙酰乙酸占 30％，而丙酮的量极微。肝细胞内缺乏氧化利用酮体的酶，因此肝内生成的酮体必须通过细胞膜进入血液循环，运往肝外组织被利用。

(1) 酮体的生成 肝细胞线粒体内含有各种合成酮体的酶类，特别是 HMGCoA 合酶，因此生成酮体是肝特有的功能。酮体在肝细胞的线粒体内合成，合成原料为乙酰 CoA，主要来自脂肪酸的 β-氧化。其合成过程如下。

1）2 分子乙酰 CoA 在乙酰乙酰 CoA 硫解酶的催化下，缩合生成乙酰乙酰 CoA，并释放 1 分子 HSCoA。

2）乙酰乙酰 CoA 再与 1 分子乙酰 CoA 缩合生成 β-羟-β-甲基戊二酸单酰 CoA（HMGCoA），并释放 1 分子 HSCoA，反应由 HMGCoA 合酶催化完成。

3）HMGCoA 在 HMGCoA 裂解酶的催化下，裂解生成乙酰乙酸和乙酰 CoA，后者又可参与酮体的合成。

4）乙酰乙酸在 β-羟丁酸脱氢酶的催化下还原生成 β-羟丁酸，反应所需的氢由 NADH＋H^+ 提供。

5）丙酮可由乙酰乙酸缓慢地自发脱去 CO_2 生成。

（2）酮体的利用　肝外组织（如心肌、骨骼肌、脑、肾等）是利用酮体最主要的器官。乙酰乙酸在琥珀酰 CoA 转硫酶或乙酰乙酸硫激酶的催化下，转变为乙酰乙酰 CoA，然后乙酰乙酰 CoA 在硫解酶的催化下分解为 2 分子乙酰 CoA，后者进入三羧酸循环被彻底氧化。β-羟丁酸可在 β-羟丁酸脱氢酶催化下氧化生成乙酰乙酸，然后沿上述途径氧化。

总之，酮体只能在肝内生成，这是因为肝细胞线粒体含有所有的生成酮体的酶系，但酮体不能在肝内利用，只能在肝外组织利用，这是因为肝细胞缺乏分解酮体的酶系（琥珀酰 CoA 转硫酶和乙酰乙酸硫激酶）。

（3）酮体生成的生理意义　酮体是肝内氧化脂肪酸的一种中间产物，是肝输出脂肪酸类能源的一种形式。酮体分子小，易溶于水，能够通过血-脑屏障及肌肉的毛细血管壁，是心肌、脑和骨骼肌等组织的重要能源。长期饥饿状态下，脑组织所需要的能量约 75％ 由酮体提供。

正常人血中酮体含量很少，仅 0.03～0.5 mmol/L，但是在饥饿、低糖高脂膳食及糖尿病时，机体不能很好地利用葡萄糖氧化供能，致使脂肪动员增强，脂肪酸 β-氧化增加，酮体生成过多。当肝内酮体的生成量超过肝外组织的利用能力时，可使血中酮体升高，称为酮血症。如果尿中出现酮体，则称为酮尿症。β-羟丁酸、乙酰乙酸都是一些酸性较强的物质，血中浓度过高时，可导致血液 pH 下降，引起酮症酸中毒。丙酮在体内含量过高时，可随呼吸排出体外。

（二）三酰甘油的合成代谢

体内几乎所有的组织都可合成三酰甘油，但肝和脂肪组织是合成三酰甘油的主要场所。三酰甘油是机体贮存能量的重要形式。在体内，三酰甘油以脂肪酰 CoA 和 α-磷酸甘油为原料合成，因此关于三酰甘油的合成代谢，本节主要介绍脂肪酸的合成及 α-磷酸甘油的来源。

1. 脂肪酸的合成

（1）合成部位　脂肪酸的合成在胞液中进行，肝、肾、脑、乳腺及脂肪组织等均可合成脂肪酸，但肝是合成脂肪酸的主要部位。

（2）合成原料　脂肪酸合成的原料主要是乙酰 CoA，另外还需要 CO_2、NADPH＋H^+ 供氢和 ATP 供能。乙酰 CoA 主要来自葡萄糖的有氧氧化。此外，某些氨基酸的分解代谢也能提供部分乙酰 CoA。

（3）合成过程

1）丙二酸单酰 CoA 的合成　脂肪酸合成时，除 1 分子乙酰 CoA 直接参与合成反应外，其余的乙酰 CoA 均需羧化生成丙二酸单酰 CoA 后方可参与脂肪酸的生物合成。

2）软脂酸的合成　此过程是一个由脂肪酸合成酶系［由 7 种酶和酰基载体蛋白（ACP）组成］催化的连续的酶促反应。每次碳链增加 2 个碳原子，都要重复进行缩合、还原、脱水和再还原的过程。经过 7 次循环后，生成 16 碳的软脂酰 ACP，最后经硫酯酶水解释放软脂酸。

2. α-磷酸甘油的来源　体内 α-磷酸甘油的来源有两条途径：一条是由糖酵解途径产生的磷酸二羟丙酮还原生成。磷酸二羟丙酮在 α-磷酸甘油脱氢酶的催化下，以 NADH＋H^+ 为辅酶,还原生成 α-磷酸甘油,这是 α-磷酸甘油的主要来源。另一条途径是由甘油在甘油激酶的催化下,消耗 ATP 生成 α-磷酸甘油。

3. 三酰甘油的合成 肝细胞和脂肪细胞的内质网是合成三酰甘油的主要部位。三酰甘油以 α-磷酸甘油和脂肪酰 CoA 为原料合成,其合成过程为:1 分子 α-磷酸甘油与 2 分子脂酰 CoA 在 α-磷酸甘油脂酰转移酶的催化下首先合成磷脂酸,磷脂酸经磷酸酶水解生成二酰甘油,然后二酰甘油又与 1 分子脂酰 CoA 作用生成三酰甘油,反应由二酰甘油脂酰转移酶催化。

三、磷脂的代谢

甘油磷脂的代谢

(一) 甘油磷脂的合成代谢

甘油磷脂分为磷脂酰胆碱(卵磷脂)、磷脂酰乙醇胺(脑磷脂)、磷脂酰丝氨酸及磷脂酰肌醇等。体内以卵磷脂和脑磷脂的含量最多,约占总磷脂的 75%。

1. 合成部位 全身各组织细胞的内质网中都含有合成甘油磷脂的酶,因此各组织细胞均可合成甘油磷脂,但肝、肾及小肠等组织细胞是合成甘油磷脂的主要场所。

2. 合成原料 甘油磷脂的合成原料主要包括甘油、脂肪酸、磷酸盐、胆碱、乙醇胺、丝氨酸及肌醇等物质。甘油和脂肪酸主要由糖代谢转变而来,胆碱和乙醇胺可由食物提供,也可由丝氨酸在体内转变而来。

3. 合成过程

(1) 胆碱和乙醇胺的活化 胆碱和乙醇胺在参与合成代谢之前首先要进行活化,生成胞苷二磷酸胆碱(CDP-胆碱)和胞苷二磷酸乙醇胺(CDP-乙醇胺)。

(2) 磷脂酰胆碱与磷脂酰乙醇胺的生成 磷脂酰胆碱与磷脂酰乙醇胺可由二酰甘油分别与 CDP-胆碱和 CDP-乙醇胺作用生成,反应分别由存在于内质网膜上的磷酸胆碱脂酰甘油转移酶与磷酸乙醇胺脂酰甘油转移酶催化。另外,磷脂酰乙醇胺甲基化也可生成磷脂酰胆碱。

(二) 甘油磷脂的分解

在体内,甘油磷脂的分解由磷脂酶催化完成。在磷脂酶的作用下,甘油磷脂逐步水解生成甘油、脂肪酸、磷酸及各种含氮化合物,如胆碱、乙醇胺和丝氨酸等。根据磷脂酶作用的特异性不同,可将磷脂酶分为 5 种,即磷脂酶 A_1、磷脂酶 A_2、磷脂酶 B、磷脂酶 C 和磷脂酶 D。磷脂酶 A_1 和磷脂酶 A_2 分别作用于甘油磷脂的 1 位和 2 位酯键,磷脂酶 B 作用于溶血磷脂的 1 位酯键,磷脂酶 C 作用于 3 位的磷酸酯键,而磷脂酶 D 则作用于磷酸取代基间的酯键。

磷脂酶 A_2 存在于各组织细胞膜和线粒体膜,以酶原形式存在于胰腺中,其作用是催化甘油磷脂中 2 位酯键水解生成溶血磷脂和多不饱和脂肪酸。溶血磷脂是一种较强的表面活性物质,能使红细胞膜或其他细胞膜破坏,引起溶血或细胞坏死。临床上,急性胰腺炎的发病就是某种原因使磷脂酶 A_2 激活,导致胰腺细胞膜受损,胰腺组织坏死。毒蛇唾液中含有磷脂酶 A_2,因此被毒蛇咬伤后可引起溶血。

(三) 脂肪肝

正常人肝中脂质含量约占肝重的 5%,其中以磷脂含量最多,约占 3%,三酰甘油约占 2%。如果肝中三酰甘油含量超过5%,称为轻度脂肪肝;含量超过10%,称为中度脂肪肝;含量超过25%,称为重度脂肪肝。形成脂肪肝常见的原因有:① 肝细胞内三酰甘油的生成过多,如高脂低糖或高糖高热量饮食。② 胆碱或乙醇胺供给或合成不足,影响肝细胞内脑磷脂和卵磷脂的合成,导致VLDL的合成发生障碍,致使肝细胞内的三酰甘油因不能运出而含量升高。③ 肝功能障碍,影响VLDL的合成与释放。上述这些原因都可导致肝细胞内三酰甘油堆积,形成脂肪肝,影响肝的正常功能,若治疗及调理不当会进一步导致肝硬化。临床上常用磷脂及其合成原料和有关的辅助因子(叶酸、维生素 B_{12} 等)防治脂肪肝,就是因为这些药物能够促进三酰甘油向肝外组织转运。

揭秘胆固醇

四、胆固醇代谢

胆固醇是体内重要的脂质之一,机体内胆固醇来源于食物及生物合成。正常成年人体内胆固醇总重约为140 g,平均含量约为 2 g/kg 体重。胆固醇广泛地分布于体内各组织,但分布极不均匀,大约 1/4 分布于脑及神经组织,约占脑组织的2%;肝、肾、肠等内脏组织中胆固醇的含量也比较高,每 100 g 组织含 200～500 mg;而肌肉组织中胆固醇的含量较低,每 100 g 组织含胆固醇 100～200 mg;肾上腺皮质、卵巢等组织胆固醇含量最高,可达 5%～10%。

(一) 胆固醇的合成

1. 合成部位 成人除脑组织及成熟红细胞外,几乎全身各组织均可合成胆固醇,每天可合成 1～1.5 g,其中肝是体内合成胆固醇最主要的场所,小肠的合成能力次之,胆固醇合成酶系存在于胞液及内质网膜上,因此,胆固醇的合成主要在胞液及内质网中进行。

2. 合成原料 乙酰 CoA 是合成胆固醇的原料。此外,还需要 ATP 供能和 $NADPH+H^+$ 供氢。每合成 1 分子胆固醇需要 18 分子乙酰 CoA、36 分子 ATP 及 16 分子 $NADPH+H^+$。乙酰 CoA 和 ATP 主要来自糖的有氧氧化,而 $NADPH+H^+$ 则主要来自糖的磷酸戊糖途径,因此,糖是胆固醇合成原料的主要来源。

3. 胆固醇合成的基本过程 胆固醇的合成过程比较复杂,有近 30 步酶促反应,大致可分为3 个阶段。

(1) 甲羟戊酸(MVA)的生成 在胞液中,首先由 2 分子乙酰 CoA 在硫解酶的催化下缩合成乙酰乙酰 CoA,然后再与 1 分子乙酰 CoA 缩合生成 HMGCoA,反应由 HMGCoA 合酶催化。HMGCoA 是合成酮体和胆固醇的重要中间产物,在线粒体 HMGCoA 裂解生成酮体,在胞液中HMGCoA 还原生成甲羟戊酸(MVA),反应由 HMGCoA 还原酶催化,由 $NADPH+H^+$ 供氢。HMGCoA 还原酶是胆固醇生物合成的限速酶。

(2) 鲨烯的合成 MVA 在一系列酶的催化下,由 ATP 提供能量,先磷酸化,再脱羧、脱羟基,生成活泼的 5 碳焦磷酸化合物,然后 3 分子 5 碳焦磷酸化合物缩合生成 15 碳的焦磷酸酯,2分子焦磷酸酯再缩合、还原,即生成 30 碳的多烯烃化合物——鲨烯。

(3) 胆固醇的合成 鲨烯经加单氧酶、环化酶等催化,先环化生成羊毛固醇,再经氧化、脱羧和还原等反应生成 27 碳的胆固醇。

(二) 胆固醇的酯化

细胞内和血浆中的游离胆固醇都可以被酯化成胆固醇酯,但不同的部位催化胆固醇酯化的酶及其反应过程不同。

1. 胞内胆固醇的酯化 在组织细胞内,游离胆固醇可在脂酰辅酶 A 胆固醇酯酰转移酶(ACAT)的催化下,接受脂酰辅酶 A 的脂酰基形成胆固醇酯。

2. 血浆内胆固醇的酯化 血浆中,在卵磷脂胆固醇脂酰转移酶(LCAT)的催化下,卵磷脂(即磷脂酰胆碱)第 2 位碳原子的脂酰基(一般多是不饱和脂酰基),转移至胆固醇 3 位羟基上,生成胆固醇酯及溶血磷脂酰胆碱。

LCAT 是由肝实质细胞合成,而后分泌入血,在血浆中发挥催化作用。肝实质细胞有病变或损害时,可使 LCAT 活性降低,引起血浆胆固醇酯含量下降。

(三) 胆固醇在体内的转变与排泄

胆固醇在体内既不能彻底氧化成 CO_2 和 H_2O,也不能作为能源物质提供能量,可是胆固醇在体内能转变成某些重要的生理活性物质。胆固醇在体内除构成膜的组分外,主要有 4 条代谢去路。

1. 转变为胆汁酸 胆固醇在肝中转变为胆汁酸是胆固醇在体内的主要代谢去路。正常人每天合成的胆固醇约有 40% 在肝中转变为胆汁酸,随胆汁排入肠道。

2. 转变为维生素 D_3 人体皮肤细胞内的胆固醇经酶促脱氢、氧化,生成 7 - 脱氢胆固醇。7 - 脱氢胆固醇经紫外光照射后转变成胆钙化醇,又称前维生素 D_3。维生素 D_3 在肝细胞内质网经 25 - 羟化酶催化生成 25 - 羟维生素 D_3,后者再经肾小管上皮细胞内的 1 - 羟化酶催化形成维生素 D_3 的活化形式,1,25 - 二羟维生素 D_3。活性维生素 D_3 具有调节钙磷代谢的作用。

3. 转变为类固醇激素 胆固醇是肾上腺皮质、睾丸及卵巢等内分泌腺合成类固醇激素的原料。

4. 胆固醇的排泄 胆固醇在体内的代谢去路主要是转变成一些重要的生理活性物质。部分胆固醇可随胆汁进入肠道。进入肠道的胆固醇,一部分被重吸收;另一部分受肠道细菌作用还原生成粪固醇,随粪便排出体外。

复习思考题

1. 名词解释:酮体、血浆脂蛋白、必需脂肪酸。
2. 血浆脂蛋白有几种分类方法?各分成几类?其生理功能是什么?
3. 何谓脂肪酸的 β - 氧化?其过程包括哪几步? β - 氧化的终产物是什么?
4. 酮体生成的生理意义是什么?严重糖尿病患者为什么会出现酮症酸中毒?
5. 简述胆固醇在体内的转变与排泄。

(张锦辉 陈武哲)

第三节 氨基酸分解代谢

氨基酸是组成蛋白质的基本单位。蛋白质是生命的重要物质基础,是组织细胞的重要组成成分,体内的一切生命活动都与蛋白质密切相关。蛋白质在体内首先分解为氨基酸,而后再进一步代谢。氨基酸代谢是蛋白质分解代谢的中心内容,包括合成代谢与分解代谢。本章重点讨论分解代谢。机体组织的生长、更新和修补等都需要食物蛋白质来补充,所以首先介绍蛋白质的营养作用。

一、蛋白质的营养作用

(一) 氮平衡

食物中的含氮物质主要是蛋白质。进入体内的蛋白质分解可产生含氮废物,后者经排泄器官排出体外。人体每天摄入氮量与排出(尿、粪便)氮量之间的对比关系称为氮平衡。氮平衡实验可反映体内蛋白质代谢的情况,可分为 3 种类型。

1. 氮的总平衡 指每天摄入氮量等于排出氮量,说明蛋白质的合成代谢等于分解代谢,即"收支平衡",见于正常成人。

2. 氮的正平衡 指每天摄入氮量多于排出氮量,说明体内蛋白质的合成代谢大于分解代谢,见于生长期的儿童、孕妇及恢复期的患者等。

3. 氮的负平衡 指每天摄入氮量少于排出氮量,说明体内蛋白质的合成代谢小于分解代谢,即"入不敷出",见于饥饿者、慢性消耗性疾病患者及高温作业的工人等。

(二) 蛋白质需要量

根据氮平衡实验,成人在不进食蛋白质时,仍然每天从尿、粪便中排出约 3.18 g 氮,相当于 20 g 蛋白质,说明人体每天要分解 20 g 蛋白质。由于食物蛋白质与人体蛋白质组成的差异,在供给食物蛋白质时,必须超过 20 g/d,最低需要 30~50 g/d 蛋白质才能维持机体的总氮平衡。为了保证机体处于最佳功能状态,我国营养学会推荐蛋白质的需要量为 80 g/d。

蛋白质的
营养作用

(三) 蛋白质的营养价值

1. 必需氨基酸与非必需氨基酸 组成人体蛋白质的 20 种氨基酸中,有 8 种属人体需要,自身不能合成,必须从食物中摄取的氨基酸,称为必需氨基酸,它们是赖氨酸、色氨酸、苯丙氨酸、蛋氨酸、苏氨酸、亮氨酸、异亮氨酸、缬氨酸。其余 12 种氨基酸体内能够合成,称为非必需氨基酸。

组氨酸和精氨酸虽能在人体合成,但合成量少,不能满足需要,尤其是小儿的生理需要。长期缺乏可引起氮的负平衡,有人将这两种氨基酸也归为营养必需氨基酸。酪氨酸和半胱氨酸,虽可在体内合成,但必须以苯丙氨酸和蛋氨酸作为原料,若食物中增加酪氨酸和半胱氨酸,可节约苯丙氨酸和蛋氨酸的需要量,故将酪氨酸和半胱氨酸称为半必需氨基酸。

2. 蛋白质的营养价值 食物蛋白质营养价值的高低取决于所含必需氨基酸的种类及比例是否接近于人体,越接近其营养价值越高;反之,营养价值越低。动物性蛋白质的营养价值高于植物性蛋白质。

3. 蛋白质的互补作用 单纯食用一种蛋白质,其营养价值往往不高。将几种营养价值较低的蛋白质混合食用,从而提高蛋白质营养价值的作用,称为蛋白质的互补作用,其实质是必需氨基酸之间的互补。同时食用几种不同来源的蛋白质,可互相取长补短,提高其营养价值。如豆类蛋白质含色氨酸多,含赖氨酸少,而谷类蛋白质则含色氨酸少,含赖氨酸多,两者混合食用可提高其营养价值。

二、氨基酸的一般代谢

体内所有游离存在的氨基酸可看作一个整体,称为氨基酸代谢库(或代谢池)。池内的氨基酸不断地进入各条途径进行代谢,又不断地得到补充,经常处于代谢更新状态。

(一) 氨基酸的脱氨基作用

氨基酸的脱
氨基作用

脱氨基作用是氨基酸分解代谢的主要途径。氨基酸脱氨基的方式有氧化脱氨基、转氨基和联合脱氨基作用,其中联合脱氨基最为重要。

1. 氧化脱氨基作用 指氨基酸经氨基酸氧化酶催化脱掉氨基的过程。反应分两步进行,第一步为酶促反应,第二步自发进行。

体内有多种氨基酸氧化酶,但以 L -谷氨酸脱氢酶最重要,它是一种不需氧脱氢酶,辅酶是 NAD^+ 或 $NADP^+$,反应如下:

$$L\text{-谷氨酸} \xrightleftharpoons[\substack{NAD^+ \quad NADH+H^+}]{L\text{-谷氨酸脱氢酶}} \text{亚谷氨酸} \xrightleftharpoons[-H_2O]{+H_2O} \alpha\text{-酮戊二酸} + NH_3$$

L -谷氨酸脱氢酶在肝、脑、肾组织普遍存在,活性高,但谷氨酸脱氢酶特异性强,而且在骨骼肌和心肌中活性很低,故难以承担体内其他氨基酸的脱氨基作用。

2. 转氨基作用 指氨基酸在转氨酶催化下将氨基转移到 α -酮酸的酮基上的过程。通过转氨基作用使原来的氨基酸生成相应的 α -酮酸,原来的 α -酮酸生成相应的氨基酸。

$$\text{氨基酸}_1 + \alpha\text{-酮酸}_2 \xrightleftharpoons{\text{转氨酶}} \alpha\text{-酮酸}_1 + \text{氨基酸}_2$$

转氨酶催化的反应可逆,平衡常数接近于 1,反应方向取决于参与反应的底物与产物的相对浓度。此过程亦是体内合成非必需氨基酸的重要途径。

转氨酶种类多,分布广,其中以谷丙转氨酶(ALT,又称 GPT)和谷草转氨酶(AST,又称 GOT)最重要,它们催化的反应如下:

$$\text{谷氨酸} + \text{丙酮酸} \xrightleftharpoons{ALT(GPT)} \alpha\text{-酮戊二酸} + \text{丙氨酸}$$

$$\text{谷氨酸} + \text{草酰乙酸} \xrightleftharpoons{AST(GOT)} \alpha\text{-酮戊二酸} + \text{天冬氨酸}$$

转氨酶为胞内酶,在正常人血清中活性很低。它们在各组织器官中的活性很不均衡。ALT 在肝细胞中活性最高,而 AST 在心肌细胞活性最高。当某种原因使细胞膜通透性增大或细胞破损时,转氨酶可大量释放入血,导致血清转氨酶活性显著升高。例如,急性肝炎时,血清 ALT 显著升高;心肌梗死时,血清 AST 明显升高,临床上可以此作为疾病诊断和预后的指标之一。

转氨酶的辅酶是维生素 B_6 的磷酸酯,即磷酸吡哆醛。在转氨基过程中,磷酸吡哆醛先从氨基酸接受氨基生成磷酸吡哆胺,再进一步将氨基转移给另一 α -酮酸,本身又恢复成磷酸吡哆醛。此两种磷酸酯的互变起着传递氨基的作用。

转氨基作用虽在体内普遍存在,但此种方式只有氨基的转移,没有氨基的真正脱落,只能调整氨基酸的比例,不能改变氨基酸的数量,其结果是一种氨基酸代替了另一种氨基酸。一般认为,氨基酸的脱氨基作用主要是通过联合脱氨基作用实现的。

3. 联合脱氨基作用　由两种或两种以上的酶联合脱去氨基并产生游离氨的过程称为联合脱氨基作用。常见的有两种方式。

（1）转氨基与氧化脱氨基作用的联合　指氨基酸与 α-酮戊二酸之间的转氨基及 L-谷氨酸脱氢酶催化的氧化脱氨基作用联合进行的过程（图 4-7）。

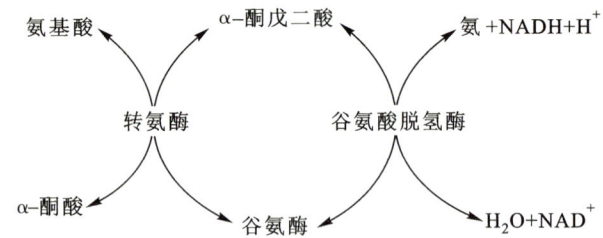

图 4-7　转氨基与氧化脱氨基作用的联合脱氨

由上图可见,氨直接来源于谷氨酸,但从联合脱氨基作用的全过程看,氨的来源是开始参与转氨基作用的氨基酸。在肝、脑、肾等组织中,L-谷氨酸脱氢酶的活性较高,多种氨基酸可通过此种方式脱掉氨基。由于此种联合脱氨基作用的全过程是可逆的,其逆反应可合成非必需氨基酸。

（2）嘌呤核苷酸循环　在骨骼肌和心肌中,L-谷氨酸脱氢酶的活性较低,不易通过上述联合脱氨基作用脱去氨基。研究表明,骨骼肌和心肌是通过另一种联合脱氨基方式,即嘌呤核苷酸循环脱去氨基的。在此过程中,氨基酸首先通过连续的转氨基作用将氨基转移给草酰乙酸,生成天冬氨酸。天冬氨酸与次黄嘌呤核苷酸（IMP）反应生成腺苷酸代琥珀酸,再经裂解酶催化生成延胡索酸和腺嘌呤核苷酸（AMP）,AMP 经腺苷酸脱氨酶（此酶在肌组织中活性较强）催化脱去氨基又生成 IMP,完成了氨基酸的脱氨基作用,IMP 再参加循环,延胡索酸可经三羧酸循环,转变成草酰乙酸,再参与转氨基过程（图 4-8）。

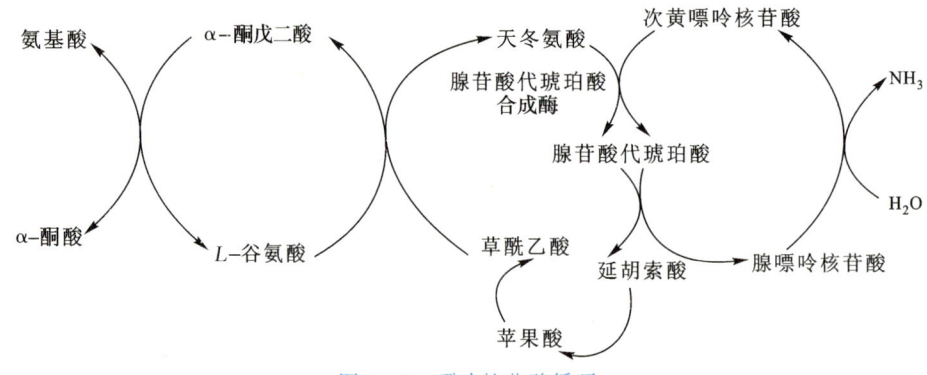

图 4-8　嘌呤核苷酸循环

（二）氨基酸脱氨基产物的代谢

1. α-酮酸的代谢　氨基酸经脱氨基作用生成的 α-酮酸,在体内的代谢去路主要有以下 3 条。

（1）氨基化生成非必需氨基酸　多种 α-酮酸可经转氨酶与 L-谷氨酸脱氢酶联合脱氨基作用的逆过程还原氨基化生成新的非必需氨基酸,而 α-酮戊二酸可直接经谷氨酸脱氢酶催化还原氨基化生成谷氨酸。

（2）转变成糖及脂肪　实验发现,以各种氨基酸饲养人工糖尿病犬时,有些氨基酸可使尿中葡萄糖含量增加,有的氨基酸可使尿中酮体含量增高,也有的氨基酸使尿中葡萄糖和酮体均增高。由此可知,氨基酸脱氨基后生成的 α-酮酸可沿糖异生途径生成糖,称为生糖氨基酸。能转变成酮体的称为生酮氨基酸,既能生成糖又能生成酮体的称为生糖兼生酮氨基酸。

（3）氧化供能　α-酮酸在体内可经三羧酸循环彻底氧化成 CO_2 和 H_2O,并释放能量,供机体需要。

2. 氨的代谢　氨是动物体内的剧毒物质,是一种神经毒物。如给家兔注射 NH_4Cl,可使其发生"昏迷"以至死亡。正常人血氨浓度很低,一般不超过 $60\ \mu mol/L$,不会出现氨中毒的情况。

（1）氨的来源　氨在体内主要有 3 个来源。

1）氨基酸的脱氨基作用及胺类分解　是体内氨的主要来源。

2）肠道吸收　肠道产氨有两个方面:①肠道细菌的腐败作用;②血中尿素渗入肠道,经肠菌脲酶水解产生。肠道产氨的量较多,约 4 g/d。氨的吸收部位主要在结肠,NH_3 比 NH_4^+ 易于透过细胞膜而被吸收入血。NH_3 与 NH_4^+ 的互变与肠液 pH 有关,pH 下降,NH_3 与 H^+ 结合,生成 NH_4^+ 不被吸收;pH 升高,则 NH_3 吸收增强。临床上对高血氨患者常采用弱酸性透析液做结肠透析,而禁止用碱性肥皂液灌肠,就是为了减少氨的吸收。

3）肾脏产氨　肾远曲小管上皮细胞含有活性较高的谷氨酰胺酶,能催化谷氨酰胺水解产氨。酸性尿时,氨以铵盐形式随尿排出;碱性尿时,氨被肾小管上皮细胞吸收入血,升高血氨。故临床上对肝硬化腹腔积液的患者,不宜使用碱性利尿药。

（2）氨的转运　氨是毒性物质,各组织中产生的氨或在肠道吸收的氨在血液中大多以丙氨酸或谷氨酰胺两种形式运输。

1）丙氨酸的运氨作用　是通过丙氨酸-葡萄糖循环而实现的。此循环主要发生在肌肉与肝之间,在肌肉组织尤其饥饿情况下,蛋白质分解代谢加强,氨基酸降解及糖酵解的产物丙酮酸可接受氨基,生成丙氨酸,经血液运输到肝,进入肝组织的丙氨酸再经联合脱氨基作用脱掉氨基,又生成丙酮酸。后者经糖异生作用转变成葡萄糖,此即丙氨酸-葡萄糖循环。此循环可使肌肉中的氨以无毒的丙氨酸形式运输到肝代谢,而肝又为肌肉组织提供了生成丙酮酸的葡萄糖(图 4-9)。

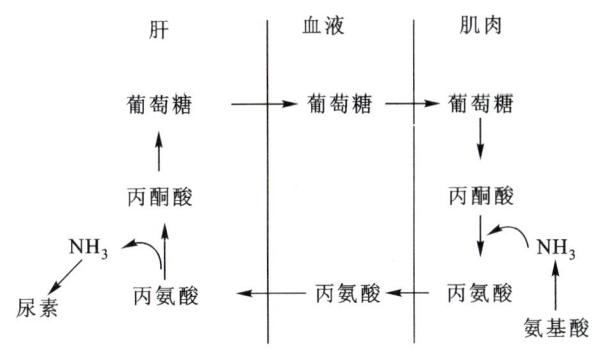

图 4-9　丙氨酸-葡萄糖循环

2）谷氨酰胺的运氨作用　在脑、肌肉等组织中，氨与谷氨酸经谷氨酰胺合成酶催化，ATP供能，可合成谷氨酰胺，经血液运输到肝或肾，再经谷氨酰胺酶水解为谷氨酸及氨。在肝可合成尿素，在肾以铵盐形式随尿排出。其反应如下：

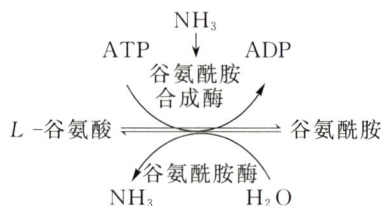

谷氨酰胺合成的意义在于谷氨酰胺既可参与蛋白质的生物合成，又是体内贮氨、运氨及解除氨毒性的重要方式。临床上高血氨引起肝性脑病的患者常服用或输入谷氨酸盐以降低血氨。

（3）氨的主要去路——尿素的生成　正常人体内 $80\% \sim 90\%$ 的氨以尿素形式随尿排出，尿素主要在肝合成。实验证明，如将狗的肝切除，则血液及尿中尿素含量明显降低，而血氨浓度升高。急性重型肝炎患者血液、尿中几乎不含尿素，说明肝是合成尿素的主要器官。其他器官如肾、脑因含有少量精氨酸酶，亦可合成极少量尿素。

20 世纪 30 年代，德国学者汉斯·克雷布斯（Hans Krebs）提出尿素合成的鸟氨酸循环学说，又称为尿素循环或克雷布斯循环。此循环的过程可分为以下 4 步。

1）氨甲酰磷酸的合成　在肝细胞的线粒体，NH_3 与 CO_2 在辅助因子 Mg^{2+}、ATP、N-乙酰谷氨酸的存在下，经氨甲酰磷酸合成酶 I（CPS I）的催化合成氨甲酰磷酸。

$$NH_3 + CO_2 + H_2O + 2ATP \xrightarrow[N\text{-乙酰谷氨酸、}Mg^{2+}]{\text{氨甲酰磷酸合成酶 I}} H_2N\overset{\overset{\textstyle O}{\|}}{-}C-O \sim PO_3H_2 + 2ADP + Pi$$

此反应是消耗能量的不可逆反应。

2）瓜氨酸的生成　在鸟氨酸氨甲酰基转移酶催化下，氨甲酰磷酸与鸟氨酸缩合成瓜氨酸。

$$\text{鸟氨酸} + \text{氨甲酰磷酸} \xrightarrow{\text{鸟氨酸氨甲酰基转移酶}} \text{瓜氨酸} + H_3PO_4$$

此反应不可逆，亦是在线粒体进行。反应所需的鸟氨酸是由存在于线粒体内膜上的转运载体携带进入线粒体的。瓜氨酸合成后，需经载体将其转运至胞液才能进行下列的反应。

3）精氨酸的生成　在胞液中，瓜氨酸与天冬氨酸作用经精氨酸代琥珀酸合成酶催化，由ATP 供能合成精氨酸代琥珀酸，后者经裂解酶催化生成精氨酸和延胡索酸。

$$\text{瓜氨酸} + \text{天冬氨酸} \xrightarrow[ATP、H_2O \quad AMP + PPi]{\text{精氨酸代琥珀酸合成酶}} \text{精氨酸代琥珀酸} \xrightarrow{\text{精氨酸代琥珀酸裂解酶}} \text{精氨酸} + \text{延胡索酸}$$

上述反应中，天冬氨酸起着供给氨基的作用，延胡索酸经三羧酸循环途径转变为草酰乙酸，后者经转氨基作用生成天冬氨酸，循环上述过程。

4）尿素的生成　精氨酸在胞液中经精氨酸酶的水解生成尿素和鸟氨酸，鸟氨酸再进入线粒体合成鸟氨酸,循环上述过程。如此循环往复,尿素不断合成。

$$精氨酸 \xrightarrow[H_2O]{精氨酸酶} 尿素 + 鸟氨酸$$

　　综上所述,每经一次鸟氨酸循环,可促进 2 分子 NH_3,1 分子 CO_2 合成 1 分子尿素,其中第一分子 NH_3 来自游离 NH_3,第二分子 NH_3 来自天冬氨酸分子中的 NH_3。而天冬氨酸又可由其他氨基酸通过转氨基作用而生成,故尿素分子中的 2 个 NH_3 都是直接或间接来自体内多种氨基酸。尿素合成是一耗能过程,每合成 1 分子尿素就要消耗 4 个高能键。

鸟氨酸循环

　　3. 高血氨和氨中毒　　正常生理情况下,血氨的来源和去路保持动态平衡,故血氨浓度处于较低的水平。氨在肝内合成尿素是维持这种平衡的关键。当肝功能严重受损时,尿素合成发生障碍,因而血氨浓度升高,称为高氨血症。大量氨进入脑组织后,可与脑中的 α-酮戊二酸结合生成谷氨酸,氨也可与脑中的谷氨酸结合生成谷氨酰胺,所以脑中氨的增加可使脑细胞中 α-酮戊二酸减少,导致三羧酸循环减弱,从而使脑组织中 ATP 生成减少,引起大脑功能障碍,严重时可发生昏迷,这就是肝性脑病的氨中毒学说。

三、某些氨基酸的特殊代谢

(一) 氨基酸的脱羧基作用

　　氨基酸的脱羧基作用是指氨基酸在氨基酸脱羧酶作用下生成 CO_2 和胺类物质的过程。磷酸吡哆醛是脱羧酶的辅酶。胺类物质主要作用于神经系统和心血管系统,生理浓度时有重要的生理作用,超过生理浓度会引起神经系统和心血管系统的功能紊乱。

　　1. 组胺　　组氨酸经组氨酸脱羧酶催化生成组胺。组胺广泛地存在于肥大细胞及肝、肺、胃及肌肉组织中,组胺是一种强烈的血管舒张剂,并能增加毛细血管的通透性,引起血压降低,甚至休克,还可使平滑肌收缩,引起支气管痉挛而发生哮喘。组胺还可刺激胃黏膜分泌胃蛋白酶及胃酸。

　　2. γ-氨基丁酸(GABA)　　谷氨酸脱羧基可生成 γ-氨基丁酸,谷氨酸脱羧酶在脑、肾组织中活性较高,所以 γ-氨基丁酸在脑中含量较多。它是一种抑制性神经递质,对中枢神经有抑制作用。睡眠时大脑皮质产生较多的 γ-氨基丁酸。

　　3. 牛磺酸　　半胱氨酸经氧化生成磺酸丙氨酸,再脱羧生成牛磺酸。牛磺酸是结合胆汁酸的组成成分。现已发现脑组织中含有较多的牛磺酸,表明它尚有更重要的生理功能。

　　4. 5-羟色胺　　色氨酸经色氨酸羟化酶催化生成 5-羟色氨酸,再脱羧生成 5-羟色胺。神经组织、胃肠道、血小板、乳腺等组织均可生成。

　　5. 多胺　　鸟氨酸及蛋氨酸经脱羧基等作用可生成多胺。

　　精脒和精胺均属多胺,它们是调节细胞生长的重要物质,可促进核酸和蛋白质的合成,有利于细胞增殖。凡生长旺盛的组织,如胚胎、再生肝、肿瘤等组织中鸟氨酸脱羧酶(多胺合成的限速酶)含量较高,多胺含量增加。目前,临床上常测定肿瘤患者血、尿中多胺含量,作为观察病情和辅助诊断的指标之一。

(二) 一碳单位的代谢

1. 一碳单位及其种类　某些氨基酸在分解代谢过程中产生的含有一个碳原子的有机基团，称为一碳单位或一碳基团，如甲基（—CH_3）、亚甲基（—CH_2）、次甲基（$=CH$—）、甲酰基（—CHO）、亚氨甲基（—$CH=NH$）等。CO_2 是无机物，不属于一碳单位。

2. 一碳单位的载体　一碳单位不能游离存在，常与四氢叶酸（FH_4）结合而转运并参加代谢。FH_4 是一碳单位的载体，也是一碳单位代谢的辅酶。哺乳动物体内的 FH_4 是由叶酸还原生成，FH_4 分子中的 N^5、N^{10} 是结合一碳单位的位置。

3. 一碳单位的来源　一碳单位主要来源于丝氨酸、甘氨酸、组氨酸、色氨酸的分解代谢。

4. 一碳单位的互变　各种形式的一碳单位中碳原子的氧化状态不同，在适当条件下它们可以通过氧化还原反应相互转变。

5. 一碳单位的生理作用　一碳单位的主要生理作用是作为嘌呤、嘧啶的合成原料。如 N^5，N^{10}—CH_2—FH_4 可为胸腺嘧啶核苷酸的合成提供甲基，N^{10}—CHO—FH_4 与 $N^5 N^{10} = CH$—FH_4 分别为嘌呤环的合成提供 C_2 和 C_8。因此，一碳单位代谢与细胞的增殖、组织生长和机体发育等重要过程密切相关。一碳单位还参与 S-腺苷蛋氨酸的合成，以参与体内重要的甲基化反应，为激素、磷脂、核酸等的合成提供甲基。一碳单位代谢可把氨基酸与核酸代谢联系起来，因而对机体生命活动有重要的意义。

(三) 含硫氨基酸的代谢

含硫氨基酸包括蛋氨酸、半胱氨酸和胱氨酸 3 种。半胱氨酸和胱氨酸可通过氧化还原反应互变，蛋氨酸在体内可转变为半胱氨酸，半胱氨酸供给充足可减少蛋氨酸的消耗。

1. 蛋氨酸代谢

（1）蛋氨酸与转甲基作用　蛋氨酸与 ATP 反应经腺苷转移酶催化生成 S-腺苷蛋氨酸，此为甲基的供体。蛋氨酸的活性形式可参与多种重要的甲基化反应。

$$蛋氨酸＋ATP \longrightarrow S\text{-}腺苷蛋氨酸（SAM）\longrightarrow 参与多种物质的甲基化$$

（2）蛋氨酸循环　蛋氨酸经上述过程供出甲基后，生成 S-腺苷同型半胱氨酸，后者脱掉腺苷生成同型半胱氨酸，后者经 N^5—CH_3—FH_4 转甲基酶（辅酶为维生素 B_{12}）催化，从 N^5—CH_3—FH_4 获得甲基，重新生成蛋氨酸，形成循环过程，称为蛋氨酸循环，此循环的生理意义在于将 N^5—CH_3—FH_4 的甲基转变为活性甲基，进而参与体内广泛地存在的甲基化反应。N^5—CH_3—FH_4 则是体内甲基的间接供体。

据统计，体内有五十多种物质的合成需要 SAM 提供甲基，生成甲基化合物，如 DNA、RNA 及蛋白质的甲基化，还有肌酸、胆碱、肾上腺素等的合成。

肝是合成肌酸的主要器官。肌酸是以甘氨酸为骨架，精氨酸提供脒基，SAM 提供甲基而合成。肌酸从 ATP 接受高能磷酸基团而生成磷酸肌酸，主要存在于心肌、骨骼肌和大脑组织，参与能量的贮存。磷酸肌酸脱去磷酸，肌酸脱水均可生成肌酐，随尿排出体外。肾发生严重病变时，肌酐排出受阻，血中肌酐浓度升高。肌酐浓度不受食物蛋白质的影响，故血中肌酐含量测定可作为判断肾功能的重要生化指标。

2. 半胱氨酸与胱氨酸的代谢

（1）半胱氨酸与胱氨酸的互变 半胱氨酸含有巯基（—SH），胱氨酸含有二硫键（—S—S—），二者可相互转变。

半胱氨酸中的—SH 是重要的功能基因。蛋白质分子中两个半胱氨酸之间形成的二硫键对维持蛋白质结构有重要的作用，如胰岛素、核糖核酸酶、免疫球蛋白等。体内许多重要的酶，如乳酸脱氢酶、琥珀酸脱氢酶等，与分子中半胱氨酸残基上的巯基（—SH）直接相关，故有巯基酶之称。有些毒物如重金属盐、芥子气等，能与酶分子中的—SH 结合而抑制酶活性，从而发挥其毒性作用。二巯基丙醇或二巯基丁二酸钠能使结合的巯基解离，恢复原来状态，因而有解毒作用。体内存在的还原型谷胱甘肽（GSH）能保护酶分子中的—SH 处于还原状态，故有重要的生理作用。

（2）硫酸根的代谢 含硫氨基酸经氧化分解均可生成硫酸根。例如，半胱氨酸脱去巯基和氨基生成丙酮酸、氨和硫化氢（H_2S）。H_2S 可氧化成 H_2SO_4，一部分可随尿排出，另一部分与 ATP 反应生成活性硫酸，即 $3'$-磷酸腺苷-$5'$-磷酰硫酸（PAPS）。

PAPS 性质活泼，是硫酸基团的供体，能与某些物质形成硫酸酯，对肝的生物转化作用有重要的意义。此外，PAPS 还可参与体内硫酸软骨素及硫酸角质素中硫酸氨基糖的合成。

（四）芳香族氨基酸的代谢

芳香族氨基酸包括苯丙氨酸、酪氨酸和色氨酸。苯丙氨酸与酪氨酸的结构相似。在体内苯丙氨酸羟化可生成酪氨酸。

1. 苯丙氨酸与酪氨酸的代谢 苯丙氨酸经苯丙氨酸羟化酶作用生成酪氨酸，此反应不可逆。酪氨酸在体内的代谢去路有多条。

（1）儿茶酚胺的合成 在肾上腺髓质、神经组织中，酪氨酸经酪氨酸羟化酶催化生成多巴，再经多巴脱羧酶催化生成多巴胺，此为脑中的一种神经递质。在肾上腺髓质，多巴胺侧链 β-碳原子可再羟化生成去甲肾上腺素，后者经甲基化生成肾上腺素。多巴胺、去甲肾上腺素和肾上腺素合称为儿茶酚胺。

（2）黑色素的生成 在黑色素细胞中，酪氨酸可经酪氨酸酶催化生成多巴，再经氧化、脱羧、聚合等反应生成黑色素。人体先天性缺乏酪氨酸酶，黑色素合成障碍，致使皮肤、毛发等发白，称为白化病。

（3）酪氨酸的分解代谢 酪氨酸还可经酪氨酸转氨酶催化生成对羟苯丙酮酸，后者进一步分解经中间产物尿黑酸转变成延胡索酸和乙酰乙酸。延胡索酸是糖代谢的中间产物，乙酰乙酸属酮体，故苯丙氨酸和酪氨酸是生糖兼生酮氨基酸。当体内尿黑酸分解代谢的酶先天性缺陷时，尿黑酸的分解受阻，可出现尿黑酸尿症。

（4）苯丙酮尿症 生理条件下，苯丙氨酸主要转变成酪氨酸而进入多条代谢途径。若先天性缺乏苯丙氨酸羟化酶，苯丙氨酸即经转氨酶催化生成苯丙酮酸，后者随尿排出，称为苯丙酮尿症。苯丙酮酸的堆积对中枢神经系统有毒性，患儿出现智力障碍。

2. 色氨酸的代谢 色氨酸在体内分解代谢除生成 5-羟色胺外，还是一碳单位的供体，也可分解生成丙酮酸和乙酰 CoA，因此，色氨酸是生糖兼生酮氨基酸。色氨酸在体内还可转变为尼克酸，这是体内合成维生素的特例，合成量甚少，不能满足机体需要。

复习思考题

1. 名词解释：必需氨基酸、蛋白质的互补作用、转氨基作用、联合脱氨基作用。
2. 氨基酸脱氨基作用有哪几种方式？
3. 简述血氨的来源与去路。
4. 简述肝性脑病的氨中毒学说。
5. 简述尿素生成的部位、原料、途径及生理意义。

（张锦辉　陈武哲）

第四节　核苷酸代谢

核苷酸是组成核酸的基本单位，虽然不是营养必需物质，但在体内具有多种功能。食物中的核酸多以核蛋白的形式存在，核蛋白经胃酸作用，分解成蛋白质和核酸（RNA 和 DNA）。核酸经核酸酶、核苷酸酶及核苷酶的作用，可逐级水解成核苷酸、核苷、戊糖、磷酸和碱基。这些产物均可被吸收，磷酸和戊糖可再被利用，碱基除小部分可再被利用外，大部分均可被分解而排出体外。

一、核苷酸的代谢

（一）嘌呤核苷酸的合成

体内嘌呤核苷酸的合成有两条途径。第一，由简单的化合物合成嘌呤环的途径，称为从头合成。第二，利用体内游离的嘌呤碱或嘌呤核苷，经过简单的反应过程，合成嘌呤核苷酸，称补救合成。肝细胞及多数细胞以从头合成为主，而脑组织和骨髓则以补救合成为主。

1. 从头合成　从头合成是在磷酸核糖的基础上把一些简单的原料（甘氨酸、谷氨酰胺、一碳单位、CO_2、天冬氨酸）逐步接上去而成嘌呤环。首先合成的是次黄嘌呤核苷酸（IMP），由后者再转变为腺嘌呤核苷酸（AMP）和鸟嘌呤核苷酸（GMP）。

（1）IMP 的合成　嘌呤核苷酸的从头合成是 5-磷酸核糖活化生成 5-磷酸核糖-1-焦磷酸（PRPP），然后谷氨酰胺提供酰胺基取代 5-磷酸核糖-1-焦磷酸（PRPP）C_1 的焦磷酸基，从而形成 5-磷酸核糖胺（PRA），催化此反应的酶为谷氨酰胺磷酸核糖酰胺转移酶，是调节嘌呤核苷酸合成的重要酶。然后经过一系列反应生成 IMP。

（2）AMP 和 GMP 的合成　IMP 是合成 AMP 和 GMP 的前体（图 4-10）。在两种酶及 GTP 供能条件下，天冬氨酸的氨基取代 IMP 的 C_6 的氧，即成 AMP。若 IMP 先氧化成黄嘌呤核苷酸（XMP），然后由 GMP 合成酶的催化及 ATP 供能，谷氨酰胺的酰胺基取代 XMP 的 C_2 的氧而成 GMP。

需要说明的是，AMP 和 GMP 是不能直接转换的，但 AMP 可在腺苷酸脱氨酶催化下脱去氨基，生成 IMP，然后再利用 IMP 合成 GMP。

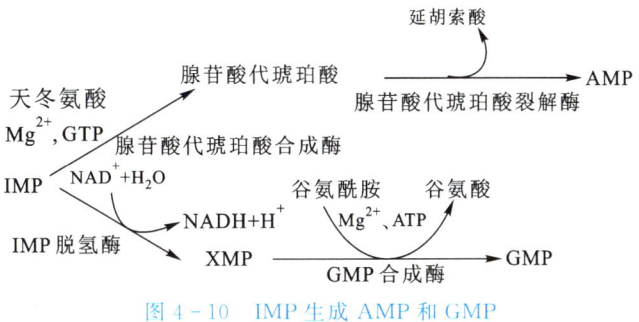

图 4 - 10　IMP 生成 AMP 和 GMP

核苷三磷酸作为核酸合成的底物，通过激酶的作用及 ATP 供能，AMP 和 GMP 可转变成 ATP 及 GTP。

2. 补救合成　嘌呤核苷酸从头合成酶系在某些组织（脑、骨髓）中不存在，只能利用嘌呤碱或嘌呤核苷补救合成。此过程比从头合成简单且消耗 ATP 少。有两种酶参与补救合成，腺嘌呤磷酸核糖转移酶（APRT）和次黄嘌呤-鸟嘌呤磷酸核糖转移酶（HGPRT）。补救合成同样由 PRPP 提供磷酸核糖。

腺嘌呤核苷通过腺苷激酶的作用可变成 AMP 而被重新利用。其他核苷也可由相应的激酶磷酸化得到相应的核苷酸。

基因缺陷导致 HGPRT 活性严重不足或完全缺乏的患儿，在两三岁时即开始出现症状，如尿酸过量生成、智力迟钝，甚至自身毁容等，称为 Lesch - Nyhan 综合征或自毁性综合征。

3. 抗代谢物　抑制嘌呤核苷酸合成的抗代谢物有嘌呤类似物（如 6 - MP）、氨基酸类似物（如氮杂丝氨酸）和叶酸类似物（如甲氨蝶呤）。抗代谢物主要以竞争性抑制方式作用于嘌呤核苷酸合成过程中的酶。如氮杂丝氨酸的结构与谷氨酰胺类似，6 - MP 的结构与次黄嘌呤类似，在这类抗代谢物的作用下，癌细胞的嘌呤核苷酸合成受阻，进一步使癌细胞内的核苷酸和蛋白质合成受抑制，所以抗代谢物具有抑制肿瘤生长的作用。

嘧啶核苷酸的代谢

（二）嘧啶核苷酸的合成

体内嘧啶核苷酸的合成亦有两条途径，即从头合成及补救合成。

1. 从头合成　与嘌呤核苷酸的从头合成不同，嘧啶核苷酸是用谷氨酰胺、天冬氨酸、CO_2 先合成嘧啶环，然后再与磷酸核糖相连，形成嘧啶核苷酸。此过程主要在肝细胞的胞液中进行。首先由谷氨酰胺、CO_2 及 ATP 在胞液中的氨基酰磷酸合成酶 II（CPS II）催化下合成氨甲酰磷酸，然后与天冬氨酸、PRPP 进行一系列反应生成 UMP。UMP 在激酶催化下生成 UTP。UTP 可氨基化生成 CTP。

2. 补救合成　由嘧啶磷酸核糖转移酶催化尿嘧啶、胸腺嘧啶等，与 PRPP 合成一磷酸尿嘧啶核苷酸（但不能利用胞嘧啶为底物）。另外，嘧啶核苷激酶可使相应嘧啶核苷磷酸化成核苷酸。

3. 抗代谢物　嘧啶核苷酸的抗代谢物有嘧啶类似物（如氟尿嘧啶）、氨基酸类似物（如氮杂丝氨酸）、叶酸类似物（甲氨蝶呤）和核苷酸类似物（如阿糖胞苷）。

（三）脱氧核苷酸的合成

1. 脱氧核苷酸的合成　脱氧核苷酸是由二磷酸核苷还原而成。催化此反应的酶是核糖核苷酸还原酶,生成的二磷酸核苷再经激酶催化,生成三磷酸核苷。

脱氧胸腺嘧啶核苷酸的合成特殊。dTMP 是由 dUMP 的 C_5 甲基化而形成的。催化此反应的酶是胸腺嘧啶核苷酸合酶。甲基由 N^5,N^{10}-甲烯 FH_4 提供。

2. 脱氧核苷酸的抗代谢物　氟尿嘧啶(FU)与胸腺嘧啶相似,在体内可转变成 FdUMP,FdUMP 能与胸苷酸合成酶结合成不解离的复合物,从而抑制 dTMP 的合成。

甲氨蝶呤是叶酸的衍生物,能竞争性抑制二氢叶酸还原酶,使叶酸不能还原成二氢叶酸及四氢叶酸,使 dUMP 不能甲基化而成为 dTMP。另外,也使嘌呤分子中 C_8 及 C_2 得不到供应,故有抗肿瘤生长的作用。

（四）核苷酸的分解代谢

1. 嘌呤核苷酸的分解代谢　AMP 在腺苷酸脱氨酶作用下生成 IMP,再在核苷酸酶作用下水解成次黄核苷和磷酸,或者 AMP 在核苷酸酶作用下水解成腺苷,再经腺苷脱氨酶作用生成次黄核苷。次黄核苷经嘌呤核苷磷酸化酶生成次黄嘌呤和 1-磷酸核糖。1-磷酸核糖可转变成 5-磷酸核糖,进入磷酸戊糖途径或再合成 PRPP。次黄嘌呤既可进入补救途径,也可进一步分解,即次黄嘌呤在黄嘌呤氧化酶的催化下氧化成黄嘌呤,在同一酶的催化下进一步氧化成终产物尿酸。而 GMP 分解生成的鸟嘌呤氧化成黄嘌呤,再变成尿酸。

嘌呤核苷酸分解代谢的终产物为尿酸,后者经肾排泄。痛风患者血中尿酸含量升高,由于尿酸水溶性较差,形成的晶体沉积于关节、软组织、软骨及肾等处,导致关节炎、尿路结石及肾疾病等。痛风多见于成年男性。原发性痛风由于 HGPRT 活性降低,嘌呤碱不能通过补救合成核苷酸再利用,即分解成尿酸。此外,大量 PRPP 促使嘌呤的从头合成加快。继发性痛风由于肾功能减退,尿酸排出减少。痛风治疗原则:用促进尿酸排泄的药物,或用抑制尿酸形成的药物。

2. 嘧啶核苷酸的分解代谢　嘧啶核苷酸的分解可先脱去磷酸及核糖,余下的嘧啶碱进一步开环分解,最终产物为 NH_3、CO_2、β-丙氨酸及 β-氨基异丁酸,这些产物均易溶于水,可随尿排出体外。

二、蛋白质的生物合成——翻译

蛋白质生物合成过程又称为翻译,是指把核苷酸序列所组成的遗传信息翻译为蛋白质分子中的氨基酸排列顺序。生物体内合成的蛋白质都具有特定的氨基酸排列顺序。根据分子遗传学中心法则,蛋白质分子的氨基酸排序,由 mRNA 的核苷酸序列决定,而 mRNA 的一级结构是由 DNA 分子上贮存的遗传信息所决定。

（一）RNA 在蛋白质生物合成中的作用

蛋白质合成的原料是 20 种氨基酸、mRNA、tRNA、rRNA、有关的酶(氨基酰 tRNA 合成酶与某些蛋白质因子)以及 ATP、GTP 等供能物质与必要的无机离子等。

1. mRNA 是蛋白质生物合成的直接模板 在原核生物中,每种 mRNA 常带有几个功能相关的蛋白质的编码信息,能指导多条肽链合成。而真核生物中,每种 mRNA 一般只带有一种蛋白质的编码信息,指导一条多肽链的合成。

mRNA 分子中每三个相邻的核苷酸组成一组,形成三联体,在蛋白质生物合成时,代表一种氨基酸的信息,称为遗传密码或密码子。mRNA 以三联体遗传密码的方式,决定了蛋白质分子中氨基酸的排列顺序和基本结构。生物体内共有 64 个密码子,其中 61 个分别代表 20 种不同的编码氨基酸(表 4-1)。AUG 除代表 遗传密码的特点 蛋氨酸外,还可作为多肽链合成的起始信号,称为起始密码子;而 UAA、UAG、UGA 则代表多肽链合成的终止信号,称为终止密码子。遗传密码具有以下 5 个特点。

表 4-1 通用/标准遗传密码

第一个核苷酸(5′)	第二个核苷酸				第三个核苷酸(3′)
	U	C	A	G	
U	苯丙氨酸	丝氨酸	酪氨酸	半胱氨酸	U
	苯丙氨酸	丝氨酸	酪氨酸	半胱氨酸	C
	亮氨酸	丝氨酸	终止密码子	终止密码子	A
	亮氨酸	丝氨酸	终止密码子	色氨酸	G
C	亮氨酸	脯氨酸	组氨酸	精氨酸	U
	亮氨酸	脯氨酸	组氨酸	精氨酸	C
	亮氨酸	脯氨酸	谷氨酰胺	精氨酸	A
	亮氨酸	脯氨酸	谷氨酰胺	精氨酸	G
A	异亮氨酸	苏氨酸	天冬酰胺	丝氨酸	U
	异亮氨酸	苏氨酸	天冬酰胺	丝氨酸	C
	异亮氨酸	苏氨酸	赖氨酸	精氨酸	A
	蛋氨酸	苏氨酸	赖氨酸	精氨酸	G
G	缬氨酸	丙氨酸	天冬氨酸	甘氨酸	U
	缬氨酸	丙氨酸	天冬氨酸	甘氨酸	C
	缬氨酸	丙氨酸	谷氨酸	甘氨酸	A
	缬氨酸	丙氨酸	谷氨酸	甘氨酸	G

(1) 连续性 指两个相邻的密码子之间没有任何特殊的符号加以间隔,翻译时必须从某一特定的起始点开始,连续地一个密码子挨着一个密码子"阅读"下去,直到终止密码子为止。mRNA 上碱基的插入或缺失都会造成密码子的阅读框架改变,使翻译出的氨基酸序列异常,产生"移码突变"。

(2) 简并性 20 种编码氨基酸中,大多数氨基酸都具有 2~6 个密码子。一种氨基酸具有 2 个或 2 个以上密码子的现象,称为遗传密码的简并性。遗传密码的简并性主要表现在密码子的前 2 个碱基相同,第 3 个碱基不同,即密码子的专一性主要由前 2 个碱基决定,第 3 个碱基的突变不会造成翻译时氨基酸序列的改变。遗传密码的简并性对于减少有害突变,保证遗传的稳定性具有一定的意义。

(3) 方向性 mRNA 中密码子的排列有一定的方向性。起始密码子位于 mRNA 链的 5′-

端,终止密码子位于 3′-端,翻译时从起始密码子开始,沿 5′→3′方向进行,直到终止密码子为止,与此相应,多肽链的合成从 N 端向 C 端延伸。

(4) 通用性　一般来说,从病毒、细菌到人类都共用同一套遗传密码表,这称为遗传密码的通用性。遗传密码的通用性中也存在个别例外,在哺乳类动物线粒体内有些密码子编码方式不同于通用遗传密码,如 UAG 不代表终止信号而代表色氨酸,终止密码子也不一样。

(5) 摆动性　mRNA 密码子与 tRNA 反密码子在配对辨认时,有时不完全遵守碱基互补原则,尤其是密码子的第 3 位碱基与反密码子的第 1 位碱基,不严格互补也能相互辨认,称为密码子的摆动性。

2. tRNA　tRNA 具有双重作用,一方面可以氨基酰 tRNA 的形式携带活化氨基酸;另一方面又可识别 mRNA 分子上的遗传密码,通过其反密码子与 mRNA 密码子的对应结合,使它所携带的活化氨基酸在核糖体上按一定顺序对号入座合成多肽链。每种氨基酸可由 2～6 种特异的 tRNA 转运,但每一种 tRNA 只能特异地转运某一种氨基酸。tRNA 对密码子的辨认识别是通过 tRNA 反密码子与 mRNA 密码子的反向平行互补配对来实现的。

3. rRNA　rRNA 与多种蛋白质共同构成核糖体。核糖体是多肽链合成的场所,是蛋白质生物合成的"装配机"。参加蛋白质生物合成的各种成分,最终均需结合于核糖体上,再将氨基酸按特定的顺序聚合成多肽链。

核糖体由大、小两个亚基组成。

(1) 大亚基　① 有 3 个 tRNA 的结合位点。第一个称为受位或 A 位,是氨基酰 tRNA 进入核糖体后占据的位置;第二个称为给位或 P 位,是肽酰 tRNA 占据的位置;第三个称为出位或 E 位,是空载 tRNA 占据的位置。由于核糖体与 tRNA 的结合是非特异的,所以核糖体能结合各种氨基酰 tRNA。② 具有转肽酶活性,催化肽键的形成。③ 能够结合参与蛋白质合成的多种可溶性蛋白因子,如 EF、IF、RF 等。

(2) 小亚基　① 有容纳 mRNA 的通道,可结合模板 mRNA。② 结合起始 tRNA。③ 结合和水解 ATP。

蛋白质合成后
的加工修饰

(二) 蛋白质的生物合成过程

蛋白质生物合成的具体步骤,在原核生物和真核生物细胞基本类似。现以目前了解得比较清楚的大肠埃希菌为例予以介绍。

1. 氨基酸的活化与转运　氨基酸必须通过活化才能参与蛋白质的生物合成,活化反应是在氨基酸的羧基上进行,由氨基酰 tRNA 合成酶催化,ATP 供能,每活化 1 分子氨基酸需要消耗 2 个高能磷酸键。具体反应步骤如下:首先,在酶的作用下,ATP 分解为 AMP 和 PPi,AMP 与氨基酸、酶结合形成一种活性中间复合物,氨基酸的羧基得以活化;然后,该复合物再与特异的 tRNA 作用,将氨酰基转移到 tRNA 的 3′-端 CCA - OH 上,形成氨基酰 tRNA,即可参与核糖体循环。

2. 核糖体循环　核糖体循环是指活化的氨基酸,由 tRNA 携带至核糖体上,以 mRNA 为模板合成多肽链的过程。这一阶段为蛋白质合成的中心环节,通常将其分为肽链合成的起始、肽链的延长和肽链合成的终止 3 个阶段。

(1) 肽链合成的起始　此阶段是指由核糖体大、小亚基,模板 mRNA 及起始 tRNA 组装形成起始复合物的过程,需 GTP、3 种起始因子(IF)及 Mg^{2+} 的参与。

1)核糖体亚基的拆离　在 IF_1 和 IF_3 的促进下,核糖体的大、小亚基解离,此时 IF_3 与 30 S 小亚基结合,能防止大、小亚基重新聚合。

2)mRNA 与 30 S 小亚基结合　原核生物 mRNA 5′-端起始密码子可被核糖体小亚基 3′-端的序列辨认结合。然后,核糖体小亚基沿 mRNA 模板向 3′-端滑动并准确地定位于起始密码子 AUG 的部位。

3)fMet-$tRNA_i^{Met}$ 结合　fMet-$tRNA_i^{Met}$、IF_2 和 GTP 结合形成复合体,然后与核糖体小亚基结合,并使 fMet-$tRNA_i^{Met}$ 定位于起始密码子的相应位置。

4)50 S 大亚基结合　30 S 小亚基、mRNA 和 fMet-$tRNA_i^{Met}$ 结合完成后,IF_3 从小亚基上脱落,同时 GTP 被水解,使 IF_1 和 IF_2 也相继脱落。50 S 大亚基结合到 30 S 小亚基上,形成 70 S 起始复合物。此时,$tRNA_i^{Met}$ 的反密码子 5′-CAU-3′ 与 mRNA 上的起始密码子 5′-AUG-3′ 互补结合,fMet-$tRNA_i^{Met}$ 占据在核糖体的 P 位,A 位空缺。

(2)肽链的延长　在起始复合物的基础上,各种氨基酰 tRNA 按 mRNA 上密码子的顺序在核糖体上对号入座,其携带的氨基酸依次以肽键缩合形成新生的多肽链。这一过程由氨基酰 tRNA 与核糖体的结合(注册)、肽链的形成(成肽)和核糖体与 mRNA 的相对移动(移位)3 个步骤周而复始地重复进行来完成。

1)注册　又称进位。在起始复合物形成后,核糖体的 P 位已被占据,A 位空缺。按照 A 位处对应的 mRNA 第 2 个密码子,相应的氨基酰 tRNA 通过其反密码子识别 mRNA 模板上的密码子,进入 A 位。

2)成肽　在大亚基上转肽酶的催化下,P 位上起始 tRNA 所携带的甲酰蛋氨酰基与 A 位上新进入的氨基酸的氨基缩合形成肽键,从而在 A 位上形成二肽酰 tRNA,该反应需 Mg^{2+}、K^+ 的存在。

3)移位　又称转位。GTP 提供能量,促使核糖体沿 mRNA 向 3′-端移动一个密码子的距离。肽酰 tRNA 及其相应的密码子从 A 位移到 P 位,空载 tRNA 移至 E 位,A 位空出,mRNA 模板的下一个密码子进入 A 位,为另一个能与之对号入座的氨基酰 tRNA 的注册准备了条件。当下一个氨基酰 tRNA 进入 A 位注册时,位于 E 位上的空载 tRNA 脱落。

新生肽链上每增加一个氨基酸残基都需要经过上述 3 个步骤。核糖体沿 mRNA 模板从 5′→3′ 方向阅读遗传密码,相应的肽链的合成从 N 端向 C 端延伸,直到终止密码子出现在核糖体的 A 位为止。

(3)肽链合成的终止　指已经合成完毕的多肽链从核糖体上水解释放,以及原来结合在一起的核糖体大、小亚基,mRNA 模板及 tRNA 相互分离的过程。当多肽链合成至 A 位上出现终止密码子(UAA、UAG、UGA)时,只有释放因子(RF)能予以辨认并进入 A 位。RF 的结合可诱导转肽酶的构象改变,从而发挥水解酶活性,使 P 位上的新生多肽链被水解下来。然后,由 GTP 提供能量,使 tRNA 及 RF 释出,核糖体与 mRNA 模板分离。最后,在 IF 的作用下,核糖体解聚成大、小亚基并可重新参与多肽链的合成。

3. 翻译后加工　从核糖体上释放出来的多肽链,多数还不具有生物活性,需要经过一定的加工和修饰才能变成具有生物活性的蛋白质,这一过程称为翻译后加工。

复习思考题

1. 嘌呤核苷酸和嘧啶核苷酸合成的原料是什么？
2. 简述 3 种 RNA 在蛋白质生物合成中的作用。
3. 试述蛋白质生物合成的基本过程。
4. 已知尿酸是嘌呤核苷酸代谢的终产物，试述使用别嘌呤醇治疗痛风的机制。

（蒋可欣　陈武哲）

第五节　水、盐代谢

一、水代谢

（一）水的生理作用

水是维持人体正常生命活动所需的重要营养素，是机体含量最多的成分。大部分水与蛋白质、多糖等物质结合，以结合水的形式存在，小部分水以自由状态存在。水在维持体内正常的代谢活动和生理活动方面起重要的作用。其主要生理功能如下。

1. 调节体温　水的蒸发热大，蒸发少量的水就能散发较多的热；水的比热大，因而能吸收较多的热而本身温度升高不多。

2. 促进并参与物质代谢　水是良好的溶剂，营养物质和代谢产物溶解于水中进行消化、吸收、代谢、运输和排泄。水还直接参与代谢反应，如加水反应、加水脱氢反应等。

3. 润滑作用　水是一种润滑剂，如泪液可防止眼球干燥；唾液帮助吞咽食物；关节腔液可减少关节面的摩擦等。

（二）水的来源与去路

1. 水的来源　正常成人每日摄取的水量约为 2 500 mL。其来源有：① 饮水（茶、汤及其他流质），成人每日饮水量与生理情况和外界环境有关，平均为 1 200 mL。② 食物水，因食物含水量不同，成人每日从食物中摄取的水量平均为 1 000 mL。③ 代谢水，糖、脂肪和蛋白质等营养物质在代谢过程中经过氧化生成的水，每日约为 300 mL。

2. 水的去路　正常成人每日排出的水量约为 2 500 mL。其去路有：① 肾排出，这是水的主要去路，一般成人每日排出的尿量为 1 000～2 000 mL，平均为 1 500 mL。尿量随饮水量、气候、劳动强度而变化，但正常成人每日尿量不能少于 500 mL，因为成人每日从尿中排出的固体物质（主要是代谢产物非蛋白含氮物质和电解质）约 35 g，而肾排出尿的最大浓度为 6%～8%，所以至少需要 500 mL 尿量，否则难以将代谢产物排出体外。每日尿量少于 500 mL 称为少尿，每日尿量少于 100 mL 称为无尿。② 皮肤蒸发，在不出汗的情况下，每日由皮肤蒸发的水约为 500 mL。

③ 肺呼出，由肺呼出的气体含有一定的水，排出量与气候、基础代谢率、呼吸深度有关，成人每日经肺呼出的水约为 350 mL。④ 粪便排出，正常成人每日随粪便排出的水约为 150 mL。

二、无机盐代谢

（一）无机盐的生理功能

1. 维持体液的渗透压 Na^+、Cl^- 是维持细胞外液渗透压的主要离子；K^+、HPO_4^{2-} 是维持细胞内液渗透压的主要离子。

2. 维持体液的酸碱平衡 在血浆缓冲体系中，Na^+、K^+、HPO_4^{2-} 组成缓冲对，调节体液的酸碱平衡。

3. 维持神经肌肉的兴奋性 神经肌肉的兴奋性与体液中电解质的浓度和比例有关：

$$神经肌肉应激性 \propto \frac{[Na^+]+[K^+]}{[Ca^{2+}]+[Mg^{2+}]+[H^+]}$$

Na^+、K^+ 浓度升高，神经肌肉应激性增强。当血中 K^+ 浓度过低时，神经肌肉应激性降低，可出现肌肉软弱无力，甚至麻痹。Ca^{2+}、Mg^{2+}、H^+ 浓度升高，神经肌肉应激性降低。缺钙的小儿常出现手足搐搦，其原因是缺钙引起神经肌肉应激性升高。

心肌细胞的应激性也受上述离子的影响，其关系如下：

$$心肌细胞的应激性 \propto \frac{[Na^+]+[Ca^{2+}]}{[K^+]+[Mg^{2+}]+[H^+]}$$

血钾浓度过高对心肌有抑制作用，可使心搏停止于舒张期；血钾浓度过低常出现心律失常，使心搏停止于收缩期。Na^+、Ca^{2+} 可拮抗 K^+ 对心肌的作用，维持心肌的正常状态，保证其完成正常功能。

4. 维持细胞正常的新陈代谢 无机盐的作用：① 作为酶的辅酶或激活剂影响酶的活性；② 参与或影响物质代谢。

（二）钠和氯的代谢

1. 含量与分布 人体内钠含量为 40～50 mmol/kg 体重，其中 50% 存在于细胞外液，40% 分布于骨骼，10% 存在于细胞内液。血浆钠浓度平均为 142 mmol/L。氯主要分布于细胞外液，是细胞外液的主要阴离子，血清氯浓度平均为 103 mmol/L。

2. 吸收与排泄 人体的钠和氯主要来自食盐（NaCl），成人每日 NaCl 的需要量为 4.5～9.0 g，其摄入量因饮食习惯不同而有很大的差别。NaCl 几乎全部被消化管吸收。

Na^+、Cl^- 主要经肾随尿排出，少量由汗液及粪便排出。肾对 Na^+ 排出有很强的调控能力，即"多吃多排、少吃少排、不吃不排"。如果人体完全停止摄入 Na^+，则尿钠的排出量几乎等于零。

（三）钾代谢

1. 含量与分布 成人含钾量约 45 mmol/kg 体重，其中 98% 在细胞内液，2% 在细胞外液，血清钾浓度为 3.5～5.5 mmol/L，而细胞内液钾浓度高达 150 mmol/L。因此，测定血钾浓度时不能溶血，否则将误认为高钾血症。

钾的代谢

K^+ 透过细胞膜的速度比水慢。用核素钾做静脉注射，大约需 15 h 才能使细胞内外的钾平衡（水只需 2 h），心脏病患者则需 45 h 左右才达到平衡。因此，在补钾时应遵守"四不宜"原则，即补钾液体的钾浓度不宜过高,量不宜过多,速度不宜过快,不宜过早(必须在肯定患者肾功能正常即能正常排尿以后才能静脉补钾)。

细胞外液 K^+ 浓度明显低于细胞内液。影响 K^+ 在细胞内、外分布的因素有:① 物质代谢的影响。每合成 1 g 糖原有 0.15 mmol K^+ 进入细胞内,而分解 1 g 糖原又可释放等量的 K^+ 到细胞外。因此,临床上可联合使用胰岛素和葡萄糖来纠正高钾血症。每合成 1 g 蛋白质有 0.45 mmol K^+ 进入细胞内,因此在组织生长或创伤修复期,蛋白质合成增强,应注意补钾。每分解 1 g 蛋白质又释放等量的 K^+ 到细胞外,因此当组织创伤、感染或缺氧时,蛋白质分解增强,可引起高钾血症。② 细胞外液 pH 的影响。酸中毒时,血浆的 H^+ 向细胞内转移,细胞内的钾转移到细胞外液,同时,肾小管上皮细胞泌 H^+ 增加,而泌 K^+ 减少,使钾潴留于体内,致使体钾减少,血钾升高。

2. 吸收与排泄减少　成人每日钾的需要量为 2~3 g,所需的钾主要来自蔬菜、肉类等食物,日常膳食即可满足人体对钾的需要。食物中的钾 90% 被消化管吸收。

钾主要随尿排出,少量由粪便和汗液排出。肾对钾的排泄能力很强,特点是"多吃多排、少吃少排、不吃也排"。因此,停止摄入钾或大量丢失钾时,应注意补钾。

复习思考题

1. 说出人体内水的来源和去路。
2. 测定血清钾时为什么一定要防止溶血?
3. 比较肾排钠、排钾的特点。
4. 正常人体每日最低需水量是多少?为什么?

(蒋可欣　陈武哲)

第六节　酸　碱　平　衡

机体在生命活动过程中不断地产生酸性物质和碱性物质,同时又不断地从食物中摄取酸性物质和碱性物质。机体通过一系列的调节作用,最后将多余的酸性或碱性物质排出体外,使体液 pH 维持在相对恒定的范围内,这一过程称为酸碱平衡。体液 pH 总是不断地发生变动,但这种变动只发生在一个极狭窄的范围内,如正常人血浆 pH 总是维持在 7.35~7.45。体液 pH 之所以能够维持相对恒定,主要取决于 3 个方面的调节,即体液自身的缓冲调节,肺对 CO_2 呼出的调节以及肾对 H^+ 或 NH_4^+ 排出的调节。这 3 个方面的调节相互协调、制约,共同维持体液 pH 的相对恒定。如果体内的酸碱物质超过机体的调节范围,或 3 个方面的调节中的某一个方面出现障碍,就有可能导致体液酸碱平衡紊乱,从而出现酸中毒或碱中毒。

一、体内酸碱物质的来源

(一) 酸性物质的来源

体内的酸性物质主要来源于糖、脂质及蛋白质等的分解代谢,少量来自某些食物及药物,这些物质被称为成酸物质。酸性物质可分为挥发性酸和非挥发性酸两大类。

1. 挥发性酸(碳酸) 挥发性酸即碳酸。正常成人每日由糖类、脂质和蛋白质分解代谢产生约 350 mL(15 mol)的 CO_2。所生成的 CO_2 主要在红细胞内碳酸酐酶(CA)的催化下与水结合生成碳酸。碳酸随血液循环运至肺部后重新分解成 CO_2 并呼出体外,故称碳酸为挥发性酸,是体内酸的主要来源。

2. 非挥发性酸(固定酸) 体内的糖、脂质、蛋白质及核酸在分解代谢过程中还产生一些有机酸及无机酸,如核酸、磷脂和磷蛋白分解产生的磷酸,糖分解代谢产生的丙酮酸和乳酸,脂肪酸在肝内氧化产生的酮体,含硫氨基酸氧化产生的硫酸等。这些酸性物质不能由肺呼出,必须经肾随尿排出体外,所以称之为非挥发性酸或固定酸。正常人每日产生的固定酸仅为 50 ~ 100 mmol,与每日产生的挥发性酸相比要少得多。正常情况下,固定酸中的一些物质可被继续氧化,如乳酸、丙酮酸和酮体等。固定酸还可来自某些食物,如醋酸、柠檬酸等。此外,某些药物,如阿司匹林、水杨酸等也呈酸性。

(二) 碱性物质的来源

机体在物质代谢过程中还可产生少量的碱性物质,但碱性物质主要来源于食物中的蔬菜和水果。蔬菜和水果中含有较多的有机酸盐,如柠檬酸钾盐或钠盐、苹果酸钾盐或钠盐等。这些有机酸根在体内氧化生成 CO_2 和 H_2O,剩下的 Na^+、K^+ 则与 HCO_3^- 结合生成碳酸氢盐。因此,蔬菜和水果被称为成碱性食品。此外,某些药物本身就是碱,如抑制胃酸的药物碳酸氢钠等。正常情况下,体内产生的酸性物质多于碱性物质,故机体对酸碱平衡的调节作用以对酸的调节为主。

二、酸碱平衡的调节

(一) 血液的缓冲作用

无论是体内代谢产生的还是由体外进入的酸性和碱性物质,都要进入血液并被血液缓冲体系缓冲。另外,血液的缓冲作用和肺、肾对酸碱平衡的调节直接相关。因此,在体液的多种缓冲体系中,以血液缓冲体系最为重要。

1. 血液的缓冲体系
血浆的缓冲体系有:

$$\frac{NaHCO_3}{H_2CO_3} \qquad \frac{Na_2HPO_4}{NaH_2PO_4} \qquad \frac{Na-Pr}{H-Pr} \qquad (Pr:血浆蛋白)$$

红细胞的缓冲体系有:

$$\frac{KHCO_3}{H_2CO_3} \qquad \frac{K_2HPO_4}{KH_2PO_4} \qquad \frac{K-Hb}{H-Hb} \qquad \frac{K-HbO_2}{H-HbO_2}$$

$$(Hb:血红蛋白 \qquad HbO_2:氧合血红蛋白)$$

在血浆缓冲体系中以碳酸氢盐缓冲体系最重要,在红细胞缓冲体系中以血红蛋白及氧合血红蛋白缓冲体系最为重要。血浆 $NaHCO_3/H_2CO_3$ 缓冲体系之所以重要,不仅是因为该体系缓冲能力强,还在于该体系易于调节:其 H_2CO_3 浓度,可通过体液中物理溶解的 CO_2 取得平衡而受肺的呼吸调节;而 $NaHCO_3$ 浓度则可通过肾的调节作用维持相对恒定。

2. 血液的缓冲机制　血浆的 pH 主要取决于血浆中 $NaHCO_3$ 与 H_2CO_3 浓度的比值。在正常条件下,血浆 $NaHCO_3$ 的浓度约为 24 mmol/L, H_2CO_3 的浓度约为 1.2 mmol/L,两者比值为 20:1,血浆 pH 可由亨德森-哈塞巴方程式计算:

$$pH = pK_a + lg \frac{[NaHCO_3]}{[H_2CO_3]}$$

其中 pK_a 是 H_2CO_3 解离常数的负对数,温度在 37℃时为 6.10。将数值代入上式:

$$pH = 6.1 + lg20/1 = 6.1 + 1.3 = 7.4$$

上式充分说明了血浆 pH 与血浆 $[NaHCO_3]/[H_2CO_3]$ 之间的关系:只有当血浆 $[NaHCO_3]/[H_2CO_3]$ 维持在 20:1 时,血浆 pH 才能维持在 7.4 不变;如二者之间的比值变化,则血浆 pH 也随之改变。当其中任何一方的浓度发生变化时,机体只要对另一方作相应的调节,使两者的浓度之比仍维持 20:1,则血浆 pH 仍为 7.4。由此可见,酸碱平衡调节的实质就是调节 $NaHCO_3$ 与 H_2CO_3 浓度的比值来维持血浆 pH 的相对恒定。$NaHCO_3$ 浓度可反映体内的代谢状况,受肾的调节,称为代谢性因素;H_2CO_3 浓度可反映肺的通气状况,受呼吸作用的调节,称为呼吸性因素。

进入血液的固定酸或碱性物质,主要由碳酸氢盐缓冲体系缓冲;挥发性酸主要由血红蛋白缓冲体系缓冲。

(1) 对固定酸的缓冲作用　代谢过程中产生的磷酸、硫酸、乳酸、酮体等固定酸(HA)进入血浆时,主要由 $NaHCO_3$ 中和,使酸性较强的固定酸转变为酸性较弱的 H_2CO_3,H_2CO_3 则进一步分解成 H_2O 及 CO_2,CO_2 可经肺呼出体外,从而不致使血浆 pH 有较大的波动。对固定酸的缓冲作用可表示如下:

$$H-A + NaHCO_3 \longrightarrow Na-A + H_2CO_3$$
$$H_2CO_3 \longrightarrow H_2O + CO_2$$

另外,血浆中其他缓冲体系也有一定的缓冲作用:

$$H-A + Na-Pr \longrightarrow Na-A + HPr$$
$$H-A + Na_2HPO_4 \longrightarrow Na-A + NaH_2PO_4$$

(2) 对碱性物质的缓冲作用　碱性物质进入血液后,可被血浆中的 H_2CO_3、NaH_2PO_4 及 $H-Pr$ 所缓冲,使碱性变弱。反应的结果是使碱性较强的 Na_2CO_3 转变为碱性较弱的 $NaHCO_3$,其中所消耗的 H_2CO_3 可由体内不断产生的 CO_2 补充。因此,H_2CO_3 是对固定碱进行缓冲的主要成分,缓冲后生成的过多 $NaHCO_3$ 可由肾排出体外,从而保持血液 pH 恒定。

(3) 对挥发性酸的缓冲作用　体内各组织细胞在代谢过程中不断产生的 CO_2,主要经红细胞中的血红蛋白缓冲体系缓冲,此缓冲作用与血红蛋白的运氧过程相偶合。

由于组织细胞与血液之间存在二氧化碳分压(PCO_2)差,当动脉血流经组织时,组织中的 CO_2 可经毛细血管壁迅速扩散入血浆,其中大部分 CO_2 继续扩散进入红细胞,在红细胞中的碳酸酐酶的作用下生成 H_2CO_3,后者解离成 HCO_3^- 和 H^+,其中的 H^+ 与 HbO_2 释放出 O_2 后转变而成的 Hb^- 结合,生成 HHb 而被缓冲($HbO_2 \rightarrow Hb^- + O_2$,$H^+ + Hb^- \rightarrow HHb$),红细胞内 HCO_3^- 因浓度增高而向血浆扩散。此时红细胞内阳离子(主要是 K^+)较难通过红细胞膜,不能随 HCO_3^- 逸出,因此血浆中等量的 Cl^- 进入红细胞以维持电荷平衡,这种通过红细胞膜进行 HCO_3^- 与 Cl^- 交换的过程称为氯离子转移。

在肺部,由于肺泡中氧分压(PO_2)高、PCO_2 低,当血液流经肺部时,HHb 解离成 H^+ 和 Hb^-,Hb^- 和大量扩散入血的 O_2 结合形成 HbO_2,H^+ 与 HCO_3^- 结合生成 H_2CO_3,并立即经碳酸酐酶催化分解成 CO_2 和 H_2O,CO_2 从红细胞扩散入血浆后,再扩散入肺泡而呼出体外。此时,红细胞中的 HCO_3^- 很快减少,继而血浆中的 HCO_3^- 进入红细胞,与红细胞内的 Cl^- 进行又一次等量交换。

在严重呕吐丢失大量胃液时,损失较多的 H^+ 和 Cl^-,血浆 Cl^- 浓度降低,HCO_3^- 从红细胞进入血浆,血浆 HCO_3^- 浓度代偿性增加,从而导致低氯性碱中毒。

(二) 肺对酸碱平衡的调节作用

肺主要以呼出 CO_2 来调节血浆中 H_2CO_3 的浓度。肺呼出 CO_2 的作用受呼吸中枢的调节,而呼吸中枢的兴奋性又受血液中 PCO_2 及 pH 的影响。当体内产酸增多时,$NaHCO_3$ 减少而 H_2CO_3 增多,使血浆中 $[NaHCO_3]/[H_2CO_3]$ 比值变小。血中的 H_2CO_3 经碳酸酐酶催化分解为 CO_2 及 H_2O,使血浆 PCO_2 增高,刺激延髓的呼吸中枢,呼吸加深加快,呼出更多的 CO_2,从而降低了血中的 H_2CO_3 浓度,使 $[NaHCO_3]/[H_2CO_3]$ 比值及 pH 恢复正常。

延髓呼吸中枢对血液 PCO_2 的变化十分敏感,PCO_2 的少量变化即可引起肺通气深度和速率的变化。正常动脉血 PCO_2 为 5.3 kPa,当增至 5.87 kPa 时,即刺激呼吸中枢,使肺通气量成倍增加。当动脉血 PCO_2 增至 8.4 kPa 时,肺通气量可增加数倍;如 PCO_2 进一步增加,呼吸中枢反而受到抑制,产生二氧化碳麻醉;反之,当 PCO_2 下降时,呼吸中枢受抑制,肺通气量下降。另外,当血浆 pH 下降及 PO_2 降低时,可刺激主动脉弓和颈动脉窦内的化学感受器,使呼吸加深加快,以增加 CO_2 的排出。

总之,当动脉血 PCO_2 增高或 pH 及 PO_2 降低时,呼吸中枢兴奋,呼吸加深加快,CO_2 呼出增多;反之,当动脉血 PCO_2 降低或 pH 升高时则呼吸中枢受抑制,呼吸变浅变慢,CO_2 呼出减少。肺通过呼出 CO_2 来调节血中 H_2CO_3 的浓度,以维持 $[NaHCO_3]/[H_2CO_3]$ 的正常比值。因此,在临床上密切观察患者的呼吸频率和呼吸深度具有重要的意义。

(三) 肾对酸碱平衡的调节作用

肾对酸碱平衡的调节作用,主要是通过排出机体在代谢过程中产生的过多的酸或碱,调节血浆中 $NaHCO_3$ 浓度,以维持血浆 pH 的恒定。当血浆中 $NaHCO_3$ 浓度降低时,肾加强对酸的排泄及对 $NaHCO_3$ 的重吸收作用,以恢复血浆中 $NaHCO_3$ 的正常浓度;当血浆中 $NaHCO_3$ 浓度升高时,肾则减少对 $NaHCO_3$ 的重吸收并排出过多的碱性物质,使血浆中 $NaHCO_3$ 浓度仍维持在正常范围。可见肾对酸碱平衡的调节作用,实质上就是调节 $NaHCO_3$ 的浓度。肾的这种作用主要是通过肾小管细胞的泌 H^+、泌 NH_3 及泌 K^+ 作用,排出多余的酸性物质来实现的。

1. 肾小管泌 H^+ 及重吸收 Na^+(H^+-Na^+ 交换) 肾小管细胞主动分泌 H^+ 的作用与 Na^+ 的重吸收同时进行。

(1) $NaHCO_3$ 的重吸收 在肾小管上皮细胞内含有碳酸酐酶(CA),在该酶催化下 CO_2 与 H_2O 化合生成 H_2CO_3,H_2CO_3 又解离为 H^+ 和 HCO_3^-:

$$CO_2 + H_2O \longrightarrow H_2CO_3 \longrightarrow H^+ + HCO_3^-$$

解离出的 H^+ 从肾小管上皮细胞主动分泌到小管液中,而 HCO_3^- 则保留在细胞内。分泌

到小管液中的 H^+ 与其中的 Na^+ 进行交换,称为 H^+-Na^+ 交换。进入肾小管上皮细胞中的 Na^+ 可通过钠泵主动转运回血浆,肾小管细胞中 HCO_3^- 则被动吸收入血,二者重新结合生成 $NaHCO_3$,以补充缓冲固定酸所消耗的 $NaHCO_3$。人体每日由肾小球滤过的 HCO_3^- 90% 在近曲小管重吸收,其余的在髓袢及远曲小管重吸收。小管液中的 H^+ 一部分与 HCO_3^- 结合生成 H_2CO_3,H_2CO_3 又分解为 CO_2 和 H_2O。CO_2 可扩散入肾小管细胞,也可进入血液运至肺部呼出。此过程没有 H^+ 的真正排出,只是管腔中的 $NaHCO_3$ 全部重吸收回血液,故称为 $NaHCO_3$ 的重吸收。

血液中 $NaHCO_3$ 的正常值为 $22\sim28$ mmol/L。当血浆 $NaHCO_3$ 浓度低于 28 mmol/L 时,原尿中的 $NaHCO_3$ 可完全被肾小管重吸收,当血浆中 $NaHCO_3$ 的浓度超过此值时,则不能完全吸收,多余的部分随尿排出体外。故代谢性碱中毒时,有较多的 $NaHCO_3$ 随尿排出。

(2) 尿液的酸化 在正常血液 pH 条件下,Na_2HPO_4/NaH_2PO_4 缓冲对的比值为 4∶1。在近曲小管管腔中这一缓冲对仍保持原来的比值,但终尿中这一比值变小,尿中排出 NaH_2PO_4 增加,尿液 pH 降低,这一过程称为尿液的酸化。

当原尿流经肾远曲小管时,其中的 Na_2HPO_4 解离成 Na^+ 和 HPO_4^{2-},Na^+ 与肾小管上皮细胞分泌的 H^+ 交换,Na^+ 进入肾小管上皮细胞并与 HCO_3^- 重吸收进入血液结合形成 $NaHCO_3$,而管腔中的 H^+ 和 Na^+ 与 HPO_4^{2-} 结合形成 NaH_2PO_4 随尿排出,使尿液的 pH 降低。

尿液 pH 的高低,因食物成分的不同有较大的差异。正常人尿液 pH 为 $4.6\sim8.0$。在食入混合食物时,终尿的 pH 在 6.0 左右。当小管液的 pH 由原尿中的 7.4 下降到 4.8 时,Na_2HPO_4/NaH_2PO_4 比值下降,Na_2HPO_4 几乎全部转变为 NaH_2PO_4。

2. 肾小管泌 NH_3 及 Na^+ 的重吸收($NH_4^+-Na^+$ 交换) 肾远曲小管和集合管上皮细胞有泌 NH_3 作用。NH_3 主要来源于血液转运的谷氨酰胺(约占 60%),在谷氨酰胺酶的催化下可分解为谷氨酸和 NH_3;另一部分 NH_3 则来源于肾小管细胞内氨基酸的脱氨基作用(约占 40%)。

NH_3 生成后与分泌入小管液中的 H^+ 结合生成 NH_4^+,并与强酸盐(如 $NaCl$、Na_2SO_4 等)的负离子结合生成酸性的铵盐随尿排出。同时,小管液中强酸盐解离出的 Na^+ 重吸收入细胞,与 HCO_3^- 进入血液结合生成 $NaHCO_3$ 而维持血浆中 $NaHCO_3$ 的正常浓度。

正常情况下,每日 $30\sim50$ mmol 的 H^+ 和 NH_3 结合成 NH_4^+ 由尿排出;而在严重酸中毒时,每日由尿排出的 NH_4^+ 可高达 500 mmol。随着 NH_3 的分泌,小管液中 H^+ 浓度降低,有利于肾小管细胞继续分泌 H^+。同时,肾小管细胞分泌 H^+ 增强,又能促进 NH_3 的分泌。NH_3 的分泌量随尿液的 pH 而变化,尿液酸性越强,NH_3 的分泌越多;如尿液呈碱性,NH_3 的分泌减少,甚至停止。这种调节酸碱平衡的强大代偿作用对于迅速排出体内多余的强酸具有重要的意义。

3. 肾小管泌 K^+ 及 Na^+ 的重吸收(K^+-Na^+ 交换) 肾远曲小管上皮细胞还有主动排、泌 K^+ 而换回 Na^+ 的作用,从而使血液中 K^+ 与肾小管液中的部分 Na^+ 进行交换,Na^+ 吸收入血,K^+ 随终尿排出体外。K^+-Na^+ 交换虽不能直接生成 $NaHCO_3$,但与 H^+-Na^+ 交换有竞争性抑制作用,故间接影响 $NaHCO_3$ 的生成。血钾浓度增高时,肾小管泌 K^+ 作用加强,即 K^+-Na^+ 交换加强,而 H^+-Na^+ 交换受抑制,结果使细胞外液中 H^+ 浓度升高,高钾血症时常伴有酸中毒;血钾浓度降低时,H^+-Na^+ 交换增强,而 K^+-Na^+ 交换减弱,结果尿液中排 K^+ 减少,排 H^+ 增多,细胞外液中 H^+ 浓度降低,低钾血症时常伴有碱中毒。

酸碱平衡的紊乱

三、酸碱平衡失调

当体内酸或碱的产生过多或不足,肾和肺的调节功能不健全,以致消耗过多的缓冲体系并得不到及时的补充和维持时,就会发生酸碱平衡失调,表现为血浆 $NaHCO_3$ 与 H_2CO_3 的浓度异常。若因 CO_2 呼出过少以致血浆 H_2CO_3 浓度原发性升高,使正常血浆 $[NaHCO_3]/[H_2CO_3]$ 的比值变小,pH 降低,则称为呼吸性酸中毒;反之,若血浆 H_2CO_3 浓度原发性降低,使正常血浆 $[NaHCO_3]/[H_2CO_3]$ 的比值增大,pH 升高,则称为呼吸性碱中毒。若血浆 $NaHCO_3$ 浓度原发性降低,使正常血浆 $[NaHCO_3]/[H_2CO_3]$ 的比值变小,pH 降低,则称为代谢性酸中毒;反之,如果血浆 $NaHCO_3$ 浓度原发性升高,使正常血浆 $[NaHCO_3]/[H_2CO_3]$ 的比值增大,pH 升高,则称为代谢性碱中毒。

如果血浆 $NaHCO_3$ 和 H_2CO_3 二者之一的浓度发生原发性改变,而另一成分的浓度也发生相应的继发性改变,则正常血浆 $NaHCO_3$ 与 H_2CO_3 的绝对浓度虽有改变,但二者的比值可以不变,pH 仍可维持在正常范围内,此种现象称为代偿作用。因此,无论呼吸性或代谢性酸中毒、碱中毒,又都可分为代偿性或失代偿性两种。

(一) 酸碱平衡失调的基本类型

1. 呼吸性酸中毒 是由呼吸道及肺部疾病、呼吸中枢抑制、心血管疾病、呼吸肌麻痹等原因引起肺的呼吸功能障碍,CO_2 呼出不畅,使血浆 H_2CO_3 浓度原发性升高。

当血浆 PCO_2 及 H_2CO_3 浓度升高时,肾小管细胞泌 H^+、泌 NH_3 作用增强,$NaHCO_3$ 重吸收增多,结果导致血浆 $NaHCO_3$ 浓度相应地继发性升高。如果 $[NaHCO_3]/[H_2CO_3]$ 的比值仍维持在 $20:1$,pH 仍在正常范围内,则称为代偿性呼吸性酸中毒。

当血浆 H_2CO_3 浓度过高,超出机体的代偿能力时,则 $[NaHCO_3]/[H_2CO_3]$ 的比值变小,血浆 pH 随之降低至 7.35 以下,称为失代偿性呼吸性酸中毒。

呼吸性酸中毒的特点:血浆 PCO_2、H_2CO_3 浓度升高,血浆 $NaHCO_3$ 浓度也相应升高。

2. 呼吸性碱中毒 是由于肺的呼吸过度(换气过度),CO_2 呼出过多,使血浆 H_2CO_3 浓度原发性降低。可见于癔症、发热等,临床较少见。

若血浆 PCO_2 及 H_2CO_3 浓度降低时,肾小管细胞泌 H^+、泌 NH_3 作用减弱,$NaHCO_3$ 重吸收减少,血浆中 $NaHCO_3$ 浓度相应地继发性降低,使 $[NaHCO_3]/[H_2CO_3]$ 的比值仍然在 $20:1$,pH 仍维持在正常范围内,称为代偿性呼吸性碱中毒。

当血浆 H_2CO_3 浓度过低,超出机体的代偿能力时,则 $[NaHCO_3]/[H_2CO_3]$ 的比值增大,pH 升高至 7.45 以上,称为失代偿性呼吸性碱中毒。

呼吸性碱中毒的特点:血浆 PCO_2、H_2CO_3 浓度降低,血浆 $NaHCO_3$ 浓度也相应降低。

3. 代谢性酸中毒 是由固定酸来源过多,如糖尿病或服用过多的酸性药物;固定酸排出障碍,如肾功能不全;肾排酸和重吸收 $NaHCO_3$ 障碍;碱性消化液丢失过多等原因造成血浆 $NaHCO_3$ 浓度原发性降低。

固定酸产生过多引起代谢性酸中毒时,固定酸经 $NaHCO_3$ 缓冲,生成固定酸的钠盐和 H_2CO_3,结果导致血浆 $NaHCO_3$ 浓度降低,H_2CO_3 浓度升高,pH 降低。此种酸中毒的代偿过程是由于血浆 H_2CO_3 浓度升高和 pH 降低,一方面可刺激呼吸中枢的兴奋性,引起呼吸加深加快,CO_2 排出增多,使血浆 H_2CO_3 浓度降低;另一方面可使肾小管细胞泌 H^+ 和泌 NH_3 作用增强,增加 $NaHCO_3$ 的重吸收和固定酸的排出。通过上述代偿过程,虽然血浆 $NaHCO_3$ 和 H_2CO_3 的绝对浓度都有所减少,但二者的比值仍在 20:1,血浆 pH 仍维持在正常范围内,称为代偿性代谢性酸中毒。

当超出机体的代偿能力时,血浆 $[NaHCO_3]/[H_2CO_3]$ 的比值则变小,pH 随之降低至 7.35 以下,称为失代偿性代谢性酸中毒。

代谢性酸中毒的特点:血浆 $NaHCO_3$ 浓度降低,血浆 H_2CO_3 浓度也相应降低。

4. 代谢性碱中毒 是由各种原因导致血浆 $NaHCO_3$ 原发性增多,如严重呕吐时酸性物质丢失过多,碱性药物摄入过多或低钾血症等。

当血浆 $NaHCO_3$ 浓度升高时,血浆 pH 升高,抑制了呼吸中枢的兴奋性,使呼吸变浅变慢,保留较多的 CO_2,血浆 H_2CO_3 浓度升高;同时,肾小管细胞泌 H^+ 和泌 NH_3 作用减弱,减少了 $NaHCO_3$ 的重吸收。结果仍能使 $[NaHCO_3]/[H_2CO_3]$ 的比值维持在 20:1,血浆 pH 仍维持在正常范围内,称为代偿性代谢性碱中毒。

当超出代偿能力时,血浆 $[NaHCO_3]/[H_2CO_3]$ 的比值增大,pH 随之升高至 7.45 以上,称为失代偿性代谢性碱中毒。

代谢性碱中毒的特点:血浆 $NaHCO_3$ 浓度升高,血浆 H_2CO_3 浓度也相应升高。

(二) 酸碱平衡的主要生化诊断指标

为了全面、准确地了解体内的酸碱平衡状况,一般需要测定血液的 pH、代谢性因素和呼吸性因素等方面的指标。

1. 血浆 pH 是表示血浆中 H^+ 浓度的指标。正常人动脉血 pH 变动范围为 7.35~7.45。pH>7.45 为失代偿性碱中毒;pH<7.35 为失代偿性酸中毒;但血浆 pH 测定并不能区分酸碱中毒是代谢性的还是呼吸性的。pH 在正常范围说明属于正常酸碱平衡,或有酸碱平衡失调而代偿良好,或有酸中毒合并碱中毒。

2. 血浆二氧化碳分压(PCO_2) 是指物理溶解于血浆中的 CO_2 所产生的张力。动脉血浆 PCO_2 的正常范围为 4.5~6.0 kPa,平均为 5.3 kPa。血浆 PCO_2 是呼吸性酸碱平衡失调的重要诊断指标,反映了呼吸性因素的变化。动脉血 PCO_2 基本上反映肺泡气的 CO_2 张力,两者数值大致相等。PCO_2 降低提示肺通气过度,CO_2 排出过多,为呼吸性碱中毒;PCO_2 升高提示肺通气不足,有 CO_2 蓄积,为呼吸性酸中毒。代谢性酸中毒时由于肺的代偿作用,血浆 PCO_2 降低;相反,代谢性碱中毒时在肺的代偿作用下,血浆 PCO_2 升高。

3. 血浆二氧化碳结合力($CO_2 - CP$) 血浆 $CO_2 - CP$ 引进临床后,成为了解酸碱平衡是否失调的重要诊断指标。血浆 $CO_2 - CP$ 是指 25℃、$PCO_2 = 5.3$ kPa 时,每升血浆中以 $NaHCO_3$ 形式存在的 CO_2 毫摩尔数。其正常参考范围为 23~31 mmol/L。平均为 27 mmol/L。代谢性酸中毒时血浆 $CO_2 - CP$ 降低;代谢性碱中毒时血浆 $CO_2 - CP$ 升高。但呼吸性酸中毒时,经肾代偿作用继发地引起血浆 $NaHCO_3$ 含量的变化,使血浆 $CO_2 - CP$ 升高;呼吸性碱中毒时,经肾代偿后 $CO_2 - CP$ 降低。

4. 实际碳酸氢盐(AB)和标准碳酸氢盐(SB) AB 是指在隔绝空气的条件下取血分离血浆,测得血浆中 $NaHCO_3$ 的真实含量。AB 的正常变动范围为 22~26 mmol/L,平均为 24 mmol/L,

AB反映血液中代谢性成分的含量,但也受呼吸性因素的影响。SB是全血在标准条件下(即血红蛋白的氧饱和度为100%,温度为37℃,PCO_2为5.3 kPa)测得的血浆中$NaHCO_3$的含量,不受呼吸性因素的影响,因此是代谢性因素的指标。在血浆PCO_2为5.3 kPa时,AB=SB。如果AB>SB,则表明PCO_2>5.3 kPa;反之,如果AB<SB,则表明PCO_2<5.3 kPa。

在代谢性酸中毒时,血液的代谢性因素减少,AB和SB都相等地降低,如有呼吸的代偿,则AB降低更明显,AB<SB。在代谢性碱中毒时,血液代谢性因素增多,AB和SB都相等地升高,如有呼吸的代偿,则AB升高更明显,AB>SB。在呼吸性酸中毒时,因CO_2蓄积可见AB升高,但SB正常;如已有肾的代偿,则SB也升高,但AB>SB。而在呼吸性碱中毒时,CO_2排出过多,AB低于正常,但SB正常;如有肾的代偿,则SB也降低,但AB<SB。

5. 碱过剩(BE)或碱欠缺(BD) 血浆碱过剩(BE)或碱欠缺(BD)值是指在标准条件下(温度为37℃、PCO_2为5.3 kPa、血红蛋白的氧饱和度为100%)处理的全血,分离血浆后用酸或碱滴定至pH为7.40时所消耗的酸或碱的量。如果用酸滴定,结果用"+"表示;如果用碱滴定,结果则用"-"表示。血浆BE的正常参考范围为-3.0~+3.0 mmol/L。BE>+3.0 mmol/L时,表示体内碱过剩,为代谢性碱中毒;BE<-3.0 mmol/L时,表示体内碱欠缺,为代谢性酸中毒。

6. 阴离子间隙(AG) 血浆中主要的阳离子是Na^+和K^+,称为可测定阳离子,其余为未测定阳离子。主要的阴离子是Cl^-和HCO_3^-,称为可测定阴离子,其余为未测定阴离子。阴离子间隙(AG)是指未测定阴离子与未测定阳离子的差值。临床上常用可测定阳离子浓度与可测定阴离子浓度的差值表示:$AG = ([Na^+] + [K^+]) - ([Cl^-] + [HCO_3^-])$。正常参考值为8~16 mmol/L,平均为12 mmol/L。AG值增高可见于代谢性酸中毒,如乳酸、酮体等增多或肾衰竭所致酸中毒。AG值降低见于低蛋白血症等。

复习思考题

1. 名词解释:酸碱平衡、固定酸、挥发性酸、血浆CO_2结合力。
2. 血液中有哪些缓冲体系?对维持机体酸碱平衡有何重要的意义?
3. 酸中毒时为什么伴有高钾血症?高钾血症为什么会导致酸中毒?
4. 长时间大哭会引起何种酸碱平衡失调?为什么?

(蒋可欣 陈武哲)

第七节 肝 的 功 能

肝是人体内的重要器官,它不仅是人体内最大的消化腺,也是体内新陈代谢的中心站,由消化管吸收及体内贮存的营养物质,都必须经肝加工才能参与生理活动。肝的功能很多,本节仅介绍肝在物质代谢中的作用和肝的生物转化作用两方面。

肝在物质代谢中的作用

一、肝在物质代谢中的作用

1. 肝在糖代谢中的作用 肝是调节血糖浓度的主要器官,在维持血糖浓度的相对恒定,保证全身各组织糖的供应中起着重要的作用。

饭后小肠黏膜吸收大量单糖(主要是葡萄糖),使血糖浓度升高,过多的葡萄糖在肝内转变为肝糖原而贮存;由单糖合成糖原的过程,称为糖原的合成。当血糖浓度降低时,肝细胞又能把肝糖原分解为葡萄糖进入血液循环,从而维持血糖浓度的恒定。可见,糖原的合成与分解,不但有利于能量的贮存,而且还可以调节血糖浓度。肝也是糖异生的主要器官,肝内的糖异生酶能将一些非糖物质如甘油、乳酸及生糖氨基酸等转化为糖原。由非糖物质转变成葡萄糖或糖原的过程,称为糖异生。糖异生作用对于回收乳酸分子中的能量,更新肝糖原,防止乳酸中毒的发生等都具有一定的意义。

一般成人肝内约含 100 g 肝糖原,仅够禁食 24 h 之用。因此,严重肝病时,由于肝糖原贮存减少以及糖异生作用障碍易出现空腹血糖降低。临床上,可通过耐量试验(主要是半乳糖耐量试验)及测定血中乳酸含量来观察肝糖原生成及糖异生是否正常。

2. 肝在蛋白质代谢中的作用　肝对机体蛋白质的更新及氨基酸的分解代谢均具有重要的作用。

(1) 在蛋白质合成中的作用　肝除能合成自身组织蛋白质外,还是合成血浆蛋白的主要场所,血浆中的清蛋白、部分球蛋白、纤维蛋白原、凝血酶原及一些凝血因子都是在肝中合成的。肝合成的清蛋白进入血液后供全身器官组织蛋白更新之用。因此,肝合成血浆蛋白的作用对维持机体蛋白质代谢有重要的意义。肝病时血浆蛋白减少,还可引起凝血因子缺乏,造成凝血时间延长,发生出血。

(2) 在氨基酸代谢中的作用　肝内有许多与氨基酸代谢有关的酶,如转氨酶、脱氨基酶、脱羧酶等,能将由消化管吸收的氨基酸在肝内进行脱氨基、转氨基等作用。正常时这些酶在肝细胞内很少进入血液。当肝出现病变时,由于肝细胞膜的通透性增加或因肝细胞破坏,这些酶进入血液,使血液中酶的活性增高。因此,临床上常通过测定血液中这些酶的活性是否升高,来了解肝功能情况。

(3) 在尿素合成中的作用　肝中有尿素合成酶系,能将氨基酸代谢过程中产生的氨合成尿素,经肾排出体外。氨是一种有毒物质,能影响神经系统的活动。肝硬化患者,肝利用氨合成尿素的能力降低,患者若摄入高蛋白饮食或出现消化道出血等情况,饮食中的蛋白质或血液中的蛋白质在肠道内经腐败作用释放出大量氨,氨经肠道黏膜吸收入血,使血氨升高,诱发肝性脑病。

3. 肝在脂质代谢中的作用　肝在脂质的消化、吸收、分解、合成及运输等代谢过程中均起重要的作用。

(1) 在脂质的消化、吸收中的作用　肝能分泌胆汁,其中的胆汁酸盐能乳化脂肪,有利于胰脂肪酶对脂肪的水解;胆汁酸盐还能增强脂肪水解产物的溶解度,有利于肠黏膜吸收。当肝细胞受损时,胆汁分泌减少,可导致脂质物质消化吸收障碍,出现厌油腻食物症状。

(2) 在脂肪代谢中的作用　消化吸收后的一部分脂肪进入肝后,在肝转变为体脂,然后被运到脂库贮存或被组织利用。饥饿时,贮存的体脂可先被运送到肝及其他组织进行分解。在肝内,中性脂肪可水解为甘油和脂肪酸,此反应可被肝脂肪酶加速。甘油可通过糖代谢途径被利用;脂肪酸可完全氧化为 CO_2 和 H_2O。

肝内具有活性较高的 β-氧化酶系和酮体生成酶系,因此,肝是脂肪酸氧化分解和酮体生成的主要场所。通过β-氧化过程,释放出较多的能量,供肝自身需要;生成的酮体不能在肝被氧化利用,其可经血液被运输到其他组织(心、肾、骨骼肌等)氧化利用,是这些组织的良好供能原料。

(3) 在类脂代谢中的作用 肝是合成磷脂的重要器官。肝内脂肪必须与前β-脂蛋白结合才能运出肝,磷脂是合成前β-脂蛋白的必需原料。磷脂合成障碍将会导致前β-脂蛋白合成障碍,使肝内脂肪不能顺利运出,形成脂肪肝。肝也是人体中合成胆固醇最旺盛的器官,肝合成的胆固醇占全身合成胆固醇总量的80%以上,是血浆胆固醇的主要来源。

4. 肝在维生素代谢中的作用 肝可贮存脂溶性维生素,人体95%的维生素 A 都贮存在肝内,肝是维生素 C、维生素 D、维生素 E、维生素 K、维生素 B_1、维生素 B_6、维生素 B_{12}、烟酸、叶酸等多种维生素贮存和代谢的场所。肝直接参与多种维生素的代谢转化。如将β-胡萝卜素转变为维生素 A,将维生素 D_3 转变为 25-$(OH)D_3$。在肝可利用多种维生素合成辅酶,如将尼克酰胺(维生素 PP)合成 NAD^+ 及 $NADP^+$;将泛酸合成辅酶 A;将维生素 B_6 合成磷酸吡哆醛;将维生素 B_2 合成 FAD,以及维生素 B_1 合成 TPP 等,对机体内的物质代谢起着重要的作用。

5. 肝在激素代谢中的作用 正常情况下,血液中各种激素都保持一定的含量,多余的经肝处理失去活性,肝是激素灭活的主要器官,激素在肝内被分解转化,从而降低或失去其活性的过程,称为激素的灭活。类固醇激素在肝中经氧化、还原、羟化、甲基化等反应而失活,如雌激素、醛固酮可在肝内与葡糖醛酸或活性硫酸等结合而灭活。肝病变时,由于对激素"灭活"功能降低,使体内雌激素、醛固酮、血管升压素等水平升高,则可出现男性乳房发育、肝掌、蜘蛛痣及水钠潴留等现象。

许多含氮类激素也主要在肝内灭活。如胰岛素在谷胱甘肽-胰岛素转氢酶作用下迅速灭活;胺类激素通过肝内的脱氨或与葡糖醛酸结合而失活。

二、肝的生物转化作用

(一) 肝生物转化作用的概述

一些内源性或外源性非营养物质在体内进行化学转变,增加其极性(或水溶性),使其易随胆汁或尿液排出,这一体内变化过程称为生物转化。

非营养物质包括:① 机体内代谢中产生的各种生物活性物质,如激素、神经递质等,以及肠道细菌腐败产物胺、酚、吲哚和硫化氢等被重吸收入体内。② 由外界进入体内的各种异物,如药品、食品添加剂、色素及其他化学物质等。这些非营养物质既不能作为构成组织细胞的原料,又不能供应能量,机体只能将它们直接排出体外,或先将它们进行代谢转变,一方面增加其极性或水溶性,使其易随尿或胆汁排出,另一方面也会改变其毒性或药物的作用。

肝是生物转化的主要器官,一般情况下,非营养物质经生物转化后,其生物活性或毒性均降低甚至消失,此种作用称为生理解毒。但有些物质经肝生物转化后其毒性反而增强或溶解度反而降低而不易排出,因此不能将肝的生物转化作用一概称为"解毒作用"。

（二）生物转化反应类型

生物转化过程都是由酶促进的化学反应，肝细胞内的线粒体、微粒体及胞质中均含有参加生物转化的酶。肝内的生物转化反应主要可分为氧化、还原、水解与结合 4 种反应类型。其中，氧化、还原和水解反应为生物转化的第一相反应；结合反应为生物转化的第二相反应。

1. 氧化反应　是最常见的生物转化反应。脂肪族的有机酸、醇类、醛类及胺类易被氧化最后生成 CO_2 和 H_2O 排出体外。肠道腐败产生的胺类物质进入肝后，经肝内胺氧化酶催化，生成醛和氨。醛可再被氧化最后生成 CO_2 和 H_2O，氨则大部分在肝中合成尿素，随尿排出体外。芳香族化合物都先被氧化成酚类，然后再与其他物质结合而排出体外。

2. 还原反应　肝微粒体中存在还原酶，主要有硝基还原酶类和偶氮还原酶类，还原的产物为胺。此外，催眠药三氯乙醛也可在肝被还原生成三氯乙醇而失去催眠作用。糖皮质激素中的氢化可的松，在肝中还原成四氢氢化可的松而灭活。

3. 水解反应　肝中有各种水解酶，如酯酶、酰胺酶及糖苷酶等，分别水解各种酯键、酰胺键及糖苷键。如常用的麻醉药普鲁卡因，可被肝及血中的酯酶水解而失去活性。阿司匹林（乙酰水杨酸）可被肝内及血液中的酯酶水解成水杨酸而发挥作用。

4. 结合反应　是体内最重要的生物转化方式。含有羟基、羧基或氨基等功能基的非营养物质，在肝内与某种极性较强的物质结合，增加水溶性，同时也掩盖了作用物上原有的功能基团，一般具有解毒功能。某些非营养物质可直接进行结合反应，有些则先经氧化、还原、水解反应后再进行结合反应。结合反应可在肝细胞的微粒体、胞液和线粒体内进行，根据参加反应的结合剂的不同可分为多种反应类型，如葡糖醛酸结合、硫酸结合和乙酰基结合等，其中，葡糖醛酸结合反应是最为重要和普遍的结合方式。胆红素、类固醇激素、吗啡、苯巴比妥类药物等均可在肝与葡糖醛酸结合而进行生物转化。临床上，用葡糖醛酸类制剂（如葡醛内酯）治疗肝病，其原理即是增强肝的生物转化功能。

（三）生物转化的特点

1. 多样性和连续性　即一种物质在体内可进行多种生物转化反应，且各种反应又可按一定的顺序进行。

2. 解毒与致毒的双重性　经过生物转化作用，有的物质毒性减弱或消失（解毒作用），也有少数物质的毒性反而出现或增加（致毒作用）。另外，有的药物如环磷酰胺、大黄等需经生物转化才能成为有活性的药物。

（四）影响生物转化的因素

生物转化作用受年龄、性别、肝病等因素的影响。例如，新生儿生物转化酶活性低，其对药物及毒物的转化能力不足，易发生药物中毒。老年人因器官退化，对药物的转化能力降低，用药后药效较强，不良反应较大。肝实质性病变时，一些酶的活性显著降低，加上肝血流量的减少，患者对许多药物及毒物的摄取、转化发生障碍，易积蓄中毒，故肝病患者用药要特别慎重。

复习思考题

1. 肝是如何维持血糖浓度相对恒定的？

2. 肝在蛋白质代谢中表现出哪些方面的作用？

3. 磷脂代谢障碍时为何出现脂肪肝？

4. 简述肝在维生素和激素代谢中的作用。

5. 何谓生物转化作用？生物转化反应有哪些类型？

6. 肝生物转化主要受哪些因素影响？

（李 杰）

第五章　遗传学基础

重要内容提示

1. 染色体的概念、染色体的形态和结构；核型的概念及染色体带的命名。
2. DNA双螺旋结构的认识及基因的复制、转录、翻译和突变。
3. 遗传的分离规律和自由组合规律；性别遗传和ABO血型的遗传。
4. 单基因病、多基因病的特点和遗传方式。
5. 染色体数目和结构异常的形成机制及引起的疾病。

　　遗传是生物的特征之一，是指生物体的亲代性状在子代中得到表现的现象，即亲代繁殖出与它们相似的后代的现象。无论何种生物都表现出子代与亲代之间的相似或类同，通常所说的"种瓜得瓜，种豆得豆"就是一种遗传现象。人的遗传亦如此。那么，人类是怎样将自身的信息传递给后代的呢？

第一节　遗传的物质基础

从DNA到染色体

　　生命之所以能够代代延续，主要是由于生物遗传物质绵延不断地向子代传递，从而使子代具有与亲代同样的性状。人类细胞包含的遗传物质主要是DNA，而DNA大部分在染色体上。每个染色体含有一或两个DNA分子，每个DNA分子又由许多基因组成。

一、染色体

　　染色体是生物遗传物质的载体，具有贮存遗传信息、表达遗传信息的功能。不同生物有不同数目、不同形态和不同大小的染色体。人类体细胞染色体数目为46条（23对），其中44条（22对）为常染色体，另两条与性别分化有关，为性染色体。在正常女性中性染色体为XX，正常男性中性染色体为XY。人体生殖细胞中卵细胞和精子各有23条染色体，卵细胞均为22＋X，精子则可为22＋X或22＋Y。

（一）染色体的化学组成

　　染色体由DNA、组蛋白、非组蛋白及少量RNA组成，比例为1∶1∶（1～1.5）∶0.05。

DNA与组蛋白的含量相对恒定,两者结合在一起,构成了染色体的大部分。

（二）染色体形态和结构

在细胞增殖周期中染色体以不同形式出现,从S期(DNA合成期)末期到M期(中期)DNA经多级螺旋化。在光学显微镜下能见到的染色体形态为一棒状小体,通常由长臂和短臂、主缢痕、次缢痕、随体和端粒等几部分组成(图5-1)。

1. 主缢痕 又称为着丝粒,为染色体上一着色较浅且狭窄的部位,中期时,主缢痕不发生收缩,呈现出透明的缢缩状结构。着丝粒不仅是纺锤丝附着的部位,也是微管组织中心的一种结构,在细胞分裂时与染色体的移动有密切关系。着丝粒将染色体纵向分为短臂和长臂。

2. 次缢痕 染色体上第二个呈浅缢缩的部分称为次缢痕,位于染色体短臂上,位置相对稳定,是鉴定染色体的一个显著特征。次缢痕具有组成核仁的特殊功能。

3. 随体 是指次缢痕区至染色体末端的部分,是由次缢痕从染色体主体分离出的染色体节段,是高度重复的DNA序列。

4. 端粒 指染色体的自然末端。不一定有明确的形态特征,只是对染色体起封口作用,使DNA序列终止。端粒是染色体不可缺少的组成部分,保持了染色体在遗传上的独立性。同源染色体的端粒在核膜上能联合在一起,这给染色体的配对提供了基础。

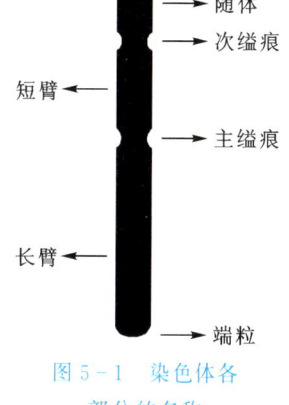

图5-1 染色体各部分的名称

（三）核型

将一个体细胞中的全部染色体按照其大小和主要形态特征分组排列,编号所构成的图形称为核型。核型是细胞分裂中期染色体特征的总和,包括染色体的数目、大小和形态特征等方面。

根据染色体的长度、着丝粒位置及随体的有无可将人类常染色体依次从1到22编号,分为A~G共7个组,X和Y染色体则分别归入C组和G组,各组特征如表5-1。

表5-1 人类染色体分组与各组特征

组别	染色体编号	大小	着丝粒位置	次缢痕	随体	鉴别程度
A	1~3	最大	1,3号中央；2号亚中	1号常见	无	可鉴别
B	4,5	大	亚中	无	无	不易鉴别
C	6~12,X	中等	亚中	9号常见	无	难鉴别
D	13~15	中等	近端	无	有	难鉴别
E	16~18	较小	16中央；17~18亚中	16号常见	无	可鉴别
F	19~20	小	中央	无	无	不易鉴别
G	21~22；Y	最小	近端	无	无	可鉴别

（四）显带技术

在非显带染色体标本上,有些染色体不能准确地辨认。对许多染色体异常,特别是结构畸变的研究也受到很大的限制。1968 年,瑞典细胞化学家 Casperson 首先用荧光染料喹吖固氮芥处理染色体标本,在荧光显微镜下每条染色体呈现宽窄不一和亮度不同的横纹——带,创立了染色体显带技术(图 5-2)。20 世纪 60 年代末至 70 年代发展起来的各种染色体分带技术,使染色体的研究进入了一个黄金时代,为人类遗传病的鉴定,物种的血缘关系与进化研究以及遗传育种等方面提供了重要的依据。

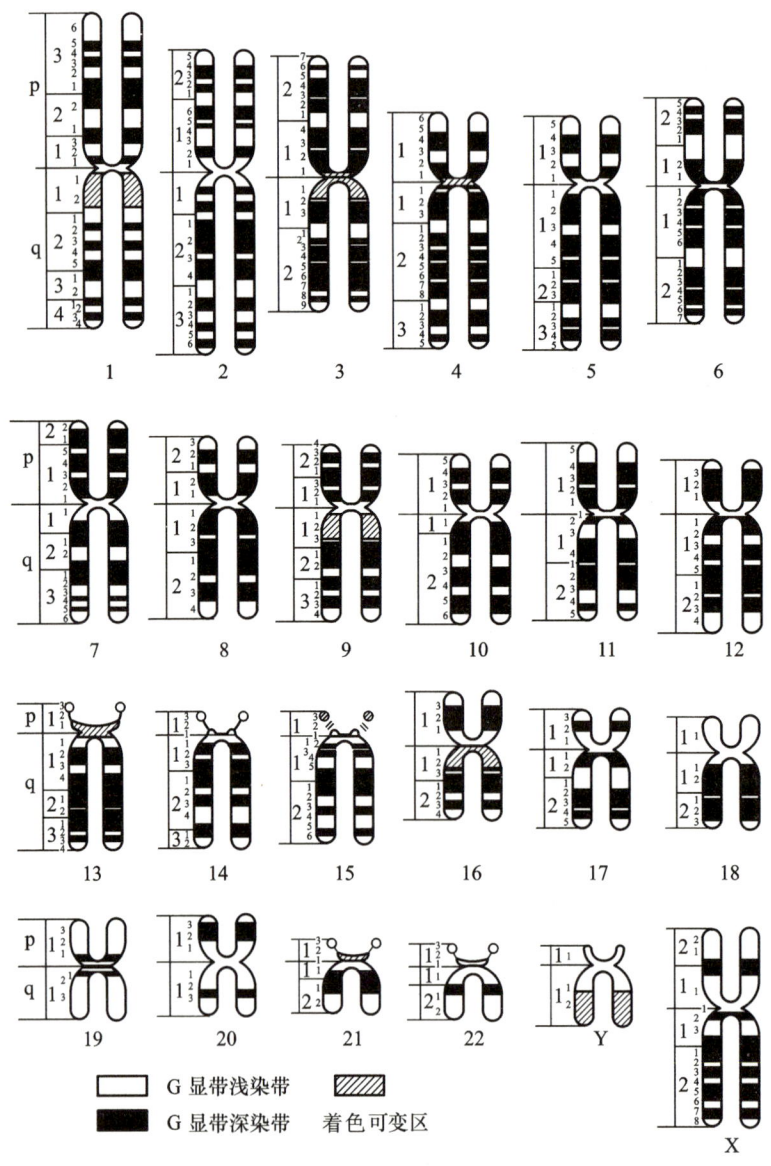

图 5-2 正常人体细胞的显带核型模式图

界标、区、带和亚带的命名及表示方法如下。

（1）界标 是确认每条染色体上具有重要意义的、稳定的和有显著形态学特征的指标，包括染色体两臂的末端区、着丝粒和某些明显的深染带或浅染带。

（2）区 为两个相邻界标之间的染色体区域。以着丝粒为中心，按着丝粒→端粒方向划区。最接近着丝粒的为 1 区。

（3）带 每一条染色体都是由一系列序贯的带构成，即没有非带区，带分布于染色体臂的整个区域，用作界标的带就构成该区的 1 号带，其他各带均按着丝粒→端粒方向依次编号为该区的 2、3、4 号带。

（4）亚带 通过高分辨显带技术可从带上分出若干细小的带纹称为亚带。

在标记特定的带时，包括 4 项：染色体号，臂符号，区号和带号（高分辨显带时含亚带号）。这些符号依次连写，不留间隔，也不用标点分开。例如 1p34 表示 1 号染色体短臂 3 区 4 带。如果一个带需要再分成若干亚带，则写成 1p34.1、1p34.2、1p34.3，亚带 1p34.1 接近着丝粒，1p34.3 远离着丝粒。

二、基因

基因是遗传物质的基本单位，是 DNA 分子中有功能的片段。由于每个基因都蕴含特定遗传信息的 DNA 序列，所以基因不仅可以通过 DNA 分子的复制把遗传信息经有性生殖方式传递给子代，还能使遗传信息以一定的方式反映到蛋白质分子的结构上来，从而使子代在个体发育过程中表现出与亲代相似的性状，遗传学上把这一过程称为基因的表达。从分子水平而言，基因有 3 个基本特征：① 基因可以自我复制；② 基因决定性状，即通过转录和翻译决定蛋白质中氨基酸序列，决定某种蛋白质或酶的性质，最终表达为某一性状；③ 基因可突变。

（一）基因的化学本质——DNA

基因的化学本质是 DNA，即脱氧核糖核酸，它是决定生物性状的主要遗传物质。DNA 能指导细胞中蛋白质（包括酶）合成，控制细胞的增殖、代谢和分化。

DNA 分子由两条多核苷酸链组成，每条核苷酸链由单个核苷酸通过 $3',5'$ 磷酸二酯键连接而组成。核苷酸由三分子组成，即一个磷酸分子，一个戊糖分子，一个含氮碱基。戊糖与碱基的组合体称为核苷，核苷中的戊糖以 $5'$ 位碳原子位点再与磷酸结合，形成核苷酸。组成 DNA 的戊糖是脱氧核糖，碱基有 4 种，即腺嘌呤（A）、鸟嘌呤（G）、胞嘧啶（C）和胸腺嘧啶（T）；组成 RNA 的戊糖是核糖，碱基有 4 种，与 DNA 比较，由尿嘧啶（U）替代了胸腺嘧啶（T）。

DNA 分子双螺旋结构模型的主要内容：DNA 分子由两条多核苷酸链组成，每条链都围绕一个中心轴，形成一种双螺旋形式；两条链的方向平行相反，即一条链中磷酸二酯键连接的核苷酸为 $5'→3'$，而另一条则是 $3'←5'$；每一条链磷酸与戊糖构成的主链排列在外侧，碱基通过氢键配对（A＝T，G≡C）在双螺旋内侧（图 5-3）。

DNA 分子中不同核苷酸排列的顺序决定了遗传信息。虽然 DNA 分子的组成只有 4 种核苷酸，但是 DNA 的相对分子质量却有几十万至几百万，所含核苷酸数目很多，而且核苷酸排列顺序是随机的，这就决定了 DNA 分子的复杂性和多样性。如果一个 DNA 分子由 n 个核苷酸组成，则其可能的排列序列为 4^n。事实上，典型的动物细胞约含有 1 m 长的 DNA（$3×10^9$ 个核苷

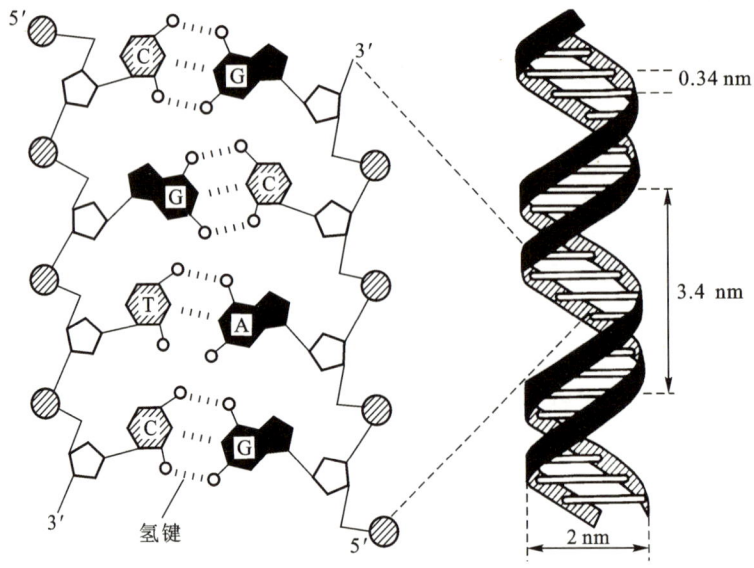

图 5 - 3　DNA 的平面和立体图

酸),故其携带的遗传信息可达到天文数字。

(二) 基因的功能

1. 复制　基因的自我复制是以 DNA 分子的自我复制为基础的。DNA 以两条链各为模板合成子代 DNA 的过程称为复制。由于复制后,每个新 DNA 分子均包含一条亲本链和一条新合成的子链,故 DNA 的这种复制方式称为半保留复制。复制过程:① 在 DNA 解旋酶作用下 DNA 解旋打断氢键(H 键);② 在 DNA 聚合酶作用下聚合(碱基在互补配对原则下重新形成 H 键);③ 在 DNA 连接酶作用下连接(图 5 - 4)。

2. 转录　在 RNA 聚合酶作用下,DNA 以一条链为模板合成 RNA 的过程称为转录。其过程与复制相似。区别:① 只有一条链为模板;② RNA 聚合酶替代了 DNA 聚合酶;③ 尿嘧啶(U)替代了胸腺嘧啶(T);④ RNA 转录完后,不能与 DNA 链合成双链分子,为单链。DNA 通过转录可形成信使 RNA(mRNA)、转移RNA(tRNA)、核糖体 RNA(rRNA)。

3. 翻译　是以 mRNA 为模板指导合成蛋白质的过程,该过程发生在细胞质中。与转录相比,其过程要复杂得多:需要 200 多种生物大分子参与,mRNA、tRNA 和 rRNA 都起重要的作用,mRNA 携带的遗传密码是合成蛋白质的模板;tRNA 通过反密

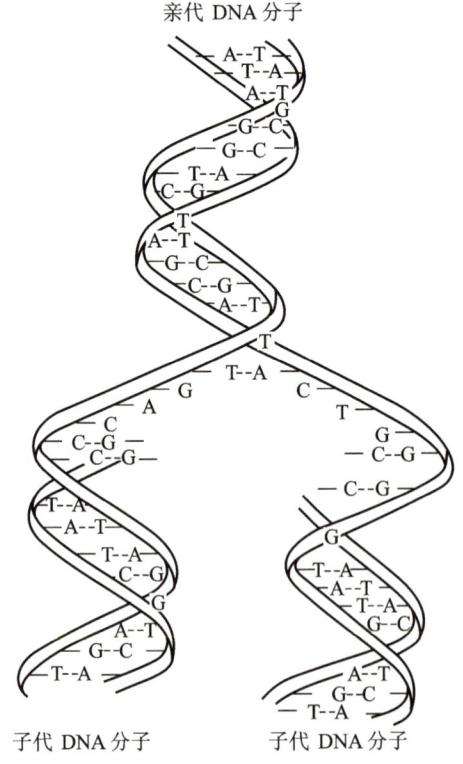

亲代 DNA 分子

子代 DNA 分子　　子代 DNA 分子

图 5 - 4　DNA 半保留复制

码子选择并运输相应的氨基酸;rRNA 则是蛋白质合成的场所等。

（1）密码子　mRNA 上 3 个相邻碱基能决定一种氨基酸,称为密码子。64 种密码子中,60 种能决定各种氨基酸;1 种为起始密码子 AUG,它是蛋白质合成的起始信号,同时还决定蛋氨酸(甲硫氨酸);3 种为终止密码子,即 UAA、UAG、UGA,它们不决定氨基酸,仅是终止信号。由于 20 种氨基酸有 64 种密码编码,故一种氨基酸的密码子就不一定只有一个,大多数氨基酸有 2 种以上的密码子。例如,苯丙氨酸有 UUU、UUC。这样 1 种氨基酸有 2 种以上密码编码的现象称为兼并性。

（2）细胞内蛋白质的合成　蛋白质合成是一个极为复杂的过程,包括以下几大步骤:① 肽链合成起始。在许多因子作用下,核糖体小亚基与 mRNA 上的起始密码子结合构成起始复合物,再与大亚基结合为稳定的复合物,完成起始作用。② 肽链合成的延长。在一系列酶和许多因子的作用下,两个氨基酸之间脱去一个水分子形成肽键,连接而成多肽链的过程。③ 肽链合成的终止。当肽链合成遇到终止密码子时,合成会立即停止。

4. 基因的突变　机体内外许多因素都可能损伤和改变生物体的遗传物质而引起基因突变。相反,生物体内的一系列修复系统也能及时修复突变,使基因得以稳定遗传。

（1）基因突变的概念　基因突变是指 DNA 分子的碱基对组成或排列顺序的改变,又称为点突变。基因突变可发生在体细胞或生殖细胞,体细胞中发生的突变不会遗传给子代,生殖细胞的突变可以遗传给子代。从分子水平看,基因突变可改变基因所携带的遗传信息,导致组成蛋白质的氨基酸种类发生改变,从而使生物体表型发生改变。

（2）基因突变的特征　① 多向性:DNA 中的任何一个碱基对都能发生改变,形成各种基因突变。例如,基因 a 可以突变为等位基因 $a^1,a^2,a^3,\cdots,a^n$ 等,从而构成复等位基因。② 可逆性:基因突变方向是可逆的,显性基因 A 能突变为隐性基因 a;隐性基因 a 也可以突变为显性基因 A。前者称为正突变,后者为回复突变。③ 有害性:大多数基因突变对生物体是有害的。因为在长期的自然选择和生物进化中,现有基因处于均衡状态,而突变可能会打破这种均衡。例如,人类的遗传性疾病大多数是由基因突变引起的;少数基因突变是无害的,甚至在一定条件下是有利的。④ 稀有性:基因突变的频率很低,某一基因在自然状态下发生突变的频率称为该基因在此群体中的自发突变率。人类基因的自发突变率为每代 $10^{-6} \sim 10^{-4}$/生殖细胞,即在 1 万个至 100 万个生殖细胞中,只有一个基因发生突变。

（3）基因突变的分子机制　基因突变的分子基础是 DNA 分子的改变引起蛋白质氨基酸的变化,从而使个体的性状也随之发生改变。根据发生原因不同将基因突变分为自发突变和诱发突变。自发突变是指在自然状态下,由环境中的某些致突变物所引起的突变;诱发突变是指用能引起 DNA 改变的一些外界的物理和化学因素诱发的突变。根据碱基变化的情况,基因突变一般可分为碱基置换突变和移码突变两大类。

1）碱基置换突变　指 DNA 分子中一种碱基对被另一种不同的碱基对取代所引起的突变,也称为点突变,包括转换和颠换两种形式。如果一种嘌呤被另一种嘌呤取代或一种嘧啶被另一种嘧啶取代则为转换。嘌呤取代嘧啶或嘧啶取代嘌呤的突变则为颠换。由于 DNA 分子中有 4 种碱基,故可能出现 4 种转换和 8 种颠换。在自然发生的突变中,转换多于颠换。

碱基对的转换可由碱基类似物的掺入造成,或由一些化学诱变剂诱变所致,如 5-溴尿嘧啶、亚硝酸类等。

2）移码突变　指 DNA 片段中某一位点插入或丢失一个或几个(非 3 或 3 的倍数)碱基对

时,造成插入或丢失位点以后的一系列编码顺序发生错位的一种突变。移码突变可引起该位点以后的遗传信息都出现异常。发生了移码突变的基因在表达时可使组成多肽链的氨基酸序列发生改变,从而严重影响蛋白质或酶的结构与功能。

移码突变实际上还包含另一种整码突变,指 DNA 片段中某一位点插入或丢失一个或几个密码子时,插入或丢失位点以后的一系列编码顺序并未发生错位,只是在异动点增加或减少与密码子对应数的氨基酸。

(4) 碱基顺序改变对多肽链的影响　无论是碱基置换突变还是移码突变,都可能使多肽链中氨基酸的组成或顺序发生改变,进而影响蛋白质或酶的生物功能,使机体的表型出现异常。碱基置换突变对多肽链中氨基酸序列的影响一般有下列 4 种类型。

1) 同义突变　碱基置换后,密码子发生改变,但由于改变前后密码子所决定的氨基酸一致,因此碱基置换并未导致氨基酸改变,故实际上不会发生突变效应。例如,DNA 分子模板链中 GCG 的第 3 位 G 被 A 取代,变为 GCA,则 mRNA 中相应的密码子 CGC 就变为 CGU,由于 CGC 和 CGU 都是编码精氨酸的密码子,故突变前后的基因产物(蛋白质)完全相同。

2) 错义突变　碱基置换后,使 mRNA 的某一个密码子变成编码另一种氨基酸的密码子的突变称为错义突变。错义突变可导致机体内某种蛋白质或酶在结构及功能发生异常,从而引起疾病。如人类正常血红蛋白 β 链的第 6 位是谷氨酸,其密码子为 GAA 或 GAG,如果第 2 个碱基 A 被 U 替代,就变成 GUA 或 GUG,谷氨酸被缬氨酸所替代,形成异常血红蛋白 HbS,导致个体形成镰状细胞贫血,产生突变效应。

3) 无义突变　某个编码氨基酸的密码子突变为终止密码子,多肽链合成提前终止,产生没有生物活性的多肽片段,称为无义突变。例如,DNA 分子中 ATG 中的 G 被 T 取代时,相应 mRNA 链上的密码子便从 UAC 变为 UAA,因而使翻译就此停止,造成肽链缩短。这种突变在多数情况下会影响蛋白质或酶的功能。

4) 终止密码子突变　基因中一个终止密码子突变为编码某个氨基酸的密码子的突变称为终止密码子突变。由于肽链合成直到下一个终止密码子出现才停止,所以合成了过长的多肽链,故也称为延长突变。例如,人血红蛋白 α 链突变型 Hb constant Spring(CS 型 HbH 病)比正常人 α 珠蛋白链多了 31 个氨基酸。

总之,基因突变的后果可以是很轻微的,对机体不产生明显的效应,也可造成人体组成方面的遗传学差异;有些基因突变需要长时间才显现;有些基因突变则需要特定的环境才会表现出来;还有些突变可能会增强人类生存能力和对环境的适应能力。但大多数的基因突变对个体是不利的,不仅可引起遗传易感性,还能导致遗传性疾病的发生。严重的基因突变则可造成死胎、自然流产等。

复习思考题

1. 简述染色体的形态结构与功能。
2. DNA 所含遗传信息是怎样传递给子代的?
3. 叙述基因突变的特点、方式及结果。

(盘　菁　梁红军)

第二节 遗传的基本规律

孟德尔以 7 对相互容易区别又稳定的性状作为研究对象进行实验观察,对实验结果进行统计学处理,导出遗传学上的两个基本规律,即分离规律和自由组合规律。

一、分离规律

分离规律又称孟德尔第一定律,指生物体在形成配子过程中,位于某对同源染色体的一对等位基因,随着同源染色体的分开而彼此分离,并进入不同的配子中,独立地随配子传递到子代。分离规律的细胞遗传学基础是减数分裂时同源染色体的分离。

(一) 分离现象

杂种生物在形成生殖细胞时,等位基因相互分离,进入不同的配子中去的现象,称分离现象。

(二) 性状分离的解释

因实验中子一代只表现一个亲本的性状,孟德尔把在子一代表现出来的亲本性状称为显性性状,而未表现出来的亲本性状称为隐性性状,在孟德尔的实验中出现两个现象:子一代(F_1)全为圆滑;子二代(F_2)反而又出现皱缩,子二代显性性状和隐性性状的数量比例接近 3:1。针对豌豆一对相对性状的实验结果,孟德尔提出如下假设来解释分离现象。

1. 遗传性状是由遗传因子所控制 每种生物有许多性状,因此每种生物有许多遗传因子。遗传因子在体细胞中成对存在,每对遗传因子中,一个来自父本,另一个来自母本。生物的一对相对性状由一对遗传因子控制。

2. 遗传因子之间存在显隐关系 控制显性性状和隐性性状的遗传因子,分别称为显性遗传因子和隐性遗传因子。

3. 成对的两个遗传因子相互分离 遗传因子在形成生殖细胞时成对的两个遗传因子相互分离,使配子细胞中只得到成对因子中的一个。配子随机结合成合子,遗传因子又恢复到成对状态,遗传因子各自独立、互不混杂,而对性状发育却相互影响,表现出显性、隐性关系。

1909 年,丹麦遗传学家约翰逊把孟德尔的遗传因子改称基因。位于一对同源染色体上、同一位点的不同形式的基因称为等位基因。等位基因控制相对性状的发育。通常用大写字母表示显性基因,小写字母表示隐性基因。上述实验中控制圆滑的基因用 R 表示,控制皱缩的基因用 r 表示,R 和 r 是一对等位基因,由此可构成 RR、Rr 和 rr 3 种基因型的个体。基因型 RR 或 rr 的个体,一对基因彼此相同,称为纯合体,纯合体只能产生一种配子。子一代圆滑个体的基因型为 Rr,这一对基因彼此不同,称为杂合体。像豌豆种子圆滑和皱缩这一对受基因控制而表现出来的可见性状,称为表型,与之有关的遗传组成称为基因型。

在子一代中,基因型全为 Rr,因为 r 相对 R 是隐性,所以皱缩不被表现,子一代全部为圆滑种子。而子一代在形成配子时 R 和 r 彼此分开,产生 R 或 r 两种配子,数量相等(1:1),自交时有 4 种不同基因组合,在子二代中,基因型之比 $RR:Rr:rr=1:2:1$,其中 RR、Rr 表型均为圆滑,而 rr 表型为皱缩,因此表型之比圆滑:皱缩=3:1。

（三）分离假设的验证

为了验证上述假设，孟德尔设计了测交方法。

测交，即测试杂交，是指把被测验的个体与纯合隐性的个体杂交。由于隐性纯合个体只产生一种含有隐性基因的配子，所以测交子代表型的种类和比例直接反映出被检测个体产生配子的类型和比例。

孟德尔将杂合的子一代圆滑个体与亲本皱缩个体杂交，按假设预测，子二代个体中圆滑和皱缩应出现 1∶1 的比例。实验结果和预期的完全符合。

（四）分离规律的生物学意义

分离规律是医学和优生学的理论基础。据统计，目前已发现的遗传病近 5 000 种，遗传病患者占人口的 10%，其中大部分为单基因遗传病，应用分离规律可探索这类遗传病的发病特点，以便做出准确诊断和采取相应防治措施。例如，人结肠息肉病是单基因显性遗传病，并且可能导致癌变，先证者往往是杂合子，如果与正常人婚配，根据分离规律可预测其子女的发病率为 1/2，因此应及早对其子女进行钡餐透视等检查，采取措施以避免结肠癌变的发生。

二、自由组合规律

孟德尔在研究了一对性状的遗传规律后，又对两对相对性状的遗传现象进行分析研究，得出自由组合规律，又称孟德尔第二定律，即生物在形成生殖细胞时，不同对的基因自由组合，有均等的机会结合于同一生殖细胞。自由组合的细胞遗传学基础是减数分裂时，非同源染色体随机组合进入一个生殖细胞。

（一）自由组合现象

孟德尔选用黄色圆滑种子和绿色皱缩种子作为亲本。杂交后，子一代全部结黄色圆滑种子。子一代自花授粉后，子二代共计 556 粒种子，表现型有 4 种：黄色圆滑（315）、黄色皱缩（101）、绿色圆滑（108）和绿色皱缩（32），其接近 9∶3∶3∶1 的比率。其中黄色圆滑（黄圆）和绿色皱缩（绿皱）与亲代性状相同，称为亲本性状；黄色皱缩（黄皱）和绿色圆滑（绿圆）是亲本性状的重新组合，称为重组性状。

从实验结果中可以看出，决定非相对性状的基因具有相对独立性，可以随机组合在一起。例如，黄色可以与圆滑组合在一起形成黄色圆滑种子，也可以与皱缩组合形成黄色皱缩的种子，绿色也同样。

（二）自由组合现象的解释

1. 为什么 F_1 全是黄圆　在以上两对相对性状的杂交中，由于自然条件下的豌豆是纯合体，因此亲本黄圆的基因型是 $YYRR$，绿皱的基因型是 $yyrr$。根据分离律，分别产生 YR、yr 配子。杂交后，子一代合子的基因型是 $YyRr$。由于 y、r 是隐性基因，所以子一代表现型是黄圆。

2. 为什么 F_2 黄圆∶黄皱∶绿圆∶绿皱为 9∶3∶3∶1　F_1 代自交，因为 F_1 基因型为 $YyRr$，其形成配子时 Y 和 y 分离，R 和 r 分离，非等位基因之间随机组合，形成 YR、Yr、yR 和 yr 4 种数量相等的配子，所以子二代有 16 种组合，共产生 9 种基因型的合子，形成 4 种表型的比率为 9∶3∶3∶1。

3. 自由组合中 *YyRr* 产生配子的机制　染色体为基因的载体,独立遗传的两对等位基因,如 *Rr* 和 *Yy* 是分别位于两对同源染色体上,*Rr* 基因所在的染色体与 *Yy* 基因所在的染色体彼此是非同源染色体。生物体在减数分裂的第一次分裂后期,随着同源染色体彼此分离,位于同源染色体上的等位基因也相互分离,分别进入两个不同的子细胞中。随着非同源染色体自由组合,非等位基因也相应地自由组合。

4. 自由组合规律中包含分离规律　等位基因是独立遗传的,以等位基因 *R*(圆滑)和 *r*(皱缩)为例,F_2 中产生的圆滑与皱缩的比率为 $(9+3)∶(3+1)=3∶1$;而 F_2 中产生的 *Y*(黄色)和 *r*(绿色)的比率也为 $(9+3)∶(3+1)=3∶1$。因此,分离规律是最基本的规律。

(三) 自由组合规律的意义

自由组合规律为生物的多样性提供了依据,是生物变异、进化的基础。例如,"一母生九子,九子各不同"。在现代医学上,我们也常用基因的自由组合规律来分析家族遗传病的发病规律,并且推断出其子代的基因型和表现型以及它们出现的依据。这对于两种以上遗传病的预测和诊断以及优生、优育工作都有现实意义。

例:一对夫妇,丈夫患并指,妻子正常,婚后生一白化病患儿,若还生第二胎,其子女发病情况如何?(并指为常染色体显性遗传,白化病为常染色体隐性遗传)。我们可通过夫妇患病情况判断出其基因型,之后确定其产生的配子类型,推测子代并指患病率为 3/8,白化病患病率为 1/8,两种病同时患的概率为 1/8,正常概率为 3/8。可及时对胎儿进行 X 射线检查和酶检测来确定胎儿患病情况,以采取优生措施。

复习思考题

1. 豌豆红花基因(*R*)对白花基因(*r*)为完全显性,纯种红花豌豆和白花豌豆杂交,请问:
(1) 子一代基因型和表现型如何?
(2) 子一代自交所产生的子二代表现型、基因型及其分离比是什么?
2. *Rryy* 与 *rrYy* 的子代基因型、表现型的类型和比例是什么?
3. 请画出 *RrYy* 产生配子的示意图。

(盘　菁　梁红军)

第三节　性别与血型遗传

一、性别遗传

受精卵是多细胞生物个体的起点,为什么有的受精卵发育成雌性个体,有的发育成雄性个体?

（一）决定性别的物质基础

性染色体是决定性别的物质基础,男性的性染色体是由一条 X 和一条 Y 组成的配对(XY);而女性的性染色体却是由两条完全相同的 X 组成的配对(XX)。人类性染色体决定着性别,而且在精、卵结合的一刹那间就决定了胎儿的性别。一个受精卵将来发育成男性还是女性,取决于男性精子中所含性染色体的类型。如含 X 染色体的精子与含 X 染色体的卵子结合成 XX 型,受精卵发育为女性;如含 Y 染色体的精子与含 X 染色体的卵子结合成 XY 型,受精卵将发育为男性。因此,子代是男是女将受男性精子类型的影响,而与女性卵子无关(图 5-5)。

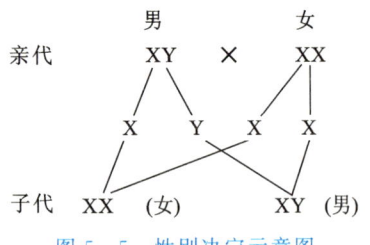

图 5-5　性别决定示意图

性别决定上,Y 染色体起着主导作用,由于 Y 染色体上有一个决定睾丸发育的 $H-Y$ 基因,所以个体只要有 Y 染色体并且具有 $H-Y$ 基因,不论有几条 X 染色体,都将发育为男性。但受精卵只有通过发育过程,经个体内外环境因素的影响才能发育转变为一个女人或一个男人。不论核型是 XX 型还是 XY 型的受精卵,在受精后的 6～7 周内发育成胚胎,这时胚胎既不表现为男性,也不表现为女性,在形态上是中性的。胚胎的性腺既具有卵巢特征,也具有睾丸特征。最终性腺发育成睾丸还是卵巢,完全取决于有无 Y 染色体。

（二）环境因素影响性别的表型

在性发育过程中常因性激素水平不正常,或者由于胚胎发育过程中受到异常激素的影响(如母亲妊娠早期过多使用雄性激素,可以引起女性胎儿的发育趋向男性化),导致性发育异常,产生两性畸形。如男性有正常的雄激素水平,但其靶细胞对雄激素的反应不敏感(能分泌雄激素,但缺乏雄激素受体),可形成男性假两性畸形(男孩女性化);如女性由于基因突变致使 21-羟化酶缺乏,使氢化皮质酮不足,从而使垂体的促肾上腺皮质激素(ACTH)分泌增多,肾上腺皮质增生,雄激素合成过多,可形成女性假两性畸形(女孩男性化)。

二、血型遗传

自从生物学家兰德斯泰纳发现了第一个血型系统以来,迄今为止,仅从红细胞上已确定的血型系统(简称红细胞型)就达 15 种,如 ABO、MN、Rh 血型系统等。其中每一个血型系统又可以分出若干个亚型。除红细胞型外,还有白细胞型、血小板型、血清型、红细胞酶型等。本节仅对红细胞型的 ABO 血型系统的遗传作简要叙述。

（一）ABO 血型的抗原与抗体

1901 年,奥地利生物学家兰德斯泰纳(Landsteiner)在大量的输血实践基础上发现了人类的 A、B、O 3 种血型。两年后他的两个学生又发现了 AB 型,这就是人类的 ABO 血型系统。那么,血型是按什么来分的呢? 我们知道血液由两大部分组成,一部分是血浆,一部分是血细胞(红细胞、白细胞、血小板)。在红细胞表面有与血型相关的"抗原",在血浆中有与血型相关的"抗体"。因为"抗原"与"抗体"都与血液凝集有关,故血型"抗原"又称为凝集原,"抗体"又称为凝集素。以

ABO 血型系统来说,红细胞有 A 抗原,血浆中就有抗 B 抗体,就是 A 血型。红细胞表面有 B 抗原,血浆中有抗 A 抗体,就是 B 血型。凡红细胞表面存在 A、B 抗原,血浆中无抗体,就是 AB 血型。红细胞表面无抗原,血浆中却存在抗 A 与抗 B 抗体,就是 O 血型。由于同一个体内的抗原和抗体种类不同,互不作用、干扰和凝集,因此不会自行凝固(表 5-2)。在临床上给患者输血首先要进行血型的配型,否则因血型不合会发生溶血等输血反应而危及生命。

表 5-2 ABO 血型系统的分型

型别	抗原(红细胞膜)	抗体(血清)	型别	抗原(红细胞膜)	抗体(血清)
A	A	抗 B	AB	A、B	—
B	B	抗 A	O	—	抗 A、抗 B

(二) ABO 血型系统的遗传规律

ABO 血型系统中的抗原、抗体也是由基因控制的,而且是遗传的。决定 ABO 血型的基因存在于人类第 9 对染色体上,一对基因座含有 3 个成员即 I^A、I^B、i 3 种,互为等位基因,但对每个人来说只允许有其中的两种,像这种在一对同源染色体的某一特定位点有 3 种或 3 种以上的基因称为复等位基因。那么 3 种基因就可以产生 6 种基因型: $I^A I^A$、$I^A i$、$I^B I^B$、$I^B i$、$I^A I^B$、ii。然而,由它们所决定的表现型(血型)是 4 种:A 型、B 型、AB 型、O 型。

I^A、I^B 基因对于 i 基因是显性,因此 $I^A I^A$、$I^A i$ 就表现出 A 型血型,$I^B I^B$、$I^B i$ 就表现出 B 型血型,其中 $I^A I^A$、$I^B I^B$ 基因型是纯合子而 $I^A i$ 与 $I^B i$ 就是杂合子,ii 当然表现出 O 型血型。如果基因型为 $I^A I^B$,由于 I^A 基因、I^B 基因都是显性基因,那么就表现出 AB 型,称为共显性或等显性。在 ABO 血型系统中,I^A 和 I^B 基因是显性基因,而 i 基因则是隐性基因。

每个人的血型都是由染色体上的血型基因所控制。人的染色体一条来自父亲,另一条来自母亲,在遗传过程中,父亲和母亲的基因传给子女。因此,子女的血型是父母双方决定的,可以从已知父母的血型推知子女可能有的血型和不可能有的血型(表 5-3)。

表 5-3 人类 ABO 血型的遗传关系

父母血型	子女可能有的血型	子女不可能有的血型
O+O	O	A、B、AB
O+A	A、O	AB、B
O+B	B、O	A、AB
O+AB	A、B	O、AB
A+A	A、O	B、AB
A+B	AB、A、B、O	—
A+AB	A、B、AB	O
B+B	B、O	AB、A
B+AB	B、A、AB	O
AB+AB	AB、A、B	O

从上表可见,若一对夫妇的血型分别为 O 型和 A 型,其子女的血型则不可能出现 B 型和 AB 型;而 AB 型血型的人绝不可能是 O 型子女的父亲等。但必须注意的是,法医学上需要依据血型表型来判断亲子关系时,只能作为否定的参考依据,而不能据此做出肯定的判断。由于血细胞上有许多种血型,测定血型的种类越多,做出否定性判断的可靠性也越高。

(三) ABO 血型系统的生物学意义

1. 临床输血　输血已经成为临床治疗某些疾病,抢救伤员生命和保证一些手术得以顺利进行的重要手段。但输血前,必须做 ABO 血型鉴定以及患者和献血者之间的交叉配合试验(见第六章第二节)。

血型

2. 亲子鉴定　血型是遗传的,因此在法医学上可以做"亲子鉴定"。下面的案例可以说明血型的作用。

例:一对夫妇,男方为 AB、N 型血型,女方为 O、MN 型血型,孩子为 A、N 型血型,男子怀疑自己的一个 4 岁孩子并非是他亲生的,经医学鉴定,其 ABO 血型及 MN 血型遗传的情况如图 5-6 所示。

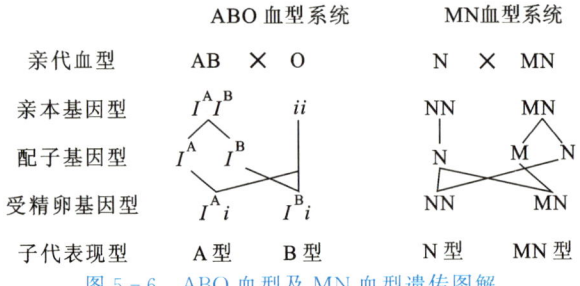

图 5-6　ABO 血型及 MN 血型遗传图解

从 ABO 血型及 MN 血型来看,这对夫妇生下一个 A、N 型血型的孩子是完全可能的,说明这个男子的怀疑尚缺少充分的证据,为了更精确地判断是否亲生当然还可以进一步做 Rh、P 等血型的检查。目前最好的是 DNA 亲子鉴定。

实验证明,若检查 ABO、MN 两个系统的血型可以把 1/3"假父亲"排除,若检查 ABO、MN、Rh 3 个系统的血型可把 1/2"假父亲"排除。即使在婴儿室中有挂错牌子或忘挂牌子等错误出现,也有 90% 的可能被纠正过来,但需做十余项检查才能对亲子关系做出比较明确可靠的结论。因此,从事医务工作的人员必须集中精力,细心负责地完成自己的工作,杜绝不符合医疗规则的事件发生。

复习思考题

1. 在一家医院里,同日生下 4 个孩子,其血型分别是 O、A、B 和 AB 型,这 4 个孩子双亲的血型分别是 O 与 O 型;AB 与 O 型;A 和 B 型;B 和 B 型。请判断这 4 个孩子的父母。

2. 男方血型为 AB、M 型,女方为 B、N 型血型,孩子可为哪些血型?

3. AB 型血者和 O 型血者结婚,有无可能产生 AB 型血小孩?

(盘　菁　梁红军)

第四节 疾病的遗传

遗传病是由遗传物质(包括染色体和基因)发生异常改变而引起的疾病。这种病既可以一出生就表现出来,也可以在出生后长到一定年龄才发病。到目前为止,世界上发现的遗传性疾病有 3 000 余种,其中基因遗传病 2 700 余种,染色体异常性遗传病 300 余种。比较常见的遗传性疾病如下。

遗传病的分类

一、基因遗传病

基因遗传病是指某种遗传病受等位基因控制的遗传,它的遗传是受孟德尔定律制约的,所以又称为孟德尔式遗传。根据其控制疾病的等位基因多少,分为单基因遗传病和多基因遗传病。

(一) 单基因遗传病

单基因遗传病是指由一对等位基因突变造成的疾病。在单基因遗传病中,遗传因素起了决定作用,而环境因素基本不起作用。根据基因位于常染色体或性染色体上和致病基因为显性或隐性可分为:常染色体显性(AD)遗传病、常染色体隐性(AR)遗传病、X 连锁显性(XD)遗传病和X 连锁隐性(XR)遗传病等。

1. 常染色体显性遗传病 是由位于常染色体上的显性基因引起的疾病。遗传特点:① 与性别无关,男女发病概率均等;② 系谱中连续传递;③ 患者双亲中往往有一人为患者。本病患者与正常人婚配,子女中发病概率为 50%。例如,家族性高胆固醇血症,表现为胆固醇沉积于血管壁造成动脉粥样硬化,引起早年冠心病,甚至心肌梗死。

2. 常染色体隐性遗传病 致病基因位于常染色体上,为隐性基因。遗传特点:① 与性别无关,男女发病概率均等;② 系谱中不连续传递;③ 患者双亲中往往正常(为携带者 Aa)。例如,白化病是由黑色素代谢障碍引起。这类遗传病在近亲婚配中发病率高。

3. X 连锁显性遗传病 致病基因在 X 染色体上。遗传特点:① 发病率女性多于男性;② 系谱中连续传递;③ 女性患者的子女各有 50% 发病率,男性患者将致病基因只传给女儿,不传儿子(女儿全为患者,儿子都正常)。例如,家族性低磷酸血症佝偻病(抗维生素 D 佝偻病)等。

4. X 连锁隐性遗传病 致病基因在 X 染色体上,为隐性基因。因为是隐性基因,所以女性纯合子才发病;杂合子类型正常,但可把致病基因传给子代。男性只有一个 X 染色体,若带有致病基因即为患者,并将致病基因传给女儿,不传儿子。遗传特点:① 发病率男性远远多于女性;② 系谱中不连续传递;③ 患者多为男性。例如,色盲(图 5-7)和血友病等。

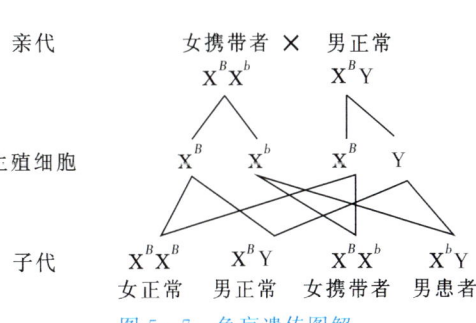

图 5-7 色盲遗传图解

(二) 多基因遗传病

多基因遗传病是遗传信息通过两对以上致病基因的累积效应所致的遗传病,其遗传效应较多地受环境因素的影响。与单基因遗传病相比,多基因遗传病不是只由遗传因素决定,而是遗传因素与环境因素共同起作用。

遗传因素所起的作用大小称为遗传度(遗传率),用百分数表示。一种疾病的发病如果完全由遗传因素所决定,其遗传率就是 100%,在多基因遗传病中,遗传率高者可达 $70\%\sim80\%$,这表明遗传因素在决定个体是否易于患病上有重要的作用,环境因素作用较小。相反,遗传率低者可低于 40%,这表明遗传因素在决定个体是否易于患病上作用较小,环境因素对是否发病可能更为重要。如精神病中最常见的也是危害人类精神健康最大的疾病——精神分裂症,是多基因遗传病,其遗传率为 80%,也就是说在精神分裂症的形成中,遗传因素起了很大的作用。其遗传特点是具有家族倾向,近亲结婚发病率高,而环境因素所起的作用则相对较小。

在多基因遗传病中,参与性状决定的基因对越多,表现类型就越多,类型间差别也就越小。每对基因彼此不存在显性或隐性关系,受环境因素影响程度大,在环境影响下基因作用有累积效应,可以增强或抑制基因的表现作用。本病血缘关系越近,发病率就越高。但是,患者同胞中的发病率并不像单基因遗传病那样,是 1/2 或 1/4,而远比该发病率要低,为 $1\%\sim10\%$。某些多基因遗传病的复发危险率还与性别、家中患者的人数和患病严重程度有关。

二、染色体异常性遗传病

染色体异常是指染色体发生数目和结构上的改变,包括数目异常和结构畸变两大类。这些改变涉及染色体或染色体节段上基因群的增减或位置的转移,扰乱了基因相互作用之间的平衡,使细胞的遗传功能受到损害,影响物质代谢,使机体产生不同程度的损害,所以染色体异常是染色体病形成的根本原因。在细胞周期的不同时期和个体发育的不同阶段都可能发生染色体畸变,其畸变的类型和可能引起的后果并不相同。发生在配子形成期或受精卵的染色体畸变可造成受精卵的染色体组成异常。造成染色体畸变的原因是多方面的,通常可由电离辐射、诱变剂、病毒等理化和生物因素诱发产生。

(一) 染色体数目的畸变

以人的二倍体为标准,如果体细胞染色体数目超出或少于 $2n=46$,称为染色体数目畸变。它包括整倍体改变和非整倍体改变两种形式。

1. 整倍体 指染色体数目在二倍体的基础上整个染色体组增加。含有 3 个或 3 个以上的染色体组的细胞或个体称为多倍体。以人为例,三倍体的细胞具有 3 个染色体组,染色体总数为 $69(3n)$;四倍体的细胞含有 4 个染色体组,有 $92(4n)$ 条染色体。在人类全身染色体多倍性是致死的,在流产胎儿中较常见,也是流产的重要原因之一。在自然流产胎儿中,多倍体约占 22%,其中以三倍体为主。

2. 非整倍体 一个体细胞内染色体数目比二倍体增加或减少一条或数条,称非整倍体,也称异倍体细胞。染色体数目少于 46 的细胞或个体称亚二倍体,多于 46 的细胞称超二倍体。在亚二倍体中,丢失一条染色体构成某号染色体的单体($2n-1$),在超二倍体中,多出的一条染色体构成某号染色体的三体($2n+1$)。非整倍体产生的主要原因在于生殖细胞减数分裂或受精卵的早期卵裂过程中出现了染色体的不分离或丢失(图 5-8)。

3. 嵌合体 个体内同时存在两种或两种以上核型的细胞系,这种个体称为嵌合体。例如

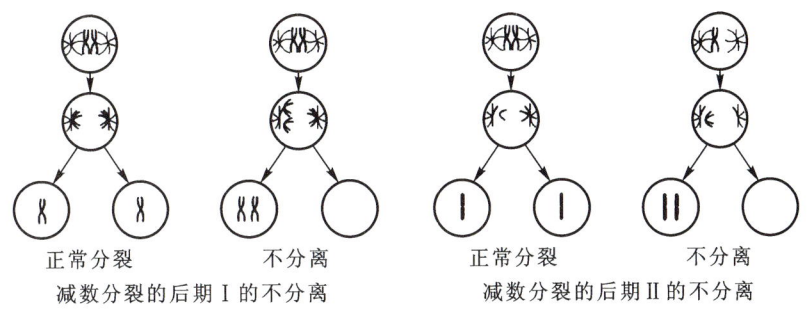

正常分裂	不分离	正常分裂	不分离
减数分裂的后期Ⅰ的不分离		减数分裂的后期Ⅱ的不分离	

图 5-8　染色体的不分离

46,XX/47,XXY,嵌合体患者的临床症状往往不够典型。

4. 染色体数目异常所致的疾病

（1）常染色体数目异常所致的疾病　常染色体病是指人类的第1～22号染色体结构或数目异常引起的疾病。这类疾病共有的临床特征包括生长发育迟缓、智力低下，并伴有多发畸形等。

1）唐氏综合征（Down 综合征）　又称21-三体综合征、先天愚型，是最常见的染色体病。唐氏综合征的胎儿约 3/4 在宫内死亡，新生儿中患病率为 1/（800～1 600），男性患儿多于女性患儿。唐氏综合征主要临床表现是出生时体重偏低、身长偏短，智力低下，生长发育迟缓。患儿呈特殊面部畸形。眼裂小，眼距过宽，内眦赘皮，常有斜视，耳位低，耳郭畸形。新生儿可见第三囟门，舌大外伸，流涎（故又称伸舌样痴呆），通贯手。50% 左右的患儿有先天性心脏病，其中室间隔缺损约占 50%，并有腭裂、唇裂及多指（趾）、并指（趾）等畸形。患儿常有肺炎等呼吸道感染和白血病。男性患儿常有隐睾，无生育能力。女性患者虽能生育，但可将此病传给子代。唐氏综合征患者核型现已发现有 3 种。① 21-三体型：即 47,XX（XY），+21，最常见，约占 90%。主要原因是父亲或母亲形成配子时发生了 21 号染色体不分离，其中 80% 是在形成卵子的减数分裂过程中发生染色体不分离所致。② 易位型：最常见的是 D/G 易位，如核型为 46,XX（XY），-14，+t（14q21q）；其次为 G/G 易位，如核型为 46,XX（XY），-21，+t（21q21q）。患儿细胞中虽有 46 条染色体，但多一条额外的 21 号长臂，临床上表现出 21-三体型的症状，一般较三体型为轻。易位型仅占 8%～10%。③ 嵌合型：嵌合型的核型为 46,XX（XY）/47,XX（XY），+21，患者临床表现与异常细胞系所占比例有关，若嵌合体中细胞系以 46 为主，患儿则仅有较轻的症状，甚至没有明显的临床表现。

流行病学调查表明，唐氏综合征的发病率与母亲的生育年龄有密切关系，高龄孕妇，特别是40 岁以上者生育患儿的概率明显升高。

2）其他疾病　包括 18-三体综合征、13-三体综合征等。

（2）性染色体数目异常所致的疾病　性染色体对于性别具有重要的意义，因此性染色体在不同程度上的异常，均可造成人体性发育的异常。性染色体病是指人类的性染色体即 X 或 Y 染色体结构或数目异常所引起的疾病。这类疾病共同的临床特征是性发育不全或两性畸形，但有些患者仅表现为原发闭经，生殖能力下降或智力低下等特征。

1）克兰费尔特综合征（Klinefelter 综合征，先天性睾丸发育不全综合征）　绝大多数患者的核型为 47,XXY。约 15% 患者为两个（或以上）细胞系的嵌合体，46,XY/47,XXY；46,XY/48,XXXY。本病发病率相当高，在男性新生儿中达 1.2%，患者在儿童期无任何症状，青春期开始出现病症。

主要临床特征:外表男性,阴茎短小,睾丸极小或隐睾,睾丸组织切片可见曲细精管萎缩,呈玻璃样变性,无精子产生;无胡须,体毛少,喉结不明显,皮下脂肪发达,性情体态均表现女性化趋势,25%的患者有乳房发育;患者身材高,四肢长,一部分患者有智力低下,一部分患者有精神异常,有患精神分裂症倾向。在因不育而就诊的男性中占一定的比例。

发病原因:患者双亲之一在生殖细胞形成过程中发生性染色体不分离。

2) 特纳综合征(Turner 综合征,先天性卵巢发育不全综合征) 核型为 45,XO,另有各种嵌合型 46,XX/45,X 和结构异常的核型,如 46,XXq⁻,46XXp⁻,本综合征在新生女婴中发病率为 1(3 500~5 000),在自发流产胚胎中发生率可高达 7.5%。

主要临床特征:出生时低体重,原发闭经、不育,体矮(成人 120~140 cm),内眦赘皮,小额等,而后发际低,蹼颈,肘外翻在本病十分典型,乳间距宽,至青春期乳腺不发育;性腺条索状,无卵泡,外生殖器幼稚,女性副性征缺乏。该病患者智力大多正常,部分智力发育稍差,该病患者在青春期给予雌激素治疗,可以改善第二性征,使身高有一定程度的增加,但一般仍无生育能力。细胞遗传学研究表明,患者 X 染色质阴性,Y 染色质也是阴性。

发病原因:双亲配子形成过程中性染色体不分离。

(二) 染色体结构的畸变

染色体结构畸变是染色体或染色单体发生断裂后经非正常连接而形成染色体结构的异常。染色体结构畸变主要有以下几种形式。

1. 缺失 染色体断裂后,断裂的片段分为有着丝粒和没有着丝粒的片段。没有着丝粒的片段称为无着丝粒片段,在细胞分裂中不能在纺锤丝牵引下定向移动,一般被遗失在细胞质中。保留下来的染色体丢失了相应节段的遗传物质,称为缺失(用 del 表示)。染色体长臂或短臂末端节段缺失,称为末端缺失,如核型为 46,XY,del(l)(q21;)。而染色体臂的中间节段缺失,是指某染色体的长臂或短臂内发生两次断裂并丢失两断点之间的节段。

2. 倒位 某一染色体同时出现两次断裂,其中间的片段倒转 180°后重新连接起来,使其基因排列顺序颠倒,称为倒位(用 inv 表示)。根据倒位的片段是否涉及染色体着丝粒区域可分为臂间倒位和臂内倒位。臂间倒位为所颠倒的片段含有着丝粒的中间节段。臂内倒位所颠倒的节段不涉及着丝粒,仅限于染色体一条臂范围之间。该种畸变的核型可表示为 46,XY,inv(2)。

原发的倒位畸变一般没有遗传物质的丢失,只造成基因顺序的改变,其个体不表现出任何疾患,称为倒位携带者。但减数分裂时常常会形成带有染色体异常的配子,最终导致受精卵或胚胎致死以及产生染色体异常的子代。

3. 重复 同一条染色体的某个节段连续出现两份或两份以上的结构异常,称为重复(用 dup 表示)。重复是由于染色体或染色单体发生断裂后形成的断片插入同源染色体或染色单体而形成。

4. 易位 某一染色体断裂后的片段连接到另一染色体的现象称为易位(用 t 表示)。与重复比较,主要在于无重复的片段,是非同源染色体之间的片段交换。

5. 染色体结构畸变引起的疾病 猫叫综合征为常染色结构异常病。患儿具特殊的猫叫样哭声。核型为 46,XX(XY)5p⁻,女孩发病率高于男孩。临床表现除特殊哭声外,还有智力低下、生长发育迟缓、小头、满月脸、低耳位、并指（趾）等。在智力低下小儿中，本病占 1％～1.5％，在小儿染色体病中占 1.3％。

复习思考题

1. 21-三体型的男性患者 D 组中有多少条染色体？
2. 重复与易位的相同点和不同点有哪些？
3. 三体和单体是怎样形成的？

（盘　菁　梁红军）

第六章　正常人体功能

重要内容提示

1. 细胞膜物质转运方式,细胞的生物电现象,神经肌肉接头的兴奋传递,骨骼肌的兴奋−收缩耦联。

2. 血液的组成,血细胞的功能,血液凝固的基本过程,血量与血型。

3. 心动周期与心率,心脏的泵血功能,心肌细胞的生物电现象,心音,动脉血压,组织液的生成与回流,心血管的神经体液调节。

4. 呼吸的生理意义,肺通气的动力与阻力,气体交换与运输,化学感受器,呼吸反射。

5. 消化方式,消化液的来源与作用,胃、肠运动形式及意义,消化管的物质吸收,消化器官活动的神经体液调节。

6. 能量的来源与去路,影响能量代谢的因素,基础代谢,体温的正常值及相对恒定的意义,机体的主要产热器官和散热方式。

7. 肾小球的滤过作用,肾小管、集合管的重吸收与分泌作用,影响尿生成的因素,排尿反射。

8. 感受器的生理特性,眼的调节,眼的折光异常,视网膜的光化学反应,声波传入内耳的途径,前庭器官的功能。

9. 突触传递过程与特征,特异性与非特异性投射系统,内脏痛,脊髓的躯体运动反射,脑干对肌紧张调节,小脑的功能,自主神经系统的功能、递质与受体,下丘脑对内脏活动的调节,大脑皮质的语言中枢,觉醒和睡眠。

10. 激素的分类与作用机制;下丘脑与垂体的关系;甲状腺激素、糖皮质激素、胰岛素、甲状旁腺素及性激素的生理作用;睾丸与卵巢的功能;月经周期。

第一节　细胞的基本功能

　　细胞是人体的基本结构和功能单位,人体的各种生理功能及生化反应都是在细胞及其产物的物质基础上进行的。因此,要想了解人体的生长、发育及衰老等生命现象,了解各系统、器官的功能活动机制,必须首先了解细胞的基本功能。细胞功能涉及面很广,本节重点讨论细胞膜的基本功能、细胞生物电现象以及骨骼肌细胞的收缩功能。

一、细胞膜的物质转运功能

细胞在新陈代谢过程中所需的各种物质,必须直接从细胞外经细胞膜转入细胞内,而细胞在代谢过程中所产生的各种代谢产物,也必须经细胞膜排出细胞外。生理学将物质经细胞膜进出细胞的生理过程,称为细胞膜的物质转运功能。常见的细胞膜物质转运方式有以下几种。

(一)单纯扩散

脂溶性小分子物质由细胞膜的高浓度一侧向低浓度一侧移动的过程,称为单纯扩散(图6-1)。它是一种物理现象。影响单纯扩散的因素有:① 细胞膜两侧溶质分子的浓度差,在一般情况下,膜两侧溶质浓度差大,扩散量大,浓度差小,扩散量小。② 细胞膜对该物质的通透性,即细胞膜对某物质通过的阻力大小或难易度。阻力小,通透性大,物质容易通过,扩散量就大;阻力大,通透性小,物质不容易通过,扩散量就小。通透性大小又取决于物质的分子大小和脂溶性的高低。由于细胞膜的基本骨架是脂质双分子层,所以只有脂溶性物质才能以此方式通过细胞膜。CO_2和O_2等气体是以单纯扩散方式通过细胞膜的。

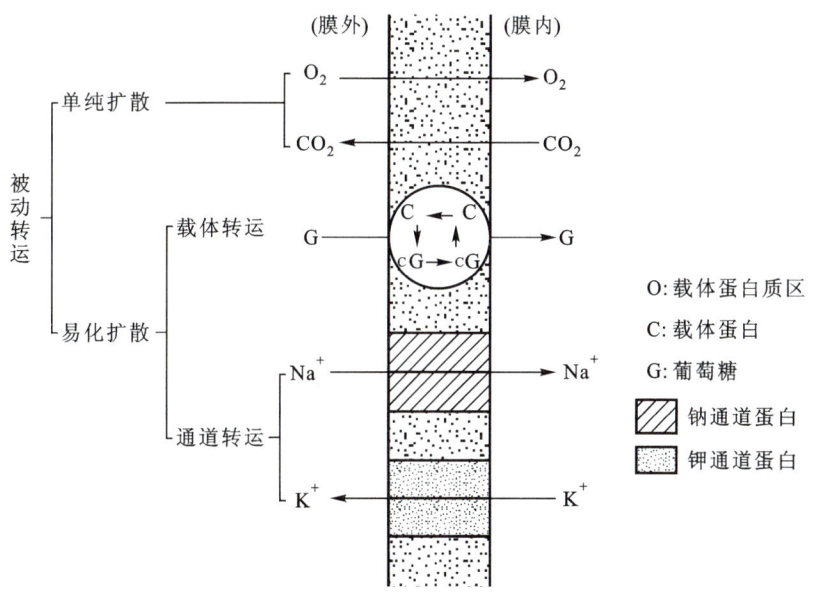

图6-1 膜的物质转运方式

(二)易化扩散

一些非脂溶性物质,在膜中蛋白质的帮助下,由膜的高浓度一侧向低浓度一侧移动的过程,称易化扩散(图6-1)。根据膜蛋白质的不同,将易化扩散分为两种。

1. 载体转运 指通过细胞膜中的载体蛋白构形变化,将物质由膜的高浓度一侧转向低浓度一侧的过程。这种方式就像"渡船"一样,来回摆渡,可反复进行。葡萄糖、氨基酸等物质就是以这种方式通过细胞膜的。

载体转运的特点如下。① 高度特异性:一种载体只能转运某种特定结构的物质,这与载体蛋白和它所转运的物质之间具有高度结构特异性有关。② 饱和现象:物质转运量在一定范围内,随物质浓度增加而增加,但超过某一限度时,物质浓度的增加则不能使转运量继续增加,称饱和现象。其原因是细胞膜上的载体蛋白数量或与某物质结合的位点数量有限,当全部载体蛋白或结合位点与物质结合后,物质浓度再增加也没有多余载体与之结合,物质的转运因此受到限制。③ 竞争性抑制:如果某一载体可以同时转运 A 和 B 两种物质,当 A 物质转运增加时,B 物质的转运就会减少。这种竞争性抑制也是由载体或结合位点的数量有限造成的。

2. 通道转运　指物质借膜中的通道蛋白质的帮助完成的转运。细胞膜上的通道蛋白质就像贯通细胞膜的一条管道,在一定条件下迅速开放或关闭。开放时,物质从膜的高浓度一侧向低浓度一侧移动。关闭时,虽然膜两侧存在浓度差,但物质不能通过细胞膜。

根据引起通道开闭的条件不同,将通道分为 3 类。① 化学门控通道:由化学物质浓度改变控制开或关的通道。② 电压门控通道:由膜电位改变控制开或关的通道。③ 机械门控通道:由机械性刺激控制开或关的通道。

（三） 主动转运

物质由细胞膜的低浓度一侧移向高浓度一侧的耗能过程,称为主动转运。主动转运就像“水泵”引水上山一样,需要消耗能量。因此,有人提出了用“泵”的概念来解释主动转运过程。体内不同类型的细胞膜或膜性结构上存在有各种主动转运系统,转运各种物质。但目前研究最多和最清楚的是膜对 Na^+ 和 K^+ 的主动转运。大量研究证明,转运 Na^+ 和 K^+ 的钠-钾泵(简称为钠泵)本质上是一种镶嵌在脂质双层中具有 ATP 酶活性的特殊蛋白质,它能被细胞内 Na^+ 浓度增高和细胞外 K^+ 浓度增高所激活,因而又称钠-钾 ATP 酶。当钠泵被激活时能分解 ATP 释放能量,在有能量供应的情况下,将 Na^+ 从细胞内移向膜外,同时将细胞外的 K^+ 移向膜内。

钠泵活动的生理意义:钠泵活动所形成的细胞内高钾和细胞外高钠不均衡的分布是许多代谢过程的必需条件;它可阻止细胞外水分大量进入细胞内,从而维持细胞的正常形态和功能;钠泵活动所形成的势能贮备,可用于完成其他物质的跨膜转运,如葡萄糖、氨基酸等物质的跨膜转运所需的能量就是来自钠泵活动所形成的细胞外 Na^+ 的高势能,而不是直接来自 ATP 的分解。因而,这类转运形式称为继发性主动转运。此外,细胞外高钠和细胞内高钾的不均匀分布,也是维持神经、肌肉等组织细胞正常兴奋性和生物电产生的物质基础。

机体中除钠泵外,还有钙泵、碘泵、负离子泵等,它们对细胞的功能活动也起着十分重要的作用。

（四） 入胞与出胞

上述 3 种物质转运方式,涉及的是一些小分子物质。对于一些大分子物质或团块类物质进出细胞,则是通过更为复杂的入胞与出胞方式实现的。

1. 入胞　是指大分子或团块类物质经细胞膜从细胞外进入细胞内的过程。若进入的物质为固体物称为吞噬,如巨噬细胞将异物或细菌吞噬到细胞内部。吞噬进行时,首先是细胞膜对某些异物(如细菌)进行识别,然后细胞向异物周围伸出伪足,伪足逐渐将异物包围起来,形成吞噬小体,再通过膜的融合和断裂,最后将吞噬物连同包被它的这部分细胞膜移入细胞内(图 6-2)。若进入细胞的物质为液体,则此过程称为吞饮,如小肠上皮细胞对营养物质的吸收,属吞饮过程。

2. 出胞 是指大分子或团块类物质由细胞内排放到细胞外的过程。如消化腺分泌消化液,内分泌腺分泌激素和神经递质释放等,都是通过出胞作用完成的。出胞过程是细胞内形成的分泌颗粒或囊泡,先向细胞膜方向移动,并与细胞膜融合,融合处破裂,囊泡内容物从破裂处排到胞外(图6-2)。

二、细胞的受体功能

存在于细胞膜或细胞内能与某些化学物质特异结合并引发特异生理效应的生物分子称受体,其化学本质为特殊蛋白质。凡能与受体结合并产生生理效应的物质统称为配体,如激素、神经递质和抗原等。按照存在的部位不同,可将受体分为细胞膜受体、细胞质受体和细胞核受体。不论分布在哪里,受体的基本功

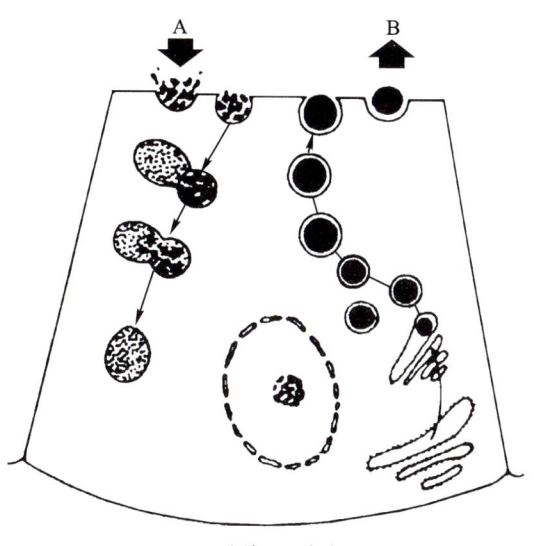

A. 入胞;B. 出胞

图6-2 入胞和出胞作用

能都是一致的:① 识别与结合功能,受体能分辨环境中的化学物质并与其特异结合而接受外界信号。这种识别和特异结合能力,可使细胞保持对特异化学物质的高度敏感性,避免不相干的化学物质的干扰,从而使信息传递具有针对性。② 转发信息功能,受体接受外界信号后能将这一信号转化为细胞内的一系列生化反应,从而触发细胞相应的功能变化。

三、细胞的生物电现象

(一) 概述

1. 生物电的概念及意义 活的细胞或组织在安静或活动时所伴有的电现象,称为生物电现象。它是一种普遍存在而又十分重要的生命现象,它与细胞兴奋性的产生和传导有着密切的关系。临床上所做的心电图、脑电图等检查,实际上就是将心肌细胞、脑细胞等的生物电引导出来并加以放大,描记在记录纸上的结果。因此,生物电在临床上已经广泛应用,对疾病的诊断和监护都具有重要的辅助作用。

2. 生物电产生的前提条件及表现形式 任何生物电的产生必须具备两个条件:① 细胞膜内外两侧离子的浓度和分布不同;② 细胞膜在不同情况下对各种离子的通透性不同。

细胞生物电现象有两种表现形式,即细胞安静时的静息电位和细胞受刺激而活动时的动作电位。现以单个神经细胞为例加以叙述。

(二) 静息电位

1. 静息电位的概念 细胞在安静时存在于细胞膜两侧稳定的电位差,称为静息电位或膜电位。不同细胞的静息电位正常值不同。哺乳类动物的骨骼肌和神经细胞为-70~-90 mV;平滑肌细胞为-50~-60 mV;人的红细胞约为-10 mV等。静息电位所表现出的是一种稳定的

直流电位,只要细胞不受刺激,保持于安静状态,静息电位就会稳定于某一数值。安静时,细胞膜两侧存在的内负外正状态,称为极化状态。静息电位数值向膜内负值增大方向变化,称为超极化。静息电位数值向膜内负值减小方向变化,称为去极化或除极化。膜外电位由正变负,膜内电位由负变正,称为反极化,即极化状态的反转。发生去极化或反极化后,膜电位又恢复到原来静息时极化状态的过程,称为复极化。

2. 静息电位的产生机制 细胞在安静状态下,细胞膜主要对 K^+ 有通透性,而安静时膜内 K^+ 浓度比膜外高,于是细胞内的 K^+ 顺浓度差向细胞外扩散,细胞内带负电荷的蛋白质(A^-)有随同 K^+ 外流的倾向,但因细胞膜对 A^- 无通透性而被阻隔在膜的内侧面。由于 K^+ 带正电荷,K^+ 的外流使膜外正电荷逐渐增多,而膜内负电荷也相对逐渐增多,这样细胞膜两侧出现了一个外正、内负的电位差,这一电位差的存在对 K^+ 外流起着阻止作用。随着 K^+ 外流的增多,电位差增大,对 K^+ 外流的阻力增大,最后当促使 K^+ 外流的浓度差和阻止 K^+ 外流的电位差两种拮抗力达到平衡时,K^+ 外流停止。此时,由 K^+ 外流所造成的电位差也稳定于某一数值,即静息电位。因此,静息电位是由 K^+ 外流引起的,是 K^+ 平衡电位。

静息电位的大小主要受细胞外 K^+ 浓度的影响,当细胞外 K^+ 浓度增高时,细胞内、外 K^+ 浓度差减小,K^+ 外流减少,静息电位减小;反之,细胞外 K^+ 浓度降低,细胞膜内外 K^+ 浓度差增大,K^+ 外流增多,静息电位增大。

(三)动作电位

1. 动作电位的概念 可兴奋细胞受刺激后,在静息电位的基础上发生一次可扩布的电位变化,称为动作电位。动作电位的出现标志细胞受刺激后产生的兴奋状态,是大多数可兴奋细胞受刺激时共有的特征性表现。机体各细胞的外部反应或表现,如肌细胞的收缩、腺细胞的分泌等,实际上都是由细胞膜的电变化进一步触发引起的。

2. 动作电位的变化过程 在示波器上观察到,一个动作电位由上升相和下降相构成,前者由去极化过程引起,后者由复极化过程引起。去极化与复极化都非常迅速,电位变化曲线就像一个尖锋一样,故有人称其为锋电位。上升相超过 0 mV 的净变正部分,称为超射。在锋电位下降相恢复到静息电位水平之前,膜两侧经历的一个微小而缓慢的电位变化,称后电位。后电位又可分为首先出现的负后电位(去极化后电位)和继后出现的正后电位(超极化后电位)(图 6-3)。

3. 动作电位的产生机制 动作电位的产生机制与细胞膜的通透性及离子转运有关。当细胞受刺激时,受刺激部位膜的钠通道激活而开放,细胞膜对 Na^+ 通透性增大。由于细胞外 Na^+ 的浓度比细胞内高,Na^+ 顺电-化学梯度,从细胞外向细胞内扩散,由于 Na^+ 带正电荷,Na^+ 的内流使细胞内的负电位迅速减少,转而出现正电位,形成动作电位上升相。由于 Na^+ 内流所造成的膜内电位变正,对 Na^+ 的内流起着阻力作用。随着 Na^+ 内流的增加,这种阻力不断增大,而促使 Na^+ 内流的动力逐渐减小,当两种拮抗力量达到平衡时,Na^+ 内流停止,膜两侧电位差达到一个新的平衡点。因此,动作电位上升相是由 Na^+ 内流引起,是 Na^+ 的平衡电位。钠通道开放时间很短,经过短暂时程后,钠通道失活而关闭,钾通道激活而开放,膜对 K^+ 的通透性增大,于是 K^+ 借电-化学梯度快速外流,使膜内电位迅速降低,直到静息电位水平。因此,动作电位下降相是 K^+ 外流引起的。

动作电位能否产生要看刺激能否引起受刺激部位电位变化达到阈电位。阈电位是指能引起

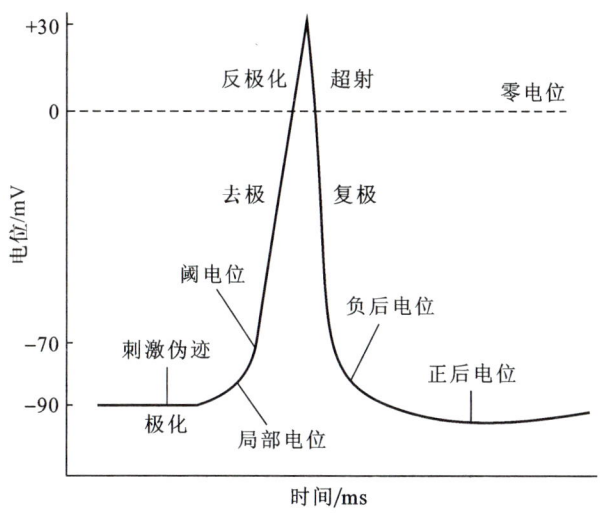

图 6 - 3　神经纤维动作电位

动作电位产生的最小膜电位数值。阈刺激和阈上刺激,由于其刺激强度较大,一次就能引起细胞内电位变化达到阈电位,从而触发动作电位的产生。而一次阈下刺激,因刺激强度小,只能引起受刺激局部出现一个微小的去极化,达不到阈电位。这种出现于受刺激膜局部的微小去极化,称为局部反应或局部兴奋。局部反应的特点有:① 可随阈下刺激的增强而增大。② 呈电紧张性扩布,即局部反应向周围扩布时,其电位变化将随着扩布距离的增加而迅速减少以至消失。③ 没有不应期,能持续短暂时间。④ 可总和,即连续或同时多个阈下刺激所引起的局部兴奋可以互相叠加,使细胞内电位变化达到阈电位,从而触发动作电位。

动作电位之后,膜电位虽然恢复到静息电位水平,但膜内外离子的浓度和分布尚未恢复。细胞内 Na^+ 浓度稍有增加,而细胞外 K^+ 浓度亦稍有增加,这种细胞内外离子浓度的改变使钠泵激活,钠泵活动将进入细胞内的 Na^+ 泵出,并将细胞外的 K^+ 泵入细胞内,从而使细胞内、外离子浓度和分布得以恢复到静息状态水平。

4. 动作电位的传导　动作电位一旦在细胞膜某一点产生,就会沿细胞膜向周围传播,直到整个细胞膜都产生动作电位为止。这种单一细胞上的动作电位传播,称为传导。发生在神经纤维上传导的动作电位,称为神经冲动。

关于动作电位在同一细胞上的传导机制,目前常采用"局部电流学说"加以解释,即当细胞某一处受刺激而兴奋时,兴奋部位的膜外由正变负,膜内由负变正,使局部的细胞膜发生短暂的电位倒转;而相邻近的静息部位,仍处于膜外为正,膜内为负的状态。这样兴奋的部位与邻近静息部位之间产生了电位差,由于细胞膜两侧的溶液都是导电的,可发生电荷移动,形成局部电流,局部电流流动的方向是,膜外由未兴奋部位流向兴奋部位,膜内由兴奋部位流向未兴奋部位,形成局部电流环路。这一局部电流的作用是使邻近未兴奋部位膜外电位降低,膜内电位升高,产生去极化,当去极化达到阈电位时,引起膜对钠通道突然大量开放,大量 Na^+ 顺浓度差迅速内流,使未兴奋部位去极化,爆发动作电位,这样的过程沿细胞膜连续下去,细胞膜依次产生动作电位,表现为动作电位在整个神经纤维上的传导。

骨骼肌、心肌和无髓神经纤维等都是以上述同样的机制完成兴奋传导。有髓神经纤维的兴奋传导是在两个相邻的朗飞结之间进行的,表现为跳跃式传导。据测定,人体的一些较粗的有髓神经纤维传导速度最快可达 100 m/s 以上,而无髓神经纤维传导速度为 1 m/s 以下。因此,有髓神经纤维传导速度要比无髓神经纤维快得多,是一种"节能"的传导方式(图 6-4)。

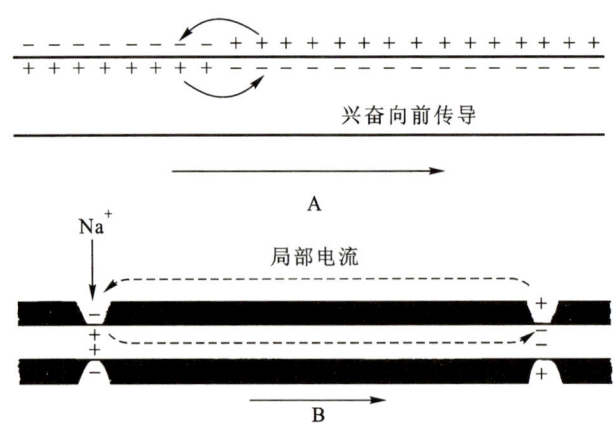

图 6-4 动作电位在神经纤维上的传导
A. 无髓神经纤维;B. 有髓神经纤维

四、骨骼肌细胞的收缩功能

人体各种形式的运动主要靠肌细胞的收缩功能完成。体内肌肉有 3 种,即骨骼肌、心肌和平滑肌。不同肌肉在结构和功能上虽各有不同,但其收缩的机制是相似的。本节以骨骼肌为例,说明肌细胞的收缩功能。

(一) 神经肌肉接头的兴奋传递

在完整的机体内,骨骼肌的活动是在神经系统的控制下完成的。因此,骨骼肌又称为随意肌,支配骨骼肌的神经是躯体运动神经。躯体运动神经纤维与骨骼肌细胞之间相接触的部位称为神经-肌肉接头。

1. 神经肌肉接头的结构 运动神经纤维在接近骨骼肌细胞时,先失去髓鞘,以裸露的轴突末梢嵌入肌细胞膜上称为终板的膜凹陷中,形成神经肌肉接头。但轴突末梢的膜与终板膜之间并不直接接触。在接头处,神经纤维末梢膜形成接头前膜,终板膜形成接头后膜,两膜之间的间隙,称为接头间隙,其中充满细胞外液。神经末梢内含有许多小泡,小泡内含有递质——乙酰胆碱(图 6-5);后膜上存在有能与乙酰胆碱结合的受体。

2. 神经肌肉接头的兴奋传递过程 当运动神经兴奋时,神经冲动以单细胞传导方式到达神经末梢,引起接头前膜电压门控钙通道开放,Ca^{2+} 顺浓度差由细胞外液进入轴突末梢,促使小泡向前膜方向移动,并与前膜接触融合,进而破裂,小泡内乙酰胆碱释放,并通过接头间隙与终板膜表面上的胆碱能受体结合,引起接头后膜对 Na^+、K^+ 通透性增加(主要是对 Na^+ 通透性增加),使 Na^+ 内流超过 K^+ 外流,两种离子移动的综合效应是使终板膜处的静息电位绝对值减小,出现终板膜去极化,称终板电位。终板电位与局部反应有类似的性质,不表现"全或无"特性,有电紧张性扩布,无不应

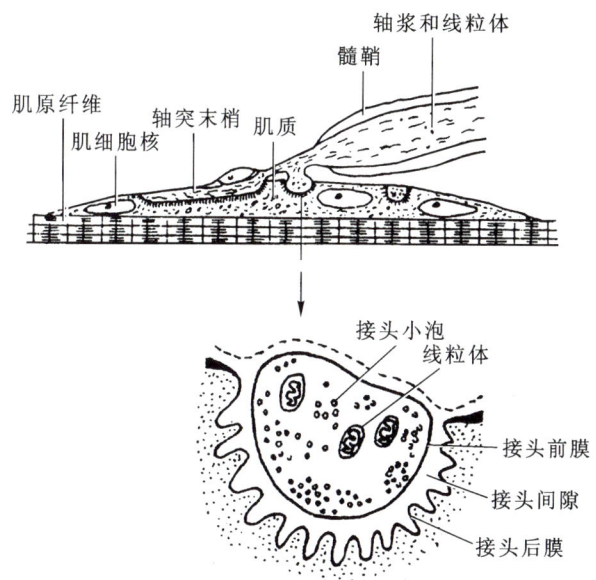

图 6-5 神经肌肉接头结构

期,可总合。终板电位的电紧张性扩布,使邻近的一般肌细胞膜去极化,达到阈电位水平时引起肌膜中 Na^+ 通道开放,Na^+ 内流,肌细胞膜产生动作电位,这样神经细胞的兴奋便传给了肌细胞。

3. 神经肌肉接头处的传递特点 与神经纤维兴奋传导比较,神经肌肉接头处的兴奋传递有以下特点:

(1) 单向传递 在神经肌肉接头处,兴奋只能由接头前膜传给接头后膜,不能反传,这是因为乙酰胆碱只存在于神经轴突的小泡中,而胆碱能受体只存在于接头后膜上。

(2) 时间延搁 兴奋经神经肌肉接头处传递需要消耗一定的时间,比兴奋在相应长度的神经纤维上传导的时间要长得多,一个突触传递过程需要 $0.1 \sim 1.0$ ms。这可能与传递所需的递质释放、扩散及递质与受体结合等一系列过程耗时有关。

(3) 易受内环境变化的影响 Ca^{2+} 是兴奋-分泌耦联的促进物质,在一定范围内乙酰胆碱释放量随 Ca^{2+} 浓度增高而增多;Mg^{2+} 可对抗 Ca^{2+} 的作用,使乙酰胆碱释放减少。Ca^{2+} 和 Mg^{2+} 通过影响乙酰胆碱释放进而影响神经肌肉接头的传递。已知乙酰胆碱的清除主要靠胆碱酯酶的降解作用来完成。有机磷农药和新斯的明对胆碱酯酶有选择性抑制作用,使之失去分解乙酰胆碱的能力,造成神经肌肉接头处乙酰胆碱大量堆积,导致终板电位不断产生,出现肌肉震颤。箭毒能与乙酰胆碱竞争受体,使终板膜不能产生终板电位,从而阻断了神经肌肉接头处的兴奋传递,使肌肉失去收缩能力,因而箭毒可作为肌肉松弛剂。

(二) 骨骼肌的收缩机制

1. 骨骼肌收缩机制——肌丝滑行学说 20 世纪 50 年代初期,Huxley 等提出了肌丝滑行学说来解释肌肉收缩的机制。该学说认为,肌肉收缩时虽然在外观上可以看到整个肌肉或肌纤维的缩短,但在肌细胞内部并没有肌丝长度缩短或卷曲,而是从 Z 线发出的细肌丝向粗肌丝中央滑行,结果两 Z 线相互靠拢,肌节长度变短,出现肌肉收缩(图 6-6)。

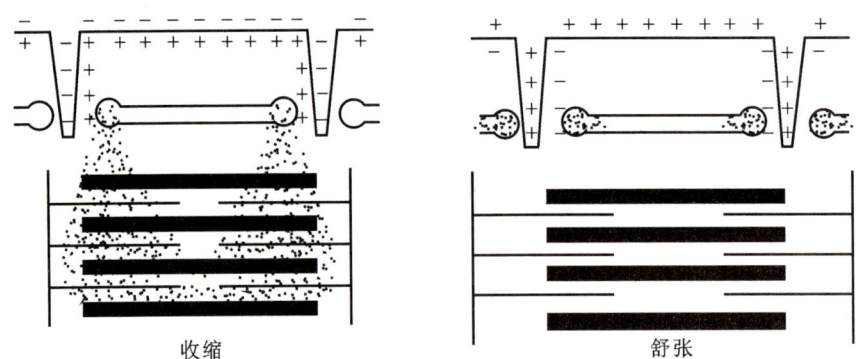

图 6-6　肌丝滑行学说

（1）肌丝的分子组成

1）粗肌丝　由肌球蛋白组成。每一个肌球蛋白分为头部和杆状部，杆状部相互聚合朝向 M 线，构成粗肌丝的主干；头部则有规律地伸出粗肌丝主干的表面，形成横桥。横桥的特点：① 在一定条件下能与肌动蛋白可逆性结合，拖动细肌丝向暗带中央滑行。② 具有 ATP 酶活性，能分解 ATP 释放能量，为滑行过程提供能量，但在未与肌动蛋白结合以前横桥的酶活性很低。由此可见，横桥与肌动蛋白的相互作用，是引起肌丝滑行的必要条件。

2）细肌丝　细肌丝由 3 种蛋白质组成。① 肌动蛋白：又称为肌纤蛋白，是 3 种蛋白质中最多的一种，约占细肌丝的 60%，构成细肌丝的主干。在肌动蛋白上还规则地分布着能与横桥相结合的位点。由于肌动蛋白与肌球蛋白两者都与肌肉收缩有直接关系，所以被统称为收缩蛋白。② 原肌球蛋白：肌肉舒张时原肌球蛋白正好处于肌动蛋白与横桥之间，起着掩盖肌动蛋白位点，阻止横桥与位点结合的作用。③ 肌钙蛋白：又称为肌原蛋白，能与 Ca^{2+} 结合（亦能与其他二价正离子和 H^+ 结合）。原肌球蛋白和肌钙蛋白虽然不直接参与肌丝的滑行，但可控制和影响肌球蛋白与肌动蛋白之间的相互作用，因而统称为调节蛋白。

（2）肌丝的滑行过程　当肌细胞上的动作电位引起肌质中的 Ca^{2+} 浓度升高时，肌钙蛋白与 Ca^{2+} 结合，引起肌钙蛋白构象改变，继而原肌球蛋白的构象也发生某些变化，导致移位，肌动蛋白上能与横桥结合的位点暴露，原肌球蛋白的位阻效应解除，横桥与肌动蛋白结合，横桥的 ATP 酶活性增加，分解 ATP，释放能量，在有 ATP 供能的情况下，横桥发生摆动，拖动细肌丝向暗带中央移动，结果相邻两 Z 线相互靠拢，肌小节缩短，出现肌肉收缩（图 6-7）。

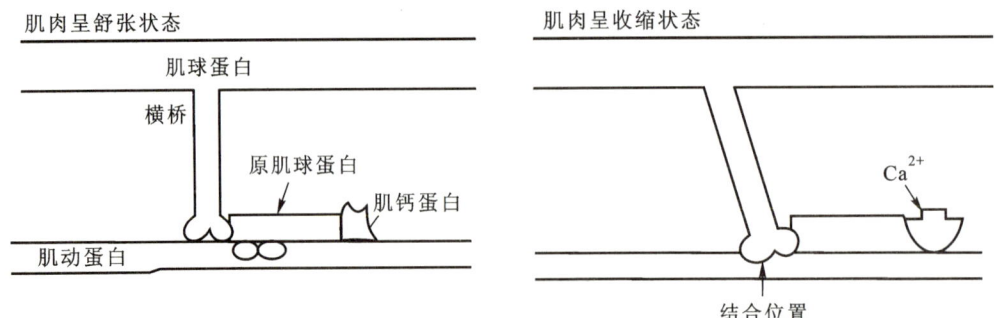

图 6-7　肌肉收缩的分子模型

当肌质中 Ca^{2+} 浓度下降时,Ca^{2+} 与肌钙蛋白分离,肌钙蛋白恢复安静时的构象,原肌球蛋白复位,横桥与肌动蛋白脱离,细肌丝滑出,肌小节恢复原长度,出现肌肉舒张。

2. 骨骼肌的兴奋-收缩耦联 把肌细胞兴奋与肌细胞收缩联结起来的中介过程,称为兴奋-收缩耦联。当肌膜兴奋而产生动作电位时,这一电变化沿横管膜传导,横管的动作电位可在三联管结构处把兴奋信息传递给纵管终池,引起终池膜结构中某些带电基团的移位,使终池膜对 Ca^{2+} 通透性增加,Ca^{2+} 顺浓度差由终池进入肌质并与肌钙蛋白结合,从而触发肌肉的收缩。待肌细胞兴奋结束,肌质中的 Ca^{2+} 将钙泵激活,钙泵将肌质中的 Ca^{2+} 主动转运到终池贮存,这样肌质中的 Ca^{2+} 浓度降低,Ca^{2+} 与肌钙蛋白分离,粗、细肌丝的相互作用解除,细肌丝从粗肌丝中滑出,出现肌肉舒张。

从上述可见,骨骼肌的兴奋-收缩耦联过程至少包括 3 个基本步骤:① 电兴奋从横管传向肌细胞深处;② 三联体结构处的信息传递;③ 终池释放 Ca^{2+},Ca^{2+} 触发肌丝滑行。Ca^{2+} 为兴奋-收缩耦联的耦联因子。

(三) 骨骼肌的收缩形式

1. 等长收缩 是指肌肉收缩时长度不变而张力增加的收缩形式。等长收缩虽然产生了很大的张力,但肌肉的长度没有缩短,肌肉作用的物体没有发生移位。因此,等长收缩所做的功为零。在正常人体内,等长收缩的主要作用是保持一定的肌张力和位置,维持人体姿势。如人在站立时,为了对抗重力,维持姿势而产生的有关肌肉收缩均为等长收缩。

2. 等张收缩 是指肌肉收缩时,张力不变而长度缩短的收缩。等张收缩是在肌肉收缩时所承受的负荷小于肌肉收缩力的情况下产生的。等张收缩时,由于长度缩短,被肌肉所作用的物体移位。因此,等张收缩相当于做功,其数值等于物体的重量和物体移位距离的乘积。人体肢体的自由屈、伸主要是等张收缩。

3. 单收缩 是指肌肉受到一次短促的有效刺激时,引起一次迅速机械收缩(图 6-8)。根据肌肉所处的负荷不同,单收缩可以是等长收缩,也可以是等张收缩。

4. 强直收缩 是指肌肉受到连续有效刺激时,出现的强而持久的收缩。强直收缩又可分为不完全性强直收缩和完全性强直收缩。前者是指肌肉受到连续的有效刺激后,每一个新刺激落在前一收缩过程的舒张期,收缩曲线呈锯齿状;后者是指肌肉受到连续的有效刺激后,每一个新刺激都落在前一收缩过程的收缩期,各次收缩完全融合在一起,收缩曲线呈一平直线。正常人体内,运动神经传到骨骼肌的兴奋冲动都是连续的过程,因此,体内骨骼肌的收缩都属强直收缩,但持续时间长短不一(图 6-8)。

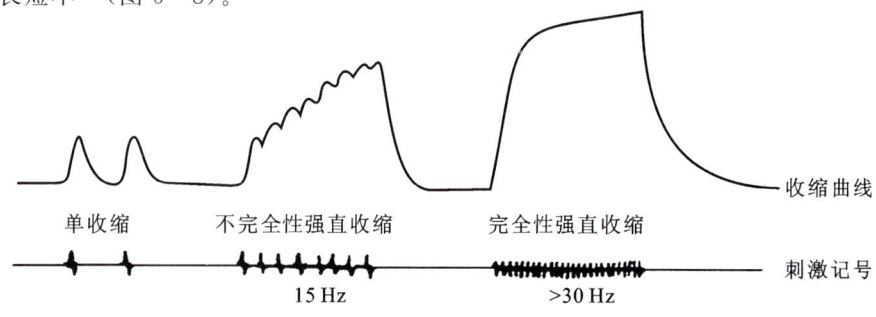

图 6-8 单收缩与强直收缩曲线

（四）影响骨骼肌收缩的主要因素

1. 前负荷　指肌肉开始收缩之前所遇到的负荷。在一定范围内，前负荷越大，肌肉收缩力越大。这是因为，此时粗肌丝的横桥与细肌丝上的作用点结合的数量随前负荷增加而增多，当达到最适初长度时，横桥与细肌丝作用点结合的数量最多，因而收缩力最强，做功效率最大。当肌肉在大于最适初长度后开始收缩，由于细肌丝从粗肌丝之间相应被拉出，使靠近暗带中央处的一些横桥没有与细肌丝结合，横桥与细肌丝结合的数量减少，因而收缩力减弱。

2. 后负荷　指肌肉开始缩短时所遇到的负荷。在一定范围内，后负荷越大，肌肉产生的张力就越大，肌肉开始缩短的时间就越迟，缩短的速度就越慢，做功效率就越小。当后负荷增加到一定限度时，肌肉缩短的速度为零，呈现等长收缩。若后负荷过小，虽然肌肉缩短速度很快，但张力小，亦不利于做功。因此后负荷过大或过小，都会影响肌肉的做功效率，只有在适度的后负荷时，才能获得做功的最佳效果。

3. 肌肉收缩力　指肌肉本身的收缩能力，即肌肉内部的功能状态。肌肉收缩能力越大，肌肉收缩力越强。在其他条件不变的情况下，肌肉收缩力与它的工作效率成正变关系。肌肉收缩力受环境因素的影响，缺氧、酸中毒时肌肉收缩力降低，而 Ca^{2+} 和肾上腺素则能使肌肉收缩力增强。

复习思考题

1. 名词解释：单纯扩散、易化扩散、主动转运、极化、去极化、反极化、复极化、超极化、阈电位。

2. 细胞膜的物质转运形式有哪几种？

3. 何谓动作电位与静息电位？它们是怎样产生的？

4. 动作电位是如何在同一细胞上传导的？

5. 何谓兴奋-收缩耦联？其过程如何？ Ca^{2+} 在兴奋-收缩耦联中起何作用？

6. 影响骨骼肌收缩的因素有哪些？骨骼肌收缩的形式有哪几种？

（欧　瑜　张光主）

第二节　血液的功能

血液是在心血管系统中流动的具有黏性的红色体液，它具有运输物质、缓冲酸碱、参与体液调节、保持内环境相对稳定和防御等功能。这些功能是血液的各组成成分在心血管系统内不断循环完成的。

一、血液的组成及理化特性

（一）血液的组成

1. 血液的组成 血液由血细胞和血浆组成（图 6-9）。取一定量的血液与抗凝剂混匀,经离心后分为 3 层,上层浅黄色的液体是血浆,下层深红色不透明的是红细胞,中间一层白色不透明的是白细胞和血小板。血细胞在血液中所占的容积百分比称为血细胞比容(图 6-10)。其正常值成年男性为40％～50％,成年女性为37％～48％。当红细胞数量或血浆容量发生改变时,血细胞比容也随之发生改变。如某些贫血患者血细胞比容减少;严重脱水时,患者血细胞比容增大。

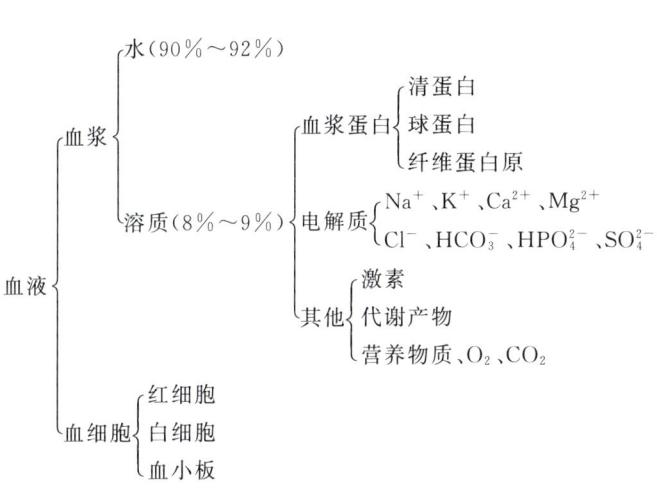

图 6-9　血液的组成

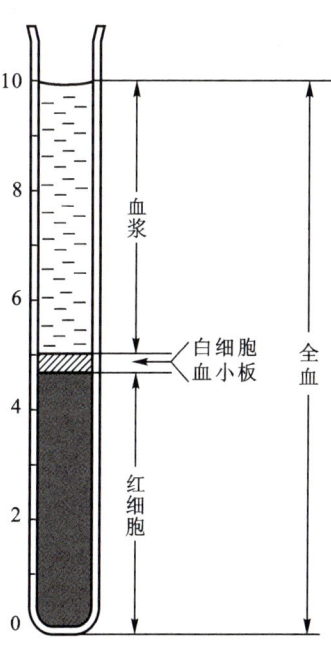

图 6-10　血液离心后分层

2. 血浆 是血液除去血细胞后的液体部分,主要成分是水、电解质、蛋白质、O_2 与 CO_2 等。水在血浆中占90％～92％。

（1）血浆蛋白 是血浆多种蛋白质的总称。包括清蛋白（白蛋白）、球蛋白和纤维蛋白原。正常人血浆蛋白含量为 $60\sim80$ g/L,其中,清蛋白为 $40\sim50$ g/L,球蛋白为 $20\sim30$ g/L,纤维蛋白原为 $2\sim4$ g/L。由于清蛋白主要由肝合成,正常清蛋白/球蛋白是 $1.5\sim2.5$,所以肝功能异常可导致清蛋白/球蛋白比值下降。血浆蛋白的主要功能:① 参与形成血浆胶体渗透压,调节血管内外水的分布;② 协助运输激素、脂质、离子、维生素等低分子物质;③ 参与机体的生理性止血功能、机体抵抗病原微生物的防御功能和营养功能等。

（2）电解质 约占血浆总量的0.9％,主要以离子状态存在,正离子以 Na^+ 为主,还有 K^+、Ca^{2+}、Mg^{2+} 等;负离子主要是 Cl^-,还有 HCO_3^-、HPO_4^{2-}、SO_4^{2-} 等。它们在形成血浆晶体渗透压、维持酸碱平衡和神经肌肉兴奋性等方面都有重要的作用。

(二) 血液的理化特性

1. 颜色 血液呈红色,由红细胞内的血红蛋白决定,颜色的深浅与血红蛋白含氧多少有关。动脉血中血红蛋白含氧丰富,呈鲜红色;静脉血中血红蛋白含氧较少,呈暗红色。血浆中有微量胆色素,故呈淡黄色。

2. 相对密度(比重) 正常全血的相对密度为 $1.050 \sim 1.060$,血浆相对密度为 $1.025 \sim 1.030$,全血的相对密度大于血浆,说明红细胞的相对密度大于血浆。

3. 黏滞度 来源于液体内部分子或颗粒之间的摩擦力。血液黏滞度的大小与血细胞和血浆蛋白数量有关。正常人血液的黏滞度是水的 $4 \sim 5$ 倍,血液的相对黏滞度为 $4 \sim 5$。血浆相对黏滞度为 $1.6 \sim 2.4$。

4. 酸碱度 血液呈弱碱性,正常人血浆 pH 为 $7.35 \sim 7.45$,血液中的各种缓冲物质保持了血液酸碱度的相对稳定。当血浆 pH 低于 7.35 时为酸中毒,高于 7.45 时为碱中毒。

5. 渗透压 是一切溶液所具有的特性。人体血浆渗透压为 $280 \sim 320$ mmol/L,相当于 773 kPa($5\,800$ mmHg)。渗透压的大小与单位体积溶液中溶质颗粒多少成正比,而与溶质颗粒和大小无关。血浆渗透压可分为两类,即血浆晶体渗透压和血浆胶体渗透压。

(1) **血浆晶体渗透压** 由血浆中的电解质、葡萄糖、尿素等小分子晶体物质形成,具有调节细胞内外水的交换,保持红细胞正常形态的作用。当血浆晶体渗透压降低时,进入红细胞内水增多,导致红细胞膨胀,甚至破裂。红细胞破裂后血红蛋白逸出造成溶血。反之,当血浆晶体渗透压增高时,红细胞内水渗出,出现红细胞萎缩。

(2) **血浆胶体渗透压** 由血浆蛋白(主要是清蛋白)形成,具有维持血管内外水的交换和维持血容量的作用。当血浆蛋白减少,血浆胶体渗透压降低时,可致组织间隙水增多而引起水肿。

血浆中小分子晶体物质的颗粒非常多,因此血浆渗透压主要是晶体渗透压。5%葡萄糖及0.9%NaCl溶液的渗透压与血浆渗透压相近,故称为等张溶液。血浆胶体渗透压很小,仅为 1.3 mmol/L,相当于 3.3 kPa(25 mmHg)。

二、血细胞

(一) 红细胞

1. 红细胞的数量与功能 红细胞是血液中数量最多的血细胞。我国成年男子红细胞正常值为 $(4.0 \sim 5.5) \times 10^{12}$/L,平均为 5.0×10^{12}/L;成年女性为 $(3.5 \sim 5.0) \times 10^{12}$/L,平均为 4.2×10^{12}/L。红细胞内所含血红蛋白的正常值,成年男性为 $120 \sim 160$ g/L,女性为 $110 \sim 150$ g/L。红细胞的主要功能是运输氧和二氧化碳,还对血液酸碱度的变化起缓冲作用。红细胞的这些功能是由存在于红细胞内的血红蛋白完成的,如果红细胞膜破裂溶血,血红蛋白释放入血,红细胞将失去其正常功能。

2. 红细胞的生理特性

(1) **红细胞的悬浮稳定性** 红细胞能够较稳定地分散悬浮于血浆中不易下沉的特性,称为红细胞的悬浮稳定性。将抗凝血垂直静置于血沉管中,通常以红细胞在第 1 h 末下沉的毫米数来表示红细胞沉降的速度,称红细胞沉降率,简称血沉。用韦氏法测定,其正常值:男性为 $0\sim15$ mm/h,女性为 $0\sim20$ mm/h。红细胞沉降率越大,表示红细胞的悬浮稳定性越小。风湿热、活动性肺结核等患者的血沉加快,故血沉测定可作为临床的一种诊断手段。

红细胞悬浮稳定性的高低与血浆的成分有关,其中血浆的清蛋白可提高红细胞的悬浮稳定性,使血沉减慢;血浆的球蛋白和纤维蛋白原能降低红细胞悬浮稳定性,使血沉加快。

(2)红细胞的渗透脆性 是指红细胞膜对低渗溶液的抵抗力。抵抗力大,脆性小,反之则脆性大。由于红细胞内的渗透压和血浆渗透压相等,所以红细胞在血浆中能保持正常形态。将红细胞放在 0.9% 的 NaCl 溶液中仍能保持正常形态,但在渗透压递减的低渗溶液中,红细胞的体积逐渐膨胀,膨胀到一定程度时,红细胞膜破裂而发生溶血。正常红细胞在 0.45% NaCl 溶液中开始出现部分红细胞破裂(溶血);在 $0.30\%\sim0.35\%$ NaCl 溶液中,全部红细胞破裂。正常人的红细胞脆性也有差别,一般来说,初成熟的红细胞脆性小,衰老的红细胞脆性大。临床上,先天性溶血性黄疸患者的红细胞脆性大,巨幼红细胞贫血患者的红细胞脆性减小。

(3)红细胞形态的可变性 是指红细胞按照实际需要改变自身形态的特性。红细胞在全身血管中运行时,常要挤过口径比其细胞直径还小的毛细血管或血窦孔隙,这时红细胞将发生变形。血红蛋白变性或浓度过高时,红细胞内黏度增加、衰老的红细胞膜弹性降低,都可使红细胞变形能力降低。

3. 红细胞的生成与破坏

(1)红细胞的生成 正常人体中,红细胞的生成与破坏两者保持动态平衡,使血液中的红细胞数量维持相对恒定,如果这种动态平衡被打乱,将导致红细胞异常。红细胞或血红蛋白低于正常值,称为贫血。

1)红细胞的生成部位 胚胎时期红细胞的生成部位是肝、脾和骨髓。成年人只有脊椎骨、肋骨、胸骨、颅骨、髂骨等扁骨有终身造血的功能。当骨髓的造血功能受到放射线、药物等理化因素的抑制时,不仅红细胞数量减少,白细胞和血小板生成也会减少,这种贫血称为再生障碍性贫血。

2)红细胞生成的原料 红细胞生成的主要原料是蛋白质和铁(Fe^{2+})。通常膳食能保证蛋白质供给。铁摄入不足、吸收利用障碍或慢性失血可引起铁的缺乏,引起小细胞低色素性贫血。

3)红细胞的成熟因子 在红细胞的发育过程中,维生素 B_{12} 和叶酸是合成 DNA 所不可缺少的辅酶。如缺乏维生素 B_{12} 和叶酸,DNA 合成发生障碍,细胞分裂延缓,甚至停滞,可引起巨幼红细胞贫血。摄入的维生素 B_{12} 要与胃腺壁细胞分泌的内因子结合成复合物,才能在回肠被吸收,如果缺少内因子,同样会引起巨幼红细胞贫血。

(2)红细胞生成的调节

1)促红细胞生成素 主要由肾合成。此外,肝细胞和巨噬细胞也可合成少量。它的主要作用是促使红系祖细胞增殖、分化及骨髓释放网织红细胞。这主要是晚期红系祖细胞上促红细胞生成素受体密度最高的缘故。组织缺氧是刺激促红细胞生成素合成释放增多的主要原因。当组织缺氧时,促红细胞生成素的浓度增加,促使红细胞生成增多,增加血液中的红细胞数量。如长期从事体力劳动与体育锻炼的人或高原居民,其红细胞数量较多。严重肾疾病时,肾合成促红细胞生成素减少是引起贫血的原因之一。近年来,有研究者提出,再生障碍性贫血可能与红系祖细胞上促红细胞生成素受体缺乏有关。

2）雄激素　主要作用于肾,使促红细胞生成素合成增多,通过促红细胞生成素促进骨髓的造血,使血液中红细胞数增多;雄激素还可直接刺激红骨髓,使红细胞生成增多,故青春期后男性的红细胞数多于女性就是此原因。

（3）红细胞的破坏　红细胞的平均寿命是120天。红细胞衰老时,红细胞的可变性减弱,脆性增强,易滞留于小血管和血窦孔隙内,在湍急的血流中因机械冲撞而破损。衰老破损的红细胞,在肝、脾被巨噬细胞吞噬,红细胞破坏后释放的铁可被再次利用,脱铁血红素转变为胆色素随粪或尿排出体外。脾功能亢进时,可使红细胞破坏增加,引起脾性贫血。

（二）白细胞

1. 白细胞的数量与分类　在血细胞中数量最少的是白细胞。根据白细胞胞质中有无特殊嗜色颗粒分为粒细胞和无粒白细胞。粒细胞可分为中性粒细胞、嗜酸性粒细胞和嗜碱性粒细胞;无粒白细胞可分为单核细胞和淋巴细胞。正常成人白细胞正常值是$(4.0\sim10.0)\times10^9/L$,其中,中性粒细胞占50%～70%,嗜酸性粒细胞占0%～7%,嗜碱性粒细胞占0%～1%,淋巴细胞占20%～30%,单核细胞占2%～8%。在显微镜下,白细胞分别计数的百分率,称为白细胞分类计数。

2. 白细胞的生理功能

（1）中性粒细胞　主要功能是吞噬细菌和异物。血液中的中性粒细胞,细胞核有3～5叶,叶数随中性粒细胞老化而增加。血液中分叶少的中性粒细胞增加,称为核左移。临床上白细胞总数增多和中性粒细胞百分率增高,往往提示是急性化脓性感染,严重细菌感染时常出现中性粒细胞核左移。

（2）嗜碱性粒细胞　能产生组胺、过敏性慢反应物质和肝素。前两种物质具有使小血管舒张、毛细血管通透性增强、细支气管平滑肌收缩等作用,从而引起哮喘、荨麻疹等各种过敏反应。肝素有抗凝作用。

（3）嗜酸性粒细胞　能抑制嗜碱性粒细胞合成与释放活性物质,故可限制嗜碱性粒细胞在过敏反应中的作用。患过敏性疾病或某些寄生虫病时,嗜酸性粒细胞增多。

（4）单核细胞　吞噬能力较弱,进入组织后转变为巨噬细胞,吞噬能力大为增强,能吞噬较大的颗粒。单核吞噬细胞系统除有强大的吞噬能力外,还参与激活淋巴细胞的特异性免疫功能。

（5）淋巴细胞　参与特异性免疫功能,是构成机体防御系统的重要组成部分。血液中的淋巴细胞按其发生和免疫功能的差异分为T淋巴细胞和B淋巴细胞。T淋巴细胞参与细胞免疫;B淋巴细胞参与体液免疫。

3. 白细胞的生成与破坏　中性、嗜碱性、嗜酸性粒细胞同源于骨髓中的原始细胞。淋巴细胞和单核细胞主要在淋巴组织中发育成熟。白细胞的生成需要一定量的蛋白质、叶酸和维生素B_{12}等。

白细胞的寿命较短,粒细胞在外周血液中的寿命不到1天。单核细胞在血液中寿命为几小时至几天,但进入组织后可有数月。T淋巴细胞的寿命有1年以上,B淋巴细胞在血液中生存一至数天。衰老的白细胞大部分由肝、脾内的巨噬细胞吞噬和分解,小部分穿过消化管和呼吸道黏膜而被排出。

（三）血小板

1. 血小板的来源及数量 血小板由骨髓中巨核细胞脱落的细胞质碎片形成,其正常值是 $(100\sim300)\times10^9/L$。进入血液后只有开始 2 天具有生理功能,平均寿命为$7\sim14$ 天。衰老的血小板主要在脾内被吞噬处理。

2. 血小板的生理功能

（1）维持血管内皮的完整性 血小板对毛细血管内皮细胞有支持与营养作用,并可维持毛细血管的正常通透性,阻止红细胞逸出。用核素标记血小板示踪和电子显微镜观察,可见血小板能填补血管内皮细胞脱落处的空隙,并融入毛细血管内皮细胞。这表明血小板对维持毛细血管内皮完整性具有重要的作用。临床上当血小板降至 $50\times10^9/L$ 以下时,患者的毛细血管通透性和脆性增加,微小的创伤或仅因血压升高便使皮肤和黏膜下出现出血点或大块紫癜,称为血小板减少性紫癜。

（2）参与生理性止血和血液凝固过程 小血管破裂出血时,经数分钟后出血自然停止,称为生理性止血。其过程如下:首先,血小板释放血管收缩物质,使受损的小血管收缩,封闭血管破口,产生暂时性止血作用;随后,血小板黏着,聚集,形成松软的止血栓,堵塞血管破口;最后,血小板参与血液凝固过程,形成血凝块并使血块回缩,形成坚实的止血栓,达到有效的生理性止血。

止血与凝血是两个有联系但又有区别的概念。临床上,从血管破损,血液自行流出到自然停止为出血时间,正常值为$1\sim4$ min。测定出血时间可了解生理性止血功能是否正常。血液流出血管到出现纤维蛋白丝的时间称为凝血时间,正常值为 $2\sim8$ min(玻片法)。测定凝血时间,可了解体内血液中凝血因子是否缺乏或减少。

三、血液凝固和纤维蛋白溶解

（一）血液凝固

血液凝固是指血液由流动的液体状态变成不能流动的凝胶状态的过程。在凝血过程中,血浆中的可溶性纤维蛋白原转变为不溶性的纤维蛋白。纤维蛋白交织成网,将很多血细胞网罗在内,形成血凝块。血液凝固后$1\sim2$ h,血凝块收缩,并析出淡黄色的液体,称为血清。血清与血浆的区别在于,前者没有纤维蛋白原。血液凝固是一种复杂的生化反应过程,是在一系列凝血因子参与下完成的。

1. 凝血因子 血液和组织中直接参与凝血的物质统称为凝血因子。按发现先后的顺序命名,并以罗马数字编号的凝血因子有 12 种(表 6-1)。

表 6-1 按国际命名法编号的凝血因子

编号	同义名	编号	同义名
凝血因子Ⅰ	纤维蛋白原	凝血因子Ⅳ	钙离子
凝血因子Ⅱ	凝血酶原	凝血因子Ⅴ	前加速素
凝血因子Ⅲ	组织凝血激酶	凝血因子Ⅶ	前转变素

续表

编号	同义名	编号	同义名
凝血因子Ⅷ	抗血友病因子	凝血因子Ⅺ	血浆凝血激酶前质
凝血因子Ⅸ	血浆凝血激酶	凝血因子Ⅻ	接触因子
凝血因子Ⅹ	斯图亚特因子	凝血因子ⅩⅢ	纤维蛋白稳定因子

从表6-1可知,除钙离子外,其余已知的凝血因子都是蛋白质,其中大部分是以酶原形式存在的,这些凝血因子均须被激活才具有活性,被激活的因子在其右下角标"a"表示。除凝血因子Ⅲ外,其他凝血因子都存在于血浆中;已知凝血因子Ⅱ、Ⅶ、Ⅸ、Ⅹ均在肝合成,合成中需要维生素K参与。临床上,肝功能损害或维生素K缺乏的患者,均会因凝血障碍而发生出血现象。

2. 凝血过程 血液凝固的基本过程主要分为凝血酶原激活物形成、凝血酶形成和纤维蛋白形成3个步骤(图6-11)。

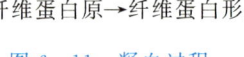

凝血酶原激活物形成
↓
凝血酶原→凝血酶形成
↓
纤维蛋白原→纤维蛋白形成

图6-11 凝血过程

血液凝固
基本过程

根据因子Ⅹ激活途径不同,将凝血过程分为内源性凝血和外源性凝血两种。完全由血浆中的凝血因子参与,逐步使因子Ⅹ激活而发生的血液凝固过程,称为内源性凝血;由血管外组织释放的因子Ⅲ参与激活因子Ⅹ而发生的血液凝固过程,称为外源性凝血。二者的主要区别在于凝血酶原激活物形成的过程不同。

(1) 内源性凝血 始动因子是凝血因子Ⅻ,其凝血过程的3个阶段如下。

1) 凝血酶原激活物的形成 当血管损伤,血液与损伤处带负电荷的异物表面接触时,因子Ⅻ被激活为Ⅻa。Ⅻa激活前激肽释放酶,使之成具有活性的激肽释放酶,激肽释放酶又可加速Ⅻ的活化,经这一正反馈过程形成大量的Ⅻa。同时,Ⅻa又可激活Ⅺ为Ⅺa,在Ca^{2+}存在下,Ⅺa又激活Ⅸ为Ⅸa。Ⅸa与Ⅷ、PF_3、Ca^{2+}组成因子Ⅷ复合物,后者可激活Ⅹ为Ⅹa。因子Ⅹa、Ⅴ、Ca^{2+}和PF_3形成凝血酶原激活物。其中因子Ⅷ能使Ⅸa激活因子Ⅹ的作用加快几百倍,故当因子Ⅷ缺乏时,血液凝固十分缓慢,微小创伤可引起出血不止,临床上称为血友病。

2) 凝血酶的形成 在凝血酶原激活物作用下,凝血酶原成为凝血酶。凝血酶是一多功能的凝血因子,主要作用是促进纤维蛋白原转变为纤维蛋白。

3) 纤维蛋白的形成 凝血酶能迅速催化纤维蛋白原使之成为纤维蛋白单体。同时,凝血酶还能激活因子ⅩⅢ,在Ca^{2+}的参与下,ⅩⅢa使纤维蛋白的单体形成稳固性的纤维蛋白多聚体。后者交织成网,网络血细胞形成血凝块,此时血液凝固过程全部完成。

(2) 外源性凝血 在血管破裂伴组织损伤的情况下,损伤组织释放因子Ⅲ,因子Ⅲ与血浆中的Ca^{2+}和因子Ⅶ形成复合物,激活因子Ⅹ为Ⅹa,之后的反应与内源性凝血完全相同。此外该复合物还可激活因子Ⅸ,使内源性凝血途径与外源性凝血途径联系起来,共同完成凝血过程。

　　由于外源性凝血过程形成凝血酶原激活物的反应步骤少于内源性凝血过程,故外源性凝血过程发生较快,所需时间短,而内源性凝血过程发生较慢,所需时间长。在生理性止血过程中,既有内源性凝血过程,又有外源性凝血过程。相关研究认为,外源性凝血过程在体内生理性止血反应的启动中起关键性作用,内源性凝血过程则在凝血过程的维持中起重要作用。因子Ⅲ被认为是外源性凝血过程的启动因子。血液凝固过程见图 6 - 12。

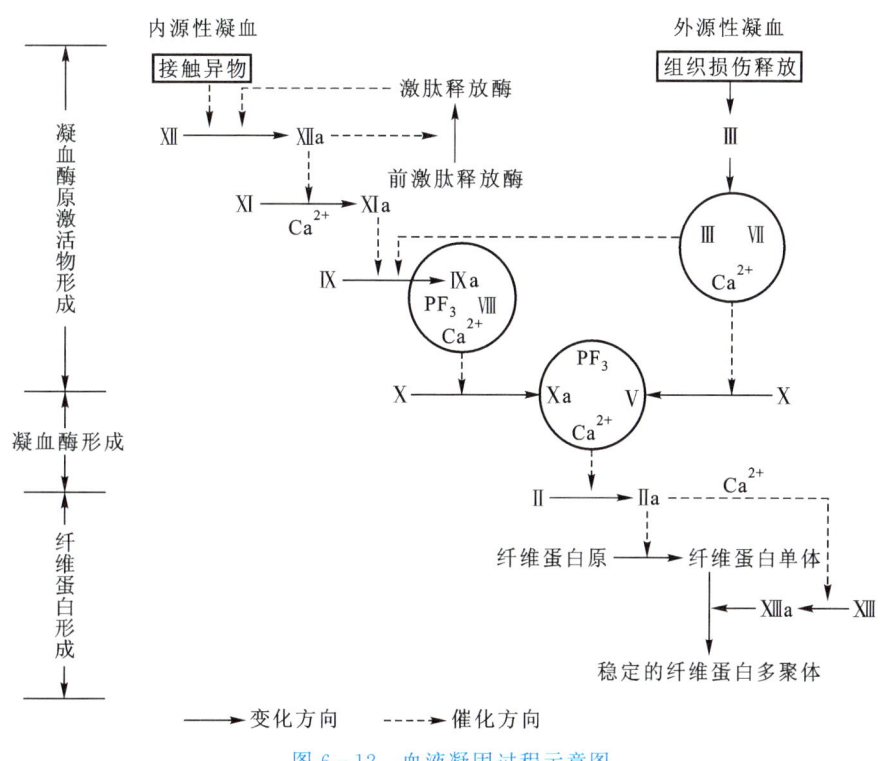

图 6 - 12　血液凝固过程示意图

　　3. 抗凝血与促凝血　　凡能阻断或延缓血液凝固过程的因素均可抗凝血,能加速血液凝固过程的因素均可促凝血。正常生理情况下,血管内的血液一般不会发生凝血的原因:① 血管内膜完整光滑,内源性凝血过程不易启动;血液中无凝血因子Ⅲ,外源性凝血过程也不能启动。② 血管内血流速度快,血小板不易黏附、聚集,即使有少许凝血因子被激活,也会被血流冲走稀释,并在肝、脾等处被巨噬细胞吞噬破坏。③ 血液中存在抗凝物质。这些抗凝物质最主要的有抗凝血酶Ⅲ与肝素。

　　(1)抗凝血酶Ⅲ　由肝细胞和血管内皮细胞分泌,能与凝血酶结合,使其失去活性,还能封闭凝血因子Ⅶ、Ⅸa、Ⅹa、Ⅺa、Ⅻa 的活性中心,使这些凝血因子失活而达到抗凝目的。在正常情况下,抗凝血酶Ⅲ的直接抗凝作用慢而弱,一旦与肝素结合,它的抗凝作用就会显著增强。

　　(2)肝素　是一种黏多糖,主要由肥大细胞产生。生理情况下,肝素在血浆中含量极微,但它能与抗凝血酶Ⅲ结合,使其与凝血酶的亲和力显著增强,并使二者的结合更为稳定,使凝血酶失去活性,对Ⅻa、Ⅺa、Ⅸa、Ⅹa 的抑制作用大为增强,从而达到强抗凝血的作用。肝素还可抑制凝血酶原的激活,阻止血小板的黏附、聚集与释放反应,促使血管内皮细胞释放凝血抑制物与纤

239

溶酶原激活物。因此,肝素是一种强抗凝物质,在临床实践中已广泛地用于体内、外抗凝血。

(二) 纤维蛋白溶解

已形成的纤维蛋白被溶解液化的过程,称为纤维蛋白溶解,简称为纤溶。其生理意义是使生理性止血过程中产生的局部或一过性的纤维蛋白随时溶解,从而防止血栓形成,保证血流通畅。纤溶的基本过程分为两个阶段,即纤溶酶原的激活和纤维蛋白降解(图 6 - 13)。

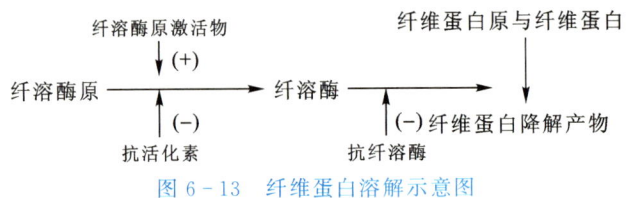

图 6 - 13　纤维蛋白溶解示意图

1. 纤溶酶原的激活　纤溶酶原经各种激活物的作用,可被水解成纤溶酶。纤溶酶原激活物主要有 3 类。

(1) 血管激活物　由血管内皮细胞合成并释放入血,平时维持在一个基础水平。当血管内出现血纤维时,血管内皮细胞大量合成并释放激活物,血中含量可暂时升高。

(2) 组织激活物　存在于组织细胞中,尤其是在子宫、肾上腺、甲状腺、前列腺等组织中含量最多。当组织损伤时,组织激活物被释放,促进纤维蛋白溶解,故临床进行子宫、甲状腺等手术后容易发生渗血。妇女月经血液不发生凝固与子宫组织中组织激活物含量丰富有关。尿激酶是肾脏生成与分泌的组织激活物,活性很强,有助于防止肾小管中纤维蛋白沉着。现临床上已将其用于治疗脑血管栓塞等疾病。

(3) 依赖Ⅻa 的激活物　活化的Ⅻ可激活前激肽释放酶,而生成的激肽释放酶又能激活纤溶酶原。这类激活物可能在维持血凝与纤溶之间的动态平衡中起一定的作用。

2. 纤维蛋白降解　纤溶酶是活性很强的蛋白酶,能将纤维蛋白和纤维蛋白原水解成可溶性的纤维蛋白降解产物。纤溶酶可水解凝血因子Ⅱa、Ⅴ、Ⅶ、Ⅷ、Ⅸ 等,故有抗凝血作用。纤维蛋白溶解的重要意义是使人体内血液保持液体状态,血流通畅,限制血液凝固,防止血栓形成。

3. 纤溶抑制物及其作用　血浆中存在多种对抗纤维蛋白溶解的物质,主要的是抗纤溶酶,它与纤溶酶结合,再被吞噬细胞清除,从而对抗纤维蛋白溶解。抗活化素则抑制纤溶酶原的激活。

四、血量与血型

(一) 血量

人体内血细胞量和血浆的总和称为血量。正常健康成年人的血量占体重的 7%～8%,相当于每千克体重 70～80 mL。足够的血量是维持动脉血压的重要因素。当机体一次失血量在 10% 以内时,失去的液体可在 1～2 h 内恢复,血浆蛋白可在 24 h 内恢复,红细胞可在 1 个月内恢复。故一次献血 200～300 mL 时,对机体健康无影响;若一次失血量在 20% 左右时,严重影响机体的健康;若一次失血量达 30% 以上时,可危及生命。输血是抢救和治疗大失血以及某些疾病的有效措施,但不是任何人的血液都可相互输受。如果输入不适宜血液,将发生红细胞凝集,导致红细胞破裂溶血,给受血者带来严重后果。因此,输血前要进行血型鉴定。

(二) 血型

通常说的血型是指血细胞上的抗原(凝集原)类型,现已发现的血型系统至少有 25 个,本节只讨论与临床有密切关系的 ABO 血型系统与 Rh 血型系统。

1. ABO 血型系统

(1) ABO 血型系统的凝集原与凝集素及其分型依据 ABO 血型是根据红细胞膜上含有 A 抗原和 B 抗原的不同或有无而将其分为四型:若红细胞膜上只含 A 凝集原为 A 型;只含 B 凝集原为 B 型;含有 A、B 两种凝集原为 AB 型;既无 A 凝集原又无 B 凝集原者为 O 型。任何人的血清中都不含有与自身红细胞膜上凝集原相结合的凝集素,如 A 型血清中只有抗 B 凝集素;B 型血清中只有抗 A 凝集素;AB 型血清中不含抗 A、抗 B 凝集素;O 型血清中含抗 A、抗 B 两种凝集素。当红细胞凝集原与相对应的凝集素相遇时,随即发生红细胞凝集反应。红细胞凝集反应是指红细胞相互聚集在一起,形成一簇簇不规则细胞团的现象。避免在输血过程中发生红细胞凝集反应,是输血的根本原则。同型血可相互输血,O 型血可输给其他三型血者,但不能接受其他三型血输入;AB 型血者可接受其他三型血输入,其血液不能输给其他三型血者(图 6 - 14)。在紧急情况下,无同型血时,可考虑输 O 型血,但要注意少量输入(一般不超过 300 mL),速度要慢,同时在输血过程中要密切观察。临床上,输血时主要看供血者的红细胞是否被受血者的血清所凝集。因 O 型血者红细胞膜上无 A、B 凝集原,不会被其他三型血的血清凝集,故 O 型血的人被称为万能输血者。

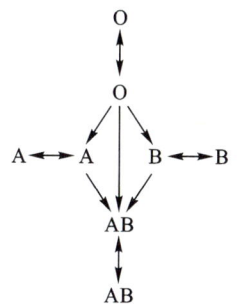

图 6 - 14 ABO 血型系统输受关系

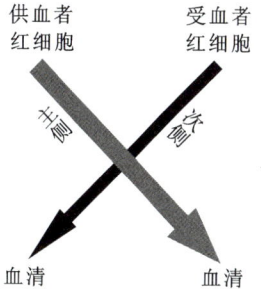

图 6 - 15 交叉配血

(2) 交叉配血试验 为患者输血必须谨慎,输血前一定要做交叉配血试验。现已知 ABO 血型中还存在亚型,如 A 型血中还分为 A_1 和 A_2 两种亚型。当 A_1 型血输给 A_2 型者时,有可能发生红细胞凝集反应。为了避免因亚型不合而造成的严重后果,即使输同型血也必须在输血前做交叉配血试验。方法是将供血者的红细胞加入受血者的血清中;将受血者的红细胞加入供血者的血清中,观察有无凝集(图 6 - 15)。交叉配血结果与输血的关系见表 6 - 2。

表 6 - 2　交叉配血与输血的关系

主侧	次侧	输血关系
凝集	凝集	配血不合,禁止输血
凝集	不凝集	配血不合,禁止输血
不凝集	凝集	配血基本相合,可慎重输血
不凝集	不凝集	配血相合,可以输血

2. Rh 血型系统　人类红细胞上除含有 A、B 凝集原外,还含有 Rh 凝集原,其中以 D 抗原的抗原性最强。红细胞膜上含 D 抗原者称为 Rh 阳性,红细胞膜上不含 D 抗原者称为 Rh 阴性。

Rh 血型系统的特点是无论是 Rh 阳性还是 Rh 阴性的血清中,都没有与 Rh 凝集原起反应的天然抗 Rh 凝集素。当 Rh 阴性的人第一次接受 Rh 阳性的血液输给时,由于血浆中无抗 Rh 凝集素,不发生红细胞凝集反应。但输入的 Rh 凝集原可刺激 Rh 阴性的人产生抗 Rh 凝集素,若此人再次接受 Rh 阳性的输血,则可产生红细胞凝集反应,故在临床上重复输同一个人的血液前也必须做交叉配血试验。同样,一个 Rh 阴性母亲,孕育了 Rh 阳性胎儿,Rh 阳性胎儿的红细胞因某种原因(如少量胎盘绒毛脱落进入母体循环)进入母体后,可使母体产生抗 Rh 凝集素。因此,在第二次妊娠时,母体内血浆中抗 Rh 凝集素可透过胎盘屏障进入胎儿体内,使 Rh 阳性胎儿出现溶血,甚至可导致死亡。

据调查,我国汉族和其他大多数少数民族中 Rh 阳性者占 99％以上,Rh 阴性者不到 1％,故一般临床意义不大。有些少数民族中 Rh 阴性者较多,如塔塔尔族占 15.8％,苗族占 12.3％,布依族与乌孜别克族均占 8.7％。因此,在 Rh 阴性者较多的少数民族地区,医护人员必须对此注意。

复习思考题

1. 名词解释:血细胞比容、血浆血液凝固、红细胞的悬浮稳定性、血型。
2. 何谓血浆晶体渗透压与血浆胶体渗透压? 简述各自的生理意义。
3. 简述在临床若误输入低张或高张溶液后所引起的后果。
4. 在血液凝固的基本过程中,正常生理情况下人体血管内的血液为何不会发生凝固?
5. ABO 血型分型的依据是什么? 各血型之间的相互输血关系如何?
6. 输血的原则是什么? 为什么输血前一定要做交叉配血试验?

（欧　瑜　张光主）

第三节　血 液 循 环

血液循环是在心血管系统内进行的。血液在心和血管内按一定方向周而复始地循环流动称为血液循环。血液循环的主要功能是完成体内物质运输,一方面将氧和各种营养物质运至全身各组织,另一方面又将组织的代谢产物运走,以保证机体新陈代谢正常进行,并将激素等运送到靶细胞实现体液调节,以维持机体内环境相对稳定。

一、心脏生理

(一)心脏的泵血功能

心脏是血液循环的动力器官,在整个生命过程中不停地进行收缩与舒张交替活动,舒张时吸引静脉血回心,收缩时将血液射入动脉,推动血液沿单一方向循环流动。心的这种活动形式与水泵相似,故心的基本功能为泵血功能。

1. 心动周期与心率 心房或者心室每收缩和舒张一次构成的一个机械活动周期,称为心动周期。每分钟心动周期的次数称为心率。正常成人安静时的心率为 60~100 次/min,平均约 75次/min。心率有明显的个体差异,并受年龄、性别及其他生理因素的影响。新生儿心率可高达130 次/min 以上,随年龄增长而逐渐减慢,至 15~16 岁时接近成人水平;成人中女性心率稍快于男性;睡眠时心率减慢,运动或情绪激动时心率加快。

心动周期持续的时间为 60 s 除以心率。以成人安静时平均心率 75 次/min 计算,每个心动周期为 0.8 s。在一个心动周期中,心房和心室的活动按一定先后顺序进行。首先,两心房收缩,历时0.1 s,继而舒张,历时 0.7 s;当心房开始舒张时,两心室进入收缩期,约 0.3 s,然后,两心室舒张,历时 0.5 s。从心室舒张开始到心房收缩前整个心均处于舒张状态,称为全心舒张期,历时0.4 s,该期利于血液不断地由静脉流入心房,再由心房流入心室,保证心室有足够量血液充盈。当心室舒张期的最后 0.1 s 开始时,进入下一个心动周期,两心房又收缩。由于推动血液流动主要依靠心室的舒缩活动,故临床常把心室的收缩期和舒张期作为心的收缩期和舒张期,简称心缩期和心舒期。

如果心率加快,心动周期则缩短,心缩期和心舒期均缩短,但心舒期缩短更明显。例如,在心率 100 次/min 时,心动周期为 0.6 s,其心缩期和心舒期各占 0.3 s;当心率达 150 次/min 时,心动周期缩短为 0.4 s,心缩期占 0.25 s,而心舒期仅占 0.15 s。因此,心率过快,对心的血液充盈和持久工作不利。

2. 心泵血过程 左心和右心的泵血过程基本一致。根据心动周期中室内压力和容积等的变化,把心泵血过程分为以下几个时期。

(1)心房收缩期 心房开始收缩前,室内压低于房内压,房室瓣开放,血液顺压力梯度从心房流入心室,此时室内压低于动脉压,故动脉瓣处于关闭状态。

当心房收缩时,房内压力升高,使心房内的血液继续流入心室,心室血量进一步增多。心房收缩持续 0.1 s,随后进入心房舒张期。心房收缩期流入心室的血量,只占一个心动周期中由心房流入心室总血量的 30% 左右,故发生心房颤动时,对心的射血和充盈功能影响较小。

(2)心室收缩期 分为等容收缩期和射血期。

1)等容收缩期 心房收缩完毕进入舒张期后,心室开始收缩,室内压力迅速增高,当室内压超过房内压时,心室内的血液推动房室瓣使其关闭,血液不致反流入心房。此时室内压仍高于动脉压,动脉瓣仍处于关闭状态。这段时期内,房室瓣和动脉瓣均处于关闭状态,无血液进出心室,心室容积不变,故称为等容收缩期,约持续 0.05 s。

2）射血期　随着心室继续收缩,室内压力不断上升,当超过大动脉压时,动脉瓣开放,血液从心室迅速射入动脉,进入射血期,持续约 0.25 s。射血期前段,血液射入动脉的速度快,射入的血量占心室一次射血量的 80％～85％,心室容积明显缩小,该期称为快速射血期(约 0.10 s);射血期后段,射血速度减慢,称为慢速射血期(约 0.15 s)。

（3）心室舒张期　分为等容舒张期和充盈期。

1）等容舒张期　心室开始舒张后室内压下降,当下降到低于大动脉压时,动脉内的血液向心室方向反流,推动动脉瓣使其关闭,以防止血液反流入心室,但此时室内压仍低于房内压,房室瓣仍处于关闭状态。这段时期亦无血液进出心室,心室容积不变,称为等容舒张期,持续时间为 0.06～0.08 s。

2）充盈期　心室继续舒张,室内压力继续下降,当下降到低于房内压时,房室瓣开放,血液快速流入心室,使心室充盈,心室容积迅速增大,称为快速充盈期(约 0.11 s)。该期流入心室的血量约占心室总充盈量的 2/3。随着心室充盈,静脉内的血液经心房流入心室的速度减慢,称为慢速充盈期(约 0.22 s)。心室舒张期的最后 0.1 s 开始时,进入下一个心动周期,心房又开始收缩(约 0.1 s)。

综上所述,对心的泵血机制可以这样理解:由心室收缩和舒张所造成的室内压力变化,是导致心房与心室之间、心室与动脉之间产生压力梯度的根本原因,而压力梯度又是推动血液流动、决定瓣膜开闭的主要动力,瓣膜的开闭则引导血液向单一方向流动。

3. 心排血量　心不断泵血,为血液循环不断提供动力,以保证机体代谢的需要。因此,心泵出的血量是衡量心功能的主要指标。

（1）每搏量和射血分数　心每搏动一次,由一侧心室射出的血量称为每搏量(每搏输出量)。正常成人安静时每搏量为 60～80 mL,且左、右心室基本相等。每次心搏,心室内血液并没有全部被射出,心舒张期末,心室腔内的血液为 130～145 mL,称为心室舒张末期容积。每搏量占心室舒张末期容积的百分比,称为射血分数,健康成人安静时为 55％～65％。心室异常扩大,心室功能已减退时,其每搏量可能与正常人无明显差别,但射血分数显著下降,此种情况,若仅测量每搏量将会对心功能做出错误判断,故射血分数是评定心功能的重要指标。

（2）心排血量和心排血指数　每分钟由一侧心室射出的血量称为心排血量。它等于每搏量乘以心率。按心率 75 次/min 计算,心排血量为 4.5～6 L,平均为 5 L。心排血量可受性别、年龄及其他生理因素的影响,如剧烈运动时可高达 25～35 L。正常人安静时的心排血量与体表面积成正比,每平方米体表面积的心排血量称为心排血指数。中等身材的成年人,在安静和空腹时的心排血指数为 3.0～3.5 L/(min·m^2)。心排血指数是分析比较不同个体心功能常用的评定指标。

（3）影响心排血量的因素　心排血量受每搏量和心率的影响,而每搏量又受心室舒张末期充盈量、心肌收缩能力和动脉血压的影响。

1）心室舒张末期充盈量　心室舒张末期充盈量(即心肌前负荷)是静脉回心血量和射血后留在心室内的剩余血量之和。在一定范围内,静脉回心血量增加,心室舒张末期充盈量增加,心肌前负荷增大,心室容积随着增大,心肌纤维初长度(即收缩前的长度)增长,心肌收缩力增强,每搏量增多;相反,则每搏量减少。这种由心肌纤维初长度的改变来调节心肌收缩力的调节方式,称为异长自身调节。如果静脉血回心速度过快,量过多,可造成心肌前负荷过大,心肌纤维初长度过长,超过心肌纤维最适初长度时,心肌收缩力反而减弱,导致每搏量减少。故临床静脉输液或输血时,其速度和量应掌握适当。

2)心肌收缩能力 动物实验结果表明,将心肌纤维保持在同一初长度的情况下,去甲肾上腺素能使心肌收缩能力增强,每搏量增多;而乙酰胆碱则使心肌收缩能力减弱,每搏量减少。显然,这种心肌收缩能力的改变与心肌纤维初长度无关,而是通过心肌本身收缩活动的强度和速度的改变来引起每搏量的改变,这种调节方式称为等长自身调节。

人体的心肌收缩能力受神经和体液因素影响。如运动时,交感神经活动增强,肾上腺素和去甲肾上腺素分泌增多,使心肌收缩能力增强,每搏量增多;迷走神经活动增强时,则引起相反的效应。

3)动脉血压 为心肌后负荷。在心室舒张末期充盈量和心肌收缩能力不变的条件下,动脉血压升高,即心肌后负荷增大时,心室收缩所遇阻力增大导致半月瓣开放推迟,等容收缩期延长,射血期缩短,射血速度减慢,每搏量减少。每搏量减少则会造成心室内剩余血量增多,如果此时静脉回流量不变,将使心室舒张末期充盈量增加,心肌纤维初长度增加,可通过异长自身调节来增强心肌收缩力,使每搏量恢复到正常水平。

如果动脉血压长期升高,心室肌则因长期处于收缩加强状态而逐渐肥厚,心泵血功能减退。临床治疗这类患者时,应考虑适当使用血管扩张药,以降低动脉血压,减轻心肌后负荷,增加每搏量,从而改善心功能。

4)心率 在一定范围内变动时,心排血量随之增减。如果心率太快(超过170次/min),因心舒期明显缩短,心室充盈量显著减少,将引起心排血量减少;如果心率过慢(低于40次/min),心排血量亦明显减少。

(4)心力储备 心排血量随机体代谢需要而增加的能力,称为心力储备,包括心率储备和每搏量储备。健康人有相当大的心力储备,强体力活动时最大心排血量可达25～30 L,为安静时的5～6倍。某些心脏疾病患者,安静时心排血量与健康人几乎相等,但活动增强时心排血量不能相应增加,因而不能满足代谢增强的需要,表明心力储备已减弱。在有适量静脉血回心的情况下,心排血量减少,不能维持机体正常代谢需要的状态称为心力衰竭。

(二)心肌细胞的生物电现象

心肌细胞分为两类,一类是构成心房壁和心室壁的普通心肌细胞,这类细胞有收缩能力,但不能自动产生节律性兴奋,故又称非自律细胞。另一类是特殊分化的心肌细胞,这类心肌细胞不能进行收缩,但具有自动产生节律性兴奋能力,称为自律细胞。自律细胞构成心特殊传导系统,包括窦房结、房室交界、房室束及其左右束支以及浦肯野纤维网。房室交界包括房结区、结区和结希区,其中结区不具自律性。

现以心室肌细胞、窦房结细胞、浦肯野细胞为例,讨论心肌细胞的生物电现象。

1. 心室肌细胞的生物电现象 心室肌细胞的静息电位约为-90 mV,产生机制与神经纤维相同,其动作电位与神经纤维相比较则有很大差别,表现为复极过程有明显特征。通常将全过程分为0、1、2、3、4期(图6-16)。

(1)去极过程(0期) 去极化过程形成动作电位的上升支(0期),由Na^+内流引起。此期

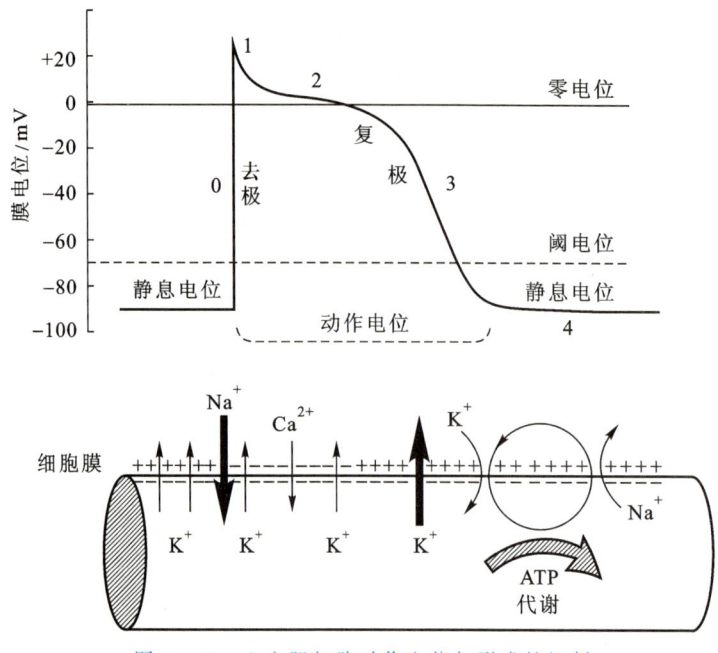

图 6-16　心室肌细胞动作电位与形成的机制

电位变化幅度约为 120 mV,持续时间 1～2 ms。

（2）复极过程　该过程形成动作电位的下降支,分为 4 期。

心室肌细
胞生物电

1 期(快速复极初期):心室肌细胞去极达顶峰后立即开始复极,膜内电位迅速下降到 0 mV 左右,形成 1 期,占时约 10 ms。K^+ 外流是 1 期快速复极的主要原因。

2 期(缓慢复极期):此期复极非常缓慢,膜内电位下降速度极慢,停滞在 0 mV 左右,形成平台状,故 2 期又称平台期,历时 100～150 ms。该期是心室肌细胞动作电位区别于神经纤维和骨骼肌的主要特征,也是动作电位持续时间较长,有效不应期特别长的原因。形成的机制是本期内有 Ca^{2+} 内流和 K^+ 外流同时存在,缓慢持久的 Ca^{2+} 内流抵消了 K^+ 外流,致使膜电位保持在 0 mV 附近。

3 期(快速复极末期):此期膜内电位迅速下降到静息电位水平(−90 mV),形成 3 期,以完成复极过程,历时 100～150 ms。K^+ 快速外流是 3 期快速复极的主要原因。

4 期(静息期):此期膜电位虽已恢复到静息电位水平,但在动作电位形成过程中,膜内 Na^+、Ca^{2+} 增多,膜外 K^+ 增多,致使膜内外的这几种离子浓度改变,使细胞膜上的离子泵激活,细胞膜离子泵积极地进行着逆浓度梯度转运,把 Na^+ 和 Ca^{2+} 排出细胞外,同时将 K^+ 摄回细胞内,以恢复细胞内外离子的正常浓度,保持心肌细胞的正常兴奋能力。

2. 窦房结和浦肯野细胞的生物电现象　非自律细胞在没有受到外来刺激时,其 4 期膜电位始终稳定在静息电位水平。自律细胞动作电位的最大特点:3 期复极化末达最大值(称为最大舒张电位)之后,4 期膜电位不稳定,没有外来刺激的作用就立即开始缓慢地自动去极化,当去极化达阈电位水平时,又引起另一个动作电位。4 期自动去极化是自律细胞电活动的特点,也是自律细胞产生自动节律性兴奋的基础。

根据 0 期去极化产生的离子基础和速度不同,把自律细胞分为两种:一种是慢反应自律细胞(如窦房结自律细胞);另一种是快反应自律细胞(如浦肯野自律细胞)。以下分别讨论其生物电现象(图 6-17)。

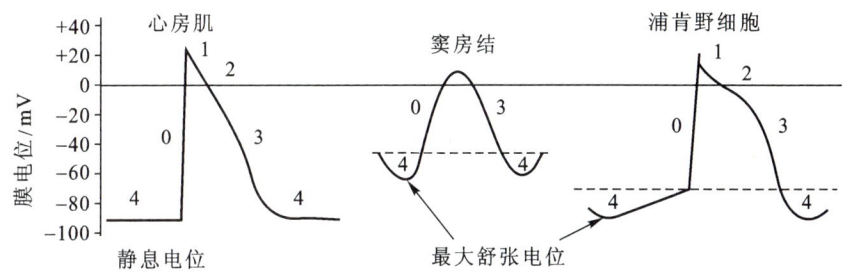

图 6-17 心房肌、窦房结和浦肯野细胞的动作电位

(1) 窦房结自律细胞 动作电位分为 0、3、4 期。0 期去极化由 Ca^{2+} 内流所致,其除极的速度较慢,幅度较小(约 70 mV)。此后,Ca^{2+} 内流逐渐减少而 K^+ 外流逐渐增多,形成复极化 3 期。4 期自动去极的离子成分较复杂,膜对 K^+ 的通透性逐渐降低而引起 K^+ 外流逐渐减少是形成此期最主要的离子基础。此外,尚有 Na^+ 内流,从而导致膜内正电荷逐渐增多而产生自动去极。

(2) 浦肯野自律细胞 动作电位分为 0、1、2、3、4 期。其中 0、1、2、3 期产生的离子基础和形态均与非自律细胞基本相同。浦肯野自律细胞的 4 期自动去极是由 Na^+ 内流逐渐增多所形成。

比较窦房结自律细胞与浦肯野自律细胞 4 期自动去极的速度,前者快于后者。

(三) 心肌的生理特性

心肌具有自动节律性、传导性、兴奋性和收缩性 4 种特性。前三者是以心肌生物电活动为基础,故属电生理特性,后者以心肌舒、缩活动为基础,属机械特性。

1. 自动节律性 指心在没有任何外来刺激的作用下,能自动发生节律性兴奋的特性。心的自动节律性(简称自律性)来源于自律细胞。自律细胞在单位时间(每分钟)自动发生兴奋的频率是衡量自律性高低的指标。

心特殊传导系统各部位自律性的高低不等。窦房结的自律性最高(约 100 次/min),房室交界(约 50 次/min)和房室束依次降低,浦肯野纤维最低(约 25 次/min)。正常情况下,由于窦房结的自律性最高,它主导着心的兴奋和搏动,称为心的正常起搏点。以窦房结为起搏点的心搏节律,称为窦性心律。其他传导组织的自律性均低于窦房结,故不能表现出来,称为潜在起搏点。潜在起搏点的存在,一方面是一种安全因素,当窦房结不能发生兴奋或兴奋下传受阻时,潜在起搏点能以较低的频率发生节律性兴奋,使心不致停搏;另一方面也是一种潜在的危险因素,当潜在起搏点的自律性增高到超过窦房结时,将导致心律失常,甚至危及生命,这时的潜在起搏点称为异位起搏点。由异位起搏点引起的心搏节律,称为异位心律。

2. 传导性 心肌细胞传导兴奋的能力称为传导性。由心肌细胞发出的兴奋,不仅可以沿同一细胞膜传导,还可通过闰盘传递给另一个细胞,引起整个心房或心室肌兴奋。心内兴奋传导的途径:由窦房结发出兴奋,通过心房肌传到两心房,并沿心房优势传导通路以较快速度传到房室交界,再经房室束及其左、右束支、浦肯野纤维网迅速传到心室,引起两心室兴奋。

兴奋在心内各部位的传导速度不相同,其中在房室交界区很慢,又以结区最慢。房室交界是正常兴奋由心房传到心室的必经途径,交界区这种缓慢传导称为房室延搁,其生理意义在于使心房兴奋和收缩完毕之后,心室才开始兴奋和收缩,这有利于心室得到充分血液充盈,保证足够射血量。但当心传导兴奋的功能发生障碍时,房室交界又常是传导阻滞的好发部位。

3. 兴奋性

(1) 心肌细胞兴奋性的周期性变化 以心室肌细胞为例,在接受刺激而发生兴奋的过程中,心室肌细胞膜电位要发生一系列有规律的变化,其兴奋性也随之发生周期性变化,分为以下 3 个时期(图 6 - 18)。

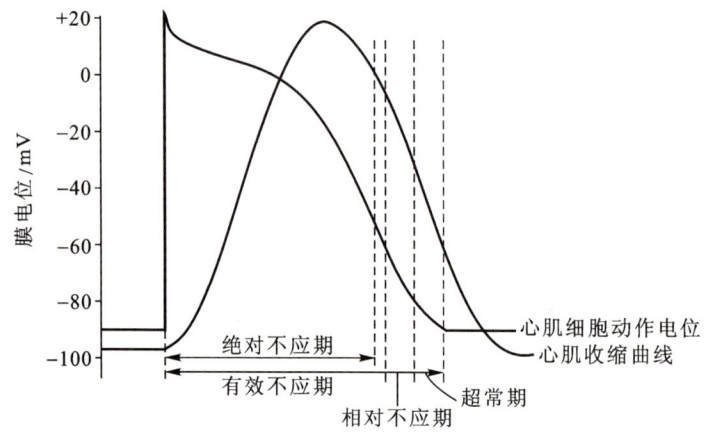

图 6-18 心室肌细胞动作电位、收缩曲线、兴奋性变化在时间上的关系

1) 有效不应期 从 0 期去极化开始至 3 期复极到 -55 mV,给予最强刺激也不能使膜再次产生去极,表明其兴奋性丧失,称为绝对不应期;从 -55 mV 复极到 -60 mV,给予特别强的刺激,可以引起局部去极化,说明兴奋性开始恢复,但并不引起扩布性兴奋,称为局部反应期。以上两期合称为有效不应期,该期不能再次接受刺激产生新的动作电位。

2) 相对不应期 从 -60 mV 复极到 -80 mV,给予阈上刺激,可产生动作电位,称为相对不应期。该期心肌细胞的兴奋性继续恢复,但仍低于正常。

3) 超常期 由 -80 mV 复极到 -90 mV,给予阈下刺激也可产生动作电位,在这段时期兴奋性高于正常,称为超常期。当膜电位复极至静息电位后,心肌细胞兴奋性也恢复正常。

心肌细胞兴奋性变化的特点是有效不应期特别长(为骨骼肌的 100 倍,神经纤维的 200 倍),相当于机械收缩的整个收缩期和舒张早期。只有在舒张早期之后,兴奋性变化才进入相对不应期,对阈上刺激才能产生兴奋和收缩。这一特点,使心肌不会产生完全强直收缩,始终保持收缩与舒张交替进行,以实现心的泵血功能。

(2) 期前收缩与代偿间歇 正常心是按窦房结发出的兴奋频率进行节律性活动。如果在心室的有效不应期之后,下一次窦房结兴奋传来之前,受到一次人工刺激或异位起搏点传来的额外刺激,心室可以对这一提前刺激产生一次收缩和兴奋,称为期前收缩和期前兴奋。期前收缩之后,出现一个较长的心室舒张期,称为代偿间歇。期前兴奋也有有效不应期,若下一次窦房结兴奋传来,正好落在期前兴奋的有效不应期之中时,则不能引起心室肌兴奋和收缩,使这次窦性心搏脱失。心室肌必须等到再一次的窦房结兴奋传来时,才能引起收缩和兴奋,因而出现一个较长的心室舒张期。期前收缩是临床常见的一种异位心律(图 6 - 19)。

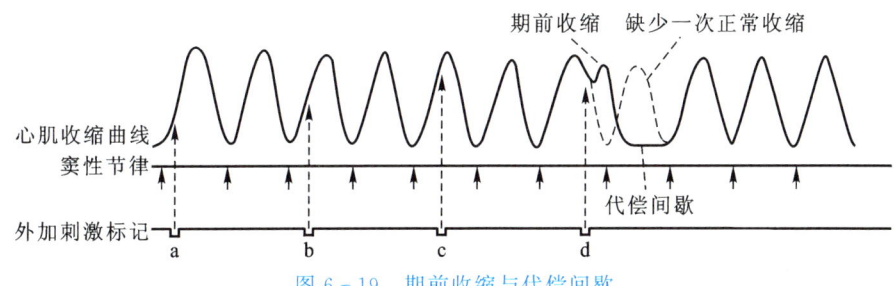

图 6 - 19　期前收缩与代偿间歇

4. 收缩性　普通心肌细胞具有收缩性,其收缩机制与骨骼肌相似。心肌收缩性有以下特点。

(1) 对细胞外液中的 Ca^{2+} 有明显依赖性　心肌细胞兴奋-收缩耦联所需的 Ca^{2+},一部分由终池释放,另一部分来自细胞外液。但其终池很不发达,贮 Ca^{2+} 量比骨骼肌少,故心肌细胞收缩所需的 Ca^{2+} 在很大程度上依赖细胞外液提供。

(2) 收缩呈"全或无"式　当刺激达到阈强度时,由于心内特殊传导组织传导兴奋的速度很快,且细胞间闰盘电阻很低,兴奋容易通过。因此,兴奋几乎同时到达所有的心房肌或心室肌,引起同步收缩,并达到一定收缩强度。如果刺激小于阈强度,心肌就不发生收缩。

(3) 不产生强直收缩　心肌细胞一般不会产生强直收缩,其原因是有效不应期特别长。

(四) 心音与心电图

1. 心音　是心动周期中心肌收缩、瓣膜开闭、血液流动等因素引起的机械振动所产生的声音。用听诊器放在胸壁某些部位可以听到。多数情况下,在一个心动周期中只能听到两个心音,分别称为第一心音和第二心音。某些健康儿童和青年可以有第三心音,40 岁以上的人也可能出现第四心音。

(1) 第一心音　出现在心缩期,是心室开始收缩的标志。其音调较低,持续时间较长,为 0.12～0.14 s。产生第一心音的原因有心室肌收缩,房室瓣关闭,心室射血的血流冲击主动脉根部以及大血管扩张形成的血液涡流所引起的振动。其中房室瓣关闭引起的振动是主要原因。它的强弱可反映心室肌收缩力的强弱以及房室瓣的功能状况。

(2) 第二心音　出现在心舒期,是心室开始舒张的标志。其音调较高,持续时间较短,为 0.08～0.10 s。心室舒张时引起主动脉瓣和肺动脉瓣关闭的振动,是产生第二心音的主要原因。它的强弱可反映动脉压的高低和动脉瓣的功能状况。

多种先天性心脏病、心肌病变或心瓣膜开闭发生障碍等,均可出现心脏杂音。心脏杂音对某些心脏疾病的诊断有重要意义。

2. 心电图　在每个心动周期中,由窦房结发出的兴奋依次传向心房和心室,伴随兴奋产生和传播的电变化可通过周围组织传到全身,使身体各部位在每一心动周期中都要发生有规律的电变化。将心电图机测量电极放置在人体体表一定部位所记录出来的心电位变化的波形,称为心电图,能够反映心兴奋产生、传导和恢复过程的电位变化。心电图检查是临床常用的器械检查方法之一,对心血管疾病的诊断具有重要的意义。正常心电图包括五个波、两个间期和一个段(图6-20)。

(1) P波　反映两心房去极化过程的电位变化。波形一般圆钝光滑,历时0.08~0.11 s,波幅不超过0.25 mV。两心房复极过程所产生的电位变化称为Ta波,但与P-R段、QRS波群和S-T段初期重叠在一起,且波幅很低,通常在心电图上看不出来。

(2) QRS波群　反映两心室去极化过程的电位变化。典型的QRS波群包括3个紧密相连的电位波动:第一个向下的波称Q波;紧接着是向上,且高而尖峭的R波;最后是向下的S波。在不同导联中,这3个波不一定都出现,各波的幅度变化也较大,历时0.06~0.10 s。

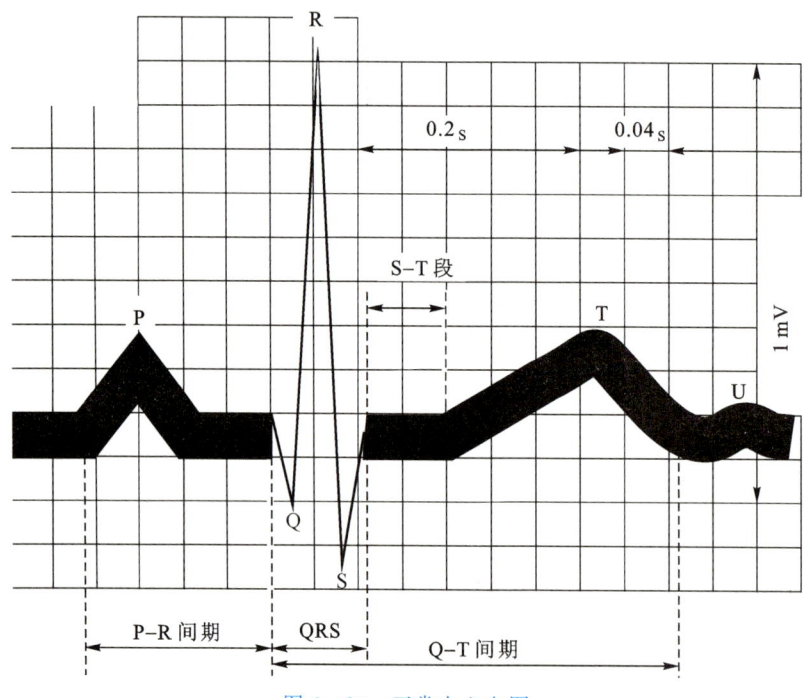

图6-20　正常人心电图

(3) T波　反映两心室复极化过程的电位变化。T波方向应与QRS波群的主波方向一致。在以R波为主的导联中,其波幅应不低于本导联R波的1/10,历时0.05~0.25 s。

(4) U波　T波后0.02~0.04 s可能出现一个与T波方向一致的低宽U波,其成因和意义尚不十分清楚。

(5) P-R间期(或P-Q间期)　指从P波起点到QRS波群起点之间的时间。它代表由窦房结产生的兴奋,经心房、房室交界、房室束及其分支传到心室,并引起心室兴奋所需的时间,正常为0.12~0.20 s。若超过0.20 s,一般表明有房室传导阻滞。

(6) S-T段　指QRS波群终点与T波起点之间的线段。一般与基线平齐。这段时期,因心室各部分已全部进入去极化状态,但尚未开始复极,故心室各部分之间没有电位差存在,曲线恢复到基线水平。冠状动脉供血不足或心肌梗死等情况发生时,S-T 段常偏离基线,并超过一定范围。

(7) Q-T 间期 指从 QRS 波群起点到 T 波终点之间的时间。它代表心室开始去极化到全部复极完毕所需的时间。当心率为 75 次/min 时,Q-T 间期为 0.30~0.40 s。心率增快,Q-T 间期缩短;心率减慢,Q-T 间期延长。在某些药物(如奎尼丁)影响下,Q-T 间期延长;使用洋地黄或血钙过高时,Q-T 间期缩短。

二、血管生理

血管的功能主要是运送血液。血液从心射入动脉,途经微动脉、毛细血管、微静脉和静脉回到心房。血管中的主动脉、肺动脉及其大的分支,称为弹性储器血管;弹性储器血管与小动脉、微动脉之间的血管,称为分配血管;小动脉、微动脉和毛细血管前括约肌称为毛细血管前阻力血管;真毛细血管称为交换血管;微静脉称为毛细血管后阻力血管;静脉称为容量血管。各类血管均有各自的结构和功能特点,故血管不单是运送血液的管道,在形成和维持血压、调节组织器官血流量、实现血液与组织细胞间的物质交换以及使心的断续射血变为血液在动脉管内连续流动等方面都有重要的作用。

(一) 血流量、血流阻力和血压

血流动力学最基本的问题是研究血流量、血流阻力和血压之间的关系。

1. 血流量 单位时间内流过血管某一截面的血量,称为血流量,也称容积速度。通常以每分钟通过的血液毫升数或升数来表示。血流量(Q)的大小取决于血管两端的压力差(ΔP)和血管对血流的阻力(R),即血流量与压力差成正比,与血流阻力成反比。在整个体循环中,动脉、毛细血管和静脉各级血管总的血流量是相等的,都等于心排血量。ΔP 是主动脉压和右心房压的差。由于右心房压接近于零,故 ΔP 接近于平均动脉压 P_A。R 是体循环总的血流阻力,称为总外周阻力。于是:

$$Q \propto \frac{P_A}{R}$$

对于某一个器官来说,上面公式中的 Q 为器官的血流量,P_A 为灌注该器官的平均动脉压和静脉压之差,R 为该器官的血流阻力。血流中某一质点的流速称血流速度。当血流量一定时,血流速度与血管的总横截面积成反比。在主动脉中血液流速最快,为 18~22 cm/s;由于毛细血管的总横截面积最大,其血流速度最慢,为 0.3~0.7 mm/s。

2. 血流阻力 血液在血管中流动时所遇到的阻力,称为血流阻力。血流阻力来源于血液流动时血液和血管壁之间的摩擦力和血液内部的摩擦。血流阻力与血管的长度(L)和血液的黏滞度(η)成正比,与血管半径(r)的 4 次方成反比。在机体内,血液的黏滞度主要取决于血液中的红细胞数以及血浆中的蛋白质含量。如果血液黏滞度不变(正常情况下血管的长度也不会发生较大的改变),则血流阻力主要取决于血管口径。当血管口径尤其是微动脉口径产生微小变化时,即可引起血流阻力的显著变化。从上述公式可看出,血管口径越小,血流阻力越大,血流量则越少。机体通过神经和体液调控血管平滑肌的紧张性,改变血管口径,引起血流阻力的变化,进而调节各器官之间的血量分配。

3. 血压　血管内的血液对于单位面积血管壁的侧压力,称为血压。测定血压时,其参照值为大气压,即用高于大气压的数值来衡量血压的大小,单位为 kPa(或 mmHg)。血液在流动过程中,由于血流阻力的存在而消耗了能量,从动脉到静脉,血压逐渐降低,到达腔静脉进入右心房的入口处,血压几乎接近于零。

(二) 动脉血压

1. 动脉血压的概念　动脉血管内流动的血液对单位面积动脉管壁的侧压力,称为动脉血压。通常所说的血压是指动脉血压,此外还有毛细血管血压、静脉血压。在每个心动周期中,心室收缩,动脉血压升高到最高值称为收缩压;接着心室舒张,动脉血压下降到最低值称为舒张压;收缩压与舒张压之差称为脉压。一个心动周期中动脉血压的平均值,称为平均动脉压,约等于舒张压+1/3 脉压。

2. 动脉血压正常值及其相对稳定的意义　临床常用听诊法间接测定肱动脉血压作为动脉血压的标准。正常人在安静状态下动脉血压比较稳定,但有个体差异,并随年龄、性别而不同。我国健康年轻人在安静状态下收缩压为 13.3~16.0 kPa(100~120 mmHg),舒张压为 8.0~10.7 kPa(60~80 mmHg),脉压 4.0~5.3 kPa(30~40 mmHg),平均动脉压约 13.3 kPa(100 mmHg)。如果舒张压持续超过 12.0 kPa(90 mmHg)和(或)收缩压持续超过 18.7 kPa(140 mmHg),称为高血压;收缩压持续低于 12.0 kPa(90 mmHg)或舒张压持续低于 6.6 kPa(50 mmHg),称为低血压。

正常人动脉血压保持相对稳定具有重要的生理意义。动脉血压正常是维持组织、器官血流量正常的重要条件。如果动脉血压过低,可致各器官血流量减少,特别是脑、心等重要器官,可因缺血、缺氧造成严重后果;动脉血压过高,则使心室肌后负荷长期过重,导致心室肥厚,甚至发生心力衰竭,同时,长期高血压容易损伤血管壁,如脑血管受损、破裂,可造成脑出血,这是高血压患者死亡的重要原因之一。

3. 动脉血压形成　正常情况下,心血管系统内有足够的血液充盈,这是动脉血压形成的前提条件。在此基础上,心室肌收缩所释放的能量,一部分作为动能,推动血液流动;另一部分则形成对血管壁的侧压,成为作用于血管壁的势能(压强能)。但是如果没有外周阻力存在,则心脏射出的血液将迅速流向外周,致使心室收缩释放的能量全部表现为动能,而不能形成侧压。只有在外周阻力的配合下,心脏射出的血液不能迅速流走,暂时存留在阻力血管向心端的较大动脉血管内,这时心室收缩的能量才能大部分以侧压形式表现出来,形成较高的血压水平。因此,动脉血压形成是在心血管系统内有足够的血液充盈的前提下,心脏射血和外周阻力这两个基本因素相互作用的结果。在心室舒张期,心脏停止射血时,则由大动脉回弹作用与外周阻力相配合,使动脉血压维持在一定水平,并继续推动血液向前流动。

4. 影响动脉血压的因素　凡能影响动脉血压形成的因素,都能影响动脉血压。

(1) 每搏量　如果其他因素不变,每搏量增多,收缩压升高。由于收缩压升高使血流速度加快,流向外周血量增多,到心舒期末存留在大动脉内的血量增加不多,故舒张压升高不如收缩压升高明显,脉压增大。当每搏量减少时则主要使收缩压降低,脉压减小。以上说明收缩压能反映每搏量的多少。

(2) 心率　其他因素不变,若心率加快,由于心舒期缩短明显,在心舒期内流向外周的血量减少,使该期末存留在大动脉内的血量增多,故舒张压升高。因动脉血压升高而使血流速度加快,在心缩期内流向外周的血量较多,故收缩压升高不如舒张压升高明显,脉压减小。当心率减慢时,舒张压降低明显,脉压增大。

(3)外周阻力 血液在血管内流动所遇阻力来自血液与管壁间的摩擦阻力和血液成分间的摩擦阻力(后者表现为血液黏滞度大小)。血液与管壁的摩擦力取决于血管口径和长度。根据泊肃叶(Poiseuille)定律,血流阻力与血液黏滞度和血管长度成正比,与血管半径 4 次方成反比。在生理情况下,血管长度和血液黏滞度变化不大,故血流阻力主要取决于血管口径。口径越小,阻力越大;口径越大,则阻力越小。血管口径受神经和体液因素调节。

如果外周阻力增大而其他因素不变时,心舒期中血液流向外周的速度减慢,心舒期末存留在大动脉内的血量增多,而致舒张压升高。在心缩期内,由于动脉血压升高而使血流速度加快,流向外周的血量较多,故收缩压升高不如舒张压升高明显,脉压减小。外周阻力减小时则舒张压降低明显,脉压增大。因此,舒张压高低主要反映外周阻力的大小。原发性高血压主要是阻力血管口径变小,使外周阻力增大,故舒张压升高明显。

(4)大动脉管壁的弹性 大动脉管壁具有弹性,可缓冲动脉血压的变化而使收缩压不致过高,舒张压不致过低,减小脉压。一般来说,40 岁以下的成人大动脉管壁的弹性无明显变化。40 岁以上者,由于动脉管壁的胶原纤维增生,逐渐取代弹性纤维,使管壁弹性减弱,缓冲血压的作用减小,造成收缩压升高而舒张压降低,脉压增大。但老年人的小动脉往往伴有硬化而致口径变小,使外周阻力增大,故舒张压也升高。

(5)循环血量与血管容积 正常情况下,循环血量与血管容积相适应,保持血管内有足量血液充盈是形成动脉血压的重要前提。如果发生大失血使循环血量明显减少,而血管容积未相应减小,则引起动脉血压急剧下降,此时应及时给患者输血、输液,以补充循环血量。若因细菌毒素的作用或药物过敏而使全身小动脉扩张,血管容积增大而循环血量并未改变,此时因血管充盈度降低导致血压急剧下降,对这种患者,应恰当使用调节血管舒缩功能的药物进行治疗,使血管容积与循环血量相适应,血压方可回升。

上述为单一因素改变对动脉血压的影响。实际上,在某种生理或病理情况下,动脉血压的改变往往是多种因素相互作用的结果,但总有一种因素起主要作用。临床对动脉血压异常患者,首先应认真分析引起血压异常的主要因素,然后才能做出及时而正确的处理。

(三)静脉血压与静脉血回流

静脉是血液回心的通道,因容易扩张、容量大,故对贮存血液起重要的作用。静脉血压的高低能有效地调节回心血量和心排血量,以适应机体不同情况的需要。血液由心室射入动脉,在血管内向前流动的过程中,沿途均需不断地消耗能量以克服阻力,故血压逐渐下降,当血液经过毛细血管到达微静脉时,其血压可降至 2.0～2.7 kPa(15～20 mmHg)。

1. 外周静脉压和中心静脉压 各器官或肢体的静脉血压,称为外周静脉压。正常成人平卧时肘静脉压为 0.59～0.98 kPa(6～10 cmH$_2$O)。在心射血功能减弱,静脉血回流减慢时,血液滞留在外周静脉将导致静脉压升高,测量外周静脉压可作为判断心射血功能的指标。

腔静脉或右心房内的血压,称为中心静脉压,其正常变动范围为 0.39～1.18 kPa(4～

12 cmH$_2$O)。中心静脉压的高低取决于心射血能力和静脉回心血量。心射血功能好或静脉回心血量少,中心静脉压较低;心功能减弱不能及时将回心血液射入动脉,或静脉回心血量增多,可引起中心静脉压升高。故测定中心静脉压可反映静脉回心血量和心功能状态。临床给休克患者进行输液治疗时,应观察中心静脉压的变化情况。当中心静脉压超过 1.57 kPa(16 cmH$_2$O)时,提示输液过快、过多或心功能减弱,应减慢输液速度或暂停输液;当中心静脉压低于正常时,表明输液量不足,应加快输液速度。

2. 影响静脉回心血量的因素　单位时间内由静脉回心的血量称为静脉回心血量。外周静脉压与中心静脉压之间的压差是促使静脉血回心的动力,凡能改变这一压差的因素,均能影响静脉回心血量。

(1) 心收缩力　是影响静脉回心血量最重要的因素。心收缩力增强,每搏量增多,心舒期室内压低,有利于静脉血回心;心收缩力减弱,每搏量减少,心舒期室内压增高,使血液淤积在右心房和腔静脉内,因而中心静脉压升高,静脉回心血量减少。右心衰竭患者,右心室收缩力减弱,使体循环静脉回流受阻,患者可出现颈静脉怒张、肝大、下肢水肿等体征。若发生左心衰竭,则引起肺静脉回流受阻,造成肺淤血、肺水肿。

(2) 重力和体位　平卧体位时,全身静脉与心基本处在同一水平,重力大致相等。当人从卧位变为直立位时,因受重力影响,心以下的静脉血管扩张充盈,所容纳的血液约增多 500 mL,导致静脉回心血量减少。长期卧床或体弱久病患者,从卧位或蹲位突然变为直立位时,其下肢静脉血管因紧张性降低而更易扩张,加之下肢肌肉收缩无力,挤压静脉的作用减弱,故其容纳更多血液,造成静脉回心血量比正常人更少,心排血量减少,便可引起直立性低血压,出现一过性黑矇(视网膜缺血)、头晕(脑缺血)等症状。

(3) 骨骼肌的挤压作用　骨骼肌收缩时,位于肌肉内和肌肉间的静脉受挤压,促使静脉血回流。四肢静脉内有向心方向的静脉瓣,使静脉血液只能流向心而不能反流。骨骼肌挤压作用对人体下垂肢体的静脉血液回流起很大的促进作用。

(4) 呼吸运动　吸气时胸膜腔内负压值增大,使胸腔内的大静脉和右心房更加扩张,容积增大,中心静脉压下降,促进静脉血回心;呼气时则相反,使静脉回心血量减少。

(四) 微循环

1. 微循环的概念与组成　微动脉与微静脉之间的血液循环,称为微循环。典型的微循环由微动脉、后微动脉、毛细血管前括约肌、真毛细血管、通血毛细血管、动-静脉吻合支和微静脉 7 部分组成(图 6-21)。

2. 微循环的血流通路　血液流经微循环的通路有 3 条。

(1) 迂回通路　指血液经微动脉、后微动脉、毛细血管前括约肌、真毛细血管网到微静脉的通路。此通路的真毛细血管管壁薄、通透性大,穿插于细胞间隙中,迂回曲折,相互交错成网,血流缓慢,血管轮流交替开闭,是血液与组织细胞进行物质交换的主要场所,故又称为营养通路。

(2) 直捷通路　指血液经微动脉、后微动脉、通血毛细血管到微静脉的通路。此通路经常处于开放状态,血流速度快,很少进行物质交换。这条通路的主要生理意义在于使部分血液迅速通过微循环及时回心。

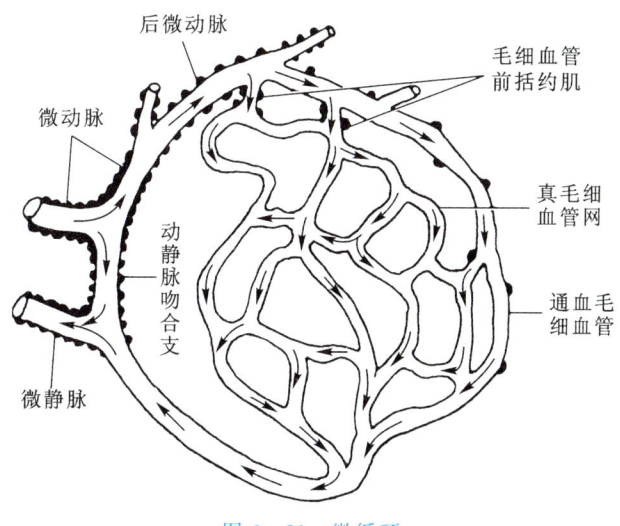

图 6-21　微循环

（3）动-静脉短路　指血液经微动脉、动-静脉吻合支进入微静脉的通路。吻合支管壁厚，不能进行物质交换，且经常处于关闭状态，故又称为非营养通路。皮肤中的动-静脉短路有调节体温的作用。当气温升高时，通路开放，使流经皮肤的血量增多而有利散热；当气温下降时，通路关闭而利于保存热量。感染性或中毒性休克患者，这条通路将大量开放，虽然可使流经微循环的血液迅速回心，但血液不经过真毛细血管网，导致组织缺血、缺氧更加严重。

3. 微循环的调节与功能

（1）微循环的调节　微动脉和微静脉主要受交感神经支配，毛细血管前括约肌主要受体液因素调节。正常情况，微动脉在交感神经作用下，其管壁平滑肌保持一定的紧张性，维持微循环有一定的血流量。微动脉舒张，进入微循环的血流量增多，微动脉收缩时则微循环血量减少，故微动脉在功能上是控制微循环血流量的"总闸门"。毛细血管前括约肌是微循环的"分闸门"，它控制从微动脉进入真毛细血管的血量。

血液中的缩血管物质，如肾上腺素、去甲肾上腺素等使毛细血管前括约肌收缩，而局部代谢产物，如 CO_2、乳酸等使其舒张，后者是调节毛细血管前括约肌舒缩活动的主要因素。真毛细血管的开闭是轮流交替的，受毛细血管前括约肌控制。当真毛细血管关闭一段时间后，局部代谢产物堆积，使毛细血管前括约肌舒张，真毛细血管开放，流入的血量增多；代谢产物被运走，毛细血管前括约肌在缩血管物质作用下又收缩，真毛细血管又关闭，流入血量减少。如此反复进行。一般情况下，真毛细血管每分钟交替开闭 5～10 次。安静时，肌肉中只有约 20％ 的真毛细血管处于开放状态。当机体活动增强时，由于组织代谢水平增强，局部代谢产物增多，开放的真毛细血管增多，以适应机体需要。

微静脉是微循环的"后闸门"，它的舒缩决定毛细血管后阻力的大小，从而影响微循环的血液流出量。在生理情况下，后阻力变化不大。在病理状态下，如休克时，因微静脉收缩使后阻力增大，大量血液淤滞在真毛细血管内，造成回心血量减少，心排血量减少，血压进一步下降而加重病情发展。

（2）微循环的功能　主要有两个方面：一是实现血液与组织细胞间的物质交换，将血液中各种营养物质和氧气输送给各组织细胞,并运走其代谢产物;二是调节器官血流量,维持循环血量和稳定动脉血压。

(五) 组织液的生成与回流

1. 组织液的生成与回流 组织液是血浆中除血浆蛋白质以外的成分,通过毛细血管壁滤过生成。组织液生成与回流依靠有效滤过压,它取决于毛细血管血压、组织液静水压、血浆胶体渗透压和组织液胶体渗透压4个因素。其中毛细血管血压和组织液胶体渗透压是促使液体从血管内滤出到血管外而生成组织液的力量,血浆胶体渗透压和组织液静水压是将组织液重吸收入血管的力量。滤过力量与重吸收力量之差称为有效滤过压,用下式表示:

有效滤过压=(毛细血管血压+组织液胶体渗透压)-(血浆胶体渗透压+组织液静水压)

人毛细血管动脉端血压平均为 4.00 kPa(30 mmHg),血液经毛细血管流至毛细血管静脉端时,血压降低为 1.60 kPa(12 mmHg),血浆胶体渗透压为 3.33 kPa(25 mmHg),组织液胶体渗透压约为 2.00 kPa(15 mmHg),组织液静水压约为 1.33 kPa(10 mmHg)。根据上式计算,毛细血管动脉端的有效滤过压为 1.34 kPa(10 mmHg),由于滤过力量大于重吸收力量,故生成组织液;在毛细血管静脉端的有效滤过压为-1.06 kPa(-8 mmHg),表明重吸收力量大于滤过力量,组织液回流。大部分(约90%)组织液从毛细血管静脉端回流入血液,其余的进入毛细淋巴管生成淋巴液,经淋巴系统回流入血液。

2. 影响组织液生成与回流的因素 正常情况下,组织液不断生成,又不断回流,两者之间保持动态平衡。有效滤过压中各种因素改变、毛细血管壁的通透性改变,以及淋巴回流受阻,均可破坏这种动态平衡,造成组织液生成增多或回流障碍,使组织间隙潴留过多液体而形成水肿。

三、心血管活动的调节

心和血管的活动受神经和体液调节,使心排血量与各组织器官血流量能适应人体不同状态的需要,并保持动脉血压相对稳定。

(一) 神经调节

1. 心和血管的神经支配

(1) 心的神经支配及其作用 心受心迷走神经和心交感神经的双重支配。

1) 心迷走神经及其作用 心迷走神经起始于延髓的心迷走神经背核和疑核,其节后纤维支配窦房结、心房肌、房室交界、房室束及其分支,心室肌也有少量心迷走神经纤维支配。节后纤维末梢释放的递质是乙酰胆碱,该递质与心肌细胞膜上相应受体结合后抑制心的活动。表现为心率减慢,心肌收缩力减弱,房室传导速度减慢,甚至出现传导阻滞,引起心排血量减少,血压下降。

2) 心交感神经及其作用 心交感神经起始于脊髓胸段($T_1 \sim T_5$)侧角神经元,其节后纤维支配窦房结、心房肌、房室交界、房室束和心室肌。节后纤维末梢释放去甲肾上腺素,与心肌细胞膜上相应受体结合后加强心的活动,使心率加快,心肌收缩力增强,房室传导速度加快,引起心排血量增多,血压升高。

(2) 支配血管的神经及其作用 支配血管平滑肌的神经分为缩血管神经和舒血管神经。

1) 缩血管神经 绝大多数血管只受交感缩血管神经的支配。交感缩血管神经发自脊髓胸段、腰段侧角,其节后纤维支配全身血管平滑肌,在小动脉和微动脉分布的纤维密度最高。节后纤维末梢释放的去甲肾上腺素,与血管平滑肌细胞膜上相应受体结合后使血管收缩。血管舒缩的程度取决于交感缩血管纤维传出冲动的多少。静息状态下,交感缩血管纤维发放低频(1~10 次/s)冲动,以维持血管一定的紧张性;当发放冲动频率增多时,血管收缩加强,外周阻力增大,血压增高;当发放冲动频率低于静息状态时,血管舒张,外周阻力减小,血压下降。

2) 舒血管神经 有两类舒血管神经。一类是交感舒血管神经,它支配骨骼肌血管,其末梢释放乙酰胆碱,使骨骼肌血管舒张,但只在动物惊恐、激动或剧烈运动时该神经才有冲动发放,安静时无紧张性活动;另一类是副交感舒血管神经,支配脑、唾液腺、胃肠腺体和外生殖器的血管,其末梢释放乙酰胆碱,使血管舒张,起调节局部组织器官血流量的作用。

2. 心血管中枢 中枢神经系统内与调节心血管活动有关的神经元集中的部位,统称为心血管中枢。心血管中枢分布在脊髓、脑干、下丘脑、小脑和大脑皮质的一定部位。一般认为,调节心血管活动的基本中枢在延髓。心迷走中枢又称为心抑制中枢,位于延髓疑核和背核区域,通过心迷走神经调节心的活动;心血管交感中枢位于延髓腹外侧部,分别通过心交感神经和交感缩血管神经调节心和血管的活动。心血管中枢经常受到各种传入冲动和所在局部环境中化学因素(如 CO_2、H^+)的刺激而保持一定程度的兴奋状态。心血管中枢经常保持一定程度的兴奋状态,称为紧张性活动,包括心迷走中枢紧张性和心血管交感中枢紧张性,并存在交互抑制现象。例如,在安静状态下心迷走中枢紧张性占优势,故正常成年人的心率经常保持在 75 次/min 左右;运动或情绪激动时,则心交感中枢紧张性增强,而心迷走中枢紧张性相对减弱,因而心率明显增快。

延髓以上各级心血管中枢在调节心血管活动中所起的作用比延髓心血管中枢更复杂、更重要,它们使心血管活动与机体其他功能活动能够彼此配合、相互协调。

3. 心血管反射

(1) 颈动脉窦和主动脉弓压力感受器反射 颈动脉窦和主动脉弓血管壁有对牵张刺激敏感的压力感受器。颈动脉窦压力感受器的传入神经为窦神经,主动脉弓压力感受器的传入神经为降压神经,并分别加入舌咽神经和迷走神经进入延髓。当动脉血压升高时,颈动脉窦和主动脉弓压力感受器所受牵张刺激增强,沿窦神经和降压神经传入延髓的冲动增多,使心迷走中枢紧张性增强而心血管交感中枢紧张性减弱,经心迷走神经传至心的冲动增多,经心交感神经传至心的冲动减少,故而心率变慢,心肌收缩力减弱,心排血量减少;同时,经交感缩血管神经传至血管的冲动减少,使血管舒张,外周阻力降低。因心排血量减少,外周阻力降低,使动脉血压回降至正常水平,故这一反射又称为降压反射。相反,如果动脉血压降低,压力感受器所受牵张刺激减弱,沿相应传入神经传入冲动减少,使心血管交感中枢紧张性增强而心迷走中枢紧张性减弱,则引起心排血量增多,外周阻力增大而使血压回升。因此,压力感受器反射的重要生理意义在于保持动脉血压的相对稳定。

压力感受器对血压的急骤变化最为敏感,而且对血压突然降低比对血压突然升高更为敏感。如果患者发生急性大失血,由于血压突然降低,压力感受器所受牵张刺激减弱,可反射性地引起血压暂时回升。

(2) 颈动脉体和主动脉体化学感受器反射 颈动脉体和主动脉体分别位于颈总动脉分叉处

和主动脉弓区,存在能感受血液中某些化学成分变化的化学感受器。其传入纤维分别行走于窦神经和迷走神经内。化学感受器反射对呼吸具有经常性调节作用,对心血管活动的调节作用在平时不明显,只有当机体处于缺氧、窒息、大失血引起动脉血压过低以及酸中毒等异常情况下才发挥作用。发生上述情况时,颈动脉体和主动脉体受到刺激,沿传入纤维将冲动传至延髓,一方面,兴奋呼吸中枢,使呼吸加深、加快,肺通气量增多;另一方面,使缩血管中枢紧张性增强,经交感缩血管神经传出冲动增多,引起血管收缩,外周阻力增大,血压升高。此时,大多数器官,如骨骼肌、腹腔内脏、肾等的血流量因血流阻力增大而减少,但心、脑的血管略有舒张或无收缩反应,从而使血液重新分配,保证了心、脑等重要器官的血液供应。因此,化学感受器反射是一种移缓就急的应急反应。

(二) 体液调节

心血管活动受全身性和局部性体液因素的调节,但体液调节并不是独立发挥作用,它与神经调节有密切联系。

1. 全身性体液因素

(1) 肾上腺素和去甲肾上腺素 血液中的肾上腺素和去甲肾上腺素主要由肾上腺髓质分泌,两者对心和血管的作用,既有共性,又有特殊性,这是由它们与心肌和血管平滑肌细胞膜上不同的肾上腺素能受体结合能力不同所致。

肾上腺素与心肌细胞膜上相应受体结合后,使心率增快,心肌收缩力增强,心排血量增多,临床常作为强心急救药;肾上腺素与血管平滑肌细胞膜上相应受体结合后,使皮肤、肾、胃肠的血管收缩,故正常生理浓度的肾上腺素,对外周阻力影响不大。去甲肾上腺素也能显著地增强心肌收缩力,使心率增快,心排血量增多;使除冠状动脉以外的小动脉强烈收缩,引起外周阻力明显增大而血压升高,故临床常作为升压药应用,但在静脉注射去甲肾上腺素后,通常会出现心率减慢。这是由于去甲肾上腺素能使外周阻力明显增大而升高血压,通过压力感受器反射而使心率减慢,从而掩盖了去甲肾上腺素对心的直接作用。

(2) 血管紧张素 因失血引起循环血量减少或肾疾病导致肾血流量减少等因素,可促使球旁器的球旁细胞分泌肾素,进入血液后,使血中由肝生成的血管紧张素原水解为血管紧张素Ⅰ,它随血液流经肺循环时,受肺所含的转化酶作用,被水解为血管紧张素Ⅱ,部分血管紧张素Ⅱ受血浆和组织液中血管紧张酶A的作用,被水解为血管紧张素Ⅲ。

血管紧张素Ⅰ能刺激肾上腺髓质分泌肾上腺素,它直接收缩血管的作用不明显;血管紧张素Ⅱ能使全身小动脉收缩而升高血压。此外,血管紧张素Ⅱ还可促进肾上腺皮质分泌醛固酮,醛固酮作用于肾小管,起保钠、保水和排钾作用,从而引起血量增多,血压升高;血管紧张素Ⅲ的缩血管作用较弱,只有血管紧张素Ⅱ的1/5,但促进醛固酮分泌的作用强于血管紧张素Ⅱ。

正常情况下,由于肾素分泌很少,血中血管紧张素也少,对血压调节不起明显作用。但当大失血时,由于动脉血压显著下降,使肾血流量减少,血管紧张素生成增多,对防止血压过度下降并使血压回升起重要作用。肾血管长期痉挛或狭窄的患者,因肾血流量减少,血管紧张素生成增多可导致肾性高血压。

此外,血管升压素可引起血管强烈收缩,但在正常情况下不参与血压调节。当机体处于失血等情况而使循环血量减少时,血管升压素在血中浓度将显著升高,对保持循环血量和维持动脉血压起一定的作用。

2. 局部性体液因素

（1）激肽　血浆中的激肽原在激肽释放酶的作用下水解成为血管舒张素和缓激肽，两者能使血管平滑肌舒张和毛细血管通透性增大，以增加局部血流量。缓激肽能引起全身血管舒张，使外周阻力减小而出现降压效应。

（2）组胺　皮肤、肺、胃肠黏膜等许多组织的肥大细胞中均含组胺。当组织受损伤、炎症或发生过敏反应时，均可引起组胺释放。组胺能使局部血管舒张，毛细血管和微静脉管壁通透性增大，引起局部组织充血、水肿。

（3）组织代谢产物　代谢产物如腺苷、CO_2、H^+ 和乳酸等具有舒血管作用。组织细胞代谢增强或组织血流量不足时，可造成组织中代谢产物增多、蓄积，使微血管舒张，以增加局部血流量。

复习思考题

1. 详述心泵血过程，列表归纳心动周期中各期室内压、房内压和动脉压的变化情况，以及瓣膜开闭、血流方向和心室容积的变化。

2. 比较第一、第二心音产生的原因、特征及意义。

3. 解释心肌前负荷与后负荷以及心肌收缩能力和心率对心排血量的影响。

4. 从动作电位的波形及其形成的离子基础，比较心室肌细胞与神经纤维以及心室肌细胞与心肌自律细胞的异同。

5. 叙述心内兴奋传导的途径，并说明特点和意义。

6. 说明心室肌细胞在一次兴奋过程中的兴奋性变化及其特点，并解释心肌不产生强直收缩以及发生期前收缩和代偿间歇的原因。

7. 说明典型心电图各波、段的意义。

8. 详述动脉血压的形成及影响因素。

9. 试述心血管的神经支配及作用。正常人的血压是如何维持相对稳定的？

10. 简述肾上腺素、去甲肾上腺素和血管紧张素对心血管的作用。

（欧　瑜　张光主）

第四节　呼吸系统的功能

机体在新陈代谢过程中不断消耗 O_2，同时产生 CO_2。O_2 要从空气中摄取，CO_2 要排出体外，这种机体与环境之间的气体交换过程，称为呼吸。机体组织细胞与外环境之间进行气体交换，需通过呼吸器官，并借助血液运输才能完成。因此，呼吸全过程包括 3 个连续的环节：① 外呼吸，指在肺实现的外环境与血液间的气体交换，包括肺通气和肺泡气体交换。② 气体在血液中的运输。③ 内呼吸，指血液与组织细胞间的气体交换，亦称为组织气体交换（图 6－22）。

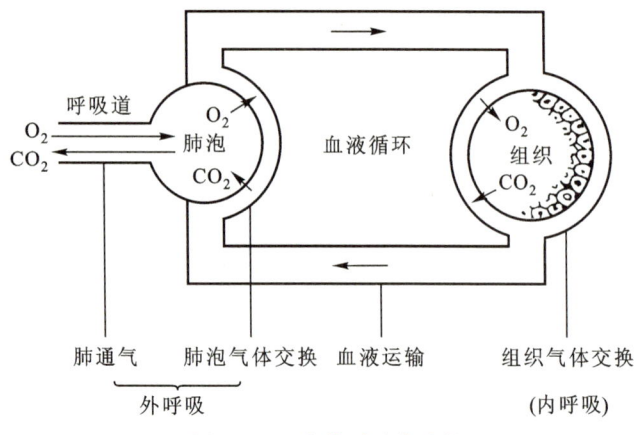

图 6 - 22　人体呼吸全过程

　　呼吸的生理意义在于维持机体内环境中 O_2 和 CO_2 含量相对稳定,确保新陈代谢正常进行。呼吸过程的任何一个环节发生障碍,均可导致机体缺氧和(或)二氧化碳蓄积,使内环境稳态遭破坏,影响细胞的代谢和功能,甚至危及生命。

一、肺通气

　　肺通气是指肺与外界环境间的气体交换过程。参与这一过程的器官主要有呼吸道、肺泡、胸廓等。呼吸道不仅是气体进出肺泡的必经之道,而且对吸入气体起加温、湿润和过滤清洁等作用。肺泡是肺泡气与血液进行气体交换的场所,胸廓的节律性扩大和缩小则是实现肺通气的动力。

(一) 肺通气的原理

　　气体进出肺的过程中既受动力的作用,又受阻力的作用,只有推动气体流动的动力克服了阻止气体流动的阻力之后方能实现肺通气。

　　1. 肺通气的动力　呼吸肌的收缩和舒张所引起的呼吸运动是肺通气的原动力,由呼吸运动所造成的肺内压与大气压之间的压力差则是实现肺通气的直接动力。

　　(1) 呼吸运动　由呼吸肌舒缩所引起的胸廓有节律地扩大和缩小,称为呼吸运动,包括吸气运动和呼气运动。

　　1) 平静呼吸和用力呼吸　人体在安静时平和而均匀的呼吸,称平静呼吸。它由膈肌和肋间外肌的舒缩引起。平静吸气时,膈肌收缩,膈顶下降,胸廓上下径增大,同时肋间外肌收缩,牵动肋骨上提并略外展,胸骨也随着向前上方移动,使胸廓前后径和左右径增大。胸廓扩大,肺随之扩张而容积增大,引起吸气;平静呼气时,膈肌和肋间外肌舒张,膈顶、肋骨和胸骨均回位,使胸廓和肺容积缩小,产生呼气。平静呼吸的特点:吸气是主动过程,而呼气是被动过程。

　　人体在劳动或运动时,用力而加深的呼吸运动,称为用力呼吸。它与平静呼吸不同,用力吸气时,除膈肌和肋间外肌收缩加强外,其他辅助吸气肌(如胸锁乳突肌、胸大肌等)也收缩,使胸廓进一步扩大,吸气量增加。用力呼气时,除吸气肌舒张外,尚有肋间内肌和腹肌等呼气肌收缩,使胸廓和肺容积更加缩小,呼气量增加,因此,用力呼吸时吸气和呼气都是主动过程。

2）胸式呼吸和腹式呼吸 由肋间肌舒缩引起肋骨和胸骨的运动,表现为胸壁的起伏,这种以肋间肌舒缩为主的呼吸运动,称为胸式呼吸。膈的升降,可引起腹内压周期性变化,导致腹壁起伏,这种以膈肌舒缩为主的呼吸运动,称为腹式呼吸。正常成人为混合型呼吸。在妊娠后期或有腹腔积液、腹腔肿瘤时,膈活动受限,可呈胸式呼吸;胸膜炎或胸腔积液等疾病,肋间肌活动减弱,可呈腹式呼吸。

3）呼吸频率 每分钟呼吸的次数,称为呼吸频率。正常成人安静时呼吸频率为12～18次/min。呼吸频率可因年龄、性别、肌肉活动和情绪变化等不同而变化。

（2）呼吸时的肺内压变化 肺内压是指肺泡内的压力。在呼吸过程中,肺内压呈周期性变化。平静吸气之初肺内压比大气压低 0.13～0.27 kPa(1～2 mmHg),空气顺气压差进入肺泡,肺内压逐渐升高,至吸气末肺内压等于大气压;平静呼气之初肺内压比大气压高 0.13～0.27 kPa(1～2 mmHg),肺泡气体顺气压差被排出,肺内压逐渐降低,至呼气末肺内压又等于大气压。正是由于呼吸过程中肺内压呈现出这种周期性升降,所以造成了肺内压与大气压之间的压力差,这一压力差成为实现肺通气的直接动力。

（3）胸膜腔和胸膜腔内压 胸膜腔是由壁胸膜和脏胸膜所围成的密闭潜在腔隙。胸膜腔内没有气体,仅有少量浆液。浆液分子的内聚力使两层胸膜贴附在一起而不易分开,故使肺能随胸廓的张缩而张缩。

胸膜腔内的压力称为胸膜腔内压。测量结果表明,无论吸气或呼气时,胸膜腔内压均低于大气压,为负压。平静呼气末为 -0.40～-0.67 kPa(-3～-5 mmHg);平静吸气末为 -0.67～-1.33 kPa(-5～-10 mmHg)(图 6-23)。

胸膜腔负压主要由肺回缩力造成。在吸气末或呼气末,肺内压都等于大气压。大气压通过脏胸膜作用于胸膜腔,按理胸膜腔内压应等于大气压,但由于肺具有回缩力,此力的作用方向与大气压对胸膜腔的作用方向相反,抵消了一部分大气压对胸膜腔的作用。因此,胸膜腔内压实际上应是大气压减肺的回缩力。假设大气压值为 0,则胸膜腔内压为负的肺的回缩力。吸气时,肺扩张程度增大,肺回缩力增大,胸膜腔负压增大;呼气时,肺扩张程度减小,肺的回缩力减小,胸膜腔负压减小。

胸膜腔负压的生理意义:① 牵引肺,以维持肺的扩张状态,使肺不致因回缩力而萎陷。② 降低心房、腔静脉和胸导管内的压力,促进静脉血和淋巴液的回流。

如果胸膜受损,破坏了胸膜腔的密闭性,气体将顺压差进入胸膜腔而造成气胸。这时胸膜腔负压减小,甚至消失,肺因回缩力而萎陷,使静脉血和淋巴液回流受阻,导致呼吸和循环功能障碍,以至危及生命。

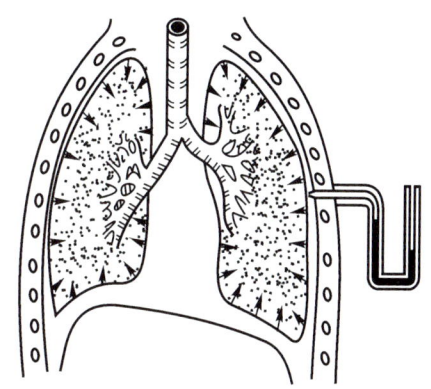

图 6-23 胸膜腔负压的直接测量

2. 肺通气的阻力 肺通气的阻力包括弹性阻力和非弹性阻力。前者约占阻力的 70%,后者约占阻力的 30%。

（1）弹性阻力和顺应性 弹性阻力是指外力使弹性组织变形时,弹性组织产生对抗变形的回位力。呼吸过程中的弹性阻力来自胸廓和肺。由于胸廓和肺的弹性阻力难以测定,通常测定其顺应性作为度量弹性阻力的指标。

顺应性是指外力作用下弹性组织的可扩张程度。易扩张者,顺应性大;反之则顺应性小。可见顺应性与弹性阻力呈反变关系。临床上,胸廓的弹性阻力和顺应性改变造成的肺通气障碍较少见。

肺的弹性阻力即是肺的回缩力,由肺组织弹性纤维的回缩力和肺泡表面张力共同组成。后者约占肺回缩力的2/3。

1)肺泡表面张力 在肺泡内壁覆盖了一层液体,它与肺泡内的气体之间形成液-气界面。肺泡表面张力是由该界面上的液体分子相互吸引而产生的,具有使肺泡回缩至最小面积的作用。

2)肺泡表面活性物质 正常情况下,虽有肺泡表面张力存在,但肺泡并未萎缩,这是因为有肺泡表面活性物质存在。肺泡表面活性物质是由肺泡Ⅱ型细胞合成和释放的一种脂蛋白混合物,分布在肺泡壁液体分子层表面,介于液-气界面之间。它的主要生理作用如下:① 降低肺泡表面张力,防止肺泡因表面张力的作用而萎陷,有利于肺的扩张,减小了吸气阻力。② 降低肺泡表面张力对肺毛细血管中液体的吸引作用,避免液体渗入肺泡,防止肺水肿的发生。肺栓塞、失血性休克、体外循环手术等引起肺组织缺血的患者,其肺泡Ⅱ型细胞功能受损,肺泡表面活性物质减少,可导致肺泡萎陷(肺不张)和肺水肿的发生。此时,患者的肺弹性阻力增大、顺应性减小,肺不易扩张,表现为吸气困难。某些早产儿的肺泡Ⅱ型细胞尚未成熟,或肺泡表面活性物质减少或缺乏,会导致肺不张,血浆液体与蛋白质渗入肺泡发生"透明膜变",从而导致死亡。③ 调节大、小肺泡内压,维持大、小肺泡容积稳定。这是因为大、小肺泡表面活性物质的分子密度不同,大肺泡的表面活性物质分子密度较小,分布稀疏,降低肺泡表面张力的作用较弱;而小肺泡的表面活性物质密度较大,分布密集,降低肺泡表面张力的作用较强,这样就使大、小肺泡内的压力趋于稳定,防止大肺泡扩张,小肺泡塌陷。

(2)非弹性阻力 指气体流经呼吸道产生的摩擦阻力,主要来自呼吸道阻力,其占非弹性阻力的80%~90%。

影响呼吸道阻力的主要因素是呼吸道半径。呼吸道阻力与呼吸道半径的4次方成反比。其次是气流速度,流速快,阻力大;流速慢,阻力小。

支气管平滑肌受交感神经和迷走神经支配,吸气时交感神经兴奋,使支气管平滑肌舒张;呼气时迷走神经兴奋,使支气管平滑肌收缩,故呼吸道阻力随呼吸运动而发生周期性变化。吸气时气道口径增大,阻力减小。呼气时气道口径变小,阻力增大。支气管哮喘患者哮喘发作时,因支气管平滑肌痉挛,呼吸道阻力明显增大,表现为呼吸困难,且呼气比吸气更困难。

(二)肺通气功能的评价

肺容量和肺通气量是衡量肺通气功能的指标。

1. **肺容量** 肺容纳气体的量,称为肺容量。在呼吸周期中,肺容量随着气体的吸入或呼出而发生变化,其变化幅度主要与呼吸深度有关。

(1)潮气量 每次平静呼吸时吸入或呼出的气量,称为潮气量。平静呼吸时正常成年人的潮气量为400~600 mL,平均500 mL。

(2)补吸气量 平静吸气末,再尽力吸气所能增加的吸入气量,称为补吸气量。正常成年人为1.5~2.0 L。

（3）**补呼气量** 平静呼气末，再尽力呼气所能增加的呼出气量，称为补呼气量，正常成年人为 0.9～1.2 L。

（4）**残气量和功能残气量** 最大呼气末肺内残余的气量，称为残气量，正常成年人为 1.0～1.5 L。平静呼气末肺内存留的气量，称为功能残气量，它是补呼气量和残气量之和，正常成年人约为 2.5 L。肺气肿患者的功能残气量增加，肺实质性病变患者的功能残气量减小。

（5）**肺活量和用力呼气量** 最大吸气后再尽力呼气所能呼出的气体量，称为肺活量。它是潮气量、补呼气量和补吸气量之和。正常成年男性约为 3.5 L，女性约为 2.5 L。肺活量有较大的个体差异，与性别、年龄、身材大小、呼吸肌强弱等有关。肺活量反映了肺一次通气的最大能力，在一定程度上可作为肺通气功能的指标。但肺活量只能计算呼出的气量，不能反映呼出气量所需的时间。临床上，某些患者因肺组织弹性降低或呼吸道狭窄，通气功能已受到损害，但由于测定时可任意延长呼气时间，此类患者所测肺活量仍可能在正常范围，因而提出了时间肺活量的概念，用来反映一定时间内所能呼出的气量，即受试者做最大吸气后以最快速度尽力呼气，单位时间内所能呼出的气体量。正常人第 1、2、3 秒末应分别呼出其肺活量的 83%、96%、99%。其中第 1 秒末的用力呼气量意义最大，低于 60% 为不正常。用力呼气量是评价肺通气功能的较好指标，肺弹性降低或阻塞性肺疾病患者的用力呼气量可显著降低。

（6）**肺总（容）量** 肺组织所能容纳的最大气量称为肺总（容）量。它的值等于肺活量与残气量之和，正常成年男性为 5.0～6.0 L，成年女性为 3.5～4.5 L。

2. 肺通气量

（1）**每分通气量** 每分钟进或出肺的气体总量，称为每分通气量。它的值等于呼吸频率与潮气量的乘积。正常成年人安静时，每分通气量为 6～8 L。从事重体力劳动或剧烈运动时可增达 70 L 以上。尽力做深快呼吸时，每分钟进肺或出肺的最大气量，称为最大通气量。一般只测 15 s，将测得值乘 4。正常成年男性约为 104 L，女性约为 82 L。每分通气量能反映肺通气功能的最大潜力，是估计一个人能进行多大运动量的生理性指标。

（2）**无效腔和每分肺泡通气量** 从上呼吸道到呼吸性细支气管这段呼吸道内，没有气体交换功能，称为解剖无效腔或死腔，其容积约为 150 mL。进入肺泡内的气体，也可因血流在肺内分布不均而未能都与血液进行气体交换，未能发生气体交换的这部分肺泡容量，称为肺泡无效腔。肺泡无效腔与解剖无效腔合称为生理无效腔。健康人平卧时，生理无效腔接近或等于解剖无效腔。因为无效腔的气体不参加气体交换，所以每分肺泡通气量是指每分钟吸入肺泡能与血液进行气体交换的新鲜空气量。其计算公式为：

$$每分肺泡通气量 － （潮气量 － 无效腔气量） × 呼吸频率$$

深慢呼吸时的肺泡通气量大于浅快呼吸时的肺泡通气量，表明深慢呼吸比浅快呼吸的气体交换效率要高（表 6-3）。

表 6-3 不同呼吸频率和潮气量的每分通气量、每分肺泡通气量

呼吸方式	呼吸频率/（次·min⁻¹）	潮气量/mL	每分通气量/ mL	每分肺泡通气量/ mL
平静呼吸	12	500	500×12＝6 000	(500－150)×12＝4 200
浅快呼吸	24	250	250×24＝6 000	(250－150)×24＝2 400
深慢呼吸	6	1 000	1 000×6＝6 000	(1 000－150)×6＝5 100

二、呼吸气体的交换

气体的交换是指肺泡与肺毛细血管血液之间、血液与组织细胞之间进行的 O_2 和 CO_2 的交换。前者称为肺换气，后者称为组织换气。气体在血液中的运输是指机体通过血液循环把肺摄取的 O_2 运送到组织和细胞，并把组织和细胞产生的 CO_2 运送到肺的过程。可见，呼吸功能尚需血液循环系统的参与方能实现。

（一）气体交换的过程

1. 肺换气过程　在肺换气过程中，O_2 和 CO_2 的交换是通过呼吸膜进行的。呼吸膜有 6 层结构，但总厚度不到 1 μm，其通透性极大。肺通气不断使肺泡气更新，因此，肺泡内氧分压（PO_2）总是高于静脉血的 PO_2，而肺泡气的二氧化碳分压（PCO_2）总是低于静脉血中 PCO_2。当静脉血流经肺毛细血管时，在分压差作用下，O_2 由肺泡向静脉血中扩散，CO_2 由静脉血向肺泡内扩散。结果使血中 PO_2 升高，PCO_2 降低，于是静脉血变成动脉血。

2. 组织换气过程　组织细胞在新陈代谢过程中不断消耗 O_2 产生 CO_2，使组织中的 PO_2 总是低于动脉血中的 PO_2，PCO_2 总是高于动脉血中的 PCO_2。当动脉血流经组织时，在分压差作用下，O_2 由动脉血向组织内扩散，CO_2 由组织向血液扩散。结果使血液中 PO_2 降低，PCO_2 升高，动脉血变成静脉血。

（二）影响肺换气的因素

肺换气和
组织换气

1. 气体扩散速度　气体扩散速度快，气体交换也快；反之则慢。气体扩散速度与气体的分压差和溶解度成正比，而与气体分子量的平方根成反比。CO_2 在血浆中的溶解度约为 O_2 的 24 倍，O_2 与 CO_2 分子量的平方根之比为 1.14∶1，假如 O_2 与 CO_2 的分压差相同，则 CO_2 的扩散速度应为 O_2 的 21 倍（24∶1.14 ＝ 21.05）。由于呼吸膜两侧的氧分压差约为 PCO_2 差的 10 倍，故 CO_2 的扩散速度比 O_2 约快 2 倍。当肺泡气体交换发生障碍时，缺氧要比二氧化碳潴留更常见。

2. 呼吸膜的厚度和面积　正常呼吸膜很薄，对气体通透性很大。正常成人在安静时，呼吸膜的扩散面积约 40 m²。运动时，因肺毛细血管开放数量增多，扩散面积可达 60～100 m²。在肺炎、肺水肿、肺纤维化等病理情况下，呼吸膜增厚，气体交换速度减慢；肺气肿时，肺泡融合，扩散面积减小，气体交换减少。

3. 通气/血流（V/Q）比值　指每分肺泡通气量与每分肺血流量的比值。正常成人安静时，每分肺泡通气量约为 4.2 L；每分肺血流量与心排血量相当，约为 5 L/min，通气/血流比值为 0.84。这一比值表示通气量与血流量匹配适当，肺泡气体交换效率最高。如果比值增大，意味着通气过剩或血流不足（如肺动脉栓塞），此时部分肺泡不能与血液充分进行气体交换，致使肺泡无效腔增大；比值减小，意味着通气不足（如支气管痉挛）或血流过剩，部分静脉血流经通气不良的肺泡，气体得不到充分交换，静脉血尚未成为动脉血就返回心，发生功能性动-静脉短路。因此，不论通气/血流比值增大或减小，均可引起肺泡气体交换效率降低。

三、气体在血液中的运输

O_2 和 CO_2 在血液中运输的形式有两种,即物理溶解和化学结合。物理溶解的量很少,但很重要,它是化学结合或释放的先决条件。经气体交换进入血液的气体必须首先溶解,然后才能结合;气体释放时也必须从化学结合状态解离成物理溶解状态,然后才能离开血液。

(一) 氧的运输

1. 物理溶解 气体在液体中的物理溶解量与该气体的分压成正比,O_2 在血液中溶解的量很少,约占血液运输 O_2 总量的 1.5%。

2. 化学结合 指 O_2 与血红蛋白(Hb)的结合。它是 O_2 在血液中运输的主要形式,约占血液运输 O_2 总量的 98.5%。

O_2 与血红蛋白中的 Fe^{2+} 结合,形成氧合血红蛋白(HbO_2)。这种结合不需要酶参与,而且是可逆反应。Hb 与 O_2 的结合和解离主要取决于氧分压。当血液流经肺部时,由于肺泡中氧分压高,Hb 迅速与 O_2 结合形成 HbO_2;当动脉血流经组织时,由于组织中氧分压低,HbO_2 便迅速解离释放出 O_2,以供组织细胞利用,成为去氧血红蛋白(Hb)。

$$Hb + O_2 \xrightleftharpoons[\text{氧分压低}]{\text{氧分压高}} HbO_2$$

HbO_2 的解离,除取决于氧分压外,还受血液中二氧化碳分压、H^+ 浓度以及血液温度和红细胞内 2,3-二磷酸甘油酸(红细胞无氧酵解的产物)的影响。这些因素升高(或增加),均可使血红蛋白分子与 O_2 的亲和力下降,促使 HbO_2 解离,释放 O_2。这有利于活动加强的组织获取更多的 O_2。

3. 血氧饱和度 血液含氧的多少通常用血氧饱和度表示。在足够的 PO_2($\geqslant 100$ mmHg,1 mmHg$=0.133$ kPa)下,1 g 血红蛋白最多可结合 1.34 mL 的 O_2。由于血中 O_2 绝大部分与血红蛋白结合,所以,通常将每升血液中血红蛋白所能结合的最大氧气量,称为血氧容量,也称为氧容量。氧容量受 Hb 浓度的影响。若以血红蛋白的质量浓度为 150 g/L 血液计算,氧容量应为 150 g/L$\times 1.34$ mL/g$=201$ mL/L 血液。但实际上,血液的含氧量并非都能达到最大值。每升血液的实际含氧量,称为氧含量。氧含量主要受 PO_2 的影响。正常情况下动脉血氧分压较高,氧含量约为 194 mL/L 血液;静脉血氧分压较低,氧含量只有 144 mL/L 血液。氧含量占氧容量的百分数,称为血氧饱和度,简称氧饱和度。血氧饱和度$=$(氧含量/氧容量)$\times 100\%$。按此式计算,动脉血氧饱和度约为 98%,静脉血氧饱和度约为 75%。

4. 氧解离曲线及影响因素

(1) 氧解离曲线 表示氧分压与血氧饱和度关系的曲线,称为氧解离曲线,或简称氧离曲线。在一定范围内,血氧饱和度与氧分压呈正相关,但并非完全的线性关系,而是呈近似 S 形的曲线。当 PO_2 在 $60\sim100$ mmHg 时(曲线上段),曲线较平坦,表明 PO_2 的变化对血氧饱和度影响不大。当 PO_2 为 100 mmHg 时,血氧饱和度约为 98%;当 PO_2 降至 80 mmHg 时,血氧饱和度下降很少,为 96%;当 PO_2 降至 60 mmHg 时,血氧饱和度仍可保持在 90%。氧解离曲线的这一特性使生活在高原地区的人,或当呼吸系统疾病造成 V/Q 比值减小时,只要 PO_2 不低于 60 mmHg,血氧饱和度就可维持在 90% 以上,从而保证人体对 O_2 的需要。氧解离曲线的这一特性还说明,若吸入气中 PO_2 大于 100 mmHg,血氧饱和度变化却很小,最多只能增加 2.0%,提示此时

仅靠提高吸入气中 PO_2 并无助于 O_2 的摄取。PO_2 在 60 mmHg 以下,尤其是在 $15\sim40$ mmHg 时(曲线下段),曲线陡直,表明在这个范围内,PO_2 稍有下降,血氧饱和度就明显降低,说明有较多的氧从氧合血红蛋白中解离出来。氧解离曲线的这一特点有利于对低氧环境的组织细胞供氧。例如,安静状态时,组织 PO_2 约为 30 mmHg,动脉血液流经组织后,血氧饱和度则由 98% 降至 75%,血氧含量由 194 mL/L 血液降至 144 mL/L 血液,说明动脉血流经组织时,每升血液能释放出约50 mL的 O_2 供组织利用。当剧烈运动时,组织 O_2 耗量增多,PO_2 可降至 15 mmHg,当血液流经这样的组织后,血氧饱和度降至 22% 左右,血氧含量只有 44 mL/L 血液,说明每升血液能供给组织约150 mL的 O_2,为安静时的 3 倍。同样,氧解离曲线的这一特点还提示,当动脉血氧分压较低时,只要吸入少量的 O_2,就可以明显提高血氧饱和度和血氧含量。这就为慢性阻塞性肺疾病低氧血症者进行低流量持续吸氧治疗提供了理论基础。

值得注意的是,氧解离曲线的上述特点,也可影响对某些呼吸系统或心血管疾病早期缺氧的发现。因为当动脉血 PO_2 降低不多时,血氧饱和度变化不大,患者缺氧症状并不明显;但当动脉 PO_2 降低到 60 mmHg 以下时,血氧饱和度与血氧含量则快速下降,患者出现严重缺氧,使病情急转直下。

（2）影响氧解离曲线的因素　氧解离曲线受许多因素的影响,其中主要影响因素是血液中 PCO_2、pH 和温度。血液中 PCO_2 升高,pH 减小,温度升高,使氧解离曲线右移,即血红蛋白与 O_2 的亲和力降低,O_2 的释放增多;反之,血液中 PCO_2 降低,pH 增大,温度降低,则使氧解离曲线左移(图 6-24),血红蛋白与 O_2 的亲和力增加,而 O_2 的释放减少。血液中 PCO_2、pH 和温度对氧解离曲线的影响,有重要的生理意义。例如,人体在剧烈运动或劳动时,组织代谢活动增强,产热量、CO_2 生成量及酸性代谢产物均增多,则可使氧解离曲线右移,促使更多的 HbO_2 解离,对组织的供氧量明显增多。此外,红细胞在无氧糖酵解中形成的 2,3-二磷酸甘油酸,也能使氧解离曲线右移,这有利于人体对低氧环境的适应。

（二）二氧化碳的运输

1. 物理溶解　约占血液运输 CO_2 总量的 5%。

2. 化学结合　CO_2 的化学结合形式有两种。

（1）形成碳酸氢盐　约占 CO_2 运输总量的 88%。当血液流经组织时,CO_2 由组织扩散入血浆,因血浆中碳酸酐酶极少,CO_2 与 H_2O 结合生成 H_2CO_3 极微,而红细胞内碳酸酐酶含量丰富,血浆中的 CO_2 扩散入红细胞后在碳酸酐酶催化下,迅速与 H_2O 结合生成 H_2CO_3,并解离成 H^+ 和 HCO_3^-。由于红细胞膜对小的负离子易通透,所以 HCO_3^- 除一小

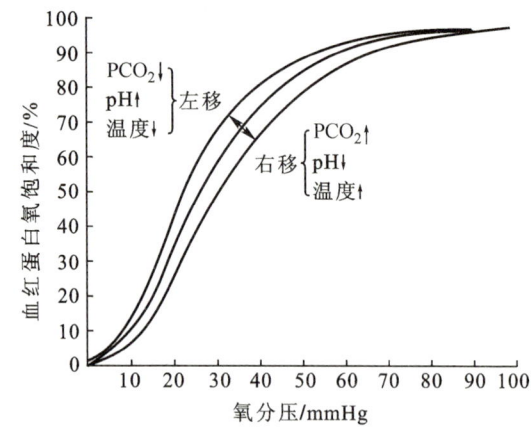

图 6-24　氧解离曲线及其影响因素
注：1 mmHg＝0.133 kPa

部分在红细胞内与 K^+ 生成 $KHCO_3$ 外,大部分顺浓度梯度扩散入血浆,与血浆中 Na^+ 生成 $NaHCO_3$。因红细胞膜对正离子不易通透,正离子不能随 HCO_3^- 透出,从而形成膜内外电位梯度。于是血浆中的 Cl^- 向红细胞内转移替换 HCO_3^- 的透出,维持膜两侧的电位平衡,这一现象

称为氯转移。可见,红细胞中碳酸酐酶的作用及氯转移的效应,使血液运输 CO_2 能力大大地增强。上述反应中产生的 H^+ 大部分与 Hb 结合,Hb 是强有力的缓冲剂。当血液流经肺时,以上反应向相反方向进行,CO_2 释放入肺泡而排出体外。

（2）形成氨基甲酸血红蛋白 进入红细胞内的 CO_2 除大部分形成 HCO_3^- 外,还有小部分直接与血红蛋白的自由氨基结合,形成氨基甲酸血红蛋白（HbNHCOOH）,约占 CO_2 运输总量的 7%。这一反应迅速、可逆,不需酶参与,在肺排出的 CO_2 中有 17.5% 是由氨基甲酸血红蛋白所释放的。

CO_2 的运输见图 6 - 25。

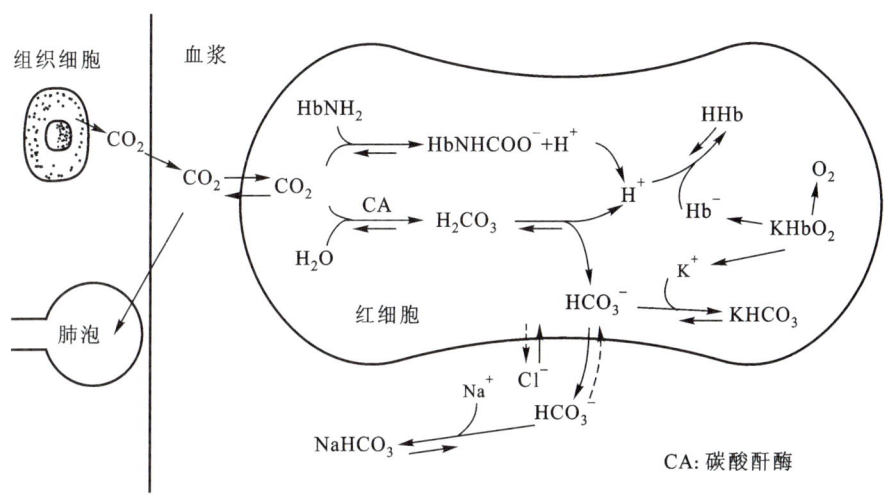

图 6 - 25 CO_2 的运输

四、呼吸的调节

呼吸运动不仅是一种节律性运动,而且呼吸的频率和深度还能随体内、外环境条件的改变而改变,以适应环境条件的变化,这都依靠神经系统的调节来实现。

（一）呼吸中枢

中枢神经系统内产生和调节呼吸运动的神经细胞群,称为呼吸中枢。它们分布于大脑皮质、脑干和脊髓等各级部位,对呼吸运动起着不同的调节作用。多年来,许多学者采用脊髓横断、电刺激等多种方法,进行了大量的动物实验,并获得了许多宝贵资料,对认识各级中枢在呼吸节律的产生和调节中的作用有很大的帮助。

1. 脊髓 呼吸肌的运动神经元位于脊髓前角,它们发出膈神经和肋间神经支配膈肌和肋间肌的活动。实验证明,在脊髓与延髓之间横切的动物呼吸运动立即停止,并且不能再恢复,这提示脊髓不能产生节律性呼吸运动,它只是上位脑控制呼吸肌的中继站以及整合某些呼吸反射的初级中枢。

2. 延髓 研究证明,延髓内有吸气神经元和呼气神经元,主要集中在腹侧和背侧两组神经核团内,其轴突纤维支配脊髓前角的呼吸肌运动神经元,以控制吸气肌和呼气肌的活动。如果在动物的延髓和脑桥之间横切,保留延髓和脊髓的动物,节律性呼吸仍存在,但呼吸节律不规则,呈喘息样呼吸。说明延髓呼吸中枢是产生节律性呼吸的基本中枢,但正常节律性呼吸的形成,还有赖于上位呼吸中枢的作用。

3. 脑桥 在动物的脑桥和中脑之间横切,呼吸无明显变化,呼吸节律保持正常。研究表明,在脑桥前部有呼吸调整中枢,该中枢的神经元与延髓的呼吸区之间有双向联系,其作用是限制吸气,促使吸气向呼气转换。目前,研究认为,正常呼吸节律是脑桥和延髓呼吸中枢共同活动形成的。至于脑桥和延髓如何共同活动形成正常呼吸节律,近年来虽然已有多种假说,但仍未完全阐明。

4. 上位脑 上位脑虽不是形成节律性呼吸所必需的部位,但正常人体的呼吸要受下丘脑、边缘系统和大脑皮质等高位中枢的影响。人在一定范围内可以有意识地暂时屏气,或随意控制呼吸的深度与频率,也可由条件反射或情绪改变而引起呼吸变化,这些都是在大脑皮质的控制下进行的。呼吸节律虽然产生于脑,但其活动能在内、外环境的各种因素影响下发生相应改变以适应机体需要,则依赖于神经反射的调节。

(二) 呼吸的反射性调节

1. 肺牵张反射 肺扩张引起吸气被抑制和肺缩小引起吸气的反射,称为肺牵张反射,包括肺扩张反射和肺缩小反射。吸气时肺扩张到一定的程度,刺激位于气管到细支气管平滑肌内的肺牵张感受器,冲动沿迷走神经传入延髓,切断吸气,促使吸气转为呼气。动物的肺牵张反射较明显,如果切断动物的两侧迷走神经,可见吸气延长,呼吸加深变慢。成年人在平静呼吸时该反射不参与呼吸调节,但在肺淤血、肺水肿等病理情况下,肺的顺应性降低,肺扩张时呼吸道扩张较大,刺激较强,可引起肺扩张反射,使呼吸变浅、变快。肺缩小反射对平静呼吸的调节意义不大,对阻止呼气过深和肺不张等可能起一定的作用。

2. 呼吸肌本体感受性反射 由呼吸肌本体感受器传入冲动引起的反射性呼吸变化,称呼吸肌本体感受性反射。临床观察及动物实验均证明,呼吸肌本体感受性反射参与正常呼吸运动的调节。当运动或气道阻力增大时,可反射性地引起呼吸肌收缩增强,这在克服呼吸道阻力上起重要的作用。

3. 防御性呼吸反射

(1) 咳嗽反射 是由喉、气管或支气管黏膜受到机械或化学刺激时所引起的一种反射,可将呼吸道内的异物或分泌物排出,具有清洁、保护和维持呼吸道通畅的作用。但长期和剧烈的咳嗽可导致肺气肿,也可使胸膜腔内压显著升高,而阻碍静脉血回流,致使静脉压和脑脊液压升高。

(2) 喷嚏反射 是由鼻黏膜受刺激引起的反射活动,其作用在于清除鼻腔中的刺激物。

4. 化学感受器呼吸反射 调节呼吸活动的化学感受器,依其所在部位的不同分为外周化学感受器和中枢化学感受器。前者是指颈动脉体和主动脉体,冲动分别沿窦神经和迷走神经传入呼吸中枢;后者位于延髓腹外侧浅表部位,能感受脑脊液中 H^+ 的刺激,并通过神经联系影响呼吸中枢的活动。

(1) CO_2 对呼吸的调节 CO_2 是调节呼吸最重要的生理性体液因素,动脉血中一定水平的 PCO_2 是维持呼吸和呼吸中枢兴奋性所不可缺少的条件。当吸入气中 CO_2 含量增加到 2% 时,呼吸加深;增至 4% 时,呼吸频率也增快,肺通气量可增加 1 倍以上。由于肺通气量的增加,肺泡气和动脉血 PCO_2 可维持在接近正常水平。当吸入气中 CO_2 含量超过 7% 时,肺通气量不能相应增加,导致肺泡气、动脉血 PCO_2 陡升,CO_2 蓄积,使中枢神经系统,包括呼吸中枢的活动受抑制,而出现呼吸困难、头晕、头痛,甚至昏迷。

CO_2 对呼吸的调节作用是通过刺激中枢化学感受器和外周化学感受器两条途径兴奋呼吸中枢实现的,但以中枢化学感受器为主。研究表明,对中枢化学感受器的有效刺激物不是 CO_2 本身,

而是 CO_2 通过血-脑屏障进入脑脊液后与 H_2O 生成 H_2CO_3，由 H_2CO_3 解离出的 H^+ 起作用。

（2）低氧对呼吸的调节 动脉血中 PO_2 下降到 10.7 kPa（80 mmHg）以下时，可出现呼吸加深、加快，肺通气量增加。切断动物外周化学感受器的传入神经或摘除人的颈动脉体，低氧不再引起呼吸增强。实验表明低氧对呼吸的刺激作用完全是通过外周化学感受器而兴奋呼吸中枢实现的。低氧对呼吸中枢的直接作用是抑制，这种抑制作用随着低氧程度加重而加强。但低氧可通过刺激外周化学感受器而兴奋呼吸中枢，在一定程度上可对抗低氧对呼吸中枢的直接抑制作用，严重低氧时，来自外周化学感受器的传入冲动将不能抗衡低氧对呼吸中枢的抑制作用，则可导致呼吸减弱，甚至呼吸停止。

（3）H^+ 对呼吸的调节 动脉血中 H^+ 浓度升高，兴奋呼吸；H^+ 浓度降低，抑制呼吸。H^+ 对呼吸的调节作用主要通过刺激外周化学感受器来实现，因血液中的 H^+ 通过血-脑屏障进入脑脊液的速度慢，所以对中枢化学感受器的作用较小。

综上所述，当动脉血中 CO_2 和氧分压以及 H^+ 浓度发生变化时，通过化学感受器呼吸反射来调节呼吸，而呼吸活动的改变又恢复了动脉血液中 CO_2、O_2、H^+ 的水平，从而维持内环境中这些因素的相对稳定。

复习思考题

1. 说明呼吸由哪些环节组成和呼吸的意义。
2. 简述人体如何实现肺通气。
3. 解释胸膜腔负压形成的机制，并说明其生理意义及气胸所引起的后果。
4. 说明肺泡表面活性物质的生理作用，并解释肺泡表面物质减少时引起肺不张、肺水肿的原因。
5. 解释深慢呼吸与浅快呼吸哪种形式对肺泡气体交换有利。
6. 简述肺泡气体交换与组织气体交换的过程，分析影响肺泡气体交换的因素。
7. 说明血液运输 O_2 与 CO_2 的形式。
8. 说明血液中 CO_2、O_2、H^+ 浓度发生变化时对呼吸的调节作用及其作用途径。

（欧　瑜　张光主）

第五节　食物的消化与吸收

一、概述

（一）消化和吸收的概念

人体在生命活动中，除需要氧气外，还需要足够的营养物质，新陈代谢才能正常进行。营养物质的主要来源是食物，食物中水、无机盐及维生素可直接被吸收利用；而糖类、蛋白质、脂肪等则是结构复杂的有机化合物,它们不能被消化管直接吸收,必须先在消化管内被分解成小分子物质,才能被吸收。营养物质在消化管内分解的过程,称为消化。营养物质通过消化管管壁进入血液或者淋巴液的过程,称为吸收。

(二) 消化方式

消化可分为机械消化和化学消化两种方式。机械消化是指通过消化管管壁的运动,将食物磨碎,同时与消化液混合,并以一定的速度向消化管的远端推送的过程。化学消化是指通过消化液对食物的化学分解过程。

机械消化是一种不彻底的消化形式,只能使食物的性状发生变化。化学消化则是一种彻底的消化形式,可使食物中的大分子分解成小分子。

(三) 消化管平滑肌的生理特性

在整个消化管中,除口腔、咽、食管上部的肌肉是骨骼肌外,其余部分都是由平滑肌组成。消化管平滑肌除具有肌肉组织的一般特性外,还有其自身的特点:① 兴奋性较低,收缩舒张缓慢。② 有自动节律性,但收缩节律远不如心肌规则,且频率也较慢。③ 富有伸展性,使消化管能够容纳更多的食物。④ 对牵张、化学和温度刺激敏感,对电刺激不敏感。

(四) 消化液的作用

人体的消化腺有唾液腺、胃腺、肠腺、胰、肝等,分别分泌唾液、胃液、小肠液、胰液和胆汁。每日分泌 6~8 L 消化液。消化液的主要成分有消化酶、黏液蛋白、有机物、电解质和水。消化液的作用有:① 水解食物中的大分子物质。② 为消化酶提供适宜的作用环境。③ 稀释食物,使其渗透压与血浆相等,以利于消化产物的吸收。④ 保护消化道黏膜,防止食物中的物理和化学刺激对黏膜造成损伤。

二、口腔内消化

食物的消化过程是从口腔开始的。在口腔内,食物通过被咀嚼、磨碎并与唾液混合形成食团,再通过吞咽入胃。

(一) 唾液及其作用

1. 唾液的来源、性质及成分　唾液由 3 对大唾液腺和散在于口腔黏膜的小唾液腺分泌。唾液为无色、无味近中性的液体,pH 为 6.6~7.1,成年人每日分泌量为 1.0~1.5 L,唾液中的水占99%,有机物主要为黏蛋白、淀粉酶、溶菌酶等;无机物主要为 Na^+、K^+、Cl^- 等。

2. 唾液的作用　① 湿润口腔和溶解食物,利于吞咽,并引起味觉。② 保护和清洁口腔,唾液的分泌,可清除口腔中的食物残渣,稀释和中和进入口腔的有害物质。③ 杀菌,唾液中的溶菌酶和免疫球蛋白均有杀菌作用。④ 水解淀粉,唾液中含有唾液淀粉酶,它可水解淀粉成为麦芽糖。⑤ 排泄,某些物质如铅汞及致病微生物(如狂犬病毒)等,随唾液的分泌而排出。

(二) 咀嚼和吞咽

1. 咀嚼的概念及意义　咀嚼是指通过咀嚼肌群有顺序地收缩构成的反射性动作。咀嚼时,咀嚼肌使下颌上下运动,食物经牙齿切、撕、磨的作用而被粉碎。通过舌的搅拌,使食物与唾液混合,形成食团,便于吞咽。此外,咀嚼运动还能反射性地引起胃液、胰液、胆汁的分泌,为随后的消化过程准备有利的条件。

2. 吞咽的概念及过程 吞咽是指食物由口腔经咽、食管进入胃的过程,它是一种复杂的神经反射性动作。根据食物通过的部位,可将吞咽过程分为 3 期。

第一期,食团由口腔至咽:这一阶段主要通过舌肌的运动把食团从舌背推入咽部,是大脑皮质控制下的随意初动作。

第二期,食团由咽入食管上端:当食团刺激软腭部的感受器后,反射性地引起软腭上升,咽后壁前压,封闭了鼻咽通路;声带内收,喉头上移紧贴会厌,封闭了咽与气管的通路,呼吸暂停;喉头前移,食管上口舒张,食团由咽挤入食管。

第三期,食团由食管至胃:当食团刺激软腭、咽及食管等处的感受器时,反射性地引起食管的蠕动,表现为食团上部的食管肌肉收缩,食团下方的肌肉舒张,并且收缩波与舒张波顺序地向食管下端推进,使食团沿食管向下推进(图 6-26)。

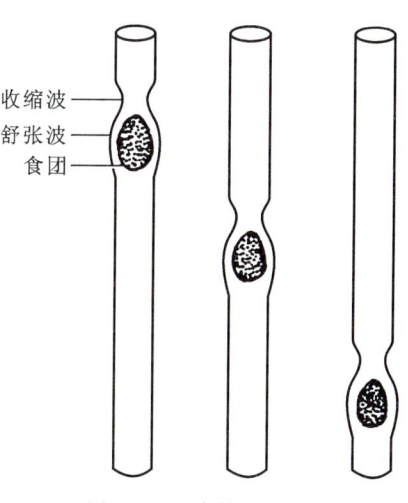

收缩波
舒张波
食团

图 6-26 食管的蠕动

在食管下端有一长 4～6 cm 的高压区,其内压力比胃内压高 5～10 mmHg,可阻止胃内容物反流进入食管,起到类似生理性括约肌的作用,因此称为食管下括约肌。当食物进入食管,刺激食管壁上的机械性感受器,可反射性地引起该括约肌舒张,允许食物进入胃内。食物进入胃后,刺激幽门区黏膜,通过神经和体液调节机制可加强食管下括约肌收缩,对防止胃内食物的反流起一定作用。

三、胃内消化

胃是消化管中最膨大的部分,主要功能是暂时贮存食物和对食物进行初步消化。成年人的胃一般可容纳 1～2 L 食物。

(一)胃液及其作用

1. 胃液的来源、性质及成分 胃液由胃腺分泌,胃腺包括贲门腺、泌酸腺和幽门腺。贲门腺与幽门腺分泌黏液;泌酸腺含有 3 种腺细胞,即主细胞分泌胃蛋白酶原,壁细胞分泌盐酸和内因子,黏液细胞分泌黏液。

纯净胃液为无色的强酸性液体,pH 为 0.9～1.5,正常成年人每日分泌 1.5～2.5 L。胃液中除含大量水外,主要成分有无机物,如 HCl、HCO_3^-、Na^+、K^+、Cl^- 等以及有机物,如胃蛋白酶原、黏蛋白、内因子等。

2. 胃液的作用

(1) 盐酸 胃液中的盐酸也称为胃酸,以两种形式存在:一种是游离酸,另一种是结合酸,两种合称为总酸。正常人的最大胃酸排出量为 20～25 mmol/h。男性的胃酸分泌多于女性。50 岁以后,胃酸分泌率有所下降。

盐酸的生理作用包括:① 激活胃蛋白酶原,并为胃蛋白酶提供适宜的作用环境;② 使食物中蛋白质变性而易于水解;③ 杀灭细菌;④ 进入小肠后,促进胰液、胆汁和小肠液的分泌;⑤ 进入小肠后,促进铁和钙的吸收。

盐酸不足时,易引起消化不良;盐酸分泌过多,将会侵蚀胃与十二指肠黏膜,是溃疡病发病的重要原因之一。

(2) 胃蛋白酶原　刚分泌出来的胃蛋白酶原无活性,进入胃腔后,在盐酸的作用下,胃蛋白酶原转变为有活性的胃蛋白酶。

胃蛋白酶将蛋白质水解成䏡和胨,胃蛋白酶作用的最适 pH 为 2,随着 pH 的升高,该酶活性降低,当 pH 超过 6 时,将发生不可逆的变性。因此,胃蛋白酶进入小肠后,将失去水解蛋白质的能力。

(3) 黏液　胃内黏液有不溶性黏液和可溶性黏液两种:前者由胃黏膜表面的上皮细胞分泌,呈胶冻状,覆盖于胃黏膜表面;后者由泌酸腺的黏液细胞、贲门腺和幽门腺的黏液细胞分泌,为胃液的主要成分。

胃内黏液的作用:润滑食物,保护胃黏膜不受坚硬食物的机械损伤;防止胃酸和胃蛋白酶消化胃黏膜。

(4) 内因子　由胃腺的壁细胞分泌。作用是保护维生素 B_{12} 不被小肠内的消化液所破坏并促进维生素 B_{12} 吸收。当内因子分泌缺乏时,维生素 B_{12} 吸收障碍,影响红细胞生成,出现巨幼红细胞贫血。

3. 胃黏膜的自身保护作用　胃黏膜处于高浓度胃酸和胃蛋白酶的环境中为何不被消化?这是长期以来人们所思考的问题,现认为胃黏膜具有自身保护作用,这一自身保护作用可能通过以下几方面完成。

(1) 黏液-碳酸氢盐屏障　正常情况下,黏液覆盖在胃黏膜表面,形成一凝胶层。此凝胶层具有润滑食物,防止食物中粗糙成分对胃黏膜的机械性损伤作用。此外,凝胶层还能延缓胃腔中的 H^+ 向胃黏膜深层扩散的速度以及黏液中的 HCO_3^- 不断中和入黏液凝胶层中的 H^+,使胃黏膜表面处于中性或偏碱性状态(图 6 - 27)。

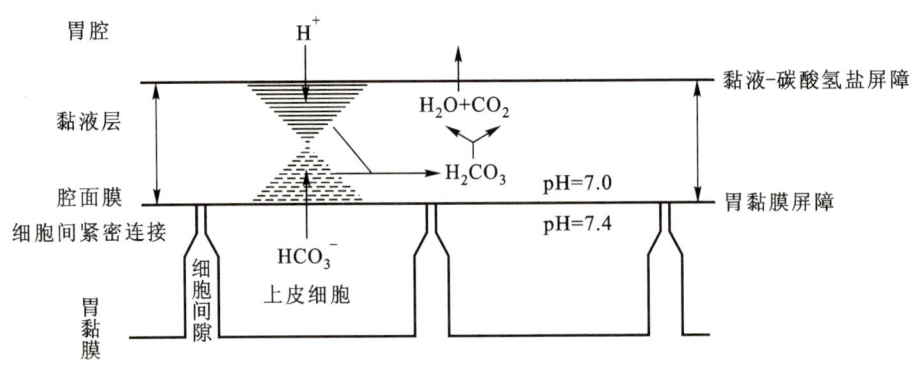

图 6 - 27　胃黏液、胃黏膜屏障

(2) 胃黏膜屏障　由胃黏膜上皮细胞的腔面膜和相邻细胞间的紧密连接构成的生理屏障,它具有防止 H^+ 进入黏膜内和阻止 Na^+ 从黏膜向胃腔扩散的双重作用(图 6 - 27)。

（3）胃黏膜的细胞保护作用　近年还发现，胃黏膜上皮细胞能不断合成和释放内源性前列腺素（PG），主要是 PGE_2 和 PGI_2。PG 具有明显的细胞保护作用，可防止实验性胃溃疡的形成，加速胃溃疡的愈合。

乙醇、吲哚美辛或阿司匹林等药物不但抑制黏液和 HCO_3^- 的分泌，破坏胃黏膜屏障，而且抑制前列腺素分泌，降低细胞保护作用，从而损伤胃黏膜，引起溃疡。

（二）胃的运动

1. 胃的运动形式

（1）紧张性收缩　是指胃壁平滑肌经常处于一定程度的持续收缩状态。其生理意义在于维持胃的形状和位置。如胃的紧张性收缩降低会引起胃下垂或胃扩张，导致消化功能障碍。

（2）容受性舒张　进食时，食物刺激口腔、咽、食管等处的感受器后，反射性地引起胃底和胃体肌肉的舒张，称为胃的容受性舒张。其生理意义是使胃能够容纳入胃的大量食物而胃内压无显著升高。引起胃容受性舒张反射的传出神经是迷走神经，其末梢递质可能是一种肽类物质，它可抑制胃平滑肌的收缩。

（3）蠕动　食物入胃后约 5 min 开始蠕动，频率约 3 次/min，向幽门方向传播。胃蠕动的生理意义：① 磨碎进入胃内的食团，并使其与胃液充分地混合，以形成糊状的食糜。② 将食糜逐步推入十二指肠中。

2. 胃排空

（1）胃排空的概念及时间　食物由胃排入十二指肠的过程，称为胃排空。一般在食物入胃后 5 min，即有部分食糜被排入十二指肠。排空的速度与食物的物理性状有关，液体食物较快，固体较慢；食物的化学组成也影响排空速度，糖类食物排空快，蛋白质类食物次之，脂肪类食物最慢。通常进餐的是混合食物，4～6 h 即可由胃完全排空。胃排空是间断进行的。

（2）胃排空的机制　胃的排空受胃和十二指肠两方面因素的控制。

1）胃内因素促进胃排空　胃内容物的机械刺激和化学刺激，通过壁内神经反射或迷走-迷走神经反射和胃泌素作用，引起胃酸分泌及胃运动的加强，促进胃排空。

2）十二指肠内因素抑制胃排空　盐酸、脂肪、渗透压及机械扩张可刺激十二指肠壁上多种感受器，通过肠-胃反射抑制胃排空；酸性食糜或脂肪由胃进入十二指肠后，可刺激小肠黏膜释放肠抑胃素，如促胰液素、抑胃肽等，它们经血液循环到达胃后，也可抑制胃排空。

随着盐酸在肠内被中和，食物消化产物被吸收，十二指肠抑制胃排空因素渐渐消失，胃内容物的机械和化学刺激引起胃运动逐渐增强，进而又推送另一部分食糜进入十二指肠。如此重复，使胃内容物的排空能较好地适应十二指肠内食物的消化与吸收速度。

3. 呕吐　是指胃内容物从口腔强力驱出的反射活动。与呕吐有关的感受器分布在舌根、咽部、胃、胆总管和泌尿生殖器等处。视觉和内耳前庭的位置感觉发生改变时，也可引起呕吐。呕吐中枢位于延髓。呕吐前常有恶心、流涎、呼吸急促等症状，呕吐时先深吸气，接着声门和鼻咽通路关闭，胃窦、膈肌和腹肌强烈收缩，胃和食管下端舒张，胃内容物从口腔驱出。

当与呕吐有关的感受器受刺激而兴奋时，兴奋经迷走神经和交感神经的感觉纤维及其他神经传入至延髓呕吐中枢，使呕吐中枢兴奋，再由呕吐中枢发出冲动经迷走神经、交感神经、膈神经

胃的运动

和脊神经等传到胃、小肠、膈肌和腹壁肌等处。颅内压增高(脑水肿、肿瘤等情况)可直接刺激该中枢而引起呕吐。呕吐中枢与呼吸中枢、心血管中枢均有密切联系,它影响这些邻近中枢的活动,从而在呕吐时产生复杂的反应。

呕吐是一种具有保护意义的防御反射,可将胃内的有害物质排出。临床上遇到误服毒物或食物中毒的患者,可借用催吐方法把胃内有毒物质排出。但剧烈而频繁的呕吐会影响进食和正常的消化功能,并导致大量的消化液丢失,引起体内水、盐代谢和酸碱平衡失调。

四、小肠内消化

小肠是食物消化的主要场所,在小肠内食物通过机械消化及化学消化,三大营养物质分解成可吸收的小分子成分,被小肠黏膜吸收。至此,食物的消化和吸收过程在小肠基本完成,未能消化的食物残渣进入大肠形成粪便后排出体外。

(一) 胰液及其作用

1. 胰液的来源、性质及成分　胰液由胰腺的外分泌腺分泌,其中胰腺小导管管壁细胞分泌碳酸氢盐和水,胰腺腺泡细胞分泌胰酶。胰液为无色、无味,呈碱性的液体,pH 为 $7.8 \sim 8.4$。成年人每日分泌 $1 \sim 2$ L,其中有机物为各种消化酶,无机成分主要是水、HCO_3^- 和多种无机离子。

2. 胰液的作用

(1) 碳酸氢盐作用　碳酸氢盐能中和进入十二指肠的盐酸,并为小肠内多种消化酶的活性提供最适 pH 环境。

(2) 胰酶作用　胰酶是胰液中多种消化酶的总称,各种消化酶各有不同的作用。

1) 胰淀粉酶　可将淀粉水解为麦芽糖、麦芽寡糖以及糊精。

2) 胰脂肪酶　在有辅脂酶存在的条件下,可将三酰甘油分解为单酰甘油、脂肪酸和甘油。

3) 胰蛋白酶原和糜蛋白酶原　二者均无活性。小肠液中的肠致活酶可以将胰蛋白酶原激活成有活性的胰蛋白酶。此外,盐酸以及激活的胰蛋白酶本身也能激活胰蛋白酶原。糜蛋白酶原可在胰蛋白酶的作用下激活为有活性的糜蛋白酶。胰蛋白酶和糜蛋白酶的作用都是将食物中的蛋白质分解为胨和胨,当二者共同作用时,可将蛋白质分解为小分子的多肽和氨基酸。

综上所述,胰液中含有消化酶的种类最多,消化力最强,是人体内最重要的消化液。如果胰液分泌不足,将造成消化不良,特别是蛋白质和脂肪的消化吸收障碍,并可影响脂溶性维生素的吸收。

(二) 胆汁及其作用

1. 胆汁的来源、性质及成分　胆汁由肝细胞连续不断分泌。在非消化期,胆汁生成后由肝管流出,经胆总管而至十二指肠,或经肝管、胆囊管进入胆囊内浓缩、贮存;在消化期,胆囊收缩,肝胰壶腹括约肌舒张,胆汁排入十二指肠。

胆汁味苦、有色。肝胆汁呈金黄色,pH 为 7.4;胆囊胆汁呈深棕色,pH 为 6.8。成年人每日分泌胆汁 $0.8 \sim 1.0$ L。除水之外,胆汁的主要成分有胆盐、胆固醇、卵磷脂和胆色素等,其中无消化酶。

2. 胆汁的作用

(1) 促进脂肪消化　胆汁中的胆盐、胆固醇和卵磷脂作为乳化剂,能乳化脂肪成微滴,以增加脂肪酶的作用面积。

（2）促进脂肪和脂溶性维生素吸收　胆盐还可与脂肪分解产物及脂溶性维生素一起,形成水溶性高的混合微胶粒,这种微胶粒可以把脂肪分解产物和脂溶性维生素运载到肠黏膜表面而吸收,但胆盐在此并不吸收。

（3）促进胆汁自身分泌　胆盐进入回肠末端后,95％被吸收入血,再入肝生成胆汁,这一过程称为肠-肝循环。返回肝的胆盐具有刺激胆汁分泌的作用。

（三）小肠液及其作用

小肠液是由肠腺分泌的一种碱性液体,pH 为 7.6～8.0。小肠液分泌量大,成年人每日分泌量为1.5～3.0 L,其中除水外,尚含有无机盐、黏蛋白、IgA 和肠致活酶。小肠液中还含有脱落上皮细胞释放的肽酶、麦芽糖酶和蔗糖酶,当前研究认为,小肠中的这些酶对食物在小肠内的消化无重要的作用。

小肠液的主要作用如下。① 保护作用:小肠液为碱性黏稠黏液,可起润滑作用并保护十二指肠免受胃酸侵蚀。肠上皮细胞分泌的 IgA 可使小肠免受有害抗原物质的损害。② 稀释作用:大量的小肠液可稀释肠内消化产物,使其渗透压接近于血浆,以利于吸收的进行。③ 消化作用:肠致活酶可激活胰蛋白酶原,促进蛋白质的消化。

（四）小肠的运动

1. 小肠运动的形式

（1）紧张性收缩　是小肠保持一定的形态,进行其他运动形式的基础。当小肠的紧张性增强时,有利于小肠内容物的混合和运送;相反则减弱。

（2）分节运动　是小肠特有的运动形式,是以环行肌为主的节律性运动(图6-28)。生理意义:① 使食糜与消化液充分混合,利于化学性消化。② 增加食糜与小肠黏膜的接触,并不断挤压肠壁以促进血液和淋巴液的回流,而有助于吸收。③ 分节运动存在着由上至下的频率梯度,因此对食糜有弱的推送作用。

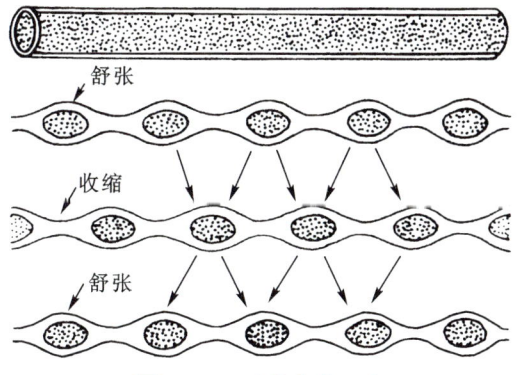

图 6-28　小肠分节运动

（3）蠕动　是由小肠的纵行肌与环行肌由上而下依次发生的推进性收缩运动。推进速度为1～2 cm/min,行约数厘米后消失。其意义是将食糜向小肠远端推进一段后,在新的肠段通过分节运动进一步消化和吸收。

在小肠中还可见到一种传播速度快、传播距离远的蠕动,称为蠕动冲。它能将食糜从小肠近端一次性推送至回肠末端或结肠。小肠蠕动时,推动肠内容物产生的声音,称为肠鸣音。用听诊器在腹部可听到,它可作为临床手术后肠运动功能恢复的一个客观指标。肠蠕动亢进时,肠鸣音增强;肠麻痹时,肠鸣音减弱或消失。

2. 回盲括约肌的功能 回肠末端与盲肠交界处的环行肌增厚,称为回盲括约肌。它平时保持轻微的收缩状态,可防止小肠内容物过快地排入结肠,使食糜在小肠内的停留时间延长,有利于小肠内容物的消化和吸收;同时,也可阻止结肠内的食物残渣反流。当蠕动波快到回肠末端时,回盲括约肌便舒张,使部分小肠内容物推送入结肠。

五、大肠的功能

人类大肠的主要功能是贮存食物残渣,吸收水和电解质,形成和贮存粪便。

1. 大肠液及细菌作用 大肠液是由在肠黏膜表面的柱状上皮细胞和杯状细胞分泌的,其主要成分为黏液和碳酸氢盐,对消化的作用不大。大肠液的主要作用是润滑粪便,保护肠黏膜免受食物的机械损伤。

大肠内有大量的细菌,它们均来自空气和食物。由于大肠内容物含有大量有机物,而且其酸碱度和温度等条件对一些细菌极为适宜,所以细菌在此大量繁殖。据统计,粪便中的细菌占粪便固体总量的 20%～30%。这些细菌在大肠内一般不致病,其作用是:① 分解食物残渣,细菌分解糖类及脂肪称为发酵,细菌分解蛋白质称为腐败。② 合成 B 族维生素和维生素 K。③ 抑制其他细菌生长繁殖。

2. 大肠的运动

(1) 大肠的运动形式 包括紧张性收缩、袋状往返运动、分节或多袋推进运动和蠕动。大肠的运动特点是较少、弱和慢,对刺激的反应也较迟缓。这些特点都适应于大肠作为粪便暂时贮存所的功能。

有时,在大肠还可见到一种进行很快、前进很远的蠕动,称为集团蠕动。常发生在进食后,一般开始于横结肠,能将部分肠内容物迅速推送至降结肠,甚至直肠。一般是因胃内食糜进入十二指肠刺激肠黏膜引起,称为十二指肠-结肠反射。

(2) 排便反射 排便动作是一种反射活动。平时直肠内并无粪便。当大肠的集团蠕动使粪便进入直肠后,粪便可刺激直肠壁的压力感受器,其冲动通过盆神经和腹下神经传入位于脊髓腰骶段的初级排便中枢,同时也上传至大脑皮质,产生便意。排便是受意识控制的,如果环境允许,大脑皮质发出下行神经冲动,使脊髓排便中枢的兴奋,通过盆神经传出冲动,使降结肠、乙状结肠和直肠收缩,肛门内括约肌舒张;与此同时,阴部神经的传出冲动减少,使肛门外括约肌的紧张性降低而松弛,粪便即被排出。排便时,膈肌和腹肌也发生收缩,使腹内压增加,促进排便过程。当环境不允许排便时,大脑皮质便抑制脊髓初级排便中枢的活动,使便意消失。如果经常发生这种抑制,就会使直肠对粪便刺激的敏感性降低,引起便秘。脊髓横断,大脑皮质与脊髓腰骶段的神经联系中断时,排便的意识控制作用丧失,一旦直肠充盈,即可通过初级排便中枢引起排便,这种情况称为大便失禁。

六、吸收

(一) 物质吸收的部位

在消化管的不同部位,物质吸收的种类和速度不尽相同。在口腔和食管内,食物一般不被吸收,但某些药物(如硝酸甘油)可被口腔黏膜吸收。胃内可吸收乙醇和少量水分。小肠是各种营养物质吸收的主要部位(图6-29)。大肠主要是吸收水分和盐类。

小肠成为物质吸收主要场所的有利条件如下。① 成年人的小肠长5~6 m,小肠黏膜具有环状皱褶,其上有大量绒毛,上皮细胞的顶端又有微绒毛,因而使肠管黏膜的表面积大为增加。② 食物在小肠已被充分消化成适于吸收的小分子物质,因此,可吸收的物质多。③ 食物在小肠内停留时间长达3~8 h,为小肠的吸收提供了充足的时间。④ 小肠绒毛内有丰富的毛细血管和淋巴管,绒毛节律性伸缩和摆动有助于吸收。

(二) 几种营养物质的吸收

1. 糖类的吸收 糖类物质需分解成单糖才能被吸收。在肠管中主要的单糖是葡萄糖,而半乳糖和果糖较少。单糖通过载体主动转运被吸收,在转运过程中需要钠泵提供能量,当钠泵被阻断后,单糖的转运不能进行。糖被吸收后,经毛细血管进入血液。

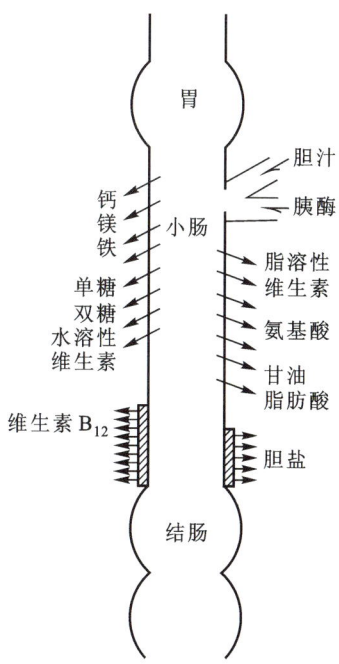

图6-29 几种营养物质在小肠吸收部位示意图

2. 蛋白质的吸收 蛋白质食物分解为氨基酸后才能被小肠吸收。吸收机制与单糖相似,转运氨基酸也需要钠泵提供能量。氨基酸吸收后,几乎全部通过毛细血管进入血液。

3. 脂肪的吸收 脂肪在消化后主要形成甘油、脂肪酸和单酰甘油。其中脂肪酸、单酰甘油和胆固醇等都是脂溶性分子,必须与胆盐结合形成水溶性的混合微胶粒,才能通过静水层到达黏膜上皮细胞的刷状缘表面。在刷状缘表面,脂肪酸、单酰甘油和胆固醇等又逐渐从混合微胶粒中释放出来,通过单纯扩散的方式进入上皮细胞,而胆盐仍留置于肠腔内(图6-30)。

进入上皮细胞后的甘油和中、短链脂肪酸可经上皮细胞侧膜直接扩散到组织间液,随后进入毛细血管而被吸收。长链脂肪酸和单酰甘油在上皮细胞内又重新合成三酰甘油,并与载脂蛋白结合成乳糜微粒,随后乳糜微粒被包裹成囊泡。当囊泡移行到上皮细胞侧膜时,就以出胞方式进入细胞间液,最后进入毛细淋巴管而被吸收。因此,脂肪的吸收有淋巴途径和血液途径两种,但以前者为主。

4. 水的吸收 水主要由小肠吸收,大肠和胃吸收很少。水的吸收主要靠渗透作用。人体由消化管吸收的水约为8 L/d,包括饮食中的水和大量消化液中的水,每日仅150 mL水随粪便排出。

5. 无机盐的吸收

(1) 钠的吸收 成年人小肠每日吸收钠25~35 g,以主动吸收的方式完成。

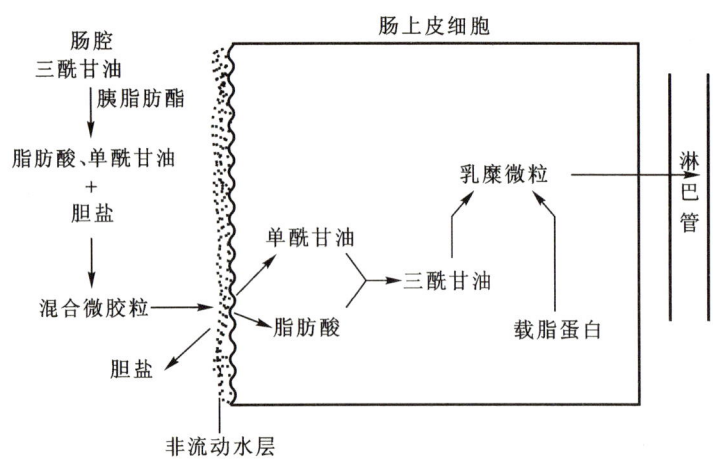

图 6-30 脂肪吸收

（2）铁的吸收　成年人小肠每日吸收铁约 1 mg。食物中的铁大部分是 Fe^{3+}，必须还原为 Fe^{2+} 才能吸收，维生素 C 能使 Fe^{3+} 还原为 Fe^{2+}，而促进铁的吸收。胃酸造成的酸性环境使铁易于吸收，故胃酸缺乏者易并发缺铁性贫血。

（3）钙的吸收　食物中的 Ca^{2+} 必须在酸性环境中转变成水溶性的离子状态才能被吸收。因此，胃酸所造成的酸性环境可促使 Ca^{2+} 吸收；维生素 D 可促进 Ca^{2+} 的吸收。Ca^{2+} 主要在十二指肠被吸收。

6. 维生素的吸收　水溶性维生素一般以简单的扩散方式被吸收，维生素 B_{12} 的吸收需要内因子帮助，脂溶性维生素的吸收需要胆盐帮助。

七、消化器官活动的调节

（一）神经调节

1. 消化器官的神经支配及其作用　消化器官除口腔、食管上段及肛门外括约肌外，都受副交感神经和交感神经的双重支配。

（1）副交感神经　支配消化器官的副交感神经主要来自迷走神经，但支配远端结肠和直肠的副交感神经来自盆神经。副交感神经兴奋时，可引起消化管的运动增强，消化腺的分泌增加，胆囊收缩，肝胰壶腹括约肌舒张，胆汁排出，从而促进消化和吸收活动。副交感神经是通过其末梢释放的乙酰胆碱与效应器细胞膜上的 M 受体结合而产生作用的。因此，能阻断乙酰胆碱作用的药物，都可使胃肠运动减弱，唾液分泌减少，从而可缓解胃肠剧烈收缩引起的腹痛，并引起口干。

（2）交感神经　交感神经兴奋时，其末梢释放的去甲肾上腺素与效应器细胞膜上相应受体结合后，能抑制胃肠运动，使其紧张性降低，蠕动减弱或停止，因而胃的排空延缓，肠内容物的推进减慢。但交感神经对括约肌的作用相反，能使其紧张性加强。交感神经不仅抑制消化腺的分泌，还可抑制胆囊的运动。

（3）壁内神经丛　在食管中段至肛门的大部分消化管的管壁内存在大量神经元和神经纤维，它们构成复杂的网络联系，称为壁内神经丛。食物对消化管管壁的机械和化学刺激，通过壁内神经丛,引起消化管的运动和腺体分泌。正常情况下,自主神经对壁内神经丛具有调节作用。

2. 消化器官活动的反射调节　调节消化器官活动的神经中枢存在于延髓、下丘脑和大脑皮质等处。当食物刺激消化管某一部位时,其感受器发生兴奋,冲动沿传入神经纤维到达这些神经中枢,再由神经中枢发出冲动,经传出神经纤维至相应的消化管肌肉和腺体,引起其活动的改变。这是神经反射性调节的基本过程,包括非条件反射和条件反射两种。

(二) 体液调节

1. 胃肠激素　胃肠道是迄今已知的最大的内分泌器官。由胃肠道黏膜内分泌细胞释放的生物活性物质,统称为胃肠激素。目前,已发现的胃肠激素有四十多种,属肽类激素。

胃肠激素的作用:① 调节消化管运动和消化腺的分泌。② 营养作用,胃肠激素具有促进消化管组织代谢和生长的作用。③ 调节其他激素的释放,如抑胃肽除对胃运动和分泌有抑制作用外,还有刺激胰岛素分泌的作用。下面仅介绍 4 种主要的胃肠激素(表 6 - 4)。

表 6 - 4　4 种主要的胃肠激素来源及主要生理作用

胃肠激素名称	来源	主要生理作用
促胃液素	胃窦及十二指肠黏膜 G 细胞	促进胃液分泌和胃的运动,促进胰液和胆汁分泌
促胰液素	十二指肠、空肠黏膜 S 细胞	促进胰液中的水和碳酸氢盐分泌及胆汁分泌,抑制胃液分泌和胃运动,加强缩胆囊素的作用
缩胆囊素	十二指肠、空肠黏膜 I 细胞	促进胰酶分泌及胆囊收缩,使肝胰壶腹括约肌舒张,胆汁排放,加强促胰液素的作用
抑胃肽	十二指肠、空肠黏膜 K 细胞	抑制胃液分泌和胃的运动,促进胰岛素分泌

2. 组胺　胃的泌酸区黏膜内含有大量的组胺。产生组胺的细胞是存在于固有膜中的肥大细胞。正常情况下,胃黏膜恒定地释放少量组胺,通过局部弥散到达邻近的壁细胞,刺激其分泌。壁细胞上的组胺受体为 II 型受体(H_2 受体),用西咪替丁及其相类似的药物可以阻断组胺与壁细胞的结合,从而减少胃酸分泌。组胺受体与壁细胞上组胺 II 型受体结合,可促进胃酸分泌,同时组胺还能提高壁细胞对乙酰胆碱和促胃液素的敏感性。

复习思考题

1. 名词解释:消化、机械消化、化学消化、吸收、容受性舒张、分节运动、肠鸣音、集团蠕动。
2. 试述唾液、胃液、胰液、胆汁的来源,主要成分及作用。
3. 胃与小肠各有何运动形式? 各种运动形式各有何生理意义?
4. 小肠成为物质吸收主要部位的有利条件有哪些?
5. 试述排便反射的基本过程。
6. 简述消化器官活动的神经和体液调节。

(欧　瑜　张光主)

第六节　能量代谢和体温

一、能量代谢

新陈代谢是机体生命活动的基本特征,包括物质代谢与能量代谢。在生物体内物质代谢过程中所伴随的能量释放、转移和利用的过程,称为能量代谢。

(一) 机体能量的来源、转移、贮存和利用

机体的各种生命活动所需的能量来源于食物中的糖、脂肪和蛋白质。这些能源物质的分子结构中蕴藏着化学能,其在机体内氧化分解后,生成 CO_2 和 H_2O,同时释放能量。所释放能量的 50% 以上迅速转化为热能,用于维持体温,并向体外散发;其余不足 50% 则以高能磷酸键($\sim P$)的形式贮存于体内,供机体利用。

机体内最主要的高能磷酸键化学物是三磷酸腺苷(ATP),但体内 ATP 贮存量不大,ATP 生成后,还可将高能磷酸键转给肌酸以合成磷酸肌酸($C\sim Ⓟ$),暂时贮存于肌肉组织中。机体利用ATP 去完成各种生命活动,如肌肉收缩、腺体分泌等。ATP 逐渐消耗时,磷酸肌酸可移出来再生成 ATP,使 ATP 得以补充。因此,ATP 既是体内的贮能物质,又是直接的供能物质。由于外功也可换算为热量,机体所消耗的能量都可用热能单位焦耳(J)来计算和表示。机体内能量释放、转移、贮存和利用之间的关系可概括如图 6-31 所示。

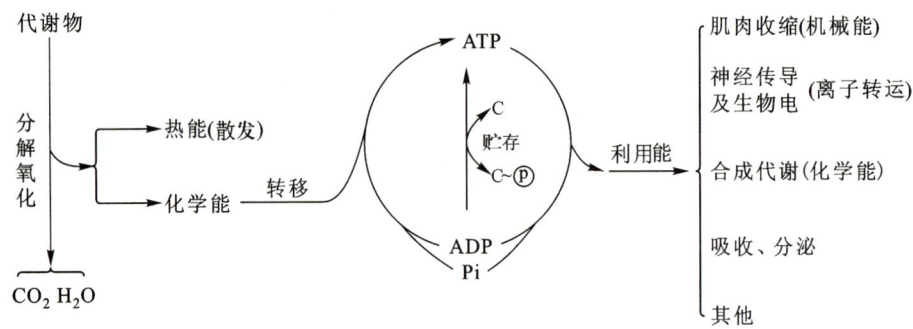

图 6-31　体内能量来源、转移、贮存和利用

C:肌酸;$C\sim Ⓟ$:磷酸肌酸

在正常情况下,机体所需能量 70% 以上来源于糖。在饥饿的情况下,由于体内血糖供应不足,人体会动员体内脂肪供能。只有在体内脂肪亦不能提供足够能量的情况下,人体才会动员体内蛋白质,使之分解,为人体提供能量。

(二) 与能量代谢测定相关的几个概念

"能量守恒定律"指出,能量在由一种形式转化为另一种形式的过程中,既不增加,也不减少。机体的能量代谢也是如此,即在整个能量转化过程中,机体所利用的蕴藏于食物中的化学能,最

终转化成热能,并以热能形式散发于体外;肌肉收缩所做的外功,也可折算为热量。因此,只要测定在一定的时间内机体所产生的热量,就可测算出整个机体的能量代谢率(单位时间内所消耗的能量)。

测定整个机体单位时间内散发的总热量,通常有两类方法,即直接测热法和间接测热法。在实际工作中一般采用间接测热法。为了能更好地理解能量代谢测定原理,必须明确以下 3 个概念。

1. 食物的热价 指 1 g 食物氧化(或在体外燃烧)时所释放的能量,可分为物理热价和生物热价。前者是指食物在体外燃烧时释放的热量;后者是指食物经过生物氧化所产生的热量。糖(或脂肪)的物理热价和生物热价是相等的,而蛋白质的生物热价则小于其物理热价。这是因为蛋白质在体内不能被彻底氧化分解,还有部分贮存在尿素中的能量不能释放。

2. 食物的氧热价 某种营养物质氧化时,消耗 1 L 氧所产生的热量。

3. 呼吸商 一定的时间内,机体 CO_2 产量与耗氧量的比值称为呼吸商(RQ)。糖、脂肪和蛋白质氧化时,它们的 CO_2 产生量与耗氧量各不相同,三者的呼吸商也不一样。

三种营养物质氧化时的产热量、耗氧量、CO_2 产生量、氧热价和呼吸商,如表 6-5 所示。

表 6-5 三种营养物质氧化时的有关数据

营养物质	产热量/(kJ·g⁻¹)		耗氧量/(L·g⁻¹)	CO_2 产生量/(L·g⁻¹)	氧热价/(kJ·L⁻¹)	呼吸商
	物理热量	生物热量				
糖	17.17	17.17	0.83	0.83	20.94	1.00
蛋白质	23.45	18.00	0.95	0.76	18.84	0.80
脂肪	39.78	39.78	2.03	1.43	19.68	0.70

在人的日常生活中,常为混合膳食,所摄入的食物包括糖、脂肪和蛋白质。呼吸商常在 0.85 左右。非蛋白呼吸商是指除蛋白质以外,糖和脂肪的呼吸商。

(三) 影响能量代谢的因素

1. 肌肉活动 对能量代谢的影响最大。机体任何轻微的活动都可提高代谢率。人在运动或劳动时耗氧量显著增加,最多可达安静时的 10~20 倍。劳动强度通常用单位时间内机体的产热量来表示,也就是说,可以把能量代谢率作为评估劳动强度的指标。从表 6-6 可以看出,不同的劳动强度下机体能量代谢率的增长情况。

表 6-6 运动或劳动时的能量代谢率 单位:kJ/(m²·min)

机体状态	躺卧	擦窗	洗衣	扫地	打排球	打篮球	踢足球
产热量	2.73	8.30	9.98	11.37	17.05	24.22	24.98

2. 精神活动 在精神活动中,中枢神经系统本身的代谢率即使有些增强,其程度也是可以忽略的。人在平静地思考问题时,能量代谢受到的影响并不大,产热量增加一般不超过 4%。但在精神处于紧张状态,如烦恼、恐惧或强烈情绪激动时,由于随之出现的无意识的肌紧张以及刺激代谢的激素释放增多,产热量可以显著增加。因此,在测定基础代谢率时,受试者必须排除精

神紧张的影响。

3. 食物特殊动力作用 人在进食的一段时间内,虽然同样处于安静状态,机体释放的热量比摄入的食物本身氧化后所产生的热量要多。食物能使机体产生"额外"热量的现象称为食物特殊动力作用。食物特殊动力作用的机制尚未完全了解。这种现象在进食后 1 h 左右开始,并延续到 7～8 h。有人推想,食后的"额外"热量可能与肝处理蛋白质分解产物时"额外"消耗的能量有关。肝在脱氨基反应中消耗了能量,其可能是"额外"热量产生的主要原因。

4. 环境温度 人体安静时的能量代谢在 20～30℃ 的环境中最为稳定。当环境温度低于 20℃ 时,代谢率开始有所增加,在 10℃ 以下时,代谢率便显著增加。这是寒冷刺激反射地引起寒战以及肌肉紧张增强所致。当环境温度为 30～45℃ 时,代谢率又会逐渐增加,这可能与体内化学过程的反应速度增加以及发汗、呼吸和循环功能增强等因素有关。

(四) 基础代谢

1. 基础代谢率的概念及生理变异 基础代谢是指基础状态下的能量代谢。基础代谢率(BMR)是指单位时间内的基础代谢,即在基础状态下,单位时间内的能量代谢。基础状态是指人体处在清醒、安静、空腹(即食后 12～14 h)、环境温度保持在 20～25℃,不受肌肉活动、食物及精神紧张等因素的影响时的状态。因此,测定基础代谢率,需要在清晨未进餐以前进行。

基础代谢率可随性别、年龄等不同而有生理变化。男性的平均基础代谢率比女性高;小儿比成年人高;年龄越大,代谢率越低。正常人的基础代谢率是相当稳定的。

基础代谢率以每小时、每平方米体表面积的产热量为单位,通常以 kJ/(m² · h) 来表示。我国居民正常的基础代谢率平均值如表 6-7 所示。

表 6-7 我国居民正常的基础代谢率平均值 单位:kJ/(m² · h)

年龄	11～15 岁	16～17 岁	18～19 岁	20～30 岁	31～40 岁	41～50 岁	50 岁以上
男性	195.5	193.4	166.2	157.8	158.7	154.1	149.1
女性	172.5	181.7	154.1	146.4	142.4	142.4	138.6

2. 基础代谢率测定的意义 一般来说,基础代谢率的实测数值与上述正常的平均值比较,相差在 ±15% 之内属正常,若相差 ±20% 以上则均属异常。在各种疾病中,甲状腺功能的改变总是伴有基础代谢率的异常变化。甲状腺功能减退时,基础代谢率将比正常值低 20%～40%;甲状腺功能亢进时,基础代谢率将比正常值高出 25%～80%。肾上腺皮质和垂体的功能减退时,基础代谢率也要降低。因此,临床测量基础代谢率可帮助诊断某些疾病。当人体发热时,基础代谢率将升高。通常体温每升高 1℃,基础代谢率可升高 13%。

二、体温及其调节

(一) 体温的概述

体温是指机体深部的平均温度。由于体内各器官的代谢水平不同,它们的温度略有差别。

体温的相对恒定是机体进行新陈代谢和正常生命活动的必要条件。

1. 体温的正常值 临床上通常在口腔、直肠和腋窝3个部位测量体温。直肠温度的正常值为 $36.9 \sim 37.9℃$；口腔温度（舌下部）平均比直肠温度低 $0.3℃$；腋窝温度平均比口腔温度低 $0.4℃$。

2. 体温的生理波动 正常情况下，体温可随昼夜、年龄、性别及肌肉活动等而有所波动。

（1）昼夜 在一昼夜之中，人体体温呈周期性波动。清晨 2:00—6:00 时体温最低，午后 13:00—18:00 时最高。波动的幅值一般不超过 $1℃$。

（2）年龄 体温也与年龄有关。一般来说，儿童的体温较高，新生儿和老年人的体温较低。新生儿，特别是早产儿，由于体温调节机制发育还不完善，调节体温的能力差，他们的体温容易受环境温度的影响而变动。

（3）性别 成年女性比男性高 $0.3℃$。女性的基础体温随月经周期而发生变动。在排卵后体温升高，此体温升高一直持续至下次月经开始（图 6 - 32）。这种现象很可能与血中孕激素及其代谢产物的变化相关。

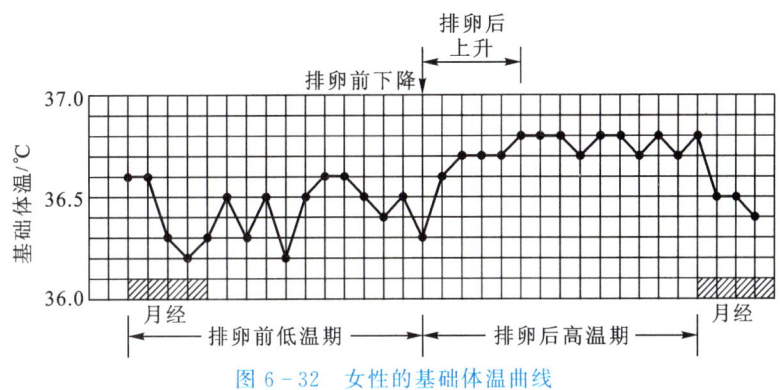

图 6 - 32 女性的基础体温曲线

（4）肌肉活动 肌肉活动时代谢加强，产热增加，体温升高。因此，临床上应让患者安静一段时间以后再测体温。测量小儿体温时应防止哭闹。

情绪激动、精神紧张、进食等情况对体温都会有影响，环境温度的变化对体温也有影响，在测量体温时应考虑到这些情况。

（二）机体的产热与散热

体温的相对恒定是产热过程和散热过程处于动态平衡的结果。

1. 产热过程 机体的总产热量主要包括基础代谢、食物特殊动力作用和肌肉活动所产生的热量。安静时主要产热器官是内脏，活动时主要产热器官是骨骼肌。在劳动或剧烈运动时，由于骨骼肌活动增强，可使产热达到基础代谢率的 20 倍。

产热与散热

机体的产热过程受神经和体液因素影响。交感神经兴奋引起肾上腺髓质分泌肾上腺素和去甲肾上腺素增多，从而提高代谢率，使机体产热量增加。寒冷刺激可使骨骼肌发生不随意的节律性收缩，而使产热量增加。甲状腺素是影响产热的重要体液因素，甲状腺素分泌量增加，机体产热量增加。

2. 散热过程 人体的各组织器官所产生的热量，绝大部分经血液循环带到皮肤，经皮肤散发至体外,小部分热量通过呼吸、排尿和排粪散发。

(1) 散热的方式

1) 辐射散热　是指机体以热红外线形式将热量传给外界较冷物质的一种散热方式。以此种方式散发的热量,在机体安静状态下所占比例较大(约占全部散热量的60%)。辐射散热量同皮肤与环境间的温度差以及机体有效辐射面积等因素有关。皮肤温度稍有变动,辐射散热量就会有很大的变化。四肢表面积比较大,因此在辐射散热中有重要的作用。气温与皮肤的温差越大,或是机体有效辐射面积越大,辐射的散热量就越多。

2) 传导散热　是指机体的热量直接传给同它接触的较冷物体的一种散热方式。机体深部的热量以传导方式传到机体表面的皮肤,再由皮肤直接传给同它相接触的物体。如果物体导热效能好,散热就多;物体导热效能不好,体热因传导而散失的量就少。另外,人体脂肪的导热度也低,肥胖者皮下脂肪较多,女性一般皮下脂肪也较多,所以,他们由深部向表层传导的散热量要少些。皮肤涂油脂质物质,也可以起到减少散热的作用。水的导热效能好,临床上常用冰囊、冰帽给高热患者降温。

3) 对流散热　是指机体的热量通过冷空气的流动而散发的一种散热方式。人体周围总是绕有一薄层同皮肤接触的空气,人体的热量传给这一层空气,由于空气不断流动(对流),便将体热散发到空间。对流是传导散热的一种特殊形式。通过对流所散失的热量的多少,受风速影响极大。风速越大,对流散热量也越多,相反,风速越小,对流散热量也越少。衣服覆盖的皮肤表层不易实现对流,棉毛纤维间的空气不易流动,因此都有利于保温,增加衣着以御寒就是这个道理。

上述辐射、传导和对流散热量多少,取决于皮肤和环境之间的温度差,温度差越大,散热量越多,温度差越小,散热量越少。当环境温度等于或高于皮肤温度时,辐射、传导和对流的散热方式就不起作用,此时蒸发就成为机体唯一的散热方式。

4) 蒸发散热　是指机体表面的水分汽化时吸收体热而散发的一种散热方式。在体温条件下,蒸发1 g水可使机体散失2.4 kJ热量。人体蒸发有两种形式,即不感蒸发和发汗。

不感蒸发:人体即使处在低温中,没有汗液分泌时,皮肤和呼吸道也都不断有水渗出并被蒸发掉,这种水分蒸发不为人们所感受,称为不感蒸发。其中皮肤的不感蒸发又称为不显汗,与汗腺的活动无关。人体24 h的不感蒸发量为1 000 mL左右。其中,通过呼吸而蒸发的量为200～400 mL,由皮肤蒸发的量为600～800 mL。

发汗:是指汗腺分泌汗液的活动。发汗是可以意识到的有明显的汗液分泌,因此汗液的蒸发又称为可感蒸发。人在安静状态下,当环境温度达30℃左右时便开始发汗。如果空气湿度大,而且着衣较多时,气温达25℃便可引起人体发汗。人在进行劳动或运动时,气温虽在20℃以下,亦可引起发汗。

汗液是汗腺细胞的分泌物,不是简单的血浆滤出液。汗液是低渗性的,其中水约占99%,固体物约占1%。固体成分主要是氯化钠,也有少量氯化钾、尿素等。在非常炎热的情况下,每小时可达1.5 L以上,这时Na^+的丢失可达细胞外液中Na^+量的1/3。因此,大量出汗的人在补充水的同时应注意补充NaCl,以免体内因盐分不足而产生热痉挛。

发汗又可分为温热性发汗和精神性发汗,前者是指在温热环境下引起的汗液分泌,为全身性的,其参与体温调节;后者是指精神紧张或情绪激动而引起的汗液分泌,为局部性的,如掌心、足底等处,其与体温调节无关。

（2）散热的调节

1）皮肤血流量的调节 皮肤温度由皮肤血流量所控制,皮肤通过辐射、传导、对流方式散热的多少,取决于皮肤和环境之间的温度差。皮肤血管扩张,其血流量多则皮肤温度升高,皮肤和环境之间的温度差大,散热多;反之则散热少。在炎热环境中,交感神经紧张度降低,皮肤小动脉扩张,皮肤血流量增加。较多的体热从机体深部被带到机体表层,提高了皮肤温度,增强了散热作用。在寒冷环境中,交感神经紧张度增强,皮肤血管收缩,血流量剧减,皮肤散热量也因此显著减少。

2）汗液分泌的调节 发汗是反射活动。人体汗腺接受胆碱能纤维支配,所以乙酰胆碱对汗腺有促进分泌作用。当环境温度升高时,刺激皮肤中的温觉感受器,冲动传至发汗中枢,反射性地引起胆碱能纤维兴奋,从而促使汗腺分泌。在劳动或运动时,亦可反射性地引起胆碱能纤维兴奋,从而促使汗腺分泌。

（三）体温调节

人通过行为性体温调节和自主性体温调节,使机体体温在不同的温度环境变化中维持相对恒定。

行为性体温调节,指机体通过一定的行为来维持体温相对稳定。如人在不同的温度环境中通过增减衣着或创造人工气候环境,以达到去暑或御寒的目的。它是一种有意识的适应性活动。自主性体温调节,指机体在环境温度变动时,在中枢神经系统特别是下丘脑的控制下,通过骨骼肌、内分泌腺的活动,皮肤血管紧张度的变化以及汗腺的分泌（发汗）等调节功能,以维持体温相对稳定。它是一种非意识的、属于负反馈形式的自动调节过程。本节仅叙述自主性体温调节。

1. 温度感受器 对温度敏感的感受器称为温度感受器,根据存在部位不同可分为外周温度感受器和中枢温度感受器。

（1）外周温度感受器 分布在人体皮肤、黏膜和内脏中,可分为冷感受器和温觉感受器,它们都是游离神经末梢。当皮肤温度升高时,温觉感受器兴奋;当皮肤温度下降时,则冷感受器兴奋。

（2）中枢温度感受器 分布在脊髓、延髓、脑干网状结构及下丘脑等部位。中枢温度感受器不是游离神经末梢,而是对温度敏感的神经元,分为热敏神经元和冷敏神经元。前者的放电频率随局部温度的升高而增加,而后者的放电频率则随着脑组织的降温而增加。

2. 体温调节中枢 根据多种恒温动物脑的分段切除实验观察到,调节体温的基本中枢在下丘脑。在视前区-下丘脑前部（PO/AH）存在的温度敏感的神经元,既能感受局部温度变化,又能接受不同途径传入的温度信息并对其进行整合。因而,研究者认为 PO/AH 是体温调节的整合中枢。

3. 体温的调节机制 体温的调节是通过神经-体液的作用实现的。分布在体表的温觉、冷觉感受器和机体深部的温度感受器受到温度变化的刺激时,将温度变化的信息传达 PO/AH,通过 PO/AH 的整合作用,由下述 3 条途径发出指令调节体温:① 通过交感神经系统调节皮肤血管舒缩反应和汗腺分泌。② 通过躯体神经改变骨骼肌的活动,如在寒冷环境时的寒战等。③ 通过甲状腺和肾上腺髓质激素分泌活动的改变来调节机体的代谢率,从而改变机体的产热和散热能力,使体温维持在相对稳定的水平。

正常人的体温为何能够维持在 37℃ 左右？关于这一问题，生理学上采用体温中枢的调定点学说来加以解释。该学说认为，体温的调节类似于恒温器的调节，PO/AH 中的温度敏感神经元起调定点作用，正常情况下规定数值为 37℃。如果偏离此规定数值，则由反馈系统将偏离信息输送到控制系统，然后经过对控制系统的调整来维持体温的恒定。

体温调节的调定点学说可帮助人们理解一些病理现象和药物作用机制。例如，由细菌所致的发热是致热原使调定点上移（如 39℃）的结果。如果调定点上移到 39℃，开始先出现寒战等产热反应，直到体温升高到 39℃ 以上时才出现散热反应。只要致热原不消除，产热与散热两个过程就继续在此新的体温水平上保持着平衡。例如，由于阿司匹林能抑制前列腺素的合成，阻断致热原的作用，使调定点降回到 37℃，所以阿司匹林有退热作用。但对感染性发热的根本治疗，仍应是消灭释放致热原的致病菌。

复习思考题

1. 名词解释：呼吸商、基础代谢率、体温、蒸发散热。
2. 简述影响能量代谢的因素。
3. 皮肤的散热方式有哪些？它们是如何散热的？

（欧　瑜　张光主）

第七节　尿的生成与排出

尿的生成与排出是由泌尿系统完成的。泌尿系统由肾、输尿管、膀胱、尿道等组成。肾是机体最重要的排泄器官，其除具有排泄功能外，还具有维持酸碱平衡和调节水盐代谢，保持内环境的相对稳定以及内分泌的功能。机体将新陈代谢过程中产生的代谢终产物以及过剩的或不需要的物质，经血液循环由排泄器官排出体外的过程，称为排泄。

一、尿的生成过程

排泄概述

尿生成的过程包括 3 个基本步骤：① 肾小球的滤过作用。② 肾小管和集合管的重吸收作用。③ 肾小管和集合管的分泌与排泄作用（图 6-33）。

（一）肾小球的滤过作用

肾小球的滤过作用是尿生成的第一步。由于肾小球毛细血管网的压力高，有利于肾小球的滤过，当血液流经肾小球毛细血管网时，血浆中的水与小分子物质通过滤过膜进入肾小囊内形成滤液（原尿）。滤液中除蛋白质外，其他成分的浓度、渗透压与酸碱度都与血浆非常接近（表 6-8）。由于血细胞和大分子血浆蛋白不能通过滤过膜，故原尿是血浆的超滤液。肾小球的滤过作用取决于两个方面的因素，即滤过膜和有效滤过压。

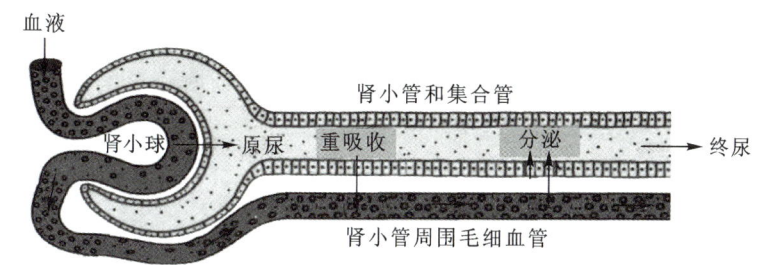

图6-33 尿生成过程示意图

表6-8 血浆、原尿和终尿的成分比较

成分	血浆/(g·L⁻¹)	原尿/(g·L⁻¹)	终尿/(g·L⁻¹)	原尿中浓缩倍数/倍
水	900	980	960	1.1
蛋白质	80	0.3	0	—
葡萄糖	1	1	0	—
Na^+	3.3	3.3	3.5	1.1
K^+	0.2	0.2	1.6	7.5
Cl^-	3.7	3.7	6	1.6
HPO_4^{2-}	0.04	0.04	1.5	37.5
尿素	0.3	0.3	20	67
尿酸	0.04	0.04	0.5	12.5
肌酐	0.01	0.01	1.5	150.0
氨	0.001	0.001	0.4	400.0

1. 滤过的结构基础——滤过膜 滤过膜由毛细血管内皮细胞、基膜与肾小囊上皮细胞3层结构组成。血浆经肾小球滤过膜时,依次由内向外通过这3层结构才能滤入肾小囊内。3层结构均有小孔,正常情况下,分子量在70 000以下的物质可以通过。滤过膜形成肾小球滤过的机械屏障。

尿生成的
基本步骤

近年来,研究发现,滤过膜的通透性还与膜带的电荷性质有关,滤过膜上有一层带负电荷的唾液蛋白,它对血浆中刚能通过滤过孔道带负电荷的大分子物质,如血浆蛋白起选择性阻挡作用,形成肾小球滤过的电学屏障。

2. 滤过的动力——有效滤过压 促使肾小球滤过的动力是有效滤过压。因滤液中的蛋白质含量极微,滤液中的胶体渗透压一般可忽略不计。

肾小球有效滤过压＝肾小球毛细血管压－(血浆胶体渗透压＋肾小囊内压),其有效滤过压的组成,见图6-34。

近年来,用动物进行微刺法直接测得肾小球毛细血管压在入球端和出球端几乎相等,平均值是6.0 kPa(45 mmHg)。血浆胶体渗透压在入球端是2.7 kPa(20 mmHg),出球端是4.7 kPa(35 mmHg)。这是血液经肾小球毛细血管入球端后血浆中的水与小分子物质不断滤出,而血浆蛋白则不断升高所致。肾小囊内压为1.3 kPa。根据以上数值,可计算出肾小球有效滤过压:

入球端有效滤过压＝6.0－(2.7＋1.3)

＝2.0 kPa

出球端有效滤过压＝6.0－(4.7＋1.3)

＝0 kPa

上述结果表明,从入球端到出球端,由于血浆胶体渗透压逐渐升高,有效滤过压则递减,滤液的生成量逐渐减少,至出球端时有效滤过压为零,滤液生成停止。有效滤过压从入球端至出球端递减的速度将直接影响肾小球毛细血管生成滤液的有效长度。如有效滤过压递减速度减慢,则毛细血管生成滤液的有效长度增长,滤液生成量增多;反之则生成量减少。

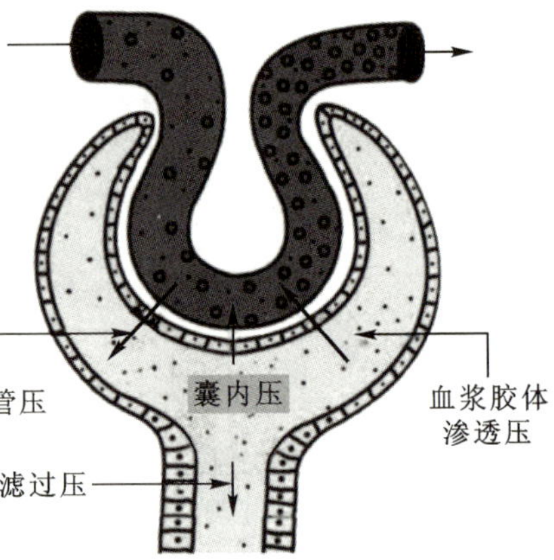

图 6 - 34　肾小球滤过作用

3. 肾小球滤过率　单位时间内两肾生成的滤液量,称为肾小球滤过率。正常成人为125 mL/min左右。肾小球滤过率与肾血浆流量的比值称滤过分数。若以肾血浆流量 660 mL/min 计算,则滤过分数为 125/660×100％≈19％。这就说明流经肾小球毛细血管网的血浆有近 1/5 经滤过膜滤入肾小囊内形成原尿。肾小球滤过率与滤过分数均是衡量肾功能的指标。

成人每 24 h 原尿的生成量可达 180 L,但每日排出的尿量仅为 1～2 L。由此可见,原尿流经肾小管和集合管时,有 99％的水与原尿中某些成分被重吸收回血液,从成分比较(表 6-8),终尿与原尿有很大的区别,如原尿含葡萄糖,而终尿则无,说明原尿必须通过肾小管与集合管的作用,才能生成终尿。

(二) 肾小管和集合管的重吸收功能

肾小囊滤液流入肾小管后,称为小管液。小管液流经肾小管与集合管时,其中的水和各种物质全部或大部分透过小管上皮细胞,重新进入周围毛细血管内血液中的过程,称为肾小管和集合管的重吸收。由于各段小管上皮细胞在形态上有差异,重吸收的能力也有所不同。近球小管上皮细胞的管腔侧绒毛的总面积可达 50～60 m²,与其他各段肾小管相比,其重吸收的能力在质与量方面均居首位。

1. 重吸收的方式　包括主动重吸收与被动重吸收。主动重吸收是逆电位差与浓度差将小管液中某物质转到小管周围组织液的过程,需要消耗能量。Na^+、K^+、Ca^{2+} 与葡萄糖、氨基酸等均属主动重吸收。被动重吸收是指小管液中某些物质或水顺电位差和浓度差经小管上皮细胞进入小管周围组织液的过程。尿素、水与大部分 Cl^- 等是被动重吸收(图 6-35)。

(1) Na^+、Cl^- 的重吸收　每日从肾小球滤过的 Na^+ 99％以上要被重吸收,其中,70％在近球小管被重吸收。除髓祥升支细段是被动扩散外,其余各段均依靠小管细胞膜的钠泵主动重吸收。Cl^- 随之被重吸收。

(2) 葡萄糖与氨基酸的重吸收　葡萄糖与氨基酸在近球小管几乎全部被重吸收,而且重吸收是以载体为媒介,同时需要钠泵相耦联的主动转运才能完成。

(3) 水的重吸收　小管液中水 99％被重吸收,若水的重吸收减少 1％,尿量就增加 1 倍,故

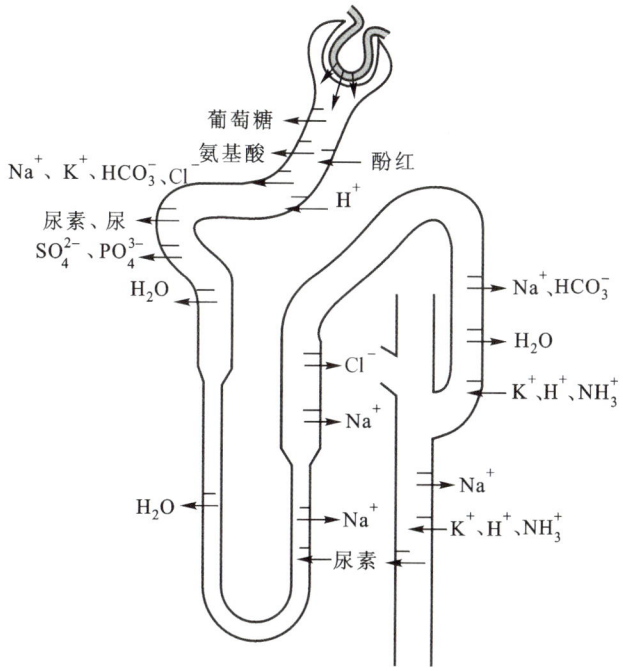

图 6-35　肾小管重吸收分泌

水的重吸收稍有变动,对尿量都会产生很大的影响。小管液中水在各段的重吸收量,如表 6-9 所示。在近球小管的髓袢升支细段,水随溶质的重吸收而被重吸收,称为等张性重吸收,与机体内是否缺水无关,不参与机体对水的调节。

表 6-9　各种物质重吸收的部位与数量

部位	水的重吸收	各种物质的重吸收
近球小管	65%～70%	全部:葡萄糖、氨基酸、维生素等
		大部:水、Na^+、K^+、Ca^{2+}、Cl^-、HCO_3^- 等
		部分:硫酸盐、磷酸盐、尿素、尿酸等
髓袢	10%	部分:Na^+、Cl^-、水
远曲小管	10%	部分:Na^+、HCO_3、水
集合管	10%～20%	部分:水、钠盐、尿素

远曲小管与集合管对水的重吸收率虽然不高,但属于调节性重吸收,重吸收的水量随机体水的进入情况而定。当机体缺水时,在血管升压素(抗利尿激素)的作用下,水的重吸收增多,反之则重吸收减少。

2. 重吸收的特点

(1) 选择性重吸收　肾小管与集合管的重吸收功能具有选择性。小管液中对机体有用的物质全部或大部分被重吸收。如葡萄糖和氨基酸被全部重吸收;水、Na^+、Cl^- 等物质被大部分重吸收。代谢的终产物(肌酐)或对机体无用的物质,则完全不被重吸收;尿素只部分被重吸收。这些特点有利于肾排泄代谢废物,维持内环境中各种成分的浓度相对稳定。

（2）有限性重吸收　肾小管对某些物质的重吸收有一定的限度。如糖尿病患者血浆中葡萄糖过高,导致滤液中葡萄糖含量超过肾小管重吸收限度时,尿中可出现葡萄糖。肾小管对葡萄糖重吸收的限度常用肾糖阈表示,因小管液中的葡萄糖来源于血糖,故把尿中刚开始出现葡萄糖时的血糖浓度,称为肾糖阈。正常肾糖阈为 $8.88\sim9.99$ mmol/L($160\sim180$ mg/dL)。

（三）肾小管和集合管的分泌与排泄功能

以往学术界把肾小管上皮细胞将本身代谢产生的物质排到小管液中的过程称为分泌;肾小管上皮细胞将血液中某些物质直接排入小管液中的过程称为排泄。现在学术界认为这种区分没有必要,通称为肾小管和集合管的分泌功能,即指小管上皮细胞将细胞本身新陈代谢产生的物质或血液中某些物质排入小管液的过程。

1. H^+ 的分泌　肾小管所分泌的 H^+ 是细胞的代谢产物,由于 H^+ 的分泌伴随 Na^+ 与 HCO_3^- 的重吸收,起到排酸保碱的作用,故 H^+-Na^+ 交换对维持体内酸碱平衡具有重要意义。

2. NH_3 的分泌　NH_3 的分泌也能促进 H^+ 的分泌,对排酸保碱,维持机体内 pH 相对稳定起重要作用。

3. K^+ 的分泌　终尿中的 K^+ 基本是由远曲小管与集合管分泌的,K^+ 的分泌与 Na^+ 的主动重吸收有关,形成 K^+-Na^+ 交换。K^+-Na^+ 交换与 H^+-Na^+ 交换有相互竞争性抑制作用。当机体内酸中毒时,H^+ 的生成增多,H^+-Na^+ 交换增强,K^+-Na^+ 交换受抑制,导致血钾升高;高钾血症时,K^+-Na^+ 交换增多,抑制了 H^+-Na^+ 交换,出现酸中毒。

4. 其他物质的分泌　血浆中某些物质既可从肾小球滤过,又可由肾小管分泌,如肌酐、对氨基马尿酸等。另有些进入体内的物质,如青霉素、酚红等主要由肾小管分泌入管腔。临床上采用酚红排泄试验来检查肾小管分泌功能是否正常。

二、影响尿生成的因素

（一）影响肾小球滤过的因素

1. 有效滤过压　组成有效滤过压的 3 个因素中,任何因素发生变化时,均可影响有效滤过压,从而改变肾小球滤过率。

（1）肾小球毛细血管压的改变　动物实验研究证明,动脉血压在 $10.7\sim24.0$ kPa($80\sim180$ mmHg)变动时,肾血流量能保持相对稳定,肾小球毛细血管血压没有明显变化,这是通过肾血流量自身调节实现的。关于肾血流量自身调节机制,目前采用肌源性学说来进行解释,即当动脉血压升高时,入球小动脉管壁平滑肌受牵张刺激而收缩,血流阻力增加,肾小球毛细血管的血流量不至于增多,血压不会升高,有效滤过压与肾小球滤过率无明显变化;当动脉血压降低时,入球小动脉管壁平滑肌舒张,血流阻力减小,肾小球毛细血管血流量不至于减少,血压也不会降低,有效滤过压与肾小球滤过率仍无明显变化。肾血流量自身调节,保证了机体在生理状态下肾泌尿功能的正常进行。但如果动脉血压变化超出肾血流量自身调节的范围,肾的泌尿功能将发生改变。如动脉血压下降至 10.7 kPa(80 mmHg)以下时,肾小球毛细血管压出现相应下降,使有效滤过压降低,肾小球滤过率减少导致少尿。动脉血压降到 $5.3\sim6.7$ kPa($40\sim50$ mmHg)时,可出现无尿。长期高血压者,入球小动脉发生狭窄等器质性病变,可使肾毛细血管血压明显降低,导致肾小球滤过率减少而出现少尿,甚至无尿。

（2）血浆胶体渗透压的改变 血浆胶体渗透压在生理状态下一般无明显波动。当血浆蛋白浓度降低时,可引起血浆胶体渗透压降低,导致肾小球有效滤过压与滤过率增大,尿量增多。如静脉输入大量生理盐水导致尿量增多,主要是血浆被稀释,血浆蛋白浓度下降,血浆胶体渗透压降低的缘故。

（3）肾小囊内压的改变 正常生理情况下,肾小囊内压较稳定,若发生尿路梗阻,如肾盂结石、输尿管结石或恶性肿瘤压迫时,均可引起患侧囊内压升高,使有效滤过压下降,滤过减少。例如,磺胺药容易在小管液酸性环境中析出,某些疾病出现溶血过多,使滤液含血红蛋白,药物结晶或血红蛋白都可堵塞肾小管而引起囊内压升高,引起肾小球有效滤过压与滤过率均下降。

2. 肾血浆流量的改变 正常生理情况下,在肾血流量自身调节的基础上,肾小球血浆流量保持相对稳定。某些生理因素(如重体力劳动)或病理因素(如急性大出血、缺氧),可通过交感神经使肾血管收缩,使肾小球血浆流量减少,肾小球滤过率降低。

3. 滤过膜的改变

（1）有效滤过面积改变 正常成年人两肾有效滤过面积可达 1.5 m^2,肾脏有较强的代偿功能,只有肾小球遭到大量破坏,如急性肾小球肾炎时,肾小球毛细血管内皮细胞才增生、肿胀,基膜也肿胀、增厚,引起毛细血管管腔狭窄,甚至完全闭塞,导致滤过膜面积较大幅度减少,使肾小球滤过率降低,出现少尿,甚至无尿。

（2）滤过膜通透性改变 正常生理情况下,滤过膜的通透性较稳定。但在病理情况下则发生改变而影响尿的成分。如肾小球炎症或缺氧时,常出现蛋白尿,以往研究认为蛋白尿是滤过膜通透性增大所致。现研究发现,出现蛋白尿时滤过膜通透性不是增大而是减小。蛋白尿的出现是病变使滤过膜上带负电荷的唾液蛋白减少或消失,对带负电荷的清蛋白的排斥作用减弱,清蛋白容易滤过所致。当病变引起滤过膜损坏时,红细胞可滤出,形成血尿。

（二）影响肾小管与集合管重吸收的因素

1. 小管液中溶质的浓度 小管液中溶质的浓度是影响肾小管与集合管重吸收的重要因素,因为小管液中溶质所形成的渗透压可对抗肾小管与集合管重吸收水的作用。小管液中溶质浓度越高,其渗透压也越高,对抗水重吸收的力量越强,尿量必然增多。如糖尿病患者的多尿就是近球小管不能将滤液中的糖全部重吸收,使小管液渗透压升高,从而妨碍水重吸收的缘故。临床上采用一些肾小球能滤过但不能被肾小管重吸收的药物(如甘露醇等)来提高小管液的渗透压,以达到利尿、消肿的目的。这种由于小管液渗透压升高导致的尿量增多,称为渗透性利尿。

2. 体液因素

（1）血管升压素 又称为抗利尿激素,是由下丘脑的视上核与室旁核合成,通过下丘脑-神经垂体束运输至神经垂体内贮存,并由神经垂体释放入血的一种激素。

1）血管升压素的抗利尿作用 血管升压素可提高远曲小管与集合管上皮细胞对水的通透性,促进水的重吸收,导致尿液浓缩,尿量减少。

2）血管升压素释放的调节 血浆晶体渗透压或循环血量是调节血管升压素释放的重要因素(图 6-36)。

血浆晶体渗透压改变:在下丘脑视上核附近存在有对血浆晶体渗透压变化很敏感的渗透压

感受器。当机体失水时,血浆晶体渗透压升高,刺激渗透压感受器,反射性引起血管升压素合成与释放增多,使肾远曲小管和集合管对水的重吸收增多,导致尿量减少,有利于保持机体水平衡。

反之,大量饮清水,血浆晶体渗透压下降,对渗透压感受器刺激减弱,血管升压素合成与释放减少,肾远曲小管和集合管对水的重吸收减少,使尿量增加。饮大量清水后,导致尿量增多的现象,称为水利尿。

循环血量:当循环血量减少 5% 以上时,对左心房和胸腔大静脉壁上容量感受器的刺激减弱,同时心排血量减少,血压下降,对颈动脉窦压力感受器的刺激减弱,反射性地使血管升压素分泌与释放增多,水重吸收增加,尿量减少,有利于血容量与血压的恢复。反之,当静脉大量输液后,循环血量增加,对容量感受器的刺激增强,可反射性地抑制血管升压素分泌与释放,使水的重吸收减少,尿量增加,以排出机体内过剩的水分。

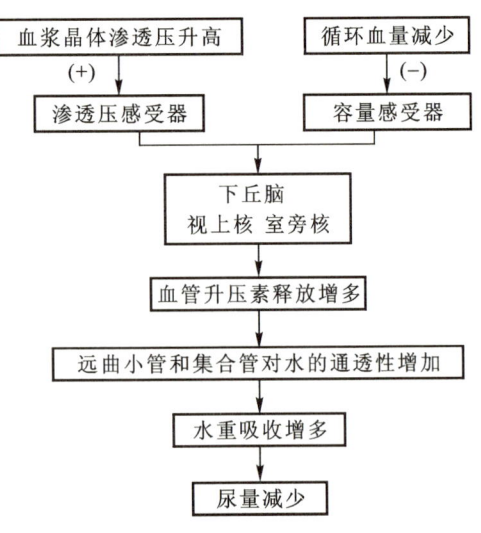

图 6-36　血管升压素分泌调节

(2) 醛固酮　是肾上腺皮质分泌的一种类固醇激素。

1) 醛固酮的生理作用　醛固酮可促进远曲小管与集合管主动重吸收 Na^+,同时排出 K^+,故有保 Na^+ 排 K^+ 的作用。Na^+ 的重吸收,伴随 Cl^- 和水的重吸收,起着保持内环境中 Na^+、K^+ 正常含量及组织液和血量相对稳定的作用。

2) 醛固酮分泌的调节　醛固酮的分泌受肾素-血管紧张素-醛固酮系统与血 K^+、血 Na^+ 浓度的调节(图 6-37)。

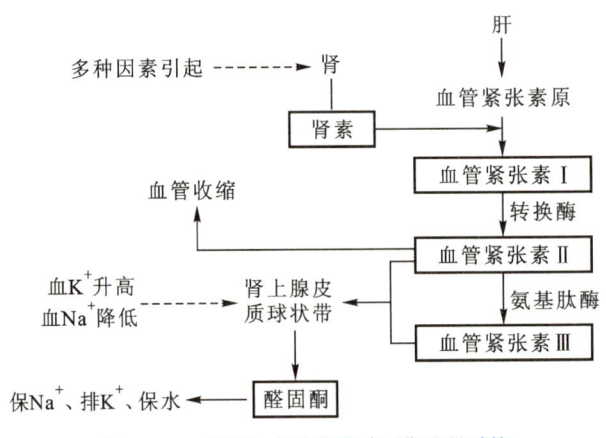

图 6-37　肾素-血管紧张素-醛固酮系统

肾素-血管紧张素-醛固酮系统:肾素由肾的近球细胞分泌。它能催化血浆中的血管紧张素原水解,生成血管紧张素Ⅰ。血管紧张素Ⅰ在转换酶的作用下降解为血管紧张素Ⅱ,并进一步被氨基肽酶降解为血管紧张素Ⅲ。血管紧张素Ⅱ与血管紧张素Ⅲ都能刺激肾上腺皮质球状带合成并分泌醛固酮,后者的作用强于前者,但血浆中血管紧张素的浓度较低,血管紧张素Ⅱ是刺激肾上腺皮质合成与分泌醛固酮的主要因素。血浆中肾素分泌的量决定血管紧张素的浓度。当肾素、血管紧张素在血浆中的浓度增加时,醛固酮的浓度也随之增加;反之,醛固酮在血浆中的浓度降低。故肾素、血管紧张素、醛固酮在血浆中的浓度保持一致,构成一相互关联的肾素-血管紧张素-醛固酮系统。

血 K^+ 与血 Na^+ 的浓度:血 Na^+ 的浓度降低与血 K^+ 的浓度升高,尤其是血 K^+ 的浓度升高,可刺激肾上腺皮质球状带合成与分泌醛固酮增多;反之,醛固酮的合成与分泌减少。这对维持血 K^+ 与血 Na^+ 的正常浓度起重要的作用。

（3）心房钠尿肽　心房肌细胞能分泌心房钠尿肽。它可作用于肾,抑制 Na^+ 的重吸收,因而有较强的利钠、利尿作用。这是心房钠尿肽抑制醛固酮的分泌与血管升压素释放所致。

（三）尿的浓缩与稀释

肾小管与集合管有浓缩和稀释尿液的功能,这是肾的重要功能之一,对维持机体内水平衡与渗透压相对稳定具有重要的作用,而血管升压素是肾实现这一功能的重要激素。尿液的浓缩与稀释是以尿液的渗透压与血浆渗透压相比较而言。高于血浆渗透压的尿液,称为高渗尿,表示尿液被浓缩;低于血浆渗透压的尿液,称为低渗尿,表示尿液被稀释;与血浆渗透压相近的尿液,称为等渗尿。

1. 尿的浓缩与稀释过程　尿的浓缩与稀释是在肾髓质内进行,肾髓质组织液处于高渗状态,并且从外髓到内髓,越往乳头部深入,其渗透压就越高,形成明显的渗透压梯度。

当远曲小管内低渗或等渗小管液流经集合管时,由于管外组织液渗透压很高,小管液中的水在管内外渗透压差作用下被"抽吸"出管外,而后被重吸收入血。但水被重吸收的多少取决于集合管壁对水的通透性,而集合管壁对水的通透性受血管升压素的调节。当血管升压素释放较多时,管壁对水的通透性增大,小管液中的水被大量重吸收,尿液被浓缩,尿量减少。反之,血管升压素释放减少时,管壁对水的通透性降低,水的重吸收减少,尿液被稀释,尿量增多。

2. 肾髓质渗透压梯度的形成与保持　外髓部渗透压梯度的形成主要是髓袢升支粗段对 Na^+ 的主动重吸收与对 Cl^- 的继发性主动重吸收所致。内髓部渗透压梯度的形成是由 NaCl 重吸收和尿素吸收共同形成的。髓质高渗梯度的保持主要依赖直小血管的逆流交换作用。

三、尿液及其排放

（一）尿量及其理化特性

1. 尿量　人每昼夜排出的尿量为 $1\sim2$ L,尿量的多少受每日摄入水量和通过其他途径排出水量多少的影响。若每昼夜尿量持续保持在 2.5 L 以上,称为多尿;每昼夜尿量少于 0.5 L,称为少尿;每昼夜尿量少于 0.1 L,称为无尿。每昼夜尿量少于 0.5 L,则不能将体内排泄物与毒性物质排出体外,破坏内环境稳态,影响机体正常的生命活动;无尿则可引起尿毒症等。

2. 尿液的理化特性

（1）颜色　尿液的颜色呈淡黄色,透明,其颜色主要来自胆红素的代谢产物,并受一些食物与药物的影响,病理情况下可出现血尿等。

(2) 比重　尿的比重通常为 1.015～1.025,如出现尿量增多而比重不降低,或尿的比重不增高而尿量减少,均属异常。检查尿的比重和渗透压可反映肾浓缩与稀释尿的功能。

(3) pH　尿液一般为酸性,pH 一般在 5.0～7.0,并受食物成分的影响。食荤素杂食者,其 pH 下降,尿液呈酸性;素食者,尿液中酸性产物较少,碱基排出较多,尿液呈碱性。

(4) 尿中水占 95%～97%,其余是溶解于尿中的固体物质。固体物质以尿素和电解质为主(表 6－10)。此外,尿液中还含有微量的糖、蛋白质、胆色素、酮体等。但常规临床检查方法不能测出,故一般认为正常尿不含上述物质。

表 6－10　正常成人尿中主要化学成分及 24 h 的排出量

电解质	含量/g	非蛋白含氮化合物	含量/g
Cl^-	5～9	尿素	10～30
Na^+	3～5	肌酐	1.0～2.0
K^+	2～4	尿酸	0.1～1.0
Ca^{2+}	0.1～0.3	马尿酸	0.1～1.0
Mg^{2+}	0.1～0.2	氮	0.3～1.0
SO_4^{2-}	0.6～1.0		
$H_2PO_4^-$	0.7～1.5		

(二) 膀胱与尿道的神经支配

膀胱受盆神经与腹下神经支配,尿道还受阴部神经支配(图 6－38)。

1. 盆神经　由骶髓 2～4 节侧角发出的传出神经纤维,属副交感神经。兴奋时膀胱逼尿肌收缩,尿道内括约肌舒张,促进排尿。

2. 腹下神经　由胸髓 11～腰髓 2 节侧角发出的传出神经纤维,属交感神经。兴奋时膀胱逼尿肌舒张,尿道内括约肌收缩,抑制排尿,但在排尿活动中此神经的作用较弱。

3. 阴部神经　由骶髓 2～4 节前角发出的传出纤维,属躯体运动神经。兴奋时尿道外括约肌收缩。

(三) 排尿反射

肾连续不断地生成尿液,终尿生成后进入肾盂,在压差与肾盂收缩的作用下进入输尿管,经输尿管周期性蠕动被送入膀胱,暂时贮存于膀胱内,当膀胱内尿量达到一定的容量时,才会引起排尿反射。

膀胱具有暂时贮存尿液与排尿的功能。膀胱内尿量达到 0.4～0.5 L 时,膀胱内压迅速上

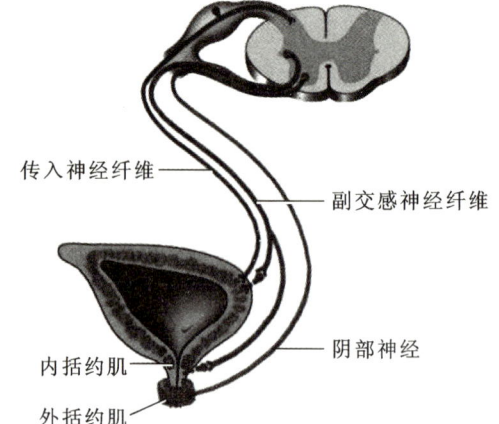

传入神经纤维

副交感神经纤维

阴部神经

内括约肌

外括约肌

图 6－38　膀胱尿道的神经支配

升,可达到 1.47 kPa(11 mmHg),膀胱壁牵张感受器受刺激发生兴奋,冲动沿盆神经传至骶髓排尿的初级中枢,同时上传至大脑皮质排尿反射的高级中枢,并产生尿意。如环境条件不允许排尿,初级中枢的活动便受到大脑皮质高级中枢的抑制。待环境条件允许时,抑制解除,排尿中枢发出的冲动沿盆神经传出,导致膀胱逼尿肌收缩,尿道内括约肌舒张,尿液进入后尿道,刺激后尿道感受器,其冲动经盆神经传入排尿初级中枢,一方面进一步加强膀胱逼尿肌收缩,另一方面反射性地抑制阴部神经的活动,使尿道外括约肌舒张,尿液便排出体外。排尿反射是一正反馈活动。

小儿的大脑皮质还没发育完善,大脑皮质对脊髓排尿初级中枢的抑制能力较弱或缺乏,导致小儿不仅排尿次数增多,还容易发生夜间遗尿。

在病理情况下可出现排尿异常。膀胱有炎症或受到机械性刺激(如膀胱结石)时,膀胱壁牵张感受器在炎症或机械性刺激的作用下频繁出现尿意,排尿次数将增多,称为尿频;骶部脊髓损伤使排尿初级中枢活动发生障碍或排尿反射的反射弧其他部分受损时,膀胱内充满尿液却不能排出,称为尿潴留;当脊髓横断等损伤,使排尿反射的初级中枢与大脑皮质之间失去联系时,虽排尿反射存在,但失去意识控制,出现尿失禁。

复习思考题

1. 名词解释:肾小球滤过率、肾糖阈、水利尿、渗透性利尿、多尿、尿失禁。
2. 尿生成过程包括哪 3 个连续环节?
3. 当静脉滴注大量生理盐水时,尿量会发生何变化?为什么?
4. 运用有关知识,总结肾如何维持内环境中水、电解质、渗透压和酸碱度的相对稳定。
5. 简述排尿反射过程。

(欧 瑜 张光主)

第八节　感觉器官的功能

一、概述

(一) 感受器与感觉器官

感受器是专门感受体内体外环境变化的特殊结构。根据感受器所在部位不同分为两大类:存在于身体内部各器官和组织,感受体内环境变化刺激的感受器,称为内感受器,如肺的牵张感受器、大动脉壁的压力感受器等;位于体表和体腔,感受外环境变化刺激的感受器,称为外感受器,如光、声、嗅、味、触、痛、温度等感受器。此外,根据感受器所接受刺激的性质不同,将感受器分为机械感受器、化学感受器、温度感受器等。

内感受器的传入冲动在主观意识上并不引起特定的感觉,主要是唤起某些内脏反射和躯体反射,使各器官系统的活动达到新的平衡与协调,如使动脉血压维持相对稳定。而外感受器的传入冲动,不仅能引起迅速而精确的反应,以适应千变万化的外环境,同时能对外界刺激产生清楚的感觉,这种感觉在人们认识客观世界中起着重要的作用。感觉的产生不仅依靠感受器的作用,还有赖于传入通路和中枢神经系统,尤其是中枢高级部位的共同参与。

感觉器官是指感受器和与之连接的非神经性附属装置,如眼、耳和鼻等。

(二) 感受器的一般生理特性

1. 适宜刺激　各种感受器都有各自最敏感的某种特定形式的刺激,这种最敏感的刺激,称为该感受器的适宜刺激。例如,一定波长的光波是视网膜感光细胞的适宜刺激;一定频率的声波是耳蜗毛细胞的适宜刺激。感受器对适宜刺激的高度敏感性是生物长期进化的结果,有利于机体对环境作出精确的反应。

2. 换能作用　各种感受器都能把所感受的刺激能量转变为沿传入神经纤维传导的动作电位,这种作用称为换能作用。在换能过程中,先是在感受末梢或感受细胞上产生一个局部除极电位,称为发生器电位或感受器电位。发生器电位类似于局部兴奋或终板电位的电位变化,它的大小在一定范围内与刺激强度成比例,有总和现象,能以电紧张的形式在细胞膜上扩布一定的距离。当发生器电位达一定强度时,则使感觉神经终末去极化,并以神经冲动的形式传布。

3. 编码作用　感受器在进行换能作用的同时,把刺激信号中所包含的各种信息转移到传入神经动作电位的序列中,这种作用称为感受器的编码作用。各感觉中枢根据这些电信号的特定排列组合进行分析综合,才获得了对外界的各种主观感觉。

4. 适应现象　当一定强度的刺激持续作用于感受器时,其感觉传入神经纤维上的冲动频率随刺激时间延长而逐渐减少,这种现象称为感受器的适应现象。各种感受器都可产生适应现象,但出现的快慢不同,嗅觉、触觉感受器适应最快,痛觉感受器很难适应。只要伤害性刺激作用于感受器,痛觉则持续产生。快适应有利于机体不断接受新刺激;慢适应则使感受器不断向中枢报告某种刺激的存在,有利于机体对某些功能作经常性的调节。

二、视觉器官的功能

眼是视觉的外周器官,它具有折光成像和感光换能的作用。视觉感受器是视网膜上的视锥细胞和视杆细胞,它们的适宜刺激是波长在 380~760 nm 的光波。外界物体发出的光线,经过眼折光系统的折射后,在视网膜上形成清晰的物像,视网膜上的感光细胞接受物像光能的刺激,把它转变成动作电位,沿着视神经传到视觉中枢,产生视觉。

(一) 眼的折光功能

1. 眼折光成像的原理　眼的折光系统由角膜、房水、晶状体和玻璃体组成,它是一个非常复杂的光学系统。眼的成像原理与凸透镜的成像原理基本相似,但很复杂。为了研究和应用的方便,通常将复杂的折光系统设计成与正常眼折光效果相同,但结构更为简单的等效光学模型,称为简化眼。简化眼假定眼球的前后径为 20 mm,内容物是均匀的折光体,折光指数为 1.333,外界光线进入眼时,只在角膜折射一次。节点 n 在角膜后方 5 mm 处,后主焦点在节点后方15 mm

处即视网膜上。此模型与正常安静时的人眼一样,使 6 m 以外物体发射来的光线在视网膜上聚焦,形成清晰的缩小的倒立实像(图 6 – 39)。视网膜物像的大小可按下列公式求出。

$$\frac{AB(物体的大小)}{Bn(物体至节点的距离)} = \frac{ab(物像的大小)}{nb(节点至视网膜的距离)}$$

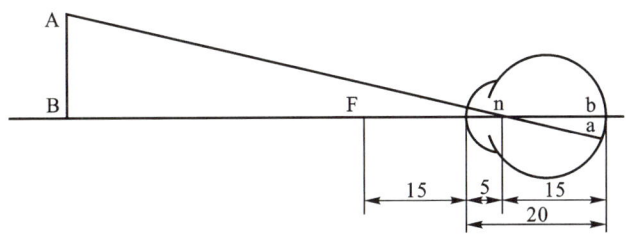

n 为节点,AnB 和 anb 是两个相似三角形,如果物距已知,
就可以算出物像大小。单位:mm。

图 6 – 39 简化眼成像示意图

nb 为 15 mm,固定不变,若已知物体的大小及物体距眼的距离,就可以算出视网膜上物像的大小。

2. 眼的调节 来自 6 m 以外的物体表面的光线都可以近似地认为是平行的,正常眼不需任何调节就能在视网膜上形成清晰的物像。眼处于静息状态时(未作调节)能看清物体的最远距离称为远点。视近物(6 m 以内)时,如果眼不作调节,近物发出的散射光线,经折射后成像于视网膜之后,在视网膜上形成的是模糊不清的物像。但是,正常眼能看清一定近距离的物体。这是因为视近物时,眼进行了调节。眼的调节包括晶状体的调节、瞳孔的调节以及眼球会聚三方面,其中以晶状体的调节最为重要。

(1) 晶状体的调节 晶状体是一个富有弹性的组织,形似双凸透镜。晶状体四周附着于睫状体上,因此晶状体四周受悬韧带的牵张,可以改变其曲率。当看近物时,睫状肌收缩,悬韧带松弛,晶状体靠自身弹性变凸,使眼的折光能力增大,近物发出的辐散光线就能聚焦成像于视网膜上。视物距离越近,到达眼的光线的辐散程度越大,睫状肌收缩幅度就越大,晶状体变凸程度也越大。人眼看近物时的调节能力,主要取决于晶状体变凸的最大限度,也就是取决于晶状体弹性的大小,常用近点来表示。所谓近点,是指人眼能看清眼前物体的最近距离。近点越近,表示晶状体的弹性越好,也就是眼的调节能力越强。儿童时期若过久地注视近物,则可引起睫状肌疲劳而影响眼的调节能力。年龄越大,晶状体弹性越差,眼的调节能力也越弱。一般人在 40 岁后,眼的调节能力显著减退,表现为近点远移,这种人看远物正常,而看近物不清楚,称为老视,俗称老花眼。

(2) 瞳孔的调节 一般人瞳孔的直径在 1.5~8.0 mm 范围内进行调节。引起瞳孔调节的情况有两种,一种是由所视物体的远近引起的调节;另一种是由进入眼内光线的强弱引起的调节。

视近物时,动眼神经中副交感神经纤维兴奋引起睫状肌收缩的同时,还引起瞳孔括约肌收缩,使瞳孔缩小,这种现象称为瞳孔近反射。其意义是减少射入眼内光量,保护视网膜,并可减少球面像差和色像差,增加视觉的清晰度。

当强光照射眼球时,引起瞳孔缩小的变化,称为瞳孔对光反射。瞳孔对光反射的效应是双侧性的,即一侧眼被照射时,除被照射眼的瞳孔缩小外,另一侧眼的瞳孔也缩小,这种现象称为互感性对光反射。生理意义在于调节入眼光线,使视网膜上的物像保持适宜的亮度,以便既可以在光线弱时能看清物体,也可以在光线强时使眼睛不致受到损伤。瞳孔对光反射的中枢在中脑,临床上常把它作为判断中枢神经系统病变的部位、全身麻醉的深度和病情危重程度的重要指标。

(3)眼球会聚 看近物时,两侧眼球同时向鼻侧聚合的现象,称为眼球会聚。它是由眼球的内直肌收缩造成的。其意义在于视近物时,两眼所形成的物像分别落在两眼视网膜的对称位置上,产生单一的清晰的视觉,避免复视。

3. 眼的折光异常 正常人的眼在看远物时,折光系统不需要进行调节,就可以使来自远处的平行光线聚焦在视网膜上。看近物时,如果物体离眼的距离不小于近点,经过调节也可以看清,这种眼称为正视眼。若眼的折光能力异常或眼球的形态异常,使平行光线不能聚焦在视网膜上,则称为折光异常或屈光不正,包括近视、远视和散光(图6-40)。

(1)近视 是指看远物时不清楚,其发生多数是由于眼球前后径过长或折光系统的折光力过强。近视眼看远物时,因远物发出的平行光线聚焦在视网膜之前,故物像模糊。但看近物时,由于物体发出的光线呈辐散状,眼不需要调节或只进行较小程度的调节就可在视网膜上成像。近视眼的近点比正视眼近。近视可佩戴凹透镜加以矫正。

(2)远视 远视眼的发生是由于眼球的前后径过短或折光系统的折光力太弱,使物像聚焦在视网膜之后,当它看近物时,需要进行更大程度的调节才能看清物体。由于晶状体的调节能力有一定限度,所以远视眼的近点比正视眼远。远视可佩戴凸透镜加以矫正。

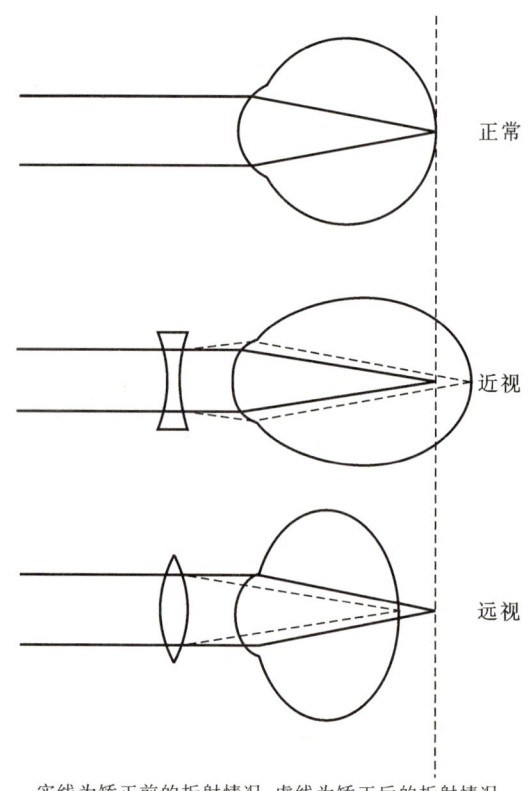

实线为矫正前的折射情况,虚线为矫正后的折射情况

图6-40 眼的折光异常及其矫正

(3)散光 正常眼折光系统的折光面都是由正球面构成的,折光面的每一个经纬线的曲度都是一致的,因而从整个折光面折射来的光线都聚焦于视网膜上。散光多由角膜表面的经线和纬线曲度不一致,部分也可因晶状体的曲度异常所致。这样,由不同的经纬线射入的光线,经折射后,曲度过大的部分将聚焦于视网膜前,曲度正常的部分将聚焦于视网膜上。因此,视网膜上所成的像将不清晰或与物体原形不符。散光可用柱面透镜加以矫正。

（二）眼的感光功能

视网膜是眼的感光系统,它的功能是感受物像光能的刺激,并把物像刺激转变成神经冲动,传入视觉中枢。

1. 视网膜的感光细胞（图 6 - 41）

（1）视锥细胞　分布在视网膜的中心部分,越靠近视网膜的周边,其分布越少。视锥细胞对光的敏感性较低,只感受强光刺激,能分辨颜色,且对物体的分辨能力高。其主要功能是白昼视物,引起昼光觉。

（2）视杆细胞　分布在视网膜的周边部分,视杆细胞对光的敏感度高,能在昏暗的环境中感受弱光刺激引起暗光觉。由于视杆细胞不能分辨颜色,只能区别明暗,而且分辨能力低,所以,在弱光下视物只能看见物体的大致轮廓。

2. 视网膜的光化学反应

现已证明,视杆细胞的感光色素是视紫红质。视紫红质是由视蛋白和11-顺型视黄醛组成的结合蛋白质。当视紫红质受到光线照射时,迅速分解成全反型视黄醛和视蛋白,这些变化使视杆细胞外段膜

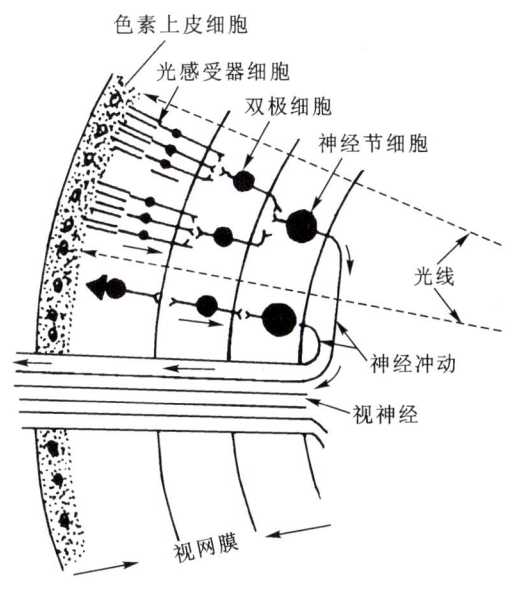

图 6 - 41　视网膜的主要细胞层次及其联系模式图

产生感受器电位,感受器电位以电紧张形式扩布到终足处,影响递质释放,通过双极细胞信息传递,使神经节细胞产生动作电位,实现光-电换能作用。

在视紫红质的分解与再合成过程中,有一部分视黄醛被消耗,需要由血液中的维生素 A 来补充。维生素 A 又与视黄醛的化学结构相似,经氧化脱氢可转变成视黄醛。如果摄入的维生素 A 长期不足,将导致视紫红质的再合成障碍,影响人在暗光下的视觉,引起夜盲症(图 6 - 42)。

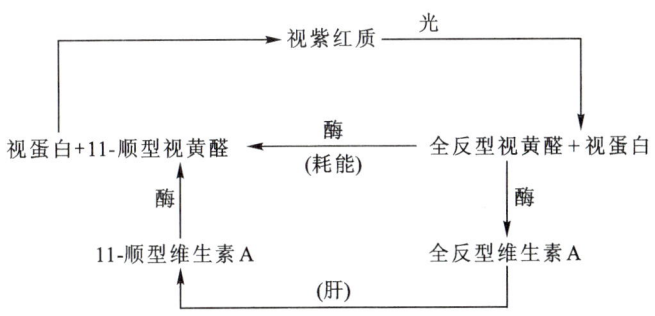

图 6 - 42　视紫红质在光线照射后体内的变化

视锥细胞内也含有特殊的感光物质。近年来,有研究者发现,在人的视网膜中有 3 种不同的感光色素,分别存在于 3 种视锥细胞中。它们最敏感的波长分别为 445 nm、535 nm 和 570 nm,相当于蓝光、绿光、红光的波长。目前对于视锥细胞的光化学反应有许多问题尚未弄清。

（三）与视觉有关的生理现象

1. 暗适应与明适应

（1）暗适应 从亮处突然进入暗处,最初对任何东西都看不清楚,经过一段时间后,视觉敏感度逐渐升高,在暗处的视觉逐渐恢复,这种现象称为暗适应。原因是在亮处时,由于受到强光的照射,视杆细胞中的视紫红质大量分解,视紫红质的存量减少,到暗处后不足以引起对暗光的感受,而视锥细胞又只感受强光而不感受弱光。因此,进入暗环境的开始阶段什么也看不清,等待一段时间后,由于视紫红质的再合成增多,对暗光的感受能力增强,于是在暗处的视力又逐渐恢复。整个暗适应过程约需 30 min。

（2）明适应 从暗处突然来到亮处,最初只感到耀眼的光亮,看不清物体,需经一段时间后才能恢复视觉,这种现象称为明适应。明适应较快,约需 1 min 即可完成。其产生机制是,在暗处视杆细胞内蓄积了大量视紫红质,到亮处时遇强光迅速分解,因而产生耀眼的光感。待视紫红质大量分解后,视锥细胞在亮光下才得以发挥作用。

2. 色觉 辨别颜色是视锥细胞的重要功能。人眼可区分波长在 380～760 nm 的约 150 种颜色,主要是赤、橙、黄、绿、青、蓝、紫 7 种颜色。有关色觉的形成,最早提出的是三原色学说,并得到许多实验的证实。三原色学说认为,视网膜中有 3 种视锥细胞,分别含有对红、绿、蓝 3 种色光敏感的感光色素,因此,它们吸收光谱的范围各不相同。当某一种颜色的光线作用于视网膜上时,会使 3 种视锥细胞以一定的比例兴奋,这样的信息传到中枢,就会产生某一种颜色感觉。当 3 种视锥细胞受到同等程度的三色光刺激时,将引起白色的感觉。

三原色学说可以较好地解释色盲或色弱的发病机制。如临床上常见的红、绿色盲,可能是因为缺乏相应的感受红光或绿光的视锥细胞,所以不能分辨红色或绿色。色盲患者绝大多数是由遗传引起的,也有极少数是由视网膜病变所引起的。有些人对某种颜色的识别能力较差,称为色弱,多由健康或营养不佳引起。

3. 视敏度 又称视力,是指眼能分辨物体两点间最小距离的能力,它表明了眼对物体细微结构的分辨能力。通常以视角的大小来衡量视力是否正常。视角是指物体上两点的光线投射入眼内时,通过节点相交时所形成的夹角(图 6-43)。视角越小,表明视力越好。国际视力表就是根据这一原理设计的。在良好的光照条件下,人眼能看清 5 m 远处视力表上第 10 行 E 字形符号的缺口方向时,说明该眼具有正常视力,以

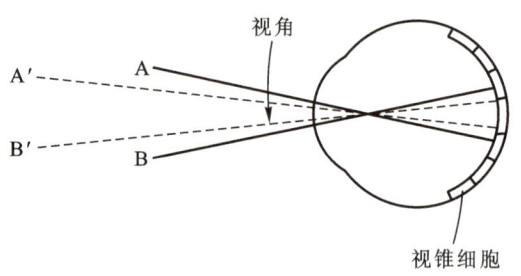

图 6-43 视力测定原理

1.0 表示,此时视角为 1 分(1/60 度,也称 1 分度)。若在同样条件下,只能看清视力表上第 1 行 E 字形符号的缺口方向时,其视力仅为正常眼的 1/10,以 0.1 表示。当视角为 1 分时,在视网膜上所形成的物像大致相当于视网膜上一个视锥细胞的平均直径,这样两条光线分别刺激两个视锥细胞,而两点间刚好间隔有一个未被刺激的视锥细胞,冲动传入中枢后可形成清晰的视觉。

4. 视野 单眼固定不动注视正前方某一点时,该眼所能看到的空间范围,称为视野。正常人因鼻和额部的阻挡,鼻侧和上侧视野较小,颞侧和下侧视野较大。在同一光照条件下,白色视

野最大,其次是黄色、蓝色,再次是红色,绿色视野最小。临床上,检查视野有助于对某些视网膜、视觉传导通路病变的诊断。

5. 双眼视觉 双眼同时看一个物体的视觉称双眼视觉。双眼视觉可以补充视野中盲点的缺陷,扩大单眼视觉时的视野,形成立体视觉,并可增强对物体的大小和距离判断的准确性。双眼视物时,物体成像于两眼视网膜的相称点上,分别由两眼的视神经传至中枢,在主观感觉上产生一个物体的感觉。如果两侧视网膜上的物像不在相称部位,就会产生两个物体的感觉,即复视。

三、听觉器官的功能

耳是位、听觉器官,由外耳、中耳和内耳组成。其中,外耳、中耳和内耳的耳蜗构成听觉器官,分别传导和感受 20～20 000 Hz 的声波,并将声波转变成神经冲动,由蜗神经传入听觉中枢,产生听觉。内耳的前庭和半规管组成前庭器官,由它们传到中枢的信息,能引起位置觉,并引起前庭反应和前庭感觉,从而对维持身体平衡起一定的作用。

(一) 外耳和中耳的传音功能

1. 外耳 包括耳郭和外耳道。耳郭的形状有利于收集声波,通过头部运动,对声源方向的判断起一定的作用。外耳道是声波传导的通路,可作为一个共鸣腔,其最佳共振频率约为 3 800 Hz,当这样频率的声音由外耳道到鼓膜时,作用于鼓膜上的声压可增强约 10 倍。

2. 中耳 包括鼓膜、听骨链和咽鼓管等结构。其主要作用是将声波振动的能量高效率地传递到内耳,其中鼓膜和听骨链在传音过程中起着重要的作用。

(1) 鼓膜 呈椭圆形,面积为 50～90 mm², 厚度约 0.1 mm。鼓膜不是一个平面膜,而像一个浅漏斗,其顶点朝向中耳,内侧与锤骨柄相连。鼓膜没有固定的振动,且具有较好的频率响应和较小的失真度,因此能将声音如实地传到内耳,而且声波振动同始同终,很少有残余振动。

(2) 听骨链 从外向内依次由锤骨、砧骨和镫骨相连组成。锤骨柄附着于鼓膜,镫骨底与卵圆窗膜相连。听骨链构成一个有固定角度的杠杆,锤骨柄为长臂,砧骨长突为短臂,两臂长度之比为 1.3∶1,杠杆的支点刚好在听骨链的重心上,因此在能量传递过程中惰性最小,效率最高(图 6 - 44)。声波由鼓膜经听骨链传至卵圆窗膜时,其振幅减小,而振动的压强增大,发生中耳的增压作用,这样不仅可提高传音效率,还可避免对内耳造成损伤。

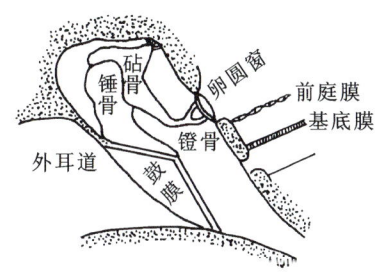

图 6 - 44　中耳与耳蜗关系

(3) 咽鼓管 是连通鼓室和鼻咽部的小管道,借此鼓室内的空气与大气相通。在通常情况下,其鼻咽部的开口处于闭合状态。在吞咽、打哈欠或打喷嚏时,由于鼻咽部某些肌肉的收缩,可使管口开放。咽鼓管的主要功能是调节鼓室内空气的压力,使之与外界大气压保持平衡,这对于维持鼓膜的正常位置、形状和振动性能都具有重要的意义。如果咽鼓管发生阻塞,鼓室内空气被组织吸收而使压力降低,会引起鼓膜内陷。日常生活中,有时外界空气的压力可快速升高或降低,如乘飞机时的升降过程。如果此时咽鼓管鼻咽部的开口不能及时开放,也会引起鼓室内外空气压力的不平衡。

3. 声波传入内耳的途径

(1) 气导　声波经外耳道空气传导引起鼓膜振动,再经听骨链和前庭窗传入耳蜗,这种传导方式称为气导。气导是引起正常听觉的主要途径。

在前庭窗的下方有一蜗窗,其正常生理作用是缓冲内耳淋巴液的压力变化,有利于耳蜗对声波的感受。但是,当生理性气导途径遭到破坏时,如鼓膜或听骨链严重受损,声波也可通过外耳道和鼓室内的空气传至蜗窗,经蜗窗传至耳蜗,使听觉功能得到部分代偿。

(2) 骨导　声波直接引起颅骨的振动,从而引起耳蜗内淋巴的振动,这种传导方式称为骨导。在正常情况下,骨导的效率比气导的效率低得多,人几乎感觉不到它的存在。

在临床工作中,常用音叉检查患者气导和骨导的情况,帮助诊断听觉障碍的病变部位和性质。例如,当外耳道或中耳发生病变时,气导途径受损,引起的听力障碍称为传导性耳聋,此时气导作用减弱而骨导作用相对增强;当耳蜗发生病变时所引起的听力障碍称为感音性耳聋,此时气导和骨导的作用均减弱。听神经或听中枢病变时所引起的听力障碍称为中枢性耳聋。

(二) 内耳耳蜗的感音功能

内耳又称为迷路,包括耳蜗、前庭和半规管,其中耳蜗内存在声音感受器。

1. 耳蜗的结构特点　耳蜗的管道长约 30 mm,绕蜗轴旋转 $2\frac{1}{2} \sim 2\frac{3}{4}$ 周。在耳蜗的横断面可见两个分界膜,一个为斜行的前庭膜,另一个为横行的基底膜。它们把耳蜗管分为 3 个腔:前庭膜与骨壁间的前庭阶,基底膜以下的鼓阶,前庭膜和基底膜间的蜗管。前庭阶和鼓阶内充满外淋巴液,其成分与脑脊液相似,它们通过蜗顶的蜗孔相通。蜗管内充满内淋巴液,其成分与细胞内液相似。蜗管的顶端是封闭的盲端,与外淋巴液不相通。

基底膜是耳蜗内的重要结构。其长度约 30 mm,宽度不一,在耳蜗底部最窄,越往顶部越宽。基底膜上有柯尔蒂器(又称为螺旋器),是声波感受器,柯尔蒂器有毛细胞和支持细胞群。柯尔蒂器内的毛细胞是声音感受细胞。在毛细胞的顶端表面有 50～100 条排列整齐的听纤毛。在毛细胞的底部,有耳蜗神经末梢与之形成的突触联系(图 6 - 45)。

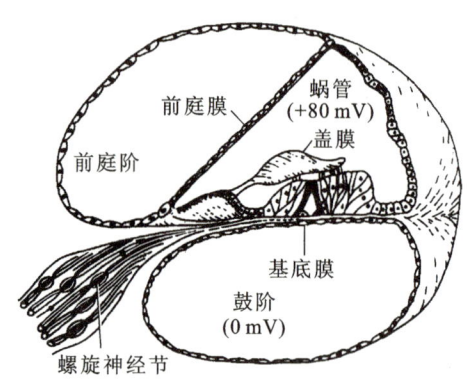

图 6 - 45　耳蜗的横断面

2. 耳蜗的感音换能作用　耳蜗的功能是把传入耳蜗的机械振动转变成听神经纤维的动作电位。在这一换能过程中,基底膜的振动是个关键因素。声波传入内耳后引起内耳淋巴振动,使基底膜产生振动。当基底膜向上或向下位移时,使毛细胞顶端和盖膜之间发生交错的移行运动,引起毛细胞纤毛的摆动。毛细胞的弯曲或摆动使毛细胞兴奋,并将机械能转变为电能,使耳蜗内发生一系列过渡性电变化,最后引起位于毛细胞底部的神经纤维产生动作电位。

当耳蜗受到声音刺激时,在耳蜗及其附近结构可记录到一种特殊的电位变化,此电位变化的波形和频率与作用于耳蜗的声波的波形和频率相似,称为耳蜗微音器电位。这是一种交流性质的电位变化,在一定的强度范围内,它的振幅与刺激强度呈线性关系。微音器电位潜伏期极短,没有不应期,对缺氧和深麻醉相对地不敏感,不易疲劳和适应。目前,研究认为,微音器电位是引发听神经纤维动作电位的关键因素。

3. 耳蜗对声音频率和强度的分析 基底膜的振动是以行波的方式进行的,即振动最先发生在靠近前庭窗处的基底膜,随后以行波的方式沿基底膜向耳蜗顶部传播,就像有人在规律地抖动一条绸带,形成的波浪向远端有规律地传播一样。声波频率不同时,行波传播的远近和最大振幅出现的部位也有所不同。声波振动频率越高,行波传播越近,引起最大振幅出现的部位越靠近前庭窗处;反之,声波频率越低,则行波传播越远,最大振幅出现的部位越靠近耳蜗顶部,即耳蜗的底部感受高频声波,耳蜗的顶部感受低频声波。动物实验也得到证实,如破坏动物耳蜗底部时,其对高频音的感受发生障碍;破坏动物耳蜗顶部时,则对低频音的感受发生障碍。临床上对于不同性质耳聋原因的研究也得到了类似的结果。

对于声音强度的分析研究认为,声音强度决定于耳蜗神经传入冲动的频率。声音刺激强度越强,传入冲动的频率就越高,对声音产生的感受就越强。另外,不同强度的声音刺激引起兴奋的神经纤维数量不同。声音刺激越强,参与反应的神经纤维的数量也越多,因此主观上产生的音觉越强。

4. 听阈和听域 只有一定频率范围和一定强度的声波作用于耳才能引起听觉。人耳所能感受的声波振动频率为 20～20 000 Hz。对于每一种频率的声波,都有一个能引起听觉的最小振动强度,称为听阈。如果振动频率不变,随着强度在听阈以上增加时,听觉的感受也相应增强,但当强度增大到某一限度时,除了引起听觉外,还有鼓膜的疼痛感,这个强度称为最大可听阈。每一频率的声波都有其听阈和最大可听阈。听阈与最大可听阈曲线包绕的面积称为听域,它显示人耳对声频和声强的感觉范围。正常人在声音频率为 1 000～3 000 Hz 时听阈最低,即听觉最敏感,随着频率的升高或降低,听阈都会升高。声音强度通常以分贝(dB)为相对单位。一般人讲话的声音强度在 30～70 dB。长期处在 60 dB 以上声音强度的刺激下,可使听力下降。

四、前庭器官的功能

前庭器官由椭圆囊、球囊和 3 个半规管组成,是头部位置觉与运动觉的感受器,在维持身体平衡中占重要的地位。

前庭器官的感受细胞都是毛细胞,每个毛细胞顶端都有纤毛,按一定规律排列,其中最长的一条称为动毛,位于细胞顶端的一侧边缘部,其余的毛较短,称为静毛。当纤毛由动毛侧倒向静毛一侧时,毛细胞出现超极化,传入神经发放的神经冲动减少,表现为抑制效应;当纤毛由静毛侧倒向动毛一侧时,毛细胞出现去极化,传入神经发放的神经冲动增多,表现为兴奋效应。

(一) 前庭器官的感受装置和适宜刺激

1. 椭圆囊和球囊 二者均是膜质的小囊,内部充满内淋巴液,囊内各有一个囊斑。囊斑中含有感受性毛细胞,其纤毛常伸入耳石膜的胶质中(图 6-46)。

椭圆囊和球囊的适宜刺激是感受头部的空间位置和直线变速运动。当头部的空间位置发生改变时,由于重力的作用,耳石膜与毛细胞的相对位置将发生改变;或者躯体做直线变速运动时,由于惯性的作用,耳石膜与毛细胞的相对位置也将发生改变。以上两种情况均可使纤毛发生弯曲,倒向某一方向,从而使传入神经纤维发放的冲动发生变化,这种信息传入中枢后,可产生头部空间位置的感觉或直线变速运动的感觉,同时引起姿势反射,以维持身体平衡。

2. 半规管　人体两侧内耳中各有 3 条形状相似的半规管,3 条半规管相互垂直,分别代表空间的 3 个平面。半规管内充满内淋巴,与椭圆囊相连处相对膨大,称为壶腹,壶腹内有壶腹嵴,壶腹嵴中有毛细胞,毛细胞顶部的纤毛较长,互相粘集成束,包埋在一种胶质性的圆顶形状的终帽结构之内,前庭神经末梢分布于嵴的底部(图 6 - 47)。

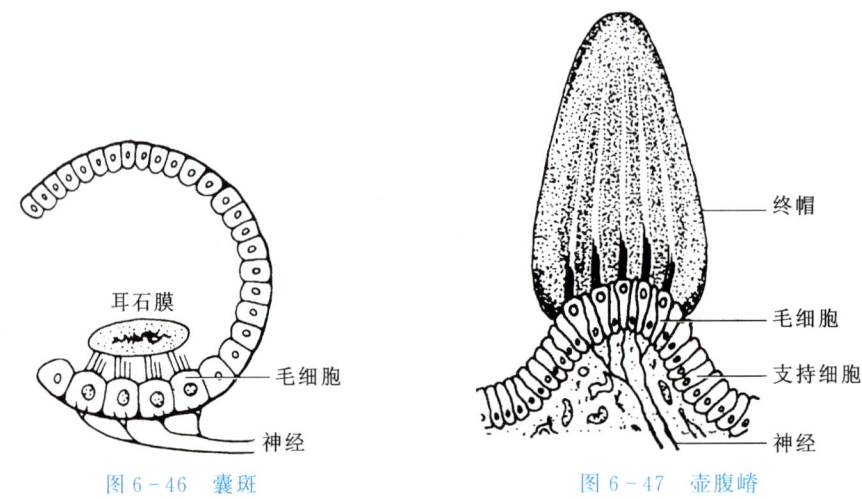

图 6 - 46　囊斑　　　　　　　图 6 - 47　壶腹嵴

壶腹嵴的适宜刺激是身体旋转变速运动,即正负角加速度。当人体直立时,沿水平方向旋转,主要刺激水平半规管。当人体向左旋转时,由于内淋巴的惯性作用,左侧水平半规管中的内淋巴将压向壶腹方向,而右侧水平半规管中的内淋巴压力作用方向是离开壶腹。内淋巴压力作用于壶腹时,该处的毛细胞兴奋。旋转停止时,左、右两侧水平半规管壶腹受内淋巴压力的作用方向与旋转开始时相反。人脑通过对来自两耳水平半规管传入信息的不同判断旋转运动的方向和状态。人体的两耳中各有 3 条半规管互相垂直,因此它们可以接受人体在不同平面和不同方向的旋转变速运动的刺激,产生不同的运动觉和位置觉,引起姿势反射,维持身体平衡。

(二) 前庭反应

当前庭器官受刺激而兴奋时,其传入冲动到达有关的神经中枢后,除引起一定的位置觉、运动觉以外,还能引起各种不同的骨骼肌和内脏功能的改变,这种现象称为前庭反应。

1. 姿势反射　当进行直线变速运动时,可刺激椭圆囊和球囊,反射性地改变颈部和四肢肌紧张的强度,以维持姿势的平衡。

2. 自主神经反应　前庭器官受到过强或过长时间的刺激,或前庭器官功能相对敏感时,常会引起恶心、呕吐、眩晕、皮肤苍白等现象,称为前庭自主神经反应。有些人群的这种现象特别明显,如出现晕车、晕船等症状。

3. 眼震颤 躯体做旋转运动时引起的眼球不随意颤动,称为眼震颤。眼震颤主要是半规管受刺激引起的,最常见的是水平震颤。水平震颤有两个运动时相,一个是两眼球缓慢向一侧移动,称为慢动相;另一个是两眼球向相反方向的快速回位,称为快动相。临床上常用快动相代表眼震颤方向,正常人眼震颤持续的时间为 15~40 s。检查眼震颤的情况,有助于判断前庭功能是否正常。

复习思考题

1. 试述感受器的一般生理特性。
2. 眼的折光异常有哪些?怎样矫正?
3. 什么是明适应和暗适应?其产生机制如何?
4. 试述声波传入内耳的主要途径。

（欧　瑜　张光主）

第九节　神经系统的功能

神经系统是机体最重要的功能调节系统,它不仅管理着机体内部各器官的功能活动,维持它们的协调,使机体成为一个统一的整体,而且借助各种感受器,接受体内、外环境变化的各种信息,并做出相应反应,使机体能随时适应体内和外界环境的变化,维持机体自身的稳定性。由于人类大脑在结构和功能上发生了质的飞跃,具有抽象思维的能力,所以人类不仅能适应环境,而且还能改造环境。

一、神经元与神经纤维

（一）神经元

神经元又称为神经细胞,是神经系统的基本结构和功能单位,具有接受刺激、传导信息和整合信息的功能。神经元由胞体和突起两部分构成。神经元胞体是神经元代谢和营养中心,胞体内具有合成蛋白质的结构,能快速合成蛋白质和酶,对神经递质和神经分泌物的形成以及执行神经元的功能活动具有重要的意义。突起又分为树突和轴突,树突的主要功能是接受刺激产生兴奋并把兴奋传给胞体或通过电位改变而影响胞体兴奋性;轴突的主要功能是传导神经冲动,通常所说的神经纤维指的就是轴突。

（二）神经纤维

1. 神经纤维传导冲动的特征

（1）生理完整性　神经纤维要实现正常的传导功能,必须保证其结构和功能上的完整。如果神经纤维被切断或损伤,神经冲动则不能通过。神经纤维在经麻醉药物或低温处理后,虽然其结构是完整的,但正常功能受到抑制,冲动的传导也会发生阻滞。

(2) 绝缘性　一条神经干包含着无数根神经纤维,但任何一根神经纤维在传导冲动时,一般都不会相互干扰。这是因为细胞外液中的电解质溶液对电流的短路作用,局部电流主要在一根神经纤维的膜上构成回路。此外,神经纤维之间存在的结缔组织,也可能起到绝缘作用。

(3) 双向传导　人为刺激神经纤维上任何一点时所产生的兴奋,可沿神经纤维两端同时传导,称为双向传导。但在整体情况下,神经冲动的传导是按反射弧的一定方向进行的。

(4) 相对不疲劳性　实验发现,用连续电刺激神经纤维 $9\sim12$ h,在此时间内,神经纤维仍保持不衰减的传导兴奋的能力,这可能与神经传导冲动时耗能极少,而且不涉及递质消耗有关。

2. 神经纤维传导冲动的速度　神经纤维传导兴奋的速度与其直径大小、有无髓鞘及温度高低有关。直径大、有髓鞘的神经纤维传导速度快;反之,传导慢。温度在一定范围内升高,传导速度加快;温度降低,传导速度减慢,当温度下降到 0℃ 以下时,其传导发生阻滞,局部可暂时失去感觉,这就是冷冻麻醉的机制。若周围神经发生病变,传导速度减慢。

3. 神经纤维的分类　神经纤维的数量很多,分类的方法亦不少,常见的分类方法如下。

(1) 根据电生理学的特征分类　主要根据传导速度和后电位的差异,将哺乳动物的周围神经纤维分为 A、B、C 3 类。A 类:包括有髓鞘躯体传入和传出纤维,根据其平均传导速度又可进一步分为 α、β、γ、δ 4 种。B 类:为有髓鞘的自主神经节前纤维。C 类:包括无髓鞘躯体传入纤维和自主神经节后纤维。

(2) 根据神经纤维来源及直径大小分类　分为 Ⅰ、Ⅱ、Ⅲ、Ⅳ 4 类。

目前,对传出纤维常采用第一种分类方法,对传入纤维采用第二种分类方法。

4. 神经纤维的营养性作用　神经纤维对其所支配的组织发挥两方面的作用。① 借助神经冲动的传导,引起末梢释放特殊递质,递质与后膜受体结合后,改变所支配的器官组织的功能活动,这一作用称为功能性调节作用。② 神经纤维通过末梢释放某些物质,持续地调整被支配组织的内在代谢活动,从而对其组织细胞的形态结构、代谢类型和生理功能产生缓慢持久的影响,称为神经纤维的营养性作用。营养性作用在正常情况下不易被觉察,但在神经受到损伤后可明显地表现出来。例如,肌肉去神经后,肌肉内糖原合成减慢,蛋白质分解加速,出现肌肉萎缩。临床上所见的脊髓灰质炎患者,由于脊髓前角运动神经元损坏,其所支配的肌肉失去运动神经的营养性作用而发生萎缩。目前,研究认为,神经纤维的营养性作用是通过神经末梢释放某些营养性因子,作用于所支配的组织而完成的。

二、突触

中枢神经系统由数以亿计的神经元组成,神经元之间在结构上并无原生质相连,但存在着密切的功能联系。这种相互间的功能联系是通过突触传递进行的。神经元与神经元之间相接触并传递信息的部位,称为突触。

(一) 突触的结构与分类

1. 突触的结构　一个神经元的轴突可分成许多分支,每一分支的末梢膨大呈球形,称突触小体,其贴附在另一个神经元的胞体或树突表面,构成突触。经典的突触是由突触前膜、突触间隙和突触后膜 3 部分构成(图 6-48)。突触小体内含有大量突触小泡,突触小泡内含有特殊的化学物质,即神经递质。不同的突触内所含突触小泡的大小和形态及递质的种类不同。一个神经元的轴突末梢可反复分成许多分支,与许多神经元的胞体或突起构成突触。因此,一个神经元可通过突触传递,影响许多神经元的活动。同样,一个神经元也可接受其他许多神经元突触传递的影响。

2. 突触分类 常见的突触分类方法有:① 根据神经元间的接触部位不同,将突触分为轴-体突触;轴-树突触;轴-轴突触(图6-49)。② 根据突触前神经元对突触后神经元功能活动的影响不同分为兴奋性突触和抑制性突触。③ 根据突触处信息传递物不同分为化学性突触和电突触。

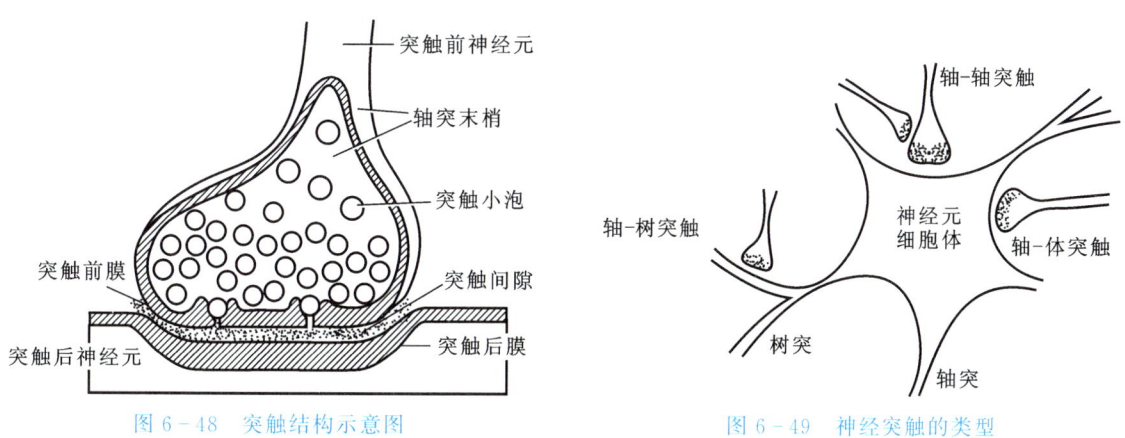

图6-48 突触结构示意图   图6-49 神经突触的类型

(二) 突触的传递过程

突触传递是指兴奋由突触前神经元传给突触后神经元的过程。以下仅介绍经典的化学性突触传递。

当神经冲动传到轴突末梢时,突触前膜去极化,引起前膜上的电压门控 Ca^{2+} 通道开放,膜外 Ca^{2+} 进入突触小体。在 Ca^{2+} 的作用下,轴浆的黏度降低,有利于突触小泡的移位;同时能消除突触前膜内侧的负电位,促使突触小泡移近突触前膜,并与前膜接触、融合,通过出胞将小泡内的递质释放到突触间隙中,经扩散到达突触后膜。各突触前神经元末梢释放的递质的性质不同,因而对突触后神经元的影响也不同。

若突触前神经元末梢释放兴奋性递质,则递质与突触后膜受体结合后,使突触后膜对 Na^+、K^+ 通透性增加,尤其是对 Na^+ 通透性增加,于是 Na^+ 内流超过 K^+ 外流,导致突触后膜去极化,即兴奋性突触后电位(EPSP),当 EPSP 达到阈电位时,突触后神经元产生动作电位,引起突触后神经元兴奋。

若突触前神经元末梢释放抑制性递质,则递质与突触后膜受体结合后,使突触后膜对 K^+、Cl^- 的通透性增加,尤其是对 Cl^- 通透性增加,于是 Cl^- 内流超过 K^+ 外流,导致突触后膜超极化,产生抑制性突触后电位(IPSP),引起突触后膜兴奋性降低,致使突触后神经元不易产生动作电位,而出现抑制效应。

（三） 突触传递的特征

1. 单向传递　在反射活动中，兴奋通过突触部位时，只能由突触前神经元传给突触后神经元（电传递除外），不能逆传，称为单向传递。这是因为突触小泡中的递质只能由突触前膜释放，然后扩散到突触后膜，改变突触后神经元活动。

2. 突触延搁　兴奋通过突触时耗费时间较长，称为突触延搁。因为兴奋通过突触时需要经历递质释放、递质弥散、递质与突触后膜受体结合以及突触后电位产生等一系列环节，这些环节都需要耗费时间。根据测定，兴奋通过一个突触所需时间为 0.3～0.5 ms。因此，在反射过程中，通过的突触越多，反射时间就越长。

3. 总和　在中枢神经系统内，一次神经冲动引起突触前神经元递质释放量不多，通常只能引起突触后膜产生局部电位，而不能产生动作电位。但若同一突触前神经纤维连续传来一系列冲动或许多突触前神经纤维同时传来一排冲动，所引起的电位变化可以叠加起来达到阈电位，即可使突触后神经元爆发动作电位，这一现象称总和。兴奋性突触后电位与抑制性突触后电位均可发生总和。

4. 兴奋节律的改变　实验发现，在反射活动中，突触前神经元与突触后神经元的冲动频率不一致，可能是因为突触后神经元的兴奋节律不仅取决于突触前神经元传入冲动频率以及突触后神经元自身的功能状态，还取决于中间神经元的功能状态和联系方式。

5. 对内环境变化敏感和易疲劳性　突触部位是一个脆弱的环节，最容易受内环境变化的影响，如缺氧、二氧化碳过多、酸碱度、麻醉药等均可影响突触传递。碱中毒时，突触的传递活动增强；酸中毒时，突触的传递活动减弱。另外，突触也是反射活动中最易疲劳的部位。这是因为突触前神经元多次接受刺激，长时间活动，使神经元内的递质及合成递质的原料耗竭。疲劳的出现可使中枢神经避免过长时间兴奋，具有一定的保护作用。

（四） 中枢抑制

中枢神经系统活动不仅有兴奋过程，也有抑制过程，这样反射活动才能正常进行。根据抑制性效应产生的部位不同，将中枢抑制分为突触后抑制与突触前抑制两类。

1. 突触后抑制　是由抑制性中间神经元的活动引起的一种抑制。在中枢神经系统内，存在着大量抑制性神经元，它们都属中间神经元。当抑制性中间神经元兴奋时，其末梢所释放的抑制性递质与突触后膜受体结合，引起突触后膜超极化，产生抑制性突触后电位，从而使突触后神经元活动抑制。根据抑制性神经元的功能及联系方式不同，将突触后抑制分为两种类型。

（1）传入侧支性抑制　感觉传入纤维进入脊髓后，在直接兴奋某一中枢神经元的同时，通过侧支兴奋另一抑制性中间神经元，进而使另一神经元抑制，这种现象称为侧支性抑制，又称为交互抑制（图 6-50）。例如，引起屈肌反射的传入纤维进入脊髓后，一方面直接兴奋屈肌运动神经元，使屈肌收缩；另一方面通过侧支兴奋与伸肌运动神经元构成突触联系的抑制性中间神经元，转而使伸肌运动神经元抑制，出现伸肌舒张。侧支性抑制可使不同中枢之间的活动协调起来，使反射活动能协调进行。

（2）回返性抑制　某一中枢神经元兴奋时，其传出冲动沿轴突外传的同时又经轴突侧支兴奋另一抑制性中间神经元。该抑制性中间神经元兴奋后通过轴突回返到原先发动兴奋的神经元及邻近其他神经元,抑制它们的活动,这种抑制称回返性抑制(图6-51)。这种抑制的结构基础是环路式联系。例如,脊髓前角运动神经元与一种称为闰绍细胞的抑制性中间神经元构成联系,而它的轴突末梢又反过来与前角运动神经元胞体构成突触。当脊髓前角运动神经元兴奋时,其传出冲动经轴突向外传给骨骼肌,引起骨骼肌收缩,同时又经过侧支兴奋闰绍细胞,使脊髓前角运动神经元抑制。这种抑制是一种负反馈性抑制,它能使神经元的活动及时终止,并促使同一中枢的许多神经元协调活动。

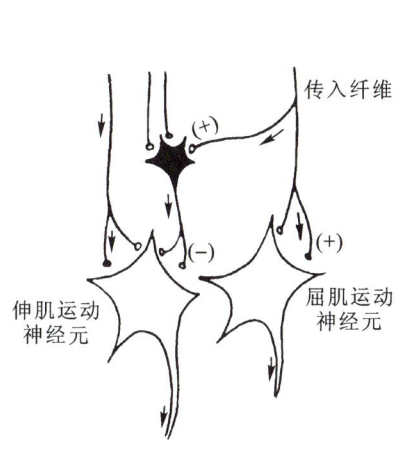

图6-50 侧支性抑制

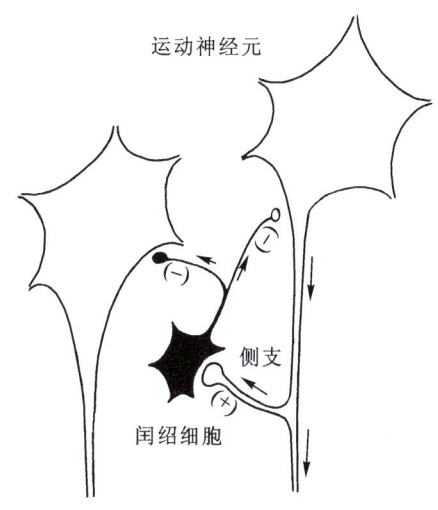

图6-51 回返性抑制

突触后抑制是由IPSP引起,是一种超极化性抑制,它能使传出效应灵活多样,从而更好地适应环境的变化。

2. 突触前抑制 通过改变突触前膜的活动,使突触后神经元产生的抑制,称为突触前抑制。突触前抑制的结构基础是轴-轴突触和轴-体突触的联系(图6-52)。轴突1与神经元3构成轴-体突触,轴突2与轴突1构成轴-轴突触,轴突2与神经元3不构成突触。目前,研究认为,突触前抑制是由于轴突2先受刺激,其末梢释放递质γ-氨基丁酸,该递质与轴突1末梢受体结合,引起轴突1末梢膜对Cl^-的通透性增大,Cl^-内流,在此基础上,刺激轴突1所产生的动作电位幅度减小,末梢递质释放量就少,从而使神经元3的兴

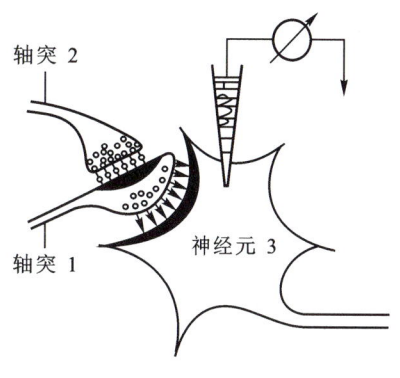

图6-52 突触前抑制

奋性突触后电位减小,不易产生兴奋,而呈现抑制性效应。突触前抑制的生理意义是控制从外周传入中枢的感觉信息,使感觉更加清晰和集中。

三、神经系统的感觉功能

机体的各种感受器接受刺激后,将刺激能转变成一连串传入神经冲动,沿着一定的神经传导通路传入脊髓和脊髓以上的各级中枢,最后到达大脑皮质,产生相应的感觉。

（一）脊髓的感觉传导功能

脊髓是外周各种感觉（除头面部外）信息传入高级中枢的通路。全身的各种感觉传入，由脊髓上传的路径大致分为两类。① 浅感觉传导路：传导躯干、四肢及颈部皮肤的痛觉、温觉和轻触觉，其传入纤维由后根入脊髓，在脊髓后角换元后发出纤维，经中央管前方交叉到对侧，再经脊髓丘脑束上行达丘脑。② 深感觉传导路：传导肌肉、肌腱及关节的位置觉、振动觉和精细触觉。其传入纤维由后根入脊髓后，在同侧脊髓后索上行达延髓薄束核和楔束核，换元后发出纤维交叉到对侧，经内侧丘系至丘脑。临床上观察到，当脊髓半离断时，离断同侧出现深感觉障碍，而对侧出现浅感觉障碍。

（二）丘脑的感觉投射系统

在大脑皮质不发达的动物中，丘脑是感觉的最高级中枢，它可以整合内脏及躯体的传入冲动，经丘脑与基底核之间的联系，做出相应的反应。在人类，由于大脑皮质已发展成最高感觉整合中枢，丘脑只对感觉进行粗糙的分析与综合，但原属丘脑管理的传入冲动必须经丘脑才能到达大脑皮质。因此，丘脑成为感觉传导的换元接替站。除嗅觉外，各种感觉传入都要经丘脑换元后才能投射到大脑皮质。根据丘脑向大脑皮质投射特征的不同，将感觉投射系统分为特异性投射系统与非特异性投射系统（图6-53）。

1. 特异性投射系统 除嗅觉外，各种感觉传入到达丘脑感觉接替核，再由丘脑感觉接替核发出纤维投射到大脑皮质的特定感觉区域，这一投射系统称为特异性投射系统。每一种感觉的传导投射系统都具有专一性，与皮质之间具有点对点的定位关系，其投射纤维主要终止于皮质的第四层，与第四层内的神经元构成突触联系，并通过若干中间神经元接替，继而与大锥体细胞形成突触联系，诱发其兴奋。因此，特异性投射系统的功能是引起特定感觉，并激发大脑皮质发出传出神经冲动。

2. 非特异性投射系统 特异性感觉传入经脑干时，发出侧支与脑干网状结构中的短轴突神经元发生突触联系，经多次换元后到达丘脑，再由丘脑弥散性地投射到大脑皮质的广泛区域，这一投射系统称为非特异性投射系统。各种不

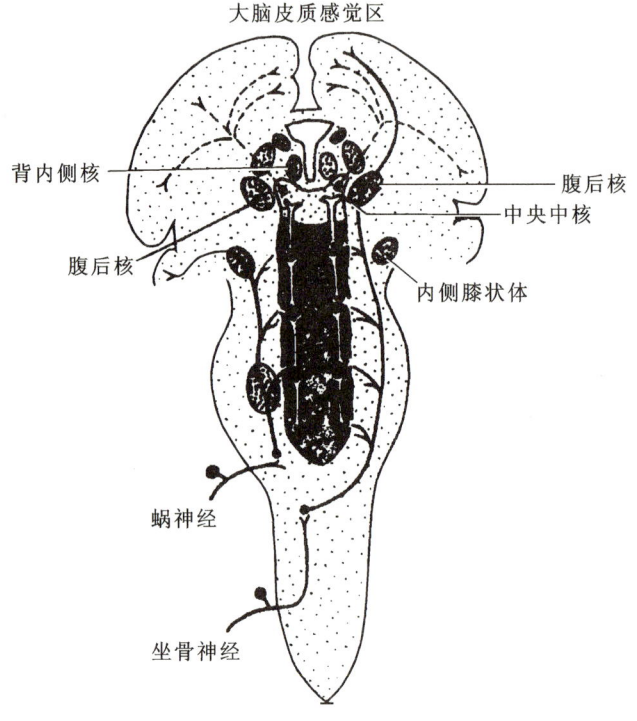

图6-53 感觉投射系统

同感觉传入在脑干网状结构中经多次换元后，失去专一的感觉性质和特征，因而不能产生特异感觉。非特异性投射系统的作用是通过电紧张性扩布，维持或改变大脑皮质兴奋，使机体处于觉醒

状态。实验证明,脑干网状结构内存在有上行唤醒作用的系统,称为脑干网状结构上行激动系统。该系统主要是通过非特异性投射系统而发挥作用的。由于这一系统是多突触联系,所以易受一些药物的影响而发生传导阻滞。例如,临床上常用的巴比妥类催眠药及麻醉药,就是部分阻滞了上行激动系统的传导。

特异性投射系统与非特异性投射系统之间的功能是密切联系的,机体要产生清晰的感觉,首先需要通过非特异性投射系统的作用,造成大脑皮质有一定程度的广泛兴奋背景,在此背景上,特异性投射系统才能发挥作用。

(三)大脑皮质的感觉分析功能

大脑皮质是感觉分析的最高级中枢,各种感觉传入冲动到达大脑皮质,通过皮质的分析与综合才能产生各种特异感觉。不同性质的感觉在大脑皮质有不同的代表区。

1. 体表感觉代表区

(1)第一体表感觉区 中央后回是全身体表感觉的主要投射区域,称第一体表感觉区。此区的投射规律:① 交叉性投射,即一侧体表感觉传入投射到对侧大脑皮质相应区域,但头面部的感觉投射为双侧性;② 投射区域具有一定空间分布,并且是倒置的,即下肢代表区在顶部,上肢代表区在中间部,头面部代表区在底部,但头面部代表区内部的安排是正立的;③ 投射区域大小与体表各部感觉灵敏度有关,感觉灵敏度越高,代表区越大,如手指和嘴唇代表区大,而感觉灵敏度低的背部代表区小。第一体表感觉区定位明确,感觉清晰。

(2)第二体表感觉区 位于中央前回与岛叶之间。体表感觉在此区的投射也有一定空间分布,其呈正位像,不倒置,为双侧性,定位性差,仅对感觉作粗糙分析,可能是与痛觉有关。

2. 视觉区 位于大脑皮质枕叶距状裂的上、下缘。左侧枕叶皮质接受左眼颞侧视网膜和右眼鼻侧视网膜的传入纤维投射,右侧枕叶接受右眼颞侧视网膜和左眼鼻侧视网膜的传入纤维投射。故一侧枕叶受损时,可引起双眼对侧偏盲;双侧枕叶受损时,可造成全盲(图6-54)。

3. 听觉区 位于颞横回和颞上回,其投射是双侧性的,即一侧皮质代表区接受双侧耳蜗感受器传入的冲动。因此,一侧颞叶受损时,不会导致全聋。电刺激此区,受试者可产生铃声样或吹风样的感觉。

4. 其他感觉区

(1)本体感觉区 是指肌肉、关节等的运动觉。目前,研究认为,中央前回既是运动区,也是本体感觉投射的代表区。刺激人脑中央前回,受试者可产生企图发动肢体运动的主观感觉。

(2)内脏感觉区 位于第二体表感觉区、运动辅助区和边缘叶等皮质部位。实验研究发现,

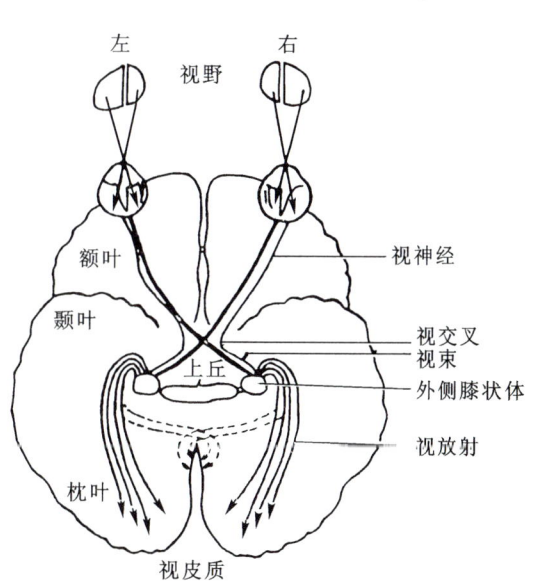

图6-54 视觉传入系统

刺激第二体表感觉区可产生味觉、恶心、排便感觉,刺激运动辅助区可产生心悸、面部发热等感觉。

（3）嗅觉与味觉区　高等动物边缘叶的前底部区域与嗅觉功能有关;中央后回头面部感觉区下侧与味觉功能有关。

（四）痛觉

痛觉是伤害性刺激作用于人体所引起的一种复杂感觉,常伴有不愉快的情绪活动和防御反应。痛觉能使个体警觉到自身处境的危险,并产生相应的防御反应,因而对机体具有保护作用。痛觉又是许多疾病的一种症状,临床上根据疼痛部位、性质和时间的不同可对某些疾病作出初步的诊断。

1. 痛觉感受器　是一种游离神经末梢,作为化学感受器,感受组织液中某些化学物质的刺激。一般认为,引起痛觉不需要特殊的适宜刺激,任何形式的刺激只要达到一定的强度,成为伤害性刺激时都可引起疼痛。实验观察到,将某些化学物质(如 K^+、H^+、组胺、5-羟色胺、缓激肽等)涂在神经末梢上,均可引起疼痛,故这些物质被认为是致痛物质。当机体受到伤害性刺激时,会引起受伤害组织释放某些致痛物质进入组织液,刺激游离神经末梢,使游离神经末梢发生去极化,发放神经冲动,经传导系统传入中枢,引起痛觉。

2. 皮肤痛觉　当皮肤受到伤害性刺激时可引起疼痛。皮肤疼痛可分为快痛和慢痛。快痛是指皮肤受到伤害性刺激时立即出现的一种尖锐而定位清楚的"刺痛",其产生快,消失也快。慢痛是指伤害性刺激后 $0.5\sim1\,s$ 才出现的一种定位不明确的"烧灼痛",痛感强烈,难以忍受,并伴有不愉快的情绪反应和心血管、呼吸等方面的变化,持续时间较长。在外伤时,这两种痛觉相继出现,不易明确区分,但皮肤炎症时,常以慢痛为主。传导快痛的神经纤维主要是有髓鞘的 $A\delta$ 纤维,它的兴奋阈值较低,传导速度快,上传到大脑皮质第一体表感觉区。传导慢痛的神经纤维主要是无髓鞘的 C 类纤维,其兴奋阈值高,传导速度慢,上传到大脑皮质第二体表感觉区和边缘系统。

3. 内脏痛　内脏无本体感觉,温度觉和触觉也很少,主要是痛觉。分布在内脏中的痛觉感受器比躯体稀疏。

（1）内脏痛特征　内脏痛与皮肤痛相比较具有以下特征:① 疼痛缓慢持续,定位不准确,对刺激的分辨能力差,常产生模糊、弥散的痛觉。② 对机械牵拉、缺血、痉挛和炎症等刺激敏感,对切割、烧灼等刺激不敏感。内脏痛的传入神经纤维主要是交感神经干内的传入纤维。但食管及气管的痛觉传入神经走行于迷走神经内进入中枢,盆腔脏器中的膀胱三角区、前列腺、子宫颈和直肠等痛觉冲动,则沿盆神经传入骶段脊髓。此外,体腔壁浆膜,如胸膜、腹膜受炎症、压力或牵拉等刺激时产生的疼痛,称为体腔壁痛,其传入纤维走行在躯体神经中。

（2）牵涉痛　内脏疾病往往引起体表一定的部位发生疼痛或痛觉过敏,这种现象称为牵涉痛。如心肌缺血时,常感心前区、左肩和左上臂尺侧疼痛;胆囊炎时,左肩区发生疼痛;阑尾炎时,常伴有上腹部或脐周疼痛等。

关于牵涉痛产生的原因还不十分清楚,目前比较流行的有"易化学说"和"会聚学说"。前一学说认为,患病内脏的传入神经纤维与发生牵涉痛皮肤部位的传入神经纤维,由同一后根进入脊髓,它们在脊髓内换元的部位靠得很近。当内脏传入冲动增加时,引起脊髓相应中枢的兴奋性升高并向周围扩散,提高邻近脊髓中皮肤传入中枢的兴奋性,使平时不到引起疼痛的皮肤刺激变成致痛刺激,从而产生牵涉痛。后一学说认为,患病内脏的传入神经纤维与发生牵涉痛皮肤部位的传入神经纤维进入脊髓后,聚合于同一后角神经元,经同一条上行途径传入大脑皮质,由于大脑皮质经常接受来自体表的刺激,所以将来自内脏的刺激误认为来自皮肤,从而引起牵涉痛(图 6 - 55)。但两种学说都不能满意地解释牵涉痛,现有人认为上述两种学说对产生牵涉痛都起作用。

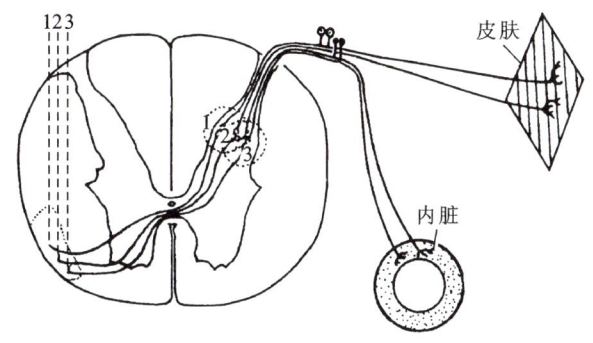

图 6 - 55 牵涉痛产生机制

四、神经系统对躯体运动的调节

人和动物的各种躯体运动都是在神经系统的控制下,通过骨骼肌的舒缩牵动骨和关节的运动完成的。

(一) 脊髓对躯体运动的调节

1. 脊髓的运动神经元与运动单位 脊髓是躯体运动最基本的反射中枢。经脊髓就能完成的反射,称为脊髓反射。在脊髓前角中,参与反射的运动神经元为 α 和 γ 运动神经元,它们的轴突经前根离开脊髓后直达所支配的肌肉。

脊髓对躯体运动的调节

α 运动神经元的轴突经前根离开脊髓后,支配梭外肌纤维。由一个 α 运动神经元及其所支配的全部肌纤维所组成的功能单位,称为运动单位。运动单位的大小,决定于神经元轴突末梢分支数目的多少,数目越多,支配肌纤维的数量就越多,运动单位就越大。α 运动神经元接受来自大脑皮质运动区的指令,引起随意运动,也接受来自皮肤、关节、肌肉等的传入信息,产生反射活动。因此,α 运动神经元是脊髓反射的最后公路。

γ 运动神经元的胞体分散在 α 运动神经元之间,其轴突经前根离开脊髓后,支配梭内肌纤维。γ 运动神经元的兴奋性较高,它的冲动传到肌梭,可调节肌梭的敏感性,在维持肌张力上起着重要的作用。

2. 脊髓的躯体运动反射

(1) 牵张反射 有神经支配的骨骼肌在受到外力牵拉而伸长时,能反射性地引起受牵拉的同一肌肉收缩,这一反射活动称为牵张反射。

1) 牵张反射的类型 根据牵拉方式和肌肉收缩形式不同,将牵张反射分为以下两类。① 腱反射:是指快速牵拉肌腱时发生的牵张反射。这类反射的时间很短,相当于一个突触的传递时间,因而认为此反射为单突触反射。反射弧比较简单,中枢一般只涉及 1～2 个脊髓节段。由于各个腱反射的中枢位于脊髓的不同节段,所以检查某些腱反射可以了解神经系统某些功能状态及病变所在部位。若腱反射亢进,表明控制脊髓的高位中枢作用减弱;若腱反射减弱或消失,常提示该反射弧的某个环节有损伤。② 肌紧张：是指缓慢牵拉肌腱时所引起的牵张反射。正常机体内的骨骼肌由于受到地心引力及姿势改变等的轻度牵拉作用，经常处于一种轻度的持续收缩状态，产生一定的张力，称为肌张力。肌紧张是一种多突触反射。由于肌紧张是骨骼肌纤维轮流交替收缩引起的，所以不易疲劳。肌紧张的生理意义在于保持躯体的姿势。正常人只有睡眠时全身肌紧张才会明显下降。若检查发现肌紧张减弱或消失，提示反射弧某环节有损伤，而肌紧张增强则提示有高位中枢病变。

2）牵张反射的机制　牵张反射的感受器主要是肌梭。肌梭是一种感受肌肉长度变化或牵拉刺激的特殊感受装置。肌梭囊内有梭内肌纤维，而囊外的一般肌纤维称为梭外肌纤维。整个肌梭附着于梭外肌纤维上，与其平行排列，呈并联关系。梭内肌纤维在肌梭两端，肌梭中央略膨大，为感受装置，对牵拉刺激极为敏感。当梭内肌收缩时，可使感受装置敏感性升高。当肌肉受到外力牵拉时，梭外肌被拉长，肌梭也被拉长，感受装置受刺激，冲动经肌梭Ⅰa传入纤维到达脊髓中枢，引起支配受牵拉肌肉的α运动神经元兴奋，经α运动神经纤维传出，使梭外肌收缩，引起牵张反射。当γ运动神经元兴奋时，梭内肌收缩，肌梭内感受装置的敏感性提高，使其传入冲动增多，引起支配同一块肌肉的α运动神经元兴奋，导致梭外肌收缩，这一反射途径称为γ环路(图6-56)。

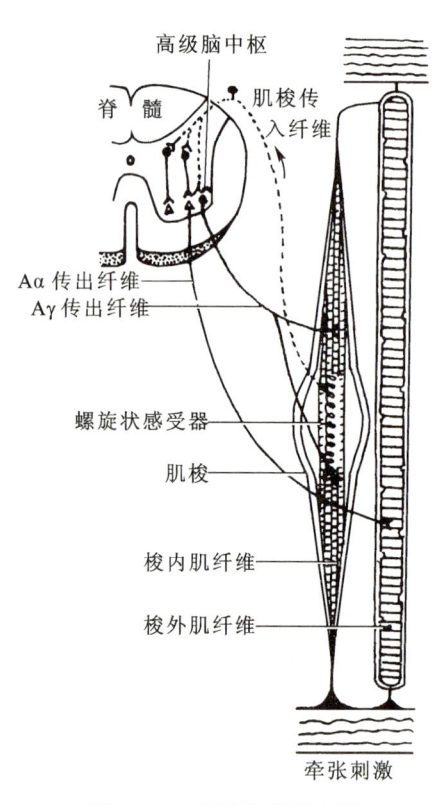

图6-56　肌梭及牵张反射

除肌梭外，还有一种感受牵拉刺激的牵张感受装置，称为腱器官。它分布在肌腱胶原纤维之间，其功能不同于肌梭，对被动牵拉不敏感，对肌张力变化敏感，是一种张力感受器。当肌肉主动收缩时，腱器官受刺激而兴奋，冲动经Ⅰb类纤维传入脊髓后根，通过中间神经元而抑制相应的α运动神经元活动，使该腱器官所在的肌肉的肌紧张减弱，牵张反射受抑制，从而避免被牵拉肌肉因过度收缩而受到损伤。

（2）屈肌反射与对侧伸肌反射　当脊椎动物的皮肤受到伤害性刺激时，受刺激一侧肢体屈肌收缩，肢体屈曲，称为屈肌反射。屈肌反射强度与刺激强度有关。例如，用较弱的电刺激脊椎动物后肢趾部皮肤，只引起踝关节屈曲；刺激强度加大，可引起膝关节和髋关节屈曲；若刺激强度再加大，则可在同侧肢体屈曲的基础上，出现对侧肢体伸直的反射活动，称为对侧伸肌反射。屈肌反射的意义在于避开有害刺激，对机体具有保护作用。而对侧伸肌反射的意义是维持身体姿势平衡，以免受刺激侧肢体屈曲而使身体失去平衡。

3. 脊休克　当外伤造成人体脊髓与高位中枢突然离断时，断面以下脊髓的一切反射活动暂时消失，呈现无反应状态，这种现象称为脊休克。其主要表现为：断面以下脊髓所支配的骨骼肌反射消失，肌紧张减弱或消失，外周血管扩张，血压下降，发汗反射不出现，直肠和膀胱中粪尿潴留。脊休克现象是暂时的，一些以脊髓为中枢的反射活动可以逐渐恢复，但恢复的快慢与动物种类有关。

脊休克产生的原因,一般认为是离断的脊髓突然失去高位中枢的调节,特别是失去大脑皮质和脑干网状结构等对脊髓的易化作用,使离断的脊髓暂时处于兴奋性极低的状态,以致对任何刺激都失去反应。

脊休克的产生与恢复,说明脊髓本身可以完成某些简单的反射活动,但在正常情况下其受高位中枢调节,而高位中枢对脊髓反射既有易化作用,也有抑制作用。

(二) 脑干对肌紧张的调节

脑干网状结构除有上行系统形成非特异性投射系统外,还通过下行系统控制脊髓躯体运动初级中枢,对肌紧张产生易化或抑制作用。

1. 脑干网状结构易化区及其作用　脑干网状结构易化区范围较广,包括延髓网状结构的背外侧部分、脑桥的被盖、中脑的中央灰质及被盖。此外,下丘脑和丘脑中线核群等部位也具有对肌紧张的易化作用,因此也包括在易化区概念之中(图 6 - 57)。

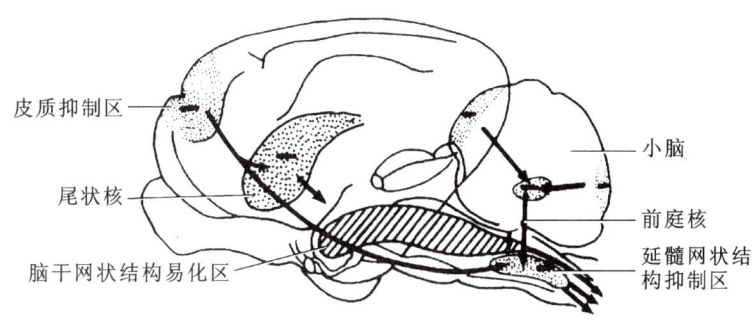

图 6 - 57　脑干网状结构下行系统示意图

易化区通过网状脊髓束兴奋脊髓前角 γ 运动神经元,再通过 γ 环路间接地加强肌紧张。前庭核、小脑前叶两侧通过加强脑干网状结构易化区活动,使肌紧张增强。易化区对 α 运动神经元也有一定的易化作用。

2. 脑干网状结构抑制区及其作用　脑干网状结构抑制区范围较小,位于延髓网状结构的腹内侧部分,刺激这一部位可使肌紧张减弱。抑制区通过网状脊髓束,抑制脊髓前角 γ 运动神经元活动。大脑皮质运动区、尾状核和小脑前叶蚓部等处对肌紧张的抑制作用可能是通过加强抑制区的作用而实现的。

正常情况下,脑干网状结构易化区和抑制区的功能相互拮抗,相互制约,从而维持正常的肌紧张。当病变引起两个相对立系统之间关系失调时,将出现肌紧张亢进或减弱。

3. 去大脑僵直　在猫或狗的中脑上、下丘之间横断脑干时,动物立即出现全身肌紧张加强,四肢伸直,脊柱后挺,头尾昂起,呈现角弓反张状态,这一现象称为去大脑僵直。去大脑僵直主要是伸肌紧张性亢进。其原因是在中脑水平切断脑干后,中断了大脑皮质运动区和尾状核对网状结构抑制区的兴奋作用,使抑制区活动减弱,易化区活动相对增强,下行的易化作用大于抑制作用,从而出现肌紧张亢进。

脑损伤、脑炎等患者的病变严重侵犯脑干,造成皮质和皮质下中枢失去联系,可出现类似动物去大脑僵直的现象。

（三）小脑对躯体运动的调节

小脑对维持身体平衡、调节肌紧张和协调随意运动方面均具有重要的作用。

1. 维持身体平衡 这主要是前庭小脑的功能。前庭小脑主要由绒球小结叶构成，它与前庭器官、前庭核有着密切的联系。前庭小脑维持身体平衡是通过反射完成的，其反射途径是前庭器官→前庭核→前庭小脑→前庭核→脊髓前角运动神经元→肌肉。当前庭小脑损伤时，平衡功能障碍，动物站立不稳，但其随意运动仍很协调。临床上观察到，第四脑室肿瘤患者由于肿瘤压迫绒球小结叶，出现上述平衡功能障碍。

2. 调节肌紧张 这主要是脊髓小脑的功能。脊髓小脑包括小脑前叶和后叶中间带。小脑前叶在调节肌紧张方面表现出双重作用，即小脑前叶蚓部抑制肌紧张，而小脑前叶两侧加强肌紧张。在人类小脑对肌紧张的调节中，易化作用占优势。因此，小脑前叶损伤时常表现为肌紧张减弱，四肢乏力。小脑对肌紧张的调节作用可能是通过脑干网状结构易化区和抑制区实现的。

小脑后叶中间带也有控制肌紧张的功能，刺激该区能使双侧肌紧张加强，损伤这部分小脑后，肌紧张减弱，表现为四肢乏力。

3. 协调随意运动 这主要是小脑后叶中间带和皮质小脑的功能。后叶中间带接受脑桥纤维的投射，并与大脑皮质运动区之间有环路联系。因此，它在执行大脑皮质发动的随意运动方面有重要的作用。损伤这部分小脑后，随意运动的力量、方向及限度将发生紊乱，同时肌紧张减弱，表现为四肢乏力，不能完成精巧动作，肌肉在运动过程中发生震颤（称为意向性震颤），行走摇晃呈酩酊蹒跚状，若动作越快则协调障碍越明显。但当静止时则看不出肌肉有异常的运动。由于这部分小脑是对肌肉在运动进行过程中起协调作用的，故这种动作性协调障碍，称为小脑共济失调。

（四）基底神经节对躯体运动的调节

大脑皮质基底部的神经核群，称为基底神经节，包括尾核、壳核、苍白球以及丘脑底核、黑质和红核。尾核、壳核和苍白球统称为纹状体，其中苍白球是较古老的部分，称为旧纹状体；而尾核、壳核进化较新，称为新纹状体。

1. 基底神经节具有重要的运动调节功能 基底神经节与肌紧张控制、随意运动稳定及本体感觉传入信息的处理都有密切关系。

目前已知，黑质与纹状体之间有环路联系，黑质是多巴胺能神经元存在的主要部位，其纤维抵达纹状体，能控制纹状体内的胆碱能神经元的活动，转而改变纹状体内 γ-氨基丁酸能神经元的活动，然后再由 γ-氨基丁酸能神经元的轴突下行到黑质，可反馈控制多巴胺能神经元的活动。实验结果证明，纹状体的活动受多巴胺能神经元和胆碱能神经元的调节。前者对纹状体有抑制作用，后者对纹状体有兴奋作用。

2. 基底神经节损伤后可出现两种类型的症状 一类是运动过少，肌紧张增强，如帕金森病；另一类是运动过多，肌紧张减弱，如舞蹈病。

（1）**帕金森病** 又称震颤麻痹，患者的全身肌紧张增强，肌肉强硬，随意运动减少，动作缓慢，面部表情呆板，伴有静止性震颤。但这种震颤在患者做随意运动时减少，入睡后可消失。这一点与小脑的意向性震颤不同。震颤麻痹患者的病变部位主要在黑质，黑质多巴胺能神经元功能被破坏,多巴胺合成减少,对纹状体的抑制作用减弱,而胆碱能神经元的兴奋作用增强。临床上常用左旋多巴(levodopa)或抗胆碱药物阿托品治疗,可使震颤麻痹症状缓解。

(2) 舞蹈病 表现为患者运动过多,出现不自主的上肢和头部舞蹈样动作,并伴有肌张力降低。病变部位主要在纹状体。纹状体内胆碱能和 γ-氨基丁酸能神经元功能减退,减少了对黑质多巴胺能神经元的抑制,使黑质多巴胺能神经元的功能相对增强。有研究者认为,舞蹈病患者运动过多,可能与基底神经节对皮质的抑制功能减退有关。

(五) 大脑皮质对躯体运动的调节

1. 大脑皮质的主要运动区

(1) 主要运动区 在灵长类动物,大脑皮质运动区主要位于中央前回。该区具有以下特征:① 交叉支配,即一侧运动区主要支配对侧躯体的肌肉活动,但头面部肌肉的支配是双侧性的。② 具有精细的功能定位,即一定部位的皮质支配一定部位的肌肉,总的安排是倒置的,但头面部代表区内部安排仍是正立的。③ 代表区域大小与运动精细程度有关,运动越精细复杂,代表区越大,如手和五指所占的区域几乎与整个下肢代表区相等。

(2) 运动辅助区 位于皮质内侧面,刺激该区可引起肢体运动和发声,反应一般为双侧性。

(3) 第二运动区 位于中央前回与岛叶之间,刺激此区可产生双侧运动反应。

2. 大脑皮质下行传导通路 大脑皮质对躯体运动的调节是通过下行传导通路而实现的。

大脑皮质运动区发出的纤维,一部分经内囊、脑干下行到达脊髓前角运动神经元,组成皮质脊髓束;另一部分纤维经内囊到达脑干各脑运动神经元组成皮质脑干束。皮质脊髓束包括皮质脊髓侧束和皮质脊髓前束两部分,前者与脊髓前角外侧部的运动神经元构成突触联系,控制四肢远端肌肉,完成精细的技巧性运动;后者通过中间神经元接替后,与脊髓前角内侧部的运动神经元构成突触联系,控制躯干和四肢近端肌肉,完成粗大的运动并维持姿势。皮质脊髓束和皮质脑干束这两个传导系统是发动随意运动的通路,也是控制精细运动的通路。

上述传导通路发出的侧支和起源于皮质运动区的纤维,与脑干中某些核团接替后形成顶盖脊髓束、网状脊髓束和前庭脊髓束等,它们的功能与皮质脊髓前束相似,参与四肢近端肌肉有关粗大的运动和姿势的调节;红核脊髓束的功能与皮质脊髓侧束相似,参与四肢远端肌肉有关精细运动的调节。

在既往研究中,一般将大脑皮质控制躯体运动的下行传导通路分为锥体系与锥体外系两部分。锥体系包括皮质脊髓束和皮质脑干束;锥体外系是指锥体系以外控制躯体运动的下行传导通路。然而,锥体系与锥体外系在皮质的起源上相互重叠,且两者在脑内下行途中不断发生纤维联系,从皮质到脑干之间,因病变而引起患者运动障碍时,往往很难区别是锥体系还是锥体外系的功能缺损。锥体束综合征,实际上是锥体系与锥体外系合并损伤的结果;只有到达延髓尾端水平,锥体束出现相对独立后,该处的延髓锥体损伤才被认为是锥体系的功能缺损。

五、神经系统对内脏活动的调节

调节内脏活动的神经结构称为自主神经系统,也称为植物性神经系统或内脏神经系统。它包括传入和传出神经,但习惯上仅指支配内脏器官的传出神经,并将其分为交感神经和副交感神经两部分。

（一）自主神经系统的结构特点与功能

1. 自主神经系统的结构特点　自主神经系统与躯体运动神经比较有以下特点：① 从中枢发出的自主神经纤维并不能直接到达效应器，途中需更换神经元，因而分为节前纤维和节后纤维。② 支配的效应器是内脏平滑肌、心肌和腺体。③ 大多数交感神经的神经节靠近中枢，其节前纤维短，节后纤维长；副交感神经的神经节靠近效应器，其节前纤维长，节后纤维短（图 6 - 58）。④ 交感神经节前纤维起源于脊髓胸腰段（$T_1 \sim L_3$）灰质侧角，其节后纤维分布广泛，几乎支配所有内脏器官；副交感神经节前纤维起源于脑干和骶段脊髓灰质侧角，其节后纤维分布较局限。

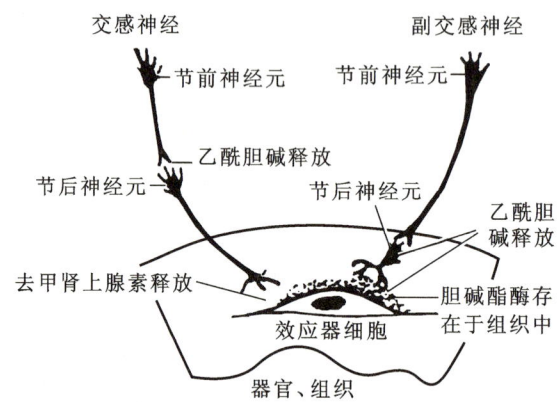

图 6 - 58　交感与副交感神经的节前、节后纤维及相关递质

2. 自主神经系统的功能

（1）交感与副交感神经系统的功能　交感与副交感神经系统的功能在于调节心肌、平滑肌和腺体的活动。现总结如表 6 - 11 所示。

表 6 - 11　自主神经的主要功能

器官名称	交感神经	副交感神经
循环器官	心搏加快、加强，腹腔内脏血管、皮肤血管以及外生殖器血管收缩，骨骼肌血管收缩或舒张	心搏减慢，心房收缩减弱；软脑膜动脉、冠状血管和外生殖器血管等舒张
呼吸器官	支气管平滑肌舒张	支气管平滑肌收缩，黏膜腺分泌
消化器官	分泌黏稠唾液，抑制胃肠运动与胆囊活动，促使括约肌收缩	分泌稀薄唾液，促进胃液、胰液、胆汁分泌，促进胃肠运动和胆囊收缩，促使括约肌舒张
泌尿生殖器	膀胱逼尿肌舒张，括约肌收缩；有孕子宫收缩，无孕子宫舒张	膀胱逼尿肌收缩，括约肌舒张
眼	瞳孔扩大，睫状肌松弛，提上睑肌收缩	瞳孔缩小，睫状肌收缩，促进泪腺分泌
皮肤	竖毛肌收缩，汗腺分泌	
内分泌	促进肾上腺髓质分泌和糖原分解	促进胰岛素分泌

（2）交感神经与副交感神经的功能特征

1）双重支配　大多数内脏器官受交感神经和副交感神经的双重支配，在具有双重支配的器官中,交感和副交感神经的作用往往是相互拮抗的(唾液腺除外)。如在心,交感神经兴奋时可使心率加快,而副交感神经兴奋时则可使心率减慢。这种相互拮抗、对立统一的关系能从正反两个方面更协调和精确地调节内脏器官的活动,从而使内脏的工作状态能适合机体当时的需要。

2)持久的紧张性作用 交感与副交感神经对所支配的效应器一般具有持久的紧张性作用,即交感神经与副交感神经常发放低频的神经冲动到达效应器。这种紧张性来源于自主神经中枢。

3)受效应器所处功能状态的影响 自主神经的外周作用与效应器本身当时所处的功能状态有关。例如,刺激交感神经可使无孕子宫的运动受到抑制,而对有孕子宫则加强其运动。当胃肠平滑肌处于舒张状态时,刺激交感神经可引起收缩;当胃幽门处于收缩状态时,刺激迷走神经则使之舒张。

交感神经系统活动一般比较广泛,常以整个系统来参加反应。通常人体在遭遇紧急情况(如剧烈运动、窒息、大失血等)时,交感神经兴奋增强,同时肾上腺髓质分泌增加,交感-肾上腺髓质系统作为一个整体动员起来,除引起心血管活动增强外,还出现瞳孔扩大、支气管扩张、胃肠活动抑制、血糖浓度升高等反应,表现出一系列交感-肾上腺髓质系统活动亢进的现象。这些变化有利于动员机体各器官的潜在力量,以适应环境的急骤变化。

与交感神经系统相比,副交感神经系统的活动不如交感神经系统活动广泛。副交感神经系统通常在安静时活动加强,此时心脏活动减弱,瞳孔缩小,消化功能增强以促进物质的消化与吸收,补充能量。因此,副交感神经系统的活动主要在于保护机体,休整恢复,促进消化,积蓄能量,增加排泄和生殖功能。

(二)自主神经的递质与受体

1. 自主神经的递质 神经元之间或神经纤维与效应器细胞之间起传递信息作用的化学物质,称神经递质。按其存在部位分为中枢递质和外周递质两部分;自主神经的递质属外周递质,主要有以下两类。

自主神经的
递质和受体

(1)乙酰胆碱 由胆碱能神经纤维末梢释放。凡能释放乙酰胆碱的神经纤维称胆碱能纤维。在人体内胆碱能纤维包括副交感神经和交感神经的节前纤维,副交感神经节后纤维,小部分交感神经节后纤维(支配汗腺和骨骼肌血管的交感舒血管神经节后纤维)及躯体运动神经纤维。

(2)去甲肾上腺素 由肾上腺素能神经纤维末梢释放。凡能释放去甲肾上腺素的神经纤维称为肾上腺素能纤维。在人体内大部分交感神经节后纤维属肾上腺素能纤维。

2. 自主神经的受体 在突触后膜及效应器细胞膜上存在着许多与神经递质相结合的受体,神经递质必须与其相应的受体结合才能发挥作用。

(1)胆碱能受体 能与乙酰胆碱结合的受体,称为胆碱能受体。按其性质和分布不同可分为以下两种。

1)毒蕈碱型受体(M受体) 此类受体分布于副交感神经节后纤维及交感胆碱能节后纤维所支配的效应器细胞膜上。乙酰胆碱与M受体结合后,可引起心脏抑制,支气管、消化管平滑肌收缩,瞳孔缩小,消化腺分泌,汗腺分泌及骨骼肌血管舒张等反应。这类受体能与毒蕈碱结合产生相似的效应,因此,乙酰胆碱与这类受体结合后产生的效应称为毒蕈碱样作用(M 样作用)。阿托品能与该受体结合而阻断其效应。

2) 烟碱型受体(N 受体) 此类受体有两种类型,即 N_1 受体和 N_2 受体。N_1 受体分布在神经节突触后膜上,N_2 受体分布在骨骼肌终板膜上。乙酰胆碱与 N_1 受体结合后,可引起自主神经节后神经元兴奋;乙酰胆碱与 N_2 受体结合后,可引起终板电位,导致骨骼肌细胞兴奋和收缩。六烃季铵主要阻断 N_1 受体,筒箭毒碱主要阻断 N_2 受体,使骨骼肌松弛。

(2) 肾上腺素能受体 凡能与去甲肾上腺素、肾上腺素等儿茶酚胺类物质结合的受体称为肾上腺素能受体,肾上腺素能受体可分为两类。

1) α受体 主要分布在血管、子宫平滑肌和瞳孔等处,当儿茶酚胺与 α受体结合后,可引起血管收缩、子宫收缩、瞳孔扩大等兴奋性效应,但可引起小肠平滑肌舒张。例如,酚妥拉明可阻断α受体的效应。

2) β受体 这类受体可分为两种。① β_1 受体,主要分布在心脏,儿茶酚胺与 β_1 受体结合后,可使心率加快,心肌收缩力增强。例如,阿替洛尔可阻断 β_1 受体。② β_2 受体,分布在血管平滑肌、支气管平滑肌、逼尿肌等处,儿茶酚胺与 β_2 受体结合后产生抑制效应,包括血管舒张、支气管舒张等,丁氧胺可阻断 β_2 受体。胆碱能受体和肾上腺素能受体的分布与效应,如表 6-12 所示。

表 6-12 胆碱能受体和肾上腺素能受体的分布与效应

受体名称	分布部位	效应	阻断剂
胆碱能受体			
M 受体	副交感神经节后纤维支配的效应器,汗腺、骨骼肌血管等	产生副交感神经末梢兴奋的效应,汗腺分泌,骨骼肌血管舒张	阿托品
N_1 受体	自主神经节突触后膜	自主神经节后神经元兴奋	六烃季铵
N_2 受体	骨骼肌终板膜	骨骼肌终板膜兴奋	筒箭毒碱
肾上腺素能受体			
α受体	血管、小肠、子宫平滑肌,竖毛肌和瞳孔开大肌等	血管收缩,小肠舒张,子宫收缩,竖毛肌收缩和瞳孔扩大等	酚妥拉明
β_1 受体	心肌	心肌兴奋	阿替洛尔
β_2 受体	血管、胃、支气管和子宫平滑肌,膀胱逼尿肌等	平滑肌抑制	丁氧胺

(三) 各级中枢对内脏活动的调节

1. 脊髓对内脏活动的调节 脊髓是某些内脏神经反射的初级中枢,交感神经和部分副交感神经发源于脊髓的侧角及相当于侧角的部位。通过脊髓可完成部分反射,如血管反射、胃肠道反射和泌尿生殖系统反射等。但这些反射的调节能力差,不能适应正常功能活动的需要。

2. 脑干对内脏活动的调节 脑干有许多重要的调节内脏活动的中枢,其中延髓最为重要,许多基本生命活动的中枢位于延髓,如循环、呼吸等,故延髓有"生命中枢"之称。延髓损伤时,动物或人可立即死亡。此外,脑桥存在着呼吸调整中枢,中脑存在瞳孔对光反射中枢等。

3. 下丘脑对内脏活动的调节　下丘脑接受从大脑皮质、丘脑、脑干等处的传入纤维,并发出传出纤维与上述各部保持广泛而又密切的联系。此外,下丘脑还通过下丘脑-垂体门脉系统,控制腺垂体的分泌。因此,下丘脑是皮质下调节内脏活动的较高级整合中枢,它能把躯体运动功能、自主神经功能和内分泌腺活动联系起来,完成许多复杂生理过程的控制和调节。

（1）调节体温　体温调节的基本中枢位于下丘脑。在视前区-下丘脑前部存在有温度敏感神经元,它们既能感受所在部位的温度变化,又能对传入的温度信息进行整合。当体温高于或低于调定点水平时,通过改变散热与产热过程,使体温保持相对稳定。

（2）调节摄食行为　摄食行为是动物维持个体生存的基本活动。动物实验发现,下丘脑存在与摄食有关的中枢,即摄食中枢和饱中枢。摄食中枢位于下丘脑外侧区,刺激此区,动物出现摄食活动,食量大增;若破坏此区,则动物拒食。饱中枢位于下丘脑腹内侧核,刺激饱中枢,动物摄食停止;若破坏此区,则动物摄食增加,引起肥胖。两种中枢神经元活动具有相互制约的关系。

目前,对下丘脑摄食调节的神经递质和激素有一定的了解,一个重要的因子是神经肽 Y。研究发现,若将神经肽 Y 注射到下丘脑可引起摄食增加;应用对抗其作用的神经肽 Y 抗体,则引起摄食减少。瘦素是一种蛋白类激素,存在于循环血液中,可进入脑组织和脑脊液中。瘦素可作用于下丘脑,减少摄食并能增加能量消耗。此外,参与摄食调节的因素还有儿茶酚胺、脑-肠肽(包括促胃液素释放肽、胰高血糖素、生长抑素等)、葡萄糖等。

（3）调节水平衡　下丘脑对机体水平衡的调节是通过对饮水行为和肾排水两个方面的调节实现的。下丘脑对饮水行为的调节是通过产生渴觉而实现的。下丘脑对肾排水的调节,是通过控制视上核与室旁核合成与释放血管升压素而实现的。

（4）调节垂体激素的分泌与释放　下丘脑有神经内分泌细胞,能合成和分泌调节腺垂体功能的多种肽类物质,这些物质统称为调节性多肽,经垂体门脉系统运送到腺垂体,促进或抑制腺垂体激素的分泌。此外,下丘脑视上核与室旁核合成催产素与血管升压素,经下丘脑-垂体束运送到神经垂体贮存,当视上核或室旁核神经元兴奋时,冲动经下丘脑-垂体束到达神经垂体,促使神经垂体释放这些激素。

（5）对情绪反应的影响　情绪是指人类和动物对客观环境刺激所表达的一种特殊的心理体验和某种固定形式的躯体行为活动,表现形式有愉快、痛苦、恐惧、发怒、焦虑、惊讶等。伴随着情绪活动所发生的一系列功能变化,称为情绪生理反应。情绪反应常伴有自主神经系统活动改变,可以表现为交感神经系统活动相对亢进的现象,例如人在发怒的情况下,出现心率加速、血压上升、胃肠运动抑制、瞳孔扩大等。在某些情况下,也可表现为副交感神经系统活动相对亢进的现象,例如人在焦急不安时,可引起排尿、排便次数增加。持久的情绪活动可造成自主神经系统功能的紊乱。

（6）对生物节律的控制　生物体内的各种活动,按一定的时间顺序周而复始地重复出现,称为生物节律。生物节律可能是生物在长期的进化及适应过程中形成的。人和动物的生物节律按频率的高低分为高频、中频和低频 3 类。节律周期低于一天为高频节律,如呼吸周期、心动周期;一天一个波动的日周期为中频节律,如体温、血压的变化,促肾上腺皮质激素的分泌等;周期长于一天为低频节律,如月经周期等。现在的研究认为,下丘脑的视交叉上核可能是日周期节律的控制中心,视交叉上核可通过视网膜-视交叉上核束与视觉感受装置发生联系,昼夜光照的变化经视觉器官可影响视交叉上核的活动,从而使人体功能活动与自然界昼夜节律同步起来。若人为改变每日的光照和黑暗时间,可使一些机体功能的日周期位相发生移动。控制生物节律的传出途径既有神经性的,也有体液性的。在日周期节律的变化过程中,松果体激素褪黑素可能对体内器官起着时钟指针的作用。

4. 大脑皮质对内脏活动的调节 大脑皮质与内脏活动关系密切的是新皮质和边缘系统的某些区域。

(1) 新皮质 动物实验发现,刺激新皮质,除能引起躯体运动等反应外,还可引起内脏活动的变化。如刺激皮质内侧面4区一定的部位,可引起直肠和膀胱运动变化;刺激4区底部,可引起消化管运动变化;刺激6区一定的部位,可引起竖毛与发汗等。这表明新皮质与内脏活动有关,而且区域分布与躯体运动代表区的分布有一致的地方。电刺激人类大脑皮质也可见到类似结果。

(2) 边缘系统 包括边缘叶及与其密切相关的皮质下结构。边缘叶是指围绕着脑干的大脑内侧面的一些结构,包括海马、扣带回、胼胝体回等。这些属于进化上比较古老的皮质,称为旧皮质。皮质下结构包括杏仁核、隔区、下丘脑和丘脑前核等部位。

边缘系统是调节内脏活动的重要中枢,它可调节呼吸、胃肠、瞳孔、膀胱和心血管活动,还与情绪、摄食及记忆有关。电刺激不同部位,可引起不同的自主神经功能变化。如刺激杏仁核可引起血压、心率及胃肠运动变化及防御性反应。刺激扣带回前部可抑制呼吸运动,刺激扣带回后部可使呼吸加深加快。海马与记忆有关,当海马受损时,近期记忆功能丧失。

六、脑的高级功能

动物越进化,大脑皮质就越发达。在高等动物尤其是人类,大脑皮质已成为机体许多功能精细和完善的最高管理者和调节者。大脑皮质除具有产生感觉,调节躯体和内脏活动的功能外,还有其本身的独特功能。

(一) 条件反射

中枢神经系统的基本活动方式是反射,其中条件反射是一种高级的神经调节方式。

1. 条件反射的形成 条件反射可以在生活过程中自然形成,也可以通过训练完成。例如,在动物实验中,给狗喂食物可引起唾液分泌,这是一种非条件反射,在这里食物为非条件刺激。给狗以铃声刺激,不会引起唾液分泌,因为铃声与进食无关,故铃声为无关刺激。若每次给狗喂食物时,先给铃声刺激,然后再给予食物,经多次重复后,当铃声一出现,就会引起狗的唾液分泌,表明铃声已由无关刺激变成信号刺激或条件刺激。由条件刺激引起的反射,称为条件反射。由此可见,形成条件反射的基本条件是无关刺激与非条件刺激在时间上的多次结合,这一过程称为强化。在日常生活中,无论何种无关刺激,只要能与非条件刺激多次结合,都能形成条件反射,因而条件反射是无限的。

关于条件反射形成的机制,一般认为是在脑内接受非条件刺激的皮质兴奋灶与接受条件刺激的皮质兴奋灶之间,由于多次结合强化而建立了一条暂时联系通路(图6-59)。研究认为,条件反射建立过程中的暂时联系不是简单地发生在大脑皮质两个兴奋灶之间,而是与脑内各级中枢的活动都有关系。

2. 条件反射的消退与分化　条件反射建立后,如果只应用条件刺激而不给非条件刺激强化,条件反射就会逐渐减弱,最后完全消失,这种现象称为条件反射消退。例如,上述条件反射建立后,如果只给铃声刺激而不给食物强化,则铃声引起唾液分泌的量就会逐渐减少,最后不再引起分泌。条件反射的消退并非条件反射消失,而是由原来引起唾液分泌的条件刺激转变成皮质中枢抑制的刺激。这种由条件反射消退产生的抑制,称为消退抑制。

在条件反射形成的初期,与条件刺激相近似的刺激也或多或少地具有条件刺激效应。例如,用100 Hz的音响与食物相结合而形成的唾液分泌性条件反射,在用80 Hz或120 Hz的音响时也能引起唾液分泌。这种现象称为条件反射泛化。如果以后只用100 Hz音响给予食物强化,而80 Hz或120 Hz不给食物强化,反复多次后,动物只对100 Hz的音响引起唾液分泌(阳性反应),而80 Hz或120 Hz不引起唾液分泌(阴性反应)。这

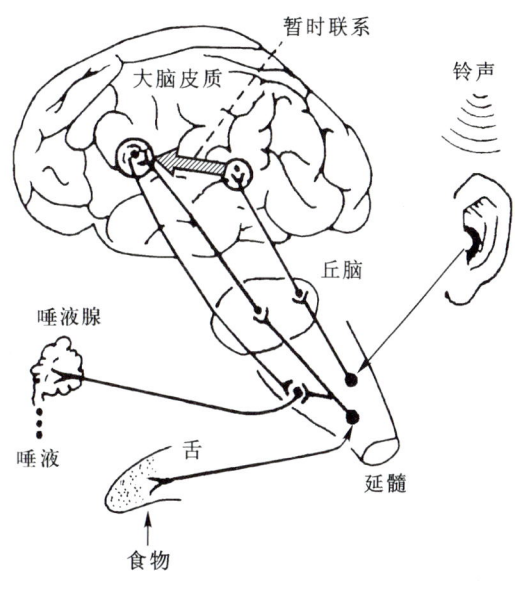

图6-59　条件反射形成

种现象称为条件反射分化。分化的形成是由于那些近似刺激得不到强化,从而引起大脑皮质的抑制,这种抑制称为分化性抑制。条件反射泛化与分化是大脑皮质实现复杂的分析综合功能的基础。

3. 条件反射的生物学意义　非条件反射只是对数量有限的非条件刺激发生反应,只能适应恒定的环境变化,无法在多变的环境中生存。而条件反射可对数量无限的信号刺激发生反应,能使机体在某些非条件刺激到来之前出现反应,从而增加机体活动的预见性和灵活性,提高机体对外界环境的适应能力。如动物在生活过程中,要遭遇到许多不同的刺激,这些刺激形成条件刺激后,对动物可以引起不同意义的信号作用,以便动物寻找食物和逃避敌人,这样动物就能够很好地适应外界环境。动物所处的环境是经常发生变化的,在新的环境中某些老的条件反射由于没有被继续强化而消失;而新的刺激与已有的非条件刺激多次结合,建立新的条件反射,这样动物就能适应新的外界环境。

(二) 人类大脑皮质活动的特征

1. 两个信号系统　人类不仅能对外界客观事物的具体形象与特征做出反应,形成条件反射,而且可以利用语言、文字来形成条件反射。因此,巴甫洛夫通过对条件反射的研究,提出了两种信号系统学说。

现实存在的具体刺激信号称为第一信号,如灯光、铃声、食物的形状等;大脑皮质对第一信号形成条件反射的功能系统称为第一信号系统,这是人和动物共有的。另一类为抽象信号,如语言、文字称为第二信号。大脑皮质对第二信号形成条件反射的功能系统称为第二信号系统,这是人类所特有的,也是人类区别于动物的主要标志。第二信号系统是人类在生产劳动和社会活动中形成的,是在第一信号系统活动的基础上逐渐建立起来的。随着社会的发展,人类的第二信号系统也不断发展完善,其作用越来越重要。人们借助语言和文字沟通思想,表达情感,进行学习,

不断提高自己的认识能力。同时,语言和文字对人的生理、心理活动也具有重要的影响。良好的语言和文字表达可使人感到亲切、温暖、心情舒畅,有利于促进工作和学习,有利于患者树立战胜疾病的信心,加速健康恢复。因此,医护人员在治疗和护理患者时,不仅要重视药物、手术的治疗,还要重视医患沟通,注意语言、文字对患者的影响,充分发挥第二信号系统的作用。

2. 大脑皮质的语言中枢　人类大脑皮质有对语言、文字管理的中枢,其不同区域损伤可引起特有的各种语言活动障碍(图6-60)。

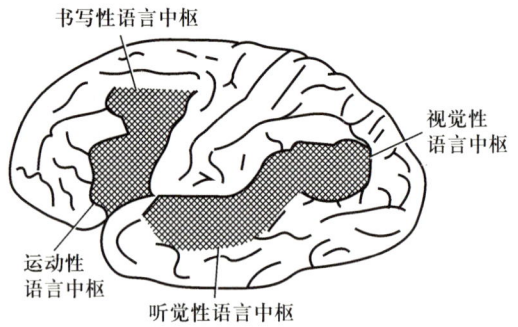
图6-60　大脑皮质语言代表区

(1) 运动性语言中枢(说话中枢)　位于中央前回底部前方(Broca三角区)。损伤此区,患者能听懂别人讲话,也能看懂文字,与发音有关的肌肉并不瘫痪,但就是不会讲话,不能用语词来口头表达自己的思想,临床上称为运动性失语症。

(2) 书写性语言中枢(书写中枢)　位于大脑额中回后部接近中央前回手部代表区的部位。损伤此区,患者能讲话,能听懂别人讲话和看懂文章,手部其他部位运动并无异常,就是不会书写,临床上称为失写症。

(3) 听觉性语言中枢(听话中枢)　位于颞上回后部。损伤此区,患者表现为能讲话,能看书写字,也能听到别人说话,就是听不懂说话的含义,临床上称为感觉性失语症。

(4) 视觉性语言中枢(阅读中枢)　位于顶叶角回,此区损伤,患者表现为能说话、写字,也能听懂别人说话,就是看不懂文字的含义,临床上称为失读症。

上述各中枢之间都存在着密切的功能关系,如感觉性失语症,患者也常表现出语言运动障碍及阅读和书写障碍。

(三) 语言功能的优势半球

人类的语言活动中枢往往集中在一侧大脑半球,通常称为优势半球。临床实验证明,习惯用右手劳动的人,其优势半球在左侧;而习惯用左手劳动的人,左右双侧的大脑皮质有关区域都可能成为语言活动的中枢。左侧大脑优势半球损伤时,往往发生上述各种语言功能障碍,而右侧大脑皮质相应区域损伤时,则语言功能障碍并不明显。人类大脑半球的功能是不对称的,左侧半球在语言活动功能方面占优势,而右侧半球在非语言活动认识功能方面占优势,如音乐欣赏、空间辨别、深度知觉等方面。这也是相对的,右侧半球也有一定的简单的语言活动功能。优势半球的建立,既与后天的训练有关,也与遗传有一定的关系。通常儿童在12岁之前优势半球还未完全建立,若损伤左侧半球,尚有可能在右侧大脑皮质建立语言活动中枢。成年人优势半球损伤,很难在对侧半球重建。临床上所见的右侧偏瘫患者常伴有一定程度的语言障碍,就是这个缘故。

七、脑电活动与觉醒、睡眠

(一) 脑电活动

大脑皮质神经细胞的生物电活动可分为两种:一种是在无特殊外来刺激的情况下,大脑皮质自身具有的持续、节律性的电位变化,称为自发脑电活动;另一种是感觉传入系统受到刺激时,在大脑皮质某一区域产生较为局限的电位变化,称为皮质诱发电位。它是在自发脑电活动的基础上产生的,是用来寻找感觉投射部位的重要方法,在皮质功能定位方面起着重要的作用。

将引导电极安置在脑外皮肤表面,通过脑电图机记录出的大脑皮质电位活动称为脑电图。若将引导电极置于大脑皮质表面,所记录到的脑电变化称为皮质脑电图。脑电图与皮质脑电图都反映大脑皮质的电变化,它们的基本波形相同,但在电位振幅上,皮质脑电图比一般脑电图大 10 倍。

1. 正常脑电图的基本波形　脑电图的波形很不规则,一般根据其频率、振幅不同分为以下 4 种。

（1）α波　频率为每秒 8～13 次,振幅为 20～100 μV,正常成人在安静、清醒和闭目时出现,枕叶和顶叶记录出的 α 波最明显。若受试者睁开眼时 α 波消失,呈现快波,这种现象称为 α 波阻断。α 波为大脑皮质安静时的基本波形。

（2）β波　频率为每秒 14～30 次,振幅为 5～20 μV,在额叶最明显。人在觉醒时能观察到。β 波的出现代表大脑皮质兴奋活动,节律越高,说明脑细胞兴奋越强。

（3）θ波　频率为每秒 4～7 次,振幅为 100～150 μV,在额叶最明显。成人困倦时可出现;缺氧和深度麻醉时亦可见到;临床上多见于精神抑郁、癫痫患者。

（4）δ波　频率为每秒 1～3.5 次,振幅为 20～200 μV,在额叶、枕叶和颞叶明显,正常人清醒时无 δ 波,深睡时出现,婴儿、深度麻醉、缺氧及大脑有器质性病变时出现。

脑电图的波形可随大脑皮质功能活动发生改变,当大脑皮质的神经元电活动趋向步调一致时,则出现低频率高振幅的波形,称为同步化;当大脑皮质的神经元电活动不大一致时,则出现高频率低振幅的波形,称为去同步化。

由高振幅慢波变为低振幅快波,常表示大脑皮质兴奋过程增强;相反,由低振幅快波变为高振幅慢波,表示大脑皮质向抑制过程发展。

2. 脑电图波形的形成机制　对自发脑电活动的产生机制,目前的看法是,皮质表面的电位变化是大脑皮质神经元许多突触后电位的总和形成的,单个神经元突触后电位很弱,不能引起大脑皮质表面产生明显的电位变化,只有大量神经元同时产生突触后电位并综合成强大电场时,才能在大脑皮质表面引导出明显的电位变化。

大脑皮质脑电波节律的产生与丘脑活动有关,正常情况下,由丘脑上传的非特异性投射系统的节律性兴奋,可引起大脑皮质的自发脑电活动。

（二）觉醒与睡眠

觉醒和睡眠是人和高等动物的普遍生理现象,这两个对立的生理状态通常以近似地球自转周期的昼夜节律交替进行,是人类生存的必要条件。因为机体只有在觉醒状态下才能迅速适应环境的各种变化,从事各种体力和脑力活动;而只有通过睡眠才能使精力和体力得到恢复。人每天所需的睡眠时间可随年龄而有所不同,一般情况下,成年人每天需要睡眠 7～9 h,新生儿需要 18～20 h,儿童需要 12～14 h,老人需要 5～7 h。睡眠功能障碍,常会导致中枢神经系统功能失常,出现幻觉,记忆力和工作能力降低等。

1. 觉醒状态的维持　主要是脑干网状结构上行激动系统的作用。觉醒可分为脑电觉醒和行为觉醒,前者指脑电图波形呈去同步化快波,但动物在行为上没有表现出觉醒;后者指动物出现觉醒时的各种行为表现。脑电觉醒与行为觉醒的维持有不同的机制。脑电觉醒的维持与蓝斑上部去甲肾上腺素递质系统及脑干网状结构上行激动系统(胆碱能递质系统)的作用有关;而行为觉醒的维持可能是中脑黑质多巴胺递质系统的功能。

2. 睡眠的时相

(1) 慢波睡眠 又称为正相睡眠。慢波睡眠的一般表现:脑电波呈同步化慢波,感觉功能减退,骨骼肌反射活动和肌紧张减弱,自主神经功能改变,出现心率减慢、血压下降、呼吸减慢、代谢降低、瞳孔缩小、尿量减少、体温降低和发汗功能增强等。此外,慢波睡眠时,生长激素分泌明显增加,有利于促进生长和体力恢复。

(2) 快波睡眠 又称为异相睡眠。快波睡眠的一般表现:脑电波呈去同步化快波,骨骼肌反射活动和肌紧张进一步减弱,各种感觉功能进一步降低,唤醒阈提高。此外,还有间断的阵发性表现,如眼球快速转动、部分肌肉抽动,自主神经系统活动出现短暂的比较明显的不规则活动,表现为血压升高、心率增快、呼吸快而不规则等。这种间断的阵发性表现,可能与某些疾病在夜间发作有关,例如心绞痛、哮喘等。快波睡眠期间,脑内蛋白质合成加快,有助于婴幼儿神经系统的成熟、增进记忆和促进精力恢复。做梦是快波睡眠的特征之一。

上述的两个时相在睡眠过程中相互交替出现。成年人一般是以慢波睡眠入睡的,1～2 h后转入快波睡眠,维持约 30 min 又转入慢波睡眠。在整个睡眠期间,可反复 4～5 次;越接近睡眠后期,快波睡眠也就越长。正常成年人慢波睡眠和快波睡眠都可以转为觉醒,但睡眠时总是先进入慢波睡眠,而不是直接进入快波睡眠。

关于睡眠产生的机制,有多种学说。目前较多的人认为,睡眠是一种主动过程,在脑干尾端存在有特定的睡眠诱导区,称为上行抑制系统。由这一中枢发出冲动向上传导可作用于大脑皮质,对抗上行激动系统的觉醒作用,从而调节睡眠与觉醒的相互转化。下丘脑视交叉上核可能作为昼夜节律的生物钟,也参与睡眠的发生机制。慢波睡眠可能与脑干内 5-羟色胺递质系统有关;快波睡眠可能与脑干内 5-羟色胺和去甲肾上腺素递质系统有关。

复习思考题

1. 名词解释:兴奋性突触后电位、抑制性突触后电位、突触后抑制、脑干网状结构上行激动系统、牵涉痛、牵张反射、肌紧张、第二信号系统。

2. 神经元及神经纤维各有何功能?神经纤维兴奋传导有何特征?

3. 何谓突触?兴奋在突触处是如何传递的?传递有何特征?

4. 特异性与非特异性投射系统各有何特点与功能?

5. 小脑有哪些功能?小脑损伤后有何表现?

6. 试述自主神经系统的功能。

7. 管理语言文字的中枢位于大脑皮质的何处?损伤后各有何表现?

8. 简述觉醒与睡眠的意义。

(欧 瑜 张光主)

第十节 内 分 泌

一、概述

内分泌系统由内分泌腺与散在某些组织器官中的内分泌细胞所组成,在体液调节中起重要的作用,它与神经系统共同调节机体各种功能活动,维持内环境相对稳定。

人体内主要的内分泌腺有垂体、甲状腺、甲状旁腺、胰岛、肾上腺、性腺、松果体与胸腺。散在于各组织器官中的内分泌细胞分布较广泛,如消化管黏膜、心、肺、肾、胎盘等处均存在各种各样的内分泌细胞。由内分泌腺与内分泌细胞分泌的传递信息的生物活性物质称为激素。另外,在中枢神经系统内,尤其是在下丘脑内存在兼有内分泌功能的神经细胞,这类细胞既能产生与传导神经冲动,又能合成与分泌激素,故称为神经内分泌细胞,其所分泌的激素称为神经激素。

(一) 激素的分类与作用

1. 激素的分类 激素按化学性质可分为两类:一类是含氮激素,人体内绝大部分激素属于这类激素,包括肽类、蛋白质类(如甲状旁腺素、胰岛素、胰高血糖素等)与胺类激素(如甲状腺激素、肾上腺髓质激素)。此类激素容易被胃肠道消化液所分解而破坏,故临床上一般进行注射,不宜口服。另一类是类固醇激素,如常用的肾上腺皮质激素与性激素,这类激素可口服应用。

有人将脂肪酸的衍生物——前列腺素称为第三类激素。另还有研究发现,在细胞之间存在传递信息的气体信使分子 NO 等。

2. 激素的作用

(1) 调节三大营养物质代谢与水、盐代谢,以维持内环境相对稳定。

(2) 促进细胞的分裂与分化,维持人体正常发育、生长并影响衰老过程。

(3) 影响中枢神经系统与自主神经系统的发育及活动,与学习、记忆和行为有关。

(4) 促进生殖器官的发育与成熟并调节生殖过程。

(5) 内分泌系统与神经系统密切配合,提高人体适应环境变化的能力。

激素的任何一种调节作用,均只能增强或减弱细胞原有的生理生化过程,而不能启动细胞原没有的生理生化过程,也不能给细胞增加能量或增添成分。从本质上讲,激素仅起传递生物信息的信使作用。

(二) 激素作用的特征

1. 特异性 激素具有选择性地作用于相应的靶组织与靶细胞的特性。特异性的本质是由于激素作用的靶细胞膜或胞质内有与此种激素相结合的特异性受体。

2. 高效能作用 激素在血液或组织液中含量极微,一般为 $10^{-8} \sim 10^{-11}$ g/L,但作用较大,故激素是高效能生物活性物质。当某内分泌腺分泌的激素过多或不足时,便可引起该内分泌腺的功能亢进或功能减退,导致人体代谢功能异常。

3. 激素间的相互作用　各种激素的作用可相互影响。① 协同作用:如胰高血糖素、肾上腺素与糖皮质激素均能升高血糖。② 拮抗作用:如甲状旁腺素能升高血钙,而降钙素则能降低血钙。③ 允许作用:某种激素本身不能对某器官或细胞直接产生生理作用,但它的存在是另一激素产生生理效应的必备条件。如只有糖皮质激素存在的前提下,去甲肾上腺素才能发挥缩血管作用。

(三) 激素的作用机制

近年来,随着分子生物学的发展,激素作用机制的研究获得了迅速进展。激素种类较多,作用机制与方式较为复杂,有的可通过多种作用机制而发挥生理效应。现就常用的含氮激素与类固醇激素的作用机制进行讨论。

1. 含氮激素的作用机制——第二信使学说　含氮激素随血液循环运送到靶细胞,与靶细胞膜上的特异性受体结合后,通过膜上的 G 蛋白(鸟苷酸结合蛋白)传递信息,导致位于细胞内侧面的腺苷酸环化酶被激活(图 6 - 61),在 Mg^{2+} 的参与下,使 ATP 转变为环磷酸腺苷(cAMP),cAMP 可激活细胞内的蛋白激酶系统,进一步使蛋白质磷酸化,引起细胞特有的生理效应。如肌细胞收缩、腺细胞分泌、细胞的分裂与分化及各种酶反应等。cAMP 在发挥作用后被磷酸二酯酶(PDE)水解为 $5'-AMP$ 而失去活性。由此可见,从激素与特异性受体结合,到细胞产生生理效应,是一系列的连锁反应。

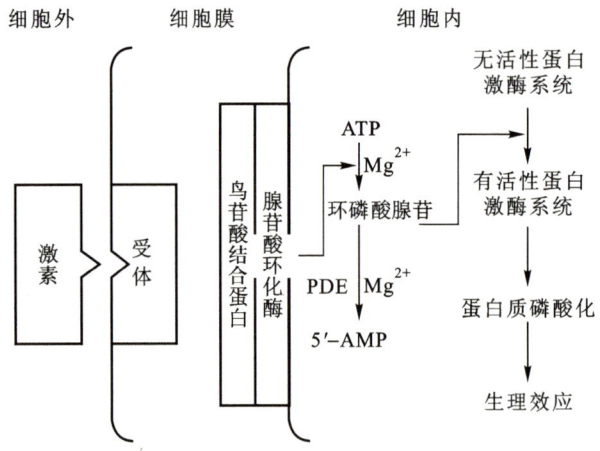

图 6 - 61　含氮激素的作用机制

上述作用有两次生物信息传递过程,激素作为第一信使,将调节信息从内分泌腺传递至靶细胞膜;cAMP 作为第二信使,把信息传递到细胞内,激活磷酸化酶,引起生理效应。研究发现,作为第二信使的物质不仅有 cAMP,还有 cGMP(环磷酸鸟苷)、Ca^{2+}、前列腺素,细胞膜内磷酸肌醇也可能是第二信使。

2. 类固醇激素的作用机制——基因表达学说　类固醇激素的分子量小,脂溶性高,易透过细胞膜进入胞质,与膜内特异性受体结合,形成激素-受体复合物(图 6 - 62),此复合物在适宜温度与 Ca^{2+} 参与下发生变构,获得透过细胞核膜的能力,进入核内与核内受体结合,转变为激素-核受体复合物,启动或抑制基因 DNA 转录,进而促进或抑制 mRNA 的形成,以诱导或减少某种

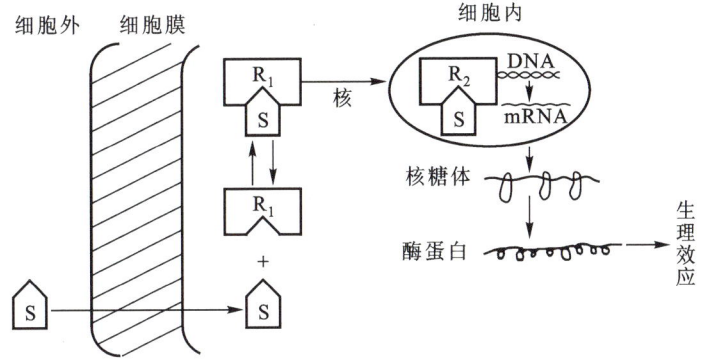

S. 激素；R₁. 胞质受体；R₂. 核受体

图 6-62 类固醇激素的作用机制

酶蛋白的合成，从而产生生理效应。

二、下丘脑与垂体

下丘脑与
垂体

（一）下丘脑与垂体的功能联系

下丘脑与垂体位于大脑基底部，两者在结构与功能上有密切联系（图 6-63）。

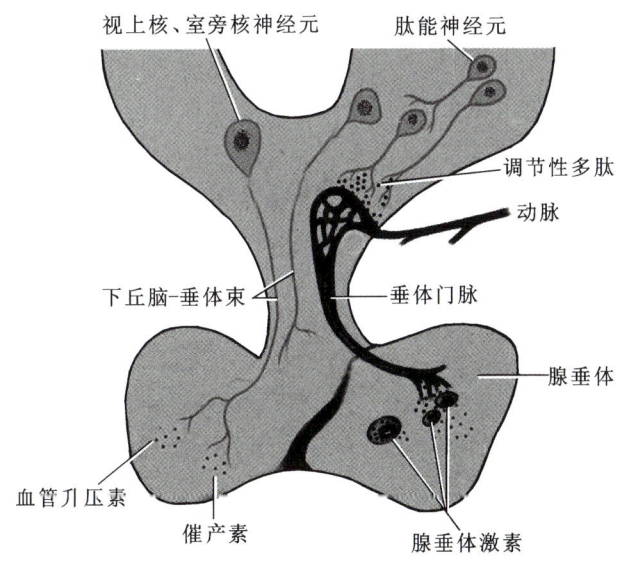

图 6-63 下丘脑与垂体功能示意图

1. 下丘脑-腺垂体系统 目前，研究认为下丘脑与腺垂体之间，没有直接的神经纤维联系，两者是通过特殊的血管系统——垂体门脉系统发生联系，构成下丘脑-腺垂体系统。

近年来，研究发现在下丘脑基底部存在一个"促垂体区"，这一区域内的肽能神经元分泌至少 9 种有活性的下丘脑调节性多肽（表 6-13），通过垂体门脉系统至腺垂体，调节腺垂体的内分泌活动。

表 6-13　下丘脑调节性多肽的种类、化学性质与作用

种类	化学性质	主要作用
促甲状腺激素释放激素（TRH）	3 肽	促进促甲状腺激素的分泌
促性腺激素释放激素（GnRH）	10 肽	促进黄体生成素、促卵泡激素的分泌
生长激素释放激素（GHRH）	44 肽	促进生长激素分泌
生长抑素（GIH）	14 肽	抑制生长激素分泌
促肾上腺皮质激素释放激素（CRH）	41 肽	促进肾上腺皮质激素分泌
催乳素释放因子（PRF）	肽类	促进催乳素分泌
催乳素释放抑制因子（PIF）	肽类	抑制催乳素的分泌
促黑素释放因子（MRF）	肽类	促进促黑素的分泌
促黑素释放抑制因子（MIF）	肽类	抑制促黑素的分泌

2. 下丘脑-神经垂体系统　下丘脑有神经纤维到达神经垂体,构成下丘脑-神经垂体系统。下丘脑视上核与室旁核合成的血管升压素(抗利尿激素)与催产素经下丘脑-神经垂体束纤维的轴质运输至神经垂体,贮存并释放入血。

(二)腺垂体

腺垂体是人体内重要的内分泌腺,能合成并分泌生长激素、催乳素、促黑素、促激素等 7 种激素,它们均属蛋白质或肽类激素,有调节生长、代谢、生殖等多方面的作用。

1. 生长激素

(1) 促进生长　生长激素(GH)对各组织与器官的生长都有促进作用,但对骨骼、肌肉与内脏器官的作用尤为显著。动物实验证明,幼年动物摘除腺垂体后,生长即停止。人在幼年时缺乏 GH,出现生长停滞,身材矮小,但智力正常,临床上称为侏儒症;若 GH 分泌过多,则患巨人症。成年人 GH 分泌过多,因骨骺已钙化闭合,长骨不能再增长,可刺激肢端部的短骨等增生,而且肝、肾等内脏器官也增大,称为肢端肥大症。GH 促进生长的作用是间接的,即 GH 可促进肝脏产生生长素介质(SM),SM 可促进骨组织增殖与骨化,使长骨增长,身体增高。

(2) 对代谢的影响　GH 能促使氨基酸进入细胞内,加速蛋白质的合成,减少蛋白质的分解。生理水平的 GH 可刺激胰岛素的分泌,增强葡萄糖的利用,使血糖降低。但分泌过多的 GH,则抑制葡萄糖的利用,使血糖升高,引起垂体性糖尿病。GH 还能加速脂肪的分解,增强脂肪酸的氧化利用,由于脂肪分解提供了能量,减少了葡萄糖的利用,使血糖升高。

2. 催乳素

(1) 对乳腺的作用　催乳素(PRL)能使发育成熟并具备泌乳条件的乳腺分泌乳汁并维持之。女性青春期乳腺的发育主要是雌激素的作用。在妊娠期,雌激素、孕激素和 PRL 均能使乳腺进一步发育,并具备泌乳能力,但此时并不泌乳,这是因为妊娠期孕妇血液中雌激素与孕激素的浓度较高,与 PRL 竞争了受体。分娩后,血液中雌激素与孕激素浓度明显降低,PRL 才能发挥泌乳作用并维持泌乳。

(2) 对性腺的作用　PRL 可促进卵巢排卵,黄体生成及雌激素与孕激素的分泌。在男性,PRL 将促进前列腺和精囊的生长,促进睾酮的合成。

3. 促黑素(MSH) 促进皮肤、毛发等处的黑色细胞合成黑色素。

4. 促激素 包括促甲状腺激素(TSH)、促肾上腺皮质激素(ACTH)、卵泡刺激素(FSH)与黄体生成素(LH)。这 4 种促激素分别促进相应靶腺的生长发育与分泌功能。

(三) 神经垂体

神经垂体没有腺细胞,本身不能合成激素,仅能贮存并释放血管升压素与催产素(又称缩宫素),这两种激素由视上核与室旁核合成,经下丘脑-神经垂体束的轴质运输至神经垂体贮存,在某些特定的刺激下再释放入血。

1. 血管升压素 在生理情况下,血浆中血管升压素浓度较低,对血压调节作用不明显,但其抗利尿作用较为显著。当人体大失血时,血浆中血管升压素浓度明显升高时,可使外周血管收缩,外周阻力增大,对维持血压有一定的作用。

2. 催产素 主要作用于乳腺与子宫。哺乳期,催产素可促进乳腺腺泡周围的肌上皮细胞收缩,使乳汁排入输乳管并射出。哺乳时,婴儿吸吮乳头时使母体产生感觉信息经传入神经至下丘脑,反射性地引起神经垂体贮存的催产素释放入血,促使乳汁射出,称为排乳反射。此反射是一典型的神经内分泌反射,而且极易建立条件反射。

催产素还能促进子宫平滑肌收缩,但非孕子宫对催产素的敏感性很低,而妊娠晚期的子宫对催产素的敏感性则很高。在分娩的过程中,胎儿对子宫、宫颈与阴道的牵拉刺激反射性地引起催产素分泌,促使子宫收缩加强,利于分娩过程的进行。临床上催产素常用于引产或产后止血。

三、甲状腺

正常成年人的甲状腺重 20~25 g,在人体内是最大的内分泌腺。甲状腺由许多大小不等的甲状腺腺泡组成,腺泡壁上的上皮细胞能合成与释放甲状腺激素。甲状腺激素是人体内调节代谢与生长发育的重要激素。

(一) 甲状腺激素的合成与运输

甲状腺腺泡上皮细胞分泌的甲状腺激素有三碘甲状腺原氨酸(T_3)与甲状腺素(T_4)两种,T_3、T_4 都是酪氨酸的碘化物。T_4 较 T_3 多,但 T_3 的生物活性比 T_4 强约 5 倍。

1. 甲状腺激素的合成 甲状腺激素合成的原料是碘与酪氨酸,所需的碘来源于食物,人体每日从食物中摄取碘 100~200 μg,其中 1/3 被甲状腺摄取。甲状腺激素的合成需 4 个步骤。① 聚碘,血浆中的碘经甲状腺上皮细胞主动转运入细胞。② 碘的活化,转运入细胞的碘,在过氧化酶催化下转变为活化碘。③ 酪氨酸碘化,活化碘与甲状腺球蛋白上的酪氨酸结合,形成单碘酪氨酸与双碘酪氨酸。④ 偶联作用,一个单碘酪氨酸与一个双碘酪氨酸偶联成 T_3,两个双碘酪氨酸偶联成 T_4。

2. 甲状腺激素的贮存、释放与运输 甲状腺激素是以甲状腺球蛋白的形式贮存在腺泡腔内,其贮量大,可供人体利用 50~120 天。当人体受到适宜刺激时,甲状腺腺泡上皮细胞经入胞作用将腺泡腔内的甲状腺球蛋白吞入细胞内,在蛋白水解酶的作用下,将 T_3、T_4 从甲状腺球蛋白分子中水解下来,再释放入血。进入血液中的甲状腺激素 99% 以上与某些血浆蛋白结合而运输,游离型的不到 1%,但只有游离型的甲状腺激素才能进入组织发挥生理作用。结合型与游离型甲状腺激素之间可相互转换,从而保证了游离型的甲状腺激素在血液中的浓度。测定血浆蛋白结合碘的含量,有助于判断甲状腺的功能。

(二) 甲状腺激素的生理作用

甲状腺激素作用广泛,对全身各组织细胞几乎均有影响,但主要是促进人体代谢和生长发育。

1. 对代谢的作用

(1) 能量代谢 甲状腺激素能提高组织细胞的耗氧量与产热量,使基础代谢率升高。甲状腺激素的产热效应与 Na^+-K^+ 泵的活动明显增加有关。另有研究认为,甲状腺激素能刺激脂肪酸氧化,增加热量产生。甲状腺激素分泌过多的患者,因产热增加而多汗,其基础代谢率高出正常值 $25\%\sim80\%$。甲状腺功能减退的患者因产热量减少,出现喜热畏寒,其基础代谢率低于正常值 $20\%\sim40\%$。

(2) 物质代谢 甲状腺激素对三大营养物质的合成和分解代谢都有影响,但由于血液中其浓度不同而产生不同的效应。

1) 糖代谢 甲状腺激素能增强小肠黏膜对葡萄糖的吸收,促进糖原分解,导致血糖升高,同时加强外周组织对糖的利用,可使血糖降低。但升高血糖的作用大于降低血糖作用。因此,甲状腺功能亢进的患者,摄入糖稍多就可使血糖升高,甚至出现尿糖。

2) 蛋白质 生理剂量的甲状腺激素能促进蛋白质合成,从而有利于人体的生长发育。甲状腺激素分泌过多时,则加速蛋白质的分解,尤其是骨骼肌蛋白质大量分解,患者出现消瘦与肌无力。甲状腺激素分泌不足时,蛋白质的合成减少,但细胞间隙内黏液蛋白增多,使组织液胶体渗透压增高,在皮下出现一种指压而不凹陷的黏液性水肿。

3) 脂质代谢 甲状腺激素可促进脂肪酸氧化,加速胆固醇降解,增强儿茶酚胺与胰高血糖素对脂肪的分解作用。甲状腺激素也可促进胆固醇的合成,但对其分解的速度超过合成,故甲状腺功能亢进时,患者血液中胆固醇的含量低于正常。

2. 对生长发育的影响
甲状腺激素促进人体生长发育,尤其是对婴幼儿脑与长骨的生长发育影响极大。婴幼儿在出生后 4 个月内,如甲状腺激素分泌不足,又得不到甲状腺激素的补充,则因脑与长骨生长发育的障碍而出现智力低下、身材矮小等现象,称为呆小症。此时再补充甲状腺激素也很难逆转。甲状腺激素影响生长发育的机制,与它能促进神经细胞的生长及能促进长骨骨骺的发育与骨的生长有关。另外,甲状腺激素对生长激素有允许作用。

3. 其他作用

(1) 对中枢神经系统 甲状腺激素能提高中枢神经系统的兴奋性,故甲状腺功能亢进症患者多有烦躁不安、多言、易怒、失眠多梦等症状。而甲状腺功能减退症患者则有言行迟钝、记忆减退、表情淡漠等症状。

(2) 对心血管系统 甲状腺激素可使心率加快,心肌收缩力加强,心排血量增多,但同时伴有外周血管的扩张,外周阻力下降,故收缩压增高,舒张压正常或稍低,脉压增大。甲状腺功能亢进症患者可出现心脏肥大,严重者还可引起充血性心力衰竭。甲状腺激素可增强心脏活动是它直接作用于心肌,使肌质网释放 Ca^{2+},增加心肌细胞内 Ca^{2+} 浓度所致。

(3) 对消化系统 甲状腺激素能增进食欲,甲状腺功能亢进症患者食欲旺盛,食量大增,但由于代谢过于旺盛,消耗过多,常消瘦明显。

(三) 甲状腺功能的调节

甲状腺功能主要受下丘脑-腺垂体-甲状腺轴活动的调节,同时还可进行一定程度的反馈调节和自身调节(图 6 – 64)。

1. 下丘脑-腺垂体-甲状腺轴活动的调节　下丘脑分泌的促甲状腺激素释放激素,经垂体门脉系统运输到腺垂体,促进促甲状腺激素的合成与释放。

2. 甲状腺激素的反馈调节　当血中甲状腺激素浓度升高时,将反馈性地抑制腺垂体,使促甲状腺激素分泌减少,血液中甲状腺激素的浓度降至正常水平。甲状腺激素对下丘脑有无负反馈抑制作用,现暂无定论。

甲状腺还受中枢神经系统的间接控制。体内环境条件的变化可作用于感受器,经该功能轴反射性地调节甲状腺功能。如寒冷刺激能刺激甲状腺激素的分泌,使人体产热增多,有利于御寒。

3. 自身调节　这种调节方式有一定的限度,且较为缓慢。当食物中供碘过多时,甲状腺摄碘减少,对促甲状腺激素的敏感性降低,导致甲状腺激素合成与分泌不致过多。反之,食物中碘供应不足,甲状腺摄碘的能力增强,对促甲状腺激素的敏感性增高,使甲状腺激素

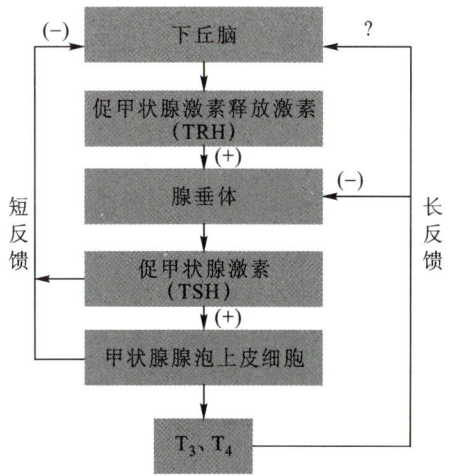

图 6 – 64　甲状腺激素分泌调节

分泌不致减少。如长期缺碘,超过自身调节的限度,血液中甲状腺激素浓度降低,将减弱对腺垂体的负反馈抑制作用,使促甲状腺激素分泌增多,甲状腺腺泡增生,出现甲状腺肿大,称为单纯性甲状腺肿或地方性甲状腺肿。

四、肾上腺

肾上腺由皮质与髓质两部分构成,肾上腺皮质与髓质合成与分泌的激素不同,因此从功能上讲,肾上腺皮质与髓质是两个独立的内分泌腺。

肾上腺

(一) 肾上腺皮质

肾上腺皮质的球状带分泌盐皮质激素,如醛固酮等。束状带则分泌糖皮质激素,其生理作用较为广泛。网状带分泌少量性激素,以雄激素为主,也有少量雌激素。如肾上腺皮质腺瘤的患者,除盐皮质激素与糖皮质激素分泌增多外,雄激素分泌也明显增多。若患者是女性,则可出现女性男性化,如长胡须等。

1. 肾上腺皮质激素的生理作用

(1) 盐皮质激素的生理作用　盐皮质激素主要是醛固酮,其生理作用见本章第七节。

(2) 糖皮质激素的生理作用

1) 对物质代谢的作用　主要是对糖、蛋白质、脂质及水盐代谢的作用。

糖代谢:糖皮质激素促进糖异生,肝糖原贮存增加,并抑制肝外组织对糖的利用,导致血糖升

高。当糖皮质激素分泌不足时,可出现肝糖原减少与低血糖,分泌过多则血糖升高,甚至出现尿糖,从而引起类固醇性糖尿。

蛋白质代谢:糖皮质激素能促进肝外蛋白质分解,尤其是肌肉组织蛋白质分解,同时能抑制肝外组织对氨基酸的摄取,减少蛋白质的合成,加速氨基酸进入肝脏内,为糖异生作用提供原料。故糖皮质激素分泌增多可引起生长停滞、肌肉消瘦、骨质疏松、淋巴组织萎缩与创口愈合延迟等现象。

脂质代谢:糖皮质激素可促进脂肪分解(尤其是四肢),增高血液游离脂肪酸的浓度,加速脂肪酸在肝内的氧化,可使人体内脂肪重新分配,出现四肢脂肪减少,面部与躯干的脂肪增多。当肾上腺皮质功能亢进或临床上使用过多的糖皮质激素时,将出现面圆,躯干脂肪堆积而四肢消瘦的"向心性肥胖"。

水盐代谢:糖皮质激素有较弱的保钠排钾作用,可降低肾小球入球小动脉的阻力,增强肾小球血浆流量,使肾小球滤过率增加,利于水的排出。肾上腺皮质功能减退的患者常伴有水排出障碍,严重时将出现"水中毒",若适量给予补充糖皮质激素,其症状可缓解。

2) 在应激反应中的作用 当人体突然受到创伤、手术、疼痛、感染、紧张与惊恐等不同的有害刺激时,血液中促肾上腺皮质激素的浓度迅速升高,数分钟内糖皮质激素的分泌也大量增加,此现象称为应激反应。在应激反应中,糖皮质激素可提高机体对有害刺激的耐受力。实验表明,切除肾上腺髓质的动物可抵抗应激刺激而不产生严重后果。但切除肾上腺皮质的动物,在安静环境中,给予维持量的糖皮质激素,动物还能生存,当给予上述有害刺激时,动物很快死去。故糖皮质激素在人体抵抗有害刺激,维持生存中是必不可少的。

事实上,在应激反应中还有其他许多激素如甲状腺激素、血管升压素、醛固酮等分泌增加,交感-肾上腺髓质系统的活动大为增强,血液中儿茶酚胺的含量也相应增加,这说明应激反应是人体内多种激素参与的一种非特异性全身反应。

大剂量的糖皮质激素有抗感染、抗过敏、抗休克的作用。

3) 对其他系统及组织器官的作用

血液:糖皮质激素可增强骨髓的造血功能,血液中红细胞与血小板的数量增加,能使附着在小血管壁的粒细胞进入血液循环,血液中的中性粒细胞增多。但糖皮质激素能抑制淋巴细胞DNA的合成,使淋巴细胞减少。糖皮质激素还对单核巨噬细胞系统吞噬与分解嗜酸性粒细胞的活动有增强作用,导致血液中嗜酸性粒细胞减少。

心血管系统:糖皮质激素对儿茶酚胺类物质有允许作用,能提高血管平滑肌对儿茶酚胺的敏感性,增强血管平滑肌的紧张性;同时,还能抑制具有舒血管作用的前列腺素的合成;降低毛细血管的通透性,利于维持血容量。因此,糖皮质激素对维持正常血压是必须的。

神经系统:糖皮质激素能提高中枢神经系统的兴奋性。肾上腺皮质功能亢进的患者可出现思维不集中、烦躁不安与失眠等现象。

消化系统:糖皮质激素能增加胃酸的分泌与胃蛋白酶的生成,使胃黏膜的保护与修复功能减弱。长期服用糖皮质激素,可诱发或加剧胃溃疡病,临床上应注意使用。

2. 糖皮质激素分泌的调节 糖皮质激素的分泌受下丘脑-腺垂体-肾上腺皮质轴和血液中糖皮质激素的负反馈调节(图 6-65)。

(1) 下丘脑-腺垂体-肾上腺皮质轴活动的调节 血液中糖皮质激素浓度升高时,主要反馈性抑制腺垂体,使促肾上腺皮质激素分泌减少,还能反馈性抑制下丘脑,使促肾上腺皮质激素释放激素合成与分泌减少。但当人体受到各种有害刺激时,血液中糖皮质激素浓度升高所产生的负反馈性抑制作用将暂时丧失,促肾上腺皮质激素与糖皮质激素继续分泌,有利于增强人体对有害刺激的抵抗力。

(2)血液中糖皮质激素的负反馈调节 血液中糖皮质激素能抑制下丘脑与腺垂体分泌促肾上腺皮质激素释放激素与促肾上腺皮质激素。临床上长期使用大剂量糖皮质激素治疗疾病时,将引起患者的肾上腺皮质萎缩,如果突然停药,患者可因糖皮质激素降低而发生肾上腺皮质危象。因此,在治疗过程中应定期加用促肾上腺皮质激素,防止肾上腺皮质萎缩。如果停用糖皮质激素时,应逐步减量,不能骤停。

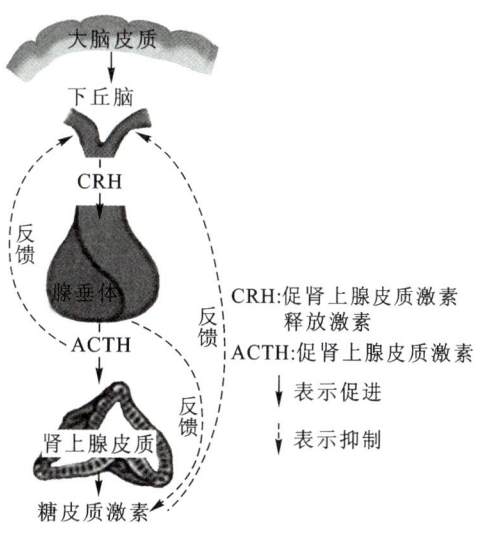

CRH:促肾上腺皮质激素释放激素
ACTH:促肾上腺皮质激素
↓ 表示促进
↓ 表示抑制

图 6-65 糖皮质激素分泌调节示意图

(二)肾上腺髓质

肾上腺髓质分泌肾上腺素与去甲肾上腺素,两者是儿茶酚胺的单胺类化合物。肾上腺髓质合成与交感神经节后纤维合成去甲肾上腺素的过程基本一致,均是以酪氨酸为原料,并在一系列酶的作用下生成,不同的是肾上腺髓质的嗜铬细胞的细胞质中含有大量的苯基乙醇胺-N-甲基转移酶,该酶能使去甲基肾上腺素甲基化成为肾上腺素。

1. 肾上腺髓质激素的生理作用 肾上腺髓质激素的主要生理作用,如表 6-14 所示。

表 6-14 肾上腺素与去甲肾上腺素生理作用比较

部位	肾上腺素	去甲肾上腺素
心脏	心率加快,收缩力加强,心排血量增多	离体心率加快,在体心率减慢(减压反射的作用)
血管	皮肤、胃肠、肾等血管收缩,冠状血管、骨骼肌血管舒张,总外周阻力稍减	全身血管广泛收缩,总外周阻力显著增加
血压	升高(主要是心排血量增加)	显著升高(主要因外周阻力增大)
支气管平滑肌	舒张	舒张(作用较弱)
胃肠运动	抑制	抑制(作用较弱)
代谢	血糖升高,血游离脂肪酸增多,产热作用增强	同肾上腺素,但作用较弱
瞳孔	扩大	扩大

肾上腺髓质直接受交感神经节前纤维支配,当交感神经兴奋时,肾上腺髓质分泌增多。因肾上腺髓质激素的作用和交感神经兴奋时的效应相似,故把交感神经与肾上腺髓质在结构与功能上的这种联系,称为交感-肾上腺髓质系统。当人体遇到紧急情况时,如恐惧、剧痛、失血、缺氧等,这一系统的活动增强,肾上腺髓质大量分泌激素,可达基础分泌量的 1 000 倍,同时中枢神经

系统的兴奋性增高,人体处于高度警觉状态,反应很灵敏;心率增快,心肌收缩力加强,心排血量增多,血压升高;呼吸加深加快,肺通气量增大,代谢加强,血糖升高等。上述一切变化均是在紧急情况下,通过交感–肾上腺髓质系统发生的应急反应。实际上,引起应急反应的刺激也是引起应激反应的刺激,只是应急反应是交感–肾上腺髓质系统的活动增强,导致血液中肾上腺髓质激素浓度明显升高,从而充分调动人体所贮备的潜能,提高"战斗力",克服环境条件变化给人体造成的困难。而应激反应是下丘脑–腺垂体–肾上腺皮质轴活动加强,使血液中 ACTH 与糖皮质激素浓度显著增高,增加人体对有害刺激的耐受力。两者相辅相成,共同提高人体抵抗疾病的能力。

2. 肾上腺髓质激素分泌的调节

(1) 交感神经的作用 因肾上腺髓质是接受交感神经节前纤维支配,故交感神经兴奋时,末梢释放乙酰胆碱,与肾上腺髓质嗜铬细胞上的受体结合,导致肾上腺素与去甲肾上腺素分泌增加。

(2) ACTH 的作用 ACTH 能通过糖皮质激素间接刺激肾上腺髓质,使其合成髓质激素增加,还可直接刺激肾上腺髓质,增加髓质激素的合成。

(3) 反馈作用 主要是一种负反馈抑制作用,即去甲肾上腺素合成达一定量时,将抑制酪氨酸羟化酶,使去甲肾上腺素合成减少。肾上腺素过多时也将抑制苯基乙醇胺–N–甲基转移酶,使肾上腺素合成减少。

五、胰岛

胰岛是散在于胰腺外分泌细胞之间许多内分泌细胞的总称,人类的胰岛细胞一般分为 A、B 和 D 细胞。A 细胞约占胰岛细胞总数的 20%,分泌胰高血糖素。B 细胞占胰岛细胞的 60%~70%,分泌胰岛素。D 细胞约占胰岛细胞的 10%,分泌生长抑素,这些生长抑素不进入血液循环,而是通过旁分泌抑制 B 细胞和 A 细胞分泌。

(一) 胰岛素

胰岛素是由 51 个氨基酸组成的蛋白质。我国科技工作者于 1965 年在世界上首先人工合成了具有高度生物活性的胰岛素,还对胰岛素的空间结构与功能关系进行研究并取得了成果,为揭示生命的本质做出了重大贡献。

1. 胰岛素的生理作用 胰岛素是人体内调节营养物质代谢的重要激素,对人体能源物质的贮存与人体的生长有重要的作用。

(1) 糖代谢 胰岛素可促进全身组织细胞对葡萄糖的摄取与利用,加速肝糖原、肌糖原的合成,并促使葡萄糖转变为脂肪。同时抑制糖原的分解和糖异生作用,从而导致血糖降低。胰岛素分泌不足可致血糖升高,当血糖超过肾糖阈时,超过部分葡萄糖不能被重吸收,糖随尿排出,引起糖尿病。糖尿病患者用适量的胰岛素可使血糖维持在正常浓度,但使用过量,则能引起低血糖,甚至发生低血糖昏迷。

(2) 脂肪代谢 胰岛素可促进脂肪的合成和贮存,同时还抑制脂肪的分解。胰岛素分泌不足,可引起脂肪代谢紊乱,脂肪的贮存减少,分解增加,则血脂升高,常引起动脉硬化,进一步导致心血管与脑血管系统的疾病。同时,由于脂肪酸分解增加,生成大量酮体,引起酮症酸中毒,甚至出现酮性昏迷。

(3) 蛋白质代谢 胰岛素能促进细胞对氨基酸的摄取与蛋白质的合成,同时还能抑制蛋白质的分解,从而有利于生长。胰岛素对生长激素还有允许作用。故对人体生长来说,胰岛素也是不可缺少的激素之一。

2. 胰岛素分泌的调节

(1) 血糖浓度 血糖浓度的变化是调节胰岛素分泌最重要的因素。当血液中糖浓度升高时,可直接刺激胰岛 B 细胞,使胰岛素分泌增多,导致血糖降低。但血糖浓度降低时,则抑制胰岛素的分泌,促使血糖回升。血糖浓度变化对胰岛素分泌的负反馈作用是维持血液中胰岛素及血糖正常水平的重要机制。

(2) 激素作用 胃肠激素、生长激素、糖皮质激素等可促进胰岛素的分泌。胰高血糖素在胰岛内既可通过旁分泌直接刺激胰岛 B 细胞分泌胰岛素,入血后还可通过提高血糖浓度而间接促进胰岛素的分泌。肾上腺素则是抑制胰岛素的分泌。

(3) 神经调节 胰岛受迷走神经与交感神经双重支配。迷走神经兴奋时,既可直接促进胰岛素的分泌,又可经胃肠激素间接促进胰岛素的分泌。交感神经兴奋时则抑制胰岛素的分泌。

另外,血液中游离脂肪酸、酮体与氨基酸含量增加也有促进胰岛素分泌的作用。

(二) 胰高血糖素

胰高血糖素是由 29 个氨基酸组成的多肽,是动员人体内供能物质的重要激素之一。

1. 胰高血糖素的生理作用 与胰岛素相反,胰高血糖素是一促进分解代谢的激素,肝脏是其主要靶器官。胰高血糖素促进糖原分解及糖异生的作用很强,导致血糖升高的效应尤其明显。胰高血糖素还能活化脂肪中的脂肪酶,促进脂肪的分解与脂肪酸的氧化,使血液中的酮体增多。胰高血糖素对蛋白质有促进分解与抑制合成的作用,从而使组织蛋白质含量下降,同时还使氨基酸迅速进入肝细胞,脱去氨基,经糖异生作用转化为糖。

2. 胰高血糖素分泌的调节 胰高血糖素的分泌与胰岛素相同,主要受血糖浓度的调节。血糖浓度降低时,胰高血糖素的分泌增加。血糖浓度升高时,胰高血糖素分泌减少。胰高血糖素的分泌受神经系统的调节,迷走神经兴奋时,胰高血糖素分泌减少;而交感神经兴奋时,胰高血糖素分泌则增加。另外,胰高血糖素的分泌还受胰岛素的影响,胰岛素可通过旁分泌直接作用于胰岛 A 细胞,抑制胰高血糖素的分泌。同时,还可通过降低血糖间接地促进胰高血糖素的分泌。

六、甲状旁腺与甲状腺 C 细胞

甲状旁腺分泌甲状旁腺激素(PTH),甲状腺 C 细胞分泌降钙素(CT),两者共同调节人体内的钙磷代谢,维持血浆中钙与磷的正常水平。

(一) 甲状旁腺激素

1. 甲状旁腺激素的生理作用 甲状旁腺激素是由 84 个氨基酸残基组成的含氮激素,是人体内调节血钙浓度最重要的激素。它通过以下途径升高血钙,降低血磷。

(1) 对骨的作用 人体内 99% 以上的钙主要以磷酸盐的形式贮存于骨组织内。骨组织中贮存的钙与血浆中游离的钙经常相互转换,处于动态平衡中。甲状旁腺可动员骨组织中的钙入血,提高血钙浓度。甲状旁腺激素的这一作用包括快速效应与延缓效应两个时相。快速效应是甲状旁腺激素进入血液中数分钟即开始的,能增强骨细胞膜上钙泵的活动,将钙转运至细胞外液,2~3 h后血钙增高。延缓效应是促进破骨细胞增生与加强破骨细胞的溶骨作用,要 12~14 h后才开始,在几天或几周后达高峰。两个时相相互补充,不但保证了人体对钙的急需,而且使血钙较长时间内维持在正常水平。血钙保持一定的浓度,对维持神经肌肉的兴奋性尤其重要。故在甲状腺手术时,如不慎误将甲状旁腺切除,将出现严重的低钙血症,神经与肌肉兴奋性异常增高而引起手足抽搐,甚至出现呼吸肌痉挛,导致窒息死亡。

(2) 对肾的作用 甲状旁腺激素可促进远曲小管对钙的重吸收,同时还抑制肾小管对磷的重吸收,使血钙升高,血磷降低。

甲状旁腺激素对肾的另一个重要作用是激活 1,25 -羟化酶,此酶能促进维生素 D_3 转化成 1,25 -$(OH)_2D_3$。1,25 -$(OH)_2D_3$ 可促进小肠黏膜对钙的吸收,使血钙升高,还在骨钙动员与骨盐沉着两方面起作用,是骨更新重建的重要因素。如缺乏维生素 D_3,在儿童可引起佝偻病,在成年人则可引起骨软化症。

2. 甲状旁腺激素分泌的调节 甲状旁腺激素的分泌主要受血钙浓度的反馈性调节。血钙浓度降低时,甲状旁腺激素分泌则增加;反之,血钙浓度升高时,甲状旁腺激素分泌减少。这种负反馈调节作用是人体甲状旁腺激素与血钙浓度维持于相对稳定水平的机制。

(二) 降钙素

1. 降钙素的生理作用 降钙素的靶器官主要是骨组织,其生理作用与甲状旁腺激素的生理作用相反,是抑制破骨细胞的活动,同时使成骨细胞的活动增强,导致溶骨作用减弱而成骨作用增强,故降钙素能降低血钙。在成年人,由于溶骨过程所能提供的钙非常少,所以降钙素对血钙浓度的影响不大;在儿童时期则不一样,因其骨的更新速度很快,破骨细胞每天提供较多的钙进入血液,故降钙素对儿童血钙的调节作用很明显。降钙素除对骨的作用外,还可抑制肾小管对钙、磷、钠和氯的重吸收,抑制胃酸的分泌。

2. 降钙素的分泌调节 降钙素的分泌主要是受血钙浓度的反馈性调节,血钙浓度升高时,降钙素分泌增多,反之则分泌减少。另外,进食也能刺激降钙素的分泌,这可能是进食引起胃肠激素分泌的继发作用。

综上所述,甲状旁腺激素与降钙素是人体内调节血钙浓度的重要激素,它们的分泌又受血钙浓度的反馈性调节。

复习思考题

1. 简述含氮激素与类固醇激素的作用机制。
2. 简述生长激素分泌不足将出现哪些疾病并阐述其产生原因。
3. 分析外周靶腺激素为何能在血液中维持在正常水平。
4. 简述甲状腺激素对代谢的作用。
5. 简述胰岛素的生理作用。糖尿病患者为何会出现三多一少的症状?
6. 长期使用糖皮质激素治疗的患者,为什么不能突然停药?

(欧 瑜 张光主)

第十一节 生 殖

生殖是生物体繁殖后代,延续种族的重要的生命活动。人类的生殖活动是经过两性生殖系统的共同活动完成的。故生殖过程应包括精子与卵子的生成、交配、受精、妊娠和分娩等环节。

男性和女性从青春期开始,将出现一系列与性有关的特征,称为副性征。男性表现为长胡须、喉结突出、骨骼粗壮、肌肉发达、声音低沉等;女性则表现为乳腺发达、皮下脂肪丰满、骨盆宽阔、音调较高等。

一、男性生殖

男性的主性器官是睾丸,具有生精与内分泌功能。男性的附性器官包括附睾、输精管、前列腺、精囊、尿道球腺与阴茎等,担负着对精子的贮存、成熟与运输任务等。

生殖概述

(一)睾丸的功能

1. 生精作用 睾丸主要由曲细精管与间质细胞组成。精子在曲细精管内生成,曲细精管上皮由生精细胞与支持细胞构成。生精是指精原细胞发育为成熟精子的过程,支持细胞有支持、营养生殖细胞与内分泌功能。从青春期开始,精原细胞经逐级分裂与发育,形成精子。精子随即移入管腔,暂时贮存于附睾内,还在附睾内进一步成熟。整个生精过程历时约两个半月。

生精过程常受一些因素的影响,如阴囊内的温度比腹腔低 1～8℃,有利于精子的生成;如果睾丸因胚胎发育障碍而停留在腹腔或腹股沟内,则妨碍精子的生成;放射线照射过度也可破坏生精过程。老年人随着年龄的增加,生精过程渐趋衰减,甚至停止。

正常男子每次射出的精液为 3～6 mL,每毫升精液应含精子 2 000 万～4 亿个。如每毫升少于 2 000 万个,则不易受精。精液中应至少有 50% 以上的精子的形态与运动能力正常,才可能受精。

2. 内分泌作用 睾丸的内分泌功能是由间质细胞与曲细精管的支持细胞完成的,间质细胞分泌雄激素,主要是睾酮。支持细胞则分泌抑制素。睾酮的生理作用如下。

(1)促进男性附性器官的发育 睾酮可刺激前列腺、阴茎、阴囊和尿道等附性器官的发育,并维持它们于成熟状态。

(2)刺激男性副性征的出现 在青春期后,男性出现副性征。

(3)维持生精作用 睾酮可经支持细胞进入曲细精管,与生精细胞相应的受休结合,促进精子的生成。

(4)对代谢的影响 ① 促进蛋白质的合成,尤其是肌肉与生殖器的蛋白质合成。② 参与水盐代谢,利于水与钠等电解质在体内适度潴留。③ 促进骨骼生长与钙、磷沉积。④ 直接刺激骨髓,使红细胞生成增多。

(二)睾丸功能的调节

睾丸的内分泌功能与生精功能均受下丘脑-腺垂体-睾丸功能轴的调节。其调节过程和甲状腺与肾上腺皮质功能调节相似。下丘脑分泌的促性腺激素释放激素(GnRH)经垂体门脉系统到达腺垂体,促进腺垂体合成并分泌黄体生成素(LH)与卵泡刺激素(FSH)。LH 与 FSH 入血液后,经血液循环运至睾丸,调节睾丸的功能(图 6 - 66)。

LH 促进睾丸间质细胞分泌睾酮,同时还能刺激睾丸的支持细胞分泌抑制素,抑制素负反馈性抑制腺垂体分泌 LH,使 LH 的分泌相对稳定在正常水平,保证睾丸生精功能的进行。血液中睾酮的浓度增高,又可反馈性抑制下丘脑分泌 GnRH,同时还影响卵泡刺激素的分泌,使血液中睾酮浓度保持在人体所需的相对稳定水平。

FSH 运至睾丸后,能促进在曲细精管内的精子生成;LH 对生精过程有始动作用;睾酮则有维持生精的效应。

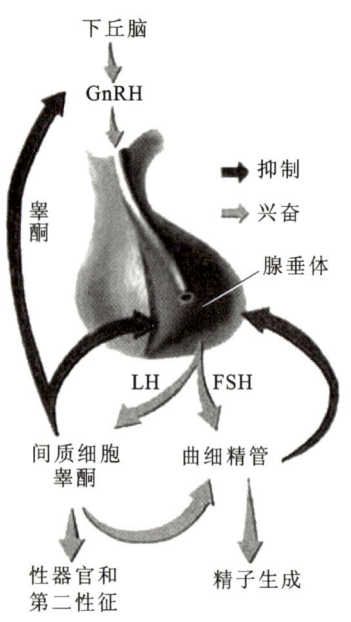

图 6 - 66　睾丸功能调节

二、女性生殖

女性的主性器官是卵巢。女性的附性器官包括输卵管、子宫、阴道与外生殖器等。

(一) 卵巢的生卵功能

女性的卵巢随青春期的开始,体积逐渐增大。腺垂体分泌的促性腺激素可刺激卵巢内卵泡发育及分泌激素。卵子是由卵巢内的原始卵泡逐渐发育而成。女性的两侧卵巢有原始卵泡数十万个,但一生中仅有 300～400 个卵泡可在生育期成熟排卵,其余的卵泡在不同阶段自行退化萎缩,形成闭锁卵泡。在每个月经周期中,起初有 15～20 个原始卵泡同时开始发育,通常只有 1 个卵泡发育成熟。在卵泡成熟过程中,卵细胞可向卵泡腔中分泌卵泡液,其中含有高浓度的雌激素。

卵泡在成熟过程中逐渐靠近卵巢表面。卵泡成熟后破裂,卵细胞与它周围的放射冠等一起排入腹腔的过程,称为排卵。排出的卵子被输卵管摄取,送入输卵管中。排卵后的残留卵泡组织发育成黄体。在卵泡刺激素与黄体生成素的作用下,黄体细胞分泌大量孕激素,还分泌雌激素。在排卵后 7～8 天,黄体发展到顶峰。若排出的卵子没有受精,黄体在排卵后 10 天开始退化、变性、纤维化而转变成白体;若排出的卵子受精,黄体在胎盘分泌的激素作用下继续发育,成为妊娠黄体。

雌激素和孕激素的作用

(二) 卵巢的内分泌功能

卵巢是女性体内一个重要的内分泌腺,能分泌多种激素,主要有雌激素、孕激素与少量的雄激素。

1. 雌激素　卵巢分泌的雌激素有 3 种:雌二醇、雌酮与雌三醇,其中主要的是雌二醇。雌激素的主要生理作用是促进女性附性器官的发育与女性副性征的出现,并维持其正常状态,另外还可影响代谢功能。

(1) 对生殖器的作用　雌激素是促使青春期女子附性器官生长发育的重要激素。① 使子宫内膜的血管与腺体增生,腺体不分泌,内膜变厚,并使子宫颈分泌大量清亮、稀薄的液体,有利于精子的通过。②　与孕激素相互配合,调节正常月经与维持正常妊娠。③　加强输卵管与子宫平滑肌的收缩,影响卵子与精子的运行。④　可作用于阴道,能使上皮细胞分化、角化并合成大量糖原,糖原分解可使阴道呈酸性,增强阴道抵抗细菌的能力。绝经期的妇女由于血液中雌激素的含量大量减少,阴道抵抗细菌的能力下降,易患老年性阴道炎。

(2) 促进副性征的出现　　雌激素能刺激输乳管与结缔组织增生,使乳房发育并产生乳晕;使脂肪与毛发分布具有女性特征;能使音调变高,骨盆变宽阔,出现一系列女性特征的表现。

(3) 对代谢的影响　　可促进水、钠潴留与肌肉蛋白质的合成,增强钙盐沉着,对青春期发育有促进作用。

2. 孕激素　　一般是在雌激素作用的基础上产生效应的。卵巢分泌的孕激素主要是孕酮。孕激素的主要生理作用是保证胚泡的着床与维持妊娠。

(1) 对子宫的作用　　孕激素可使子宫内膜在雌激素作用的基础上进一步增生变厚,腺体分泌含糖原的黏液,为妊娠做好准备,利于胚泡着床;孕激素可抑制子宫平滑肌的收缩,保证胚胎有较"安静"的环境,有安胎的功能。另外,孕激素还能减少子宫颈黏液的分泌,使之黏稠,不利于精子的通过。

(2) 对乳腺的作用　　孕激素可促进乳腺腺泡发育,为分娩后的泌乳做准备。

(3) 产热作用　　孕激素能使基础体温在排卵后升高 0.3~0.5 ℃。基础体温在排卵前先下降,排卵日升高,此可作为判断排卵日的依据之一。

(三) 月经周期及形成机制

1. 月经周期　　女性从青春期开始,性激素的分泌及生殖器的形态和功能每月都要发生周期性的变化,称为月经周期。月经周期历时 20~40 天,平均为 28 天。每个月经周期子宫内膜剥脱出血称为月经。一般女性 12~14 岁来第一次月经,称为月经初潮。45~50 岁月经周期停止,称为绝经。月经周期根据子宫内膜的变化,可分为 3 期。

(1) 增殖期(排卵前期)　　为月经周期的第 5~14 天,即从月经停止至排卵止。此期卵巢中的卵泡生长发育成熟并分泌雌激素。雌激素使子宫内膜增生,血管增生,腺体增宽加长,但不分泌。此期末未成熟卵泡才发育成熟并排卵。

(2) 分泌期(排卵后期)　　为月经周期的第 15~28 天,即从排卵后到下次月经前。本期的主要特点是子宫内膜的腺体出现分泌现象,即在此期内,卵巢中排卵后的残留卵泡增殖,形成黄体,黄体分泌大量的雌激素与孕激素,使子宫内膜进一步增生,血管增生,腺体迂回并分泌含糖原的黏液,这一切是为受精卵的种植与发育做准备。

(3) 月经期　　为月经周期的第 1~4 天,即从月经开始到停止。在分泌期末雌激素与孕激素的水平显著降低,导致子宫释放前列腺素增多,使子宫内膜螺旋动脉痉挛收缩,引起内膜坏死、剥脱与出血。月经血量一般为 50~100 mL,内含纤维蛋白溶酶,故经血不凝固。此时由于子宫内膜剥脱形成创面容易感染,应注意经期卫生与保健。

2. 月经周期形成机制　　月经周期的形成机制与下丘脑-腺垂体-卵巢轴的活动有密切联系(图 6-67)。

(1) 增殖期的形成　　女性从青春期开始,下丘脑分泌 GnRH,促使腺垂体分泌 FSH 与 LH。FSH 促进卵泡发育,并与少量 LH 配合促使卵泡分泌雌激素;雌激素可使子宫内膜呈增殖期的

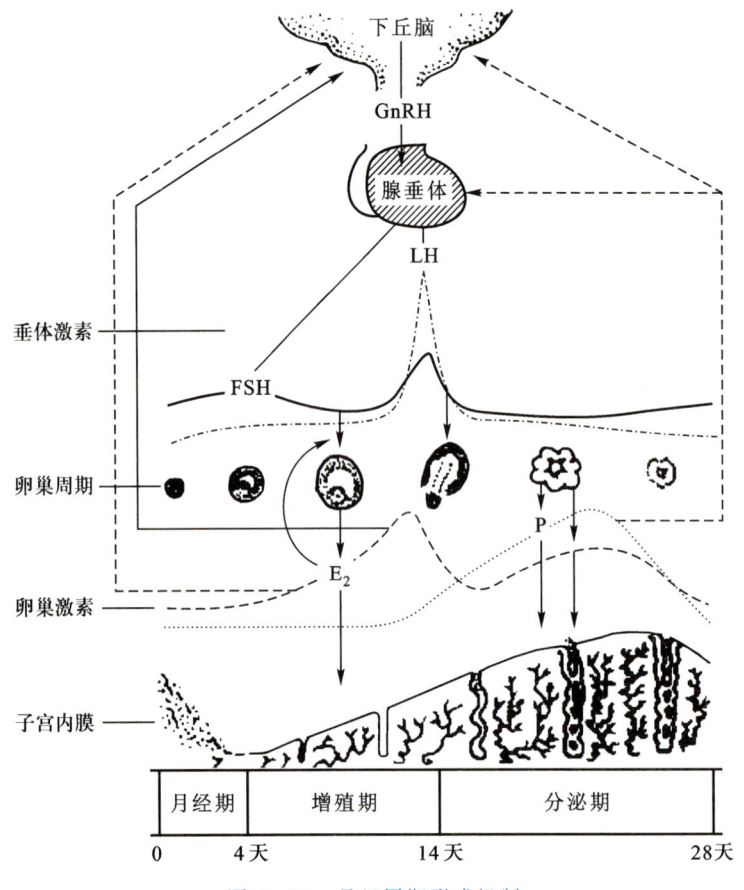

图 6-67　月经周期形成机制

变化。至排卵前一周,血液中雌激素的浓度显著增高,通过负反馈作用使血中 FSH 下降,LH 仍稳步增高。此时雌激素可加强 FSH 的作用,通过正反馈作用使雌激素浓度不断提高,至排卵前 1~2 天达高峰。高浓度的雌激素经正反馈作用,触发腺垂体对 FSH 尤其是 LH 的分泌,形成血液中 LH 高峰,导致了排卵发生,并促使黄体的形成。

（2）分泌期与月经期的形成　排卵后生成的黄体在 LH 的作用下发育并分泌大量的雌激素和孕激素,促使子宫内膜呈分泌期的变化。随着黄体的生长,雌激素和孕激素的分泌不断增加,在排卵后 8~10 天达高峰,出现了对下丘脑-腺垂体的负反馈抑制作用,抑制促性腺激素释放激素、FSH 与 LH 的分泌。此时卵子若没受精,黄体将由于 LH 的减少而蜕变、纤维化,形成白体,导致血液中雌激素与孕激素的浓度迅速降低。一方面使子宫内膜剥脱出血,形成月经;另一方面则对下丘脑-腺垂体的反馈性抑制解除,卵泡又可在 FSH 的作用下发育,开始新的月经周期。

内外环境变化刺激通过影响下丘脑-腺垂体-卵巢轴的活动,影响月经周期。每一个月经周期的生理意义在于提供 1 个成熟的卵子,还为受精卵的种植与发育即妊娠做好准备。

三、妊娠

妊娠是新个体产生的过程,包括受精、着床、妊娠的维持、胎儿的生长及分娩。

（一）受精与着床

（1）精子与卵子结合的过程称为受精，该过程是在输卵管壶腹部进行的。

（2）受精卵在运往子宫的途中进行分裂，形成胚泡。约排卵后第 8 天，胚泡被子宫内膜识别、吸附。此时胚泡分泌一种蛋白酶，溶解与胚泡接触的子宫内膜，导致胚泡进入内膜，其入口随即封闭，这一过程称为着床。

（二）胎盘的内分泌功能

胎盘是胎儿与母体进行物质交换的场所，具有内分泌功能，可分泌多种激素，对妊娠的维持起关键性的作用。

1. 人绒毛膜促性腺激素（hCG）　是一种糖蛋白，其生理功能与 LH 极为相似。主要作用是在妊娠早期维持黄体继续发育并形成妊娠黄体，促使黄体分泌雌激素与孕激素。hCG 可进入母体的血液中并由尿中排出。一般在受精后 8～10 天可出现在母体的血液中，60 天左右达高峰，随后逐步降低，在 90 天左右降至最低水平。育龄妇女突然月经停止并伴有血液或尿中 hCG 增加，表明其已妊娠。临床上将测定 hCG 作为判断早期妊娠的方法之一。

2. 雌激素与孕激素　在妊娠 2 个月左右，hCG 分泌达高峰，随后开始减少，妊娠黄体逐渐萎缩，由妊娠黄体分泌的雌激素与孕激素减少。此时胎盘合成并分泌的雌激素与孕激素开始增加，可完全代替黄体的功能，使妊娠能继续维持下去。

3. 人绒毛膜生长激素　也是一种糖蛋白，其化学结构、生理作用、生物活性与免疫学特性均和人生长素激相似。人绒毛膜生长激素具有调节母体和胎儿的糖、脂质与蛋白质代谢，促进胎儿生长发育的功能。

复习思考题

1. 睾丸与卵巢各有何功能？
2. 简述雌激素与孕激素的生理作用。
3. 试述月经周期的形成原理。

（欧　瑜　张光主）

第七章 病原生物与免疫学基础

重要内容提示

1. 医学微生物学概述、细菌概论、病毒概述，流感病毒、肝炎病毒、人类免疫缺陷病毒以及各种常见病原微生物所致疾病和特异性防治措施。

2. 人体寄生虫学概述；蛔虫、钩虫、丝虫、血吸虫和疟原虫的生活史、致病作用和防治原则；其他寄生虫的感染阶段、感染方式和所致疾病。

3. 免疫、抗原、抗体、免疫球蛋白、免疫应答、超敏反应、人工自动免疫与人工被动免疫等基本概念；免疫的三大功能、医学上重要的抗原、免疫系统的组成、五类免疫球蛋白的主要特性与功能、免疫应答的 3 个基本阶段、细胞免疫和体液免疫的生物学效应、超敏反应的发生机制和免疫学在疾病防治中的应用等。

第一节　医学微生物学

一、概述

微生物的概念
与分类

（一）微生物的概念和分类

微生物是存在于自然界中的一大群肉眼不能直接看见，必须借助于光学显微镜或电子显微镜放大几百倍、几千倍甚至几万倍才能看见的微小生物。它们具有个体微小、结构简单、分布广泛、种类繁多、繁殖迅速和容易变异等共同特点。根据其形态结构及组成不同可分为 3 类。

1. 非细胞型微生物　是一类体积微小、无典型的细胞结构、无产生能量的酶系统，必须寄生于活细胞内，以复制方式进行增殖的微小生物，如病毒。

2. 原核细胞型微生物　是一类细胞分化程度较低，仅含有原始核质，而无核膜与核仁，缺乏完整细胞器的微小生物，如细菌、放线菌、支原体、衣原体、立克次体和螺旋体。

3. 真核细胞型微生物　是一类细胞核分化程度较高、有核膜和核仁、胞质内细胞器完整的微小生物，如真菌。

(二) 微生物与人类的关系

微生物分布广泛,土壤、空气、水、动植物和人的体表及体内与外界相通的腔道中都存在数量不等的各种微生物。微生物对自然界物质的循环及人类和动植物的生存是有益的,而且也是必需的,大多数微生物还在工农业生产、人类日常生活中起着非常重要的作用。少数能引起人类和动植物疾病的微生物,称病原微生物。医学微生物学是研究病原微生物的生物学性状、致病性、免疫性、微生物学检查及特异性防治原则的一门科学,也是一门重要的医学基础课。

二、细菌概论

细菌是一类具有细胞壁,主要以二分裂方式繁殖的原核细胞型微生物。了解细菌的生物学性状与致病性,对临床诊断和防治细菌性疾病具有重要的意义。

(一) 细菌的形态与结构

1. 细菌大小与形态 细菌个体微小,通常以微米(μm)作为其测量单位,必须经显微镜放大数百上千倍才能见到。不同种类的细菌大小不一,同一种细菌也可因菌龄与环境因素的影响而存在差异。细菌呈无色半透明,只有经染色后才能观察到它的形态与结构。最常见的染色法是革兰氏染色法,细菌经革兰氏染色法染色后,不仅能清楚地见到其形态,还可将细菌分为革兰氏阳性(G^+)菌与革兰氏阴性(G^-)菌。

细菌按其基本形态可分为球菌、杆菌和螺形菌 3 种类型(图 7 - 1)。球菌呈球形或近似球形,根据其繁殖时分裂的平面和菌体之间的排列方式不同,还可将球菌分为葡萄球菌、链球菌和双球菌等。杆菌呈杆状,根据其大小、长短和粗细不同,还可分为球杆菌、链杆菌等。螺形菌菌体弯曲,分为弧菌和螺菌两类。细菌的形态与大小是鉴定细菌的重要依据。

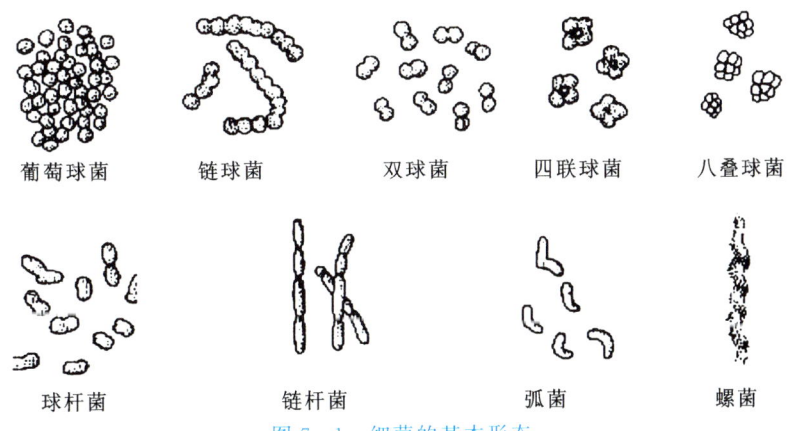

| 葡萄球菌 | 链球菌 | 双球菌 | 四联球菌 | 八叠球菌 |

| 球杆菌 | 链杆菌 | 弧菌 | 螺菌 |

图 7 - 1 细菌的基本形态

2. 细菌的结构 分为基本结构与特殊结构(图 7 - 2)。细菌的基本结构由外向内依次为细胞壁、细胞膜、细胞质和核质,是所有细菌都具有的结构;特殊结构仅为某些细菌所具有,包括荚膜、鞭毛、菌毛、芽孢等。

细菌的基本结构

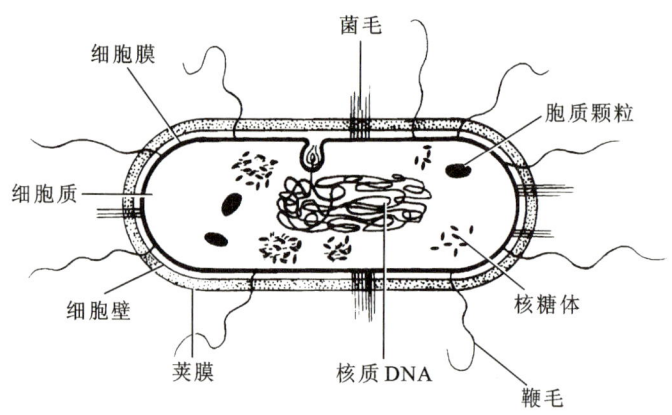

图 7-2　细菌的基本结构与特殊结构

（1）细菌的基本结构

1）细胞壁　是细菌的最外层结构，无色透明，坚韧而有弹性。其作用是维持细菌的外形，保护细菌细胞和参与细胞内外物质交换。细胞壁上还带有多种抗原决定簇，决定菌体的抗原性。

2）细胞膜　是位于细胞壁内侧，紧密包裹在细胞质外的一层柔软、富有弹性和具有半渗透性的生物膜。细胞膜与细胞内外物质交换与转运、细菌呼吸、生物合成、能量产生和利用密切相关。

3）细胞质　为细胞膜所包裹的胶状物质，主要由水、蛋白质、核酸、脂质和少量的糖、无机盐所组成。细胞质是细菌新陈代谢的重要场所，内含核糖体、质粒、胞质颗粒等亚微结构，其与细菌蛋白质合成、细菌耐药性和细菌鉴定等有关。

4）核质　细菌属于原核细胞，无核膜和核仁，其遗传物质是由一条双股 DNA 分子组成。核质是细菌生长繁殖，遗传变异的物质基础。

（2）细菌的特殊结构　是某些细菌所特有的，包括荚膜、鞭毛、菌毛和芽孢等。

1）荚膜　是某些细菌分泌并包绕在细胞壁外的一层较厚的黏液性物质。用一般染色法荚膜不易着色，在菌体外周呈现一圈未着色的透明环（图 7-3）。存在于机体内的细菌荚膜能抵抗吞噬细胞的吞噬，阻止杀菌物质对细菌的损伤，有保护菌体的作用。因此，荚膜是构成细菌毒力的重要因素。荚膜的化学组成因细菌种类而异，抗原性也不同，故可用来鉴别或分型细菌。

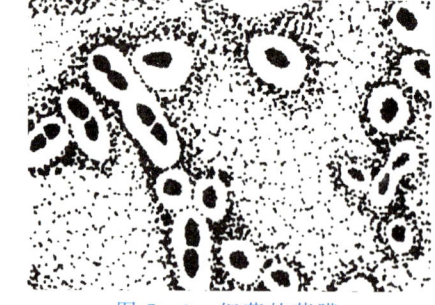

图 7-3　细菌的荚膜

2）鞭毛　是某些细菌表面附着的细长、呈波状弯曲的丝状物（图 7-4），是细菌的运动器官。根据鞭毛的数量和分布部位不同，可将有鞭毛的细菌分为单毛菌、双毛菌、丛毛菌和周毛菌。鞭毛的化学成分是蛋白质，有较强的抗原性。因此，鞭毛是鉴别细菌的重要依据。

3）菌毛　是存在于许多革兰氏阴性菌和少数革兰氏阳性菌菌体表面的一种比鞭毛短而细

直的丝状物,必须在电子显微镜下观察。因其具有黏附作用,故与细菌的致病性有关。

4)芽孢 某些细菌在一定环境条件下,胞质和核质脱水浓缩,在菌体内形成一个圆形或卵圆形的小体,称为芽孢(图7-5)。成熟的芽孢由多层膜结构组成,芽孢壁厚而不易着色。芽孢的大小、形状、位置因菌而异,可用于鉴别细菌。

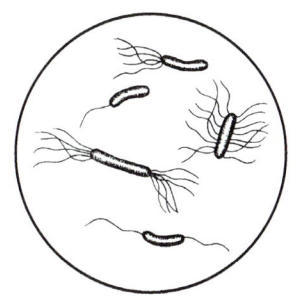

图 7-4 细菌的鞭毛

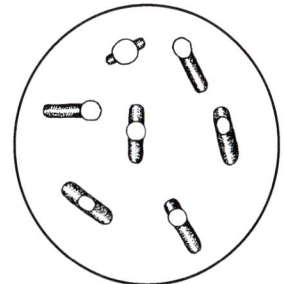

图 7-5 细菌的芽孢

芽孢为细菌的休眠状态,当环境条件适宜时,芽孢又能发育成细菌繁殖体,经大量繁殖而致病。一个细菌只形成一个芽孢,一个芽孢经发芽也只生成一个菌体。因此,芽孢不是细菌的繁殖方式。

芽孢对热、干燥、辐射和化学消毒剂等各种理化因素有强大的抵抗力,一旦污染医疗器械、用具或敷料等,难以用一般的消毒方法杀灭,故临床上常以杀灭芽孢作为灭菌是否彻底的指标。

(二)细菌的生长繁殖

1. 细菌生长繁殖的条件 包括营养物质、酸碱度、温度和气体环境。营养物质一般包括水、无机盐类、含碳化合物、含氮化合物及生长因子等。细菌的酶活性必须在合适的酸碱度和温度下才能发挥作用,大多数病原菌所需最适 pH 为 7.2～7.6,温度为 37℃。细菌生长繁殖所需的气体主要是氧气和二氧化碳,按细菌代谢时对氧气的需求与否,可将细菌分为需氧菌、微需氧菌、兼性厌氧菌和厌氧菌。大多数细菌都属于兼性厌氧菌。

2. 细菌生长繁殖的方式与速度 细菌以无性二分裂方式进行繁殖。大多数细菌繁殖一代所需时间为 20～30 min。

3. 细菌的代谢产物 细菌在新陈代谢的过程中,产生许多代谢产物,除部分与细菌生长繁殖有关外,相当一部分代谢产物在医学上具有重要的意义。

细菌的合成代谢产物有毒素(包括内毒素与外毒素)、侵袭性酶和致热原,它们都是病原菌的致病物质。致热原是一种注入机体内能引起发热反应的物质。色素与细菌毒素有助于细菌的鉴别与分型。抗生素、维生素可用于预防和治疗疾病。

细菌的分解代谢产物主要包括糖和蛋白质的分解代谢产物,由于不同细菌体内的酶系统不同,其代谢产物也是多种多样。细菌发酵分解糖可产生酸、醇、酮、醛、气体等;分解蛋白质或氨基酸,可产生靛基质、硫化氢等。常用细菌生化检验技术协助鉴别细菌。

(三)细菌的遗传与变异

细菌在一定环境条件下,亲代将其生物学性状传给子代,而且代代相传,称为遗传。在一定条件下,若细菌子代与亲代或子代与子代之间的生物学性状出现差异,则称为变异。控制细菌遗传与变异的是菌体内的 DNA。

常见的细菌变异现象有形态与结构变异、菌落变异、毒力变异和耐药性变异等。这些变异现象在疾病诊断、治疗和预防中被广泛应用,如利用毒力变异的原理将有毒的牛型结核分枝杆菌培养成无毒的牛型结核杆菌(又称卡介苗),用于预防结核病。此外,变异还在基因工程方面及测定致癌物质方面得到应用。

(四)细菌的分布

细菌在自然界中分布十分广泛,土壤、水、空气、物品表面都有细菌的存在,并随时都可能经过创伤、饮食、呼吸和接触进入人体,因此正常人体的体表及与外界相通的腔道(如口腔、鼻咽腔、肠道、泌尿生殖道等)中,均有不同种类和数量的细菌存在。在正常情况下,人体体表及与外界相通的腔道中存在对人体无害的不同种类和数量的微生物群,称为正常菌群。在正常情况下,正常菌群对病原菌具有生物拮抗作用,对人体则具有营养和免疫作用。

在特定条件下,一旦正常菌群与人体间的平衡关系被打破,不致病的正常菌群中的细菌也能引起疾病,这些细菌称为条件致病菌。如机体免疫力下降或正常菌群的寄居部位发生改变,都可使某些部位的正常菌群转变为条件致病菌而引起疾病。若因某些因素影响(如滥用抗菌药物),使正常菌群的种类、数量和比例发生较大幅度的变化,导致微生态失去平衡,则称为菌群失调。严重的菌群失调可使机体表现出一系列临床症状,称为菌群失调症或二重感染。因此,合理选用抗菌药物,可防止或减少菌群失调的发生。

(五)消毒与灭菌

消毒与灭菌

消毒是指杀灭物体上病原微生物的方法。灭菌是指杀灭物体上所有微生物的方法,包括杀灭细菌芽孢。因此,以杀灭微生物而言,灭菌比消毒更彻底。防腐是指防止或抑制微生物生长繁殖的方法,细菌一般不死亡。无菌是指无活的微生物存在的意思。防止微生物进入机体或物体的操作技术称为无菌操作或无菌技术。

1. 物理消毒灭菌法

(1)热力灭菌 高温能使细菌蛋白质和酶类凝固变性、核酸解链、结构破坏而导致细菌死亡。常用的热力消毒灭菌法,如表 7-1 所示。

表 7-1 常用热力消毒灭菌法

种类		方法	用途
湿热法	煮沸法	100℃,5~10 min	注射器、食具、饮水消毒
	高压蒸汽灭菌法	用高压蒸汽灭菌器,压力 1.05 kg/cm² 或 103.4 kPa,温度 121.3℃,维持 15~30 min	耐高温高压物品,如敷料、生理盐水、导管、手术衣、手术器械、注射器、普通培养基等灭菌
干热法	焚烧法	用焚烧炉燃烧	废弃的污染物、人和动物的尸体灭菌
	烧灼法	用火焰烧灼	接种环、试管口、瓶口的灭菌
	红外线法	用干烤箱 160~170℃,2 h	医疗器械消毒

（2）日光与紫外线　日光的杀菌作用主要来自紫外线。紫外线最强的杀菌波长为265～266 nm，它通过改变DNA的分子构型，干扰DNA的复制，导致细菌死亡。紫外线的穿透力弱，普通玻璃、纸、布、水蒸气、尘埃等均能阻挡紫外线的通过。因此，紫外线只能用于房间空气和物品表面的消毒。有效消毒距离≤2 m，照射30～60 min。

2. 化学消毒灭菌法　消毒剂是一类对细菌和人体都有毒性的化学药物。消毒剂只能用于人体体表、患者排泄物和分泌物、饮水、空气、厕所、阴沟及病区环境的消毒。常用消毒剂有0.1%高锰酸钾、3%过氧化氢、含氯石灰（漂白粉）、70%～75%乙醇等。

（六）细菌的致病性

细菌的致病性

细菌致病的性质称细菌的致病性，如结核分枝杆菌引起结核病。病原菌是否致病，是病原菌的致病因素、机体的免疫力、环境因素等方面综合作用的结果。细菌的致病因素由细菌的毒力、病原菌侵入数量和侵入门户决定。

毒力是指细菌致病能力的强弱程度，由侵袭力和细菌的毒素所决定，如细菌的荚膜、菌毛及侵袭性酶类均可构成细菌的侵袭力。而细菌的毒素则包括外毒素与内毒素，革兰氏阳性菌主要产生外毒素，外毒素的化学成分是蛋白质，不耐热，但毒性强，抗原性强，并可脱毒制成类毒素；革兰氏阴性菌主要产生内毒素，化学成分为脂多糖，耐热，但毒性较弱，抗原性低，不能脱毒制成类毒素。

病原菌侵入数量与毒力的强弱和机体免疫力大小有关，但如果没有适宜的侵入门户，还是不能使人感染。

在一定的环境条件下，病原微生物突破机体的防御功能，侵入机体，与机体相互作用所引起的不同程度的病理过程称为感染。感染的途径有呼吸道、消化管、皮肤创伤和媒介节肢动物等。大多数感染属隐性感染而无临床症状，只有显性感染才对机体造成病理损害并可出现明显的临床症状。

三、常见病原菌

在自然界中，能引起疾病的细菌称病原菌或致病菌。通常按生物学性状和致病特点不同对病原菌分类，常见的有化脓性球菌、肠道杆菌、厌氧芽孢梭菌、分枝杆菌等。

（一）化脓性球菌

化脓性球菌是一类能引起人体化脓性炎症的病原菌，又称为病原性球菌。该类细菌种类繁多，分布广泛，常引起皮肤、皮下组织及深部组织化脓性感染，甚至引起内脏器官脓肿，还能侵入血流引起败血症和脓毒血症。

1. 葡萄球菌属　本属细菌是一群革兰氏阳性球菌，分布广泛，少数病原性葡萄球菌可引起皮肤、黏膜和各种组织器官的化脓性炎症，甚至败血症，是最常见的化脓性细菌之一。葡萄球菌在正常人鼻咽部带菌率较高，其中医务人员带菌率可高达70%以上，是引起医院内交叉感染的重要传染源。

（1）生物学性状　葡萄球菌为球形，直径0.5～1.5 μm，呈葡萄状排列，革兰氏阳性菌（图7-6）。营养要求不高，能产生金黄色、白色和柠檬色等脂溶性色素，有助于鉴别细菌。

根据色素和生化反应可将葡萄球菌分为金黄色葡萄球菌、表皮葡萄球菌和腐生葡萄球菌,其中金黄色葡萄球菌为致病菌。葡萄球菌的抵抗力较强,不但耐热(80℃,30 min)、耐干燥、耐盐性强,还易发生耐药性变异,形成耐药菌株,故在临床上最好选用敏感的抗菌药物进行治疗。

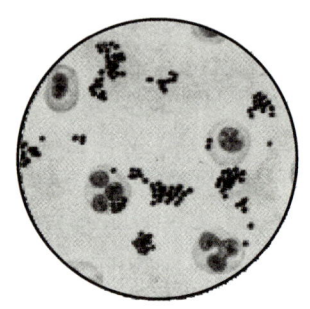

图 7-6　葡萄球菌

(2)致病性　金黄色葡萄球菌能产生多种外毒素和侵袭性酶,有较强的毒力。主要致病物质有血浆凝固酶、溶血素、杀白细胞素、肠毒素、表皮剥脱毒素和毒性休克综合征毒素。在这些致病物质的作用下,可引起局部化脓性感染(如毛囊炎、疖、气管炎、肺炎等)和全身感染(如败血症、脓毒血症)、食物中毒、假膜性肠炎、烫伤样皮肤综合征和毒素休克综合征等。

(3)微生物学检查　根据不同病型采取脓汁、血液、呕吐物等标本,直接涂片染色显微镜检查,做出初步诊断;必要时将标本接种于培养基上做分离培养与鉴定,即可确诊。

(4)防治原则　注意个人卫生,加强食品卫生管理,严格无菌操作,防止医源性感染。合理选用抗菌药物进行治疗。

2. 链球菌属　是另一类常见的化脓性球菌,分布广泛,大多数为正常菌群。对人致病的主要是 A 群链球菌,可引起各种化脓性炎症。

(1)生物学性状　链球菌为球形或卵圆形,直径 $0.6\sim10~\mu m$,呈链状排列的革兰氏阳性菌(图 7-7)。营养要求较高。根据在血琼脂平板上的溶血现象可分为甲型溶血性链球菌、乙型溶血性链球菌和丙型链球菌。其中乙型溶血性链球菌按抗原构造分类多属于 A 群链球菌,其致病力强,又称为化脓性链球菌。该菌抵抗力较弱,加热 60℃,30 min 即可杀死,对常用消毒剂和抗生素敏感。

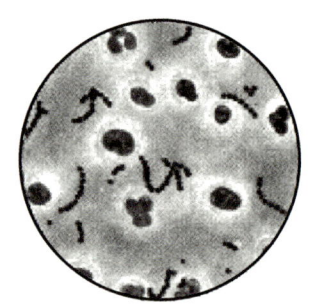

图 7-7　链球菌

(2)致病性　A 群链球菌有较强的侵袭力,并能产生多种外毒素和侵袭性酶。主要致病物质有脂磷壁酸、M 蛋白、致热外毒素、溶血素、透明质酸酶、链激酶和链道酶。本菌主要通过空气、飞沫、皮肤伤口和经污染食品等途径传播,引起化脓性炎症(如淋巴管炎、淋巴结炎、蜂窝织炎、扁桃体炎、咽峡炎等)、猩红热、超敏反应性疾病(急性肾小球肾炎、风湿热)等。

(3)微生物学检查　根据感染部位和性质不同,取脓汁、咽拭子、血液等标本直接涂片染色显微镜检查或分离培养、鉴定,以协助临床诊断。抗链球菌溶血素 O 试验(ASO test)属于血清学试验,常用于风湿热的辅助诊断。

(4)防治原则　讲究个人卫生,首选青霉素等抗菌药物治疗患者和带菌者,以控制或减少传染源,防止急性肾小球肾炎和风湿热的发生。

3. 其他常见化脓性球菌 如表7-2所示。

表7-2 其他常见化脓性球菌

菌名	主要生物学性状	致病性与免疫性	微生物学检查	防治原则
肺炎链球菌	革兰氏阳性菌,菌体呈矛头状双排列,有荚膜,抵抗力较弱	本菌为条件致病菌。在机体抵抗力低下时致病。与致病有关的物质有荚膜等。主要引起大叶性肺炎	取痰液等标本直接涂片,显微镜检查或分离培养	加强身体锻炼,增强机体免疫力。常用青霉素、红霉素治疗
脑膜炎奈瑟菌	革兰氏阴性菌,菌体呈肾形双排列,多位于中性粒细胞内。专性需氧菌。抵抗力很弱,易产生自溶酶导致自溶	本菌经呼吸道侵入,主要致病物质为内毒素,引起流行性脑脊髓膜炎(简称流脑)	取脑脊液等标本直接涂片,显微镜检查或分离培养	对易感儿童接种流脑荚膜多糖疫苗预防。首选青霉素治疗
淋病奈瑟菌(淋球菌)	革兰氏阴性菌,菌体呈肾形双排列,位于中性粒细胞内,有荚膜与菌毛,抵抗力弱,易产生耐药性	人是本菌的唯一易感者。主要经性接触传染。在致病物质菌毛、外膜蛋白及IgA蛋白酶的作用下,引起淋病	取泌尿生殖道脓性分泌物直接涂片,染色,显微镜检查	重视性卫生。用青霉素等治疗

(二) 肠道杆菌

肠道杆菌是一大群寄居在人和动物肠道中,生物学性状相似的革兰氏阴性杆菌。肠道杆菌随粪便排出体外,污染水源、手指、食品等,经口感染。肠道杆菌多数为肠道正常菌群,少数可引起肠道传染病。

肠道杆菌具有以下共同生物学特性:① 为中等大小的革兰氏阴性杆菌,除志贺菌属外,多数有鞭毛(图7-8)。② 易培养,生化反应活泼,能分解多种糖和蛋白质,产生不同的代谢产物,用以鉴别细菌。如乳糖发酵试验,一般能分解乳糖的为肠道非致病菌,不能分解乳糖的为肠道致病菌。③ 抗原构造复杂,需用血清学试验分型、鉴定。④ 抵抗力弱,对热、化学消毒剂敏感。

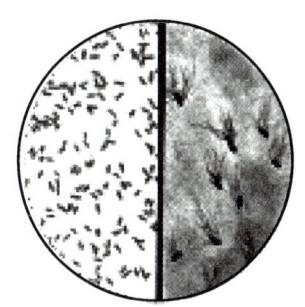

图7-8 伤寒杆菌

1. 大肠埃希菌 俗称大肠杆菌,一般不致病,为人类肠道中的正常菌群,能合成B族维生素、维生素K供人体利用,产生的大肠菌素能抑制肠道致病菌的生长繁殖。当机体免疫力低下或侵入肠外组织时,可转变为条件致病菌,引起肠外化脓性感染等;某些致病性大肠埃希菌可直接引起肠道感染。由于能随粪便排出体外污染环境,常被当作饮水、食品被粪便污染的指标。

2. 沙门菌属 是一大群寄生于肠道的,形态、抗原构造和生化反应均相似的革兰氏阴性杆菌。本菌分布广泛,型别众多,现已发现2 463个血清型,其中对人致病的主要有伤寒沙门菌,甲、乙(肖氏)、丙(希氏)型副伤寒沙门菌,鼠伤寒沙门菌,肠炎沙门菌和猪霍乱沙门菌等。

（1）生物学性状　沙门菌属中的细菌多有周身鞭毛，不分解乳糖，抗原构造复杂，主要有菌体（O）抗原与鞭毛（H）抗原，与鉴别细菌和临床诊断密切相关。

（2）致病性与免疫性　沙门菌随污染的饮水或食物经口感染，主要以内毒素致病，引起体温升高、白细胞计数降低等，大剂量内毒素还可引发中毒性休克。其中，伤寒沙门菌可引起伤寒；甲、乙、丙型副伤寒沙门菌可引起副伤寒，两者的致病机制和临床症状基本相似，统称为肠热病。食入大量被鼠伤寒沙门菌、猪霍乱沙门菌、肠炎沙门菌污染的食物后，可引起食物中毒。此外，猪霍乱沙门菌、丙型副伤寒沙门菌、鼠伤寒沙门菌及肠炎沙门菌若侵入儿童和免疫力低下的人群体内，还可引起败血症等。

沙门菌为胞内寄生菌，肠热病愈后能获得以细胞免疫为主的牢固的免疫力。

（3）微生物学检查　根据病情不同可取血液、粪便、吐泻物及可疑食物进行分离培养与鉴定。诊断肠热病需取患者血清做肥达试验，测定血清中有无相应抗体及其效价，以协助诊断。

（4）防治原则　控制传染源，及早发现、隔离、治疗患者和带菌者；加强食品、饮水卫生及粪便管理，切断传播途径；接种伤寒 Vi 荚膜多糖疫苗，提高人群免疫力，是目前国际公认的最佳预防措施。目前使用的有效药物主要有环丙沙星等。

3. 志贺菌属　俗称痢疾杆菌，是引起细菌性痢疾的病原菌。

（1）生物学性状　本属细菌无鞭毛，多数有菌毛，不分解乳糖，怕酸，易产生耐药性变异。在我国流行的主要是福氏志贺菌。

（2）致病性与免疫性　本属细菌经消化管感染，以菌毛黏附于肠黏膜上皮细胞，穿入细胞内生长繁殖，产生内毒素、外毒素，引起细菌性痢疾。细菌性痢疾是常见的肠道传染病。急性细菌性痢疾常有发热、腹痛、里急后重、排脓血黏液便等症状；慢性细菌性痢疾常为急性细菌性痢疾治疗不彻底所致，表现为反复发作、迁延难愈，免疫力不持久。

（3）微生物学检查　在患者服药前取新鲜脓血黏液便立即送检，经分离培养与鉴定，不难做出临床诊断。

（4）防治原则　早诊断、早隔离、早治疗患者和带菌者，严格控制传染源；加强饮食卫生和粪便管理，防蝇灭蝇，切断传播途径。特异性预防可采用多价志贺菌 Sd 活疫苗。临床治疗常用诺氟沙星、呋喃唑酮、小檗碱等。注意防止耐药菌株的产生。

4. 变形杆菌属　为多形性革兰氏阴性杆菌，一般不致病。常利用其菌体抗原（OX$_{19}$、OX$_2$、OX$_k$）与某些立克次体有共同抗原成分，代替立克次体抗原与立克次体病患者血清做凝集试验，称为外斐试验，以协助诊断立克次体病。

（三）厌氧芽孢梭菌

厌氧芽孢梭菌又称梭状芽孢杆菌，是一群严格厌氧、抵抗力很强的革兰氏阳性芽孢梭菌。对人致病的主要有破伤风梭菌等。

1. 破伤风梭菌　又称破伤风杆菌，是引起破伤风的病原体。本菌大量存在于人和动物肠道中，由粪便排出污染土壤，经伤口感染人体。

（1）生物学性状　菌体细长，有周鞭毛，芽孢呈正圆形，位于菌体顶端，呈鼓槌状（图 7-9）。

本菌需在厌氧环境中生长繁殖。芽孢抵抗力很强,在自然环境中可存活数十年之久,耐热(100℃,60 min),对青霉素敏感。

（2）致病性与免疫性　破伤风梭菌为专性厌氧菌,其感染的先决条件是伤口内必须为厌氧微环境,如深而窄的伤口、有泥土或异物污染的伤口、坏死组织多且局部缺血的伤口或有需氧菌混合感染的伤口,均易造成厌氧微环境,从而有利于本菌在伤口中生长繁殖,产生破伤风痉挛毒素（破伤风外毒素）。破伤风痉挛毒素对脑干神经和脊髓前角神经元有高度的亲和力,能阻止抑制性神经元释放抑制性神经介质,使骨骼肌强直痉挛,造成破伤风特有的牙关紧闭、角弓反张等症状。

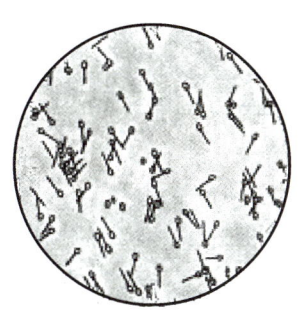

图 7 - 9　破伤风梭菌

（3）防治原则　正确处理伤口,及时彻底清创、扩创,注射破伤风抗毒素（TAT）紧急预防（先做皮试）,同时接种破伤风类毒素,作为人工免疫。对患者除及早、足量注射破伤风抗毒素或破伤风免疫球蛋白进行治疗外,还可配合采用抗菌治疗。对儿童、民工、军人和其他易受创伤的人群,可用精制破伤风类毒素预防接种。

2. 其他常见厌氧芽孢梭菌　如表 7 - 3 所示。

表 7 - 3　其他常见厌氧芽孢梭菌

菌名	生物学性状	致病性与免疫性	防治原则
产气荚膜梭菌	革兰氏阳性粗大杆菌,芽孢呈椭圆形,位于菌体次末端,有荚膜	经厌氧伤口感染。主要致病物质有卵磷脂酶等。可引起气性坏疽、食物中毒和坏死性肠炎等	早期彻底清创,消除厌氧环境,使用多价抗毒素和大剂量青霉素治疗。高压氧舱疗法有一定的效果
肉毒梭菌	革兰氏阳性粗短杆菌,芽孢呈"网球拍"状	污染食品,在厌氧环境中大量繁殖,产生肉毒毒素。人因误食毒素而发生食物中毒	加强食品卫生管理和监督,迅速大量注射多价抗毒素治疗

（四）分枝杆菌属

分枝杆菌属中的细菌是一类细长略弯曲的杆菌,因繁殖时有分枝生长趋势而得名。用抗酸染色法可使其染上红色,故又称抗酸杆菌。对人致病的有结核分枝杆菌和麻风分枝杆菌,它们分别是结核病和麻风病的病原菌。

结核分枝杆菌简称结核杆菌,所致结核病以肺结核最多见。近年来因吸毒、酗酒和艾滋病等问题,结核病的疫情有明显上升态势,重新成为人们关注的公共卫生问题。

1. 生物学性状　本菌呈细长、略弯曲的抗酸杆菌（图 7 - 10）。专性需氧,生长缓慢。有较强的抗干燥和抗酸碱的能力,对湿热（62～63℃,15 min）、紫外线和 75％乙醇敏感,易发生形态、毒力和耐药性变异。

2. 致病性　结核分枝杆菌不产生内、外毒素和侵袭性酶。其

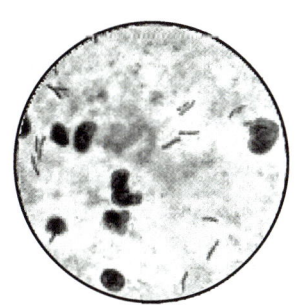

图 7 - 10　结核分枝杆菌

致病性与细菌在组织细胞内大量繁殖引起炎症、菌体成分及其代谢产物的毒性和机体对菌体成分(脂质、蛋白质等)产生的免疫损伤有关。

本菌通过呼吸道、消化管和破损的皮肤黏膜进入易感机体,侵犯多种组织器官,引起相应的结核病。儿童受感染后多表现为原发感染,引起渗出性炎症。随着抗结核特异性免疫的建立,原发感染大多可经纤维化和钙化而自愈。成年人感染多由原发病灶中潜伏的结核分枝杆菌引起,也可由外界侵入的结核分枝杆菌感染,称为继发感染。临床主要表现为慢性肉芽肿性肺炎,可形成结核结节、纤维化或干酪样坏死。

抗结核的免疫属传染性免疫(有菌免疫),细胞免疫与迟发型超敏反应可同时发生,故常用结核菌素试验来测定机体对结核分枝杆菌有无超敏反应,以判定机体有无抗结核的免疫力。

3. 微生物学检查 根据不同的感染部位采取相应标本做直接涂片染色显微镜检查。必要时可进行分离培养、动物实验或免疫学检测,以协助诊断。

4. 防治原则 对结核菌素试验阴性的儿童和新生儿接种卡介苗,进行特异性预防。常用治疗药物有链霉素、异烟肼、利福平等,为防止产生耐药菌株,多采用联合用药的方法治疗。

四、其他原核细胞型微生物

衣原体

(一) 衣原体

衣原体为革兰氏阴性病原体,是一类能通过细菌滤器、专性细胞内寄生并有独特发育周期的原核细胞型微生物。其共同特征包括:革兰氏阴性,呈圆形或卵圆形,有细胞壁,行二分裂繁殖,含有 DNA 和 RNA 两类核酸,对多种抗生素敏感。

衣原体因缺乏代谢所需的能量来源,所以必须依赖宿主细胞提供的能量才能进行发育。在发育周期中能形成具有感染性的原体和无感染性的始体。原体呈小球形颗粒,经吞饮方式进入易感细胞内,逐渐发育、增大成为始体,始体体积稍大,代谢活泼,以二分裂方式繁殖,在空泡内增殖成许多子代原体,称为包涵体。最后,成熟的子代原体从宿主细胞中释放,重新感染新的易感细胞,开始新的发育周期。整个发育周期需 48～72 h(图 7-11)。

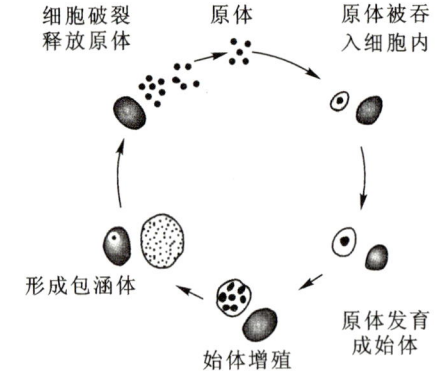

图 7-11 衣原体的发育周期

衣原体耐寒、怕热,对常用消毒剂敏感,在 56～60℃ 中仅存活 5～10 min,0.1% 甲醛溶液、0.5% 苯酚 30 min 及 75% 乙醇 0.5 min 可将其杀死。衣原体对红霉素和四环素等抗生素敏感。

衣原体广泛寄生在人类、鸟类及哺乳动物体内,仅少数致病,如沙眼衣原体、肺炎衣原体等。衣原体通过微小损伤进入机体,经吸附、细胞吞饮作用再进入易感细胞内繁殖,产生不耐热的内毒素,引起细胞溶解破坏而致病。

常见引起人类疾病的衣原体,如表 7-4 所示。

表 7 - 4　常见引起人类疾病的衣原体

种类	亚种	传播途径	所致疾病
沙眼衣原体	沙眼生物亚种	眼-眼、眼-手-眼 性接触 手-眼或间接接触 产道	沙眼、包涵体结膜炎、脓漏眼 非淋菌性泌尿生殖道感染(尿道炎、阴道炎等) 包涵体结膜炎 新生儿化脓性结膜炎(包涵体性脓漏眼)
	性病淋巴肉芽肿亚种	性接触	化脓性淋巴结炎、慢性淋巴肉芽肿
肺炎衣原体		呼吸道	肺炎、支气管炎、咽炎、心包炎等

(二) 支原体

支原体肺炎

支原体是一类无细胞壁、具有高度多形性、能通过滤菌器、可在人工培养基上繁殖的，含有 DNA 和 RNA 最小的原核细胞型微生物。

支原体多呈球形和丝状，吉姆萨染色呈淡紫色。营养要求较高，主要以二分裂方式繁殖，生长缓慢，典型菌落呈"油煎蛋"样微小菌落；抵抗力弱，耐寒、怕热，多在 45℃，15～30 min 被灭活，对干燥和阻碍蛋白质合成的强力霉素、氯霉素和红霉素敏感。

支原体在细胞外寄生，很少侵入血液及组织，致病性较弱。支原体黏附细胞的特性是引起感染的先决条件。通过从细胞膜获取脂质和胆固醇，释放有毒代谢产物，如 H_2O_2、NH_3 等，损伤细胞膜或毒害细胞。

对人致病的支原体主要是肺炎支原体，其可经飞沫感染，引起支原体肺炎，病理变化以间质性肺炎为主，故又称原发性非典型肺炎。溶脲脲原体、人型支原体和生殖器支原体现被列为性传播疾病的病原体，在一定的条件下通过性接触或产道传播，引起非淋菌性泌尿生殖道感染、流产和不育症。

(三) 立克次体

立克次体

立克次体是一类严格细胞内寄生、生物学性状与细菌类似的原核细胞型微生物。所致立克次体病多为自然疫源性疾病，人类多因节肢动物叮咬吸血而感染。

大多数立克次体是人畜共患病的病原体，以吸血节肢动物为寄生和贮存宿主，或同时为传播媒介，形态多为球杆状，革兰氏染色阴性，大小介于细菌与病毒之间，专性细胞内寄生，以二分裂法繁殖，含 DNA 和 RNA 两种核酸，对多种抗生素敏感。

人类感染立克次体主要经吸血节肢动物，如虱、蚤、蜱、螨的叮咬或粪便污染伤口，或经呼吸道、消化管等途径侵入，在细胞质或细胞核内增殖，产生内毒素和磷脂酶 A，导致细胞中毒，引起血管内皮细胞大量增生，血栓形成和血管壁坏死等，并伴有全身实质性脏器血管周围的广泛病变。病后机体以细胞免疫为主。

常见对人致病的立克次体，见表 7 - 5。

表 7-5　常见对人致病的立克次体

病原体	所致疾病	媒介昆虫	贮存宿主
普氏立克次体	流行性斑疹伤寒	人虱	人
斑疹伤寒立克次体	地方性斑疹伤寒	鼠蚤	鼠类
恙虫病立克次体	恙虫病	恙螨	野鼠

预防立克次体病主要以控制和消灭贮存宿主和媒介节肢动物为主,加强个人防护。常用氯霉素、环丙沙星、强力霉素等抗生素治疗。

(四) 螺旋体

螺旋体
螺旋体是一类细长、柔软、呈螺旋状、运动活泼的原核细胞型微生物。其基本结构与细菌相似。分布广泛,种类繁多。根据螺旋体的大小、螺旋数目、规则程度和螺旋的间距等,可分 2 科 7 属,其中密螺旋体属、疏螺旋体属和钩端螺旋体属能引起人类相关疾病(表 7-6)。

表 7-6　螺旋体的主要分类及所致疾病

科	属	所致疾病
螺旋体科	密螺旋体属	梅毒、雅司病、品他病
	疏螺旋体属	回归热、莱姆病
钩端螺旋体科	钩端螺旋体属	钩端螺旋体病

1. 生物学性状　螺旋体具有细胞壁、原始核质,含有 RNA 与 DNA 两种核酸,以二分裂方式繁殖。经镀银染色后,菌体呈棕褐色(图 7-12);用暗视野显微镜可观察其运动状态。

密螺旋体螺旋细密、规则、数目较多,两端尖直,但不能在无活细胞的人工培养基中生长繁殖。疏螺旋体螺旋稀疏且不规则,呈波状,有些能在高营养、微需氧、35℃的环境中生长繁殖。钩端螺旋体的螺旋较密螺旋体更多、更细密而规则,一端或两端弯曲成钩状,能在人工培养基上经28～30℃培养,缓慢生长。

螺旋体对热、化学消毒剂均较敏感,56℃、5 min(钩端螺旋体60℃、1 min)即可被杀死。螺旋体对抗生素和砷剂普遍敏感。

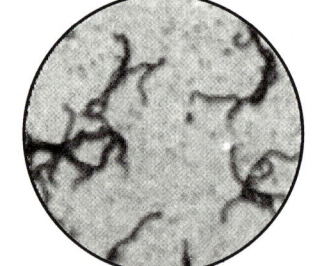

图 7-12　钩端螺旋体

2. 致病性与免疫性

(1) 钩端螺旋体　所致疾病称钩端螺旋体病(简称钩体病),是一种人畜共患的传染病。鼠、猪为其主要的贮存宿主,感染后呈带菌状态。钩端螺旋体在宿主的肾中繁殖,并随尿排出,污染水源和土壤,人接触疫水(土)后经皮肤感染,也可经胎盘垂直感染胎儿,引起流产。

钩体病的临床表现较复杂,起病初期多有寒战、高热、全身酸痛、乏力、眼红、腿痛、淋巴结肿大等症状和体征,继之出现全身毛细血管损害及肺、肝、肾等脏器损伤与功能障碍,临床表现相差甚大,重者可致死亡。病后可获得对同型钩端螺旋体的持久免疫力。临床首选青霉素进行治疗。

(2) 梅毒螺旋体　属密螺旋体,所致梅毒是重要的性传播疾病之一。人是唯一的传染源,主要经性接触感染,引起获得性梅毒,也可经胎盘垂直感染胎儿,引起胎传梅毒。

获得性梅毒在临床上分为 3 期:Ⅰ期梅毒主要表现为外生殖器无痛性硬下疳;Ⅱ期梅毒主要表现为全身皮肤、黏膜梅毒疹、淋巴结肿大等;Ⅲ期梅毒多发生于感染后 2 年或更长时间,主要表现为皮肤黏膜溃疡坏死及内脏器官慢性肉芽肿,重者可侵犯中枢神经系统和心血管,引起动脉瘤、脊髓结核和全身麻痹。Ⅰ、Ⅱ期梅毒传染性强,破坏性小,可自行消退,反复发作。

梅毒的免疫与感染同时存在,以细胞免疫为主。梅毒确诊后应及早使用青霉素等进行彻底治疗。

五、真菌

(一) 真菌概述

真菌是一群有典型细胞核和完善细胞器的、不含叶绿素且无根、茎、叶分化的真核细胞型微生物。

真菌在自然界分布广泛,种类繁多,大多数真菌对人有益无害,可被人们用来酿酒、制酱、生产抗生素和酶等。能引起人类疾病的真菌占总数的 0.1% 左右。

1. 生物学性状 真菌的形态结构复杂,分单细胞真菌与多细胞真菌。

(1) 形态与结构 单细胞真菌呈圆形或卵圆形,外形类似于细菌,菌体较大,以出芽方式繁殖,芽生孢子成熟后脱落成独立个体,如酵母菌、新型隐球菌、白假丝酵母菌(白念珠菌)等。多细胞真菌由菌丝和孢子组成,菌丝交织成团,故又称为丝状菌或霉菌。菌丝是由孢子长出的芽管逐渐延长而成;孢子是真菌的繁殖结构。真菌菌丝和孢子的形态因菌而异,常作为鉴别真菌的重要依据。

(2) 培养特性 真菌营养要求低,易于培养,最适 pH 为 4.0~6.0,最适温度为 22~28℃。少数深部感染的真菌需 37℃,生长缓慢,培养 1~4 周才能形成典型菌落。

(3) 抵抗力 真菌对干燥、日光、紫外线及一般化学消毒剂均有较强的抵抗力。但不耐热,60℃、1 h 可被杀死。对常用抗生素不敏感,故临床上采用能抑制或杀灭真菌的两性霉素 B、克霉唑、酮康唑等药物治疗真菌感染性疾病。

2. 真菌与疾病的关系

(1) 致病性真菌感染 多为外源性真菌,可引起皮肤、皮下和全身各组织器官病变。皮肤癣菌易在角质层内繁殖,通过机械刺激和代谢产物作用,引起局部炎症病变,如体癣、头癣、甲癣等。深部真菌被吞噬细胞吞噬,在细胞内繁殖,引起组织慢性肉芽肿性炎症及组织坏死。

(2) 条件致病性真菌感染 主要由一些内源性真菌引起,常发生于机体局部或全身免疫力低下及菌群失调时,如白假丝酵母菌病等。

(3) 真菌超敏反应性疾病 这类真菌本身并不致病,但经皮肤黏膜接触或呼吸道、消化管进入人体,可引起各类超敏反应性疾病,如荨麻疹、接触性皮炎、过敏性鼻炎等。

(4) 真菌性中毒 某些真菌能产生毒素,被人误食后引起急性或慢性中毒,如误食毒蘑菇所产生的中毒症。误食毒素或被真菌污染的食品所引起的病变因毒素而异,有引起肝、肾损害的,也有引起神经系统或血液系统损害的,主要临床表现各不相同。

(5) 真菌毒素与肿瘤 真菌毒素具有致癌作用现已得到证实,如黄曲霉毒素可诱发肝癌。

3. 微生物学检查 浅部真菌感染可取病变部位皮屑、毛发、指(趾)甲屑等标本直接显微镜检查或分离培养;深部真菌感染多用免疫学方法检测。

4. 防治原则 注意清洁卫生,防止真菌污染、孳生,避免与患者或污染物品接触,增强机体免疫力。临床治疗常选用两性霉素 B、酮康唑等药物。

(二) 常见病原性真菌

常见病原性真菌如表 7-7 所示。

表 7-7 常见病原性真菌

名称	形态结构	致病性
皮肤癣真菌	多细胞真菌	主要侵犯皮肤、毛发、指(趾)甲,引起癣病,如体癣、头癣等
白假丝酵母菌	单细胞真菌,有假菌丝及厚膜孢子	内源性条件致病性真菌。多在免疫力下降或菌群失调等情况下引起皮肤黏膜、内脏器官感染。如鹅口疮、阴道炎等
新型隐球菌	单细胞真菌,有厚荚膜	主要经呼吸道感染,引起肺或脑急性、亚急性或慢性感染
黄曲霉菌	多细胞真菌	污染花生、玉米、大米等,产生黄曲霉毒素,被人误食后可引起中毒性肝炎、肝硬化、肝癌等

六、病毒

(一) 病毒概述

病毒概述

病毒是一类个体微小、结构简单、仅含单一核酸(DNA 或 RNA)型的非细胞型微生物,其必须在活的易感细胞内以复制方式增殖。

病毒在自然界分布十分广泛。动物、植物、细菌和真菌体内均有病毒寄生。人类所患传染病有 75% 以上是由病毒所致。随着科学技术的发展,新的病毒不断被发现。目前,病毒对人类的危害远大于其他病原生物,有些病毒还与肿瘤的发生密切相关,对于病毒感染性疾病的防治,人工免疫仍然是目前的主要方法。

1. 病毒的基本性状

病毒的结构

(1) 病毒的大小与形态 病毒体积微小,以纳米(nm,1 nm＝1/1 000 μm)作为测量单位。其大小一般为 50～250 nm,必须用电子显微镜将其放大数千至数百万倍才能看见。病毒的形态多种多样,引起人和动物疾病的病毒多数为球形或近似球形,少数为砖块状、弹头状(图 7-13)。

(2) 病毒的化学组成与结构 病毒的基本结构由核心和衣壳组成。少数病毒外表面还有一层包膜包绕(图 7-14)。

1) 核心 由核酸组成,一种病毒只含有一种核酸(DNA 或 RNA),可依此分为 DNA 病毒与 RNA 病毒两大类。核酸是控制病毒的形态、遗传、变异、增殖和感染的遗传物质。

2) 衣壳 为包绕在核心外的一层蛋白质结构,由许多蛋白质亚单位(多肽链)构成的壳粒组成。衣壳的主要功能是保护核酸,并能吸附于易感细胞表面受体,引起感染;此外,衣壳还具有抗原性,可刺激机体产生免疫应答。

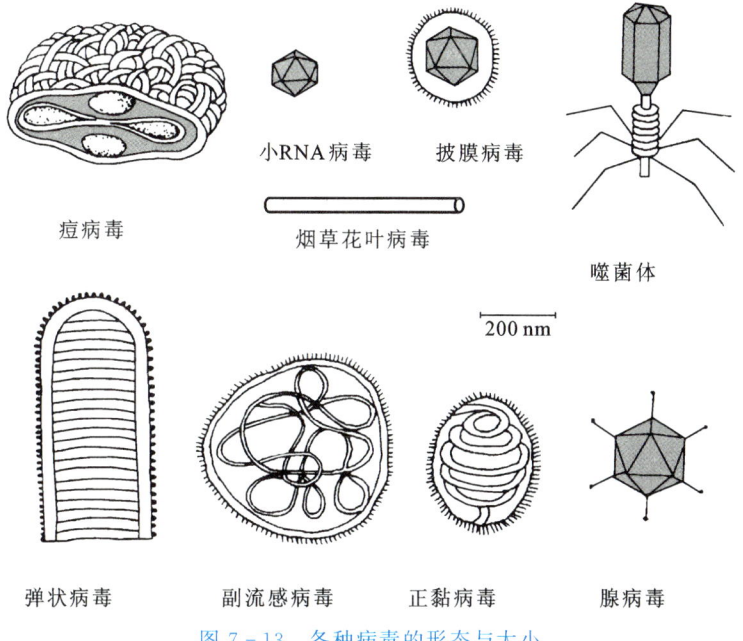

小RNA病毒   披膜病毒

痘病毒

烟草花叶病毒

噬菌体

200 nm

弹状病毒   副流感病毒   正黏病毒   腺病毒

图 7-13   各种病毒的形态与大小

3）包膜   是少数病毒衣壳外的一层由脂质、蛋白质和糖类组成的膜状结构。是某些病毒在复制成熟过程中，以出芽方式穿过宿主细胞膜或核膜时获得的，含有宿主细胞膜成分和病毒的糖蛋白成分。包膜表面有许多呈放射状向外突起的钉状物，称为刺突或包膜子粒。包膜对衣壳有保护作用，具有抗原性，与病毒的致病性和免疫性有关。

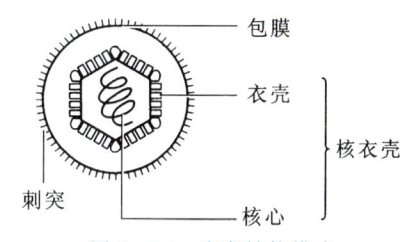

图 7-14   病毒结构模式

（3）病毒的增殖与干扰现象

1）病毒的增殖   由于病毒缺乏增殖所需的酶系统，故只能在活的易感细胞内进行增殖，由宿主细胞为其提供病毒增殖所需的酶、原料、能量与场所，以病毒核酸分子为模板进行复制增殖。其基本过程可依次分为几个阶段：吸附、穿入、脱壳、生物合成、组装成熟与释放。病毒在宿主细胞内复制的过程中，可破坏细胞的正常代谢，使细胞受损、崩解，释放大量子代病毒；有些以出芽方式释放子代病毒，并获得宿主细胞膜或核膜成分。

2）病毒的干扰现象   两种病毒感染同一细胞时，可发生一种病毒抑制另一种病毒增殖的现象，称为病毒的干扰现象。病毒的干扰现象能阻止、中断发病，也可使感染终止，导致机体康复。

（4）病毒的抵抗力   病毒受外界理化因素作用后失去感染性，称为病毒灭活。大多数病毒耐寒、怕热，50～60℃、30 min 或 100℃ 数秒钟内即被灭活。对紫外线、X 射线、甲酚（来苏水）、高锰酸钾、漂白粉、75％乙醇等均很敏感。有包膜的病毒对乙醚等脂溶剂敏感。现有抗生素对病毒无抑制和杀灭作用，而一些中草药，如板蓝根、大青叶等对某些病毒则有一定的抑制作用。

病毒还具有抗原性变异和毒力变异等特性，可形成新的病毒变异株，引起疾病的流行。如流感病毒可因抗原性变异引起流感广泛流行。

2. 病毒的感染与免疫

（1）病毒的感染　病毒侵入体内增殖并与机体相互作用的过程称为病毒的感染。病毒的感染方式和途径可分为水平传播和垂直传播。

1）水平传播　病毒在人群中不同个体之间的传播称水平传播。其传播途径和方式与细菌相同，可经皮肤、呼吸道、消化管、血液、性接触和媒介昆虫叮咬等途径传播。如 SARS 冠状病毒经呼吸道传播，乙型肝炎病毒主要经血液传播。

2）垂直传播　病毒通过胎盘或产道由母体传给胎儿或新生儿的方式称为垂直传播。如风疹病毒、乙型肝炎病毒等。

（2）病毒的致病作用　病毒在宿主细胞内迅速大量复制增殖，干扰细胞的正常代谢，破坏溶酶体释放出溶酶体酶，直接引起细胞损伤、坏死或溶解。病毒性抗原也可在体内诱发免疫病理反应，导致组织细胞损伤；人类免疫缺陷病毒（HIV）还能感染破坏 $CD4^+$ T 淋巴细胞，引起获得性免疫缺陷综合征（AIDS，艾滋病）。

（3）抗病毒免疫　机体抗病毒免疫与抗细菌免疫基本相同，但由于病毒具有严格的细胞内寄生性，所以又具有自身的特点。机体的非特异性免疫对病毒的感染均有一定的防御作用，其中最为重要的有干扰素、NK 细胞和单核巨噬细胞等。特异性免疫中的抗病毒抗体，可直接中和病毒，阻止病毒吸附易感细胞，并能通过多种途径清除病毒；细胞免疫是抗病毒免疫中的主要力量，致敏淋巴细胞可直接破坏病毒感染细胞，并能释放干扰素、肿瘤坏死因子等，参与破坏受病毒感染的细胞。

3. 防治原则

目前，对病毒性疾病的治疗还缺乏特效的药物，提高人群免疫力仍然是控制病毒性疾病的主要手段。接种病毒疫苗可使机体产生获得性免疫力，能有效预防病毒的感染，如乙肝疫苗、狂犬病疫苗、乙脑疫苗等。此外，还有亚单位疫苗、基因工程疫苗、DNA 疫苗等。用于紧急预防的人工被动免疫制剂有免疫血清、丙种球蛋白、转移因子等。

流感病毒

临床治疗病毒性疾病可使用阿昔洛韦、金刚烷胺、拉米夫定、干扰素及干扰素诱生剂等。中草药中的板蓝根、大青叶、大黄等对某些病毒性疾病也有一定的疗效。

（二）常见病毒

1. 流行性感冒病毒

简称流感病毒，属于呼吸道病毒，是一种球形或丝状有包膜的 RNA 病毒。流感病毒结构由内向外分为 3 层：① 内层为核心，由核蛋白缠绕的单链 RNA 组成，呈螺旋对称形结构；每个 RNA 片段结合有 RNA 多聚酶，分别控制编码病毒的各种蛋白。② 中层为病毒的基质蛋白（M 蛋白），具有维持病毒形态，调控 RNA 多聚酶活性的作用。③ 外层为脂质双层包膜，表面镶嵌着血凝素（HA）和神经氨酸酶（NA）两种刺突，与病毒的感染性有关，并具有抗原性，能诱导机体产生相应抗体中和病毒（图 7-15）。

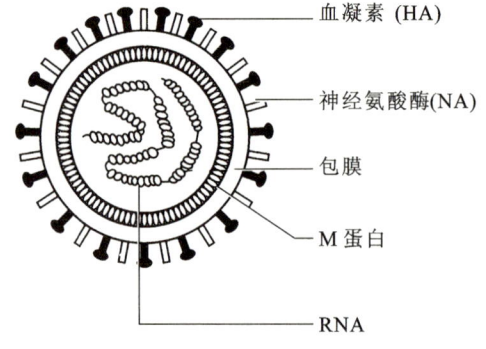

图 7-15　流感病毒结构模式

根据核蛋白与 M 蛋白的抗原性不同，可将流感病毒分为甲、乙、丙 3 型。甲型又根据

HA 和 NA 抗原性不同分为若干个亚型,这些亚型均可从禽类中分离到,但在人间流行的亚型主要是 $H_{1\sim3}$ 与 $N_{1\sim2}$ 所构成的亚型,如 H_3N_2、H_1N_1 型等。近年来,H_5N_1 及 H_9N_2 型禽流感病毒,在世界范围内大肆流行,并感染人类,现已受到医学界的高度关注。甲型流感病毒亚型的形成,与 HA、NA 极易发生抗原性变异有关,迄今已发生过数次重大的变异,变异形成的新亚型病毒都会因人类缺乏相应的免疫力,而造成新型流感大流行。这种抗原性变异是流感病毒最突出的特点,也是流感防治中的关键所在。

流感病毒抵抗力弱,对热(56℃、30 min)、干燥、日光、紫外线、乙醚、甲醛等化学药物比较敏感。

流感病毒是引起流行性感冒(流感)的病原体,多经飞沫侵入呼吸道黏膜,在细胞内增殖,引起细胞变性、脱落,黏膜充血水肿,其毒素样物质可入血引起畏寒、发热、鼻塞、流涕、肌肉酸痛、乏力等症状。受流感病毒感染后,因机体抵抗力较弱,极易继发细菌感染,并发肺炎、中耳炎等。

对于流感的防治,目前仍以预防为主,包括空气消毒,接种流感病毒灭活疫苗或流感病毒亚单位疫苗。治疗尚无特效方法,主要是对症治疗和预防继发性细菌感染,抗病毒药金刚烷胺及中草药板蓝根等有一定的疗效。

2. 肝炎病毒 是一大类以肝细胞为感染细胞,引起病毒性肝炎的病原体。目前,公认的有甲型肝炎病毒(HAV)、乙型肝炎病毒(HBV)、丙型肝炎病毒(HCV)、丁型肝炎病毒(HDV)和戊型肝炎病毒(HEV)。

(1) 甲型肝炎病毒(HAV) 是一种小球形、无包膜的单链 RNA 型病毒。对脂溶剂、加热(60℃,1 h)及酸(pH 3.0)处理有较强的抵抗力,但经加热 100℃、5 min,或 70% 乙醇处理,或紫外线照射 1 min 可被灭活。

HAV 是引起甲型肝炎的病原体。患者和无症状病毒携带者是重要的传染源。主要经粪-口途径传播,先在肠黏膜和局部淋巴组织增殖,再经血流至肝细胞内增殖致病。患者可表现为全身不适、发热、乏力、皮肤和巩膜黄染、肝大并有压痛等症状。一般 4 周内可恢复健康,预后好,不转为慢性肝炎。

通过检测甲型肝炎病毒抗体(抗-HAV)可协助早期诊断。

注意饮食卫生、接种减毒甲型肝炎活疫苗可有效地预防甲型肝炎;注射丙种球蛋白可提高机体的免疫力,防止发病或减轻临床症状。

(2) 乙型肝炎病毒(HBV)

1) 形态与结构 完整的 HBV 为球形,直径 42 nm,又称大球形颗粒或 Dane 颗粒,具有双层衣壳,核心由双链环状的 DNA 和 DNA 多聚酶组成,具有传染性。小球形颗粒和管形颗粒由 HBV 表面抗原(HBsAg)组成,直径 22 nm,无传染性,为不完整的病毒颗粒(图 7-16)。

2) 抗原组成 HBV 抗原组成较为复杂,表面抗原(HBsAg)存在于上述 3 种颗粒表面,从乙型肝炎患者血清中可以检出,是 HBV 感染的主要标志。该抗原刺激机体产生的保护性抗体(抗-HBs)具有防御 HBV 感染的作用;核心抗原(HBcAg)存在于乙型肝炎病毒颗粒的内层衣壳上和受感染的肝细胞核内,外周

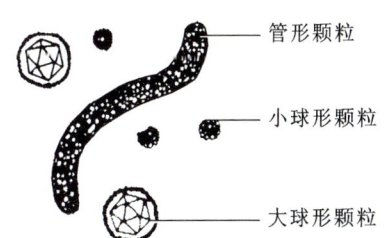

图 7-16 HBV 的 3 种颗粒模式

血中不易检出,刺激机体所产生的抗体(抗-HBc)对机体无保护作用,若检出抗-HBc(IgM)则可提示 HBV 在肝细胞内正处于复制状态;e 抗原(HBeAg)是 HBcAg 肽链的一部分,为可溶性蛋白质,游离于血清中,与病毒体和 DNA 聚合酶出现的时间一致,可作为体内有 HBV 复制及血清具有高度传染性的指标,刺激机体产生的抗体(抗-HBe)出现,提示疾病预后良好。

3) 抵抗力 HBV 抵抗力较强,对低温、干燥、紫外线、70%乙醇均不敏感。但高压蒸汽灭菌法、加热(100℃、10 min)、环氧乙烷、0.5%过氧乙酸等可使 HBV 灭活。

4) 致病性与免疫性 HBV 的传染源主要是患者和无症状的 HBV 携带者,主要通过血液(输血、注射、外科手术、针刺等)传播,性接触和日常生活密切接触也能传染,HBsAg 阳性的母亲还可经胎盘或产道垂直传染胎儿和新生儿。

HBV 侵入机体后在肝细胞内复制增殖,诱使肝细胞膜表面表达 HBV 的各种抗原,引起肝细胞表面抗原发生改变,从而刺激机体产生特异性的细胞免疫和体液免疫应答,导致肝细胞损伤破坏。其破坏的范围和程度,取决于病毒的数量、毒力和机体免疫应答的强弱程度,因此乙型肝炎的临床表现及转归各不相同,可表现为无症状携带病毒状态、急性乙型肝炎、慢性乙型肝炎、急性重型肝炎,甚至转变为肝硬化和肝癌。

机体对 HBV 的免疫效应,既可导致免疫病理损伤,又可清除病毒。HBV 感染后,机体所产生的抗-HBs 具有中和病毒的作用,可以清除细胞外病毒以防 HBV 再感染;而清除细胞内的病毒,则有赖于细胞免疫、干扰素和 NK 细胞的作用。

5) 微生物学检查 目前,主要采用血清学检查方法,常用酶联免疫吸附试验(ELISA)和放射免疫法(RIA)检测患者血清中的 HBV 抗原抗体(俗称"两对半"),经综合分析检测结果协助诊断(表 7-8)。

表 7-8 HBV 抗原、抗体检测结果及临床分析

HBsAg	HBeAg	抗-HBs	抗-HBe	抗-HBc (IgM)	抗-HBc (IgG)	结果分析
+	−	−	−	−	−	HBV 感染者或无症状携带者
+	+	−	−	+	−	急性或慢性乙型肝炎(俗称"大三阳")
+	−	−	+	−	+	急性感染趋于恢复(俗称"小三阳")
+	+	−	−	+	+	急性或慢性乙型肝炎、无症状携带者
−	−	+	+	−	+	乙型肝炎恢复期
−	−	+	−	−	−	既往感染或接种过乙型肝炎疫苗
−	−	−	−	−	+	既往感染

6) 防治原则 采取以切断传播途径为主的综合措施是预防乙型肝炎的重要手段。如严格筛选献血人员,严格消毒灭菌医疗器械,防止医源性传播;加强对育龄妇女 HBsAg 的检测,阻断垂直传播途径;开展 HBsAg 普查,加强对无症状 HBsAg 携带者的检出和治疗,减少传染源;对医务人员、儿童等高危人群注射乙型肝炎疫苗是最有效的预防方法。乙型肝炎免疫球蛋白(HBIg)可用于紧急预防。乙型肝炎的治疗至今尚无特效方法,目前采用广谱抗病毒药,如中草药、干扰素、阿糖腺苷等,进行综合治疗,有一定的疗效。

（3）其他肝炎病毒　如表7-9所示。

表 7-9　其他肝炎病毒

病毒名称	形态	核酸类型	传播途径	致病性	诊断依据	防治原则
HCV	球形,有包膜	单链 RNA	血源、垂直	丙型肝炎、输血后肝炎	抗-HCV（IgM）、HCV-RNA	严格筛选献血人员;干扰素有一定疗效
HDV	球形,无包膜	单链 RNA	血源、接触	丁型肝炎（须以 HBV 感染为基础）	抗-HDV、HDV-Ag、HDV-RNA	接种乙型肝炎疫苗
HEV	球形,无包膜	单链 RNA	粪-口途径	戊型肝炎	抗-HEV（IgM）	切断传播途径

3. HIV　是获得性免疫缺陷综合征的病原体。

HIV 呈球形,直径100～120 nm,单链 RNA,内含反转录酶、核酸内切酶、整合酶等,其 RNA 被包绕于内层衣壳中,形成圆柱形类核,再被外层衣壳包绕;最外层是包膜,包膜上嵌有由病毒编码的外膜蛋白(gp120)和跨膜蛋白(gp41)所组成的黏附性糖蛋白刺突,它们除与病毒感染细胞有关外,还具有高度的抗原性变异,易逃避免疫系统的识别与清除,致 HIV 长期潜伏在体内。此外,也为研制 HIV 疫苗带来困难。

艾滋病

HIV 的抵抗力较弱,加热(56 ℃、10 min)、0.1%漂白粉、70%乙醇等常用化学消毒剂均可灭活病毒。按照 WHO 标准,HIV 的消毒与彻底灭活必须煮沸(100 ℃、20 min)或高压蒸汽灭菌。

AIDS 的传染源是 AIDS 患者和 HIV 携带者,病毒存在于其血液、精液和阴道分泌液等体液中,主要通过3种方式传播:① 同性或异性间性行为;② 输入带有 HIV 的血液、血制品,器官或骨髓移植,人工授精,静脉药瘾者共用污染的注射器及针头;③ 母婴垂直传播。

HIV 可选择性侵犯 CD4$^+$T 细胞(辅助性 T 细胞)、单核巨噬细胞和神经小胶质细胞等,病毒潜伏于这些细胞内呈低度增殖,损害细胞的免疫及其他功能,当机体受到某些病原生物感染等刺激时,则激发潜伏的 HIV 大量增殖,引起 CD4$^+$T 细胞大量死亡,单核吞噬细胞和 B 细胞免疫功能受损,造成以细胞免疫缺陷为主的获得性免疫缺陷综合征。患者极易继发病毒、细菌、真菌和原虫的感染,或因机体免疫监视功能减低而继发各种肿瘤,成为 AIDS 直接致死的原因。

微生物学检验多用酶联免疫吸附试验(ELISA)或免疫荧光法检测 HIV 抗体,作为 HIV 感染的标志。对 AIDS 的防治目前尚无特效的方法。

4. 其他常见病毒　如表7-10所示。

表 7-10　其他常见病毒

病毒名称	传播途径	所致疾病	防治原则
麻疹病毒	呼吸道	麻疹	接种麻疹减毒活疫苗
腮腺炎病毒	呼吸道	流行性腮腺炎	接种腮腺炎疫苗
风疹病毒	呼吸道	风疹、先天性风疹综合征	接种风疹减毒活疫苗
SARS 冠状病毒	呼吸道	SARS	尚无特异性防治方法

续表

病毒名称	传播途径	所致疾病	防治原则
脊髓灰质炎病毒	消化管	小儿麻痹症	口服脊髓灰质炎减毒活疫苗
乙型脑炎病毒	蚊叮咬	流行性乙型脑炎（乙脑）	防蚊灭蚊、接种乙脑疫苗
单纯疱疹病毒	密切接触	齿龈炎、唇疱疹等	治疗用碘苷、阿糖胞苷、阿昔洛
	性接触	生殖器疱疹	韦等
水痘-带状疱疹病毒	呼吸道	水痘、带状疱疹	接种疫苗,治疗用阿昔洛韦
狂犬病毒	狂犬咬伤	狂犬病	接种狂犬病疫苗

复习思考题

1. 名词解释：微生物、病原微生物、正常菌群、消毒、灭菌、病毒、水平传播、垂直传播。
2. 与细菌致病有关的细菌结构和代谢产物有哪些？
3. 试述病毒的结构与化学组成。
4. 列表叙述本节所述常见的病原微生物所致主要疾病及特异性防治措施。

（梁红军）

第二节　人体寄生虫学

一、概述

人体寄生虫学
总论

（一）与人体寄生虫学有关的概念

人体寄生虫学是研究与人体健康有关的寄生虫的形态结构、生命活动规律及寄生虫和人体以及外环境相互关系的一门科学,也是一门医学基础课程。

1. 寄生　两种生物共同生活,其中一方受益,另一方受害的关系称为寄生。

2. 寄生虫　凡长期或暂时性地居住在另一种生物体内或体表获取营养,并造成对方损害的多细胞无脊椎动物和单细胞原生生物称为寄生虫。

3. 宿主　被寄生虫寄生并遭受损害的生物称为宿主。根据寄生虫不同发育阶段所寄生的宿主不同,可将宿主分为终宿主、中间宿主和保虫宿主。

（1）终宿主　指被寄生虫成虫或有性生殖阶段寄生的宿主。

（2）中间宿主　指被寄生虫幼虫或无性生殖阶段寄生的宿主。有两个中间宿主的,按其发育顺序依次称为第一中间宿主、第二中间宿主。

（3）保虫宿主　指某些寄生虫除寄生在人体外,还可寄生于某些脊椎动物体内,这些被寄生的脊椎动物称为保虫宿主或贮存宿主,是重要的传染源。

4. 生活史 寄生虫完成一代生长、发育与繁殖的全过程称为寄生虫的生活史。生活史包括寄生虫侵入宿主的途径、在宿主体内移行及定居、离体方式以及整个发育过程中所需的宿主和传播媒介的种类、内外环境条件等。

5. 感染阶段 寄生虫的生活史中有不同的发育阶段,其中能感染人体的某个发育阶段称为感染阶段或感染期。

6. 带虫者 已感染寄生虫而无临床症状和体征的宿主称为带虫者。带虫者包括受感染的人和动物,在流行病学上,带虫者是重要的传染源。

(二)寄生虫对宿主的危害

寄生虫对宿主的危害主要表现如下。

1. 掠夺营养 寄生虫在宿主体内摄取营养,进行生长发育和繁殖。有些寄生虫不仅直接吸收宿主的营养,还可妨碍宿主吸收营养,导致宿主营养不良。如钩虫吸食血液是引起贫血的主要病因之一。

2. 机械性损伤 寄生虫在体内的移行和定居均可造成宿主组织器官的损伤。如蛔虫幼虫在移行过程中穿破肺部毛细血管和肺泡,引起蛔蚴性肺炎。某些寄生虫若寄生于宿主的眼、心、脑等重要器官,则会致残,甚至致死。

3. 毒素作用与免疫损伤 寄生虫在宿主体内生长发育和繁殖的过程中,所产生的排泄物、分泌物、虫卵,虫体死后的崩解产物等均可对宿主产生毒素作用或免疫病理损伤。如钩虫分泌的抗凝血素,使受损肠黏膜伤口血流不止,造成失血。

寄生虫虫体成分及其代谢产物、排泄物、蜕皮液、绦虫幼虫的囊液等都具有抗原性,在引起机体产生抗寄生虫免疫的同时,也能引起免疫病理损伤,常表现为Ⅰ～Ⅳ型超敏反应。如肠道寄生虫病患者易出现皮肤荨麻疹;血吸虫抗原与宿主体内相应抗体结合形成免疫复合物,可引起肾小球基底膜损伤等。

(三)寄生虫病流行的基本环节

寄生虫病的流行必须具备 3 个基本环节,即传染源、传播途径和易感人群。这 3 个环节在某个地区并存和相互联系时,就会造成寄生虫病的流行。

1. 传染源 指已感染寄生虫的人或动物,包括寄生虫病患者、带虫者和保虫宿主。

2. 传播途径 指寄生虫的感染阶段侵入宿主的过程。人体寄生虫常见的传播途径和方式如下。

(1)经口感染 寄生虫的感染阶段污染食物、饮水等,被人误食而感染,或生食、半生食含有寄生虫感染阶段的食物而感染,如蛔虫、肝吸虫等。

(2)经皮肤黏膜感染 寄生虫的感染阶段经皮肤或黏膜钻入体内而感染,如钩虫、血吸虫等。

(3)经媒介节肢动物感染 某些寄生虫需在节肢动物体内发育至感染阶段,再经节肢动物叮咬吸血感染人体,如丝虫、疟原虫等。

(4)经接触感染 有些寄生于宿主腔道或体表的寄生虫可通过直接接触或间接接触感染人体,如阴道毛滴虫、疥螨等。

（5）经胎盘感染　如弓形虫可随孕妇血液经胎盘感染胎儿。

（6）其他途径　如卡氏肺孢子虫经肺感染；疟原虫还可经输血感染；蛲虫、猪带绦虫还可经自体重复感染。

3. 易感人群　是指那些对某种寄生虫缺乏免疫力或免疫力低下的人。大多数人都属于易感人群，如儿童、老年人及非流行区的人群，一旦进入流行区就更易感染。

此外，生物、自然和社会因素也会对寄生虫病流行产生影响。

（四）防治原则

寄生虫病防治的基本原则是控制寄生虫病流行中的 3 个基本环节。

1. 消除传染源　在流行区普查普治寄生虫病患者、带虫者和保虫宿主，是消除传染源的重要措施。在非流行区，加强疫情监测，控制来自流行区的流动人口，是防止寄生虫病传入和扩散的必要手段。

2. 切断传播途径　加强粪便、水源管理，做好饮食、环境及个人卫生，控制或杀灭媒介节肢动物和中间宿主，是切断寄生虫病传播途径的重要手段。

3. 保护易感人群　进行健康教育，提高防范意识，加强集体与个人的防护，改变生产方式或生活习惯，增强机体免疫力。

二、常见的人体寄生虫

（一）医学蠕虫

蠕虫生活史

蠕虫是一类借肌肉收缩而蠕动的多细胞无脊椎动物，主要包括线虫、吸虫和绦虫等。其中寄生于人体的蠕虫称为医学蠕虫。由医学蠕虫所致的疾病称为蠕虫病。

1. 似蚓蛔线虫（俗称蛔虫）　蛔虫寄生于人体小肠，引起蛔虫病。蛔虫是我国最常见的肠道寄生虫之一。

（1）形态　成虫呈圆柱状，形似蚯蚓，体表光滑。活虫呈粉红色或微黄色，死虫呈灰白色。虫体长 15～35 cm，雌虫较雄虫大。

蛔虫卵分为受精卵和未受精卵。受精卵呈椭圆形，大小为 $(45～75)\mu m \times (35～50)\mu m$，卵壳较厚，卵壳外有一层凹凸不平的蛋白质膜，被胆汁染成棕黄色，卵内含 1 个大而圆的卵细胞。未受精卵内充满大小不等的折光性颗粒。虫卵的形态特征是诊断蛔虫病的重要依据（图 7-17）。

（2）生活史　成虫寄生于人体小肠内，以半消化食物为营养，经雌雄交配后产卵，虫卵随粪便排出体外。受精卵在潮湿、荫蔽、氧气充足和适宜温度（21～30℃）的土壤中发育为感染期虫卵。

人误食感染期虫卵后，在小肠内孵出幼虫，幼虫钻入肠黏膜和黏膜下层小静脉或淋巴管，经肝、右心，到达肺部，穿过肺毛细血管壁进入肺泡，再沿支气管、气管逆行到达咽部，随人的吞咽动作再次进入消化管，在小肠内发育为成虫。自误食感染期虫卵到雌虫产卵需 60～75 天。成虫寿命一般为 1 年左右（图 7-18）。

（3）致病作用　成虫寄居在人体小肠内，通过机械损伤、掠夺营养和毒性作用，引起蛔虫病。

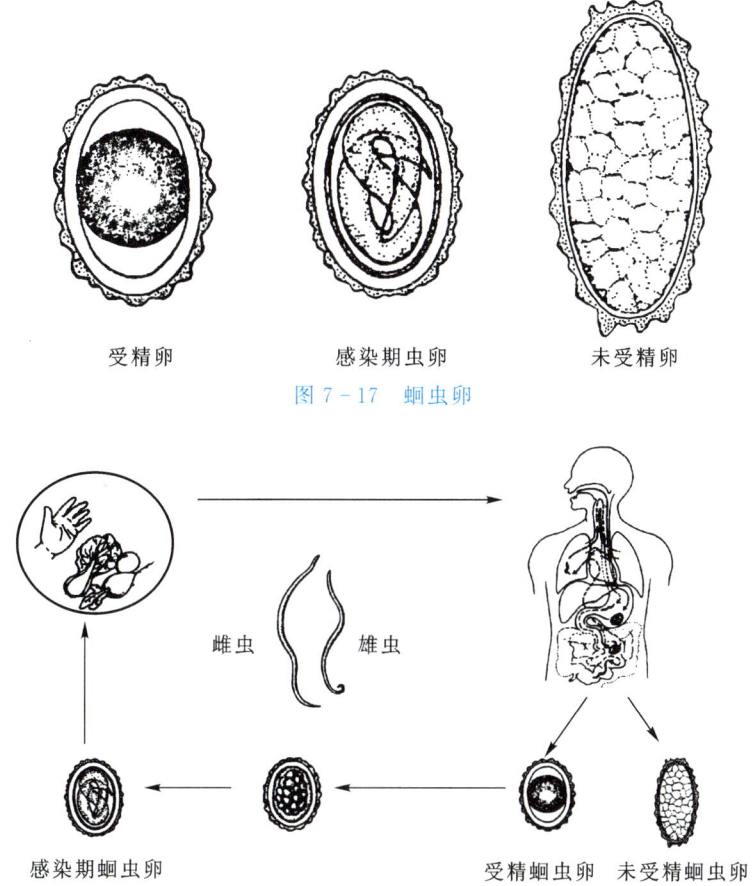

受精卵　　　　　感染期虫卵　　　　　未受精卵

图 7－17　蛔虫卵

雌虫　雄虫

感染期蛔虫卵　　　　　　　受精蛔虫卵　未受精蛔虫卵

图 7－18　蛔虫生活史

临床表现为腹痛、腹泻、消化不良等胃肠道反应及荨麻疹等。儿童重度感染者可影响正常发育。

此外,成虫还有钻孔的习性,可引起并发症,如胆道蛔虫病、肠梗阻,甚至因肠穿孔导致腹膜炎。

（4）实验诊断　从患者粪便中检出虫卵或成虫是确诊蛔虫感染或蛔虫病的主要方法。检查虫卵常用粪便直接涂片法,也可用饱和盐水浮集法,以提高检出率。

（5）防治原则　防治蛔虫感染应加强卫生宣传教育,培养良好的卫生习惯,加强粪便管理,消灭苍蝇、蟑螂等传播媒介,防止虫卵播散;查治患者和带虫者,控制传染源。常用的驱虫药有阿苯达唑、甲苯达唑或伊维菌素等。由蛔虫引起的急腹症以外科手术治疗为主。

2. 十二指肠钩口线虫和美洲板口线虫（俗称钩虫）　钩虫寄生于人体小肠,引起钩虫病,是我国重点控制和消灭的寄生虫病之一。

（1）形态　成虫细小,长约 1 cm,略弯曲,雌虫略大于雄虫。活虫呈肉红色,半透明,死虫呈灰白色。头端有一发达的角质口囊,口囊腹侧前缘有钩齿或板齿。

虫卵呈椭圆形,大小为$(57 \sim 76)\mu m \times (36 \sim 40)\mu m$,卵壳薄、无色透明,卵内含有 2～4 个卵细胞,卵壳与卵细胞之间有明显的空隙（图 7－19）。

钩虫生活史

（2）生活史　两种钩虫的生活史基本相似。成虫寄生于人体小肠上段,以口囊内的钩齿或板齿咬附在肠黏膜上,吸食血液、淋巴液、肠黏膜和脱落的上皮细胞,雌雄交配产

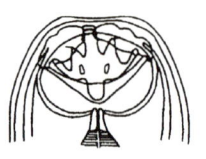 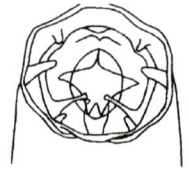 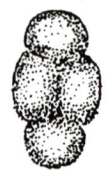

十二指肠钩虫口囊　　　　美洲钩虫口囊　　　　钩虫卵

图 7-19　钩虫成虫口囊与虫卵

卵,虫卵随粪便排出体外,在温暖(25～30℃)、潮湿、荫蔽、氧气充足、疏松的土壤中,孵出杆状蚴,再发育为丝状蚴,又称感染期幼虫。

　　当人体皮肤接触感染期幼虫时,即经皮肤、黏膜钻入体内,再钻入小静脉或淋巴管,随血流经右心到肺,穿过肺部微血管进入肺泡,借呼吸道上皮细胞纤毛运动,沿支气管、气管向上移行到咽,再随宿主的吞咽动作经食管、胃到达小肠,发育为成虫。自丝状蚴钻入至成虫交配产卵需4～6周或更长时间。十二指肠钩口线虫一般可存活7年,美洲板口线虫可存活5～15年(图 7-20)。

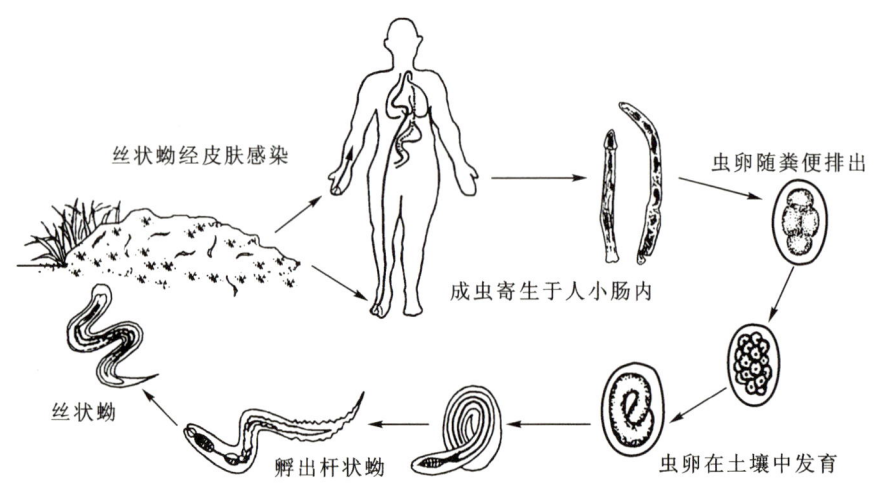

图 7-20　钩虫生活史

　　(3) 致病性　丝状蚴侵入皮肤数分钟后即可引起皮肤奇痒、灼痛,局部出现充血性斑点或丘疹等,称为钩蚴性皮炎。幼虫移行至肺时,可损伤肺毛细血管与肺泡,患者可出现咳嗽、血痰,伴畏寒、发热等症状,称钩蚴性肺炎。这两种炎症均是钩虫病的早期表现。而引起钩虫病的是成虫,成虫以钩齿或板齿咬附在肠黏膜上吸食血液,同时还分泌抗凝血素,阻止血液凝固,导致肠黏膜出血。患者由于长期慢性失血,体内的铁质和蛋白质不断耗损,而表现为头晕、乏力、心悸、气促、皮肤黏膜苍白等缺铁性贫血症状,严重者可致水肿、发育障碍;女性患者则出现闭经、流产等。少数患者还表现喜食生米、生豆、泥土、破布等异常嗜好,称为"异食癖"。

　　(4) 实验诊断　粪便检查虫卵或经钩蚴培养法检出幼虫是确诊钩虫病的依据。常用饱和盐水浮集法,操作简单,检出率高。钩蚴培养法多用于流行病学调查。

　　(5) 防治原则　加强粪便管理并做无害化处理,杀灭虫卵。采取个人防护措施,开展普查、普治,减少传染源。钩蚴性皮炎可用皮肤透热疗法(用53℃热水间歇浸泡患处25 min,或用热毛巾热敷 10 min)处理。常用驱虫药有甲苯达唑、阿苯达唑、伊维菌素等。

3. 班氏吴策线虫和马来布鲁线虫(俗称丝虫) 丝虫是由节肢动物传播的一类寄生虫,因虫体细长如丝而得名。成虫寄生于淋巴系统,引起丝虫病,也是我国重点防治的寄生虫病之一。

(1) 形态 两种丝虫的成虫形态结构相似,虫体细长、体表光滑呈白丝线状,因寄生在淋巴管和淋巴结中而不易见到。

微丝蚴为虫卵在雌虫子宫内直接发育而成的幼虫,是鉴别丝虫种类和诊断的依据(图 7-21)。

(2) 生活史 两种丝虫的生活史基本相似,均需经过幼虫在蚊体(中间宿主)内及成虫在人体(终宿主)内的发育过程(图 7-22)。

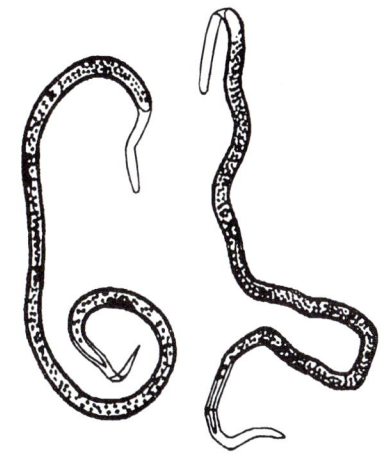

班氏微丝蚴　　马来微丝蚴

图 7-21 班氏微丝蚴与马来微丝蚴

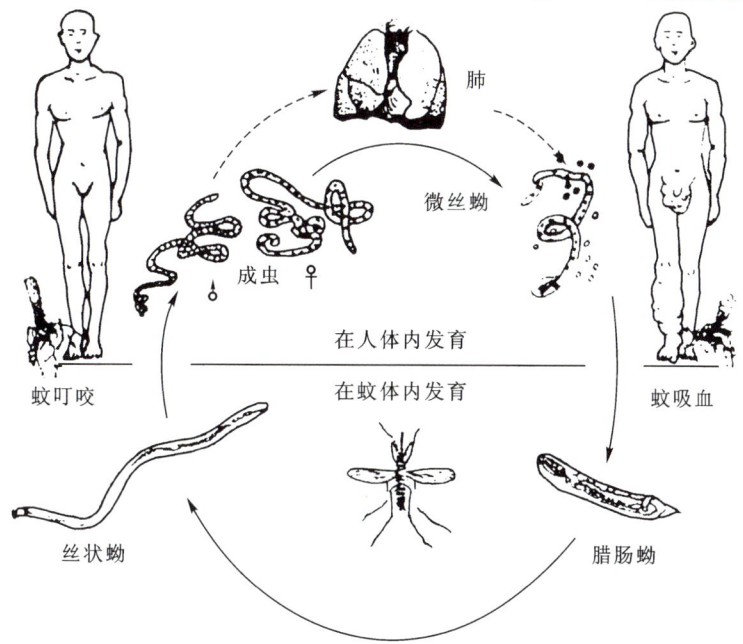

图 7-22 丝虫生活史

当蚊叮吸含微丝蚴患者的血液时,微丝蚴随血进入蚊体,经过腊肠蚴的发育阶段,最后发育为感染期幼虫(丝状蚴),贮存于蚊的下唇,当蚊再叮咬人吸血时,丝状蚴自蚊下唇逸出,经吸血伤口或正常皮肤进入人体。

丝虫生活史

丝状蚴钻入人体皮下组织后,迅速侵入淋巴系统发育为成虫。成虫以淋巴液为食,经雌雄交配产出微丝蚴,微丝蚴随淋巴循环经胸导管进入血液循环。丝状蚴自进入人体到发育为成虫需 2~3 个月,成虫寿命一般为 4~10 年。

微丝蚴经胸导管进入血液循环后,白天滞留于肺毛细血管中,夜晚才出现在外周血中,这种昼伏夜出的现象称为夜现周期性。微丝蚴夜现的高峰时间为 22:00—2:00,但夜现周期性的机制至今尚未阐明。

（3）致病作用　丝虫主要以成虫致病。丝虫病的发生、发展与患者的机体状态、感染程度、重复感染情况、丝虫侵犯的部位及继发感染有关。丝虫寄生于淋巴管和淋巴结中，其虫体的代谢产物、子宫分泌物、死虫及其分解产物等均可对机体产生毒性作用和超敏反应，引起淋巴管炎、淋巴结炎和丹毒样皮炎等。此外，患者常伴有畏寒、发热等全身症状，称为丝虫热。随着病情的不断发展和反复发作，局部可出现增生性肉芽肿，因周围纤维组织增生，引起淋巴管管腔变窄、闭塞，甚至破裂，大量淋巴液流出并淤积于周围组织，形成象皮肿、睾丸鞘膜积液、乳糜尿等。

（4）实验诊断　根据微丝蚴夜现周期性的规律，在午夜前后采取患者血液，涂片染色，用显微镜检查出微丝蚴即可诊断，并可鉴别虫种。也可取新鲜血直接加盖玻片立即显微镜检查，可观察到微丝蚴在血中做蛇形运动的状态。

（5）防治原则　普查、普治患者和带虫者，以减少传染源。常用药物有枸橼酸乙胺嗪（海群生）、呋喃嘧酮等。

4. 日本裂体吸虫（俗称血吸虫）　血吸虫寄生于人体和多种哺乳类动物肠系膜静脉内，引起血吸虫病。在我国，血吸虫主要分布于长江中下游流域及其以南地区。据西汉古尸考证，血吸虫病早在 2 160 多年前就在我国流行，至今仍是我国重点防治的寄生虫病之一。

（1）形态　成虫为雌雄异体，口、腹吸盘位于虫体前端。雄虫乳白色，背腹扁平，粗短，虫体两侧向腹面卷曲，形成抱雌沟；雌虫灰褐色，形似线虫，前细后粗，常居留于抱雌沟内，与雄虫呈合抱状态。

虫卵呈椭圆形，淡黄色，大小为 $(74\sim106)\mu m \times (55\sim80)\mu m$，卵壳薄而均匀，无卵盖，卵壳一侧有一小棘，壳外常附有许多宿主组织残留物，成熟虫卵内含有 1 条毛蚴，毛蚴与卵壳间常可见一些大小不等的油滴状头腺分泌物（图 7-23）。

（2）生活史　成虫寄生于人及多种哺乳动物的门静脉及肠系膜静脉内，以血液为食。雌虫产卵于肠黏膜下静脉末梢内。少部分虫卵循门静脉血回流，沉积于肝组织内，大部分虫卵沉积于肠壁毛细血管中，成熟虫卵内毛蚴分泌的溶组织物质透过卵壳，引起血管及其周围肠壁组织坏死，加之肠蠕动、腹内压及血管内压作用，虫卵随同坏死肠壁组织一起溃入肠腔，随粪便排出体外。不能排出的虫卵则沉积于肝、肠组织中，逐渐死亡、钙化。

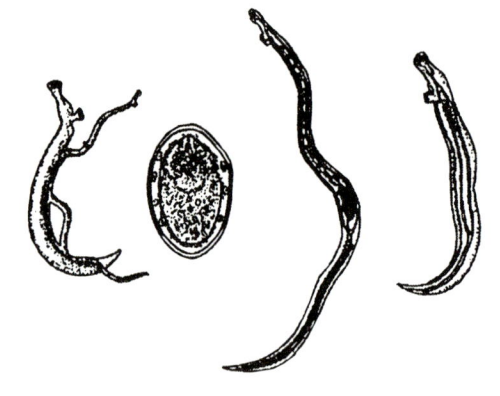

雌雄合抱状态　虫卵　雌虫　雄虫

图 7-23　血吸虫成虫与虫卵

虫卵入水并在适宜条件下孵出毛蚴，毛蚴在水中遇到钉螺，即侵入钉螺内，经两代胞蚴发育增殖，形成大量尾蚴。尾蚴逸出螺体，分布于水面（含尾蚴的水简称疫水）。遇到人或其他哺乳动物时，则钻入皮肤或黏膜，脱去尾部成为童虫。童虫循血流到右心、肺，经体循环到肠系膜动脉，穿过毛细血管进入门静脉，经过一段时间发育，雌雄合抱，性器官发育成熟，再移行到肠系膜静脉及直肠静脉中寄居、交配、产卵。自尾蚴侵入至成虫产卵，约需 24 天。成虫的平均寿命为 4.5 年，最长可活 40 年（图 7-24）。

（3）致病作用 血吸虫以虫卵为主要致病阶段，引起血吸虫病。尾蚴侵入皮肤后，可引起尾蚴性皮炎，局部出现丘疹、瘙痒等，是血吸虫病的早期表现。童虫与成虫致病力较弱，主要引起局部炎症病变，如肺部炎症、静脉内膜炎与静脉周围炎。

虫卵沉积于肝与肠壁血管，卵内成熟毛蚴分泌的可溶性虫卵抗原，可透过卵壳微孔缓慢释放，引起Ⅳ型超敏反应，在局部形成虫卵肉芽肿，再因中心坏死而转变为嗜酸性脓肿，临床表现为畏寒、发热、腹痛、腹泻、肝脾大及嗜酸性粒细胞增多等急性血吸虫病的表现。随着机体免疫力逐渐形成，临床表现渐不明显，有症状者主要表现为间歇性腹泻、肝脾大、贫血、消瘦等。晚期血吸虫病患者因门静脉高压，表现为肝脾大、腹腔积液、食管静脉曲张等，患者多因上消化道大量出血、肝性

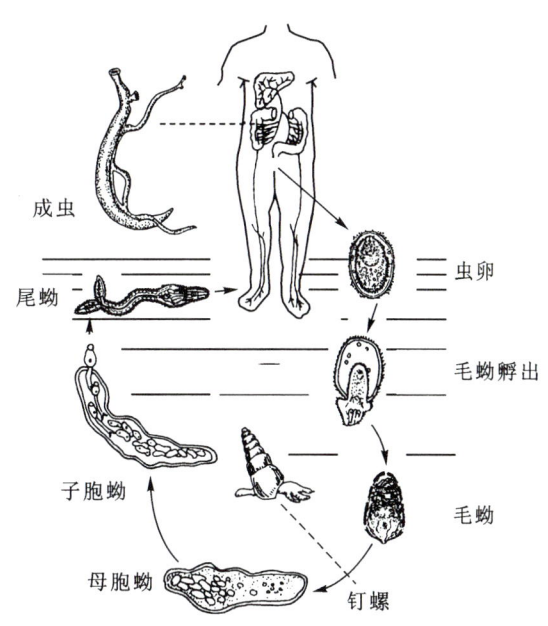

图 7-24 血吸虫生活史

脑病而死亡。儿童重度感染可因腺垂体功能受损，导致生长发育障碍，出现侏儒症。

人和多数哺乳动物对血吸虫易感。宿主初次感染后能产生抗血吸虫再感染的伴随免疫。此外，宿主对沉积于组织中的虫卵也产生免疫病理反应。

（4）实验诊断 常用方法有粪便直接涂片法和毛蚴孵化法，后者检出率较高。免疫学检查可作为辅助诊断，常用方法有皮内试验、尾蚴膜反应、环卵沉淀试验、酶联免疫吸附试验等。

（5）防治原则 ① 消除传染源：对血吸虫病流行区居民和牲畜有计划地进行普查普治，常用治疗药物有吡喹酮、硝硫氰胺等。② 切断传播途径：查灭钉螺是防止血吸虫感染的关键措施。③ 个人防护：减少或避免与疫水直接接触，防止感染。

5. 其他常见医学蠕虫 如表 7-11 所示。

表 7-11 其他常见医学蠕虫

项目	鞭虫	蛲虫	肝吸虫	姜片虫	肺吸虫	猪带绦虫
感染阶段	感染性虫卵	感染性虫卵	囊蚴	囊蚴	囊蚴	囊尾蚴、虫卵
感染途径	口	口	口	口	口	口
感染方式	误食	误食、自身重复感染	生食或半生食含活囊蚴的淡水鱼虾	生食含活囊蚴的水生植物	生食或半生食含活囊蚴的溪蟹、蝲蛄	生食或半生食"米猪肉"；误食虫卵
寄生阶段	成虫	成虫	成虫	成虫	成虫	成虫、囊尾蚴
寄生部位	盲肠	回盲部	肝胆管	小肠	肺及肺外组织	小肠、组织器官

续表

项目	鞭虫	蛲虫	肝吸虫	姜片虫	肺吸虫	猪带绦虫
所致疾病	鞭虫病	蛲虫病	肝吸虫病	姜片虫病	肺吸虫病	猪带绦虫病、猪囊虫病
实验诊断	粪检虫卵	肛周查虫卵、成虫	粪检虫卵	粪检虫卵、成虫	痰、粪查虫卵,活组织检查童虫	粪检虫卵、孕节,活组织检查囊尾蚴
预防措施	讲究环境卫生与个人卫生	讲究卫生,克服生食或半生食及不洁饮食习惯				
治疗方法	用阿苯达唑、甲苯达唑驱虫	用吡喹酮驱虫;寄生于组织中的幼虫可实施手术摘除				

(二) 医学原虫

原虫为具有运动、生殖、营养和代谢等完整生理功能的单细胞真核动物,虫体微小、结构简单,分布广泛,种类繁多,多数营自由生活或腐生生活,少数为寄生性原虫。其中,寄生于人体的致病性及共栖性的原虫称为医学原虫。

1. 溶组织内阿米巴(痢疾阿米巴)　　主要寄生于人体结肠,引起肠内阿米巴病(阿米巴痢疾);也可随血流转移至肝、肺、脑等处,造成肠外阿米巴病(阿米巴脓肿)。

(1) 形态　　溶组织内阿米巴分为滋养体和包囊两个发育阶段。根据滋养体大小分为大滋养体与小滋养体。① 大滋养体寄生于结肠黏膜、黏膜下组织和肠外组织,也称为组织型滋养体,为本虫的致病阶段;虫体较大,运动活泼,形态多变,内、外质分界清楚,有明显的舌状或指状伪足,做阿米巴运动;内质中可见食物泡及被吞噬的红细胞。② 小滋养体生活在肠腔内,也称为肠腔型滋养体;虫体较小,运动迟缓,内、外质分界不清;内质中的食物泡含有被吞噬的细菌。大小滋养体均有典型的胞核。

包囊在肠腔内形成,圆形,直径为 10～16 µm,囊壁光滑透明,内含 1～4 个核,一核包囊、二核包囊是未成熟包囊,囊内可见糖原泡和棒状拟染色体;四核包囊为成熟包囊,糖原泡及棒状拟染色体均已消失(图 7-25)。

(2) 生活史　　溶组织内阿米巴生活史的基本过程,是以包囊-小滋养体-包囊的形式在结肠内完成的。四核包囊随污染的食物或饮水被人误食,经胃和小肠到达回肠末端或结肠,虫体从囊内逸出,经分裂后发展成 8 个小滋养体,在肠内摄食细菌发育长大,并以二分裂方式增殖。在结肠生理功能正常的情况下,滋养体随肠内容物下移,受肠内容物中水分逐渐减少和肠内环境变化的刺激,虫体先形成包囊前期,并分泌出囊壁,才形成一核包囊,经有丝分裂成二核包囊,再分裂成四核包囊。各期包囊均可随粪便排出。

当宿主机体免疫力下降、肠壁受损或肠功能紊乱时,小滋养体借助于伪足运动和酶作用侵入肠壁组织,吞噬红细胞和肠壁组织细胞,发育为大滋养体。大滋养体仍以二分裂方式大量增殖,破坏肠壁,形成溃疡。肠壁组织中的大滋养体随坏死组织落入肠腔,再随粪便排出体外,很快死亡;也可随血流侵入肝、肺、脑等组织器官内增殖,引起肠外阿米巴病。进入组织内的大滋养体不再形成包囊(图 7-26)。

(3) 致病作用　　溶组织内阿米巴的致病作用与虫株的毒力、数量、寄生部位的理化性状、生物群落以及宿主的免疫功能密切相关。当机体抵抗力下降、肠功能紊乱及阿米巴原虫共生菌群

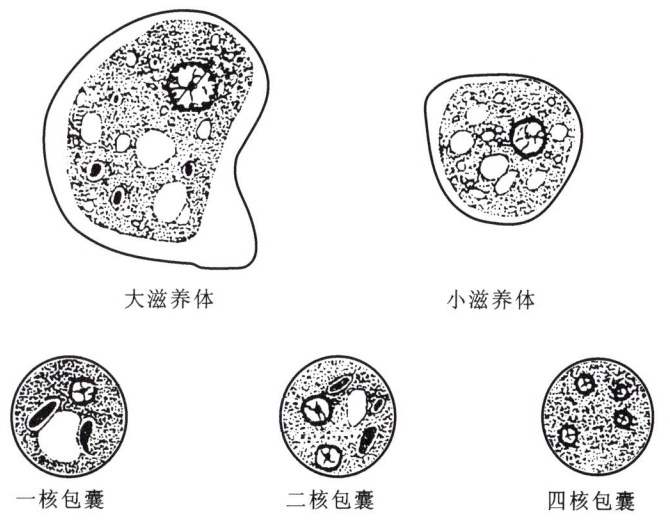

大滋养体　　　　　　小滋养体

一核包囊　　　二核包囊　　　四核包囊

图 7-25　溶组织内阿米巴滋养体与包囊

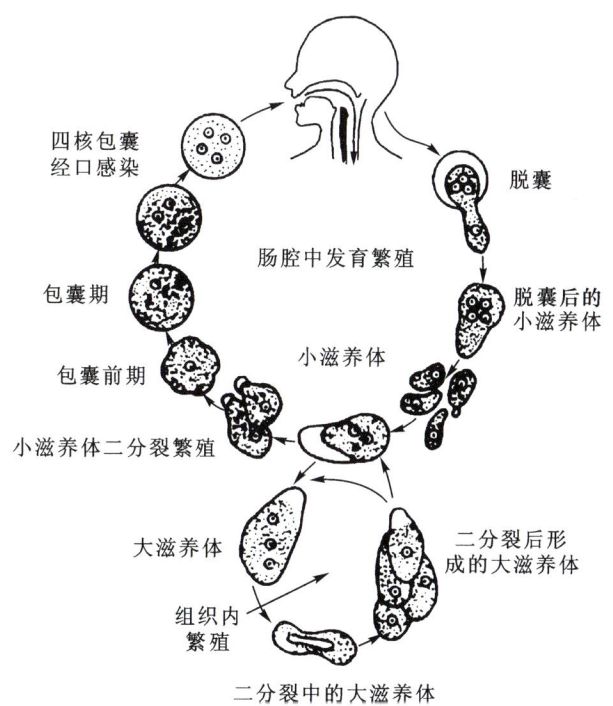

四核包囊
经口感染

脱囊

肠腔中发育繁殖

脱囊后的
小滋养体

包囊期

包囊前期

小滋养体

小滋养体二分裂繁殖

大滋养体

二分裂后形
成的大滋养体

组织内
繁殖

二分裂中的大滋养体

图 7-26　溶组织内阿米巴生活史

改变时,滋养体即侵入肠壁组织,导致组织溶解坏死,引起阿米巴痢疾,即肠内阿米巴病。临床表现为腹痛、腹泻,排出含坏死组织、滋养体和味极腥臭的果酱色粪便,一日数次至十余次。病变多见于盲肠、升结肠等处。

　　侵入肠黏膜下层的大滋养体还可随血流进入肝、肺、脑等组织器官,破坏组织,形成肝脓肿、肺脓肿或脑脓肿等,这些均属肠外阿米巴病。

　　(4) 实验诊断　急性阿米巴痢疾可取新鲜脓血便,直接涂片显微镜检查滋养体;有阿米巴脓肿时,取相应病变部位的穿刺物或痰液查找大滋养体。慢性肠阿米巴病和阿米巴带虫者的成形粪便,可采用碘液直接涂片显微镜检查溶组织内阿米巴包囊。

(5) 防治原则　加强卫生知识宣传教育,注意个人卫生和饮食卫生,消灭苍蝇、蟑螂。加强粪便管理,保护水源,切断阿米巴病传播途径。普查、普治,控制传染源。治疗急性阿米巴病首选甲硝唑。

2. 阴道毛滴虫　主要寄生于女性阴道及尿道,也可寄生于男性尿道及前列腺,引起滴虫阴道炎、尿道炎和前列腺炎。

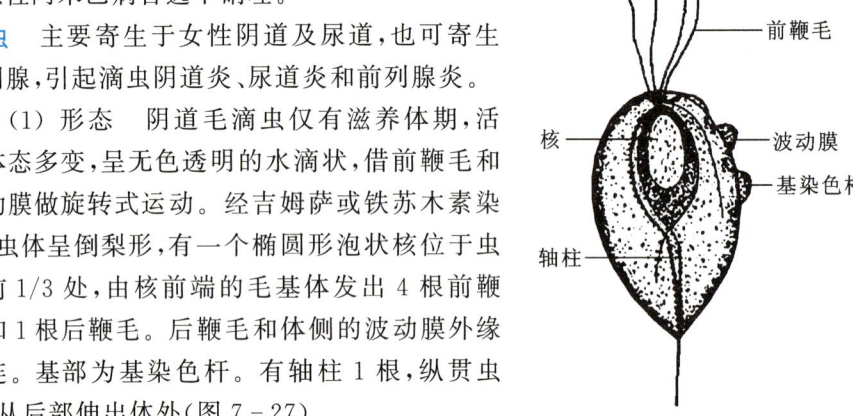

图 7 - 27　阴道毛滴虫

(1) 形态　阴道毛滴虫仅有滋养体期,活虫体态多变,呈无色透明的水滴状,借前鞭毛和波动膜做旋转式运动。经吉姆萨或铁苏木素染色,虫体呈倒梨形,有一个椭圆形泡状核位于虫体前 1/3 处,由核前端的毛基体发出 4 根前鞭毛和 1 根后鞭毛。后鞭毛和体侧的波动膜外缘相连。基部为基染色杆。有轴柱 1 根,纵贯虫体,从后部伸出体外(图 7 - 27)。

(2) 生活史　阴道毛滴虫生活史简单,主要寄生在女性阴道、尿道,也可寄生在男性尿道、前列腺等部位,行纵二分裂法繁殖。滋养体是本虫的繁殖阶段,也是感染阶段与致病阶段。滋养体在外环境中的生活力较强,如在 46℃浴水中能活 20～60 min;在潮湿的毛巾、内裤上可活 23 h;在普通肥皂水中能存活 45～150 min。通过性生活直接接触或通过公共浴池、浴具、坐式便器、游泳等间接接触传播,因此在忽视个人卫生或社会文明程度较差的环境中极易互相传染。

(3) 致病作用　正常情况下,健康妇女的阴道环境因乳酸杆菌酵解糖原而保持酸性(pH 3.8～4.4),能抑制虫体或其他细菌生长繁殖,称为阴道的自洁作用。如泌尿生殖系统功能失调,侵入泌尿生殖道的阴道毛滴虫大量消耗糖原,破坏阴道的自洁作用,则有利于阴道毛滴虫和细菌大量繁殖,引起滴虫阴道炎。临床表现为外阴瘙痒,泡沫状白带增多,阴道黏膜和宫颈充血红肿。侵犯尿道时,有尿频、尿急和尿痛等症状。男性感染者一般无症状而呈带虫状态,但可导致配偶的连续重复感染,有时也可引起男性尿道炎、前列腺炎,表现为夜尿增多、局部压痛。

(4) 实验诊断　取阴道后穹分泌物、尿液沉淀物或前列腺液做生理盐水直接涂片,显微镜检查滋养体。也可取分泌物涂片,用吉姆萨染色后显微镜检查,或将标本接种于肝浸液培养基,置37℃温箱内培养 48 h 后用显微镜检查。

(5) 防治原则　加强卫生宣传,注意个人卫生,特别是女性经期和孕期卫生;切断传播途径,减少和控制传染源,尤其夫妇双方必须同时服药方能根治。常用口服药为甲硝唑,局部可用乙酰胂胺。

3. 疟原虫　寄生于人体红细胞和肝细胞内,引起疟疾。疟疾是我国重点防治的寄生虫病之一。在我国分布的主要是间日疟原虫。

(1) 形态　疟原虫在人体红细胞内期中的形态各异,可资鉴别。但基本结构相似,经瑞氏或吉姆萨染色后,胞质呈蓝色,胞核呈红色,疟色素呈棕黄色。根据疟原虫在红细胞内期的形态特征可分为:早期滋养体(小滋养体)、晚期滋养体(大滋养体)、未成熟裂殖体、成熟裂殖体、雌配子体和雄配子体。

(2) 生活史　疟原虫生活史为转换宿主型,以世代交替方式进行繁殖。无性生殖主要在人体肝细胞和红细胞内进行；有性生殖在蚊体内进行(图7-28)。

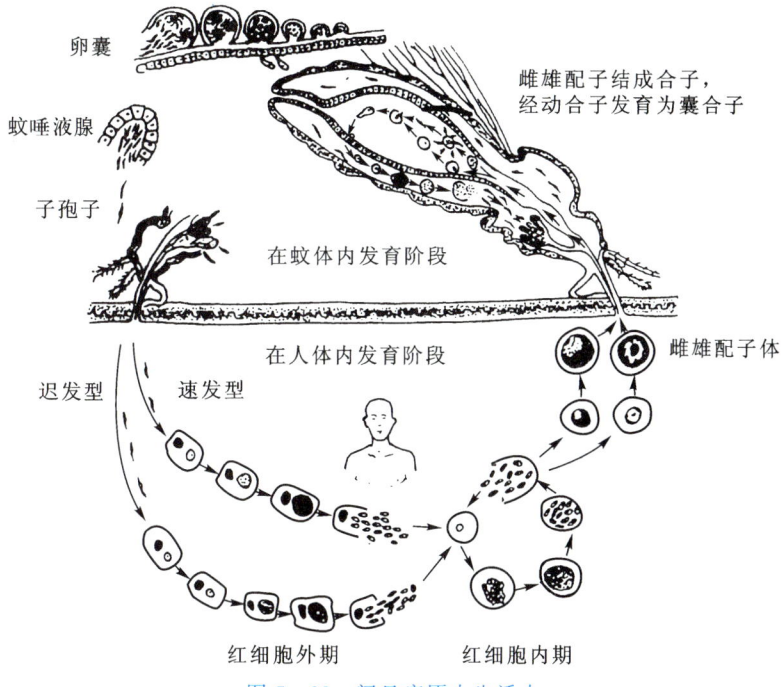

图7-28 间日疟原虫生活史

1) 在人体内发育 分为红细胞外期和红细胞内期。① 红细胞外期，当唾液腺中含有疟原虫子孢子的雌性按蚊叮人吸血时，子孢子随蚊的唾液进入人体，侵入肝细胞内行红细胞外期裂体增殖，胀破肝细胞后，释放大量的裂殖子，部分裂殖子侵入红细胞，进行红细胞内裂体增殖；其余部分则被巨噬细胞吞噬。间日疟原虫子孢子分为速发型与迟发型。迟发型子孢子是日后引起疟疾复发的根源。
② 红细胞内期，从肝细胞释出的裂殖子侵入红细胞后，依次发育为小滋养体、大滋养体、未成熟裂殖体，再发育为成熟裂殖体，胀破红细胞后，释出裂殖子，一部分被吞噬细胞吞噬，其余部分又侵入新的红细胞内，重复红细胞内期裂体增殖过程，如此反复增殖。红细胞内期疟原虫经过几次裂体增殖后，部分裂殖子进入红细胞，直接发育为雌、雄配子体，当蚊叮人吸血时，则随血进入蚊胃，继续蚊体内的发育阶段。此期还可通过输血传染。

2) 在蚊体内发育 进入蚊体内的雌、雄配子体经雌雄配子、合子、动合子、卵囊这一配子生殖过程后，生成大量的子孢子，贮存于蚊唾液腺中。当此蚊再叮人吸血时，子孢子即随唾液注入人体。

(3) 致病作用 红细胞内期是疟原虫的致病阶段。疟原虫红细胞内期裂体增殖所引起的周期性的寒战、发热、出汗退热3个连续过程，称为疟疾发作。发作的原因主要是，当成熟裂殖体胀破红细胞后，裂殖子、疟原虫代谢产物、红细胞碎片及残余变性的血红蛋白一并进入血流，被吞噬细胞吞噬，产生内源性热原质，作用于下丘脑的体温调节中枢引起发热。典型疟疾发作的周期与红细胞内期裂体增殖所需时间一致。间日疟隔日发作1次。急性疟疾患者可因免疫力的形成，逐渐停止发作，但少数残存于红细胞内期的疟原虫可发生抗原性变异，在一定的条件下又大量增殖，引起再次疟疾发作，称为再燃。间日疟原虫在肝细胞中的迟发型子孢子经复苏、发育，释放出大量裂殖子,侵入红细胞进行裂体增殖,再次引起疟疾发作,称为复发。疟疾的反复发作,可直接破坏红细胞等导致贫血、脾大等。重度感染者还易发生凶险型疟疾而致死。

(4)实验诊断 在疟疾发作后数小时至十余小时取患者外周血涂片,经瑞氏染色或吉姆萨染色后用显微镜检查。

(5)防治原则 防蚊、灭蚊,切断传播途径。消除传染源,保护易感人群,治疗可采用氯喹、伯氨喹、乙胺嘧啶、青蒿素、咯萘啶等。

复习思考题

1. 名词解释:寄生虫、终宿主、中间宿主、保虫宿主、生活史、感染阶段、疟疾发作。
2. 寄生虫对宿主有哪些危害?请分别举例说明。防治寄生虫病的基本原则有哪些?
3. 列表指出蛔虫、钩虫、丝虫、血吸虫与疟原虫的感染阶段和感染方式及主要预防措施。

(梁红军)

第三节 免疫学基础

一、概述

(一)免疫与免疫学

免疫是机体识别和排除抗原性异物,维持自身生理平衡和稳定的一种功能。免疫学是研究机体免疫系统的组成、结构、功能,免疫应答的发生机制及免疫学在临床疾病诊断和防治中应用的一门科学。免疫学的兴起与发展,对当代医学和生物学均产生了深刻的影响。目前,免疫学已成为医学和生物学领域的领军学科之一。

(二)免疫的三大功能

免疫的功能是通过免疫应答来实现的,在通常情况下免疫应答对机体是有利的,如对病原生物的感染可以产生一定的抵抗力。但在某些情况下,免疫功能一旦失调,则会产生异常的免疫应答,引起超敏反应、自身免疫性疾病和肿瘤等。

免疫的功能主要包括以下3个方面(表7-12)

表7-12 免疫的三大功能及其表现

功能名称	正常表现(有利)	异常表现(有害)
免疫防御	排除病原微生物及其他抗原性异物	超敏反应(过高),免疫缺陷病(减低)
免疫自稳	排除衰老、损伤细胞	自身免疫性疾病(失调)
免疫监视	排除突变的细胞,防止肿瘤发生	肿瘤发生(降低)

1. 免疫防御 是机体识别和排除外源性抗原性异物如病原微生物、寄生虫等,使机体保持健康的一种功能。如这种功能减低,则可表现免疫缺陷病,机体可反复遭受病原体感染;若该功能亢进,则可引起超敏反应,造成自身组织损伤或生理功能紊乱。

2. 免疫自稳 是机体识别和排除衰老、损伤的自身细胞,进行免疫调节,维持自身稳定的一种功能。若该功能失调,则可对自身细胞产生免疫应答,引起自身免疫性疾病。

3. 免疫监视 是机体识别和排除异常突变细胞的一种功能。正常人体内常有少量突变细胞生成,免疫系统可及时将其识别和清除,如果该功能降低,就会导致某些突变细胞过度增殖,形成肿瘤。

二、抗原

(一) 抗原的概念与特性

抗原是一类能刺激机体免疫系统发生免疫应答,产生抗体或致敏淋巴细胞,并能与相应的抗体或致敏淋巴细胞在体内外特异性结合的物质。抗原具有两种特性。

1. 免疫原性 即抗原刺激机体的免疫细胞,使之活化、增殖、分化,最终产生抗体或致敏淋巴细胞的性能。

2. 免疫反应性 即抗原能与相应的抗体或致敏淋巴细胞在体内外发生特异性结合的性能。

具有免疫原性与免疫反应性的抗原称为完全抗原,如大多数蛋白质、细菌、病毒等。只具有免疫反应性而无免疫原性的小分子物质(如多糖、类脂等)称为半抗原或不完全抗原。半抗原与蛋白质载体结合后,即有了免疫原性,成为完全抗原。

(二) 决定抗原免疫原性的条件

1. 异物性 免疫学中的异物是指凡在胚胎期未与免疫细胞接触过的物质,它们都具有异物性。异物包括异种物质(各种病原微生物、动物血清、植物蛋白质等)、同种异体物质(人类红细胞 ABO 血型抗原、人类白细胞抗原等)和自身物质(因外伤、感染、药物等作用,自身组织结构发生改变或隐蔽的自身成分释放入血,如精子、眼晶体蛋白等)。总之,生物间种系关系越远、组织结构差异性越大,免疫原性越强。

2. 大分子物质 凡具有免疫原性的物质,分子量一般都在 10×10^3 以上,分子量越大,免疫原性越强。因为质量越大,分子表面的抗原决定簇越多,对免疫细胞的刺激作用越强;并且大分子物质化学结构较稳定,在体内滞留时间长,能持续刺激免疫细胞产生免疫应答。

3. 化学组成与结构 抗原物质必须有较复杂的分子结构。分子结构越复杂,免疫原性越强。含有大量芳香族氨基酸的蛋白质比以直链氨基酸为主构成的蛋白质的免疫原性强,因其在体内不易降解。

4. 机体因素 抗原的免疫原性还与遗传有关。研究发现,机体的免疫应答受基因的控制。此外,机体的年龄、生理状态、个体差异以及抗原进入机体的方式与途径均与抗原免疫原性的强弱有关。

(三) 抗原的特异性与交叉反应

特异性是指物质间的相互吻合性和专一性。抗原的特异性是指抗原与相应的淋巴细胞或抗体,或致敏淋巴细胞结合的特性,是免疫应答中最重要的特点,也是进行免疫学诊断和防治的重要理论依据。抗原的特异性主要由抗原决定簇决定。

抗原决定簇是指抗原分子中或表面决定抗原特异性的化学基团,又称为表位。抗原决定簇的性质、数量和空间构形决定了抗原的特异性。大多数抗原物质结构复杂,具有多种抗原决定簇。若在两种不同的抗原物质间有相同或相似的抗原决定簇,则称共同抗原。抗体与共同抗原之间出现的反应称为交叉反应(图 7 - 29)。

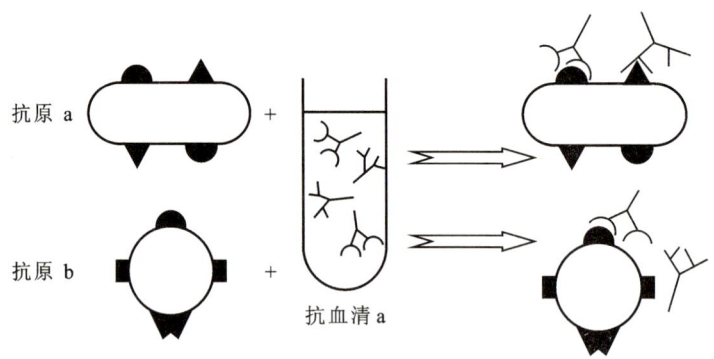

图 7 - 29　交叉反应

(四) 医学上重要的抗原

1. 病原微生物及其代谢产物　细菌、病毒等虽然结构简单,但有很强的免疫原性,刺激机体后会产生相应抗体或致敏淋巴细胞,抵御相应病原微生物的感染,还可应用相应的抗体诊断和治疗疾病。

细菌外毒素具有毒性和良好的免疫原性,经甲醛脱毒处理后,可成为失去毒性并保留免疫原性的类毒素。将类毒素注入机体后可产生中和外毒素的抗体,故常用作预防某些疾病,如白喉类毒素、破伤风类毒素等。

2. 抗毒素　将类毒素注入动物(一般是马)体内,再从免疫动物的血清中提取的抗体称抗毒素。抗毒素具有双重性,既可中和体内相应的外毒素,又具有免疫原性,可引起超敏反应。因此,临床上应用抗毒素之前,必须要先做皮肤过敏试验。

3. 异嗜性抗原　是一类与种属特异性无关,存在于不同种系动物、植物或微生物之间的共同抗原。如大肠埃希菌 O_{14} 型的脂多糖与人结肠黏膜有异嗜性抗原,与溃疡性结肠炎的发生有关;以变形杆菌 OX_{19} 株代替立克次体做抗原,检测机体中的立克次体抗体,协助诊断立克次体病,也是因为它们之间存在异嗜性抗原。

4. 同种异型抗原　同种不同个体之间因遗传基因的不同,存在着同种异型抗原,如人类红细胞 ABO 血型抗原与 Rh 抗原、人类白细胞抗原(HLA)等。这类抗原与输血反应、组织器官移植排斥反应有关。

5. 自身抗原　正常情况下,机体对自身成分不产生免疫应答,称为免疫耐受。若因感染、辐射、药物、手术等因素的影响,自身成分结构发生改变,隐蔽抗原暴露或自身免疫细胞功能异常,则有自身抗原的产生或出现,导致自身免疫性疾病。

6. 肿瘤抗原　是细胞在癌变过程中,产生的具有免疫原性的大分子物质,可分为肿瘤特异性抗原和肿瘤相关抗原。检测到此类抗原,可协助诊断某些肿瘤疾病。如血清中的甲胎蛋白

（AFP）明显增高，可作为肝癌的辅助诊断。

三、免疫系统

免疫系统是人体抵御病原生物侵犯最重要的保卫系统。这个系统包括免疫器官、免疫细胞和免疫分子。免疫功能是由免疫系统完成的，免疫系统是免疫应答的物质基础。

（一）免疫器官

根据免疫器官发生的先后与功能，分为中枢免疫器官和外周免疫器官。

免疫器官

1. 中枢免疫器官 是免疫细胞分化、发育成熟的场所，包括骨髓与胸腺。

（1）骨髓 是人和哺乳动物的造血器官，可产生多能造血干细胞，也是B淋巴细胞（B细胞）分化成熟的场所。在骨髓基质微环境中，多能造血干细胞能分化生成髓样干细胞和淋巴干细胞，前者在骨髓中继续分化、发育成各种血细胞；淋巴干细胞中的一部分随血流迁入胸腺继续发育，另一部分则在骨髓中分化、发育成熟为B细胞；活化的B细胞可进一步分化成熟为浆细胞，并产生抗体。因此，骨髓也是抗体产生的重要部位。此外，NK细胞（自然杀伤细胞）也在骨髓中分化、发育成熟。

（2）胸腺 位于胸腔前纵隔内，自胚胎早期就开始发生并逐渐形成，至青春期后逐渐退化，是T淋巴细胞（T细胞）分化、发育成熟的场所。来自骨髓的淋巴干细胞在胸腺上皮细胞及其产生的胸腺素和细胞因子作用下，分化、发育成熟为T细胞。

2. 外周免疫器官 外周免疫器官是T细胞与B细胞定居和发生免疫应答的场所，包括淋巴结和脾。

（1）淋巴结 是T细胞与B细胞定居、发生初始免疫应答和完成淋巴细胞再循环的场所，具有过滤病原生物、毒素、癌细胞等作用。

（2）脾 是人体最大的淋巴器官，也是T细胞与B细胞定居和发生免疫应答的重要场所，其具有造血、贮血和过滤作用。

（二）免疫细胞

免疫细胞是指参与免疫应答或与免疫应答有关的各种细胞的总称，包括造血干细胞和淋巴细胞等。其中能接受抗原刺激并发生特异性免疫应答的淋巴细胞称为免疫活性细胞，即T细胞与B细胞。T细胞主要承担细胞免疫，B细胞主要承担体液免疫，在机体产生特异性免疫应答过程中均起核心作用。

1. T细胞 来源于胸腺，占外周血中淋巴细胞总数的$70\%\sim80\%$，表面存在的表面抗原与表面受体，是重要的鉴定标志。按其表面标志和功能不同可分为$CD4^+$T细胞和$CD8^+$T细胞两个亚群。$CD4^+$T细胞（辅助性T细胞）又可分为Th1与Th2两型，Th1能分泌多种细胞因子，引起炎症反应或迟发型超敏反应，故又称炎性T细胞；Th2所分泌的细胞因子与B细胞增殖、分化成熟和促进抗体生成有关，可增强体液免疫。$CD8^+$T细胞又可分为Tc细胞（细胞毒性T细胞或CTL）与Ts细胞（抑制性T细胞），前者经抗原刺激后，可特异性杀伤带有致敏抗原的靶细胞，如肿瘤细胞、受病毒感染细胞等；后者则分泌抑制性细胞因子，抑制体液免疫和细胞免疫，在免疫调节中发挥作用。

2. B 细胞　来源于骨髓,占外周血中淋巴细胞总数的 $20\%\sim30\%$。表面存在的鉴定标志大多不同于 T 细胞,也可分为 B-1 细胞(CD5$^+$B 细胞)与 B-2 细胞(CD5$^-$B 细胞)两个亚群,前者产生的抗体多为 IgM,后者则多为 IgG。

T 细胞与 B 细胞的特性与功能比较,如表 7-13。

表 7-13　T 细胞与 B 细胞主要特性与功能比较

项目	T 细胞	B 细胞
来源	胸腺	骨髓
外周血中的含量	$70\%\sim80\%$	$20\%\sim30\%$
表面抗原	人类白细胞抗原(HLA)	人类白细胞抗原(HLA)
表面受体	T 细胞识别抗原受体(TCR)	B 细胞识别抗原受体(BCR)
	绵羊红细胞受体(ER)	IgGFc 受体、补体受体(CR)
有丝分裂原受体	植物血凝素受体(PHAR)	细菌脂多糖受体(LPSR)
	伴刀豆球蛋白 A 受体(ConAR)	葡萄球菌 A 蛋白受体(SPAR)
	美洲商陆丝裂原受体(PWMR)	美洲商陆丝裂原受体(PWMR)
亚群	CD4 亚群(Th1、Th2)	B-1 细胞(CD5$^+$B 细胞)
	CD8 亚群(Tc、Ts)	B-2 细胞(CD5$^-$B 细胞)
主要功能	细胞免疫,对体液免疫也有影响;形成自身耐受	体液免疫、抗原提呈

3. 自然杀伤细胞(NK 细胞)　源自骨髓,分布于脾和外周血中,占外周血淋巴细胞总数的 $5\%\sim10\%$。其表面带有 IgGFc 受体,能定向杀伤与 IgG 抗体结合的靶细胞,这种杀伤作用称为抗体依赖细胞介导的细胞毒作用(ADCC)。

除上述淋巴细胞外,还有能捕获、加工处理抗原,递呈抗原信息的抗原提呈细胞(APC),包括单核吞噬细胞、树突状细胞等。单核吞噬细胞不仅具有吞噬功能,还具有抗感染、抗肿瘤和参与免疫应答及调节作用。

抗原提呈细胞

(三) 免疫分子

免疫分子包括抗体、补体和细胞因子等。

1. 抗体与免疫球蛋白　抗体(Ab)是指 B 细胞接受抗原刺激后,活化、增殖分化为浆细胞,由浆细胞合成和分泌能与相应抗原发生特异性结合的球蛋白。免疫球蛋白(Ig)指凡具有抗体活性或化学结构与抗体相似的球蛋白。抗体是免疫学功能的概念,而免疫球蛋白则是化学结构的概念。因此,所有的抗体均是免疫球蛋白,而免疫球蛋白则不一定就是抗体。如多发性骨髓瘤患者血清中的免疫球蛋白通常无抗体活性,只是化学结构与抗体相似而已。

(1) 免疫球蛋白的结构　是由两条相同的轻(L)链和两条相同的重(H)链借二硫键连接组成对称的四肽链结构,也称单体(图 7-30)。

根据重链的不同,人体内的免疫球蛋白可分为 IgG、IgM、IgA、IgD 和 IgE。

在肽链的氨基端(N 端),重链的 1/4 与轻链的 1/2 氨基酸的排列顺序随抗体特异性不同而变化,称为可变区(V 区);在羧基端(C 端),重链的 3/4 与轻链的 1/2 氨基酸的数量、种类、排列顺序及含糖量都比较稳定,称为恒定区(C 区)。

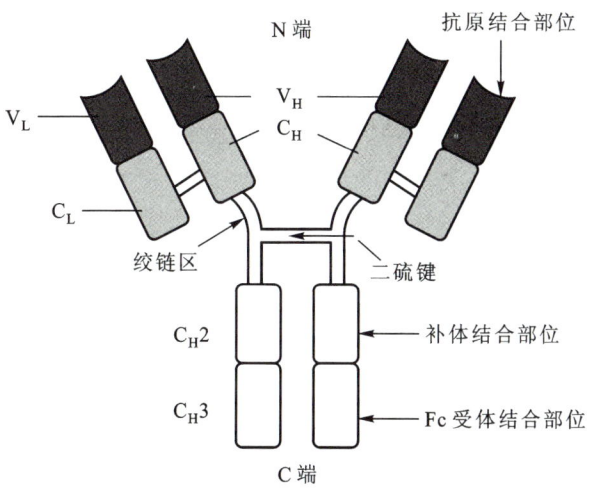

图 7 - 30　IgG 分子结构

（2）水解片段　用木瓜蛋白酶从免疫球蛋白重链二硫键氨基侧水解，获得两个相同的 Fab 片段（抗原结合片段）和 1 个 Fc 片段（可结晶片段）。用胃蛋白酶从免疫球蛋白重链二硫键羧基侧水解，可获得 1 个具有双价抗体活性的 F(ab')₂ 片段和若干个无生物活性的小分子 pFc' 片段（图 7 - 31）。

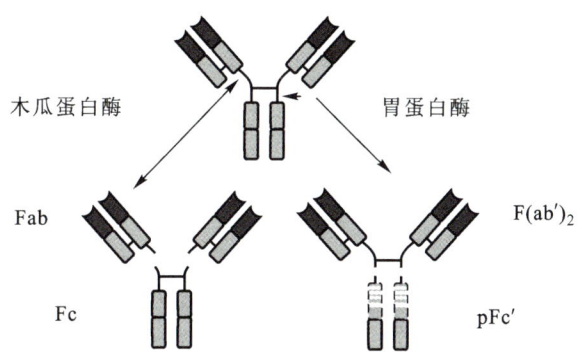

图 7 - 31　免疫球蛋白(IgG)水解片段

对免疫球蛋白水解片段的研究，不仅对阐明免疫球蛋白分子结构和功能有重要意义，对制备免疫制剂和医疗实践也有实际意义。

（3）免疫球蛋白的生物学功能

1）特异性结合抗原　一个 Fab 片段只能与一个抗原决定簇特异性结合，单体的免疫球蛋白有两个 Fab 片段，可结合两个抗原决定簇，为双价抗体。抗原抗体结合后，免疫球蛋白的 Fc 片段分子结构发生改变，继而产生其他生物学活性。

2）激活补体　Fc 片段因分子结构改变，暴露出补体结合点，可激活补体的经典途径。

3）与 Fc 受体结合　免疫球蛋白的 Fc 片段还能与不同细胞表面的 Fc 受体结合，产生相应的免疫效应，如与吞噬细胞表面的 Fc 受体结合，可促进吞噬细胞吞噬，称为调理作用；与 NK 细胞结合，可引发抗体依赖细胞介导的细胞毒作用（ADCC）；与肥大细胞或嗜碱性粒细胞结合，可介导Ⅰ型超敏反应。

4）通过胎盘和黏膜　Fc片段还能决定免疫球蛋白能否通过胎盘和黏膜。如IgG能通过胎盘进入胎儿体内；IgA能通过黏膜转变为分泌型IgA(sIgA)，在黏膜局部发挥抗感染作用。

此外，免疫球蛋白还可参与免疫调节，维持正常的免疫功能。

（4）各类免疫球蛋白的特性和功能　人体5类免疫球蛋白的氨基酸组成、排列、结构等不完全相同，其生物学特性也有差异。现将5类免疫球蛋白的主要特性和功能归纳于表7-14。

表7-14　人类5类免疫球蛋白的主要特性及功能

项目	IgG	IgM	IgA	IgD	IgE
分子量/×10³	150	970	160/400	184	188
占血清Ig总量/%	75～80	10	10～20	<1	<0.002
主要存在形式	单体	五聚体	单体/双体	单体	单体
抗原结合价	2	5～10	2/4	2	2
半衰期/天	20～23	5	5	3	3
开始合成时间	生后3个月	胚胎期	生后3～6个月	任何时间	较晚
通过胎盘	+	—	—	—	—
激活补体	++	+++	—	—	—
结合吞噬细胞	+++	+	+	—	+
结合肥大细胞和嗜碱性粒细胞	—	—	—	—	+++
免疫作用	抗菌、抗病毒、抗毒素作用，激活补体，调理吞噬，介导ADCC，通过胎盘	早期抗感染及协助早期诊断，介导溶菌、溶细胞作用很强	sIgA（分泌型IgA,双体)存在于初乳、唾液等外分泌液中，在黏膜局部发挥抗感染作用	免疫功能不详	介导Ⅰ型超敏反应

2. 补体(C)　是存在于人和脊椎动物血清和组织液中的一组与免疫相关的具有酶活性的蛋白质，为补体系统的主要组成部分。补体的含量相对稳定，约占血清球蛋白总量的10%，但性质很不稳定，易受理化因素影响而失去活性。新鲜血清中的补体经56℃、30 min作用即可灭活。

（1）补体系统的组成　补体系统包括固有成分：C1、C2、C3、…、C9及D因子、B因子、P因子等；补体的调控成分有：I因子、H因子等；还包括存在于细胞膜上的补体受体(CR)。补体成分大多以无活性的酶前体形式存在，被激活后才具有酶活性而发挥作用，为作区别，通常在已激活的补体成分符号上划一横线表示，如 $\overline{C4b2b}$。

（2）补体的激活　主要分为经典途径与旁路途径。

1）经典途径　IgG、IgM与相应抗原结成抗原抗体复合物后，即能依次激活C1、C4、C2、C3、C5、…、C9，并产生C4a、C4b、C2a、C3a、C3b、C5a等裂解成分，最终导致细胞溶解破坏。

2）旁路途径 细菌细胞壁中的脂多糖、酵母多糖、凝聚的 IgA 等在 B 因子、D 因子和 P 因子的参与下,依次将 C3、C5、……、C9 激活。同样也可产生 C3a、C3b、C5a 等裂解成分,结果与经典途径相同。

（3）补体的生物学功能 补体系统的激活以及激活过程中所生成的多种裂解成分,能完成多种生物学功能。

1）溶解细胞作用 细菌细胞或其他生物细胞与相应抗体结成抗原抗体复合物后,激活补体经典途径,最终会导致溶菌或溶细胞作用。特别是革兰氏阴性菌表面的脂多糖,能激活补体旁路途径导致细菌裂解,在感染早期能发挥重要的作用。

2）调理作用 病原微生物或其他颗粒可通过与之结合的 C3b、C4b 再与吞噬细胞表面的 C3b、C4b 受体结合,促进吞噬细胞对这些颗粒物质吞噬清除,这种作用称为补体的调理作用。

3）清除免疫复合物 体内形成的抗原抗体复合物称免疫复合物,其沉积于组织内,可造成组织损害。C3b 可与免疫复合物结合,促进其解离或黏附于红细胞、血小板上,促进吞噬细胞吞噬或分解。

4）炎症介质作用 补体的裂解成分在促进机体产生炎症反应中的作用有:C2a 具有激肽样活性,能引起充血、水肿;C3a、C5a 具有过敏毒素活性,能促使肥大细胞、嗜碱性粒细胞释放组胺等活性物质,引起过敏反应;C3a、C5a、C567 为趋化因子,能吸引吞噬细胞向炎症部位聚集,称为补体的趋化作用。

3. 细胞因子 是由多种细胞合成和分泌的具有一定生物活性的小分子蛋白物质。它们在调节细胞的生理功能、介导炎症反应、参与免疫应答、刺激或抑制细胞的分化发育及组织修复中起到重要的作用。细胞因子包括:白细胞介素(IL)、干扰素(IFN)、肿瘤坏死因子(TNF)、集落刺激因子(CSF)、生长因子(GF)和趋化因子等。

四、免疫应答

免疫应答是指抗原物质进入机体,刺激免疫活性细胞,使其活化、增殖、分化并产生免疫效应的过程。根据免疫应答的特性不同,可分为特异性免疫应答(又称适应性免疫)和非特异性免疫应答(又称固有免疫)。前者依赖于抗原刺激,免疫应答速度缓慢,作用时间长;后者为先天获得,无需抗原刺激,免疫应答迅速,作用时间短。

（一）免疫应答的基本过程

免疫应答是由多种免疫细胞和免疫分子参与的复杂过程,可人为地分为 3 个阶段(图 7 - 32)。

1. 抗原提呈与识别阶段(感应阶段) 是抗原提呈细胞摄取、加工、处理抗原和 T 细胞与 B 细胞通过 TCR、BCR 识别抗原的阶段。

2. 活化、增殖、分化阶段(反应阶段) 是 T 细胞与 B 细胞受抗原刺激后活化、增殖、分化的阶段。

3. 效应阶段 是浆细胞分泌抗体发挥体液免疫效应和效应(致敏)淋巴细胞发挥特异性杀伤作用及释放淋巴因子发挥细胞免疫效应的阶段。

根据细胞类型和生物学效应不同,可将特异性免疫应答分为 T 细胞介导的细胞免疫应答(简称细胞免疫)和 B 细胞介导的体液免疫应答(简称体液免疫)。

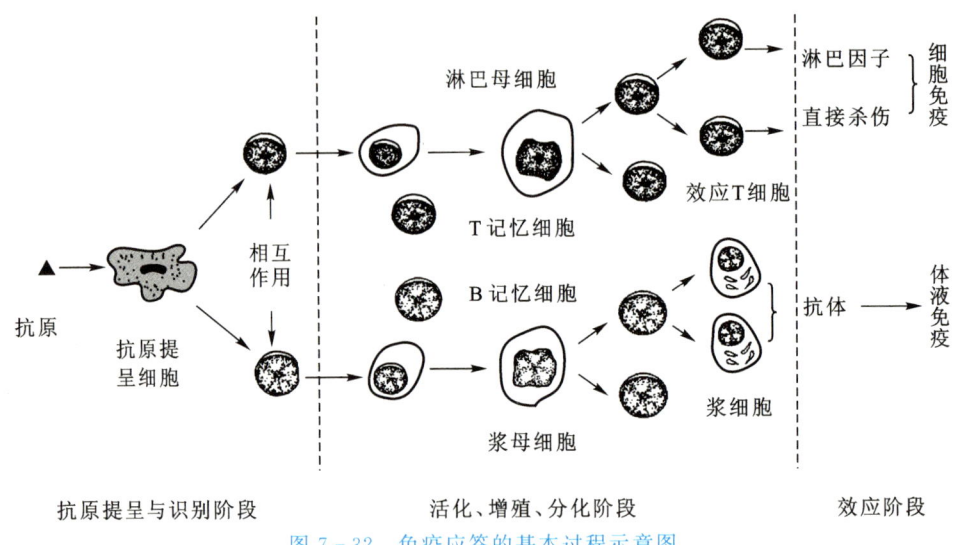

图 7 - 32 免疫应答的基本过程示意图

(二) 细胞免疫

细胞免疫是指 T 细胞受抗原刺激后转化为效应 T 细胞,后者释放多种淋巴因子,引起的特异性免疫反应。

1. CD4+ T 细胞(Th1 细胞)介导的炎症反应 Th1 细胞受抗原提呈细胞(如单核巨噬细胞)加工、处理后的抗原刺激,发生活化、增殖,分化为效应 Th1 细胞。效应 Th1 细胞再次与抗原特异性结合,即可释放多种淋巴因子,如白细胞介素 2、γ 干扰素、β 肿瘤坏死因子等,引起局部组织产生以淋巴细胞和单核吞噬细胞浸润为主的慢性炎症反应或迟发型超敏反应。

2. CD8+ T 细胞(Tc 细胞)介导的细胞毒作用 Tc 细胞经抗原活化和 Th 细胞的共同作用,增殖分化为效应 Tc 细胞。当抗原靶细胞再次进入机体与效应 Tc 细胞结合时,即可触发效应 Tc 细胞脱颗粒,释放溶细胞介质,如穿孔素和丝氨酸蛋白酶,特异性地杀伤抗原靶细胞,即细胞毒作用。

3. 细胞免疫的生物学效应 细胞免疫主要为抗胞内细菌、病毒、真菌、寄生虫感染以及抗肿瘤免疫,也可参与Ⅳ型超敏反应、移植排斥反应和某些自身免疫性疾病的发生过程。

(三) 体液免疫

体液免疫指由抗体介导的特异性免疫反应。B 细胞受抗原刺激发生活化、增殖,分化为浆细胞,产生抗体。

1. 抗体产生的一般规律

(1) 初次应答 抗原第一次进入机体引起的免疫应答,称为初次免疫应答。其特点是潜伏期长(1~2 周),抗体量少,维持时间短,产生的抗体以 IgM 为主。

(2) 再次应答 相同抗原第二次进入机体引起的免疫应答,称为再次应答。其特点是潜伏期短(2~3 天),抗体量多,维持时间长,产生的抗体以 IgG 为主。机体对某些抗原在初次应答后产生了记忆细胞,才引起再次应答(图 7 - 33)。

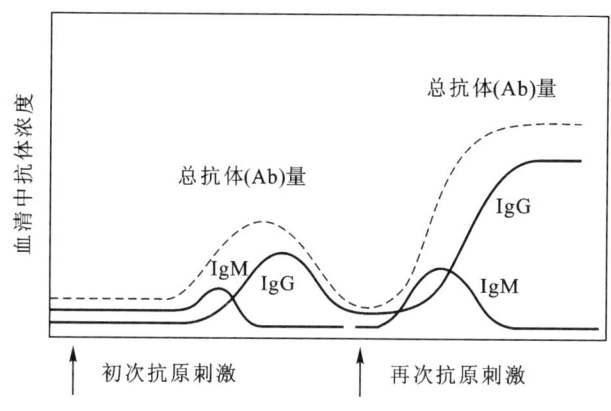

图 7 - 33　初次应答和再次应答示意图

2. 体液免疫的生物学效应　体液免疫通过抗体发挥生物学效应,如中和外毒素、中和病毒、调理作用、通过 ADCC 效应杀伤靶细胞作用、结合补体发挥溶菌和溶细胞作用,以及引起免疫病理损伤等。

(四) 非特异性免疫

非特异性免疫是机体在种系发育和进化过程中逐渐建立起来的一系列天然防御功能,它由机体的屏障结构(皮肤黏膜屏障、血-脑屏障和胎盘屏障)、吞噬细胞和体液中的抗微生物物质(补体、干扰素)等构成。由于无特异性,故对各种病原生物都有不同程度的防御作用。佐剂是非特异性免疫增强剂,可在疫苗接种后显著增强免疫效应或改变免疫应答的类型。非特异性免疫还是建立特异性免疫的基础,在免疫应答过程中,两者互相协作,相辅相成,共同发挥作用。

五、超敏反应

超敏反应又称为变态反应,是指已被致敏的机体再次接受相同抗原物质刺激后产生的组织细胞损伤或生理功能紊乱,其实质是一种病理性的免疫反应。

引起超敏反应的抗原称为变应原或过敏原。变应原包括各种完全抗原及半抗原。有些超敏反应的发生还与个体差异有关,少数具有过敏体质的人容易发生。

根据超敏反应发生的机制不同,可分为Ⅰ型超敏反应、Ⅱ型超敏反应、Ⅲ超敏反应和Ⅳ型超敏反应。前 3 型由抗体介导,与体液免疫有关;Ⅳ型超敏反应由 T 细胞介导,与细胞免疫有关。

(一) Ⅰ型超敏反应

Ⅰ型超敏反应又称为速发型超敏反应,是临床最常见的一种急性超敏反应。具有明显的个体差异,其反应发生快,消退也快;参与的抗体为 IgE,表现为生理功能紊乱等特点。

1. 发生机制　引起Ⅰ型超敏反应的变应原包括花粉、食物、药物、动物皮屑及毛发、寄生虫、真菌、昆虫等,这些物质可通过吸入、食入、注射或接触等方式进入机体,刺激相应 B 细胞,使其活化、增殖,分化为浆细胞,产生 IgE 类抗体。生成的 IgE 与肥大细胞和嗜碱性粒细胞表面的IgEFc 受体结合,使机体处于致敏状态,这一过程称为致敏阶段。

当相同变应原再次进入机体,即与已结合在肥大细胞和嗜碱性粒细胞上的IgE呈"桥联"结合,使之脱出嗜碱性颗粒,释出组胺、激肽原酶、嗜酸性粒细胞趋化因子;同时受胞内酶促反应,合成新的生物活性介质,如白三烯、前列腺素E₂、血小板活化因子(PAF)等,引起平滑肌收缩,毛细血管扩张、通透性增高,腺体分泌增多等,导致机体出现局部或全身性过敏症状,此过程称为发敏阶段(图7-34)。

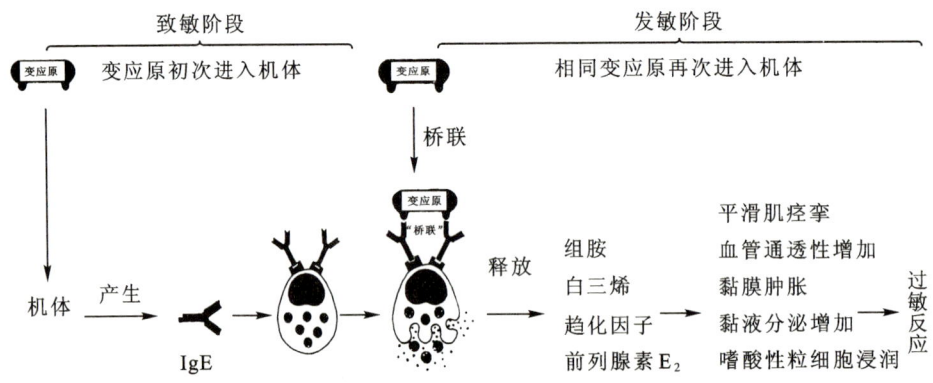

图7-34　Ⅰ型超敏反应发生机制

2. 临床常见疾病

(1)过敏性休克　多于再次注射青霉素或抗毒素后数秒或数分钟内发生。患者感到胸闷、气急,甚至喉头水肿,支气管平滑肌痉挛,脉搏细速,血压下降,处于休克状态,若处理不当可立即致死。此外,普鲁卡因、头孢菌素等也能引起过敏性休克。

(2)呼吸道超敏反应　吸入的花粉、动物皮屑、细菌、尘螨等变应原与吸附于呼吸道黏膜下的肥大细胞和嗜碱性粒细胞表面的IgE结合,引起呼吸道平滑肌痉挛、腺体分泌增多、黏膜水肿,常表现为支气管哮喘或过敏性鼻炎。

(3)消化道过敏　少数人因食入蛋、奶、鱼、虾等蛋白质食物后,即出现呕吐、腹泻等胃肠道症状,称为过敏性胃肠炎。也有些人表现为荨麻疹。这些患者往往因为胃肠道黏膜表面缺乏sIgA,使没有完全消化的食物蛋白质经受损黏膜吸收入血,引起超敏反应。

(4)皮肤超敏反应　某些食物、药物、花粉等物质可通过接触或摄入进入体内,或因肠道寄生虫感染而发生,表现为皮肤荨麻疹等。

3. 防治原则

(1)避免接触变应原　通过详细询问病史和皮肤试验,发现和确定变应原,并避免接触。如青霉素等药物皮肤试验阳性者应禁止使用,改用其他药物治疗。

(2)脱敏疗法　对必需注射抗毒素而皮试阳性者,可采用脱敏疗法,即少量多次、短间隔、由浅入深、连续多次注射的方法。本法可使体内已有的IgE在短期内消耗,再注射大剂量抗毒素血清时不致发病,从而达到此次治疗中暂时脱敏的目的。

(3)减敏疗法　对已查明变应原又无法避免再接触者,可用减敏疗法,即用该变应原小剂量,间隔1周左右,反复皮下注射的方法。该法能使机体产生IgG封闭抗体,阻止再次侵入的变应原与致敏细胞上的IgE结合。

(4)药物治疗　常用药物有:① 抑制生物活性介质合成与释放的水杨酸类药物、色甘酸二钠、肾上腺素等；② 拮抗生物活性介质的苯海拉明、氯苯那敏、异丙嗪等；③ 改善效应器官反应性的麻黄碱、葡萄糖酸钙、维生素 C 等。

（二）Ⅱ型超敏反应

Ⅱ型超敏反应又称细胞毒型超敏反应或细胞溶解型超敏反应。参与反应的抗体主要是 IgG 和 IgM，其与存在于靶细胞膜表面的变应原特异性结合，在补体、巨噬细胞与 NK 细胞介导下引起组织细胞损伤。

1. 发生机制 引起Ⅱ型超敏反应的变应原有两类：一是靶细胞本身所具有的抗原，如红细胞表面的血型抗原等；二是外源性的完全抗原及半抗原。半抗原吸附于靶细胞（如红细胞、血小板等）或组织蛋白表面，成为完全抗原，进入机体后，诱导机体产生 IgG、IgM 抗体（ABO 血型抗原的抗体为 IgM 天然抗体）。当靶细胞表面的变应原与抗体结合后，或半抗原与抗体结合成半抗原抗体复合物，吸附于靶细胞（如血细胞）后，即可激活补体经典途径，使靶细胞溶解；补体活化过程中形成的 C3a、C5a 能趋化吞噬细胞，参与吞噬靶细胞；IgGFc 片段与吞噬细胞 IgGFc 受体结合，调理吞噬靶细胞；与 NK 细胞表面的 IgGFc 受体结合后，NK 细胞即能发挥 ADCC 效应杀伤靶细胞。抗体与靶细胞膜上的抗原结合是特异性的，但通过抗体激活补体、调理吞噬以及结合 NK 细胞膜上的 IgGFc 受体都是非特异性的。

2. 临床常见疾病

（1）输血反应 通常发生于 ABO 血型不合的输血。由于血型抗体（IgM）天然存在于血清中，当输入异型血时，供血者红细胞的血型抗原即与受血者血浆中的天然血型抗体结合，激活补体，引起溶血反应。

（2）药物过敏性血细胞减少症 临床上常用的青霉素、磺胺类、安替比林等药物是半抗原，当其与血细胞或血浆蛋白结合形成完全抗原后，即刺激机体产生相应抗体；若再次应用相同的药物，则药物半抗原与抗体结合成免疫复合物，吸附于红细胞、粒细胞或血小板表面，通过上述机制导致血细胞溶解破坏，引起药物过敏性溶血性贫血、粒细胞减少症或血小板减少性紫癜。

（3）新生儿溶血症 多发生于 Rh 阴性的母体所孕育的 Rh 阳性胎儿。当胎儿血型为 Rh 阳性或因为输血、流产、分娩等，刺激母体产生抗 Rh 抗体（IgG），若再次妊娠时，胎儿血型为 Rh 阳性，则母体内的抗 Rh 抗体即可通过胎盘进入胎儿体内，与 Rh 阳性胎儿的红细胞结合，激活补体，导致胎儿红细胞溶解破坏，引起新生儿溶血症。

此外，链球菌感染后的肾小球肾炎、甲状腺功能亢进症的发病机制也属于Ⅱ型超敏反应。

（三）Ⅲ型超敏反应

Ⅲ型超敏反应又称免疫复合物型超敏反应或血管炎型超敏反应。其特点是可溶性抗原与相应抗体结合，形成中等分子大小的免疫复合物，沉积于血管基底膜，激活补体，在血小板和白细胞的参与下，引起以中性粒细胞浸润为特征的血管炎症。

1. 发生机制

（1）中等分子免疫复合物的形成与沉积 当可溶性抗原略多于抗体时，易形成中等分子大小的免疫复合物，它们出现于循环血中既不容易被吞噬细胞吞噬，又不能通过肾小球滤除，易沉积在局部毛细血管基底膜而致病。

（2）免疫复合物沉积后引起的组织损伤　中等分子大小的免疫复合物沉积于血管基底膜后即可激活补体，产生过敏毒素 C3a、C5a，作用于肥大细胞与嗜碱性粒细胞，使其释放血管活性物质，致局部血管扩张、通透性增加，形成水肿。具有趋化作用的 C3a、C5a、C567 则可吸引中性粒细胞向免疫复合物沉积部位聚集，吞噬免疫复合物，同时释放溶酶体酶，造成局部血管炎症和周围组织损伤。此外，免疫复合物和 C3b 还可使血小板在局部聚集，活化内源性凝血系统，形成微血栓，引起组织缺血、坏死。

2. 常见临床疾病

（1）血清病　紧急预防或治疗破伤风或白喉时，需大量注射破伤风抗毒素或白喉抗毒素（一般为马血清制剂），于注射后 7～14 天，有些患者可出现发热、皮疹、关节肿胀、蛋白尿等症状。因为初次大量注射抗原，使机体产生相应抗体，当抗体与尚未完全排出的抗原结合后，则形成中等分子大小的免疫复合物，并随血流运行至全身各处，沉积于肾小球基底膜、关节滑膜等处，引起一系列临床表现。停止使用免疫血清后，症状可自行消除。

（2）免疫复合物型肾小球肾炎　此病多发生于 A 群链球菌感染后，多数为急性扁桃体炎后 2～3 周。此时，抗链球菌细胞壁抗体与相应的可溶性抗原结合，形成中等分子大小的免疫复合物，沉积于肾小球基底膜，激活补体，吸引中性粒细胞，释放溶酶体酶损伤肾小球。葡萄球菌、肝炎病毒、疟原虫等感染后也可引起感染后肾小球肾炎。

（3）类风湿关节炎　为病因未明的自身免疫性疾病。一般认为与病毒或支原体等感染，使机体 IgG 发生变性成为自身抗原有关。变性的 IgG 刺激机体产生抗自身变性 IgG 抗体（IgM），称类风湿因子（RF），当二者结合为中等分子大小的免疫复合物反复沉积在小关节滑膜时，即可引起类风湿关节炎。

还有许多疾病都与中等分子大小的免疫复合物沉积有关，如系统性红斑狼疮（SLE）、过敏性休克样反应等。

（四）Ⅳ型超敏反应

Ⅳ型超敏反应又称迟发型超敏反应，由效应 T 细胞再次与相应抗原结合而引起。局部表现为以单核细胞浸润为主的病理性炎症，反应发生慢，一般在受抗原刺激后 24 h 才逐渐发生，48～72 h 达高峰，是唯一的细胞免疫型超敏反应，无抗体与补体的参加。

1. 发生机制　Ⅳ型超敏反应的发病机制与 T 细胞介导的细胞免疫相似。引起该型超敏反应的抗原有胞内寄生菌（如结核杆菌等）、病毒感染细胞、真菌、寄生虫、移植物或某些化学物质。这些变应原经抗原提呈细胞摄取、加工和处理后，作用于 T 细胞，使之活化、增殖，分化为效应 T 细胞，当效应 Th1 细胞再次接触相应抗原后，即可释放多种淋巴因子，使局部组织出现单核吞噬细胞和淋巴细胞浸润、水肿、细胞变性、坏死等炎症反应；效应 Tc 细胞识别靶细胞表面抗原后释放穿孔素及丝氨酸蛋白酶，致靶细胞溶解死亡。

2. 常见临床疾病

（1）传染性超敏反应　某些胞内寄生菌、病毒、真菌及某些寄生虫在感染过程中发生的以细胞免疫为基础的Ⅳ型超敏反应称为传染性超敏反应。最典型的病变见于结核菌素试验时的局部皮肤反应，肺结核时肺空洞形成，血吸虫卵肉芽肿等。

（2）接触性皮炎　多见于再次接触某些天然或人工合成的有机化合物，如油漆、塑料、染料、化妆品等 24 h 后,48～72 h 炎症达高峰。病理特征为小静脉周围淋巴细胞包绕,上皮细胞坏死,局部红肿、硬结、水疱,重者可出现剥脱性皮炎。

(3)移植排斥反应 在进行同种异体组织或器官移植时,因供者与受者之间的人类白细胞抗原(又称主要组织相容性抗原;HLA)不同,移植物被排斥,发生坏死、脱落。

临床上所见到的超敏反应往往不是单一型的,而是以某一型为主的混合型。如青霉素多引起过敏性休克,但也可引起溶血性贫血(Ⅱ型超敏反应)、血清病样反应(Ⅲ型超敏反应)和接触性皮炎(Ⅳ型超敏反应)。

六、免疫学应用

(一)免疫学在疾病防治中的应用

1. 特异性免疫的获得方式 机体的特异性免疫可因抗原进入而自动获得,也可因免疫产物(如抗体等)输入而被动获得;既可自然产生,也可由人工协助生成(图 7-35)。

特异性免疫 { 自动获得 { 自然自动免疫:患传染病、隐性感染 / 人工自动免疫:接种疫苗、类毒素 } 被动获得 { 自然被动免疫:经胎盘、初乳获得 / 人工被动免疫:注射抗毒素、丙种球蛋白 } }

图 7-35 特异性免疫的获得方式

人工自动免疫是指用疫苗、类毒素等抗原物质接种于机体,使之产生特异性免疫应答,获得特异性抗病能力的方法。人工被动免疫是给机体注射特异性抗体或细胞因子等制剂,使机体获得特异性免疫力的方法。两类人工免疫法比较,如表 7-15 所示。

表 7-15 人工自动免疫与人工被动免疫比较

区别点	人工自动免疫	人工被动免疫
输入物质	抗原(疫苗、类毒素)	抗毒素、丙种球蛋白
免疫力出现时间	慢,1～4 周	快,注射后立即生效
免疫力维持时间	长,数月至数年	短,2～3 周
主要用途	预防	治疗或紧急预防

2. 人工免疫的生物制品 人工免疫所用的疫苗、类毒素、免疫血清、细胞制剂以及免疫诊断用品(诊断血清、诊断菌液等)都来源于生物体,故统称为生物制品。

(1)用于人工自动免疫的生物制品

1)疫苗 包括死疫苗、活疫苗和亚单位疫苗等。将免疫原性强的病原体经人工培养后,用理化方法灭活而成的制剂称为死疫苗。常用的死疫苗有伤寒疫苗、乙型脑炎疫苗、狂犬病疫苗、钩端螺旋体疫苗等。将减毒或无毒的活的病原微生物制成的制剂称为活疫苗。目前,常用的活疫苗有卡介苗、脊髓灰质炎疫苗、麻疹疫苗、风疹疫苗、腮腺炎疫苗等。两种疫苗比较,如表 7-16 所示。

亚单位疫苗是提取病原体有效免疫原成分制成的疫苗。具有接种后不良反应少、免疫效果好的特性。目前应用的亚单位疫苗有流感病毒血凝素、神经氨酸酶亚单位疫苗、乙型肝炎疫苗等。

表 7-16　死疫苗与活疫苗比较

比较项目	死疫苗	活疫苗
制剂特点	死病原体,强毒株	活病原体,无毒或弱毒株
接种方式	多为注射	多以模拟自然感染途径
接种剂量	较多	较少
接种次数	2~3 次	1 次
疫苗保存	易保存,有效期约 1 年	不易保存,4℃下仅数周
免疫效果	较低,维持数月至 1 年,不良反应较大	较高,维持 3~5 年,甚至更长,不良反应较少

除上述疫苗外,还有许多高效、安全、价廉的新型疫苗,如合成肽疫苗、基因工程疫苗等。

2) 类毒素　将细菌外毒素经 0.3%～0.4% 甲醛溶液处理,使其失去毒性而保留免疫原性的制剂,如白喉类毒素、破伤风类毒素等。类毒素接种机体后,刺激机体产生的抗体可特异性中和外毒素。

(2) 用于人工被动免疫的生物制品

1) 抗毒素　用类毒素多次免疫动物(一般是马)后,取其血清提纯制成的生物制剂,具有中和外毒素的作用。常用的有白喉抗毒素、破伤风抗毒素、肉毒抗毒素等。抗毒素属动物免疫血清,既是抗体也是抗原,具有双重性,所以在使用时应先做皮肤试验,以防发生超敏反应。

2) 丙种球蛋白制剂　是从健康成人的混合血浆或胎盘血中分离制成的免疫球蛋白浓缩剂,前者称为人血浆丙种球蛋白,后者称为胎盘球蛋白。这些制剂中含有多种抗体活性,可用于脊髓灰质炎、甲型肝炎、麻疹等传染病的紧急预防,以减轻症状,缩短病程。

(二) 免疫学在疾病诊断中的应用

应用抗原刺激机体产生免疫应答具有特异性的基本原理,检测抗原、抗体、免疫细胞和细胞因子的方法,是现代医学的重大进展。血液、组织细胞或分泌物中的许多物质都可被视为抗原或抗体,能用免疫学方法检测。

1. 抗原抗体的检测　抗原与抗体的特异性结合既可在体内发生,也可在体外结合,出现可观察到的现象。可用已知抗原检测未知抗体,也可用已知抗体检测未知抗原。进行抗原或抗体检测时,因多采用人或动物的血清作为抗体的来源,故又称为血清学反应或血清学试验。

(1) 凝集反应　细菌、细胞等颗粒性抗原与相应抗体在一定条件下反应,形成肉眼可见的凝集物,称为凝集反应。以颗粒性抗原与相应抗体直接结合形成的凝集称为直接凝集。将可溶性抗原(或抗体)先吸附于免疫微球(如 O 型红细胞、乳胶颗粒等),再与相应的抗体(或抗原)结合出现的免疫微球凝集称为间接凝集。

常用的凝集反应,见表 7-17。

(2) 沉淀反应　将外毒素、组织浸出液等可溶性抗原与相应抗体结合,在一定的条件下形成肉眼可见的沉淀现象,称为沉淀反应。

1) 单向琼脂扩散试验 将一定量的已知抗体混于琼脂凝胶中制成凝胶板,在适当位置打孔,将一定量的待检抗原加入孔中,置湿盒中使其向四周自然扩散形成沉淀环。沉淀环的大小与待检抗原的含量成正比。常用于免疫球蛋白、补体及酶类含量的测定。

表 7 - 17 常用凝集反应

类型	方法	用途
直接凝集	玻片法	细菌鉴定、血型鉴定
	试管法	肥达反应(协助诊断伤寒病)、外斐反应(协助诊断立克次体病)
间接凝集	间接血凝或乳胶凝集	检测类风湿因子、HBsAg、AFP、梅毒抗体、风疹病毒抗体等
	乳凝抑制试验	妊娠诊断
	抗球蛋白试验	检测 Rh 抗原、抗体等

2) 其他沉淀试验 以琼脂扩散试验为基础发展起来的对流免疫电泳技术、免疫转印技术等,其灵敏度更高,用途更广。如病毒蛋白、核酸、免疫球蛋白的分离与分析,艾滋病患者血清抗体的检测等。

(3) 免疫标记技术 是将荧光素、放射性核素、酶、发光剂或电子致密物质(胶体金、铁蛋白)等易于显示又不影响抗原抗体活性的物质作为标记物,与抗原或抗体结合进行反应,再根据检测标记物的结果,判断待检物中有无特异性抗原或抗体,以及其含量的多少。免疫标记技术具有高灵敏、特异、快速等优点,能做定性、定量、定位的微量检测。目前,常用的有酶联免疫吸附试验(ELISA)、直接荧光法与间接荧光法等。它们在辅助传染病的诊断、检测免疫分子等方面都得到很好的利用。

2. 免疫细胞检测 检测机体各群淋巴细胞数量和功能,是了解机体的免疫状况的重要手段之一。

(1) E 花环形成试验 T 细胞表面有绵羊红细胞受体,将绵羊红细胞与外周血淋巴细胞按一定的比例混合,在 4℃条件下反应 1～2 h,涂片染色后用显微镜观察,淋巴细胞外包绕绵羊红细胞形成花环的即为 T 细胞。正常人外周血中 E 花环形成细胞占淋巴细胞总数的 60%～80%。

(2) 淋巴细胞转化试验 当 T 细胞与植物血凝素(PHA)或特异性抗原一起培养时,能转化为淋巴母细胞。根据淋巴细胞转化率可判断机体的细胞免疫功能状态。正常人外周血淋巴细胞转化率为 70%左右。

3. 常用体内检测试验

(1) 抗原抗体皮肤试验 如青霉素皮肤试验、抗毒素皮肤试验,可用于了解受试者对该抗原或抗体是否发生超敏反应。

(2) 细胞免疫皮肤试验 常用的旧结核菌素(OT)皮肤试验、结核菌素纯蛋白衍生物(PPD)皮肤试验、链激酶-链道酶(SK-SD)皮肤试验等,均可用于检测机体的细胞免疫功能。

391

复习思考题

1. 名词解释:免疫、免疫学抗原、抗体、免疫球蛋白、免疫应答、超敏反应、人工自动免疫、人工被动免疫。

2. 试述Ⅰ型超敏反应的发生机制和防治原则。

3. 比较人工自动免疫与人工被动免疫的异同点。

(庄伊泙)

第八章 病理学与病理生理学基础

重要内容提示

1. 健康与疾病,恶性循环,死亡和脑死亡的概念;疾病发生的原因、条件,疾病发生发展的一般规律;传统死亡和脑死亡的标准。

2. 细胞和组织的损伤与修复、萎缩、肥大、化生、变性、细胞水肿、脂肪变性、坏死、坏疽、机化、溃疡、空洞、再生、肉芽组织,创伤愈合的概念;细胞水肿、脂肪变性的病理变化;坏死的病理变化、类型和结局;肉芽组织的形态及作用;干性、湿性、气性坏疽的区别;骨折愈合的过程。

3. 充血、淤血、出血、血栓形成与血栓、栓塞、梗死、贫血性梗死与出血性梗死的概念;慢性肝淤血及其病理变化;血栓形成的条件和血栓的结局;栓子运行的途径及栓塞的类型;贫血性梗死与出血性梗死的区别。

4. 炎症、炎性介质、炎症局部组织的基本病理变化;渗出液与漏出液的区别;炎症的分类、病变特点;炎症的局部表现及全身反应。

5. 风湿病、风湿小体、皮下结节的概念,风湿病的基本病变及心脏病变特点;大叶性肺炎、小叶性肺炎的病变及病理临床联系;急、慢性肾小球肾炎及急、慢性肾盂肾炎的病变,肾小球肾炎与肾盂肾炎的区别;结核病的基本病变及转归,原发性肺结核与继发性肺结核的区别;病毒性肝炎的临床病理类型、病理变化;伤寒的病变及肠道病变的分期;急、慢性细菌性痢疾的病变及病理临床联系;流行性脑脊髓膜炎与流行性乙型脑炎的区别;艾滋病的概念,梅毒及艾滋病的传播途径及病理特点。

6. 肿瘤、癌与癌症、肉瘤、交界性肿瘤、癌前病变、原位癌的概念;肿瘤的一般形态与结构,肿瘤细胞的异型性,肿瘤的生长与扩散;良性肿瘤与恶性肿瘤、癌与肉瘤的区别;常见肿瘤的好发部位及主要病理特点。

7. 心身疾病、原发性高血压、冠心病、消化性溃疡病的概念及病因;缓进型高血压各期的病变特点;冠心病的病变及病理临床联系;消化性溃疡的病理变化、结局及并发症。

8. 发热、致热原、内生性致热原、感染性发热的概念,发热的机制,发热时机体的功能代谢变化。

9. 各型缺氧的原因及血氧变化的特点;缺氧时机体功能代谢的主要变化。

10. 休克、高动力型休克、低动力型休克、休克肺、多器官功能衰竭的概念;休克各期微循环变化的特征及发生机制;休克时机体重要脏器的功能障碍及对机体的影响。

393

第一节　疾　病　概　论

一、健康与疾病的概念

（一）健康的概念

健康是人类永恒的主题，是人类生存和发展的基本要素。1946年，世界卫生组织（WHO）对健康的定义是"健康不仅是没有疾病和病痛，而且是一种躯体上、精神上和社会适应上都处于完好的状态"。也就是说，一个人在躯体健康、心理健康、社会适应能力和道德健康四方面都健全，这才是完全健康的人。世界卫生组织提出了健康十大标准：精力充沛、处事乐观、睡眠好、耳聪、目明、牙齿完好、肌肉皮肤弹性好、体重适宜、身材匀称、适应能力强等。

（二）疾病的概念

疾病是在病因作用下，机体发生自稳调节紊乱的异常生命活动过程，即机体的组织、细胞发生形态结构的异常，功能、代谢的紊乱；可伴随心理障碍、社会行为异常，并引起社会适应能力降低和劳动能力减弱，甚至丧失。临床上患者出现各种症状、体征。症状是指患者自我感觉的异常，如胃肠炎时患者自觉恶心、呕吐、腹痛、腹泻等。体征是疾病的客观征象，如医师通过体格检查发现肝炎患者肝大、肝区压痛、黄疸等。

健康与疾病之间是一个动态的连续发展过程，没有一个截然的界限。

二、病因学概述

病因学是研究疾病发生的原因和条件的科学。任何疾病都是由一定的原因引起的，疾病发生发展过程中也受到一定的条件影响。

（一）疾病发生的原因

疾病发生的原因，又称病因。病因是引起某一疾病的特定因素，赋予疾病特征或决定疾病特异性。病因的种类很多，大致归纳如下。

1. 生物性因素　临床上最常见。包括各种致病微生物，如细菌、病毒、立克次体、衣原体、支原体、螺旋体、真菌等，以及人体寄生虫，如蛔虫、线虫、吸虫等。病原生物侵入人体往往有一定的感染途径，是否发病，取决于机体本身的抵抗力、免疫力及病原生物的数量和毒力。但不同病原体所致的病变往往具有一定的特异性。

2. 物理性因素　包括机械力、温度、电流、电离辐射、气压、噪声等。如创伤、冻伤、烧伤、电击伤、放射病等。

3. 化学性因素　包括有机和无机化学毒物。如有机磷农药、氰化物、汞、砒霜、强酸、强碱等，可造成人体中毒或化学性损伤。

4. 营养性因素　营养过剩或营养缺乏都可以引起疾病。如热量过剩可引起超重和肥胖症；

长期摄入高胆固醇食物可使动脉粥样硬化的发生率升高;缺乏维生素 D 可发生佝偻病;缺乏维生素 B_1 可发生脚气病;饮食中缺碘可引起地方性甲状腺肿与克汀病。

5. 遗传性因素 遗传因素致病可有两种表现。

(1) 直接遗传病 由遗传物质缺陷(如基因突变、染色体畸变)直接造成的疾病,如唐氏综合征(Down syndrome)。

(2) 遗传易感性疾病 遗传物质缺陷使子代具有易患某些疾病的倾向。此类疾病往往有家族聚集的现象,如糖尿病、高血压病。

6. 免疫性因素 机体免疫系统对抗原刺激有不同的反应。可造成以下 3 类疾病。

(1) 超敏反应 机体免疫系统对某些抗原刺激产生强烈的超敏反应所引起的组织损伤,如荨麻疹。

(2) 自身免疫性疾病 机体对自身抗原物质产生免疫反应所造成的损伤,如系统性红斑狼疮。

(3) 免疫缺陷病 机体免疫功能缺乏所引起的疾病,如艾滋病。

7. 先天性因素 胚胎发育过程中受到损伤而引起的疾病。例如,20 世纪中叶,联邦德国发现,一批用沙利度胺(又称反应停)治疗妊娠呕吐的妇女产出了"海豹胎"。

8. 心理社会因素 精神紧张,如愤怒、恐惧、急躁、焦虑、抑郁、激动等不良心理状态也可以发展为心身疾病。

总之,没有病因就不可能发生疾病。然而,目前很多疾病的病因尚未完全明确,随着科学的发展,越来越多疾病的病因将会得到阐明。

(二) 疾病发生的条件

在病因存在的前提下,对疾病发生发展起促进作用的因素,就是发病条件。如结核病发病过程中,机体严重营养不良、过度劳累等为结核分枝杆菌感染创造了有利的条件。

三、疾病发生发展的一般规律

(一) 自稳调节的紊乱

维持健康生命最基本的条件是内环境稳定。任何疾病都是病因破坏机体内环境,损害自稳调节的结果。如大失血所致的低血容量性休克,患者可出现血压下降、心率增快、体温下降、体液 pH 下降(乳酸酸中毒)等改变。

(二) 因果转化规律

因果转化是指在原始病因作用下机体发生的某种变化又转化为新的病因,引起新的变化,如此交替不已,形成一个链式的发展过程。在疾病发展过程中,若几种变化互为因果形成环式运动,每循环一次都使病情进一步恶化,称为恶性循环。如严重缺氧可引起呼吸中枢抑制,而后者则加重缺氧,最后可导致死亡;相反,若及时治疗纠正缺氧,阻断恶性循环,疾病就会向康复的方向发展。

(三) 损伤与抗损伤反应

致病因素作用于机体引起损伤的同时,机体可调动各种防御、代偿功能对抗致病因素及其所造成的损伤。损伤与抗损伤反应同时存在、相互对立并贯穿于疾病的始终,双方力量的对比决定着疾病的发展和结局。若损伤占优势,则病情恶化,甚至死亡;相反,若抗损伤占优势,则病情向康复的方向发展。如在外伤性出血引起循环血量减少、血压下降、组织缺氧等损伤的同时,机体出现血管收缩、心率加快、心肌收缩力加强、心排血量增多等,对维持动脉血压、保证心脑等重要器官的血液供应有抗损伤的意义。因此,采取有效措施,维持抗损伤反应,减轻和消除损伤反应,对促进疾病的康复具有重要的意义。

(四)局部与整体

疾病发生时可有局部病变及全身反应。如阑尾炎时阑尾充血、水肿、化脓,而全身可有发热、外周血白细胞增多等反应。当全身抵抗力下降时,炎症进一步发展,甚至经血液播散造成败血症、脓毒败血症。因此,在疾病过程中局部和整体相互影响、相互联系,正确地认识局部和整体的相互关系对疾病的诊断和治疗具有重要的意义。

四、疾病的经过和转归

(一)疾病的经过

疾病的发生发展过程一般分以下 4 个阶段。

(1)潜伏期　指致病因素作用于机体到出现最初的症状前的这段时间。

(2)前驱期　指从疾病出现最初的症状,到出现某种疾病的典型症状前的这段时间。

(3)症状明显期　指疾病的典型症状和体征出现的这段时间。

(4)转归期　指疾病过程的结局阶段。

(二)疾病的转归

疾病过程的发展趋势,又称为疾病的转归。有以下两种情况。

1. 康复　分为完全康复和不完全康复。前者是指病因和疾病所致的各种损伤完全消失,人的躯体、心理状态重新达到平衡,社会适应能力恢复正常。后者是指疾病过程中的损伤得到控制,但机体的功能、代谢和形态并未完全恢复正常,甚至遗留某些后遗症,人的心理、社会适应能力往往不能达到完满状态。

2. 死亡　是个体生命活动的永久性终止。

(1)死亡的传统概念　传统概念关于死亡的标志是心搏、呼吸停止,各种反射消失。死亡分为以下 3 个阶段。

1)濒死期　此时机体大脑皮质功能深度抑制,各系统的功能和代谢微弱。

2)临床死亡期　此时延髓处于深度抑制,主要标志是心搏、呼吸停止和反射消失。

3)生物学死亡期　是死亡的最后的不可逆阶段。

(2)死亡的新标准　随着医学的发展,现代死亡的新标准是脑死亡。脑死亡是指全脑功能的永久性消失。判断脑死亡的临床依据如下。

1)不可逆性昏迷和大脑无反应性。

2)无自主呼吸,行人工呼吸 15 min 以上,患者仍不能恢复自主呼吸。自主呼吸停止被认为是临床脑死亡的首要指标。

3）脑神经反射消失，如瞳孔反射、角膜反射、咳嗽反射、吞咽反射等消失。

4）瞳孔固定、散大。

5）脑电波消失，脑电图出现零电位。

6）脑血管造影显示脑血液循环停止。

个体发生脑死亡而各个器官某些组织、细胞在一定时间内功能、代谢未完全停止，称为"死脑活体"。若去掉人工辅助的生命支持系统，其整个机体是不可能存活的。

"植物人"不同于脑死亡。这类患者的大脑皮质受到严重损伤，而脑干的功能尚存，因而患者对环境毫无反应，但能保留躯体生存的基本功能，如能保持自主呼吸。因此，采取科学的医疗措施可能使患者复苏。

明确脑死亡的概念，可协助医务人员判断是否对患者进行复苏抢救，适时地中止无效的医学救治，减少不必要的医疗资源消耗。另外，已确认为脑死亡的患者的某些器官可用作器官移植，造福他人。因此，应用脑死亡作为判断死亡的标准是社会发展的需要，我国对脑死亡的立法势在必行。

复习思考题

1. 名词解释：健康、疾病、脑死亡。
2. 试举例说明疾病发生有哪些原因。
3. 疾病发生发展过程有哪些共同规律？
4. 疾病的转归有哪些情况？
5. 现代死亡的新标准是什么？其临床依据是什么？

（李品玉　邵少慰）

第二节　细胞和组织的损伤与修复

正常细胞和组织对体内、外环境变化等的持续性刺激往往可做出形态和结构、功能和代谢的反应性调整与适应。当上述刺激超过细胞和组织的耐受和适应能力时，细胞和组织就可出现形态、结构、功能和代谢的损伤性变化，轻者发生可逆性损伤　　变性，重者导致不可逆性损伤——细胞死亡。一般认为，适应是正常细胞与损伤细胞的中间状态。细胞与组织的适应性变化与损伤性变化是疾病发生过程中的基础性病理变化。

细胞和组织损伤后，机体对损伤造成的组织缺损具有修补、恢复其结构和功能的能力。

一、细胞和组织的适应性反应

细胞、组织和器官对各种刺激因子和内外环境的变化进行调整，并发生相应的功能和形态改变，此过程称为适应，其形态学一般表现有肥大、增生、萎缩和化生。

（一）肥大和增生

1. 肥大　细胞、组织或器官的体积增大，称为肥大。肥大既可由细胞体积增大而引起，也可由细胞数量增多所致。肥大可分为生理性肥大和病理性肥大。

（1）生理性肥大　如哺乳期乳腺腺细胞肥大；妊娠期子宫平滑肌细胞肥大等。

（2）病理性肥大　因器官和组织的功能负荷增加而引起的肥大称为代偿性肥大。如高血压患者心脏后负荷加重可引起左心室壁肥厚；心瓣膜病患者因瓣膜狭窄、关闭不全，使心肌负荷加重，也会引起心肌肥大；一侧肾、肾上腺、乳腺等切除后，对侧相应器官也会发生代偿性肥大。肥大器官的功能代偿是有限的，超过其代偿限度时可出现失代偿。

2. 增生　器官、组织内细胞数量增多的现象称为增生，常伴有肥大。增生往往是再生能力较强的细胞分裂活动增强的结果。增生的细胞功能常增强，通常为可复性的。增生可分为生理性增生和病理性增生。病理性增生又分为代偿性增生和内分泌性增生。

（1）代偿性增生　组织受损后通过周围细胞再生而达到恢复其结构和功能的作用。如病毒性肝炎时肝细胞结节状再生；慢性溃疡灶周围黏膜上皮和腺体增生。在特殊情况下，上述再生的肝细胞、溃疡周围黏膜上皮和腺体若异常增生，可发展为肿瘤细胞。

（2）内分泌性增生　如体内雌激素水平过高导致子宫内膜增生症，体内 T_3、T_4 水平过高导致甲状腺滤泡上皮细胞增生（甲状腺功能亢进症）。

通常，肥大主要以细胞体积增大为主，而增生则指细胞数量增多。

（二）萎缩

萎缩的概念和类型

发育正常的器官、组织或细胞体积缩小的现象，称为萎缩。器官和组织萎缩是由该器官和组织的实质细胞体积缩小或数目减少所引起的。组织器官的发育不良或发育不全不属于萎缩范畴。

1. 原因及分类　萎缩可分为生理性和病理性两种。生理性萎缩是人的生命活动过程中的自然现象，如人体在成年后胸腺萎缩，更年期后性腺萎缩，老年期全身各器官出现不同程度的萎缩。常见的病理性萎缩根据原因不同可分为如下 6 种。

（1）营养不良性萎缩　分为全身性和局部性营养不良性萎缩。前者多见于长期不能进食、消化不良和慢性消耗性疾病。后者多见于局部缺血，如动脉粥样硬化时血管腔狭窄，供血不足，可引起相应器官如心、脑、肾等萎缩。

（2）神经性萎缩　是由神经元和（或）神经干损伤后，神经组织对局部组织代谢调节作用消失所引起。如脊髓灰质炎患者的脊髓前角运动神经元变性、坏死，患侧肢体肌肉可出现麻痹、萎缩，骨组织萎缩，骨质疏松。

（3）失用性萎缩　是由肢体、器官或组织长期不活动，功能减退所引起。如肢体骨折后长期固定，可发生肌肉萎缩和骨质疏松。

（4）压迫性萎缩　是由组织、器官长期受压后所引起。如泌尿道结石引起肾盂积水，肾盂内压力增大，可压迫肾实质引起萎缩。

（5）内分泌性萎缩　由于内分泌腺功能下降引起靶器官萎缩，如下丘脑-腺垂体缺血引起肾上腺皮质激素释放减少，导致肾上腺皮质萎缩。

（6）老化和损伤性萎缩　神经细胞的萎缩是大脑老化的常见原因。阿尔茨海默病的大脑萎缩是大量神经细胞凋亡所致。

2. 病理变化　肉眼观察，萎缩的器官体积小、质量轻、硬度大、颜色深，一般可保持原有的形态。如心脏萎缩时，体积缩小、心壁变薄、质量减轻、色泽深褐，冠状动脉呈蛇形弯曲。镜下观察，萎缩器官的实质细胞体积变小，数量减少，但细胞仍保持原形，只是细胞质和细胞核染色较正常深，而其间质的结缔组织往往增生。心肌细胞和肝细胞萎缩时，在其胞质内常可见黄褐色的脂褐素。脂褐素是细胞内退化的细胞器碎片形成的不溶性残留小体。

3. 影响和结局　萎缩的器官、组织的代谢及功能会降低，如病变继续加重，则萎缩的细胞也可渐渐消失。萎缩也是一种可复性的适应现象，如能及早消除原因，萎缩的组织、器官一般是可以恢复的。但有的病理性萎缩是在病因长期不能消除的情况下引起的，如脊髓灰质炎患者的肌肉萎缩和长期肾盂积水引起的肾实质萎缩，则难以恢复。

（三）化生

化生的概念
和类型

化生是一种分化成熟的组织转变为另一种分化成熟的组织的过程。化生常由某些理化刺激引发，多见于再生能力较强的组织，如上皮组织、结缔组织；化生往往是由具有分裂能力的未分化细胞向另一方向分化而成。因此，化生只能在同类组织范围内出现，例如，慢性支气管炎或支气管扩张时，支气管的假复层纤毛柱状上皮可转化为复层鳞状上皮，称为鳞状上皮化生；慢性萎缩性胃炎时，部分胃黏膜上皮转变为肠型黏膜上皮，称为肠上皮化生；纤维结缔组织也可化生为骨、软骨、脂肪等组织。化生具有增强组织对某些刺激的抵抗力的作用，是组织对不利环境和有害刺激的一种适应性改变，但往往失去原有的生理功能。若引起化生的原因持续存在，化生的上皮有的可发展为肿瘤。

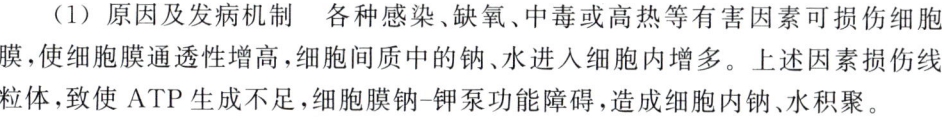

鳞状上皮化生

二、细胞和组织的损伤

细胞和组织受到损伤性刺激后将产生一系列形态和功能的变化，根据组织损伤的轻重分为可逆性损伤（变性）和不可逆性损伤（坏死）两大类。

（一）变性

细胞水肿

变性是指由于物质代谢障碍，细胞或细胞间质内出现异常物质或正常物质数量显著增多。一般来说，细胞内的变性是可逆的，间质中的变性是不可逆的。

1. 细胞水肿　又称细胞肿胀或水变性，是指细胞内的水和钠过多积聚，是最常见的一种变性。多见于线粒体丰富、代谢活跃的细胞，如心肌细胞、肝细胞、肾近曲小管上皮细胞等。

细胞水肿的
发生机制

（1）原因及发病机制　各种感染、缺氧、中毒或高热等有害因素可损伤细胞膜，使细胞膜通透性增高，细胞间质中的钠、水进入细胞内增多。上述因素损伤线粒体，致使 ATP 生成不足，细胞膜钠–钾泵功能障碍，造成细胞内钠、水积聚。

（2）病理变化　肉眼观察，病变的器官肿大，包膜紧张，切面隆起，颜色较淡白，混浊而无光泽，外观像沸水烫过的肉一样。镜下观察，细胞呈弥漫性肿大，胞质疏松淡染。轻度的细胞水肿，胞质内出现粉红色颗粒状物质。进一步发展,细胞体积明显增大,胞质透明、淡染,整个细胞膨大如气球,故有气球样变之称。

（3）结局　细胞水肿为轻度的细胞损伤,病因去除后可恢复。若引起细胞水肿的原因持续存在,细胞的功能则进一步下降,甚至由细胞水肿发展为细胞坏死。

脂肪变性

2. 脂肪变性　正常情况下,除脂肪细胞外,实质细胞内一般不见或仅见少量脂滴。如实质细胞内出现脂滴或脂滴明显增多,称为脂肪变性。这种变性也多见于代谢旺盛的心、肝、肾等器官的实质细胞。

（1）原因和发病机制　缺氧、感染、中毒等因素,使脂质在细胞内的转化、利用和运输过程发生障碍。如进入肝细胞的脂肪酸,一部分在肝内经氧化产生能量并被利用,大部分则与蛋白质结合以脂蛋白的形式转运出肝,供其他组织利用。若进入肝细胞的脂肪酸过多,超过了肝细胞氧化、利用、合成和脂蛋白转运出肝的能力,则使脂肪酸蓄积在肝细胞内。

（2）病理变化　以肝细胞脂肪变性为例。肉眼观察,肝大、包膜紧张、边缘变钝、淡黄色,质较软、触之有油腻感。严重的肝脂肪变性也称为脂肪肝。镜下观察,肝细胞胞质内出现大小不等的脂滴,有的可见脂滴把核挤到一边,状似脂肪细胞。在 HE 染色切片,可见肝细胞内有大小不一的圆形空泡,为脂滴被乙醇、二甲苯等有机溶剂溶解所致(图 8 - 1)。

（3）结局　脂肪变性是可复性损害,当致病因素消除后即可恢复正常。严重的肝脂肪变性,可因肝细胞进一步坏死,纤维组织增生,导致肝硬化。

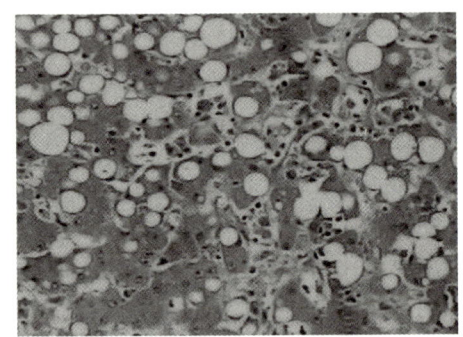

图 8 - 1　肝细胞脂肪变性
肝细胞胞质内出现大小不等的脂滴空泡

3. 玻璃样变性　指细胞或其间质内出现均匀一致、半透明状、伊红染色物质的一类形态学改变,又称为透明变性。常见的玻璃样变性有 3 种类型。

（1）血管壁玻璃样变　常见于高血压患者的肾、脑、脾及视网膜等处的细动脉。高血压患者细动脉持续痉挛、缺氧,血管内膜通透性增高,血浆蛋白渗入内膜并沉淀于管壁,凝固成均匀红染的物质。细动脉壁的这种改变可使血管壁增厚变硬,管腔狭窄或闭塞,称为细动脉硬化。

（2）结缔组织玻璃样变性　常见于瘢痕组织、动脉粥样硬化的纤维斑块及坏死组织、血栓的机化处。肉眼观察,病变处呈灰白色、半透明状、质地坚韧、弹性差。镜下观察,胶原纤维变粗融合,呈均匀红染的玻璃样。

（3）细胞内玻璃样变性　常见于肾小球肾炎或其他疾病伴有蛋白尿时的肾近曲小管。肾小管上皮细胞内可见大小不等的圆形、均质红染的物质。这是血浆蛋白经肾小球滤出后又被肾小管上皮细胞吞饮,并在胞质内融合成玻璃样小滴的结果。此外,病毒性肝炎时肝细胞的嗜酸性变,酒精性肝病时肝细胞内的 Mallory 小体和浆细胞内的 Russell 小体都属于细胞内玻璃样变性。

（二）坏死

坏死指活体局部组织、细胞的死亡,是局部组织、细胞损伤后最严重的变化。坏死的组织、细胞代谢停止,功能完全丧失,不可恢复。

1. 原因　任何致病因素的刺激只要达到一定强度和作用时间,就能使组织、细胞代谢停止而发生坏死。

（1）局部缺血　如冠状动脉持续缺血，可引起心肌梗死。

（2）生物性因素　包括细菌、病毒、真菌、寄生虫等及其毒性代谢产物。这些物质可直接破坏组织、细胞，也可通过超敏反应造成组织和细胞坏死。

（3）理化因素　高温、低温、强酸、强碱等可直接破坏组织结构，或使组织、细胞发生代谢障碍而引起坏死。

2. 病理变化　组织、细胞坏死初期，其形态和结构的变化在肉眼下尚不能被发现。数小时后，在光学显微镜下可观察到细胞形态的改变，包括细胞核、细胞质及间质的改变。

细胞坏死的
形态变化

（1）细胞核的变化　是细胞坏死在组织学上的主要形态标志，表现为：① 核固缩，此时核膜皱缩，核体积缩小，染色加深。② 核碎裂，核染色质团块崩解成小碎块散布在胞质中。③ 核溶解，在 DNA 酶的作用下，染色质中的 DNA 分解，核失去对碱性染料的亲和力，染色变淡，仅能看到核轮廓（图 8 - 2）。

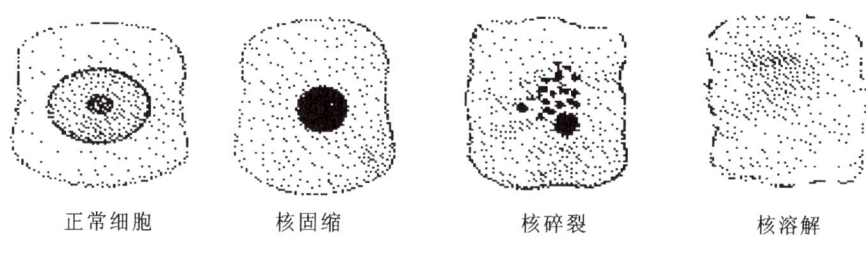

| 正常细胞 | 核固缩 | 核碎裂 | 核溶解 |

图 8 - 2　细胞坏死时核的形态变化

（2）细胞质和细胞膜的变化　随着细胞质中嗜碱性物质（RNA）丧失、核糖体减少，细胞质逐渐呈红染均质状。最后细胞膜破裂，细胞轮廓消失。

（3）间质的变化　实质细胞坏死一段时间后，在各种溶解酶的作用下，基质崩解，胶原纤维肿胀，继而崩解、断裂或液化，最后胞核、胞质及间质全部崩解，组织结构完全消失，变为一片无结构的红染物质。

3. 坏死的类型　根据坏死的原因和形态特点，一般可分为 3 种类型。

（1）凝固性坏死　细胞坏死后，其蛋白质凝固过程强于溶酶体的水解作用，坏死组织变成凝固状，故称为凝固性坏死。肉眼观察，坏死组织呈灰白色或淡黄色，质实而干燥，与正常组织有暗红色分界带（充血出血带）；镜下观察，坏死处细胞结构消失，但组织结构的轮廓尚能保持较长时间。凝固性坏死常见于心、脾、肾等器官的缺血性坏死。

结核病灶中的干酪样坏死是凝固性坏死的一种特殊类型。坏死组织彻底崩解，镜下观察为红染、无结构的颗粒状物质；肉眼观察，坏死组织呈浅黄色、质松软、细腻如干奶酪，故称为干酪样坏死。

（2）液化性坏死　组织坏死后很快因酶性分解变成液状。常发生于富含脂质（脑组织）或蛋白水解酶（化脓性病灶、胰腺组织）丰富的组织。例如，由于化脓性病灶中有大量的中性粒细胞，中性粒细胞坏死后释放大量的蛋白水解酶，使坏死组织迅速分解液化，呈液状或形成坏死腔。脑组织含蛋白质少，富含磷脂及水分，坏死后容易液化，形成软化灶。

液化性坏死的
形成机制

（3）坏疽　指大块组织坏死,并继发腐败细菌感染所出现的特殊形态改变。常见的腐败菌有梭状芽孢杆菌、奋森螺旋体等。坏疽处的腐败菌分解坏死组织,产生硫化氢,与血红蛋白降解产生的铁相结合,形成硫化铁,使坏死组织呈黑色。根据坏疽发生的条件和形态不同,可分为3种(表8-1)。

表8-1　坏疽3种类型的区别

区别点	干性坏疽	湿性坏疽	气性坏疽
好发部位	四肢末端	与体表相通的内脏,如肺、肠、阑尾、子宫等	深部的开放性创伤
发生条件	动脉阻塞,静脉回流通畅,体表水分蒸发	动脉阻塞,静脉回流受阻,病变区水分不易蒸发	深部创伤伴产气的厌氧菌感染
颜色	黑褐色	黑绿色或污黑色	黑绿色或污黑色
湿度及质地	干燥,坚实	湿软	湿润、肿胀,如蜂窝状,有捻发感
臭味	无或轻	明显	明显
分界	清楚	不清	不清
后果	发展缓慢,全身中毒症状较轻	发展迅速,中毒症状严重	发展迅速,中毒症状严重,可危及生命

1）干性坏疽　多发生于四肢末端,例如动脉粥样硬化、血栓闭塞性脉管炎和冻伤等疾病时,肢体动脉阻塞而静脉回流通畅,加上坏死组织水分不断蒸发,所以局部皮肤干燥、皱缩,呈黑褐色,病变区域与正常组织分界清楚。因病变处腐败菌不易繁殖,发展缓慢,故全身中毒症状较轻(图8-3)。

2）湿性坏疽　多发生于与体表相通的内脏,如肺、肠、阑尾、子宫等。此时,既有动脉阻塞,又有静脉回流受阻,病变区水分多,利于腐败菌繁殖;病变发展快,病灶处明显肿胀、湿软,呈黑绿色或污黑色,有恶臭,并与正常组织界限不清。由于坏死组织分解产物及细菌毒素被吸收入血,可导致毒血症。

3）气性坏疽　深部的开放性创伤伴有产气的厌氧菌感染时,坏死组织内产生大量气体呈蜂窝状,按压有捻发感。坏死组织分解产物及细菌毒素随气体的扩展而迅速播散,病变发展快,中毒症状严重,可危及生命。

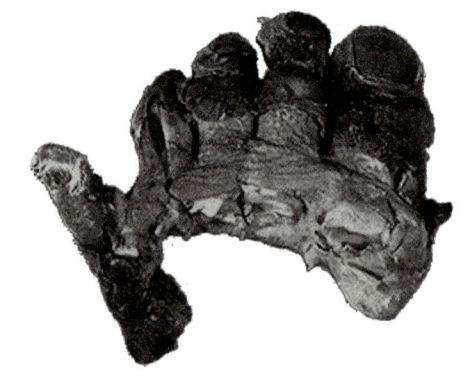

图8-3　足干性坏疽
左足全部足趾呈黑褐色,皮肤溃破,组织干固、皱缩

4. 坏死的结局　依坏死发生的部位、范围及类型的不同,可有以下结局。

（1）溶解吸收　较小的坏死组织可被中性粒细胞和组织崩解所释放的蛋白水解酶溶解液化,经淋巴管或小血管吸收,不能吸收的碎片则由巨噬细胞吞噬消化。余下的组织缺损则由邻近的健康组织再生修复。

（2）分离排出　较大的坏死灶不能完全吸收时,其周边发生炎症反应,大量中性粒细胞崩解并释放蛋白水解酶将边缘区的坏死组织溶解,与正常组织分离,并通过一定的途径排出。若坏死灶发生在皮肤、黏膜,其坏死组织脱落后形成的缺损称为溃疡。肾、肺等器官的坏死组织液化后,可经自然管道(输尿管、支气管)排出,残留的空腔,称为空洞。溃疡与空洞处组织仍可再生修复。

(3)机化 坏死组织不能被吸收、排出,则由周围新生的毛细血管和成纤维细胞取代,最后形成瘢痕组织。肉芽组织取代坏死组织、血栓、炎性渗出物和异物等的过程称为机化。

(4)包裹、钙化 如坏死灶较大,不能完全机化,则由周围增生的纤维组织将其包绕,称为包裹。陈旧的坏死组织(或陈旧的机化组织)中,可继发钙盐沉积,称为钙化。

三、损伤的修复

细胞和组织损伤后,机体对缺损部分在结构和功能上进行修补、恢复的过程,称为修复。修复是通过邻近健康细胞的再生完成的,因此修复以细胞再生为基础,而再生的目的则是为了达到对损伤组织的修复。

(一)再生

组织和细胞损伤后,周围健康的细胞进行分裂增殖,以实现修复的过程,称为再生。

1. 再生的类型

(1)生理性再生 指人体内的一些细胞、组织不断老化、消失,由新生的同种细胞不断补充、更替的现象,其原有的结构和功能基本不变。例如,皮肤表皮细胞脱落由基底层细胞增生补充;月经周期中子宫内膜周期性脱落,可由基底层细胞增生加以恢复;血细胞衰老死亡后,通过淋巴造血器官加以新生、补充。

再生的概念和类型

(2)病理性再生 是指细胞、组织受损后发生的再生。病理性再生可分为完全性再生和不完全性再生。如果再生修复能完全恢复组织原有的结构和功能,称为完全性再生。若缺损的组织不能由结构和功能完全相同的组织修复,而由结缔组织增生、代替,最后形成瘢痕,称为不完全性再生。病理性再生多发生于损伤严重,再生能力较弱或缺乏再生能力的组织。

2. 各种组织的再生能力 人体内各种组织在长期进化过程中获得不同的再生能力。一般来说,分化低的组织比分化高的组织再生能力强,平时易受损的组织或在生理条件下经常更新的组织再生能力较强。人体组织细胞按再生能力的强弱可分为以下 3 类。

各种组织的再生能力

(1)不稳定细胞 这类细胞再生能力很强,总是在不断地增殖,以代替衰老或破坏的细胞,如表皮细胞,呼吸道、消化管、泌尿生殖道黏膜的被覆上皮细胞,淋巴细胞,造血细胞,浆膜的间皮细胞等。

(2)稳定细胞 这类细胞有潜在的较强再生能力。见于各种腺体或腺样器官的实质细胞,如肝、胰、内分泌腺、汗腺、唾液腺、皮脂腺的实质细胞,肾小管上皮细胞,血管内皮细胞,特别是成纤维细胞和原始的间叶细胞等。在正常情况下,这类细胞不表现再生能力,但当组织遭受损伤或受到刺激时,却具有较强的再生能力。

(3)永久性细胞 这类细胞的再生能力微弱或无再生能力,如神经细胞、骨骼肌细胞、心肌细胞等。此类细胞在出生后即不能分裂增生,当其受损伤后一般不能再生。但是,在神经细胞存活的前提下,神经纤维受损则可以再生。

（二）纤维性修复

组织修复过程中，对于范围小的损伤，若组织的再生能力较强，可以完全性再生；反之，则需要由肉芽组织填补缺损，并逐渐转变为瘢痕组织，这种过程称为纤维性修复，即不完全再生。肉芽组织是由新生的成纤维细胞和毛细血管构成的幼稚的结缔组织，并伴有不等量的炎症细胞浸润。

肉芽组织

1. 肉芽组织的形态　生长良好的肉芽组织，肉眼观察呈鲜红色、湿润、柔软、表面有均匀颗粒，分泌物和渗出物少，触之易出血。镜下观察，见新生的毛细血管与创面垂直，近创面处互相吻合，形成弓状突起，在成纤维细胞和毛细血管之间，有数量不等的中性粒细胞、巨噬细胞等炎症细胞。

生长不良的肉芽组织呈苍白色，水肿明显，表面颗粒不均匀，被覆脓苔，质地松弛而无弹性，触之不易出血。这种肉芽组织生长缓慢，影响愈合，必须予以清除。

肉芽组织转化为瘢痕组织的过程

2. 肉芽组织的功能　生长良好的肉芽组织在创伤愈合过程中发挥非常重要的作用，主要表现在 3 个方面：① 填补伤口处的缺损，连接两断端的组织；② 抗感染和保护创面；③ 机化或包裹坏死组织、血凝块、血栓及异物等。

3. 肉芽组织的结局　缺损处的肉芽组织一般由底部向表面逐渐成熟，成为瘢痕组织。瘢痕组织主要是由胶原纤维组成，呈灰白色，质地坚韧、缺乏弹性。一般情况下，瘢痕中的胶原纤维可进一步分解、吸收，使瘢痕变小、变软。一些瘢痕体质的人，其瘢痕组织中胶原纤维形成过多，成为大而不规则的肿块凸出于体表，该肿块称为瘢痕疙瘩。

（三）创伤愈合

创伤愈合是指创伤引起的组织缺损由周围组织再生进行修补的过程。创伤愈合主要是由肉芽组织及上皮组织的再生来完成的。

根据损伤的程度及有无感染，皮肤和软组织的创伤愈合主要可分为以下 2 种类型。

1. 一期愈合　见于组织缺损少、创缘整齐、无感染，创面能严密对合的伤口。例如，无菌手术的伤口，伤口内仅有少量血凝块，炎症反应很轻，在第 1～2 天再生的表皮即可将伤口覆盖；第 3 天即有肉芽组织从伤口底部及边缘长出，并逐渐将伤口填平；第 5～6 天胶原纤维形成；第 7 天可以拆线；在 2～3 周内可以完全愈合，只形成少量瘢痕，对机体功能影响很小。

2. 二期愈合　见于组织缺损大、创缘不整齐无法对合，或伴有感染的伤口。与一期愈合比较，二期愈合伤口有以下特点：① 由于坏死物多或伴感染，局部组织变质，炎症反应明显，只有彻底清除坏死组织并有效控制感染，再生才能开始；② 由于伤口大，伤口收缩明显，从伤口底部及边缘长出大量肉芽组织才能将伤口填满；③ 二期愈合所需时间长，形成的瘢痕组织大，常可影响组织器官的外形和功能。

（四）骨折的愈合

骨折愈合过程

骨折的愈合是由骨母细胞的再生来完成的。一般将骨折愈合分为 4 个阶段（图 8-4）。现以管状骨为例加以说明。

1. 血肿形成　骨折后，髓腔内、骨膜下和周围软组织内出血，形成血肿，血肿

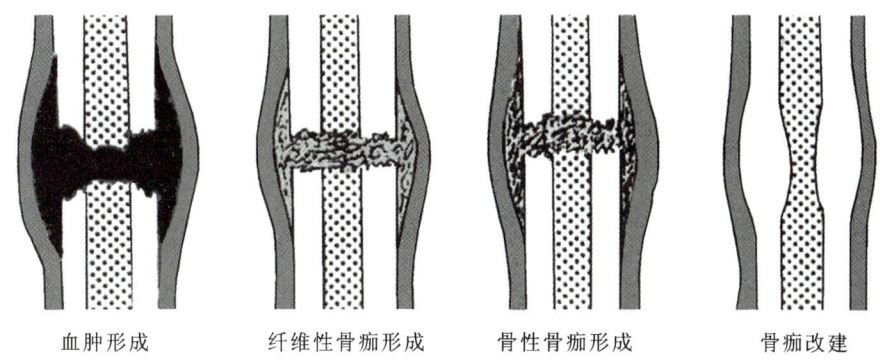

血肿形成　　　　纤维性骨痂形成　　　　骨性骨痂形成　　　　骨痂改建

图 8-4　骨折愈合过程模式图

于伤后 6~8 h 即开始凝结成含有网状纤维的血凝块。血肿起着暂时黏合骨折断端的作用。

2. 纤维性骨痂形成　1~2 天后,骨膜下的骨母细胞、纤维母细胞和毛细血管再生,形成肉芽组织,长入血肿并逐渐将其取代,成为不能负重的纤维性骨痂。此期经历 2~3 周。

3. 骨性骨痂形成　骨母细胞产生新生骨质,逐渐取代上述纤维性骨痂,此时形成的骨质无钙盐沉着,为类骨组织;以后发生钙盐沉着,形成编织骨,即骨性骨痂。此时所形成的编织骨,由于其结构不够致密,骨小梁排列比较紊乱,故仍达不到人体正常负重的功能。此期经历 2~3 个月。

4. 骨痂改建　骨性骨痂形成后,编织骨进一步改建成为成熟的板层骨,骨皮质和髓腔的正常关系也重新恢复。改建是在破骨细胞对骨质吸收及骨母细胞形成新骨质的协调作用下进行的,即骨折骨所承受压力最大部位有更多的新骨形成,而机械性功能不需要的骨质则被吸收,这样就使骨折处上、下两断端按原来的关系再连接起来,髓腔也逐渐再通。

在一般情况下,经过上述步骤,骨折部位可恢复到与原来骨组织一样的结构,达到完全愈合。

复习思考题

1. 名词解释:变性、坏死、坏疽、溃疡、空洞、机化、增生、肥大、化生、萎缩、再生、修复、肉芽组织。

2. 简述细胞水肿、脂肪变性和玻璃样变性的主要区别。

3. 简述 3 种坏死类型的主要区别。

4. 试述肉芽组织的形态结构与功能。

(李品玉　邵少慰)

第三节　局部血液循环障碍

血液循环是机体正常新陈代谢的重要保证。如果血液循环发生障碍,就可能引起器官、组织、细胞的功能失调、代谢紊乱和结构异常。血液循环障碍可分为全身性和局部性两种。全身性血液循环障碍,如左、右心功能衰竭、休克等,是整个心血管系统的功能障碍。局部性血液循环障碍则发生于个别器官或组织,可表现为:① 局部血管内血量的异常,如充血、缺血及其导致的梗死;② 血管壁通透性和完整性的改变,如出血、水肿;③ 血管内血液性状和内容物的异常,如血栓形成、栓塞、弥散性血管内凝血(DIC)等。本节主要叙述几种常见的局部血液循环障碍。

一、充血

充血是指局部器官或组织的血管内血液含量增多,可分为动脉性充血和静脉性充血。

充血

(一)动脉性充血

1. 原因　凡能引起舒血管神经兴奋性增高或缩血管神经兴奋性降低,以及局部组织内血管活性物质(如组胺、激肽)增多,导致细动脉扩张、血流加速的因素,都可使微循环的血液灌流量增加。按发生原因不同可分为 2 种。

(1)生理性充血　是生理性代谢增强所引起的局部充血。如人在害羞时出现"面红耳赤";进食后的胃肠道充血,此时脑部缺血可使人的注意力不集中,易"打盹"。

(2)病理性充血　可分为 3 种情况。① 炎性充血:炎症早期,由于致炎因子的刺激产生神经轴突反射和血管活性物质的作用,使局部细动脉、毛细血管扩张,局部组织肿胀变红。② 减压后充血:当局部组织或器官持续受压,而压力突然解除时,受压的细动脉发生反射性扩张而引起的充血。如切除腹腔内巨大肿瘤或迅速抽出大量腹腔积液之后,腹腔内原受压组织的细动脉可发生极度扩张充血,此时可导致脑缺血,甚至晕厥。又如,外伤后行绷带结扎止血,若突然松开绷带可引起受压的动脉反射性扩张,导致大出血。③ 侧支性充血:即缺血组织周围吻合支动脉开放引起的充血。

2. 病变与结局　动脉性充血的器官或组织体积增大,颜色鲜红,局部温度增高,功能、代谢增强。临床上的热敷、拔火罐、透热等物理疗法就是利用动脉性充血的原理来治疗某些疾病的。但动脉性充血对于血管壁脆弱者,则可引起血管破裂性出血,如高血压患者并发的脑出血。

淤血

淤血性水肿的
产生机制

(二)静脉性充血

静脉性充血是指局部器官、组织由于静脉血液回流受阻,使细静脉和毛细血管扩张,血液淤积,简称淤血。

1. 原因

(1)静脉内阻外压　当静脉管腔阻塞(如血栓形成、栓塞),且未能充分地建立有效侧支循环时,就可发生淤血。另外,静脉受压迫(如包扎过紧、肿瘤、妊娠期子宫的压迫等),也可使血管腔压扁变窄或闭塞而造成淤血。

(2)心力衰竭　见于二尖瓣狭窄或高血压等引起左心衰竭而导致的肺淤血;肺动脉狭窄、慢性肺源性心脏病等引起右心衰竭,导致体循环淤血。

(3)静脉血液坠积　躯体下垂部位的血液由于受到重力的作用而回流困难,使下垂部位的静脉易发生淤血。

2. 病理变化　淤血的器官或组织肿大,呈暗红色,温度下降。镜下观察,细静脉及毛细血管扩张、充满血液,可伴有组织水肿、出血。因血流变慢,血液中的氧被消耗过多,使氧合血红蛋白减少,还原血红蛋白增多,当血中还原血红蛋白超过 50 g/L 时,皮肤、黏膜呈青紫色,称为发绀。

3. 结局 淤血的后果取决于静脉阻塞的范围、速度、程度、持续时间及侧支循环建立的状况。长期淤血可导致以下后果。

(1) 组织水肿及积液 淤血时,毛细血管流体静压增高以及组织缺氧,使毛细血管壁受损而通透性增大,导致血管内液体过多地漏至组织间隙,形成组织水肿或浆膜腔积液。这种液体蛋白质含量低,细胞数目少,称为漏出液。

(2) 出血 淤血严重时,毛细血管壁严重受损,红细胞也可漏出,称为淤血性出血。

(3) 器官实质细胞的损伤 长期淤血的器官,氧和营养物质供应不足及局部酸性代谢产物堆积,可导致实质细胞的萎缩、变性和坏死。

淤血导致器官硬化的产生机制

(4) 间质纤维组织增生 慢性淤血引起实质细胞萎缩、消失,但其间质纤维组织却增生,形成胶原纤维,或网状纤维转变为胶原纤维,使器官质地变硬,称为淤血性硬化。

4. 重要器官淤血 临床以肺淤血和肝淤血常见且重要。

(1) 肺淤血 左心衰竭时,肺静脉回流受阻,造成肺淤血,患者表现为明显气促、发绀、咳出大量粉红色泡沫痰。肉眼观察,肺肿大,质量增加,呈暗红色,质地较实,切面有淡红色泡沫状液体流出(图 8 – 5)。镜下观察,肺泡壁毛细血管高度扩张充血,充满红细胞,肺泡腔内有较多水肿液,其中含有少量的红细胞和巨噬细胞。肺泡腔内红细胞被巨噬细胞吞噬后,血红蛋白被分解为棕黄色的含铁血黄素颗粒,这种吞噬了含铁血黄素的巨噬细胞,称为心力衰竭细胞(图 8 – 6)。长期的肺淤血,可引起肺间质的纤维组织增生、多量含铁血黄素沉积,而发生肺褐色硬化。

慢性肺淤血的发生机制

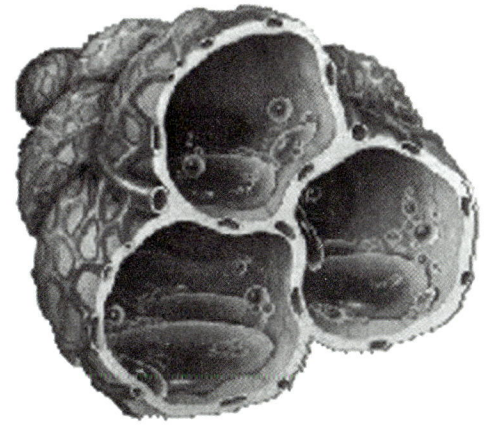

图 8 – 5 肺淤血的模式图

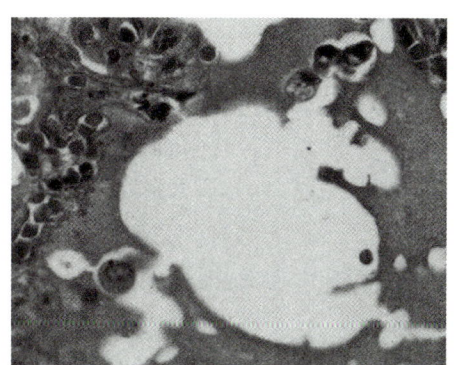

图 8 – 6 肺淤血

肺泡壁毛细血管扩张充血,肺泡腔内充满水肿液,并可见心力衰竭细胞

(2) 肝淤血 右心衰竭时,因肝静脉回流受阻,造成肝淤血。肉眼观察,肝体积增大,被膜紧张,质较实,呈暗红色。肝表面及切面出现红(淤血)、黄(脂肪变性)相间的槟榔状花纹,故称为槟榔肝(图8 – 7)。镜下所见,肝小叶的中央静脉及其周围的肝窦高度扩张充血。小叶中央区的肝

细胞发生萎缩,甚至消失,周边部的肝细胞出现严重的脂肪变性。长期肝淤血时,部分肝细胞受损严重,导致肝内网状纤维塌陷并胶原化,纤维组织增生,形成淤血性肝硬化。

慢性肝淤血的
发生机制

二、出血

(一)出血的原因和分类

血液自心血管腔溢出到体表、组织间隙或体腔的现象,称为出血。出血按溢出机制不同可分为 2 类。

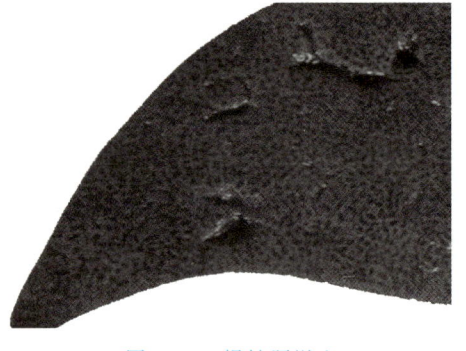

图 8-7　慢性肝淤血
肝切面可见红、黄相间的槟榔状花纹

1. 破裂性出血　可由心血管任何部分破裂所致。如各种机械性切割伤,心肌梗死的室壁瘤破裂,炎性病变侵蚀血管,恶性肿瘤浸润周围血管等。

2. 漏出性出血　指由于微血管的通透性增高,血液通过扩大的内皮细胞间隙和受损的基底膜进入血管外。常见有以下情况。

破裂性出血
的发生机制

(1)血管壁的损伤　感染、中毒、缺氧、超敏反应等都可破坏血管的内皮细胞和基底膜,使血管的通透性增高。另外,维生素 C 缺乏也可使微血管的脆性和通透性增加。

(2)血小板和凝血因子的质量异常　如血小板减少性紫癜、DIC 使血小板大量地破坏和消耗;再生障碍性贫血、白血病等使血小板生成障碍;肝炎、肝硬化等严重肝病使凝血因子合成减少,DIC 过程凝血因子过度消耗等,都可发生漏出性出血。

(二)出血的病理变化

淤血导致
漏出性出血
的产生机制

血液进入组织间隙或体腔内为内出血。若血液积聚在体腔内,称为体腔积血;若较多血液局限性地积聚在组织间隙,称为血肿;皮肤、黏膜、浆膜内的点状出血或片状融合性出血,称为淤点、紫癜或淤斑;实质器官或致密组织内的少量出血,称为小出血灶。

血液直接或间接地流出体外为外出血。如鼻黏膜出血,称为鼻出血;呼吸道出血经口腔排出体外,称为咯血;消化管出血经口腔排出体外,称为呕血;消化管出血随粪便排出体外,称为便血;泌尿道出血随尿液排出体外,称为血尿;子宫的大出血又称为血崩。

发生在皮肤、黏膜的出血,随红细胞的降解过程,局部可见到出血后随着时间的推移而呈现的规律性颜色改变:紫红色→蓝绿色→橙黄色。

(三)出血的后果

人体有生理性止血的功能,多可自行止血。小的出血灶可经吸收或机化消除,较大的血肿可由纤维包裹。若短期内出血量达循环血量的 20%～25%,则可发生出血性休克,甚至死亡。

三、血栓形成

活体心脏或血管腔内血液凝固,或血液中某些成分析出凝集成固体质块的过程,称为血栓形成。所形成的固体质块称为血栓。

(一) 血栓形成的条件与机制

血栓形成是指心血管内的血液在流动状态下发生凝固。血液凝固是通过血小板活化、凝血因子被激活两个基本过程形成的。血栓形成的条件主要有以下 3 个方面。

1. 心血管内膜损伤 是血栓形成最重要和最常见的因素。可通过以下环节促使血栓形成:① 内皮损伤,内膜变得粗糙,并使内膜下胶原纤维裸露,这有利于血小板吸附并黏着,同时,裸露的胶原纤维可激活血小板和凝血因子Ⅻ,从而启动内源性凝血系统。血小板被活化后释放 ADP 及血栓素 A_2(TXA$_2$)等物质,后者又进一步使血小板沉积和黏附,从而增强血小板黏集过程。② 内膜损伤时,内皮细胞发生变性、坏死、脱落,释放组织因子,可启动外源性凝血系统。

临床上心血管内膜局部受损的疾病常见有动脉粥样硬化继发溃疡、风湿性或细菌性心内膜炎、反复静脉注射继发静脉炎等。因此,在临床医疗中,要尽量避免损伤血管,以防止血栓形成。

2. 血流缓慢或涡流形成 正常血流状态下,红细胞和白细胞在中轴流动,构成轴流,其边流为血浆,血小板位于轴流与边流之间。边流阻止了血小板与内膜的接触。当血流缓慢或产生涡流时:① 轴流消失,血小板从轴流边缘进入边流,增加了与血管壁接触的机会而易于与内膜黏附。② 血流缓慢,不易把已被激活的凝血因子和已聚集的血小板稀释冲走,使局部的凝血因子浓度增高,也有利于血栓形成。

因此,当心血管腔出现不规则的扩张(如静脉曲张、动脉瘤、室壁瘤)或狭窄时,或位于血管的分支处和下肢静脉瓣处,血流常发生涡流,易发生血栓形成;长期卧床患者、心力衰竭患者或乘车、乘飞机等时间过长者,其血流缓慢,易发生血栓形成。此外,静脉血栓较动脉血栓多见,下肢静脉血栓又比上肢静脉血栓多见。因此,在临床上,我们要帮助和指导存在以上情况的人群做适当运动,促进血液循环,以预防血栓形成。

3. 血液凝固性增高 血小板和凝血因子增多,或纤溶系统的活性降低,可导致血液凝固性增高,易致血栓形成。临床常见于以下情况。

(1) 严重创伤、大手术后、烧伤及产后大失血的患者,此时血中补充了大量新生的、幼稚的血小板,而这种血小板黏性较大,易于聚集;同时血中其他凝血因子,如纤维蛋白原、凝血因子Ⅶ等合成也增多,加之血液浓缩,故易引发血栓形成。

血栓形成过程

(2) 肺、胃、胰、前列腺等处的恶性肿瘤转移者,组织广泛坏死及胎盘早期剥离的患者,癌细胞、坏死组织、胎盘组织可向血液释放大量的组织因子,激活外源性凝血系统,使血液处于高凝状态,促进凝血而易引发血栓形成。

(3) 长期大量吸烟、高脂血症等的患者,血小板的黏性增加,也易引发血栓形成。因此,宜给以上患者稀释血液黏度,防止血栓形成。

在血栓形成过程中,以上 3 个条件往往同时存在,相互影响,并常以某一条件为主。

血栓形成的
概念和条件

血栓形成过
程及类型

（二）血栓形成的过程与血栓的形态

血栓形成的过程，主要包括两个方面，即血液中血小板的析出和血液凝固。其过程大致如下：首先，血小板黏聚于内膜下的胶原裸露处，以后聚集的血小板释放 ADP 及血栓素 A_2 等物质，使血小板进一步黏聚。此过程反复进行，血小板小丘形成，它构成血栓头部。血小板小丘不断伸长，形成有珊瑚状分支的血小板小梁。小梁使血流逐渐变慢，凝血因子浓度也随之增高。同时，凝血系统被启动，使纤维蛋白原形成纤维蛋白（又称纤维素），并在血小板小梁间交织成网状，血液流过时，网眼中可网罗许多红细胞和白细胞，形成了血栓体部。血栓体部阻碍血流，最终可使管腔完全阻塞，血流停止。血流下游的血液也就迅速凝固，形成血栓尾部。血栓的类型及形态特点，如表 8-2。

表 8-2　血栓的类型及形态特点

项目	白色血栓	混合血栓	红色血栓	透明血栓
性质	析出性血栓	析出性血栓	凝固性血栓	凝固性血栓
主要成分	血小板和少量的纤维素	血小板、中性粒细胞、纤维素、红细胞	红细胞、纤维素和少量的白细胞	纤维素，呈嗜酸性均质透明状
肉眼观形态	灰白色、质地较坚实，与血管壁紧密相连，不易脱落	红白相间的条纹层状	新鲜时暗红色、表面光滑、湿润，有弹性；陈旧者干燥、易碎、无弹性，易脱落	不易见到
常见部位	延续性血栓的头部，心瓣膜、静脉和动脉内多见	延续性血栓的体部，静脉、动脉、心房内多见	延续性血栓的尾部	微循环

（三）血栓的结局

血栓的结局
及其对机体
的影响

1. 溶解或脱落　新鲜的血栓，经一定时间，血栓内的纤维蛋白溶酶被激活、中性粒细胞崩解后释放出蛋白水解酶，使血栓内的纤维蛋白溶解，从而可使血栓溶解软化。小的血栓溶解液化后可完全吸收。较大的血栓发生部分溶解软化，在受到外力挤压或血流冲击时，血栓的全部或部分发生脱落，随血液运行，易造成血栓栓塞。

2. 机化与再通　若纤维蛋白溶酶活性较低，血栓形成经一段时间后不能软化，则内皮细胞和成纤维细胞即从血管壁向血栓内长入，形成肉芽组织。血管内膜下新生的肉芽组织逐渐取代血栓的过程，称为血栓的机化。

在血栓机化过程中，有时血栓发生收缩、自溶，使血栓本身或血栓和血管壁之间出现裂隙，新生的内皮细胞随即长入，被覆在裂隙表面，形成新的血管腔，在血流的冲击下使血管重新吻合沟通，这个过程，称为再通。

3. 钙化　血栓不能被溶解、吸收或机化时，可发生钙盐沉积而钙化。血栓钙化后形成质硬如石的静脉石或动脉石。

（四）血栓对机体的影响

血栓对机体的影响可分为两个方面。

1. 有利方面 ① 自行止血和防止出血，如慢性胃溃疡病灶周围血管被侵蚀时形成血栓，则可以避免大出血的危险。② 防止病原微生物进一步扩散，如炎症灶周围小血管的血栓形成，可防止微生物及其毒性代谢产物侵入或经血流蔓延扩散。

2. 不利方面 ① 阻塞血管。若血栓完全阻塞动脉管腔，又不能及时建立有效的侧支循环，则因相应器官、组织缺血而导致梗死，如脑动脉血栓形成后引起脑梗死，严重者可导致死亡。若阻塞静脉，则可造成局部组织淤血、水肿、出血，甚至坏死。② 栓塞。血栓软化后脱落可形成血栓栓子，随血流运行，引起栓塞。③ 心瓣膜变形。心瓣膜病时，心瓣膜上的血栓（如风湿性或细菌性心内膜炎）机化后，可引起瓣叶粘连、变形和增厚变硬，引起瓣膜口狭窄或关闭不全。④ 继发性出血。弥散性血管内凝血时，微循环内广泛性纤维素性血栓形成并消耗大量凝血因子可导致全身继发性出血。

左心栓子栓塞到体循环动脉的发生机制

门静脉系统栓子栓塞到肝内门静脉的发生机制

四、栓塞

不溶于血液的异常物质随血流运行，堵塞某处心血管腔的现象，称为栓塞。阻塞血管腔的异常物质称为栓子。栓子可以是固体、液体或气体，其中最常见的是血栓栓子。

（一）栓子的运行途径

栓子运行的途径一般与血流的方向一致（图 8-8）。

1. 来自右心及体静脉系统的栓子 其随静脉血液回流，较大的栓子常可阻塞肺动脉主干或其分支。体积甚小且有弹性的栓子，如脂肪、气体或羊水栓子，可通过肺毛细血管经肺静脉，再经左心入体循环动脉系统内。

2. 来自左心或动脉系统的栓子 随动脉血液运行，常可到达脑、脾、肾及四肢等处的动脉分支内。

3. 来自门静脉系统的栓子 随血流进入肝内门静脉分支。

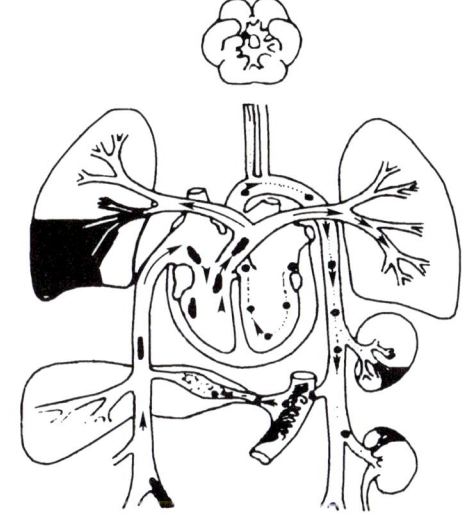

图 8-8 栓子的运行途径

（二）栓塞的类型及其对机体的影响

1. 血栓栓塞 由血栓部分或全部脱落而引起的栓塞，称为血栓栓塞，是一种最常见的栓塞。其后果取决于栓子的大小、数量、栓塞的部位及局部能否建立有效的侧支循环。

（1）肺动脉栓塞 为右心或全身静脉系统（门静脉除外）内的血栓脱落，随血

肺动脉血栓栓塞

411

流运行栓塞于肺动脉或其分支内。血栓栓子大多来自下肢深部静脉,特别是股静脉、腘静脉等。较小的栓子栓塞肺动脉小分支,一般不引起严重的后果,这是因为肺组织有肺动脉及支气管动脉双重血液供应,肺动脉小分支被阻塞后,仍可由支气管动脉建立侧支循环而得到足够的血液供应。较大的栓子阻塞肺动脉主干或较大的分支,或栓子数目较多,广泛地栓塞于多数肺动脉分支时,患者可突然出现呼吸、循环衰竭的症状,甚至发生猝死,这种现象称为肺动脉栓塞。

关于肺动脉栓塞导致猝死的机制,一般认为可能是由于肺循环的机械性堵塞,导致肺动脉反射性痉挛和血栓栓子内血小板释出大量的5-羟色胺,引起肺血管、冠状动脉以及支气管广泛性痉挛,从而导致急性右心衰竭、窒息而猝死(图8-9)。

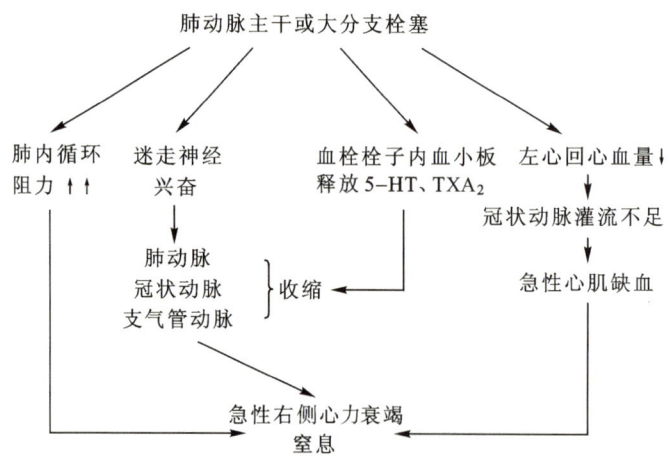

图8-9 肺动脉栓塞导致猝死的机制

5-HT:5-羟色胺;TXA$_2$:血栓素A$_2$

(2) 动脉系统栓塞 左心或动脉系统的血栓脱落后,栓子随动脉血流运行,栓塞在较小的动脉分支或与动脉主干呈锐角的分支内,常见于脾、肾、脑、心、下肢等处。这种栓子多来自左心房和心肌梗死处的附壁血栓、心瓣膜上的血栓或动脉粥样硬化溃疡处的血栓。栓塞后局部组织是否发生坏死,取决于侧支循环是否建立及缺血的程度。

脂肪栓塞
的机制

2. 脂肪栓塞 循环血液中出现的脂滴阻塞小血管腔的现象,称为脂肪栓塞。常见于长管状骨骨折、脂肪组织严重挫伤和烧伤或脂肪肝受撞击破裂时,大量游离的脂滴经破裂的静脉进入血流,可阻塞于肺动脉分支及毛细血管中,发生肺的脂肪栓塞。有时小的脂滴还可通过肺的毛细血管进入肺静脉而至左心及动脉系统,引起脑、肾、皮肤等处的栓塞。一般来说,少量脂滴入血,可被吞噬细胞吞噬或经血中脂酶溶解而清除,不产生严重后果。

气体栓塞及其
对机体的影响

3. 气体栓塞 大量空气迅速进入血液,或原来已溶解于血液中的气体迅速游离出来形成气泡阻塞心血管腔的现象,称为气体栓塞。

(1) 空气栓塞 多由静脉破裂,外界空气通过管壁破裂口进入血流所致。如颈静脉或上腔静脉等回心的大静脉,由于靠近胸腔接近负压,当这些静脉受到创伤或手术损伤时,大量空气即可经破裂处入血;分娩或流产时,由于子宫强烈收缩,宫腔内压力升高,将空气挤入破裂的子宫壁静脉窦。另外,输卵管通气、人工气胸、加压输液等情况也可能发生空气栓塞。因此,在进行各种临床检查和操作时,要严防空气进入静脉。

（2）氮气栓塞　人从高气压环境迅速转入常压或低气压环境,使原来溶解在血中的大量气体由溶解状态立即游离出来而引起的栓塞,又称为减压病。血中的氧气、二氧化碳和氮气可迅速游离成气泡,氧气和二氧化碳可再溶于体液内被吸收,或经肺呼出,而氮气溶解迟缓,于是在血液内形成无数气泡,造成广泛栓塞。减压病可发生于飞行员因飞机快速升空而机舱又未密闭时,或深水潜水人员向水面上升速度过快时。因此,通常采用"逐步减压法"来预防本病。

进入静脉血液中的气体随血液循环到达右心,因心脏搏动使气体与血液形成无数泡沫状气泡,这些气泡具有很强的压缩性,其体积能随心脏的收缩而变小,随心脏舒张而变大,其占据整个心腔不易排出,停留于右心腔内,导致急性右心衰竭。患者常出现严重的发绀和呼吸困难,甚至可引起猝死。若气体积聚在外周血管,可阻塞血管,尤其是动脉的阻塞可引起局部缺血和梗死;若气体积聚在组织间隙,常引起皮下气肿,局部关节、肌肉可出现疼痛。

4. 羊水栓塞　指羊水进入母体血液循环造成的栓塞。这是分娩过程中的一种罕见而严重的并发症。分娩过程中,若出现胎盘早期剥离、羊膜早破,又逢胎头阻塞产道、子宫破裂等情况,此时宫腔内压力增高,羊水可被压入子宫壁破裂的静脉内,经血流引起肺动脉分支及毛细血管栓塞,少量羊水并通过肺毛细血管到达左心,引起体循环的小血管栓塞。此时,在肺小动脉及毛细血管内可见角化的鳞状上皮、胎脂、胎粪、黏液等。患者体内栓塞的羊水成分是一种强烈的促凝物质,可引起 DIC,患者常突然有呼吸困难、发绀、休克、昏迷等表现,病死率很高。

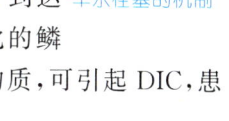

羊水栓塞的机制

5. 其他栓塞　恶性肿瘤细胞可侵入血管或淋巴管形成瘤细胞栓塞,并可在局部形成转移瘤。细菌或寄生虫及其虫卵栓塞可造成病原体播散,引起相应的损害,如细菌栓塞时在全身各处造成新的感染性病灶,引起败血症甚至脓毒血症。

五、梗死

局部器官或组织血流供应中断,而又不能及时建立有效的侧支循环时,导致局部组织的缺血性坏死,称为梗死。

（一）梗死形成的原因

1. 血栓形成　是梗死最常见的原因。例如,下肢血栓闭塞性脉管炎常有足部梗死（坏疽）;冠状动脉和脑动脉的粥样硬化继发血栓形成,分别引起心肌梗死和脑梗死。

2. 动脉栓塞　是梗死的常见原因,多为血栓栓塞,也有气体、脂肪等的栓塞,可引起肾、脾和肺等梗死。

3. 动脉痉挛　多数是在动脉粥样硬化已有血管腔严重狭窄或阻塞的情况下,由于情绪激动、严寒刺激等诱因,发生血管持续性痉挛,使血管腔闭塞、组织缺血而导致梗死。

4. 血管受压闭塞　因血管壁受到外力压迫而闭塞,引起局部组织缺血性坏死。如发生肠扭转、肠套叠、嵌顿性肠疝、卵巢囊肿蒂扭转等时,肠系膜或囊肿蒂内的静脉首先受压引起淤血,进而动脉也受压,使局部血流中断引起梗死。

（二）梗死形成的条件

梗死的形成还取决于以下因素。

1. 是否建立有效的侧支循环　动脉吻合支丰富，有双重或多重血供的器官，如肺、肝、肠，其血管阻塞后，可通过侧支循环代偿，不易发生梗死；动脉吻合支较少的器官，如心、肾、脾、脑等，一旦其动脉阻塞，又不易建立有效的侧支循环，则容易导致梗死。

2. 组织对缺血、缺氧的耐受性和全身血液循环状态　不同的组织对缺血缺氧的耐受性是不同的，如神经细胞的耐受性最差，为 3～8 min，其次是心肌细胞，为 15～30 min。因此，这些组织一旦血流中断，短时间缺氧也会引起梗死。全身血液循环在心功能不全（如淤血）的状态下，可促进梗死的发生。

（三）梗死的病理变化与类型

根据梗死灶内含血量的不同，将梗死分为贫血性梗死和出血性梗死两种。

1. 贫血性梗死　常发生于组织结构比较致密，侧支循环不丰富的器官，如心、肾、脾、脑等。当这些器官的动脉分支阻塞时，局部组织因缺血而变性、坏死，该处动脉分支及邻近的动脉也发生反射性痉挛，将血液从梗死区挤压出去，因此，梗死区处于贫血状态；而梗死区周边的血管扩张充血，血液漏出，形成梗死灶周边的充血出血带。肉眼观察，梗死灶呈灰白色，干燥坚实，边界清楚。梗死灶的形状，取决于该器官的血管分布。在梗死的早期，梗死灶周围与正常组织交界处的充血和出血带呈暗红色，数日后，出血带内因红细胞被巨噬细胞吞噬后转变为含铁血黄素而渐呈黄褐色。镜下观察，贫血性梗死灶组织早期为凝固性坏死，细胞核可见核固缩、核碎裂、核溶解的改变，胞质呈颗粒状，组织结构仅见其粗略轮廓。晚期病灶内肉芽组织长入，最终由瘢痕组织取代。常见器官的贫血性梗死如下。

（1）脾、肾梗死　多由血栓栓塞所致。梗死常为多发性，呈灰白色，锥体形，梗死灶周边有明显的充血出血带。后期梗死灶机化，最后形成瘢痕而痊愈。

（2）心肌梗死　常发生在冠状动脉粥样硬化的基础上，继发血栓形成、栓塞、斑块内出血或冠状小动脉持续性痉挛，而使冠状动脉血流中断，引起心肌严重而持久的缺血所致的贫血性梗死。心肌梗死的病灶为不规则形的凝固性坏死。患者出现心前区剧痛，严重者可引起急性心力衰竭。

（3）脑梗死　常在脑动脉粥样硬化的基础上伴有血栓形成或栓塞所致，多数为大脑中动脉阻塞引起内囊附近丘脑的贫血性梗死。脑组织多发生液化性坏死，最后可形成囊腔，其周围由增生的神经胶质细胞所围绕。临床上，脑梗死常出现相应部位的神经功能障碍，如偏瘫、失语，甚至昏迷、死亡。

出血性梗死的发生机制

2. 出血性梗死　梗死区同时伴明显的出血，称为出血性梗死。常发生在组织疏松，血管吻合支丰富或具有双重或多重血液循环的器官，如肺、肠等。造成出血性梗死的先决条件是，在动脉阻塞之前已有严重的淤血，另一条件是组织结构疏松。因淤血时静脉内压显著增高，其他未阻塞的动脉吻合支难以建立有效的侧支循环，使局部组织缺血而发生梗死。同时，由于组织结构疏松，局部严重淤血，梗死区血管壁通透性增高，使梗死组织内呈弥漫性出血。肉眼观察，梗死区呈紫红色,与周围正常组织分界不明显。镜下观察,梗死区组织所有的静脉和毛细血管都极度淤血,组织内呈弥漫性出血,组织结构模糊。常见器官的出血性梗死如下。

（1）肺梗死 多在左心衰竭并发肺淤血的基础上,同时发生肺动脉分支栓塞所致。梗死灶常位于肺下叶边缘处,尤其好发于肋膈角处。梗死区呈锥形、楔形,肿胀隆起,呈暗紫红色,其尖端指向肺门或血管阻塞处,底部靠脏胸膜面。日久后梗死灶机化,最后形成瘢痕。镜下,梗死灶中肺组织坏死伴有弥漫性出血,肺泡结构模糊不清。临床上患者常有咳嗽、咯血、胸痛等症状。

梗死的类型
及病理变化

（2）肠梗死 多发生在肠扭转、肠套叠、嵌顿性肠疝或肠系膜动脉栓塞等情况下。由于肠系膜静脉首先受压而发生肠壁淤血、水肿,继之动脉亦受压闭塞,而形成出血性梗死。由于肠系膜血管呈扇形分布,故梗死呈节段性。梗死肠段呈暗红色,甚至紫黑色,肿胀,质地脆弱,易破裂。肠道内细菌及毒素可经坏死的肠壁或穿孔处进入腹腔,引起弥漫性腹膜炎。

（四）梗死的结局及对机体的影响

梗死对机体的影响取决于发生梗死的器官和梗死灶的大小。如脾、肾梗死,病灶较小时可不出现症状,病灶较大时可有上腹部疼痛、腰痛、血尿等,对机体可无很大影响。但心、脑等重要器官发生梗死时常可危及生命。

梗死对机体的
影响和结局

复习思考题

1. 解释名词:充血、淤血、槟榔肝、血栓形成、栓塞、梗死。
2. 叙述血栓形成条件。
3. 列出栓子的种类及其运行途径。
4. 试述栓塞的常见类型及后果。
5. 分析血栓形成、栓塞和梗死三者之间的相互关系。

（李品玉　邵少慰）

第四节　炎 症 概 论

炎症是一种最常见的病理过程,各种损伤因子都可引起机体细胞组织的损伤性变化,同时机体的局部和全身发生一系列复杂的反应,以限制和消除损伤因子,吸收与清除坏死组织,修复组织缺损。因此,正确而全面地认识炎症的本质和特征具有非常重要的意义。

一、炎症的概念

炎症是具有血管系统的活体组织对损伤因子所发生的以防御反应为主的基本病理过程。炎症局部组织的基本病理变化有变质、渗出和增生。临床上常有红、肿、热、痛、功能障碍等局部表现及发热、白细胞增多、组织细胞代谢增强等全身反应。

二、炎症的原因

凡是能够引起组织细胞损伤的因素都可成为炎症的原因,这些因素统称为致炎因子。其可归纳为以下几类。

1. 生物因素　包括细菌、病毒、支原体、螺旋体、真菌、寄生虫等,是炎症最常见的原因。病原体在体内生长繁殖不但可直接或间接损伤细胞,而且可通过释放毒素或通过超敏反应损伤组织。由生物病原体引起的炎症称为感染。

2. 物理因素　高温、低温、紫外线、放射线、机械力、噪声等。

3. 化学因素　包括强酸、强碱、强氧化剂等外源性化学物质及体内产生的内源性化学物质,如坏死组织的分解产物,体内代谢产物的堆积等。

4. 超敏反应　各型超敏反应均能造成组织的损伤而引起炎症。自身免疫性疾病、异体器官移植引起的排斥反应均属超敏反应所致的炎症。

上述致炎因子作用于机体,能否引起炎症及炎症反应的强度,除与致炎因子的性质、损伤强度和作用时间有关外,还与机体的防御功能状态及对致炎因子的敏感性有关。因此,炎症的发生、发展受致炎因子和自身反应性两方面的综合影响。

三、炎症局部组织的基本病理变化

任何炎症,不论其发生原因和部位如何,其局部组织的基本病理变化是相同的,即变质、渗出和增生,通常按一定的顺序发生,炎症的初期和急性炎症常以变质、渗出为主,炎症后期以增生为主,一般认为变质是损伤性过程,而渗出和增生是抗损伤过程。

(一) 变质

变质是炎症局部组织细胞发生的变性和坏死。其发生是由于致炎因子的直接作用,或因局部血液循环障碍及炎症反应产物的间接作用所致。

1. 形态变化　变质可发生于实质细胞和间质细胞。实质细胞常表现为细胞水肿、脂肪变性、凝固性坏死与液化性坏死等;间质细胞的变化表现为黏液样变性与纤维蛋白性坏死等。

2. 代谢变化　炎症局部组织以分解代谢增强为特点,表现为以下两个方面。

(1) 局部酸中毒　由于酶系统受损及局部血液循环障碍,使得局部氧化过程迅速减弱,氧化不全的代谢产物(如乳酸、脂肪酸、酮体等)在局部堆积,使炎症区氢离子浓度升高,引起局部组织酸中毒。

(2) 组织内渗透压升高　炎症组织分解代谢增强及坏死组织的崩解,蛋白质等大分子物质分解成小分子胶质物质,使局部分子浓度升高;同时,局部氢离子浓度升高使盐类解离过程增强,离子浓度升高,致使炎症区胶体渗透压和晶体渗透压均升高。

3. 炎症介质　是指参与或诱导炎症(主要是急性炎症)发生、发展具有生物活性的化学物质,也称化学介质。炎症介质的种类很多,主要来自血浆和细胞,来自血浆的炎症介质通常是以前体的形式存在,经蛋白酶水解而被激活;来自细胞的炎症介质以颗粒的形式贮存于细胞内,需要时释放到细胞外,或在致炎因子的刺激下合成并释放。炎症介质的主要作用是使血管扩张、血管壁通透性增加和白细胞渗出,有的还可引起发热、疼痛和组织损害等。炎症反应往往是多种介质共同发挥作用的结果。常见炎症介质的来源及作用,如表8-3。

表8-3 常见炎症介质的来源及作用

介质	来源	血管扩张	血管通透性	趋化作用	其他
组胺	肥大细胞、嗜碱性粒细胞、血小板	+	+	—	
5-羟色胺	内皮细胞、血小板	+	+	—	
缓激肽	血浆	+	+	—	致痛
前列腺素	膜磷脂、肥大细胞	+	+	+	致热、致痛
白细胞三烯	白细胞、肥大细胞	—	+	+	
细胞因子	淋巴细胞、巨噬细胞	—	—	+	致热
C3a	血浆蛋白	+	+	—	
C5a	巨噬细胞	+	+	+	
纤维蛋白多肽	凝血系统	—	+	+	
一氧化氮	巨噬细胞、内皮	+	+	+	细胞毒作用

(二) 渗出

炎症局部组织血管内的血液成分通过血管壁进入组织间隙、体腔、黏膜表面和体表的过程称为渗出。渗出的血液成分(体液和细胞成分)称为渗出物。渗出是炎症过程中最具特征性的变化,在局部发挥着很重要的防御作用。渗出过程包括血管反应、液体渗出和细胞渗出3部分。

1. 血管反应 包括血流量及血管内径的改变。

(1) 细动脉短暂痉挛 机体在致炎因子的作用下,通过神经反射和炎症介质的作用,引起细动脉短暂的痉挛。持续数秒至数分钟。

(2) 血管扩张充血和血流加速 细动脉短暂痉挛后,细动脉与毛细血管网扩张,炎区局部血流加速,血流量增多,形成动脉性充血(称为炎性充血)。血管扩张的发生机制与神经体液因素的作用有关。

(3) 血流速度缓慢 炎症进一步发展,由于炎症介质的作用,血管壁通透性增高,富含蛋白质的液体向血管外渗出,血液浓缩,黏稠度增加,血流速度明显减慢,甚至血流停滞。

炎症过程中发生的上述血流动力学改变(图8-10)和血管壁通透性增加为液体的渗出和白细胞渗出创造了必要的条件。

2. 液体渗出 炎症时血管内富含蛋白质的液体成分可通过血管壁进入组织间隙或体腔,形成渗出液,可造成炎性水肿或炎性积液。

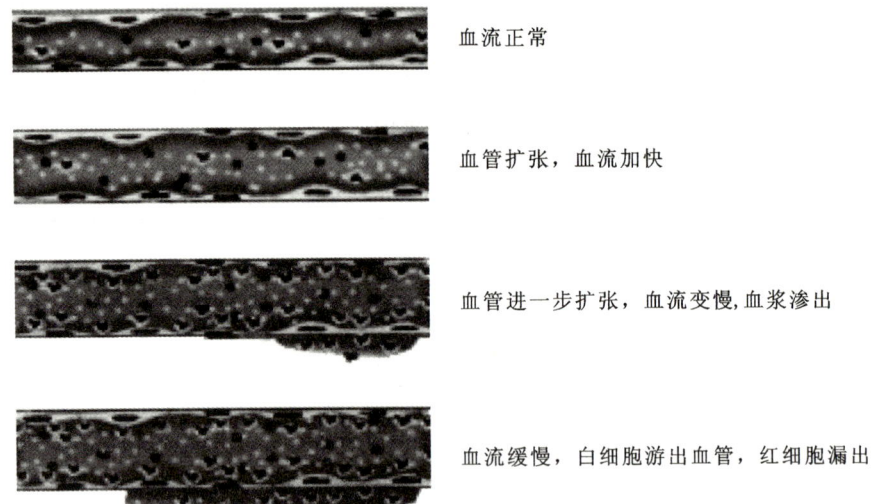

血流正常

血管扩张，血流加快

血管进一步扩张，血流变慢,血浆渗出

血流缓慢，白细胞游出血管，红细胞漏出

图 8－10　炎症时血流动力学变化

（1）渗出液与漏出液的区别　渗出液与非炎症时血液循环障碍引起的漏出液不同,前者蛋白质含量高,含较多的细胞成分,相对密度高,外观混浊;后者蛋白质含量低,含细胞成分少,相对密度低,外观澄清。区别渗出液与漏出液对某些疾病的诊断与鉴别诊断具有重要的意义(表 8－4)。

表 8－4　渗出液与漏出液的区别

项目	渗出液	漏出液
原因	炎症	非炎症
蛋白质	$>30 \ g/L$	$<30 \ g/L$
蛋白质类型	多种蛋白质	清蛋白
黏蛋白试验	阳性	阴性
细胞数	$>0.5 \times 10^9/L$	$<0.1 \times 10^9/L$
相对密度	>1.020	<1.018
外观	混浊	澄清
凝固性	能自凝	不能自凝

液体渗出机制

（2）液体渗出的机制　主要是下述 3 个方面因素综合作用的结果。

1）血管壁通透性增高　炎症时由于病原微生物的毒素、淤血、缺氧、局部酸中毒及炎症介质的作用,使血管扩张,内皮细胞收缩与细胞间裂隙增宽,致血浆中较大分子物质和液体渗出。

2）毛细血管流体静压升高　细动脉和毛细血管扩张,细静脉血流缓慢,毛细血管内流体静压升高,致液体渗出。

3）组织渗透压升高可促使液体从血管内渗出。

（3）液体渗出在炎症中具有重要的防御意义　渗出液可稀释毒素与有害物质,减轻毒素对组织的损害;渗出液含抗体、补体和溶菌酶等有益于消灭病原体与中和毒素;渗出的纤维蛋白原形成纤维蛋白交织成网,可阻止病原微生物的扩散,有利于白细胞的吞噬作用,使病灶局限。在炎症后期纤维蛋白网还可成为组织修复的支架,促使病灶的修复。

但过多的渗出液可压迫组织、器官,影响其功能,如严重的喉头水肿可引起窒息;渗出液中的纤维蛋白若不能完全溶解吸收,则可发生机化、粘连,如胸膜粘连,心包粘连。

3. 细胞渗出 白细胞从血管内穿过管壁到血管外的过程,称为白细胞渗出;渗出血管外的白细胞称为炎症细胞;炎症细胞聚集于炎区组织的现象,称为炎性浸润。这是炎症反应最主要的特征。

白细胞的
渗出过程

炎症时白细胞的渗出是相当复杂的过程。正常情况下,血液中的有形成分在血流的中央带称为轴流,而血浆成分在血流的边缘带称为边流,炎症时血流速度变慢,轴、边流消失。白细胞离开轴流进入边流,靠近血管壁,称为白细胞边集,边集的白细胞逐渐黏附于血管内皮细胞表面,称为白细胞附壁(图8-11)。

黏附的白细胞胞质突起,形成伪足,以阿米巴运动的方式穿过内皮细胞间的连接处,然后整个细胞移出至血管外,称为白细胞游出,主动向炎症病灶做定向移动与集聚(即趋化作用)。白细胞的这种趋化作用是由于炎症病灶内的某些化学物质(趋化因子、细胞因子、炎症介质等)能吸引白细胞主动向炎症病灶做定向移动(图8-12)。

图8-11 白细胞附壁

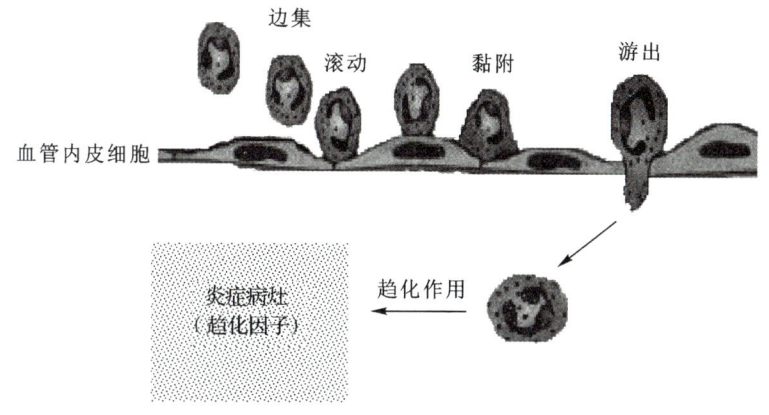

图8-12 白细胞游出和趋化作用

炎症病灶内的白细胞吞噬和消化病原体、异物及组织崩解产物。具有吞噬功能的炎症细胞主要有两种,即中性粒细胞和巨噬细胞。中性粒细胞是机体清除和杀灭病原微生物的主要细胞;巨噬细胞能吞噬中性粒细胞不能吞噬的病原微生物(如结核杆菌、伤寒杆菌、寄生虫)、异物、坏死组织等。大多数的被吞噬物通过消化、降解而清除,有些病原生物如结核杆菌毒力较强,不易被杀灭,在吞噬细胞内处于静止状态,仍具生命力,当机体抵抗力降低时,则继续生长繁殖,可随吞噬细胞游走并在体内播散。

各种炎症细胞的种类、形态,如图8-13所示;炎症细胞的功能,如表8-5所示。

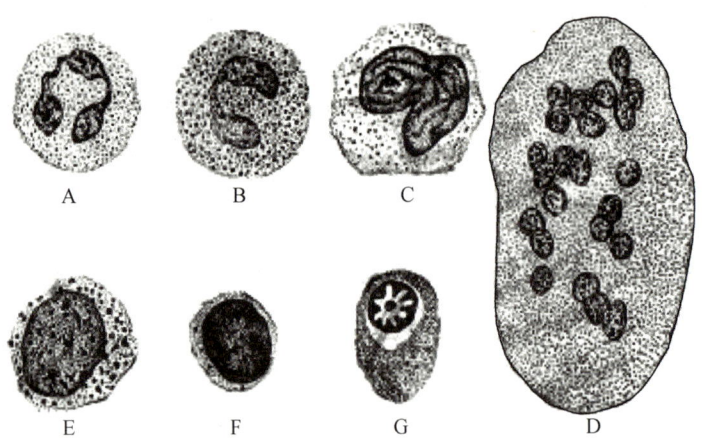

图 8-13　各种炎症细胞

A. 中性粒细胞;B. 嗜酸性粒细胞;C. 单核细胞;D. 多核巨粒细胞;

E. 嗜碱性粒细胞;F. 淋巴细胞;G. 浆细胞

表 8-5　炎症细胞种类、功能及临床意义

类别	来源	功能	临床意义
中性粒细胞	血液	具有活跃的运动能力及较强的吞噬能力,可吞噬多种球菌、小的坏死组织碎片及抗原抗体复合物;含有多种溶酶,释放内源性致热原	常见于急性炎症早期和化脓性炎
单核巨噬细胞	血液、组织	具有很强的运动及吞噬能力,能吞噬中性粒细胞不能吞噬的病原体、异物及较大的组织碎片;处理抗原,传递免疫信息;释放内源性致热原	常见于急性炎症后期,慢性炎症、非化脓性炎、病毒及寄生虫感染等
嗜酸性粒细胞	血液	运动能力弱,吞噬免疫复合物及组胺	常见于寄生虫感染及某些超敏反应性疾病
淋巴细胞和浆细胞	血液及淋巴组织,B淋巴细胞转化来	无吞噬能力,T淋巴细胞致敏后产生淋巴因子,参与细胞免疫。B淋巴细胞在抗原刺激下转化为浆细胞,产生抗体参与体液免疫	常见于慢性炎症,病毒感染及与免疫反应有关的炎症
嗜碱性粒细胞	血液	细胞脱颗粒时释放肝素及组胺等炎性介质,引起炎症反应	多见于超敏反应性炎症

(三) 增生

在致炎因子、组织崩解产物与某些理化因子的作用下,炎症局部组织细胞的增殖,数目增多,称为增生。增生包括实质细胞与间质细胞的增生,实质细胞的增生如黏膜上皮细胞与腺体增生;间质

细胞增生如巨噬细胞、内皮细胞及成纤维细胞增生,成纤维细胞增生可产生数量较多的胶原纤维。

增生的巨噬细胞能够吞噬病原体与清除坏死组织、异物等,增生的血管内皮细胞、成纤维细胞与炎症细胞构成肉芽组织,逐渐转变为纤维瘢痕组织,使炎症局限及损伤组织得以修复。因此,增生是炎症时机体的一种重要的防御反应。但过度的增生可引起组织、器官的结构破坏及功能障碍,如心肌炎后的心肌硬化,肝炎后的肝硬化等。

不同种类的炎症及炎症的不同阶段,炎症的基本病变也不同,往往以某一种病变为主,但 3 种基本病变之间有着密切的联系,相互促进,相互转化,共同构成复杂的炎症反应过程。

四、炎症的临床表现

(一) 局部表现

炎症的局部表现有红、肿、热、痛和功能障碍。

1. 红 炎症初期由于动脉性充血,局部血液内氧合血红蛋白增多,局部组织呈鲜红色;后期由于静脉性充血,血液内脱氧血红蛋白增多,局部组织呈暗红色。

2. 肿 急性炎症时,由于炎性充血,液体和细胞成分渗出而使局部组织水肿;慢性炎症时由于局部组织细胞增生引起肿胀。

3. 热 局部动脉血管扩张,血流加快,组织代谢增强,产热增多导致局部温度增高。

4. 痛 渗出物压迫及炎症介质的作用而致痛。

5. 功能障碍 炎症灶内组织细胞的变质性变化,渗出物的压迫、阻塞,局部组织肿胀及疼痛,均可引起炎区组织或受累器官功能障碍。

(二) 全身反应

1. 发热 由外源性致热原(如革兰氏阴性细菌的内毒素,某些革兰氏阳性菌及一些病毒、寄生虫等)刺激机体产生和释放内源性致热原,作用于下丘脑体温调节中枢,使调定点上移而引起发热。一定程度的发热,可使单核-吞噬细胞系统的功能增强,抗体形成增多,肝解毒功能增强;但体温过高会造成组织细胞的损伤,引起各系统器官功能障碍。

2. 白细胞的变化 大多数炎症性疾病可造成外周血液白细胞数量增多,可达 $(15\sim20)\times10^9/L$。不同的炎症性疾病,白细胞增多的种类不同。细菌感染,特别是化脓性细菌感染时,以中性粒细胞增多为主,严重感染时相对不成熟的杆状核中性粒细胞所占比例增加,称为"核左移";慢性炎症时,以淋巴细胞及浆细胞增多为主;寄生虫感染及过敏性炎症以嗜酸性粒细胞增多为主;一些病毒感染以淋巴细胞增多为主;但有些病毒、原虫、细菌(如伤寒杆菌)感染时,外周血白细胞数反而减少。

此外,炎症过程中单核-吞噬细胞系统增生,吞噬功能增强,有利于清除坏死组织和杀灭病原体。临床上表现为局部淋巴结肿大,肝、脾大。严重感染时,心、肝、脾、脑等实质性器官的细胞发生变性、坏死,使器官功能下降,出现相应的临床症状和体征。

五、炎症的类型及病变特点

炎症依其病程经过分为急性炎症和慢性炎症两大类。

（一）急性炎症

急性炎症起病急，症状明显，病程短，常为几天，一般不超过 1 个月，以渗出性炎和变质性炎为主，炎症灶内以中性粒细胞浸润为主。

1. 渗出性炎 急性炎症大多呈现出以渗出为主的形态学变化，根据渗出物的主要成分分为以下几种类型。

（1）浆液性炎 以大量浆液渗出为主的炎症，主要成分为血清，含 3%～5% 的蛋白质（主要为清蛋白），混有少量中性粒细胞和纤维蛋白。常发生于皮肤、黏膜、浆膜、肺和关节滑膜等处。渗出的浆液弥漫浸润组织，出现局部水肿。如毒蛇咬伤的局部水肿；皮肤二度烧伤时形成水疱；发生在浆膜可引起浆膜腔积液。浆液性炎渗出液易于吸收消散。浆液渗出过多可引起严重后果，如胸膜腔或心包腔大量积液可以影响心、肺功能。

（2）纤维素性炎 又称纤维蛋白性炎，以纤维蛋白原渗出为主，继而形成纤维蛋白，提示血管壁损害严重，通透性明显增高。病变常发生于黏膜、浆膜和肺组织。发生于黏膜的纤维素性炎，纤维素、坏死组织和中性粒细胞形成灰白色膜状物（称为假膜），覆盖于黏膜表面，故这种类型的炎症又称为假膜性炎（图 8-14），如白喉、细菌性痢疾。发生于浆膜的纤维素性炎在浆膜表面有大量纤维蛋白，如发生于心包膜的纤维素性炎，随心脏的搏动，心包脏、壁层之间渗出的纤维蛋白受牵拉而形成绒毛状，故称为绒毛心（图 8-15）。发生于肺的纤维素性炎常见于大叶性肺炎。渗出物中纤维素较少时，中性粒细胞崩解释放蛋白溶解酶将其溶解吸收，若渗出的纤维蛋白过多，而中性粒细胞渗出过少，崩解并释放的蛋白溶解酶不足以溶解渗出的纤维蛋白时，由肉芽组织取代而发生机化、粘连。

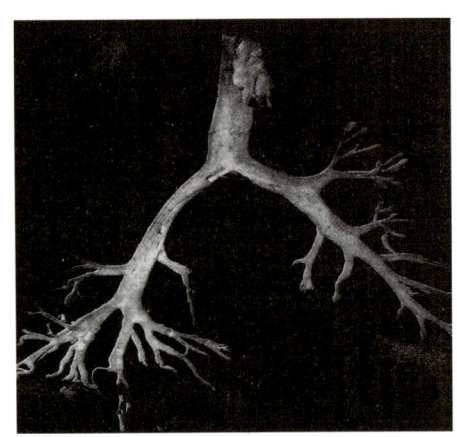

图 8-14　气管、支气管假膜

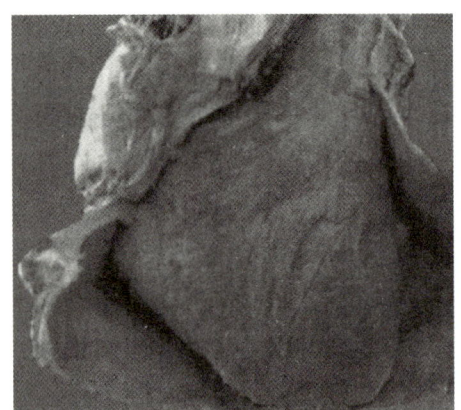

图 8-15　绒毛心

（3）化脓性炎 是以中性粒细胞大量渗出为主，伴有不同程度的组织坏死及脓液形成为特征的炎症。引起化脓性炎的病原菌多为葡萄球菌、链球菌、大肠埃希菌、脑膜炎双球菌等化脓菌，炎症灶内的中性粒细胞崩解释放的蛋白溶解酶将坏死组织溶解液化的过程称为化脓。化脓过程中所形成的液体称为脓液。脓液是一种灰黄色或黄色的混浊的凝乳状液体。脓液中含大量变性、坏死的中性粒细胞、液化的坏死组织、细菌和少量浆液。

根据病因及发生部位的不同，化脓性炎可分为以下 3 种类型。

1) 表面化脓和积脓　指发生于黏膜和浆膜的化脓性炎。中性粒细胞主要向黏膜或浆膜表面渗出，而深部组织的炎性浸润不明显。发生在支气管和尿道黏膜的化脓性炎，脓液可沿支气管或尿道排出体外，如化脓性支气管炎、化脓性尿道炎。发生于输卵管、阑尾、胆囊和浆膜腔的化脓性炎，脓液积聚于输卵管腔、阑尾、胆囊和浆膜腔内，称为积脓，如输卵管积脓、胆囊积脓等。

2) 脓肿　指组织内的局限性化脓性炎症，伴充满脓液的脓腔形成。脓肿可发生于皮下和内脏器官，常由金黄色葡萄球菌引起，产生毒素导致局部组织坏死，渗出的中性粒细胞崩解，释放蛋白溶解酶，溶解坏死组织并形成脓液。金黄色葡萄球菌产生的血浆凝固酶使渗出的纤维蛋白原转变为纤维蛋白，能使病灶局限。

疖是单个毛囊和皮脂腺发生的脓肿；痈是多个疖的融合，在皮下脂肪和筋膜组织中形成互相沟通的脓肿。

皮肤和黏膜的脓肿可向表面破溃形成局部较深的缺损，称为溃疡。深部组织的脓肿如向体表或自然管道穿破，形成只有一个开口的排脓的通道，称为窦道；深部组织脓肿若一端向体表或体腔穿破，另一端向自然管道（消化管或呼吸道）穿破，或两个腔道之间具有两个开口的管道称为瘘管，如肛门周围脓肿向皮肤穿透，形成肛旁窦道，若同时穿破直肠壁，形成互通的双开口通道，则为肛瘘（图8-16）。

小的脓肿可以被吸收消散，较大的脓肿因脓液较多难以完全吸收，需切开排脓或穿刺抽脓，然后由肉芽组织修复。

3) 蜂窝织炎　是疏松组织的弥漫性化脓性炎，多发生于皮肤、肌肉与阑尾。病原菌主要是溶血性链球菌，它分泌的透明质酸酶能溶解结缔组织基质的透明质酸，链激酶能溶解纤维蛋白，所以细菌易于

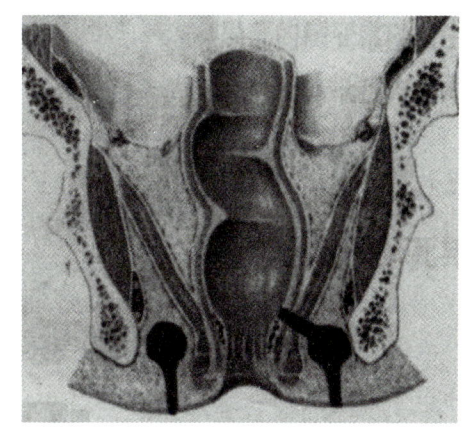

图8-16　肛门周围脓肿窦道（左）、
瘘管（右）形成示意图

通过组织间隙与淋巴管扩散，病变不易局限。大量中性粒细胞弥漫浸润于炎区组织。

4) 出血性炎　指以渗出液中含有大量红细胞为特征的炎症，是由于血管壁损伤严重，通透性明显增高所致。常见于钩端螺旋体病、流行性出血热、炭疽、鼠疫等。

2. 变质性炎　变质性炎是指以炎症局部组织细胞变性、坏死为主的炎症，渗出和增生性变化比较轻微。多发生于重症感染和中毒性疾病，常累及心、肝、肾、脑等实质性器官，引起这些器官组织结构的损害和功能障碍，如病毒性肝炎、流行性乙型脑炎、白喉、中毒性心肌炎等。

此外，极少数的急性炎症如急性弥漫增生性肾小球肾炎、伤寒的病变呈急性经过，主要表现为局部组织细胞增生（增生性炎）。

（二）慢性炎症

慢性炎症病程较长，可持续数月至数年。慢性炎症可由急性炎症转变而来，也可以是起病时就比较缓慢，呈慢性经过。病理变化常以局部组织细胞增生为主，而变质和渗出不明显。慢性炎症发生的原因可能与病原微生物的持续存在，长期接触某些潜在的毒性物质及对自体抗原产生的免疫反应等因素有关。

1. 一般慢性炎症 这类炎症的主要特点是：① 炎症灶内主要是淋巴细胞、浆细胞及单核细胞浸润。② 成纤维细胞、血管内皮细胞增生，被覆上皮细胞和腺上皮细胞等实质细胞明显增生。③ 变质和渗出性病变轻微。增生的细胞成分不形成特异的病理形态和结构，故称为一般慢性炎症或非特异性增生性炎。慢性炎症常伴有纤维组织大量增生而形成瘢痕，致器官体积缩小与质地变硬，或管道性脏器狭窄。发生在黏膜的慢性炎症，由于致炎因子长期刺激，局部黏膜上皮、腺上皮与肉芽组织增生，形成突出黏膜表面的根部带蒂的炎性肿物，称为炎性息肉，如鼻息肉、肠息肉及宫颈息肉等。发生在肺和眼眶等处的慢性炎症局部组织多种成分增生，形成边界清楚的肿瘤样团块，称为炎性假瘤，其在临床进行 X 线检查时与肿瘤很相似，应注意与真性肿瘤鉴别。

2. 慢性肉芽肿性炎 是以肉芽肿形成为特点的慢性炎症。炎症局部由单核巨噬细胞及其衍生的细胞增生形成境界清楚的结节状病灶，直径一般在 0.5～2 mm，称为肉芽肿。不同的病因引起不同形态的肉芽肿，故可根据肉芽肿的形态特征做出病因诊断。根据病因的不同可将肉芽肿分为以下几种。

（1）感染性肉芽肿 由病原体（如结核杆菌、麻风杆菌、梅毒螺旋体、某些真菌及寄生虫）感染，并引起机体的免疫反应（主要是细胞免疫反应）所致。如结核肉芽肿、麻风肉芽肿、梅毒肉芽肿等。

（2）异物性肉芽肿 由异物（如滑石粉、手术缝线、石棉、硅尘等）、寄生虫虫卵等长期刺激所致，其形态特点是以异物为中心的周围有数量不等的巨噬细胞、异物性多核巨细胞（胞体大，胞质丰富，核可达几十个甚至百余个）和成纤维细胞等组成的结节状病灶。

值得注意的是，并不是所有的肉芽肿性炎都是慢性炎症，例如伤寒（呈急性经过）也有肉芽肿形成。

六、炎症的结局及意义

（一）炎症的结局

1. 痊愈 绝大多数炎症，经及时治疗，病因完全被清除，炎性渗出物与坏死组织被溶解吸收，损伤组织由周围健康的组织细胞再生修复，其形态结构和功能代谢完全恢复正常，称为完全痊愈。若组织损伤范围较大，炎性渗出物与坏死组织不能被完全溶解吸收，则由肉芽组织修复，形成瘢痕，称为不完全痊愈。

2. 迁延不愈转为慢性 若机体抵抗力较低，治疗不及时或不彻底，致炎因子不能清除，在机体内持续存在，不断地损害组织，使炎症迁延不愈而转为慢性。

3. 蔓延播散 若机体抵抗力低下或病原微生物毒力强、数量多，病原微生物则向周围组织蔓延或经脉管系统播散至全身组织器官。

（1）局部蔓延 炎症病灶内的病原微生物沿组织间隙或自然管道向邻近的组织器官蔓延播散，如肾结核可引起输尿管与膀胱结核。

（2）淋巴道播散 病原微生物及其毒素侵入淋巴管沿淋巴管播散而引起淋巴管炎和所属淋巴结炎，如急性咽喉炎可引起颌下及颈部淋巴结炎，表现为淋巴结肿大，有压痛。

（3）血道播散 病原微生物及毒性产物侵入或吸收入血，也可经过淋巴道进入血液循环，可引起菌血症、毒血症、败血症和脓毒血症。后三者患者有明显的全身中毒症状,严重者可出现中毒性休克,甚至死亡。

(二) 炎症的意义

炎症是具有血管系统的活体组织对损伤所发生的一种以防御为主的反应。在炎症过程中,一方面,致病因素对机体造成损害,如组织细胞的变性、坏死,过多的渗出液及过度的增生可压迫各种组织器官,影响其功能;另一方面,机体可调动自身的各种防御功能来消除致病因子及其所造成的损伤性变化,如炎症时的血管反应,液体细胞成分的渗出,白细胞的吞噬作用及局部组织细胞的增生,都有利于消除致病因子,为损伤组织的修复做好准备。因此,炎症是机体对损伤因素所发生的一种重要的防御性保护反应。如果没有炎症反应,感染就无法控制,器官和组织的损伤就会持续发展,损伤就不可能修复愈合。如艾滋病患者,由于机体免疫系统受到炎症破坏,丧失了抗感染的能力,故后期常常因继发感染而死亡。因此,我们既要看到炎症反应对机体有利的一面(抗损伤反应),也要看到对机体造成损伤的一面,不能片面地强调某一方面。要进行全面的分析和考虑,充分认识和估计可能出现的不良影响,采取适当的措施进行防治,促使患者早日康复。

复习思考题

1. 名词解释:炎症、炎症介质、假膜性炎、脓肿、蜂窝织炎、炎性息肉、肉芽肿性炎、炎性假瘤。
2. 简述炎症发生的原因。
3. 简述渗出液与漏出液的区别。
4. 何谓化脓性炎?比较脓肿与蜂窝织炎的区别。
5. 简述炎症局部的临床表现及全身反应发生的机制。
6. 简述炎症的结局和蔓延方式。

(刘力华)

第五节　炎症性疾病

炎症性疾病是人类最常见的一类疾病。此类疾病可发生于机体的任何部位、任何组织器官。人类的许多疾病,如各种传染病、过敏性疾病、自身免疫性疾病等都属于炎症性疾病。

一、风湿病

风湿病是一种与 A 组乙型溶血性链球菌感染有关的超敏反应性炎症性疾病。病变主要累及全身结缔组织,以形成风湿小体为病理特征。最常累及心脏、关节,其次为皮肤、皮下组织、血管和脑等处,其中以心脏受累危害性最大。因其反复发作,常造成轻重不等的心瓣膜器质性损害,引起慢性心瓣膜病。本病急性期称为风湿热,为风湿活动期,临床上除心脏和关节症状外,常伴有发热、白细胞增高、红细胞沉降率增高、血中抗链球菌溶血素"O"的滴度升高等表现。

(一)病因和发病机制

风湿病的病因和发病机制

目前,研究认为风湿病的发生与 A 组乙型溶血性链球菌感染有关。其依据是:① 风湿病好发季节、地区与链球菌感染相一致。② 发病前多数患者常有咽喉炎、扁桃体炎等链球菌感染史。③ 应用抗生素预防和治疗链球菌感染,可明显降低风湿病的发生和复发。但本病不是由链球菌直接作用引起。其依据是:本病的病变不是由链球菌感染引起的化脓性炎;发病不在链球菌感染的初期,而是相隔 2～3 周后,这与抗体形成的时间相一致;不是发生在链球菌感染的原发部位,而是在心、关节、脑及皮肤;病灶中从未查到链球菌。因此风湿病可能是一种与链球菌感染有关的超敏反应性炎症。

风湿病的发病机制仍不十分清楚,多数学者用抗原抗体交叉反应学说解释,即链球菌细胞壁的 C 抗原(糖蛋白),刺激机体产生相应的抗体,抗体可与结缔组织的糖蛋白发生交叉反应。链球菌壁的 M 抗原(蛋白质)刺激机体产生的抗体可与心肌及血管平滑肌的糖蛋白及黏多糖发生交叉反应,造成组织损伤,引起相应的病变。

(二)病理变化

风湿病的基本病理变化

风湿病按病变的发展过程可分为 3 期。

1. 变质渗出期 早期病变为结缔组织间质发生黏液样变性,随后胶原纤维肿胀、断裂、崩解,发生纤维蛋白样坏死。同时,病灶内有浆液、纤维蛋白渗出和少量淋巴细胞、浆细胞、单核细胞浸润。此期可持续 1 个月。

2. 增生期 又称为肉芽肿期,其病变特点是形成特征性的风湿小体(图 8-17),具有病理诊断意义。镜下观察,在纤维蛋白样坏死的周围,出现成堆风湿细胞(又称为阿绍夫细胞),周围有淋巴细胞、单核细胞浸润,形成结节状病灶,称为风湿小体。风湿细胞体积大,胞质丰富,略嗜碱性,核大,圆形或卵圆形,核膜厚而清晰,染色质集中于中央,核的横切面似枭眼状,纵切面呈毛虫状。此期可持续 2～3 个月。

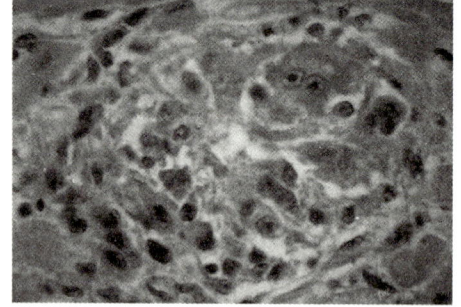

图 8-17 风湿小体

风湿病的增生期,在纤维蛋白性坏死的周围,多量风湿细胞聚集,形成风湿性肉芽肿

3. 纤维化期 风湿小体内的纤维蛋白样坏死物逐渐被吸收,风湿细胞逐渐变为纤维细胞,风湿小体纤维化形成梭形瘢痕而愈合。此期可持续 2～3 个月。

风湿病的整个病程为 4～6 个月,病变具有反复发作、新旧病灶交替的特点,由于病变持续进展,不断纤维化后形成梭形小瘢痕,因而可破坏组织结构而影响器官功能。

(三) 风湿病的各器官病变

1. 风湿性心脏病 包括急性期的心脏炎和静止期的慢性风湿性心瓣膜病。心脏炎包括风湿性心内膜炎、风湿性心肌炎、风湿性心外膜炎,病变若累及心脏全层,则称为风湿性全心炎。

(1) 风湿性心内膜炎 病变主要累及心瓣膜,二尖瓣最常受累,其次为二尖瓣和主动脉瓣同时受累,三尖瓣及肺动脉瓣极少受累。早期病变为瓣膜肿胀、黏液变性和纤维素样坏死,周围可见风湿细胞及炎症细胞。因受血流的冲击及瓣膜启、闭时的摩擦,内皮细胞损伤,血小板沉积于粗糙的瓣膜面,从而在瓣膜闭锁缘形成粟粒大小、灰白色、半透明、呈单行串珠状排列的白色血栓性疣状赘生物。这些赘生物与瓣膜黏着牢固,不易脱落而机化。病变后期因病变反复发作,赘生物不断机化,瓣膜纤维瘢痕形成,致瓣膜增厚、变硬、缩短、卷曲、粘连,腱索增粗、缩短,引起慢性风湿性心瓣膜病。

(2) 风湿性心肌炎 病变主要侵犯心肌间质的结缔组织,间质小血管附近形成风湿小体,风湿小体多见于室间隔、左心室后壁、左心房及左心耳等处。病变反复发作,风湿小体机化形成小瘢痕。儿童风湿性心肌炎常表现为弥漫性间质性心肌炎,即心肌间质水肿,炎症细胞浸润伴心肌细胞水肿和脂肪变性。风湿性心肌炎时心肌收缩力减弱,故临床上出现心搏加快,第一心音低钝,严重者可发生心力衰竭,累及传导系统可出现心律失常。

(3) 风湿性心外膜炎 病变主要累及心包脏层(心外膜),病变性质为浆液性炎或浆液纤维蛋白性炎。若大量浆液渗出可引起心包积液。以纤维蛋白渗出为主时,覆盖于心外膜表面的纤维蛋白因心脏的搏动、牵拉而呈绒毛状,称为绒毛心。心外膜的渗出物在恢复期可被吸收,少数因心外膜的纤维蛋白渗出过多,不能被溶解吸收,发生机化粘连,可形成缩窄性心包炎。临床上风湿性心包炎患者可有胸闷不适,叩诊心界扩大,听诊时心音遥远;干性心包炎患者可有心前区疼痛,听诊可闻及心包摩擦音。

2. 风湿性关节炎 约75%的风湿热患者可发生风湿性关节炎,成年人多见,最常侵犯膝、踝、肩、肘、腕等大关节。其特点为游走性,反复发作,局部有红、肿、热、痛和功能障碍。病变关节腔内有浆液、纤维素渗出,滑膜充血、肿胀,邻近软组织有不典型的风湿小体形成。关节腔内渗出物可吸收消散,不留后遗症。

3. 皮肤病变

(1) 环形红斑 多见于躯干、四肢皮肤,直径约3 cm,边缘呈淡红色环形红晕,略隆起,中央色泽正常。病变性质为渗出性炎,真皮浅层血管充血、水肿,炎症细胞浸润。病变可在1~2天内自行消退。

(2) 皮下结节 多见于四肢大关节伸侧面皮下,为直径0.5~2.0 cm,圆形或椭圆形、质硬、无痛的可活动结节。病变性质为增生性炎,结节中心为纤维蛋白性坏死,外围见增生的风湿细胞和成纤维细胞呈放射状排列,伴炎症细胞浸润。数周后结节逐渐纤维化形成瘢痕。

皮下结节和环形红斑在急性风湿病时具有诊断意义。

二、肺炎

肺炎是肺组织的急性渗出性炎症,是呼吸系统的常见病、多发病。根据病因不同将肺炎分为感染性(如细菌性、病毒性、支原体性等)肺炎、理化性(放射性、类脂性和吸入性)肺炎和超敏反应性肺炎;根据炎症发生的部位及累及范围将肺炎分为大叶性肺炎、小叶性肺炎、间质性肺炎;根据病变性质将肺炎分为浆液性肺炎、纤维蛋白性肺炎、化脓性肺炎、出血性肺炎、干酪性肺炎和肉芽肿性肺炎。

（一）细菌性肺炎

1. 大叶性肺炎　　主要由肺炎链球菌引起的以肺泡内弥漫性纤维蛋白渗出为主的急性炎症,病变常累及肺大叶的大部分或全部。多见于青壮年,男性较多,常发生于冬季。临床主要表现为:起病急、寒战、高热、胸痛、咳嗽、呼吸困难及咳铁锈色痰,并有肺实变体征和白细胞计数升高等。

（1）病因和发病机制　　绝大多数（90％以上）大叶性肺炎是由肺炎链球菌引起,少数可由肺炎杆菌、金黄色葡萄球菌、溶血性链球菌和流感嗜血杆菌引起。受寒、感冒、酗酒、疲劳等诱因,使机体抵抗力减低及呼吸道防御功能减弱,寄生在正常人鼻咽部的肺炎链球菌向下蔓延入肺泡繁殖,致肺泡壁毛细血管扩张,通透性增高,浆液、纤维蛋白渗出,细菌和渗出物沿肺泡间孔或呼吸性细支气管迅速向邻近肺组织蔓延,进而波及整个肺大叶。

（2）病理变化与临床联系　　典型的大叶性肺炎,按发展过程通常分为 4 期。

1）充血水肿期　　发病后的第 1～2 天,肉眼观察,病变肺叶肿大呈暗红色,切面能挤出较多泡沫状血性液体。镜下观察,肺泡壁毛细血管扩张充血,肺泡腔内有较多的浆液性渗出液,混有少许红细胞、中性粒细胞及巨噬细胞。渗出液中可检出致病菌,此期患者表现为寒战、高热、白细胞升高等,听诊可闻及呼吸音减弱及湿性啰音,X 线检查呈片状分布的模糊阴影。

2）红色肝样变期　　发病后的第 3～4 天,肉眼观察,肺叶肿大呈暗红色,切面灰红色,质地变实似肝,故名红色肝样变期。镜下观察,肺泡壁毛细血管扩张充血,肺泡腔内有大量红细胞、纤维蛋白和少量中性粒细胞及巨噬细胞。渗出物中仍能检出致病菌。此期患者表现为高热、胸痛（病变累及胸膜所致）、咳嗽、痰为铁锈色（肺泡腔内红细胞被巨噬细胞吞噬、崩解,形成的含铁血黄素随痰咳出）、呼吸困难、发绀等,叩诊病变肺叶呈浊音,听诊可闻及支气管呼吸音,X 线检查见大片致密阴影。

3）灰色肝样变期　　发病后的第 5～6 天,肉眼观察,肺叶仍肿大,充血消退,呈灰白色,质实似肝,故名灰色肝样变期。镜下观察,肺泡腔内大量的纤维蛋白渗出,纤维蛋白互相连成网,其穿过肺泡间孔与相邻肺泡内的纤维蛋白网相连接。纤维蛋白网中有大量中性粒细胞,很少见到红细胞。本期渗出物中不易检出致病菌。患者临床症状开始减轻,铁锈色痰逐渐转变为黏液脓痰。叩、听诊及 X 线检查所见同红色肝样变期。

4）溶解消散期　　发病后的第 7 天进入此期,肉眼观察,肺叶质地变软呈黄色。镜下观察,肺泡腔内中性粒细胞变性坏死,释放出大量蛋白水解酶将渗出物中纤维蛋白溶解,经气道咳出、淋巴管吸收或被巨噬细胞吞噬,病灶内渗出物完全溶解消散,肺组织的结构和功能恢复正常状态。患者临床症状和体征逐渐消失,由于渗出物溶解液化,咳痰量增多,听诊可闻及湿啰音。X 线检查逐渐恢复正常。

（3）并发症

1）肺肉质变（机化性肺炎）　　由于某些患者病灶内中性粒细胞渗出太少,释放的蛋白溶解酶不足以溶解渗出物中的纤维蛋白,被肉芽组织取代而机化,病变肺组织变成褐色肉样外观,称为肺肉质变。

2）败血症或脓毒血症　　见于少数严重感染的患者。当机体抵抗力降低或病原菌毒力强时,细菌侵入血流并大量繁殖引起败血症或脓毒血症。

3）肺脓肿及脓胸 多见于金黄色葡萄球菌引起的肺炎。肺组织坏死液化形成脓肿,脓肿累及胸膜或破入胸膜腔引起脓胸。

4）感染性休克 常见于年老体弱者。严重感染引起的中毒症状与微循环障碍时可发生休克。如抢救不及时,病死率较高,是大叶性肺炎的严重并发症。

2. 小叶性肺炎 是由化脓菌感染引起的以细支气管为中心的急性化脓性炎,又称为支气管肺炎。病变是以肺小叶为单位的肺组织的炎症,呈多发性灶性分布。临床上患者可出现发热、咳嗽、呼吸困难等症状,肺部听诊可闻及散在的湿啰音,多见于小儿及年老体弱者。

（1）病因和发病机制 小叶性肺炎的致病菌有肺炎链球菌、葡萄球菌、流感嗜血杆菌、铜绿假单胞菌等,或由多种细菌混合感染引起。致病菌大多是口腔或上呼吸道的常驻菌,某些诱因如患麻疹、百日咳、流感等传染病,或受凉、酗酒、昏迷、麻醉、手术后等,使机体抵抗力降低,呼吸系统的防御功能受损,这些细菌侵入细支气管与末梢并在肺组织生长繁殖,引起小叶性肺炎。

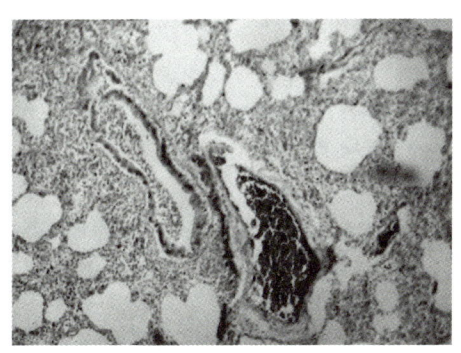

图 8-18　小叶性肺炎

（2）病理变化 肉眼观察,双侧肺表面或切面均可见散在的灰黄色质较实的病灶,以下叶背部多见,病灶大小不一,直径多在 0.5～1 cm,相当于肺小叶范围,形态不规则,病灶周围可见充血出血带,中央可见发炎的细支气管断面,可挤出脓性渗出物。病变重者,病灶互相融合,形成融合性支气管肺炎。镜下观察,病灶呈多灶性,病灶中心的细支气管及周围肺泡腔内有较多的中性粒细胞,少量红细胞,病灶周围肺组织充血、水肿、渗出,附近肺组织呈代偿性肺气肿改变(图 8-18)。病灶间的肺组织往往正常。严重病例,病灶中渗出大量中性粒细胞,支气管和肺组织遭破坏,呈现化脓性炎改变。

（3）病理变化与临床联系 小叶性肺炎的临床表现取决于病因、累及范围及肺组织的损伤程度,临床上患者可因化脓性炎而出现发热、咳嗽、咳痰(痰多为浆液脓性或脓性),除融合性小叶性肺炎外,因病灶小而分散,故肺实变体征不明显,由于病灶肺泡内和细支气管腔内有渗出物,听诊可闻及散在的湿性啰音,X线检查肺内可见散在不规则的小片状或斑块状模糊阴影。

（4）结局及并发症 经及时发现和治疗,大多数小叶性肺炎可以治愈。年老体弱者与婴幼儿,尤其是并发其他严重疾病时,预后大多不佳。本病的常见并发症有脓毒血症、肺脓肿、脓胸、心力衰竭和呼吸功能不全。

（二）病毒性肺炎

病毒性肺炎是指由各种病毒感染引起的肺炎。常见的病毒有流感病毒,其次为呼吸道合胞病毒、腺病毒、副流感病毒等。病毒性肺炎的病理变化主要表现为肺间质的炎症,肉眼观病变常不明显。镜下观察,肺间质明显增宽,血管扩张充血,淋巴细胞和单核细胞浸润,肺泡腔内无渗出物或仅有少量浆液。病变严重时肺泡腔内可见浆液,少量纤维素,巨噬细胞与红细胞,甚至肺组织的坏死性变化。细支气管和肺泡上皮增生、肥大或形成多核巨细胞,称为巨细胞肺炎,在增生的细胞及多核巨细胞的细胞质或细胞核内可查见具有诊断价值的圆形的红细胞大小的病毒包涵体。

临床上患者因支气管炎症的刺激出现剧烈咳嗽;病毒入血引起病毒血症而出现发热及全身中毒症状;缺氧而出现呼吸困难及发绀;严重病例可出现心力衰竭、中毒性脑病等,预后不佳。

严重急性呼吸综合征(SARS)

本病是以呼吸道传播为主的由一种 SARS 冠状病毒引起的传染性极强的急性传染病。2002 年 11 月,在我国广东省发现首例病例,短短的几个月内便在全世界 30 多个国家和地区,尤其是我国一些省市和港台地区暴发流行。我国医学家最先将本病命名为"传染性非典型性肺炎",世界卫生组织将其命名为"严重急性呼吸综合征"。本病主要以近距离空气飞沫传播为主,直接与患者的粪、尿、血液接触也会感染,因此医务人员为高危人群,在医院和家庭有集聚感染的现象。临床上患者表现为发热(首发症状)、头痛、肌肉和关节酸痛、干咳、少痰,重者出现呼吸窘迫,外周血白细胞计数正常或降低、淋巴细胞计数减少,使用抗生素治疗无效,X 线检查见多叶肺或双侧肺部片状、斑块状浸润性阴影,病理形态学改变主要为弥漫性肺泡损伤,肺泡腔内充满大量脱落、增生的肺上皮细胞及渗出的单核细胞、淋巴细胞与浆细胞,有些肺泡上皮细胞内可见病毒包涵体,肺泡腔内可见广泛的透明膜(渗出的浆液浓缩成红染的膜状物,黏附于肺泡内表面)形成。此外,心、肝、肾、肾上腺等实质性器官均有不同程度的变性坏死和出血等改变。

本病只要及时发现,经中西医结合治疗大多可治愈,少数(不足 5%)重症患者可因呼吸衰竭而死亡。

(三) 支原体肺炎

支原体肺炎是由肺炎支原体引起的一种急性间质性肺炎。肉眼观察,肺部病变常累及一叶肺组织,以下叶多见,呈节段性分布,切面呈暗红色,可见少量红色泡沫状液体流出,胸膜正常。镜下观察,病变区肺泡间隔增宽、充血,并有大量淋巴细胞、单核细胞浸润,肺泡腔内无或仅有少量渗出物,重症感染者支气管上皮和肺组织可发生明显的坏死与出血。

临床表现为起病较急,有发热、乏力、头痛、顽固性的剧烈咳嗽(因支气管与细支气管的急性炎症所致),常为干咳(因肺泡腔内渗出物少)。X 线检查可见肺部出现节段性分布的增粗纹理及网状、斑片状阴影,白细胞计数可有轻度升高,淋巴细胞和单核细胞增多,预后大多良好。

三、肾小球肾炎

肾小球肾炎(简称肾炎),是一类以肾小球损害为主的超敏反应性疾病。可分为 3 种类型:① 原发性肾小球肾炎,是指原发于肾的独立性疾病。② 继发性肾小球肾炎,是由免疫性、血管性与代谢性的全身性疾病所致的肾小球病变,如系统性红斑狼疮、糖尿病、过敏性紫癜等。③ 遗传性肾小球肾炎,是以肾小球病变为主的遗传性家族性疾病。本文只叙述原发性肾小球肾炎。

（一）病因和发病机制

肾小球肾炎的病因和发病机制尚未完全阐明。研究表明,大多数肾小球肾炎是由免疫机制引起的超敏反应所致。引起肾小球肾炎的抗原可归纳为两大类:① 外源性抗原,如细菌、病毒、真菌、寄生虫、药物、异种血清蛋白等;② 内源性抗原,包括肾小球性抗原,如肾小球基膜抗原;非肾小球性抗原,如细胞核抗原、甲状腺球蛋白等。引起肾小球损伤的关键是抗原抗体复合物在肾小球内形成和沉积。其损伤的机制主要有两种。

1. 原位免疫复合物形成 肾小球本身的成分(如肾小球基膜、系膜细胞等)在某种情况下(如感染等)成为抗原;或一些非肾小球性抗原(如药物、病毒、细菌产物等)与肾小球某一成分结合形成植入性抗原。这些抗原成分刺激机体产生相应的抗体,抗体与抗原在肾小球结合形成原位免疫复合物,引起肾小球肾炎。

2. 循环免疫复合物沉积 外源性抗原或内源性非肾小球性抗原刺激机体产生相应的抗体,抗原与抗体在血液循环内结合形成免疫复合物,随血液循环流经肾脏,在肾小球的不同部位沉积,引起不同类型的肾小球肾炎。

（二）类型

根据原发性肾小球肾炎的病理形态学改变可将其分为9种类型:① 急性弥漫性增生性肾小球肾炎;② 快速进行性肾小球肾炎;③ 膜性肾小球肾炎;④ 轻微病变性肾小球肾炎;⑤ 局灶性节段性肾小球肾炎;⑥ 膜性增生性肾小球肾炎;⑦ 系膜增生性肾小球肾炎;⑧ IgA 肾病;⑨ 慢性肾小球肾炎。本文只介绍以下两种。

1. 急性弥漫性增生性肾小球肾炎 本病为临床最常见的类型,起病急,儿童多见,发病多在A 族乙型溶血性链球菌感染后1～3 周,少数也可发生在其他细菌、病毒或寄生虫感染后,因此又称为感染后肾炎,为循环免疫复合物沉积所引起。病变特点为弥漫性肾小球毛细血管内皮细胞和系膜细胞增生,伴炎症细胞浸润。临床主要表现为急性肾炎综合征。

（1）病理变化 肉眼观察,双肾体积增大,被膜紧张,表面光滑,色较红,称为"大红肾"。部分病例肾表面与切面可见散在的点状出血,似蚤咬状,又称为"蚤咬肾"。镜下观察,肾小球毛细血管内皮细胞及系膜细胞增生,肾小球体积增大,肾球囊腔内有中性粒细胞、纤维蛋白等渗出物;肾小球毛细血管腔狭窄,甚至闭塞;肾小管上皮细胞水肿,间质充血、水肿及少量炎症细胞浸润（图8－19）。

（2）病理变化与临床联系 主要表现为急性肾炎综合征。① 尿的变化:肾小球内增生性病变致毛细血管腔狭窄,甚至闭塞,肾血流量减少,肾小球滤过率降低,而肾小管重吸收功能相对正常,可出现少尿或无尿,严重者可出现氮质血症。因肾小球毛细血管损伤,通透性增高,出现血尿、蛋白尿与管型尿。② 水肿:是肾小球滤过减少,引起水钠潴留所致,水肿是出现较早的症状,轻者晨起眼睑水肿,重者可出现全身水肿。③ 高血压:主要由于水钠潴留致血容量增加。

患急性肾小球肾炎的儿童多数预后好,只有极少数患儿转变为快速进行性肾小球肾炎或慢性肾炎。成年患者预后较差,转变成为慢性肾炎的概率较高。

2. 慢性肾小球肾炎 本病是各种类型的肾小球肾炎发展的最后阶段,病变特点为大量肾小球纤维化与玻璃样变。少数患者无肾炎病史,起病隐匿,无明显的自觉症状,发现时已为晚期,多见于成年人,病程长达数年或十余年。

(1) 病理变化　肉眼观察,双肾体积缩小,重量减轻,颜色苍白,质地变硬,表面呈细颗粒状,故称为颗粒性固缩肾。切面肾皮质变薄,皮髓质界限不清,肾盂周围脂肪增多。镜下观察,大多数肾小球纤维化和玻璃样变,所属肾小管萎缩、消失,间质纤维组织增生,伴有多量淋巴细胞与浆细胞浸润。间质纤维化使病变肾小球互相靠近,病变较轻的肾单位出现代偿性的肾小球肥大、肾小管扩张,并可见管型。肾内的细小动脉发生玻璃样变,内膜增厚致管腔狭窄。

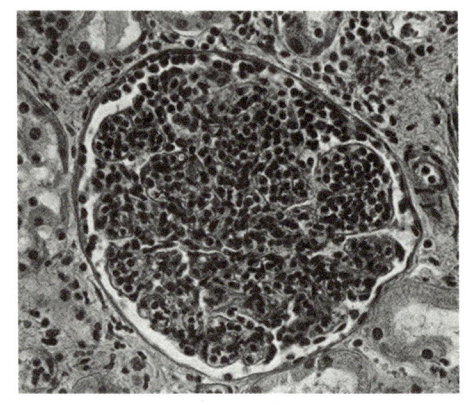

图 8-19　急性弥漫性增生性肾小球肾炎

(2) 病理变化与临床联系　主要表现为慢性肾炎综合征。① 尿的改变:由于肾单位大量损伤,丧失功能,血液快速通过残留的肾单位,肾小球滤过率增加,而肾小管重吸收功能有限,尿浓缩功能降低,而出现多尿、夜尿、低比重尿。因残存的肾单位结构与功能相对正常,故血尿、蛋白尿、管型尿不明显。② 高血压:是由于肾单位大量损伤,肾内细小动脉硬化,肾组织缺血严重,肾素分泌增加所致。血压持续增高,长期高血压可引起左心室壁肥厚,重者可发生心力衰竭。③ 贫血:是由肾组织破坏,促红细胞生成素生成减少,加之体内堆积的代谢产物抑制骨髓造血功能所致。④ 氮质血症:随着病变的不断发展,残留的肾单位逐渐减少,代谢产物不能够及时排出,水、电解质及酸碱平衡失调,引起氮质血症和尿毒症。

慢性肾炎早期经积极合理的治疗,可以控制病变发展;晚期预后极差,若不能进行及时有效的血液透析与肾移植,患者可因尿毒症、高血压引起的脑出血、心力衰竭或继发感染而死亡。

四、肾盂肾炎

肾盂肾炎是由细菌感染引起的累及肾盂、肾间质及肾小管的化脓性炎症。可发生于任何年龄,女性多见,其发病率约为男性的 10 倍。肾盂肾炎分为急性与慢性两种类型。

(一) 病因和发病机制

引起肾盂肾炎的细菌以大肠埃希菌最常见,占全部病例的 60%~80%,其次为副大肠埃希菌、变形杆菌、葡萄球菌、产气杆菌等。急性肾盂肾炎患者多由单一细菌感染引起,慢性肾盂肾炎患者常由多种细菌混合感染引起。其感染途径有两种。

1. 上行性(逆行性)感染　是肾盂肾炎的主要感染途径,病原菌以大肠埃希菌多见。下尿路感染(如膀胱炎、尿道炎)后,病原菌沿输尿管或其周围的淋巴管上行至肾盂、肾盏与肾间质,病变可为单侧或双侧。

2. 下行性(血源性)感染　此途径感染较为少见,病原菌多为葡萄球菌。发生败血症或感染性心内膜炎时,病原菌随血流到达肾,先停留在肾小球及周围间质的毛细血管,引起局部组织的化脓性病变,后经髓质蔓延至肾盂。病变常累及双肾。

正常情况下,由于尿液的冲洗作用和膀胱黏膜产生分泌型免疫球蛋白(IgA),所以不容易发生感染,当某些因素使局部抵抗力降低时,病原菌入侵繁殖,引起发病。本病的诱因如下:① 尿路阻塞。如尿路结石、前列腺增生、妊娠子宫及肿瘤压迫等引起尿路阻塞、尿液潴留，影响尿液的冲洗作用，同时尿液又是细菌的良好培养基，有利于细菌的生长繁殖，引起炎症。② 医源性损伤，如膀胱镜检查、导尿术及泌尿道手术，若操作不规范，可以造成尿路黏膜损伤，将病原菌带入而导致感染。女性发病率高是因为女性尿道短，缺乏抗菌作用，妊娠子宫压迫输尿管，黄体酮使输尿管张力降低，均可引起尿液潴留。

（二）类型

1. 急性肾盂肾炎 是细菌感染引起的肾盂、肾间质及肾小管的急性化脓性炎症。病变特点为灶性间质化脓性炎或脓肿形成及肾小管坏死。

（1）病理变化 肉眼观察，肾（单侧或双侧）体积增大、充血，表面可见散在的大小不等稍隆起的黄白色的脓肿，周围可见紫红色的充血带。切面可见髓质有黄色条纹向皮质延伸，有脓肿形成；肾盂黏膜充血，表面有脓性渗出物。镜下观察，上行性感染引起的病变首先累及肾盂，黏膜充血，水肿，有多量的中性粒细胞浸润。而后炎症沿肾小管及周围间质扩散，引起肾间质的化脓性炎，并可伴有脓肿形成。当脓肿破入肾小管时，管腔内充满中性粒细胞，上皮细胞变性坏死。下行性感染引起的病变首先累及肾皮质的肾小球及其周围的间质，以后逐渐扩展到邻近组织，蔓延至肾盂。

（2）病理变化与临床联系 本病为急性化脓性炎症，患者有发热、寒战、白细胞增高等全身症状。由于肾体积增大，包膜紧张及炎症刺激肾周围组织的神经末梢而出现腰部酸痛和肾区叩击痛。由于膀胱和尿道受急性炎症的刺激而出现尿频、尿急及尿痛等膀胱和尿道刺激症状。由于肾小球及肾盂的化脓性炎可引起脓尿、管型尿、菌尿和血尿。白细胞管型（只在肾小管内形成）的出现提示病变累及肾，对本病的诊断有意义。

（3）并发症 ① 肾盂积脓：严重尿路阻塞，尤其是高位阻塞时，脓性渗出物难以排出而潴留在肾盂与肾盏内。② 急性坏死性肾乳头炎：常见于有严重尿路阻塞或糖尿病患者，肾乳头缺血、化脓而发生凝固性坏死，周围组织有中性粒细胞浸润。③ 肾周围脓肿：由于肾组织内的化脓性炎症病灶穿破肾包膜，在肾周围组织内形成脓肿。

本病如经及时正确的治疗，大多数可痊愈；若治疗不及时或不彻底，或诱因持续存在，则反复发作而迁延不愈，可转为慢性肾盂肾炎。

2. 慢性肾盂肾炎 是尿路长期阻塞，严重的膀胱输尿管反流，反复发生感染等所致的慢性肾间质炎症，可见纤维化和瘢痕形成，可伴有肾盂、肾盏的纤维化和变形。

（1）病理变化 肉眼观察，单侧或双侧肾体积缩小，质地变硬，表面出现不规则的凹陷性瘢痕；若病变为双侧，则双侧病变不对称，切面皮髓质分界不清，肾乳头萎缩，肾盏、肾盂因瘢痕收缩而变形。镜下观察，局灶性的间质纤维化及淋巴细胞、浆细胞浸润，肾小球萎缩，部分区域的肾小管呈代偿性扩张，管腔内可出现均匀红染的胶样管型，肾盏和肾盂黏膜与黏膜下组织可见淋巴细胞、浆细胞浸润及纤维化。晚期部分肾小球可发生纤维化和玻璃样变。急性发作时，可出现多量中性粒细胞浸润及小脓肿形成。

（2）病理变化与临床联系 慢性肾盂肾炎病变主要为肾小管的损害，使肾小管的浓缩功能障碍，引起多尿、夜尿、低钠血症、低钾血症与代谢性酸中毒。肾组织纤维化与血管硬化致肾组织缺血，肾素分泌增多，引起高血压。病变晚期因肾单位大量破坏，出现氮质血症与尿毒症。急性发作时，可出现脓尿、菌尿、腰痛、发热等急性肾盂肾炎的症状。

本病病程长,反复发作。若能及时消除诱因,积极治疗,可控制病情。若肾组织病变广泛而严重时,可发生尿毒症或因高血压引起心力衰竭。

五、结核病

结核病是由结核杆菌引起的一种慢性肉芽肿性传染病,可发生于全身各器官,而以肺结核病最为常见。患者可出现低热、乏力、盗汗、消瘦等结核病中毒症状。特征性的病变为结核结节形成伴不同程度的干酪样坏死。

(一) 病因和发病机制

本病的病原菌是结核杆菌,主要是人型和牛型。结核病以呼吸道传染为主,也可因食入带菌食物经消化管感染,少数经皮肤、黏膜伤口感染。

肺结核病患者(尤其是空洞型肺结核)是主要的传染源,患者说话、咳嗽、打喷嚏时排出大量带菌微滴,这些带菌微滴可造成感染。直径小于 5 μm 的微滴能到达肺泡,因此致病力最强。结核杆菌能趋化与吸引巨噬细胞,并可被巨噬细胞吞噬,在建立有效的细胞免疫之前,巨噬细胞杀灭结核杆菌的能力很有限,因为结核杆菌在巨噬细胞内繁殖,既可引起局部组织炎症,又可发生全身性的血源播散。经过 30～50 天,有效的特异性细胞免疫建立后,致敏的淋巴细胞被激活并释放多种淋巴因子,如巨噬细胞趋化、集聚因子等促使巨噬细胞向结核杆菌聚集,吞噬和杀灭病灶内的结核杆菌,在局部形成结核性肉芽肿。

结核病的免疫反应与迟发型超敏反应同时发生或相伴出现。超敏反应可引起局部组织的干酪样坏死和全身中毒症状。结核病的发生、发展及局部病变的特点,取决于感染的细菌量、毒力强弱及机体的免疫状态(表 8-6)。

表 8-6　结核病基本病变与结核杆菌及机体免疫状态之间的关系

病变特点	机体状态		结核杆菌		病理特征
	免疫力	超敏反应	量	毒力	
渗出为主	低下	较强	多	强	浆液性炎或浆液纤维蛋白性炎
增生为主	较强	较弱	少	低	结核性肉芽肿
变质为主	低下	强	多	强	干酪样坏死

(二) 基本病变

1. 渗出为主的病变　多见于结核性炎症的早期或机体抵抗力低下,菌量多、毒力强或机体超敏反应较强时。好发于肺、浆膜、滑膜和脑膜等部位,表现为浆液性炎或浆液纤维蛋白性炎。早期有中性粒细胞浸润,很快被巨噬细胞所取代,在渗出液与巨噬细胞中可查出结核杆菌。本型病变极不稳定,可完全吸收,也可转变为以增生为主或变质为主的病变。

2. 增生为主的病变　在感染的结核杆菌数量少,毒力低,机体免疫反应较强时,则发生以增生为主的病变,形成特征性的结核性肉芽肿,即结核结节。

典型的结核结节(图 8-20)中央为干酪样坏死,周围为上皮样细胞、朗汉斯巨细胞,外围由大量淋巴细胞及少量反应性增生的成纤维细胞构成。巨噬细胞吞噬结核杆菌后逐渐转变为胞体较大的上皮样细胞,呈梭形或多角形,胞质丰富,界限不清,核呈圆形或卵圆形,染色质少,呈空泡

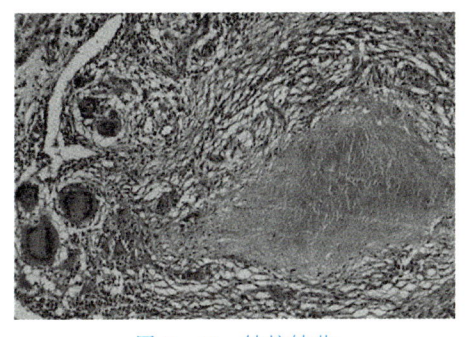

图 8-20 结核结节

状,核内有1~2个核仁,其形态似上皮细胞。多个上皮样细胞互相融合,或细胞核分裂而胞质不分裂而形成的细胞称为朗汉斯巨细胞,其体积大、胞质丰富,核数十个至几十个,核排列在胞质周围,呈花环状、马蹄形或密集于胞体的一端。

单个结核结节体积小,肉眼和X线片不易看见,多个结核结节融合成较大结节时才能见到。肉眼观察,结节为粟粒大小,界限清楚,半透明、灰白色的病灶,若有干酪样坏死,则略呈微黄色,稍隆起于器官表面。

3. 变质为主的病变 当结核杆菌数量多,毒力强,机体抵抗力低或超敏反应剧烈时,上述增生或渗出为主的病变均可发生干酪样坏死。结核坏死灶因含脂质较多而呈淡黄色,细腻均匀,质地较实似奶酪,故称为干酪样坏死。镜下观察,干酪样坏死为红染均质的颗粒状物,坏死物中大多含一定数量的结核杆菌,可成为结核病恶化进展的原因。

上述渗出、增生、变质3种病变可同时存在而以其中一种病变为主,3种病变在一定的条件下可以相互转化。

(三) 结核病基本病变的转化规律

1. 转向愈合 当结核杆菌致病力较低,而机体抵抗力增强时,病变转向愈合,其愈合方式如下。

(1)吸收消散 是渗出性病变的主要愈合方式,渗出物经淋巴管或血管吸收,病灶缩小或消散,较小的干酪样坏死病灶及增生性病变也有吸收、消散的可能。肺部X线检查见边缘模糊,絮状的渗出性病变阴影,随着渗出物的吸收,阴影缩小或完全消失。临床称为吸收好转期。

(2)纤维化、纤维包裹和钙化 增生性病变、小的干酪样坏死灶与未被完全吸收的渗出性病变可逐渐纤维化,最后形成瘢痕而愈合。较大的干酪样坏死灶,不能全部纤维化,则由增生的纤维组织包裹,坏死物逐渐干燥并钙盐沉着,钙化病灶内可残存有结核杆菌,当机体抵抗力降低时有复发可能。X线检查见纤维化病灶呈边缘清楚,密度增高的星芒状或条索状阴影,钙化灶阴影密度更高,临床称为硬结钙化期。

2. 转向恶化 若结核杆菌致病力强,机体免疫力低下,病情转向恶化。

(1)病灶扩大 当病情恶化时,原有病灶周围出现渗出性病变(病灶周围炎)并发生干酪样坏死,使病灶不断扩大。X线检查,原病灶周围出现边缘模糊的絮状阴影,临床称为浸润进展期。

(2)溶解播散 干酪样坏死物溶解液化后经体内的自然管道(如支气管、输尿管)排出,使局部形成空洞,空洞内含结核杆菌的液化物,其排出过程中易播散形成新的病灶。X线检查,见病灶阴影密度深浅不一,出现透光区及大小不等的新病灶阴影,临床称为溶解播散期。结核杆菌还可通过淋巴道和血道播散到全身各处,引起结核病灶。

(四) 肺结核病

结核病的主要传播途径是呼吸道,因而以肺结核病最为常见。初次感染与再 原发性肺结核病次感染结核菌时机体的反应性不同,使肺部病变的发生、发展各有不同的特点,从而将肺结核病分为原发性和继发性两大类。

1. 原发性肺结核病 是机体第一次感染结核杆菌所引起的肺结核病。因其多发生于儿童,故又称儿童型肺结核病。

(1)病变特点 以原发综合征形成为特征。包括肺的原发病灶、结核性淋巴管炎和肺门淋巴结结核(图 8-21)。X 线片上呈哑铃状阴影。结核菌首先在通气好的上叶下部或下叶上部近胸膜处感染,以右肺多见,形成 1~1.5 cm 大小的圆形灰白色、灰黄色原发病灶,由于机体是初次感染,缺乏对结核杆菌的免疫力,结核杆菌很快侵入淋巴管并扩散到肺门淋巴结,引起淋巴管炎和肺门淋巴结结核,表现为淋巴结肿大和干酪样坏死。

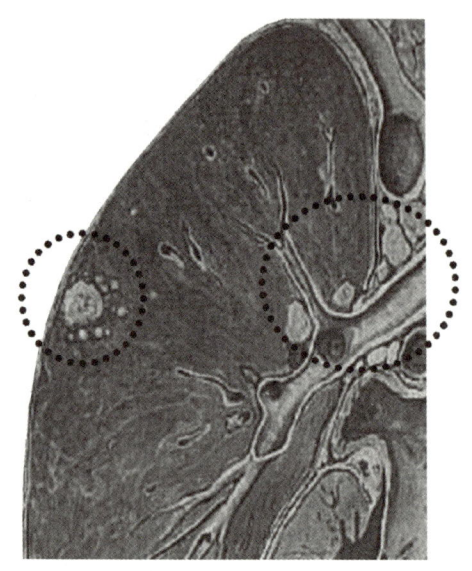

图 8-21 原发综合征

原发性肺结核病多无明显的临床症状和体征。患儿可在不知不觉中度过,仅结核菌素试验阳性。少数病情较严重者可出现倦怠、食欲减退、潮热、盗汗等结核中毒症状。一般很少出现咳嗽、咯血等呼吸道症状。

(2)转归 约 95% 的原发性肺结核病患者随着机体对结核杆菌的特异性免疫的逐渐增强,病灶通过完全吸收、纤维化或钙化等方式而痊愈。有的肺部原发病灶已痊愈而肺部淋巴结病变仍存在或继续发展,形成支气管淋巴结结核。少数患儿因营养不良或同时患有其他传染病使病情恶化,致病灶扩大,干酪样坏死和空洞形成,并可通过以下 3 种途径引起播散。

1)淋巴道播散 肺门淋巴结病灶内的结核杆菌经淋巴管播散至气管旁,纵隔及锁骨上、下淋巴结,甚至远处的淋巴结,引起病变的淋巴结肿大、粘连,出现干酪样坏死。

2)支气管播散 原发性肺结核较少发生,若原发病灶扩大,干酪样坏死液化侵及附近支气管壁,通过支气管排出,原发病灶形成空洞,液化性坏死物沿支气管播散到同侧或对侧肺组织,发生干酪样肺炎。

3)血道播散 ① 全身粟粒性结核病:短期内大量结核杆菌由肺静脉经左心进入体循环,播散到全身各器官,如肺、肝、脾、肾、脑膜等处,引起急性全身性粟粒性结核病。肉眼观察,受累器官内见灰黄或灰白色,均匀分布,大小一致,境界清楚的粟粒大小的结节。镜下观察,以增生性病变为主,也可为渗出或变质性病变。临床表现为病情危重,有高热、盗汗、食欲缺乏、烦躁不安等中毒症状。X 线检查见两肺散在分布、密度均匀、粟粒大小的点状阴影。如急性期病情未及时控制而病程迁延 3 周以上,或结核菌较长时间内少量、反复、多次不规则进入血液,则形成慢性全身粟粒性结核病(成年人多见)。② 肺粟粒性结核病:本病可分为急性和慢性两种。急性常为全身粟粒性结核病的一部分,也可仅限于两肺。这是由支气管旁、肺门、纵隔的淋巴结干酪样坏死物破入附近大静脉,或含结核杆菌的淋巴液由胸导管回流,经静脉进入右心,沿肺动脉播散于两肺所致。病变特点及 X 线检查所见与急性全身粟粒性结核病相同。慢性粟粒性肺结核病是由肺外某器官(如肾、骨等)结核病灶内的结核杆菌少量间歇性入血,播散至双肺所致的病变,多见于成年人,病程长。肺内病变大小、新旧不一。③ 肺外器官结核病:是由于少量结核杆菌侵入血流,经血道播散到肺外器官(如骨、关节、泌尿生殖器等)形成潜伏病灶,当机体抵抗力降低时发展成为肺外器官结核病。

2. 继发性肺结核病 是指机体再次感染结核杆菌所致的肺结核病,多见于成年人,故又称为成人型肺结核病。再次感染的结核杆菌大多来自体内的潜伏病灶,极少数可能由外界再次侵入机体所致。由于再次感染结核杆菌时,机体已有一定的特异性免疫力,所以其病变与原发性肺结核病比较有诸多不同(表 8-7)。

继发性肺结核病

表 8-7 原发性肺结核病与继发性肺结核病比较

比较点	原发性肺结核病	继发性肺结核病
结核杆菌感染	初次(外源性)	再次(以内源性为主)
发病人群	儿童	成人
特异性免疫力	先无,在发病过程中产生	有
病变特点	原发综合征	病变复杂,新旧交替
病变性质	以渗出和坏死为主	以肉芽肿形成和坏死为主
起始病灶	上叶下部、下叶上部近胸膜处	肺尖区
播散方式	淋巴道或血道	以支气管播散为主
病程	短、大多自愈	长(呈慢性经过),需治疗

根据继发性肺结核病的病变特点和临床经过,可分为以下 6 种类型。

(1) 局灶型肺结核 属非活动型肺结核,是继发性肺结核病的最早期病变,病灶常位于右肺肺尖下 2~4 cm 处,直径 0.5~1.0 cm,边界较清楚,有纤维包裹。镜下观察,病变以增生为主,中央有干酪样坏死。患者常无明显症状,多数在体检时肺部 X 线检查发现肺尖区有单个或多个结节状病灶。

(2) 浸润型肺结核 是临床上最为常见的活动型肺结核,大多由局灶型肺结核发展而来。病灶位于肺尖区或锁骨下区,故又称为锁骨下浸润。镜下病变以渗出为主,中央有干酪样坏死,周围有炎症反应。患者常有低热、乏力、咳嗽、咯血与消瘦等症状。X 线检查见病灶边缘有模糊的云絮状阴影。经及时合理的治疗,病灶可被吸收、纤维化、钙化而愈合。若病情恶化,干酪样坏死物液化经支气管排出,病灶局部形成急性空洞,洞壁坏死层内含有的多量结核杆菌经支气管播散,引起干酪样肺炎。急性空洞经适当治疗后一般易愈合,若经久不愈,则可发展成为慢性纤维空洞型肺结核。

(3) 慢性纤维空洞型肺结核 常在浸润型肺结核急性空洞的基础上发展而来。肺内病变特点如下。① 厚壁空洞(图 8-22):一个或多个,空洞壁厚达 1 cm,形状不规则,多位于肺上叶。② 支气管播散病灶:新旧不一、大小不等,沿支气管由上向下发展,越往下病变越新鲜。③ 结核性肺硬化:后期肺组织严重破坏并广泛纤维化,胸膜增厚且与胸壁粘连,肺体积缩小变形,变硬,肺功能严重受损,甚至丧失。因空洞与支气管相通成为结核病的传染源,故又称为开放型肺结核。患者病情时好时坏,可出现大咯血(病变侵蚀较大血管)、窒息、气胸或脓气胸(空洞突破胸膜)等并发症。后期因肺组织广泛纤维化引起肺动脉高压,致肺源性心脏病。

(4) 结核球 是指直径为 2~5 cm、有纤维包裹的境界清楚的孤立性干酪样坏死病灶(图 8-

23),形似肿瘤,故又称结核瘤。结核球多为单个,也可多个,多位于肺上叶。X线检查有时很难与肺癌相鉴别,故临床多采取手术切除。

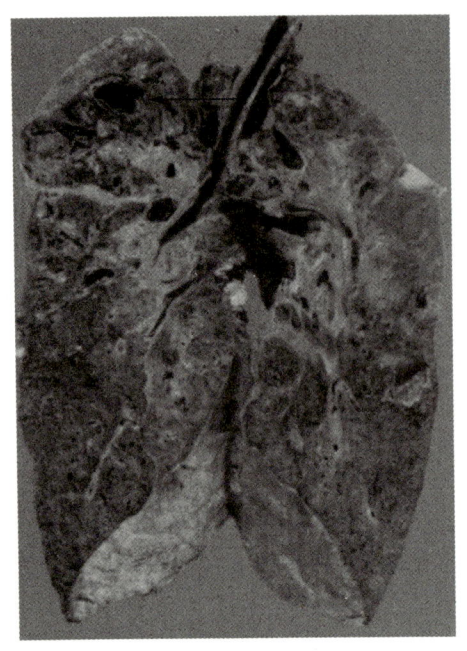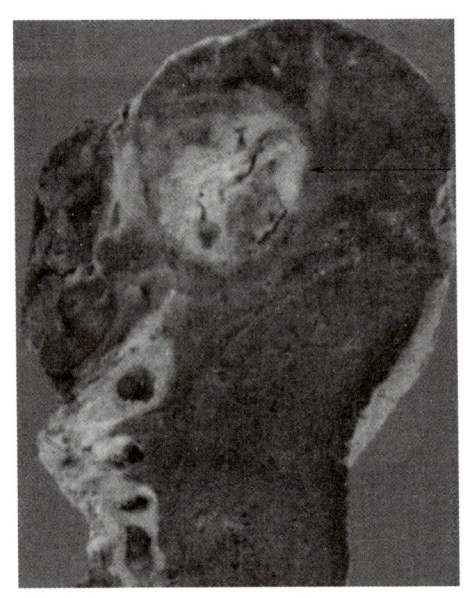

图 8-22 慢性纤维空洞型肺结核   图 8-23 肺结核球

(5) 干酪性肺炎 较少见,由浸润型肺结核恶化而来,也可因急、慢性空洞带菌坏死物经支气管播散所致。根据病灶大小可分为小叶性和大叶性干酪性肺炎。镜下见大片干酪样坏死,肺泡腔内有大量浆液纤维蛋白性渗出物。患者中毒症状明显,发展迅速,死亡率高。

(6) 结核性胸膜炎 可分为湿性(渗出性)和干性(增殖性)两种,以湿性结核性胸膜炎多见。湿性结核性胸膜炎,多见于青年人,病变为浆液纤维蛋白性炎,可引起胸腔积液。经适当治疗渗出物可吸收,若纤维蛋白较多难以吸收,则可发生机化,使胸膜增厚粘连。干性结核性胸膜炎由肺部结核病灶直接蔓延至胸膜所致。病变多局限,以增生性改变为主,一般通过纤维化而痊愈。

六、病毒性肝炎

病毒性肝炎是由一组肝炎病毒引起的,以肝细胞变质为主要病变的常见传染病。引起病毒性肝炎的肝炎病毒有甲、乙、丙、丁、戊、庚6种类型,分别引起6种相应类型的病毒性肝炎。临床表现为食欲缺乏、疲乏无力、上腹部不适、肝区疼痛及肝大等。本病流行区域广泛,在世界各地均有发生或流行,发病率高且有逐渐增高的趋势,严重危害人体健康。

(一) 病因和发病机制

通过多年对病毒性肝炎的病因及流行病学的研究,已知病毒性肝炎的病因及流行病学特点,如表8-8所示。

表 8 - 8 各型肝炎病毒与各型肝炎的特点

肝炎病毒	病毒类型	传染途径	潜伏期/周	转为慢性肝炎	发生癌变
甲型（HAV）	RNA	肠道	2～6	无	无
乙型（HBV）	DNA	血液	4～26	5%～10%	有
丙型（HCV）	RNA	血液	2～26	>70%	有
丁型（HDV）	RNA	血液	4～7	<5%	有
戊型（HEV）	RNA	肠道	2～8	无	无
庚型（HGV）	RNA	血液	不详	无	无

病毒性肝炎的发病机制尚不十分清楚,取决于多种因素,尤其是与机体的免疫状态有关。一般认为,甲型、丁型肝炎主要是由 HAV、HDV 在肝内繁殖,直接引起肝细胞损伤。乙型肝炎的发病与人体对病毒的细胞毒性免疫反应密切相关,HBV 侵入机体后,进入肝细胞内复制、繁殖,继而释放入血,在肝细胞表面留下特异性病毒抗原成分。致敏的 T 淋巴细胞与肝细胞表面的抗原结合发挥淋巴细胞毒作用,在杀伤乙肝病毒抗原的同时,溶解、破坏肝细胞膜,引起肝细胞损伤(变性和坏死)。B 淋巴细胞产生特异性抗体,与肝细胞表面的 HBV 抗原结合后形成免疫复合物,可通过激活补体系统参与破坏肝细胞。

（二）病理变化

各型肝炎的病变基本相同,都是以肝细胞的变性、坏死为主,伴不同程度的炎症细胞浸润,肝细胞再生及纤维组织增生。

1. 肝细胞的变性、坏死

（1）肝细胞变性 ① 细胞水肿:是由于肝细胞内水分增多而使肝细胞体积增大,胞质疏松呈网状、半透明,称为胞质疏松化。进一步发展,肝细胞呈球形,胞质几乎完全透明,称为气球样变。② 嗜酸性变:是指肝细胞胞质水分脱失浓缩而体积变小,胞质嗜酸性染色增强而红染,细胞核染色加深。病变多累及单个或多个肝细胞,散发于肝小叶内。

（2）肝细胞坏死 ① 嗜酸性坏死:由嗜酸性变发展而来,胞质进一步浓缩,核浓缩、碎裂、消失,形成深红色圆形小体,称为嗜酸性小体。为单个肝细胞的坏死。② 溶解坏死:由高度气球样变发展而来,细胞核固缩、溶解、消失,最后整个肝细胞解体。

不同类型的病毒性肝炎,其肝细胞坏死的程度不同。肝小叶内散在的单个或数个肝细胞的坏死称为点状坏死,常见于急性普通型肝炎。肝小叶周边部界板肝细胞的灶性坏死,称为碎片状坏死,见于慢性肝炎。中央静脉与汇管区之间,两个中央静脉之间或汇管区之间的互相连接的坏死带,称为桥接坏死,常见于中、重度慢性肝炎。若坏死的范围达肝小叶的 1/3～1/2,甚至累及整个肝小叶时,则分别称为亚大片坏死和大片坏死,常见于急性重型肝炎。

2. 炎症细胞浸润 汇管区或肝小叶坏死区内常有程度不等的炎症细胞浸润,主要为淋巴细胞与单核细胞,有时也可见少量浆细胞及中性粒细胞。

3. 再生与增生 由坏死肝细胞邻近健康的肝细胞再生进行修复,再生的肝细胞体积大,核大而深染,有的可见双核。慢性肝炎时汇管区可见细小胆管和成纤维细胞增生,后者释放大量胶原纤维,可发展成肝硬化。

(三) 临床病理类型

各型肝炎病毒引起的肝炎,其病变和临床表现大致相同。目前常用的分类除了六型病毒病因分类外,还可按临床病理特点分为普通型和重型两大类。普通型又分为急性和慢性两种;重型可分为急性和亚急性两种。

1. 急性(普通型)肝炎 最为常见,急性普通型肝炎又可分为无黄疸型和黄疸型,以无黄疸型居多,大多见于乙型肝炎。黄疸型病变略重,病程较短,以甲、丁、戊型多见。黄疸型与无黄疸型肝炎病变基本相同,故一并叙述。肉眼观察,肝体积增大,重量增加,包膜紧张,表面光滑。镜下观察,肝细胞广泛变性,以胞质疏松化和气球样变为主,肝小叶内有散在的点状坏死,嗜酸性小体少见。肝细胞索网状支架无塌陷。再生的肝细胞可完全恢复原来的结构和功能。汇管区和肝小叶内有少量炎症细胞浸润。黄疸型者坏死稍重、稍多,毛细胆管内可有胆栓形成。

因肝细胞变性广泛,肝体积增大,包膜紧张,故患者可表现为肝大,肝区疼痛或压痛;肝细胞坏死出现血清转氨酶增高,肝功能异常及黄疸等。

急性肝炎大多在半年内可恢复,少部分可转为慢性。

2. 慢性(普通型)肝炎 病程持续半年以上者,即为慢性肝炎。其中乙型肝炎占绝大多数(80%)。根据炎症变化和肝细胞坏死、肝纤维化程度将其分为轻、中、重度三型。

(1) 轻度慢性肝炎 肉眼观察,肝体积略增大,表面光滑。镜下观察,点状坏死,偶有轻度碎片状坏死,汇管区及小叶内有慢性炎症细胞浸润,汇管区周围有少量纤维组织增生,肝小叶结构完整。预后较好,大多数可恢复。

(2) 中度慢性肝炎 肉眼观察,肝体积略增大,表面较光滑。镜下观察,肝细胞坏死较明显。中度碎片状坏死及出现特征性的桥接坏死,汇管区及小叶内有慢性炎症细胞浸润,小叶内可见纤维间隔形成,但小叶结构大部分保存。此型恢复较慢。

(3) 重度慢性肝炎 肉眼观察,肝表面不光滑,有散在的细颗粒,质地较硬。镜下观察,肝细胞坏死广泛,重度碎片状坏死,桥接坏死范围广,有较多炎症细胞浸润,肝细胞不规则再生,小叶内多数纤维间隔且互相连接,致肝小叶结构紊乱,逐渐转变为肝硬化。

3. 重型病毒性肝炎 根据病情及病变分为急性重型和亚急性重型两种。

(1) 急性重型肝炎 少见,起病急,病程短,病死率高,故临床上又将本型肝炎称为暴发型、恶性型或电击型肝炎。肉眼观察,肝体积显著缩小,重量减轻,质地柔软,包膜皱缩,切面呈黄色或红褐色,故称急性黄色(或红色)肝萎缩。镜下观察,肝细胞广泛坏死(大片坏死),仅在小叶周边残留少许变性的肝细胞,肝窦扩张充血并出血,库普弗细胞(又称肝巨噬细胞)增生、肥大,且可见其吞噬细胞碎屑及色素的现象;小叶内及汇管区有以大量淋巴细胞及巨噬细胞为主的炎症细胞浸润。

由于肝细胞大量坏死,可出现黄疸、出血倾向、肝衰竭及肝肾综合征等临床表现。患者大多数在短期内常因肝衰竭、消化道大出血、DIC及肝肾综合征而死亡。少数迁延而转变为亚急性重型肝炎。

(2) 亚急性重型肝炎 大多数由急性重型肝炎迁延而来,少数可由急性(普通型)肝炎恶化而来。病程可达一至数个月。肉眼观察,肝体积缩小,被膜皱缩,呈黄绿色(亚急性黄色肝萎缩),病程长者可形成大小不一的结节,质地变硬。镜下观察,肝细胞大片状坏死及肝细胞结节状再生,小叶内外有多量炎症细胞浸润,小叶周边有小胆管增生,伴胆汁淤积形成胆栓。

由于重症感染及肝细胞坏死,患者表现为发热、黄疸、出血倾向及肝衰竭等。若治疗及时得当,病变停止发展并有可能治愈,多数患者逐渐过渡为坏死后性肝硬化。

七、细菌性痢疾

细菌性痢疾

细菌性痢疾(简称菌痢),是由痢疾杆菌引起的一种常见的肠道传染病。病变常局限于结肠,以大量纤维蛋白渗出并形成假膜为主要特征。患者主要临床表现为发热、腹痛、腹泻、里急后重和黏液脓血便。

(一)病因和发病机制

引起细菌性痢疾的致病菌是痢疾杆菌,属革兰氏阴性杆菌。据痢疾杆菌的抗原结构和生化反应不同分为福氏、鲍氏、宋氏和志贺菌,都可产生内毒素,志贺菌还能产生强烈的外毒素。患者及带菌者是本病的传染源,病原菌随粪便排出后直接或间接经口传染给健康人,若食物和饮用水被污染可引起菌痢的大流行。一年四季均可发病,以夏秋季节多见。

痢疾杆菌通过对肠黏膜的侵袭作用而致病。病原菌经口入消化管,仅余少部分未被杀灭,这些病原菌侵袭黏膜及黏膜下层,并大量生长繁殖,释放内毒素破坏肠黏膜细胞而引起溃疡。内毒素被吸收入血可引起全身毒血症。志贺菌释放的外毒素是引起水样腹泻的重要因素。

(二)病理变化与临床联系

细菌性痢疾的病变部位主要在大肠,以乙状结肠和直肠为重。根据肠道病变的特征及临床经过的不同,菌痢可分为 3 种类型。

1. 急性细菌性痢疾 病变初期为肠黏膜的急性卡他性炎,表现为黏膜分泌亢进、充血、水肿,中性粒细胞浸润,可见散在点状出血。病变进一步发展,黏膜浅层坏死,渗出物内有多量纤维蛋白,与炎症细胞、细菌及坏死组织共同形成特征性假膜。肉眼观察,假膜呈灰白色糠皮状,有出血则呈暗红色,若被胆色素浸染则显灰绿色。假膜 1 周左右脱落,形成大小不一、形态不等的较浅表溃疡,溃疡可由周围上皮细胞再生修复。很少发生肠穿孔及肠腔狭窄。

患者早期因急性卡他性肠炎而排水样或黏液便,假膜脱落排黏液脓血便,肠管蠕动亢进伴有痉挛而出现腹痛、腹泻,炎症刺激直肠壁内的神经末梢和肛门括约肌而表现出明显的里急后重。因毒血症而出现头痛、发热,食欲减退等全身症状。经及时适当治疗,大多可痊愈,少数病例可转为慢性。

2. 慢性细菌性痢疾 多由急性菌痢转变而来,病程超过 2 个月者为慢性菌痢,肠道病变此起彼伏,肠黏膜原有溃疡还未愈合,新的溃疡又形成,新旧病变交替出现,损伤与修复反复进行,黏膜过度增生可形成息肉,肠壁纤维瘢痕形成而使其不规则增厚、变硬,严重者引起肠腔狭窄。

临床表现可依病变而定,出现腹痛、腹泻,或腹泻与便秘交替出现,少数患者症状不明显,但大便排菌持续阳性,成为慢性带菌者,是本病的传染源。

3. 中毒性细菌性痢疾 特点是起病急骤,肠道病变和症状轻微,但若出现严重的全身中毒症状,发病后数小时即可出现中毒性休克或呼吸衰竭,若抢救不及时,可致患者死亡。病原菌常为毒力较低的福氏或宋氏痢疾杆菌。本型多见于 2～7 岁的儿童。

八、伤寒

伤寒

伤寒是由伤寒杆菌引起的急性传染病,主要病理变化是以回肠末端淋巴组织为主的全身单核-吞噬细胞系统增生,伤寒肉芽肿形成。患者临床表现为持续高热,消化管症状,脾大,相对缓脉,中性粒细胞减少和皮肤玫瑰疹等症状和体征。

(一) 病因和发病机制

伤寒杆菌属沙门菌属,其菌体、鞭毛及表面抗原都能使人体产生相应抗体,故可用肥达反应测定患者血清中抗体,作为临床诊断依据之一。菌体裂解后产生强烈的内毒素,是致病的主要因素。伤寒患者和带菌者是本病的传染源,经消化管感染的细菌量多时,未被胃酸杀灭的细菌进入小肠,侵入肠壁淋巴组织,特别是回肠末端的集合淋巴小结或孤立淋巴小结,淋巴组织内的伤寒杆菌被巨噬细胞吞噬并在其中生长繁殖,可经胸导管入血引起菌血症。入血的细菌被全身单核吞噬细胞系统所吞噬,并可在其中继续生长繁殖,引起肝、脾大和淋巴结肿大。约经 10 天细菌繁殖,并释放毒素再次入血,引起败血症。在胆囊繁殖的细菌随胆汁再次入肠,侵入已致敏的肠壁淋巴组织,引起强烈的超敏反应,致肠黏膜坏死、脱落和溃疡形成。

(二) 病理变化与临床联系

伤寒病变特点是以全身单核吞噬细胞系统增生为主的急性增生性炎。增生的巨噬细胞胞质内含有吞噬的伤寒杆菌、红细胞和坏死组织碎片时称为伤寒细胞。伤寒细胞聚集成团称为伤寒肉芽肿或伤寒小结(图8-24),是具有诊断价值的特征性病变。

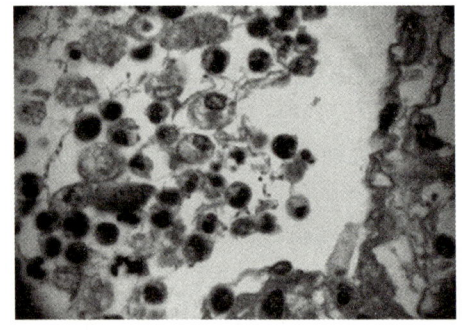

图 8-24　伤寒小结

1. 肠道病变　按病变发展过程可分为 4 期,每期约持续 1 周。

(1) 髓样肿胀期　起病第 1 周,回肠下段淋巴组织(因增生)肿胀,突出黏膜表面,呈圆形或椭圆形,色灰红,质软,表面形似脑的沟回。

(2) 坏死期　起病第 2 周,细菌、毒素及局部缺血等因素致肠黏膜坏死。

(3) 溃疡期　起病第 3 周,坏死的肠黏膜组织逐渐脱落形成溃疡。溃疡边缘隆起,底部不平坦。在集合淋巴小结处发生的溃疡呈椭圆形,其长轴与肠管的长轴平行;孤立淋巴小结处形成的溃疡小而圆。溃疡深及黏膜下层,甚至可深达浆膜层,引起穿孔。如侵入小动脉,则可引起严重出血。

(4) 愈合期　起病第 4 周,肉芽组织增生将溃疡填平,溃疡边缘的上皮细胞再生而愈合。

2. 其他病变　肠系膜淋巴结、肝、脾及骨髓由于巨噬细胞增生活跃而致相应器官体积增大,镜下见伤寒肉芽肿形成和灶性坏死。心肌纤维变性,甚至坏死,毒素影响心传导系统,使迷走神经兴奋性增高,临床表现为相对缓脉;肾小管上皮细胞水肿,临床上出现蛋白尿;皮肤因毛细血管内细菌栓塞出现淡红色小丘疹(玫瑰疹);膈肌、腹直肌与股内收肌常发生凝固性坏死,又称蜡样变性,临床出现肌痛与皮肤感觉过敏。多数患者胆囊病变不明显,但伤寒杆菌可在胆汁中大量繁殖,并随胆汁从肠道排出,故具有重要的流行病学意义。

伤寒患者若无并发症,一般经 4～5 周可痊愈,并可产生较强的免疫力,如治疗不当可并发肠出血、肠穿孔及支气管肺炎(机体抵抗力降低,继发其他细菌感染所致),极少数严重患者可致死。

九、流行性脑脊髓膜炎

流行性脑脊髓膜炎(简称流脑)是由脑膜炎双球菌引起的急性化脓性脑脊髓膜炎。多为散发性,冬、春季可引起流行。患者多为儿童及青少年,临床表现为高热、头痛、呕吐、皮肤瘀点(斑)及脑膜刺激症状。

(一) 病因和发病机制

脑膜炎双球菌存在于患者及带菌者的鼻咽部,经飞沫传播。细菌进入上呼吸道,大多数只引起局部的轻度炎症,使患者成为带菌者;少数患者因机体抵抗力降低,细菌经上呼吸道侵入血流,在血液中繁殖,引起菌血症或败血症;极少数(2%～3%)患者病菌到达脑脊髓膜引起化脓性炎。

(二) 病理变化

肉眼观察,脑脊膜血管扩张充血,蛛网膜下腔充满灰黄色脓性渗出物,脓性渗出物沿血管分布。若脑脊液循环发生障碍,则可引起脑室不同程度的扩张。镜下观察,蛛网膜血管扩张,充满血液,蛛网膜下隙有大量中性粒细胞,少量纤维蛋白及淋巴细胞。用革兰氏染色,细胞内外可查见细菌。

(三) 病理变化与临床联系

流行性脑脊髓膜炎可出现寒战,皮肤、黏膜的出血疹(小血管与毛细血管内细菌性栓塞和内毒素对血管壁的损伤所致),白细胞计数升高等败血症的表现,还可伴有神经症状。① 脑膜刺激症状:由于炎症累及脊神经根周围蛛网膜和软脑膜等处,神经根通过椎间孔处受压,出现颈部肌肉的保护性痉挛,呈现颈强直。② 颅内压升高症状:由于脑膜血管扩张充血及蛛网膜渗出物堆积引起脑脊液量增多,致颅内压升高,出现头痛、呕吐、小儿前囟饱满。③ 脑脊液改变:压力升高,混浊,含有多量脓细胞,蛋白增多,糖减少,涂片可查到病原菌。

(四) 结局及并发症

经及时治疗和使用抗生素,大多数流行性脑脊髓膜炎患者可痊愈,病死率已降至 5% 以下;若不及时治疗,病变可转变为慢性,可发生脑积水、脑贫血性梗死和脑神经麻痹等后遗症。个别重症患者或治疗不及时者可死亡。

十、流行性乙型脑炎

流行性乙型脑炎是乙型脑炎病毒感染所致的急性传染病。常发生于夏秋季,可散发或流行,多见于 10 岁以内的儿童,起病急,病情重,病死率高,临床上患者出现高热、头痛、嗜睡,昏迷等。

（一）病因和发病机制

乙型脑炎病毒属嗜神经性 RNA 病毒，传播媒介为蚊虫。带病毒的蚊虫叮咬人后，病毒经皮肤入血，在机体抵抗力较低，病毒数量多或毒力较强，血-脑屏障功能不健全时，病毒可侵入中枢神经系统内繁殖而致病，通过体液免疫或细胞免疫引起神经细胞损害。

（二）病理变化

病变可累及整个脑实质，以视丘、基底核及大脑皮质最为严重，小脑、丘脑及脑桥次之；脊髓很少发生病变，仅限于颈段脊髓。

肉眼观察，脑膜充血、水肿，脑回稍宽，脑沟变窄，切面见散在或聚集分布的粟粒或针尖大小的半透明软化灶。镜下观察，可出现以下几种病变。

1. 淋巴细胞袖套状浸润　血管周围炎症细胞浸润，以单核细胞、淋巴细胞及浆细胞为主，早期可见少量中性粒细胞。以淋巴细胞为主的炎症细胞围绕血管呈袖套状浸润，称为淋巴细胞袖套状浸润。

2. 神经细胞变性坏死　神经细胞坏死后被胶质细胞吞噬，称为噬神经现象。在变性、坏死的神经细胞周围由增生的少突胶质细胞环绕，称为卫星现象。

3. 软化灶形成　灶性神经组织的坏死、液化而形成筛网状的软化灶，病灶呈圆形、卵圆形，边界清楚。

4. 胶质细胞增生　小胶质细胞明显增生，形成小胶质结节，多见于坏死灶附近及血管周围。

（三）病理临床联系

由于神经细胞发生较为广泛的变性、坏死，可出现相应的功能障碍及嗜睡、昏迷等症状。脑血管充血，血流淤滞，内皮细胞损伤，使血管壁通透性增高，致脑水肿和颅内压增高，临床表现为头痛、呕吐，严重者出现脑疝，可因呼吸骤停而致死。因脑膜不同程度的炎症反应，可出现脑膜刺激症状。

本病经适当治疗，多数患者可在急性期后痊愈。有的患者可出现智力低下、语言障碍、吞咽困难、肢体瘫痪等症状，经数月治疗后多能恢复正常，仅少数病例留下后遗症。

十一、梅毒

梅毒

梅毒是由梅毒螺旋体引起的慢性传染病，是性传播疾病（性病）中危害性较严重的一种。本病的特点是病程的长期性和潜匿性，病原体可侵犯任何器官，临床上症状复杂，也可隐匿多年而无临床表现。梅毒流行于世界各地，中华人民共和国成立后，梅毒在我国基本被消灭，但近年来又有新的病例发现，在沿海城市有流行趋势。

（一）病因和发病机制

梅毒螺旋体是梅毒的病原体，本病 95% 以上经性接触传播，少数可因输血、接吻等直接接触传播。先天性梅毒是患病母体的血液经胎盘传给胎儿所引起的。机体感染梅毒螺旋体后第 6 周血清出现特异性抗体及反应素，梅毒血清反应阳性具有诊断价值，但可出现假阳性，应予注意。

梅毒患者是唯一的传染源,感染后病变的发生发展与轻重程度的不同,都与机体免疫力的强弱有密切关系。在梅毒螺旋体的作用下,机体主要产生细胞免疫和体液免疫反应,由于细胞介导的迟发型超敏反应和免疫复合物沉积,病变早期可有不治自愈的倾向,若不治疗或治疗不彻底,则成为复发性梅毒或晚期梅毒发生的原因。

(二) 基本病理变化

1. 闭塞性动脉内膜炎和血管周围炎 前者指小动脉内皮细胞和成纤维细胞增生引起管壁增厚,管腔狭窄甚至闭塞,后者表现为小血管周围大量淋巴细胞、单核细胞及浆细胞浸润。大量浆细胞浸润是本病的特点之一。

2. 树胶样肿(梅毒瘤) 见于晚期梅毒,肉眼观察,病灶呈灰白色,大小不一,质韧而具有弹性,似树胶样,故称树胶样肿。镜下观察,结构颇似结核结节,中央为凝固性坏死,似干酪样坏死,但坏死不如干酪样坏死彻底,弹力纤维尚保存,坏死灶周围有多量淋巴细胞和浆细胞浸润,上皮样细胞和朗汉斯巨细胞少见,但必须有闭塞性小动脉炎和血管周围炎。树胶样肿可能被吸收、纤维化,但绝少钙化(不同于结核结节),可因瘢痕形成而使器官变形。

(三) 后天性梅毒

后天性梅毒又称获得性梅毒,按病程经过及病理变化分为以下 3 期。

1. 一期梅毒 病变特点是局部形成硬下疳,病变多见于阴茎、龟头、阴囊、外阴、阴唇和宫颈等处。病原体感染 3 周左右,可在侵入部位出现炎症反应,硬下疳常为单个,直径 1～2 cm,表面发生糜烂或溃疡,基底洁净,边缘及底部质地较硬,镜下见溃疡底部闭塞性小动脉内膜炎及血管周围炎,其中可检见多量梅毒螺旋体,故传染性强。硬下疳发生约 1 周后出现局部淋巴结肿大。经及时治疗,可阻止病变向第二期发展,如未治疗,由于机体产生免疫反应,下疳经 1 个月左右可自然愈合,局部肿大的淋巴结消退。临床处于静止状态,而病原体仍可在体内繁殖。

2. 二期梅毒 潜伏于体内的病原体(感染后 8 周左右)大量繁殖并进入血液循环,引起广泛的皮肤、黏膜暗红色斑丘疹,称为梅毒疹。镜下观察,可见典型的闭塞性小动脉内膜炎和血管周围炎,病灶内可发现梅毒螺旋体。本期全身淋巴结肿大,传染性强。

3. 三期梅毒 常发生于感染后 4 年以上,病变累及全身内脏器官,特别是心血管系统和中枢神经系统。病变特点是形成特征性的树胶样肿和纤维化瘢痕,引起组织器官的严重损害和功能障碍。如梅毒性主动脉炎继发主动脉瘤,可因其破裂大出血而猝死。

(四) 先天性梅毒

先天性梅毒又称胎传梅毒,有早发性和晚发性之分。早发性先天性梅毒是指胎儿或婴儿期发病的梅毒。晚发性先天性梅毒的患儿发育不良,智力低下,可引发楔形门牙、神经性耳聋、间质性角膜炎等。

十二、获得性免疫缺陷综合征

获得性免疫缺陷综合征(艾滋病,AIDS)是由人类免疫缺陷病毒(HIV)感染引起的,以全身严重免疫缺陷为主要特征的致死性传染病。本病潜伏期为 2～10 年,大多数患者在发病后 2 年内死亡,病死率几乎为 100％。

(一) 病因和发病机制

AIDS 的病原体是 HIV,主要通过性接触传染(占 70％),其次可通过污染的注射器、输血或血液制品传染,母体 HIV 可通过胎盘或哺乳感染婴儿。

HIV 进入机体后,能选择性地与辅助性 T 细胞表面的受体结合,进入细胞内大量繁殖,并不断破坏辅助性 T 细胞(溶解和坏死),使之大量减少,导致细胞免疫功能严重缺陷。HIV 还可侵袭 B 细胞、单核巨噬细胞等,因此也造成 B 细胞、单核巨噬细胞的功能障碍或缺陷。

(二) 病理变化

1. 免疫学损害 淋巴结病变早期表现为明显增生,有反应性淋巴结炎相似的变化。随着 T 细胞的减少,浆细胞浸润,淋巴结结构逐渐被破坏。晚期淋巴细胞明显减少,几乎消失殆尽,最后淋巴结结构完全消失,主要为浆细胞和巨噬细胞,有些区域纤维组织增生与玻璃样变。胸腺、消化管和脾淋巴组织萎缩。

2. 继发感染 由于免疫功能遭到严重破坏,发生免疫缺陷使患者对病原体非常敏感,常有两种以上病原体同时感染,感染的范围广泛,可累及多个器官。继发感染是 AIDS 的主要死因之一。

3. 恶性肿瘤 由于细胞免疫缺陷引起免疫监视功能丧失,AIDS 易并发恶性肿瘤,这也是 AIDS 的常见死因。本病常伴有卡波西肉瘤,该肿瘤起源于血管内皮细胞,可局限于皮肤黏膜,也可累及内脏,其外观呈暗蓝色或紫红色结节。少数患者还可伴有非霍奇金淋巴瘤和中枢神经系统肿瘤。

复习思考题

1. 名词解释:风湿小体、结核结节、结核球、肺结核原发综合征、伤寒小结、玫瑰疹、梅毒疹、淋巴细胞袖套状浸润、神经细胞卫星现象、桥接坏死、获得性免疫缺陷综合征。

2. 简述各型肝炎的病变特点及病理临床联系。

3. 简述风湿病的基本病变及风湿性心脏炎的病变特点。

4. 分别简述大叶性肺炎与小叶性肺炎、流行性脑脊髓膜炎与流行性乙型脑炎的区别。

5. 简述成人型肺结核病的主要类型及其病变特点。

6. 简述细菌性痢疾和伤寒的病因、传播途径及病变特点。

(蒋海兵)

第六节　肿　瘤　概　论

　　肿瘤是常见病,尤其是恶性肿瘤(癌症)已成为严重威胁我国居民健康的重大公共卫生问题。《2017 中国肿瘤登记年报》显示,我国年新增癌症病例约 390 万,死亡病例约 230 万。我国癌症总体发病率和死亡率呈现逐年上升趋势。肺癌、肝癌、胃癌、结肠癌、直肠癌、乳腺癌等是我国主要的恶性肿瘤。肿瘤的防控成为全社会,特别是医学领域亟待解决的重要课题。

一、肿瘤的概念和特性

(一) 肿瘤的概念

　　肿瘤是在各种致瘤因素的作用下,机体内局部的组织细胞因基因调控失常,导致其克隆性异常增生所形成的新生物,这种新生物往往形成局部肿块。

　　肿瘤细胞的生物学特性:肿瘤细胞不同程度地丧失了分化成熟的能力,具有异常的形态、代谢和功能;肿瘤细胞具有相对自主性生长的能力,表现为与机体不协调的失控性增生。此外,恶性肿瘤细胞还具有局部浸润和远处转移的特点。

　　机体在生理性再生、病理性损伤和炎症反应中也出现组织、细胞的增生,但这些增生是与机体的需要相协调的,其增生的组织、细胞分化成熟,组织、细胞的形态、代谢和功能基本不变,病因消除后这种增生可自动停止。肿瘤性增生的本质是机体内某些细胞单克隆性异常增生。因此,两种增生有着本质的区别。

(二) 肿瘤的特性

1. 肿瘤的肉眼形态

　　(1) 肿瘤的形状　呈多种多样,这往往与其生长部位和良、恶性有关。长在皮肤、黏膜的良性肿瘤多呈息肉状、乳头状、蕈伞状等;深部组织的良性肿瘤多呈囊状、结节状、分叶状,一般有完整的包膜,与周围分界清楚。恶性肿瘤向皮肤、黏膜面生长,多呈浸润性包块状、弥漫性肥厚状、溃疡状等,同时可向深部组织浸润性生长,呈不规则块状、弥漫的树根状等,且与周围组织分界不清(图 8 - 25)。

　　(2) 肿瘤的大小　差别显著,其大小与肿瘤的性质、发生部位和生长时间长短有关。小的肿瘤肉眼观察不到,需要借助显微镜才能被发现,如宫颈原位癌、甲状腺微小癌。大的肿瘤可达几千克,甚至几十千克,直径可达数十厘米,如巨大脂肪瘤、巨大卵巢畸胎瘤等。巨大肿瘤多为良性,可以通过手术切除干净;恶性肿瘤生长速度快,很快就侵袭破坏周围组织并发生转移,虽然其体积不大,但对人体危害大。

　　(3) 肿瘤的颜色　与肿瘤的组织起源、含血量或含色素的多少及有无继发改变有关。含血量少的肿瘤组织多呈灰白色,含血量丰富的肿瘤组织为灰红色,血管瘤为暗红色,黑痣和恶性黑色素瘤为黑褐色,脂肪瘤为黄色,继发的出血灶为暗红色,坏死灶为灰黄色。

　　(4) 肿瘤的数目　肿瘤通常都是单一发生的,称为单发瘤;少数情况下也可以是多发的,如

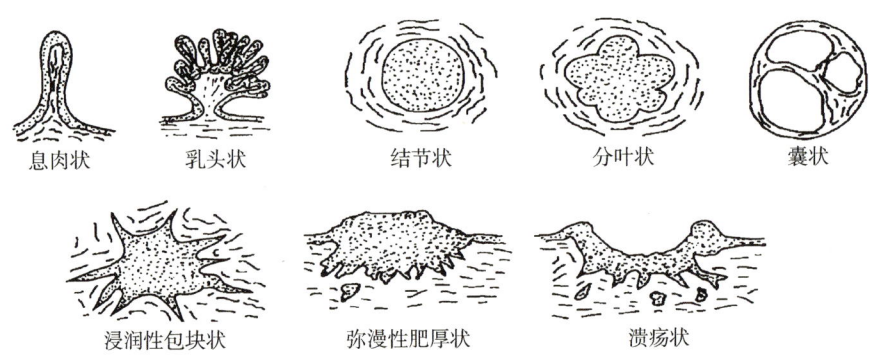

息肉状　　乳头状　　结节状　　分叶状　　囊状

浸润性包块状　　弥漫性肥厚状　　溃疡状

图 8-25　肿瘤的外形和生长形态

子宫多发性平滑肌瘤、神经纤维瘤病、结肠腺瘤病等。肿瘤少则数个,多则数十个,甚至上百个,称为多发瘤。

(5) 肿瘤的硬度　差别很大,这与肿瘤的组织起源、肿瘤实质与间质的比例及有无继发坏死感染等有关。如脂肪瘤较柔软,骨瘤很坚硬,纤维瘤和平滑肌瘤质地韧实;癌组织内间质多者较硬,反之则软而脆;肿瘤合并钙化者质硬,肿瘤伴发出血、坏死和囊性变者质软。

2. 肿瘤的组织结构　可分为肿瘤实质和肿瘤间质两种(表 8-9)。

表 8-9　肿瘤实质和肿瘤间质的区别

区别点	肿瘤实质	肿瘤间质
构成	肿瘤细胞 不同肿瘤实质不同,同种肿瘤内可有一种或几种实质 具有特异性	结缔组织、血管、淋巴管、淋巴细胞等不同类型的肿瘤,其间质基本相同 无特异性
作用	决定肿瘤的性质;识别其组织来源,是诊断和命名的依据	支持、营养作用;淋巴细胞可参与肿瘤性免疫反应

(1) 肿瘤实质　即肿瘤细胞,是肿瘤的主要成分。肿瘤实质多种多样,不同组织起源的肿瘤实质是不同的。肿瘤实质一般都是由一种肿瘤细胞构成,有时也可由两种以上成分构成,如乳腺纤维腺瘤的实质就是由腺上皮、纤维组织两种成分构成的。临床病理诊断根据肿瘤实质来决定肿瘤的起源、分类,区分良、恶性及其诊断命名。

(2) 肿瘤间质　是指肿瘤细胞之间的纤维结缔组织、血管和淋巴管等成分。肿瘤的间质没有特异性,只有多与少的差异,不同肿瘤的间质都基本相同。间质的主要作用是支持和营养肿瘤细胞,若瘤组织中或多或少出现淋巴细胞浸润,则提示有肿瘤性免疫反应。

肿瘤的异型性

3. 肿瘤的异型性　肿瘤组织在细胞形态和组织结构上都与起源的正常组织有不同程度的差异,这种形态上的差异称为肿瘤的异型性。肿瘤的异型性反映了肿瘤的分化程度。

分化是指在胚胎发育阶段原始幼稚细胞向不同方向演变而逐渐成熟的过程。肿瘤细胞的分化程度即为肿瘤细胞的成熟程度。

临床病理上往往根据肿瘤的异型性和分化程度来确定肿瘤的良、恶性和恶性程度的高低。肿瘤的异型性包括肿瘤细胞异型性和组织结构异型性两类。

（1）肿瘤细胞的异型性　一般来说，良性肿瘤分化成熟，肿瘤细胞与其起源的正常细胞相似，异型性小。恶性肿瘤分化差，肿瘤细胞的异型性明显，其异型性表现如图 8-26。

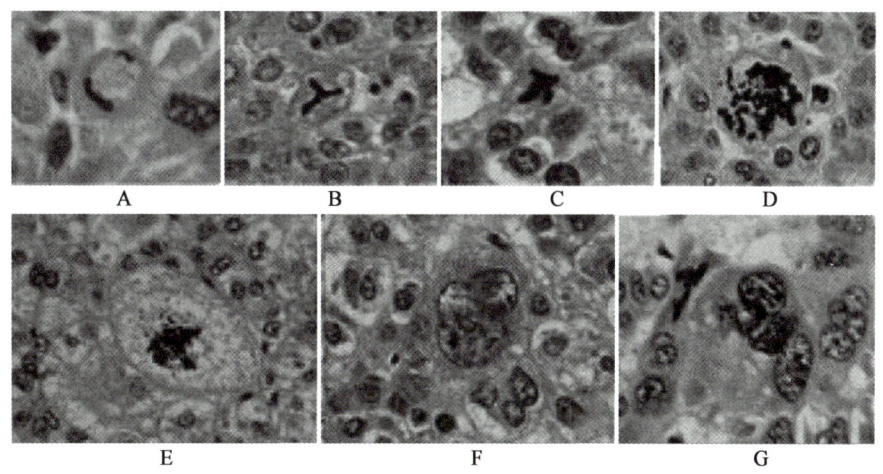

图 8-26　恶性肿瘤细胞的异型性表现

A～E 为病理性核分裂，F、G 为瘤巨细胞

1）肿瘤细胞的多形性　恶性肿瘤细胞大小不等，形状不规则，有时可出现瘤巨细胞。

2）肿瘤细胞核的多形性　肿瘤细胞的核大小不一，形状不规则，核质比例失调，可出现双核、多核、巨核、奇异形态的核等；核染色质增多，呈颗粒状或块状，分布不均，堆积在核膜下，使核膜增厚，染色变深；核仁明显，数目增多。核分裂象多见，可出现病理性核分裂，即不对称性核分裂，三极或多极核分裂。病理性核分裂象对诊断恶性肿瘤有重要意义。

3）肿瘤细胞质的变化　由于恶性肿瘤细胞质内核糖体增多，故多呈嗜碱性。

以上肿瘤细胞的形态变化，尤其是核的多形性，是恶性肿瘤的重要特征，因此肿瘤细胞的异型性是区别良、恶性肿瘤的重要依据。

（2）组织结构的异型性　是指肿瘤组织在空间排列方式上与其起源的正常组织的差异。良性肿瘤的细胞异型性小，但有组织结构异型性。例如，腺瘤的肿瘤细胞与正常的腺上皮很相似，一般不见病理性核分裂象，但腺瘤的组织结构与正常腺上皮有明显区别，腺瘤细胞排列成大小不一的腺腔，数目多，在黏膜表面的腺瘤常呈息肉状，在组织深部的腺瘤呈结节状，且周边有完整的包膜与正常组织形成分界。恶性肿瘤不但细胞异型性显著，而且其组织结构的异型性也很突出。腺癌细胞往往排列成多层的大小不等、形状更不规则的腺样结构，腺癌组织周围无包膜或包膜不完整（图 8-27）。

4. 肿瘤的生长与扩散

（1）肿瘤的生长　肿瘤是人体内的新生物，有自主性生长、增殖的能力，但良、恶性肿瘤在生长速度、生长方式上是有显著差别的，这对区别肿瘤的良、恶性也有很重要的意义。

肿瘤的生长

1）肿瘤的生长速度　一般来说，良性肿瘤大部分肿瘤细胞处于非增殖状态，生

长缓慢,往往以年计算其病程。如突然生长加快,可能是良性肿瘤发生了恶变或继发坏死、出血、囊性变等。恶性肿瘤大部分肿瘤细胞处于活跃的增殖状态,生长速度快,往往以月计算其病程。由于恶性肿瘤生长快,血液供应不足,易发生出血、坏死等继发改变。

2) 生长方式 ① 膨胀性生长:是发生在实质器官、组织内的良性肿瘤的主要生长方式。瘤体宛如膨胀的气球,推开周围正常组织逐渐增大,呈结节状、分叶状或囊状,常在瘤组织周围形成完整的包膜,因此,与正常组织分界清楚。触诊时肿瘤移动性大,手术可彻底切除干净,术后很少复发。② 外生性生长:主要见于体表、体腔和脏器的腔道表面发生的良、恶性肿瘤,瘤体往往向表面生长,形成乳头状、

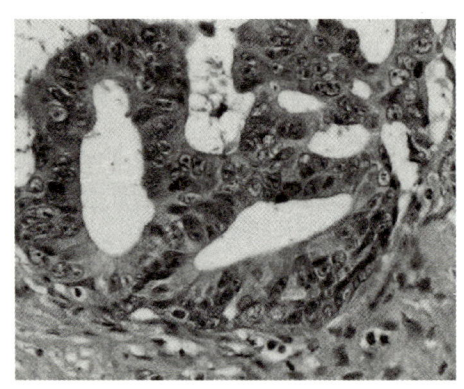

图 8 - 27 腺癌

腺癌细胞排列成多层的大小不等、形状不规则的腺样结构

菜花状、息肉状、蕈伞状等,恶性肿瘤易发生出血、坏死,肿瘤表面常呈恶性溃疡状或块状,并可向肿瘤的基底部组织浸润性生长。③ 浸润性生长:是大多数恶性肿瘤的生长方式。恶性肿瘤细胞直接浸润周围正常组织,如同树根长入周围泥土一样,肿瘤不形成完整的包膜,瘤组织与正常组织界限不清,触诊时肿瘤移动性小,甚至完全固定,手术切除范围大,且术后仍易复发。

肿瘤的 3 种生长方式比较,如表 8 - 10 所示。

表 8 - 10 肿瘤的生长方式

项目	膨胀性生长	外生性生长	浸润性生长
肿瘤性质	良性肿瘤	良、恶性肿瘤	恶性肿瘤
肉眼观察	结节状、分叶状或囊状,有完整包膜,分界清楚,可推动	乳头状、息肉状、蕈伞状、溃疡状或块状	蟹足状、树根状,无包膜,分界不清,推不动
生长部位	实质器官、组织内	体表,腔道	实质器官、组织内,体表,腔道
预后	易切除,不复发	介于前后者之间	难切除干净,易复发
对机体影响	挤压、阻塞,无明显破坏作用	介于前后者之间	侵袭、破坏作用大,恶病质

(2) 肿瘤的扩散 扩散是恶性肿瘤的生物学特性之一,有直接蔓延和转移两种扩散形式。

1) 直接蔓延 指恶性肿瘤细胞沿组织间隙、血管、淋巴管或神经束膜直接蔓延生长至肿瘤周围的组织和器官。如直肠癌晚期,癌细胞通过直接蔓延的形式浸润膀胱或子宫。

2) 转移 恶性肿瘤细胞从原发部位侵入淋巴管、血管和体腔,被带到他处继续生长,并形成与原发瘤同样类型的肿瘤,这个过程称为转移,其所形成的肿瘤,称为转移瘤或继发瘤。恶性肿瘤转移的途径有 3 种。① 淋巴道转移:这是癌的主要转移途径。癌细胞侵入毛细淋巴管后大多数随淋巴液流动,到达局部淋巴结并继续生长,使淋巴结肿大、变硬,形成组织致密、质脆的淋巴结转移癌(图 8 - 28)。镜下观察,淋巴结正常结构部分或全部被癌组织取代。癌组织转移到局

部淋巴结后,可继续累及远处各组淋巴结,最后可进入血流,发生血道转移。临床上呼吸道和消化道肿瘤最常发生左锁骨上淋巴结转移。若临床上患者被检出局部淋巴结无痛性肿大,应及时进行病理活检以排除淋巴结转移癌的可能性。② 血道转移:这是肉瘤和一些癌的主要转移途径。肿瘤细胞侵入血管,大多随着血液循环途径运行,肿瘤细胞栓子停留在远处器官、组织的血管内,并穿出血管继续生长,形成转移瘤。血道转移瘤常常是多发性、边界清楚、散在分布的球形结节。侵入体静脉的肿瘤细胞常在肺内形成转移瘤;侵入门静脉的肿瘤细胞常在肝内形成转移瘤;侵入肺静脉的肿瘤细胞常可引起全身各个器官的广泛转移。血道转移瘤最常见于肺和肝。③ 种植性转移:体腔内器官的肿瘤细胞浸润破坏至浆膜面时可发生脱落,并像植物种子一样种植在体腔的浆膜面,继续生长形成转移癌。如胃癌、肠癌、肝癌等癌细胞(恶性肿瘤细胞)可种植于腹膜、大网膜、肠系膜和卵巢等处。种植性转移常可伴有浆膜腔血性积液或癌性粘连。临床上进行穿刺抽液,做脱落细胞学检查,有助于明确诊断。

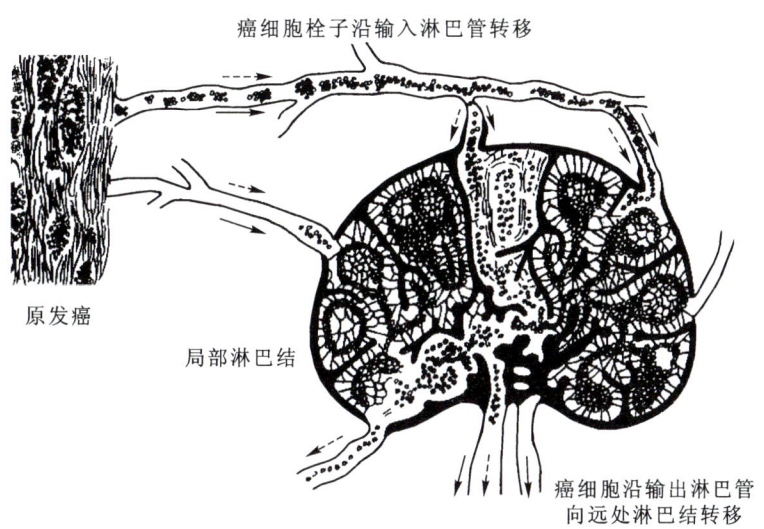

图 8-28 恶性肿瘤淋巴道转移

肿瘤的血道转移

肿瘤对机体的影响

二、肿瘤对机体的影响

肿瘤因其良、恶性及生长部位的不同,对机体的影响也有所不同。

1. 良性肿瘤对机体的影响 良性肿瘤生长缓慢,一般呈膨胀性生长,包膜完整,不浸润,不转移,故一般对机体的影响相对较小。主要表现为局部压迫和阻塞症状,如肠道脂肪瘤可阻塞肠腔而发生肠梗阻。良性肿瘤生长在重要部位对机体影响较大,如颅内或椎管内良性肿瘤可压迫脑组织或脊髓,引起颅内压升高或相应的神经系统症状。此外,内分泌腺的良性肿瘤可因某种激素分泌过多而产生全身性影响,如腺垂体的嗜酸性腺瘤分泌过多的生长激素,可引起巨人症或肢端肥大症。

2. 恶性肿瘤 除可引起与上述良性肿瘤相似的症状外,因其能浸润破坏周围组织并发生转移,故恶性肿瘤的危害性更大,主要表现为以下 5 个方面。

(1) 浸润破坏周围正常组织 如晚期肺癌严重破坏肺组织,最后可出现呼吸衰竭;骨肉瘤严重破坏骨组织,可出现病理性骨折。

（2）继发性改变　由于恶性肿瘤生长快，血液供应不足，肿瘤组织易继发坏死、出血或感染，如消化道恶性肿瘤组织继发坏死后易并发溃疡、出血，甚至穿孔，导致腹膜炎。此外，肿瘤坏死分解产物、代谢产物以及继发感染等毒性物质被吸收，还可引起发热。

（3）疼痛　许多癌症晚期，癌细胞压迫、浸润神经时，将引起持续而严重的疼痛，如鼻咽癌侵犯三叉神经引起头痛。

（4）恶病质　晚期恶性肿瘤患者往往出现严重消瘦、乏力、贫血等全身衰竭的综合征，称为恶病质，可致患者死亡。恶病质的发生机制不详，可能与食欲差，消化吸收功能减退，营养物质过度消耗，继发出血、感染、发热，放疗、化疗的毒性反应，精神负担过重等因素有关。

（5）异位内分泌综合征和副肿瘤综合征　有些非内分泌腺肿瘤能产生和分泌激素或激素类物质，并可引起内分泌紊乱，出现相应的临床症状。此类肿瘤大多为恶性肿瘤，常见于肺癌、胃癌、肝癌、胰腺癌、大肠癌等。这类肿瘤可产生促肾上腺皮质激素（ACTH）、甲状旁腺激素（PTH）、胰岛素、血管升压素（ADH）、人绒毛膜促性腺激素（hCG）、促甲状腺激素（TSH）、生长激素（GH）、降钙素等十多种激素。此类肿瘤，称为异位内分泌肿瘤，所引起的临床症状称为异位内分泌综合征。异位激素产生的机制尚未明确，可能与瘤细胞内基因表达异常有关。

肿瘤的产物（包括异位激素）、机体的异常免疫反应（包括交叉免疫、自身免疫和免疫复合物）等原因，引起机体的神经、内分泌、消化、造血、骨关节、肾及皮肤等系统发生一系列病变和临床表现。这些表现不是由原发瘤或转移瘤直接引起的，而是通过上述途径间接引起，故称为副肿瘤综合征。如肺小细胞癌患者可出现类癌综合征、肢端肥大症或肺性骨关节病。上述异位内分泌综合征也属于副肿瘤综合征。

良性肿瘤与恶性肿瘤的区别

认识副肿瘤综合征的意义在于它可能是一些隐匿性肿瘤的早期信号，因此，我们不要误认为这些系统的改变是由肿瘤转移所致，而放弃对肿瘤的治疗。相反，如果肿瘤得到有效治疗，这些综合征也可减轻或消失。

三、良、恶性肿瘤的区别

根据上述肿瘤的生物学特征和对机体危害程度不同，一般将肿瘤分成良性肿瘤和恶性肿瘤两大类。良、恶性肿瘤的区别要点，如表 8 - 11 所示。

表 8 - 11　良、恶性肿瘤的区别要点

区别点	良性肿瘤	恶性肿瘤
组织分化程度	分化好，异型性小	分化差，异型性大
核分裂象	无或少见，没有病理性核分裂	多见，有病理性核分裂
生长速度	缓慢	快
生长方式	主要为膨胀性生长，也可有外生性生长	主要为浸润性生长，也可有外生性生长
继发改变	少见坏死、出血或感染	常发生坏死、出血、溃疡或感染
转移	无	常有转移
复发	少复发	易复发
对机体影响	较小，主要是局部挤压、阻塞等	较大，侵袭、破坏作用大，易继发坏死、出血或感染等，甚至出现恶病质

良性肿瘤对人体的危害性小,手术可彻底切除,疗效好;恶性肿瘤危害性大,治疗措施复杂,疗效差。因此,临床上区别良、恶性肿瘤对指导肿瘤治疗有重要的意义。

另外,有些肿瘤在良、恶性之间并无绝对界限,病理上把这种生物学行为介于良、恶性之间的肿瘤称为交界瘤,如唾液腺多形性腺瘤、卵巢浆液性(或黏液性)交界性囊腺瘤等,这些肿瘤的生物学特性有恶性倾向。交界性肿瘤手术切除后可以复发,并有可能转为恶性。因此,临床上应注意复查。

四、肿瘤命名与分类

机体的任何器官、组织都可发生肿瘤,肿瘤种类繁多,为了更好地开展肿瘤的临床实践、科研和教学工作,我们有必要对肿瘤进行科学的命名和分类。

(一)肿瘤的命名原则

1. 良性肿瘤的命名原则 一般在起源组织的后面加上"瘤"字,如起源于腺上皮的良性肿瘤称为腺瘤,起源于纤维组织的良性肿瘤称为纤维瘤。有时可结合肿瘤的形态结构特点进行命名,如腺瘤呈乳头状生长并形成囊腔者称为乳头状囊腺瘤。

肿瘤的命名原则

2. 恶性肿瘤的命名原则 根据组织来源的不同分为两大类。

(1)癌 指起源于上皮组织的恶性肿瘤。命名时一般在起源器官、组织的后面加"癌"字,如喉鳞状细胞癌、大肠腺癌、乳腺癌等。

(2)肉瘤 指起源于间叶组织(包括纤维组织、脂肪、平滑肌、横纹肌、血管、骨及软骨)的恶性肿瘤称为肉瘤。命名时在起源组织名称的后面加"肉瘤"二字,如骨肉瘤、脂肪肉瘤、横纹肌肉瘤。

(3)肿瘤的特殊命名原则 以"母细胞瘤"命名的肿瘤有良性肿瘤(如横纹肌母细胞瘤)和恶性肿瘤(如神经母细胞瘤、肾母细胞瘤);以"瘤"命名的恶性肿瘤,如睾丸精原细胞瘤、卵巢无性细胞瘤、恶性畸胎瘤;以"病"命名的恶性肿瘤有白血病;以人名命名的恶性肿瘤有霍奇金病,尤因肉瘤。

人们所说的"癌症",习惯上是指所有的恶性肿瘤。

(二)肿瘤的分类

肿瘤的分类一般按组织起源分为五大类:上皮组织、间叶组织、淋巴造血组织、神经组织及其他组织的肿瘤,每一类又根据肿瘤组织的分化程度和生物学特性分为良性与恶性两组,目前采用的分类标准是由世界卫生组织制定的《肿瘤组织学分类》(第2版)。现将常见肿瘤分类举例列表如下(表8-12)。

肿瘤的分类

表 8-12 常见肿瘤分类举例

组织类型	良性肿瘤	恶性肿瘤
上皮组织		
鳞状上皮	乳头状瘤	鳞状细胞癌
基底细胞	—	基底细胞癌

续表

组织类型	良性肿瘤	恶性肿瘤
腺上皮	腺瘤	腺癌
	乳头状腺瘤	乳头状腺癌
	囊腺瘤	囊腺癌
	多形性腺瘤	恶性多形性腺瘤
移行上皮	乳头状瘤	移行细胞癌
间叶组织		
纤维结缔组织	纤维瘤	纤维肉瘤
纤维组织细胞	纤维组织细胞瘤	恶性纤维组织细胞瘤
脂肪组织	脂肪瘤	脂肪肉瘤
平滑肌组织	平滑肌瘤	平滑肌肉瘤
横纹肌组织	横纹肌瘤	横纹肌肉瘤
血管组织	血管瘤	血管肉瘤
淋巴管组织	淋巴管瘤	淋巴管肉瘤
骨组织	骨瘤	骨肉瘤
软骨组织	软骨瘤	软骨肉瘤
滑膜组织	滑膜瘤	滑膜肉瘤
间皮	间皮瘤	间皮肉瘤
淋巴造血组织		
淋巴组织	—	淋巴瘤
造血组织	—	白血病
神经组织		
神经鞘膜组织	神经鞘膜瘤	神经纤维肉瘤
神经鞘细胞	神经鞘瘤	恶性神经鞘瘤
胶质细胞	胶质细胞瘤	恶性胶质细胞瘤
原始神经细胞	—	髓母细胞瘤
脑膜组织	脑膜瘤	恶性脑膜瘤
交感神经节	节细胞神经瘤	神经母细胞瘤
其他肿瘤		
黑色素细胞	色素痣	黑色素瘤
胎盘滋养叶细胞	葡萄胎	恶性葡萄胎、绒毛膜上皮癌
生殖细胞	—	精原细胞瘤
	—	无性细胞瘤
	—	胚胎性癌
全能干细胞	畸胎瘤	恶性畸胎瘤

肿瘤的分级
和分期

（三）肿瘤的分级与分期

　　肿瘤的分级是根据肿瘤的分化程度高低来确定其恶性程度的，通常分为高分化、中分化、低分化3级，或表示为Ⅰ、Ⅱ、Ⅲ级。

　　肿瘤的分期是反映恶性肿瘤病程的早晚和对患者造成的损害程度，分为早、中、晚期。目前临床上较为常用的是 TNM 分期。

T：Tumor，表示肿瘤，根据一个特定肿瘤的体积，分为 4 级，分别用 T_1、T_2、T_3、T_4 表示，肿瘤越大，级别越高。

N：Lymph node，表示淋巴结转移的情况。N_0：没有淋巴结转移。N_1：只有局部少数淋巴结转移。N_2：局部或远处很多淋巴结转移。

M：Metastasis，表示有无远隔器官转移。M_0：无远隔器官转移，M_1：远隔器官转移。

临床医师可根据肿瘤的分级与分期，较准确地把握患者肿瘤的恶性程度和病情严重程度，以选择合理的治疗方法，并评估其预后。

（四）常见肿瘤的病理特点

1. 上皮性肿瘤　上皮组织（包括被覆上皮、腺上皮或分泌上皮）发生的肿瘤最为常见。

常见上皮组织
良性肿瘤

（1）良性上皮性肿瘤

1）乳头状瘤　由被覆上皮发生，向体表或腔道表面呈外生性生长，常形成许多乳头状或绒毛状突起，根部较狭窄。镜下观察，乳头表面被覆增生的分化成熟的上皮，为鳞状上皮或移行上皮，乳头中央为肿瘤间质。乳头状瘤常发生于皮肤、鼻腔、喉、阴茎、外耳道、膀胱、肾盂等处。外耳道、阴茎、膀胱的乳头状瘤较易恶变，可形成鳞状细胞癌或移行细胞癌。

2）腺瘤　由腺上皮（腺上皮、导管上皮或分泌上皮）发生的良性肿瘤，多见于乳腺、甲状腺、肠、唾液腺、卵巢等处。腺瘤多呈结节状或囊状，周围有完整的纤维包膜，与正常组织分界清楚。镜下观察，由大小不等的增生腺体构成，腺上皮细胞异型性小，腺体被多少不等的纤维结缔组织分割。根据腺瘤的组成成分和形态特点，又可分为囊腺瘤、乳头状腺瘤、息肉状腺瘤、纤维腺瘤、多形性腺瘤等。

（2）恶性上皮性肿瘤（癌）　是最常见的恶性肿瘤，多见于 40 岁以上的人群。发生在皮肤、黏膜表面的癌常呈菜花状、蕈伞状或息肉状，并可继发坏死，形成恶性溃疡；发生在器官内的癌常呈不规则结节状，并呈树根状或蟹足状向周围组织浸润。癌组织切面常呈灰白色，干燥、质硬。镜下观察，癌细胞排列呈巢状、腺管状、

常见上皮组织
恶性肿瘤

条索状或实性片块状，即形成癌巢。癌大多与间质分界清楚。

1）鳞状细胞癌　简称鳞癌，多发生于皮肤、食管、口腔、子宫颈、阴茎等处。镜下观察，鳞癌的癌细胞呈巢状排列，大小不等的癌细胞呈多边形、短梭形或不规则形，核大，核染色质丰富、深染。低分化鳞癌的癌细胞核分裂象多见。高分化鳞癌的癌巢中可见层状的角化物，称为角化珠或癌珠，这是鳞癌的重要特征（图 8-29）。

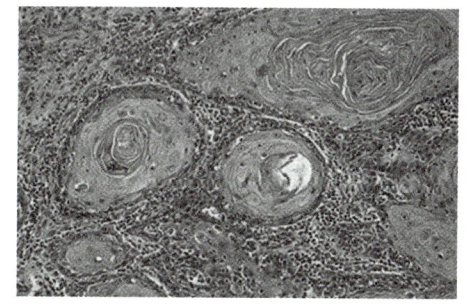

图 8-29　鳞状细胞癌
癌细胞呈大小不等的巢状排列，癌巢中央
形成角化珠

2）腺癌　是由腺上皮、导管上皮或分泌上皮发生的恶性肿瘤。根据腺癌的形成结构和分化程度，一般可分为 2 类。① 管状或乳头状腺癌：为高、中分化腺癌，多发生于胃、肠、胆囊、子宫内膜、甲状腺等处。镜下观察，癌细胞排列成单层或多层，形成大小不等、形状不规则的腺管状或乳头状

结构,即癌巢形成。癌细胞核大小不等,核膜增厚,核仁清楚,核分裂象较多见。癌巢周围被纤维结缔组织分割。肉眼观,若癌组织内伴有乳头形成的,称为乳头状腺癌;若癌组织内腺腔明显扩张形成囊状的,称为囊腺癌;若两者兼有的,称为乳头状囊腺癌。② 实性癌:又称实体癌,为低分化腺癌,多发生于乳腺。此癌的癌细胞排列呈不规则的片块状或实性条索状,不见腺腔或乳头结构。③ 黏液癌:常见于胃肠道。黏液癌可分为两种,其中一种的癌细胞产生大量黏液,分泌到细胞外,形成黏液湖,称为黏液腺癌,肉眼观呈胶冻状,又称为胶样癌;另一种的癌细胞内产生的黏液不分泌到细胞外,堆积在细胞内,使细胞肿胀成球形,细胞核被黏液挤向一侧,呈戒指状,称为印戒细胞癌。

3) 基底细胞癌　又称基底细胞上皮瘤,多发生于老年人的颜面部。癌组织呈浸润性生长,可形成不规则形的溃疡。癌细胞呈巢状排列,细胞小,胞质少,边界不清,细胞核大,呈卵圆形,癌巢周围的基底细胞呈单层柱状,常排列成栅栏状。但癌组织生长缓慢,属低度恶性,很少转移,预后较好。

4) 移行细胞癌　多发生于膀胱和肾盂。肿瘤常呈乳头状,表面可坏死形成溃疡。镜下观察,癌细胞似移行上皮,呈乳头状多层排列,细胞异型性明显,核分裂象多见。乳头中央为纤维血管。

2. 间叶组织肿瘤

常见间叶组织
良性肿瘤

(1) 良性间叶组织肿瘤

1) 纤维瘤　是由纤维结缔组织发生的良性肿瘤,多发生于躯干或四肢的皮下,一般呈结节状,质韧实,有完整的包膜,切面灰白色,呈编织状。镜下观察,肿瘤由纤维细胞、成纤维细胞和胶原纤维构成,束状纤维呈编织状排列,瘤细胞分化成熟,与正常的纤维细胞很相似(图 8-30)。

2) 脂肪瘤　是由脂肪组织发生的良性肿瘤,多见于四肢、肩、背部的皮下或腹膜后。脂肪瘤呈分叶状或圆形,质地软,淡黄色,有完整的包膜,手术切除后不复发。镜下观察,肿瘤组织由分化成熟的脂肪细胞和少量纤维组织构成,与正常脂肪组织很相似,有完整的纤维包膜。

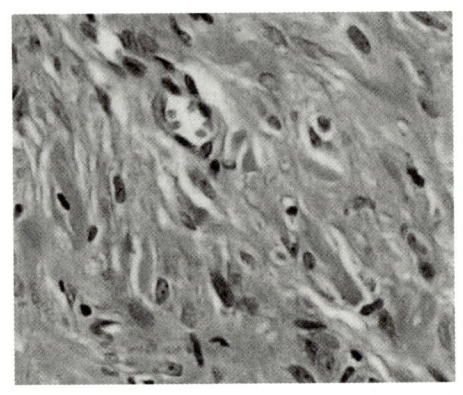

图 8-30　纤维瘤

3) 血管瘤　多见于婴儿和儿童,可发生于任何部位,但以面部、颈部皮肤多见。肿瘤呈紫红色或红色,无包膜,呈浸润性生长。根据肿瘤组织结构分为毛细血管瘤、海绵状血管瘤和静脉血管瘤。

常见间叶组织
恶性肿瘤

4) 平滑肌瘤　来源于平滑肌组织,最多发的部位是子宫,其次是胃、肠。平滑肌瘤多呈结节状,瘤体可压迫周围正常平滑肌组织形成假包膜,质地较硬,切面灰白色,编织状。镜下观察,由分化成熟的平滑肌细胞构成,之间有不等量的纤维结缔组织。瘤细胞呈束状、编织状或旋涡样排列。

(2) 恶性间叶组织肿瘤　称为肉瘤,较癌发病率低,可发生于任何年龄,但以青少年多见。大体形态多呈结节状,有的可有不完整的包膜,质软,切面灰红色,湿润,均匀细腻,状似鱼肉,故名肉瘤。镜下观察,肉瘤细胞多呈弥漫性排列,不形成巢状结构,实质与间质分界不清,间质中血管丰富,故血道转移较多见。

1）纤维肉瘤 多发生于四肢和躯干深部的软组织。肿瘤形成结节状或不规则肿块，切面灰红色，质地脆，呈鱼肉状。镜下观察，分化好的肿瘤细胞呈长梭形，异型性小，核分裂象少见，恶性程度低。分化差的纤维肉瘤，异型性明显，病理性核分裂象多，恶性程度高，易发生转移。

2）骨肉瘤 是最常见的骨原发性高度恶性肿瘤。该瘤由骨膜中有多向分化潜能的骨母细胞发生，肿瘤细胞能直接形成骨样组织和骨质。好发部位是四肢长骨干骺端，尤其是股骨的下端或胫骨、腓骨的上端。发病年龄较小，好发于 10～25 岁。骨肉瘤切面常呈灰红色鱼肉状或黄白色，有出血、坏死；质地硬，有沙砾感（图 8 - 31）。镜下观察，肉瘤细胞呈梭形或多边形，细胞大小不等，核大深染，病理性核分裂象多见，可见骨样组织、骨组织或软骨组织。骨肉瘤可浸润破坏骨密质和骨骺，骨外膜常被掀起，在骨密质和骨外膜之间常呈三角形肿物，此三角称为科德曼三角（Codman's triangle）。肿瘤内新生的骨小梁呈放射状，与骨密质垂直分布。科德曼三角和放射状新生骨是 X 线诊断骨肉瘤的重要依据。

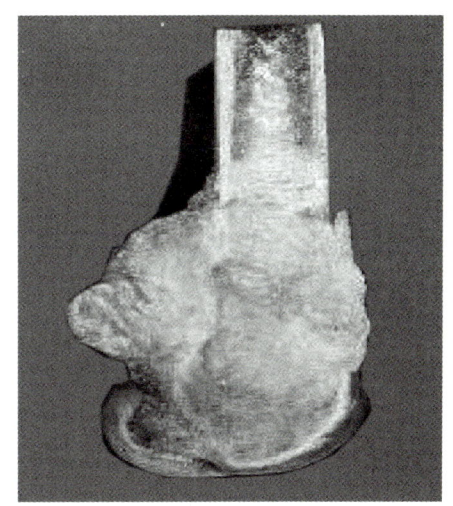

图 8 - 31　骨肉瘤

股骨干内及骨旁新生骨形成，与骨长轴垂直呈放射状排列，使干骺端明显膨大

五、癌和肉瘤的区别

癌和肉瘤在病变和临床上各有特点（表 8 - 13），正确区分癌和肉瘤，对临床诊断和治疗有重要意义。

癌与肉瘤的区别

表 8 - 13　癌和肉瘤的区别

区别点	癌	肉瘤
组织来源	上皮组织	间叶组织
发病率	较多见，约为肉瘤的 9 倍	较少见
	多见于 40 岁以上成年人	多见于青少年
大体特点	灰白色、干燥、质地较硬	灰红色、鱼肉状、质地较软
组织学特点	癌细胞多形成癌巢；实质与间质分界清楚；间质常有淋巴细胞浸润	肉瘤细胞弥散分布；实质与间质分界不清；间质内血管丰富；纤维组织较少
网状纤维染色	癌巢被网状纤维包绕，但癌细胞间无网状纤维	肉瘤细胞间有网状纤维，并包绕瘤细胞
转移方式	多经淋巴道转移	多经血道转移

六、癌前病变与原位癌

临床实践数据显示，1/3 的癌是可以预防的，1/3 的癌通过早发现、早诊断，可以得到有效治疗，还有 1/3 的癌可通过康复治疗减少痛苦，提高生活质量。因此，识别癌前病变和早期癌变是有效地预防控制癌的关键环节之一。

（一）癌前病变

某些具有癌变潜在可能性的良性病变,若长期存在则有可能转变为癌,故称其为癌前病变。

1. 常见的癌前病变

（1）黏膜白斑 多发生在食管、口腔、喉、子宫颈、阴茎、外阴等处黏膜,鳞状上皮非典型增生可进一步发展成鳞状细胞癌。

（2）慢性宫颈炎 宫颈慢性炎症、糜烂、鳞状上皮非典型增生,可发展为宫颈癌。

（3）纤维囊性乳腺病 若伴有导管或腺泡上皮乳头状增生或非典型增生,可发展为乳腺癌。

（4）慢性萎缩性胃炎及胃溃疡 若伴有肠上皮化生和非典型增生,则可发展为胃癌。

（5）结节性肝硬化 肝硬化时假小叶内肝细胞异型性增生,可发展为肝细胞性肝癌。

（6）直、结肠腺瘤性息肉 尤其是家族性多发性腺瘤性息肉病的癌变率更高。

（7）皮肤慢性溃疡 经久不愈的皮肤溃疡,周围皮肤发生非典型增生,可发展为鳞状细胞癌。

（8）子宫内膜增生症 伴子宫内膜腺体非典型增生时易发展为子宫内膜癌。

正常细胞从增生到癌变,要经过一个缓慢的演变过程(图8-32)。癌前病变是恶性肿瘤发生前的一个特殊阶段,并非所有癌前病变都会转变成癌,也不是所有的癌都来自癌前病变。

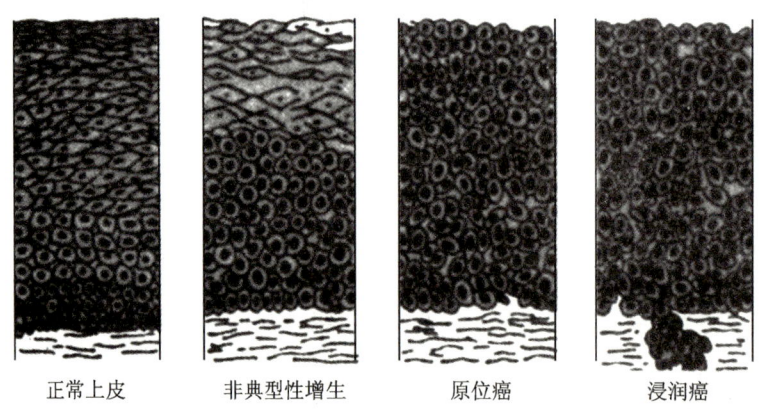

| 正常上皮 | 非典型性增生 | 原位癌 | 浸润癌 |

图8-32 非典型增生、原位癌、浸润癌的演变过程

2. 非典型增生 是癌前病变的形态学表现,指增生的上皮细胞出现一定的异型性。镜下观察,增生的细胞大小不一,核大深染,核质比例增大,核分裂象多,但病理性核分裂象少见。非典型增生多发生在鳞状上皮,也可发生于腺上皮。根据上皮异型性的程度和(或)范围,可分为轻、中、重度三级。

（二）原位癌

具有异型性的瘤细胞已累及上皮的全层,但未突破基底膜向下浸润者,称为原位癌。较常见的有子宫颈、食管及皮肤的鳞状细胞原位癌,乳腺导管和小叶内的原位癌。原位癌是一种最早期的癌,确诊要靠病理活检,并要尽快合理治疗。原位癌若延误治疗,则可发展为浸润癌。

七、肿瘤的病因与发病机制

肿瘤是肆虐人类的"恶魔",人类要最终征服这一"恶魔",关键是要明确肿瘤的发生原因和发生机制。为此,生物医学领域在多方面进行了广泛研究,已初步揭示了一些肿瘤的病因与发病机制。

(一) 肿瘤的病因

肿瘤的病因及
发病机制

肿瘤的病因是指肿瘤发生的原始动因,包括环境致癌因素与机体内在致癌因素两大类。

1. 环境致癌因素在肿瘤发生中的作用

(1) 化学性致癌因素　目前,已知有千余种化学致癌物,主要分为以下几类。

1) 间接作用致癌物　需要在体内进行代谢转化才能致癌的化学致癌物。① 多环芳烃类:致癌性特别强的有 3,4 -苯并芘、1,2,5,6 -双苯并蒽等。主要存在于石油、煤焦油中,工厂的煤烟、汽车的尾气、香烟燃烧的烟雾或含碳有机物不完全燃烧等都可产生这类物质;烟熏的鱼、肉食品也含较多的多环芳烃。目前,研究认为多环芳烃在肝脏转化为环氧化物,后者可引起基因突变。肺癌、胃癌的发生可能与此有关。② 亚硝胺类:其致癌谱广,致癌性强。亚硝胺的前驱物,如硝酸盐、亚硝酸盐和二级胺等在自然界中广泛存在,如农作物施用硝酸氮肥过多,食用植物中硝酸盐含量就会升高;变质的蔬菜和食物中亚硝酸盐含量很高;亚硝酸盐也是鱼类及肉类的防腐剂、着色剂和腌制剂。亚硝酸盐和二级胺可在胃内酸性环境中合成亚硝胺;某些微生物,如白地霉菌在体内可促进亚硝胺的合成;缺乏微量元素钼的土壤所生长的庄稼能产生亚硝胺。研究表明,我国河南省林州食管癌的发生率特别高,与当地土壤、水质、谷物和蔬菜中硝酸盐、亚硝酸盐及二级胺的含量高有关。日本人的胃癌发病率高,也与经常食用含亚硝胺类的腌菜和咸鱼有关。亚硝胺能在体内活化,形成具有强反应性的烷化碳离子而致癌。目前,研究认为亚硝胺与食管癌、肝癌、胃癌、肺癌、鼻咽癌、膀胱癌和白血病等关系密切。③ 芳香胺类:常见的有乙萘胺、联苯胺等,广泛地用于制备染料、药物、杀虫剂、塑料和橡胶等工业生产中。主要可致尿路肿瘤。芳香胺先在肝脏形成羟胺衍生物,后形成葡萄糖苷酸在膀胱内被水解,释出活化的羟胺而致癌。④ 氨基偶氮染料:是一类有颜色的化合物,如奶油黄(二甲基氨基偶氮苯)和猩红,在肝内氧化后形成致癌物,可引起肝癌。⑤ 真菌毒素:目前,已知数十种真菌毒素有致癌性,主要有黄曲霉菌产生的黄曲霉毒素,它广泛地存在于污染的食品中,尤以霉变的花生、玉米及谷类含量最多。其中黄曲霉毒素 B_1 的致癌性最强,它能使肿瘤抑制基因 $p53$ 发生点突变而失活,主要诱发肝癌。

以上化学致癌物质中,黄曲霉毒素、苯并芘、亚硝胺为三大天然致癌物质,尤以黄曲霉毒素 B_1 的致癌性最强。

2) 直接作用致癌物　为不需要在体内进行代谢活化即可致癌的化学致癌物。① 烷化剂和酰化剂:抗癌药物中的环磷酰胺、氮芥、亚硝基脲等均属此类,长期应用可诱发第二种肿瘤。② 无机致癌物质:砷、镍、铬、镉和石棉等均有致癌作用,如砷可引起皮肤癌、肝癌;炼镍的工人呼吸道肿瘤明显高发;镉与前列腺癌、肾癌的发生有关;铬可引起肺癌。

另外,现在发现具有防癌和抗癌作用的微量元素,有钼、硒、镁、铂、锗、钌和钯等。

(2) 物理性致癌因素　包括电离辐射、紫外线、热辐射、异物等。慢性刺激、外伤和热辐射等亦可能有促癌作用。

1) 电离辐射　指 X 射线、γ 射线和带亚原子微粒的辐射。可诱发皮肤、骨、造血组织的恶性肿瘤。如放射工作者长期接触 X 射线而无必要的防护措施时,可致皮肤癌,其发生白血病的概率也较一般人高 10 倍以上。辐射能直接导致细胞 DNA 结构改变并影响细胞内核酸代谢,还有抑制免疫或激活病毒等作用。

2）紫外线　阳光中紫外线长期过度照射可使外露皮肤发生鳞状细胞癌、基底细胞癌和恶性黑色素瘤，白种人或照射后色素不增加的有色人种最易发生。紫外线的致癌波长为 2 700～3 400 nm，接触紫外线往往需要 10～40 年累积作用，是否致癌主要决定于人体细胞 DNA 的修复能力。

3）纤维状异物　如石棉、玻璃丝、片状异物等。其大小一般为 3～20 nm，条状，表面光滑。长期吸入或植入以上物质，可诱发肺、胸膜、皮下组织的恶性肿瘤。其致癌机制可能是消除了细胞间的接触抑制，并作为慢性刺激，使细胞突变、恶化。

（3）生物性致癌因素

1）病毒　目前已确认，有 100 多种病毒可引起动物自发性肿瘤。其中有 1/3 为 DNA 病毒，如 DNA 病毒类的 EB 病毒，可能与伯基特（Burkitt）淋巴瘤和鼻咽癌有关；乙型肝炎病毒与肝癌有关；人乳头瘤病毒（HPV－16、HPV－18）与宫颈癌有关。另外 2/3 为 RNA 病毒。如人类嗜 T 细胞病毒 1（HTLV－1）可能与 T 细胞白血病或淋巴瘤有关。

2）寄生虫　我国日本血吸虫病患者结肠组织的间质内有大量陈旧性血吸虫卵沉积，肠黏膜面有多发息肉，常易恶变成大肠癌。华支睾吸虫感染可导致胆管上皮腺瘤样增生，并可进一步发展为胆管癌。

3）幽门螺杆菌（HP）　大量研究证明，HP 引起的慢性胃炎、胃溃疡与胃癌和胃低度恶性 B 细胞性淋巴瘤有关。

2. 肿瘤发生、发展中的机体内在因素

（1）遗传因素　人类肿瘤虽然有 80％～90％是由环境因素所引起，但仍有一些肿瘤与遗传因素有关。一般有以下几种情况。

1）遗传因素在肿瘤发生中起决定作用　如视网膜母细胞瘤、肾母细胞癌、肾上腺或神经节的神经母细胞瘤。还有些癌前病变，如结肠多发性腺瘤性息肉病、神经纤维瘤病等，它们本身不是恶性肿瘤，但恶变率高，5％的结肠多发性腺瘤性息肉病的患者在 30 岁左右发生恶变。它们都属单基因常染色体显性遗传。

2）遗传因素只是决定肿瘤的易感性　以单基因常染色体隐性遗传规律来传递的遗传综合征属于这一类型。如着色性干皮病，即"染色体不稳定综合征"。这种患者对紫外线敏感，皮肤雀斑样色素增多，经紫外线照射后易损伤细胞的 DNA，而 DNA 的修复能力又低下，因而易患皮肤基底细胞癌、鳞状细胞癌或黑色素瘤。

3）遗传因素与环境因素在肿瘤中起协同作用　这类肿瘤是在多基因遗传因素和某些环境因素的协同作用下发生的。常见有家族史的乳腺癌、胃癌、黑色素瘤、子宫内膜癌和前列腺癌等。

（2）免疫因素　实验和临床观察均发现，恶性肿瘤的发生、发展、疗效和预后都与机体的免疫状态有关。机体免疫功能低下时，肿瘤则易于发生。如先天性免疫缺陷患者和长期接受免疫抑制剂治疗的患者，肿瘤发生率较一般人群高得多。又如艾滋病患者易发生卡波西肉瘤和淋巴肉瘤。另外，恶性肿瘤患者随着病程的发展和病情恶化，都有免疫功能的普遍下降。相反，有些肿瘤，如神经母细胞瘤、恶性黑色素瘤和绒毛膜上皮癌等患者，由于机体免疫功能增强可自发消退。

（3）激素　激素水平不平衡可能是某些肿瘤的病因。如乳腺癌、子宫内膜癌的发生、发展可能与雌激素过多有关。临床发现乳腺癌在妊娠期和哺乳期发展得特别快，切除卵巢或用雄激素治疗可使肿瘤明显缩小。青少年易患骨肉瘤，与其生长发育迅速，体内生长激素水平增高有关。

此外,性别、年龄、种族、营养、精神、社会制度和社会经济状况与肿瘤的发生也密切相关。

(二) 肿瘤的发病机制

目前研究表明,肿瘤从本质上来说是基因病。环境和遗传性致癌因素作为引起基因改变的始动环节,可能以协同或序贯的方式引起细胞非致死性 DNA 损伤,从而激活原癌基因和(或)灭活肿瘤抑制基因,同时细胞生长、凋亡调节基因和(或)DNA 修复基因表达异常,使靶细胞发生转化。被转化的靶细胞先呈多克隆性增生,经过漫长的多阶段的演进过程,其中某一个克隆相对无限制地增生,然后经过附加突变,选择性地形成具有不同特点的亚克隆,从而获得浸润和转移的能力。

其中,原癌基因和肿瘤抑制基因是正常细胞内存在的,没有突变的基因群;前者对正常细胞的形态发育、生长和分化起正性调节作用,后者则起负性调节作用。凋亡调控基因包括促进细胞凋亡和抑制凋亡的基因群。DNA 修复基因本身不致癌,但其改变可导致其他基因易发生改变。恶性肿瘤发病的分子机制,如图 8−33 所示。

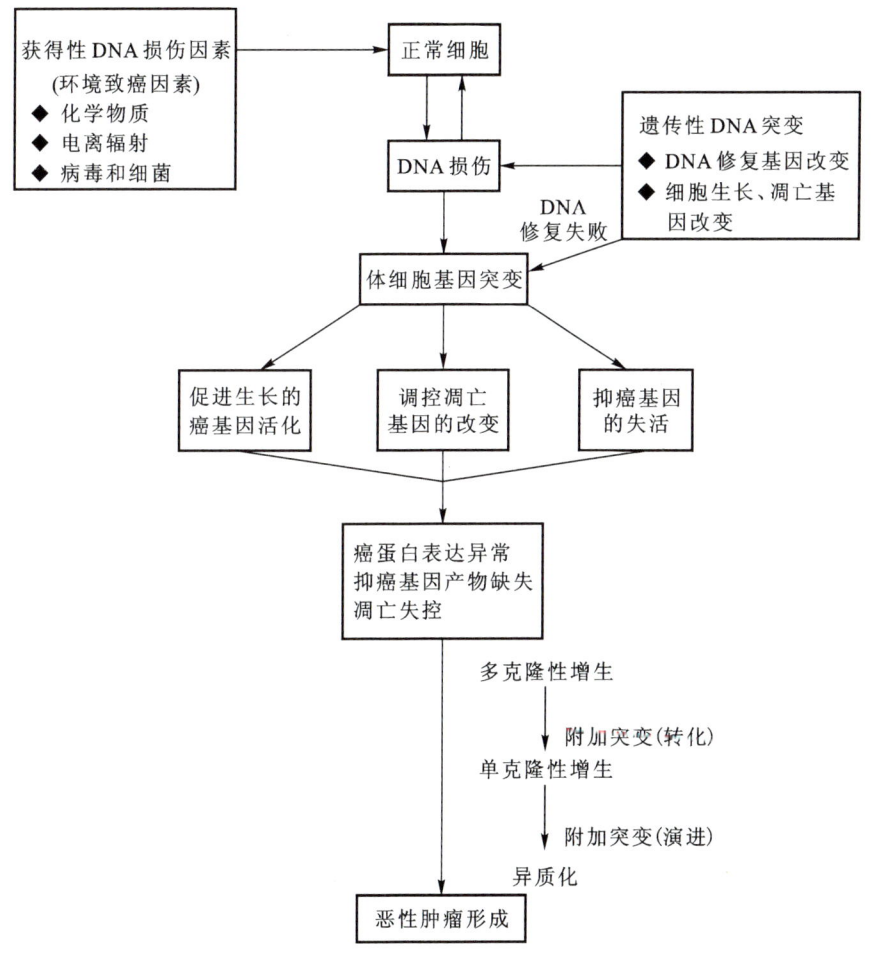

图 8−33 恶性肿瘤病因和发病的分子机制

复习思考题

1. 名词解释:肿瘤、肿瘤异型性、癌、肉瘤、癌前病变、原位癌。
2. 试述肿瘤的一般形态结构,生长与扩散特点。
3. 比较癌与肉瘤的区别及良、恶性肿瘤的区别。
4. 试述肿瘤的命名与分类原则。

(李品玉　邵少慰)

第七节　心　身　疾　病

一、心身疾病概述

近年来,生物医学模式正在向生物-心理-社会医学模式转变,因此心理、社会因素对人类健康和疾病的影响越来越受到重视。随着工业化和科学现代化的发展,社会竞争日趋激烈,人们承受的来自社会与家庭的压力也逐渐加大,如人际冲突、婚姻、经济问题等各种各样的生活事件的强烈刺激,可引起躯体性疾病或躯体功能性障碍,即心身疾病。

心身疾病是指心理、社会因素在疾病的发生、发展、转归过程中起主要作用的躯体器质性疾病和躯体功能性障碍。也就是说,这是一类症状表现为躯体疾病,但发病和病程演变均与心理、社会因素密切相关的疾病。心身疾病广泛地分布于全身各器官、系统,尤其多见于自主神经支配的器官与系统。

(一) 心身疾病的病因

心身疾病的致病因素是多方面的,是由许多因素综合作用而引起的,现归纳如下。

1. 生物学因素　包括遗传、先天发育、免疫、血型、年龄、性别、体型、器官的脆弱性等。这些因素往往是心身疾病发病的生理学基础。发病前个人所具有的生理素质特点是引起心身疾病发生、发展的重要因素,如遇到同样的生活事件,不同的人可能患不同的心身疾病。例如,长期精神紧张、焦虑的人,有的可能患高血压、冠心病,也有的会患溃疡病或支气管哮喘。

2. 生活方式与不良行为危险因素　吸烟、酗酒、赌博、吸毒等不良行为,高糖、高盐、高胆固醇饮食等不良的饮食习惯是心脑血管病、糖尿病、肿瘤等疾病的高危因素。另外,起居无规律,缺少户外活动及体育锻炼等不健康的生活方式也是心脑血管病的危险因素。

3. 不良情绪与心理应激因素　不良情绪包括愤怒、恐惧、忧愁、焦虑、悲伤、痛苦等。心理应激是个体受到各种刺激时通过整体心理和生理反应而表现出来的心身紧张状态,是个体在应对过程中适应不良的反应。比较重要的应激原是重大的应激性生活事件,如亲人突然死亡、离婚等,或频繁的日常生活困扰,学习、工作压力或恶劣的生存环境等。强烈而持久的不良情绪和心理应激可促使人的心理活动失衡,生理功能失调,甚至引起神经、内分泌、免疫功能紊乱和内脏器官的病变,从而导致心身疾病。

4. 个性特征因素 个性特征和某些性格缺陷是易患某些心身疾病的主要因素之一,是引起心身疾病的内因和基础,不同人格特点的人会患不同的疾病。例如,具有好胜心强,雄心勃勃,努力工作又带急躁易怒的行为(即 A 型性格)的人群易患高血压、冠心病;长期处于孤独,抑郁,失望,多思多虑,内心冲突,具有极强的不安全感(即 C 型性格)的人群易患恶性肿瘤。

5. 社会环境因素 冠心病、高血压的发病率西方发达国家高于发展中国家,城市居民高于农村居民,脑力劳动者高于体力劳动者。紧张的社会事件如战争、社会动乱、自然灾害等易使人们罹患各种心身疾病。

(二) 心身疾病的发病机制

心身疾病的发病机制比较复杂,相关研究主要包括以下 3 种。

1. 心理动力学理论 重视潜意识冲突在心身疾病发生中的作用,认为个体特异的潜意识特征决定了心理冲突引起特定的心身疾病。心身疾病的发病有 3 个要素:未解决的心理冲突,自主神经系统的过度活动和个体器官的脆弱易感倾向。目前认为,潜意识心理冲突是通过自主神经系统功能活动的改变造成某些脆弱器官的病变而致病的。如心理冲突通过迷走神经兴奋疏泄出来,可造成哮喘、溃疡病等;通过交感神经兴奋疏泄出来,可造成原发性高血压、甲状腺功能亢进症等。因此,只要查明致病的潜意识的心理冲突,即可明确发病机制。心理动力学理论过分地强调了潜意识的作用。

2. 心理生理学理论 发病机制的研究重点包括:有哪些心理社会因素,通过何种生物学机制作用于何种状态的个体,导致何种疾病的发生。心理生理学研究认为,心理社会因素以各种信息影响大脑皮质的功能,而大脑则通过心理生理中介机制而导致心身疾病的发生。

(1) 心理-神经中介机制 主要通过交感神经-肾上腺髓质轴进行调节。若机体处于急性应激状态时,中枢神经系统迅速接受、加工和整合信息,并传递到下丘脑,激活交感神经-肾上腺髓质轴,释放大量的儿茶酚胺,引起肾上腺素和去甲肾上腺素的大量分泌,使中枢兴奋性增高,从而导致心理的、躯体的和内脏的功能改变。当应激原持续时间长或过强时,可使副交感神经的活动相对增强或紊乱,而出现心率变缓、心排血量下降、血压下降、血糖降低,造成眩晕或休克,严重者可致死。

(2) 心理-神经-内分泌中介机制 通过下丘脑-腺垂体-靶器官轴进行调节。当应激原作用强烈或持久时,冲动传递到下丘脑,引起促肾上腺皮质激素释放因子分泌,通过脑垂体门脉系统作用于腺垂体,后者释放促肾上腺皮质激素,促使肾上腺皮质合成与分泌皮质激素(特别是糖皮质激素),从而引起一系列的生理和病理变化。

(3) 心理-神经-免疫学中介机制 免疫系统与中枢神经系统在应激过程中进行着双向性调节,短暂的不太强烈的应激不影响或稍微增强免疫功能,强烈的应激则显著抑制细胞免疫功能。长期的强烈刺激可损害下丘脑,使肾上腺皮质激素分泌过多,造成机体的内环境紊乱,引起胸腺、淋巴组织退化或萎缩,导致免疫功能抑制。

心理社会因素对不同的人可能产生不同的生理反应,而不同的生理反应过程会涉及不同的器官组织,因此不同的疾病可能存在不同的心理和生理中介机制。

3. 学习理论 行为学习理论对于心身疾病发病机制的解释是,某些社会环境刺激引发个体习得性心理和生理反应,如情绪紧张、血压升高、呼吸加快等,这些习得性心理和生理反应,可由于个体素质因素或特殊环境的强化或泛化作用被固定下来,而演变成为症状和疾病。

综上所述,现代医学认为心身疾病是多因素共同作用的。不同心身疾病及同一心身疾病不同阶段的各种因素所起的作用是不同的。没有一种理论可以完整解释所有的心身疾病,而是多种学说互相补充。中枢神经系统、内分泌系统和免疫系统相互影响,使心理因素引起个体生理改变,在心身疾病的发病中起中介作用。心理社会因素刺激机体作用于中枢神经系统,通过边缘系统和下丘脑的调节作用,激发自主神经系统的活动,并使机体产生一系列自主神经内分泌反应,同时使机体的免疫系统发生变化,影响免疫功能,使机体的抵抗力下降,从而促使心身疾病发生。

(三) 心身疾病的特点

(1) 心理社会因素作为主要原因或诱因,通过遗传、人格特征和情绪因素等作用而发病。

(2) 具有由心理因素引起的躯体器质性病变(如冠状动脉硬化、胃溃疡等)或具有确定的病理生理过程(如偏头痛、高血压等)。

(3) 损伤涉及的通常是自主神经所支配的器官。

(4) 并不是神经症、精神病及心理性精神障碍。

(5) 患者具有环境刺激导致的心理变化,这种心理变化在时间上与其躯体疾病的发生有关或加剧躯体症状。

(6) 多数患者并不知晓心理社会因素在自身发病中的作用。

二、原发性高血压

高血压是最早确立的心身疾病。高血压可分为原发性高血压和继发性高血压。前者是一种原因未明的,以体循环动脉血压升高[收缩压≥18.6 kPa(140 mmHg)和/或舒张压≥12.0 kPa(90 mmHg)]为主要表现的独立性全身性疾病,占高血压总数的$90\%\sim95\%$。它是以全身细小动脉硬化为基本病变,晚期常引起心、脑、肾损害及相应的临床表现。后者又称为症状性高血压(占$5\%\sim10\%$),是指某些疾病如肾小球肾炎、肾动脉狭窄、肾盂肾炎、垂体肿瘤等引起的血压升高。这种血压升高是某种疾病的症状之一,也是一种体征。

原发性高血压多见于中老年人,病程长,症状隐显不定。

(一) 病因及发病机制

原发性高血压的病因和发病机制复杂,尚未完全阐明。一般来说,高血压是由以下多个因素综合作用的结果。

1. 病因

(1) 遗传　原发性高血压患者具有明显的家族集聚性。研究显示,某些基因的变异和突变或遗传缺陷与高血压发生的关系密切。现已发现肾素-血管紧张素系统(RAS)编码基因的多态性和突变点,能使高血压患者血浆中血管紧张素原水平升高;另外,还发现患者血清中有一种激素样物质,可抑制Na^+-K^+-ATP酶活性而使Na^+-K^+泵功能降低,致细胞内Na^+、Ca^{2+}浓度增高,血管壁平滑肌的收缩功能加强,导致血压升高。

(2) 高钠饮食 日均摄钠盐量高的人群,其高血压患病率比日均摄钠盐量低的人群明显升高。目前,我国居民日均摄钠盐量为 10～15 g,若减少日均摄钠盐量(控制在 5 g 以下)可降低高血压的发病率。

(3) 心理社会因素 调查显示,长期或反复处于紧张状态的职业者高血压患病率比对照组升高。应激性生活事件(如暴怒、过度惊恐、忧虑、压抑等)使神经、精神受到剧烈的冲击,可导致高血压的发生发展。

(4) 其他因素 肥胖、缺少运动、吸烟、饮酒等不良行为,也是促使血压升高的原因。

此外,A 型行为特征者比非 A 型行为者原发性高血压的发病率高。

2. 发病机制 原发性高血压的发病机制可能是生物、心理、社会因素综合作用的结果。

(1) 神经内分泌失调 长期或反复的不良精神刺激(如暴怒、过度惊恐、忧虑、压抑等)引起大脑皮质功能紊乱,失去对皮质下中枢的调节和控制,皮质下血管收缩中枢兴奋占优势,通过交感神经作用于肾上腺髓质,增加儿茶酚胺的释放,致全身细小动脉痉挛,引起血压增高。同时,腺垂体分泌的促肾上腺皮质激素增多,促进肾上腺皮质分泌醛固酮增多,引起钠、水潴留。

(2) 钠、水潴留 钠、水潴留可使细胞外液量增加,致心排血量增加,血压升高;由于血管平滑肌内 Na^+、Ca^{2+} 浓度升高,使平滑肌细胞过度收缩,导致外周阻力增加,引起血压升高。

(3) 外周血管收缩 凡是能引起外周血管(细小动脉)收缩的物质增多的因素,都可通过缩血管作用引起血管口径缩小,使外周阻力增加,引起血压升高,如交感神经兴奋导致肾缺血,刺激肾小球旁细胞分泌肾素,肾素使血管紧张素原转变为血管紧张素 Ⅰ,在血管紧张素活化酶的作用下形成血管紧张素 Ⅱ,可直接引起细小动脉强烈收缩,致血压升高。血管紧张素 Ⅱ 还可以刺激肾上腺皮质分泌醛固酮,引起钠、水潴留,使血压升高。

(4) 外周血管结构改变 血管收缩因子(如血管紧张素 Ⅱ)可引起外周血管平滑肌细胞的增生、肥大,使血管壁增厚,管腔缩小,外周阻力增加,致血压升高。

(二) 类型与病理变化

1. 缓进型高血压 又称良性高血压,约占原发性高血压的 95％,病程长,进程缓慢,可达十余年或数十年,多见于中老年人。按病变进程分为 3 期。

(1) 功能紊乱期 为高血压的早期阶段。主要病变为全身细小动脉间歇性痉挛收缩,血压升高,常有波动。患者可有头晕、头痛等症状。因动脉无器质性病变,经过适当休息或治疗,血压可恢复正常。

(2) 动脉病变期

1) 细动脉硬化 是高血压的主要病变特征,表现为细动脉玻璃样变,尤其是肾小球入球动脉及视网膜中央动脉。由于细动脉长期痉挛,内皮细胞和基底膜受损,内皮细胞间隙扩大,通透性增高,血浆蛋白渗入血管壁内。同时,平滑肌分泌大量细胞外基质,与渗出的血浆蛋白等混合凝固,形成玻璃样变性,致血管壁增厚,管腔缩小,甚至闭塞。

2) 小动脉硬化 主要累及肾弓形动脉、小叶间动脉及脑内小动脉等。小动脉内膜胶原纤维及弹力纤维增生,内弹力膜分裂;中膜平滑肌纤维增生、肥大,胶原纤维和弹力纤维增生;血管壁增厚,管腔狭窄。此期血压持续升高,失去波动性。

（3）内脏病变期

1）心脏 心脏病变主要为左心室肥大。由于血压持续升高,外周阻力增大,心脏负荷增加,左心室代偿性肥大。心脏重量增加,可达400 g以上。肉眼观察,左心室壁肥厚,可达1.5~2.5 cm,乳头肌和肉柱增粗,心腔不扩张,甚至略缩小,称为向心性肥大(图8-34)。镜下观察,心肌细胞增粗、变长,有较多分支;细胞核大而深染。晚期心肌收缩力减弱,左心室失代偿,心腔扩张,称为离心性肥大,严重者可出现心力衰竭。这种由高血压引起的心脏病称为高血压性心脏病。患者血压固定于较高水平,收缩压常在24 kPa(180 mmHg)左右,舒张压可达16 kPa(120 mmHg)以上,临床上表现为左心界扩大及反复发作的左心衰竭,心电图显示左心室肥大及劳损。

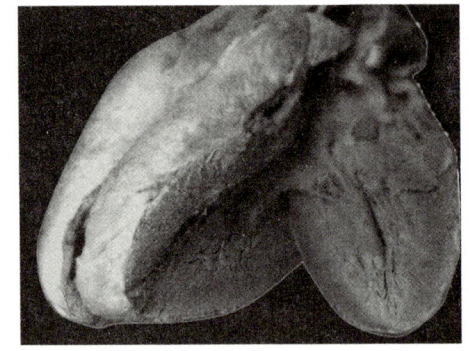

图8-34 左心室向心性肥大

2）肾 由于肾入球动脉硬化,管腔狭窄,病变区肾小球缺血、缺氧发生纤维化和玻璃样变,相应的肾小管萎缩、消失,间质出现纤维组织增生和淋巴细胞浸润。病变轻微区肾小球代偿性肥大,相应的肾小管代偿性扩张。肉眼观察,双侧肾体积对称性缩小,重量减轻,单侧肾可小于100 g,质地变硬,切面肾皮质变薄,肾表面凹凸不平,呈细颗粒状,称为原发性颗粒性固缩肾。患者可出现水肿、蛋白尿和管型尿,重者可发生尿毒症,肾衰竭。

3）脑 由于脑细小动脉硬化,可出现一系列病变。① 高血压脑病:由于脑细小动脉硬化、痉挛,局部组织缺血,毛细血管通透性增高,发生脑水肿。患者出现头痛、头晕、目眩、呕吐、视力障碍等。有时血压急剧升高,出现剧烈头痛、意识障碍、抽搐等症状,称为高血压危象。② 脑出血:又称脑溢血,是高血压最严重且常导致死亡的并发症,多发生在基底核、内囊,其次为大脑髓质、脑桥和小脑。出血范围较大时,可破裂入侧脑室(图8-35)。脑出血是由于脑血管硬化后管壁变脆,血压突然升高时引起破裂出血,又由于血管壁弹性下降,局部膨出形成微小动脉瘤,当血压突然升高时使之破裂出血。脑出血多见于基底核区(尤以豆状核最常见),是因为供应该区的豆纹动脉从大脑中动脉呈直角分支,直接受到大脑中动脉压力较高的血流冲击,容易导致豆纹动脉破裂出血。③ 脑软化:由于脑细小动脉硬化、痉挛,使供血区脑组织缺血而发生多数小梗死灶。

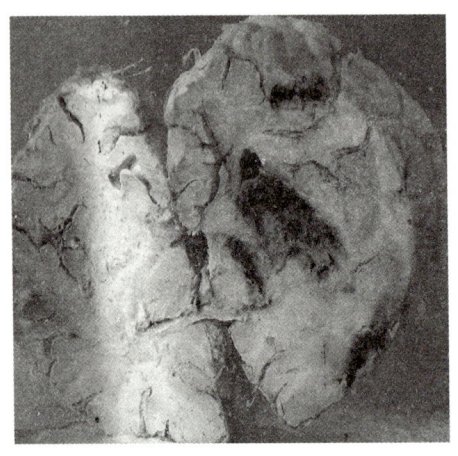

图8-35 大脑右侧内囊出血并破裂入侧脑室

后期坏死组织被吸收,由胶质纤维增生而修复。常发生于壳核、尾状核、视丘等处。

4）视网膜病变 视网膜中央动脉发生细动脉硬化。眼底镜检查可见视网膜动脉变细,迂曲,反光增强,呈银丝样,动静脉交叉压迹形成,严重者可有眼底出血、视盘水肿。临床上常通过检眼镜检查来判断高血压病情的严重程度和预后。

2. 急进型高血压 又称恶性高血压,约占原发性高血压的5%,多见于青少年,血压显著升高,舒张压常超过 17.3 kPa(130 mmHg),病变进展快,较早出现肾衰竭。病变特点为增生性小动脉硬化(动脉内膜增厚,平滑肌细胞增生,胶原纤维增多,血管壁呈层状洋葱皮样增厚,管腔狭窄)和坏死性细动脉炎(纤维素样坏死)。主要累及肾、脑和视网膜。患者常较早出现持续性蛋白尿、血尿和管型尿,多数死于肾衰竭,也可因脑出血或心力衰竭死亡。

三、冠状动脉粥样硬化性心脏病

冠状动脉粥样硬化性心脏病,简称冠心病,是最常见的心身疾病之一,是现代社会中死亡率较高的一种疾病。

(一) 病因和发病机制

1. 原因 冠心病是多种因素共同作用的结果。

(1) A 型行为 研究显示 A 型行为者冠心病的发病率是 B 型行为者的 2 倍,且复发率是 B 型行为者的 5 倍。有人认为传统的危险因素如吸烟、高血压和高血脂等,只是在通过与 A 型行为类型的联合作用下才能起作用,称之为"增益效应"。

(2) 心理社会因素 生活应激因素如亲人死亡、环境变化等引起急剧的情绪波动或痛苦是引起冠心病的主要病因之一。据调查,心肌梗死患者出现症状前 6 个月内,其生活事件明显增多。冠心病发病率发达国家高于发展中国家,城市高于农村,脑力劳动者高于体力劳动者,这也间接证明社会因素与冠心病的发生有一定的关系。

(3) 高脂血症 高脂血症被认为是动脉粥样硬化的主要危险因素。高脂血症是指血浆总胆固醇和三酰甘油的显著增高。流行病学调查证明,大多数动脉粥样硬化患者血中胆固醇水平比正常人高,其严重程度随血浆胆固醇水平的升高而加重,特别是血浆低密度脂蛋白(LDL)、极低密度脂蛋白(VLDL)水平的持续升高和高密度脂蛋白(HDL)水平的降低与动脉粥样硬化的发病率成正相关。而血浆胆固醇的浓度与冠心病死亡率及危险程度亦成正相关。

(4) 高血压 高血压患者的冠状动脉粥样硬化比同年龄同性别的无高血压者高 4 倍,而且发病早,病变严重。其机制可能是高血压时血流对血管壁的机械性压力和冲击作用,引起血管内皮的损伤,通透性增高,脂蛋白渗入内膜,单核细胞黏附并迁入内膜,血小板的黏附及中膜平滑肌细胞迁入内膜等改变,促进动脉粥样硬化的发生。

(5) 吸烟 可能机制与内皮细胞损伤和血中一氧化碳浓度升高有关。

(6) 遗传因素 冠心病具有家族集聚现象。目前,研究认为,LDL 受体的基因突变导致血浆 LDL 显著升高。另外,有些已知的基因可能对脂质的摄取、代谢产生影响,是引起高脂血症的常见原因。

此外,年龄、性别、肥胖、糖尿病等因素与动脉粥样硬化的发生有一定的关系。

2. 发病机制 冠心病的发病机制十分复杂,现将有关机制归纳如下。

(1) 脂质渗入学说 血脂升高,尤其是 LDL 的升高及 HDL 的降低是动脉粥样硬化发生的基本条件。脂蛋白沉积在动脉内膜下,引起纤维组织增生、平滑肌增生与粥样斑块形成,是病变发展的关键。

(2) 内皮损伤学说 缺氧、中毒、高血压、吸烟等均可引起内皮细胞损伤,血管内皮细胞的通透性增高使血液中脂质易于沉积于内膜;内皮细胞损伤和功能障碍可使单核细胞和血小板黏附

冠心病的病因

增加;产生多种生长因子促进平滑肌增生和基质分泌,使病变进展。

(3) 动脉平滑肌细胞增殖或突变学说 平滑肌细胞是一种多潜能的细胞。冠状动脉属于肌性动脉,含更多的平滑肌,而平滑肌细胞的迁移和增殖是动脉粥样硬化的成因之一,故平滑肌成分越多,血管对粥样硬化性损伤的反应也越活跃。

冠心病的表现及临床病理联系

(二) 病理变化与临床联系

1. 病理变化 动脉粥样硬化的病变均可在冠状动脉中发生,动脉粥样硬化的病理变化如下。

(1) 脂纹 肉眼观察,动脉内膜见黄色斑点或宽 1～2 mm、长短不一的条纹,不隆起或略为隆起,在血管分支开口处病变更明显。镜下见内膜下有大量泡沫细胞(体积大、圆形或椭圆形,胞质内含有多量小空泡)聚集。泡沫细胞大多来自中膜的平滑肌细胞,少数来自巨噬细胞。

(2) 纤维斑块 由脂纹发展而来。肉眼观察,内膜面斑块为散在、不规则的隆起,灰黄色或瓷白色。镜下观察,表面为厚薄不一的纤维帽,其下为增生的平滑肌细胞及其分泌的细胞外基质、泡沫细胞和炎症细胞。

(3) 粥样斑块 纤维斑块深层的组织细胞因营养障碍而发生坏死、崩解,与脂质混合形成粥糜样物质。肉眼观察,灰黄色斑块向内膜表面隆起,切面斑块的管腔面为白色质硬组织(图 8-36),深部为黄色粥样物质。镜下见病灶表层为玻璃样变的结缔组织,深层为坏死组织,胆固醇结晶和钙盐沉积,底部和边缘见肉芽组织、少量淋巴细胞和泡沫细胞。在粥样斑块的基础上可继发:① 出血:斑块内新生的毛细血管破裂出血形成血肿,致斑块隆起增大,甚至造成血管腔完全闭塞。

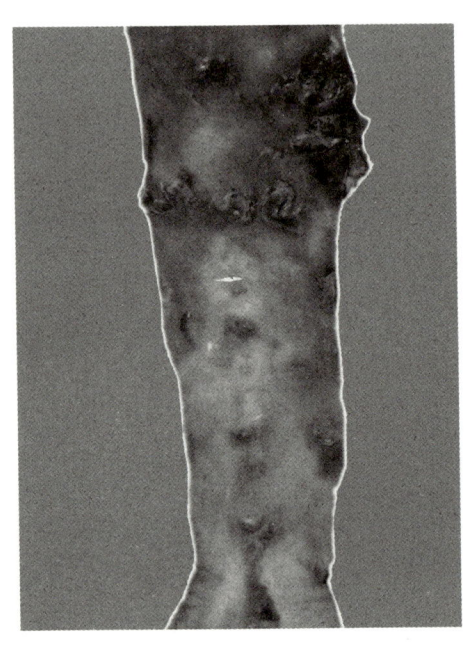

图 8-36 腹主动脉粥样硬化

② 斑块破裂:斑块表面纤维帽破裂,粥样物自裂口处溢入血流,可引起栓塞并遗留粥样溃疡。③ 血栓形成:溃疡形成,胶原暴露,促使血栓形成。④ 钙化:钙盐沉积于纤维帽和粥样病灶内,致管壁变硬变脆。

冠状动脉粥样硬化最常发生在左冠状动脉前降支,其余依次为右主干,左主干或左旋支,右降支。斑块主要发生在靠心肌侧的血管壁,在横切面上,斑块多呈新月形,偏心位,引起管腔狭窄(图 8-37)。根据管腔狭窄程度分为四级:Ⅰ 级 ≤25%;Ⅱ 级 26%～50%;Ⅲ 级 51%～76%;Ⅳ 级 >76%。

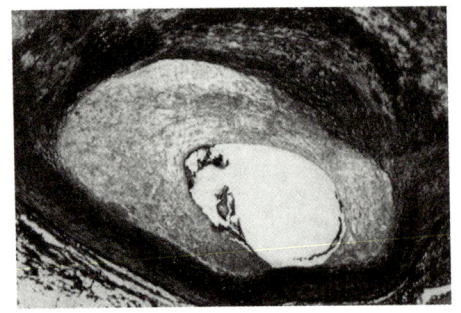

图 8-37 冠状动脉粥样硬化(管腔狭窄程度为Ⅲ级)

2. 病理与临床联系

(1) 心绞痛 是由于心肌急剧的暂时性缺血、

缺氧而引起的临床综合征。临床表现为阵发性心前区疼痛或压迫感,疼痛常放射至左肩、左臂部,持续数分钟,用硝酸酯制剂或稍休息后可使症状缓解。发作时常有明显诱因,如过度劳累、情绪波动、寒冷、暴食、发热等。

心绞痛的发生机制:在冠状动脉硬化、管腔狭窄的基础上,冠状动脉因诱因而痉挛,引起心肌缺血、缺氧,酸性代谢产物或多肽类物质刺激心脏局部的神经末梢,信号经胸 1～5 交感神经节和相应的脊髓段传至大脑而产生绞痛感。

(2) 心肌梗死 是冠状动脉供血中断,引起心肌持续的缺血、缺氧而导致的较大范围的心肌坏死。临床表现为剧烈而持久的胸骨后疼痛,用硝酸酯制剂或休息后症状不能完全缓解,可伴有心律失常、休克或心力衰竭。

1) 原因 ① 冠状动脉粥样硬化后并发血栓形成;斑块内出血;冠状动脉持久性痉挛,致管腔狭窄甚或完全闭塞。② 休克、大出血等使冠状动脉循环血量急剧减少。③ 劳累、情绪激动使心肌耗氧量急剧增加而供血不足。

2) 部位和范围 心肌梗死的部位与冠状动脉供血区一致,多发生在左心室,其中约50%的心肌梗死发生于左心室前壁、心尖区及室间隔的前 2/3,这些部位是左冠状动脉前降支的供血区。约 1/4 发生于左心室后壁,室间隔的后 1/3 及右心室大部。按梗死灶占心室壁的厚度将心肌梗死分为两型。① 心内膜下心肌梗死:梗死仅累及心室壁内层 1/3 的心肌,并波及肉柱及乳头肌。② 透壁梗死:也称为区域性心肌梗死,病灶较大,最大直径在 2.5 cm 以上,累及心室壁全层或未累及全层而深达室壁 2/3 以上。

3) 病理变化 心肌梗死属贫血性梗死。梗死发生 6 h 后才有形态变化。肉眼观察,梗死灶呈灰白、灰黄色,地图形,与周围组织分界清楚(凝固性坏死),梗死边缘出现充血、出血带。镜下观察,梗死区心肌细胞变性、坏死、间质充血、水肿,漏出性出血及中性粒细胞浸润,7～14 天边缘区有肉芽组织形成,逐渐纤维化而形成瘢痕。

4) 并发症及后果 心肌梗死常见的并发症及后果有① 心力衰竭:心内膜下心肌梗死累及二尖瓣乳头肌,可引起二尖瓣关闭不全而引发急性左心衰竭,梗死后心肌收缩力降低或丧失,而发生左、右心或全心衰竭,是常见的死亡原因。② 心脏破裂:占致死病例的 3%～13%,发生于梗死后的 2 周之内。原因是梗死灶失去弹性,坏死的心肌细胞、中性粒细胞及单核细胞释放蛋白水解酶,使梗死灶溶解,心壁破裂,血液流入心脏腔而造成急性心脏压塞而猝死。③ 附壁血栓形成:梗死部位心内膜粗糙或室壁瘤处血流形成涡流而促使血栓形成,血栓脱落可引起栓塞,也可机化。④ 室壁瘤:占梗死病例的 10%～30%,多发生于梗死灶的纤维愈合期,是由于梗死的心肌或形成的瘢痕组织在左心室内压作用下形成的局限性向外膨隆。可继发附壁血栓及心功能不全。⑤ 心源性休克:心肌梗死使心肌收缩力减弱,心排血量显著下降,发生休克而死亡。⑥ 心律失常:由梗死累及传导系统所致。严重者可引起心搏骤停,猝死。

(3) 心肌纤维化 是由中度至重度的冠状动脉粥样硬化性狭窄,引起的心肌纤维持续性和反复加重的缺血、缺氧所产生的结果,可逐渐发展为心力衰竭的慢性缺血性心脏病。

四、消化性溃疡

消化性溃疡,又称溃疡病,是以胃或十二指肠黏膜形成慢性溃疡为特征的一种常见病,多见于成年人。本病反复发作,呈慢性经过,十二指肠溃疡较胃溃疡多见,前者占 70%,后者占 25%,

胃和十二指肠复合性溃疡占5%。患者有周期性上腹部疼痛、反酸、嗳气等症状。

溃疡病的
发病机制

（一）病因和发病机制

溃疡病的病因复杂，发病机制尚未完全阐明，一般认为胃液的消化作用增强和黏膜的抗消化能力降低是溃疡病发生的重要因素，而心理社会因素对溃疡病的发生或加重有密切关系。

1. 生物学因素

（1）胃液的消化作用增强　溃疡的形成是由胃酸、胃蛋白酶增多而引起黏膜自我消化的结果。情绪激动、精神过度紧张、吸烟等引起胃酸分泌增多，氢离子逆向弥散入胃黏膜，导致黏膜的自我消化而形成溃疡。

（2）黏膜抗消化能力降低　正常时通过胃黏膜表面上皮细胞分泌的黏液（黏液屏障）和黏膜上皮细胞分泌的脂蛋白（黏膜屏障）保护胃黏膜不被胃液所消化，胃黏膜表面的黏液膜，可以避免和减少胃酸与胃黏膜的直接接触，碱性环境具有中和胃酸的作用，黏膜上皮的脂蛋白可阻止胃酸中氢离子逆向弥散入胃黏膜内。若胃黏膜受损，抗消化能力降低，胃液中氢离子便可逆向弥散入胃黏膜，致溃疡形成。近年来，研究发现幽门螺杆菌感染能破坏胃黏膜的防御屏障，诱发消化性溃疡。

2. 心理社会因素　遭遇重大生活事件和社会变革，如失业、亲人丧亡、离异、自然灾害、战争等造成心理应激，可促使溃疡病的发生。

消化系统对情绪反应敏感，长期不良情绪反应（如气愤、激动、焦虑、抑郁、悲伤、失望等），可引起大脑皮质功能失调，致迷走神经功能紊乱。十二指肠溃疡患者由于迷走神经兴奋性增高，使胃酸分泌增多，胃液的消化作用增强。胃溃疡患者则是迷走神经兴奋性降低，胃蠕动减弱，食物滞留胃内，刺激胃窦使促胃液素分泌增加，胃酸分泌增多，促使溃疡形成。

3. 人格特征与行为方式　与溃疡病的发生发展及转归有一定的关系。患者个性特点：因循守旧、不好交往，孤独与依赖之间的矛盾冲突，争强好胜又不能松弛调节等。

（二）病理变化

1. 肉眼观察　胃溃疡多位于胃小弯侧近幽门处，尤多见于胃窦部。胃底及胃大弯侧十分少见。溃疡常为一个，呈圆形或椭圆形，直径多在2 cm以内。溃疡边缘整齐，状如刀割，底部平坦，洁净，通常累及黏膜下层，深达肌层甚至浆膜层（图8-38）。溃疡边缘的黏膜皱襞因受溃疡底部瘢痕组织的牵拉而呈放射状。

2. 镜下观察　溃疡底部由内向外分为4层：最上层由少量炎性渗出物（白细胞、纤维蛋白等）覆盖；其下为一层坏死组织；再下则见较新鲜的肉芽组织层；最下层由肉芽组织移行为瘢痕组织（图8-39）。瘢痕底部的小动脉常因炎症刺激形成增生性小动脉炎，使管壁增厚，管腔狭窄或有血栓形成。这种变化可造成局部供血不足，不利于溃疡愈合，却可防止溃疡底部的血管破裂出血。溃疡底部神经节细胞及神经纤维常发生变性、断裂与小球状增生，这可能是患者出现疼痛的原因之一。

十二指肠溃疡与胃溃疡病变相似，多发生于十二指肠球部的前壁或后壁，溃疡小而浅，直径多在1 cm以内，容易愈合。

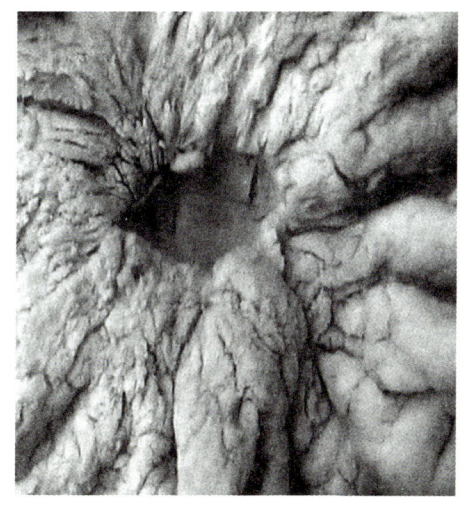

图 8-38 慢性胃溃疡(肉眼观)

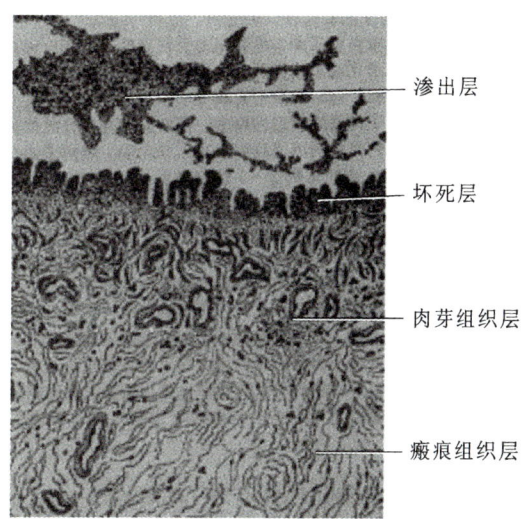

图 8-39 慢性胃溃疡底部(镜下观)

(三) 病理变化与临床联系

1. 疼痛 溃疡病患者常出现周期性上腹部疼痛,与进食有明显的关系。胃溃疡疼痛多发生在进食后 30 min~2 h,至下次进食前消失,可能是进食后胃酸分泌增多,刺激溃疡底部神经末梢所致。十二指肠溃疡疼痛一般在饥饿或午夜时发生,这与迷走神经兴奋性增高,刺激胃酸分泌增多有关。

2. 反酸、嗳气 是胃幽门括约肌痉挛,胃逆蠕动,胃内容物排空困难导致食物滞留在胃内发酵、产气。

(四) 结局及并发症

1. 愈合 如果溃疡不再发展,溃疡底部的渗出物及坏死组织逐渐被吸收、清除,肉芽组织增生形成瘢痕组织填补修复,周围黏膜上皮再生覆盖溃疡面而愈合。

2. 并发症

(1) 出血 是溃疡病最常见的并发症(占 10%~35%),因溃疡底部毛细血管破裂,溃疡面有少量出血,人便潜血试验阳性。若底部大血管破裂,可出现呕血及柏油样大便,严重者出现失血性休克。

(2) 穿孔 约有 5% 的患者发生穿孔,十二指肠溃疡因肠壁较薄更易发生穿孔,穿孔后因胃肠内容物漏入腹腔而引起腹膜炎。若胃后壁穿孔,胃内容物可漏入小网膜囊。

(3) 幽门梗阻 经久的溃疡易形成大量瘢痕。约有 3% 的患者因瘢痕收缩而发生幽门狭窄,使胃内容物通过受阻,继发胃扩张,可出现反复呕吐,重者可致碱中毒。

(4) 癌变 极少数(不超过 1%)胃溃疡可发生癌变,十二指肠溃疡几乎不发生癌变。癌变可能是溃疡边缘的黏膜上皮或腺体,不断受到破坏和反复再生,在某种致癌因素的作用下细胞突变所致。

渗出层

坏死层

肉芽组织层

瘢痕组织层

复习思考题

1. 何谓心身疾病？其有何特点？
2. 简述心身疾病的病因和发病机制。
3. 简述原发性高血压内脏病变期心、脑、肾等脏器的主要病变特点。
4. 简述心肌梗死的好发部位、病变特点和并发症。
5. 说出胃、十二指肠溃疡的病变特点及病理临床联系。

（刘力华）

第八节　发　　热

正常情况下，人体的体温相对恒定在 37℃ 左右，昼夜波动不超过 1℃。体温上升超过正常值 0.5℃，称为体温升高。体温升高不完全等同于发热。

发热是指在疾病过程中，由于致热原的作用使体温调节中枢的调定点（SP）上移，引起的调节性体温升高。

在某些情况下，体温调节中枢的调定点未上移也会发生体温升高，如体温调节障碍（脑损伤）、散热障碍（中暑、皮肤鱼鳞病等）或机体产热加强（甲状腺功能亢进症）等，属非调节性体温升高，称为过热。

此外，某些生理情况也可出现体温升高，如剧烈运动、月经前期及心理性应激等，称为生理性体温升高（图 8-40）。

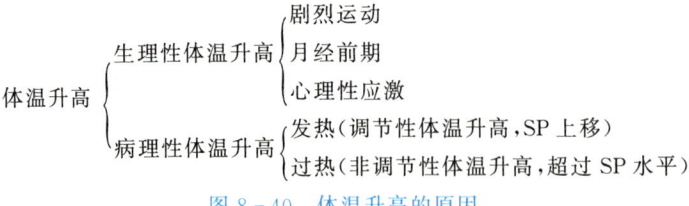

图 8-40　体温升高的原因

一、发热的病因和发病机制

（一）发热激活物

发热的病因和发病机制

通常认为发热是由发热激活物作用于机体，刺激机体内生致热原的细胞产生和释放内生致热原（EP），再通过某些中枢调节介质作用于体温调节中枢，使调定点上移，引起的调节性体温升高。发热激活物来源于体外，也可由体内形成。

1. 外致热原　指来自体外的发热激活物。

（1）细菌 ① 革兰氏阳性菌，主要有葡萄球菌、链球菌、肺炎球菌和白喉杆菌等。这类细菌除了全菌体致热外，其代谢产物也是重要的致热物质，如葡萄球菌释放的可溶性外毒素、A族链球菌产生的致热外毒素及白喉杆菌释放的白喉毒素等。② 革兰氏阴性菌，主要有大肠埃希菌、伤寒杆菌、淋球菌、脑膜炎球菌和志贺杆菌等。这类菌群的致热性除菌体和胞壁中所含的肽聚糖外，最突出的是其胞壁中所含的脂多糖（LPS），也称内毒素（ET）。ET是最常见的外致热原，耐热性高（干热160℃，2 h才能灭活），一般方法难以清除，是血液制品和输液过程中的主要污染物。ET的主要致热方式是刺激内生致热原（EP）的产生和释放。③ 分枝杆菌，主要为结核杆菌。其菌体及细胞壁中所含的肽聚糖、多糖和蛋白质都具有致热作用。

（2）病毒 常见有流感病毒、SARS病毒、麻疹病毒、柯萨奇病毒等。流感和SARS等疾病最主要的症状之一就是发热。病毒是以其全病毒体和其所含的血细胞凝集素致热。流感病毒还含有一种毒素样物质，也可引起发热。

（3）真菌 许多真菌感染引起的疾病也伴有发热。以白念珠菌、组织胞浆菌、球孢子菌、新型隐球菌等真菌最为常见，其致热因素是菌体及菌体内所含的荚膜多糖和蛋白质。

（4）螺旋体 一些螺旋体感染也是引起发热的原因之一，常见的有钩端螺旋体、回归热螺旋体和梅毒螺旋体。钩端螺旋体内含有溶血素和细胞毒因子等，可引起发热。回归热螺旋体的代谢裂解产物入血后引起高热。梅毒螺旋体感染后可伴有较低的发热，可能是螺旋体内所含的外毒素所致。

（5）疟原虫 感染人体后，引起周期性红细胞破裂，大量裂殖子和代谢产物（疟色素等）释放入血，引起高热。

2. 体内产物 抗原抗体复合物可能对产内生致热原细胞有激活作用。睾酮的中间代谢物本胆烷醇酮是发热的激活物，有致热作用。实验证明，将本胆烷醇酮给人体肌内注射时，可引起明显的发热反应。人体白细胞与本胆烷醇酮一起培育，经数小时激活也能产生和释放内生致热原（EP）。此外，尿酸结晶等对产EP细胞也有一定的激活作用。

（二）内生致热原

产内生致热原细胞在发热激活物的作用下，产生和释放能引起调节性体温升高的物质，该物质称为内生致热原。

1. EP的产生和释放 所有能够产生和释放EP的细胞都称为产EP细胞，包括单核细胞、巨噬细胞、内皮细胞、淋巴细胞、星状细胞以及肿瘤细胞等。内生致热原的产生和释放是一个复杂的细胞信息传递和基因表达调控的过程。这一过程包括产EP细胞的激活、EP的产生释放。当产EP细胞与发热激活物如LPS结合后即被激活，从而始动EP的合成和释放。

2. EP的种类 现已发现很多种EP，被公认的EP有：① 白细胞介素-1（IL-1）；② 肿瘤坏死因子（TNF）；③ 干扰素（IFN）；④ 白细胞介素-6（IL-6）。

（三）发热中枢调节介质

1. 中枢的正调节介质 能引起体温调定点上移的介质，称为正调节介质。这类介质有：① 前列腺素E（PGE）；② 环磷酸腺苷（cAMP）；③ 促肾上腺皮质激素释放素（CRH）；④ 一氧化氮（NO）。

2. 中枢的负调节介质　对抗体温上升或降低体温的介质,称为负调节介质。这类介质主要包括精氨酸升压素(AVP)、α促黑素(α-MSH)和脑、肺等器官产生的膜联蛋白 A_1(annexin A_1)。

(四) 发热时体温调节的方式及发热的时相

来自体内外的发热激活物作用于产 EP 细胞,引起 EP 的产生和释放,EP 再经血液循环到达脑内,在视前区-丘脑前部(POAH)和终板血管器(OVLT)附近,引起中枢发热介质的释放,后者作用于相应的神经元,使 POAH 的调定点上移。此时的体温低于调定点的设定值,体温调节中枢对产热和散热进行调节,即冷敏神经元兴奋,产热过程加强,散热过程抑制,使体温逐渐升高到与调定点相适应的水平。在体温上升的同时,负调节介质释放,对调定点的上移和体温的上升产生限制作用(图 8-41)。通常情况下,发热时体温很少超过 41℃,体现了机体的自我保护功能和自稳调节机制,具有重要的生物学意义。发热持续一定时间后,随着激活物被控制或消失,EP 及增多的介质被清除或降解,调定点迅速或逐渐恢复到正常水平,体温也相应被调控下降至正常。这个过程大致分为 3 个时期。

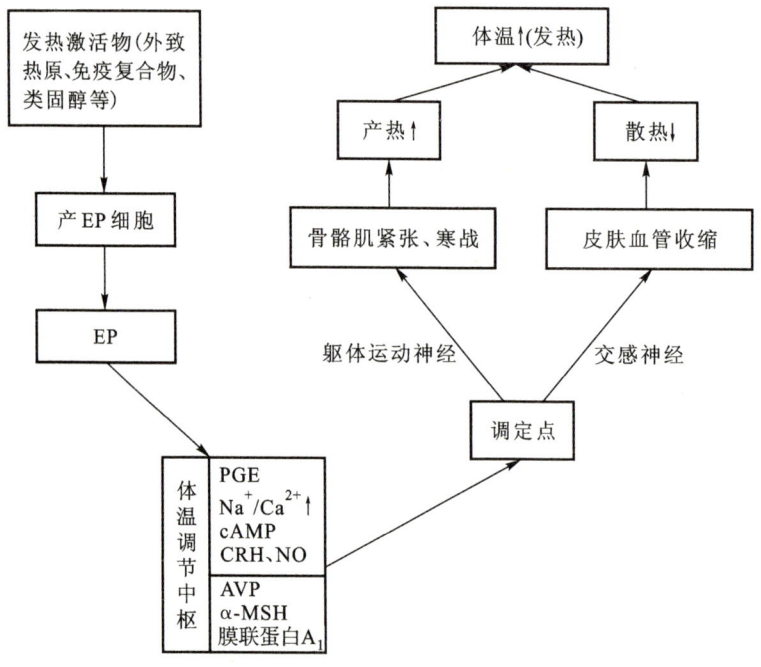

图 8-41　发热发病机制

PGE:前列腺素 E;cAMP:环磷酸腺苷;CRH:促肾上腺皮质激素释放素;
NO:一氧化氮;AVP:精氨酸升压素;α-MSH:α促黑素

发热的分期

1. 体温上升期　发热的开始阶段,由于正调节占优势,体温中枢调定点上移,原来正常的体温变成"冷刺激",使冷敏神经元兴奋,中枢对"冷"信息起反应,发出指令到达散热中枢,经交感神经引起皮肤血管收缩,皮肤血流量减少和皮肤温度降低,使皮肤散热减少;与此同时,指令到达产热器官,引起寒战和物质代谢加强,产热增加。寒战是骨骼肌不随意的节律性收缩,产热率较高,可比正常增加 4~5 倍。此期机体的热代谢特点是:机体产热增加,散热减少,结果使产热大于散热,导致体温升高。在体温上升期,由于皮肤温度低,患者感到发冷或畏寒。另外,因竖毛肌收缩,皮肤可出现鸡皮疙瘩。

2. 高温持续期　当体温升高到调定点的新水平时,便不再继续上升,而是在新的高调定点水平上进行产热与散热的平衡调节,使体温维持在较高的水平,称为高温持续期。此期机体的热代谢特点是:产热与散热保持相对的平衡,皮肤血管适当扩张和血流量增加,使皮肤温度上升,皮肤潮红,患者不再感到寒冷,反而由于皮肤温度高于正常而有酷热的感觉,皮肤的鸡皮疙瘩消失。因高温使水分蒸发增加,皮肤和口唇比较干燥。

3. 体温下降期　当去除发热激活物及 EP 后,体温调节中枢的调定点返回到正常水平。此时,由于体温高于调定点,POAH 的热敏神经元兴奋,使交感神经的紧张性活动降低,皮肤血管进一步扩张,散热过程增强,产热过程抑制,体温开始逐渐下降,并降至与正常调定点相适应的水平。由于散热中枢的兴奋和高温对发汗中枢的刺激,汗腺分泌增加,引起大量出汗,严重者可致脱水。

二、发热时机体代谢与功能的变化

(一) 物质代谢的变化

体温升高时,物质代谢加快。一般认为,体温每升高 1℃,基础代谢率提高 13%。如果持久发热,营养物质没有得到相应的补充,患者就会因自身物质的消耗导致体重下降和消瘦。

发热时机体的代谢与功能变化

1. 糖代谢　发热时,由于产热增强,能量消耗明显增高,糖的分解代谢加强,糖原贮备减少。尤其在寒战时,因肌肉强烈收缩引起肌肉的耗氧量大幅度增加和肌肉摄氧的相对不足,此时肌肉活动所需的能量主要依赖于无氧代谢供给,糖的消耗和乳酸的产生明显增高。

2. 脂肪代谢　发热时因能量消耗的需要,脂肪分解也明显加强。由于糖原贮备不足,加上发热患者食欲较差,营养摄入不足,机体则动员脂肪贮备,脂肪分解明显加强。另外,交感-肾上腺髓质系统兴奋性增高,激素分泌增高,也促进脂肪加速分解。

3. 蛋白质代谢　正常成人每日需摄入 30~45 g 蛋白质才能维持总氮平衡。发热时,高体温和 EP 促使骨骼肌蛋白质分解,体内蛋白质分解加强,尿氮比正常人升高 2~3 倍。如果未能及时补充足够的蛋白质,将产生负氮平衡。

4. 水、电解质代谢　在发热的体温上升期,由于肾血流量的减少,尿量明显减少,Na^+ 和 Cl^- 的排泄也减少。在高温持续期,皮肤和呼吸道水分蒸发会明显增加。在体温下降期,尿量恢复和大量出汗,Na^+、Cl^- 排出增加。因此,高热患者应及时补充水分和适量的电解质。

(二) 生理功能改变

1. 中枢神经系统功能改变　发热使神经系统兴奋性增高,特别是高热(体温 40~41℃)时,患者常出现明显头痛、烦躁、谵妄、幻觉。在小儿,高热易引起抽搐(热惊厥),这可能与小儿中枢神经系统尚未发育成熟有关。有些高热患者因中枢神经功能抑制而出现淡漠、嗜睡等症状。

2. 循环系统功能改变　发热时,患者心率加快。通常情况下,体温每上升 1℃,心率约增加 18 次/分,儿童可增加得更快。心率加快主要是由热血对窦房结的刺激所致。在一定限度内

（160 次/分）心率增加可提高心排血量，但如果超过此限度，因搏出量降低，心排血量反而下降。心率过快使心肌的耗氧量增加，有心肌劳损或心脏有潜在病灶的人容易诱发心力衰竭。在体温上升期，心率加快和外周血管的收缩，可使血压轻度升高。在高温持续期和体温下降期，外周血管舒张，血压可轻度下降。少数患者可因大汗而致虚脱，甚至循环衰竭。

3. 呼吸功能改变　发热时，患者可表现出呼吸加快、加深。这与体温升高、CO_2 生成增多、耗氧量增加等因素对呼吸中枢的刺激有关。呼吸加快，潮气量增大，可增加肺泡通气量，有利于摄入 O_2、排出 CO_2 和热量散发。

4. 消化功能改变　发热时，消化液分泌减少，各种消化酶活性降低，因而患者有食欲减退、口腔黏膜干燥、腹胀、便秘等临床表现。这些变化与交感神经兴奋、副交感神经抑制及水分蒸发较多有关。

（三）防御功能改变

发热对机体防御功能的影响，既有有利的一面，也有不利的一面。

1. 机体抗感染能力的改变　发热时，某些免疫细胞功能加强。如人淋巴细胞孵育在 39℃ 中比在 37℃ 中有更强的代谢能力；发热可使白细胞吞噬活性和巨噬细胞的代谢活性增高；发热还可促进白细胞向感染灶游走和包裹病灶。

然而，有研究表明，发热可降低免疫细胞功能，如发热可抑制自然杀伤细胞（NK 细胞）的活性，并降低机体抗感染能力；多核粒细胞和巨噬细胞在 40℃ 条件下其化学趋化性、吞噬功能及耗氧量都增加，但在 42℃ 或 43℃ 时反而降低。

2. 对肿瘤细胞的影响　发热时，产 EP 细胞所产生的大量 EP（IL－1、TNF、IFN 等），具有一定程度的抑制或杀伤肿瘤细胞的作用。另外，肿瘤细胞长期处于相对缺氧状态，对热比正常细胞敏感，当体温升高到 41℃ 左右时，肿瘤细胞生长受到抑制，并可被部分灭活。因此，发热疗法已被用于肿瘤的综合治疗。

3. 急性期反应　是机体在细菌感染和组织损伤时所出现的一系列急性防御性反应之一，主要包括急性期蛋白合成增多、血浆微量元素铁和锌含量下降、白细胞计数增高等。

三、发热防治的病理生理基础

1. 治疗原发病　如感染性疾病，可选用敏感的抗生素治疗。

2. 一般处理原则

（1）对于不高的发热（体温＜40℃），又不伴有其他严重疾病者，可不急于解热，主要给予补充足够的营养物质、维生素和水。发热作为疾病的信号，可通过体温曲线的变化反映病情，因而对某些原因不明的发热，若过早予以解热，可能会掩盖病情，延误原发病的诊断和治疗。

（2）对于会加重病情的发热和高热病例（体温＞40℃），尤其是小儿高热易诱发惊厥，应及时解热。

（3）对心功能不全及心肌损害患者，因发热时心率加快，心肌耗氧量增加，循环加快，心脏负荷加重，容易诱发心力衰竭，应及早解热。

（4）在妊娠早期，发热耗氧量增加，有致畸的危险。妊娠中、晚期妇女已有循环血量增多，心肌负荷较重，发热会进一步加重心肌负荷，有诱发心力衰竭的可能性。因此，对发热的妊娠妇女应及时解热。

3. 解热措施

（1）药物解热　如应用阿司匹林、糖皮质激素等药物，可通过抑制 EP 的合成和释放、抑制免疫反应及炎症反应起到解热作用。

（2）物理降温　在高热或病情危重时，可用酒精擦浴，用冰帽、冰袋等物理方法降温。

复习思考题

1. 名词解释：发热、过热、外致热原、内生致热原。
2. 目前公认的内生致热原有哪些？
3. 简述发热的发病机制。
4. 发热过程分哪几个时相？各有何特点？
5. 简述发热时机体代谢和功能的变化。

（蒋海兵）

第九节　缺　氧

氧是人体生命活动中不可缺少的物质。组织供氧不足或利用氧的能力障碍，引起机体代谢、功能和形态结构异常变化的病理过程称为缺氧。正常成年人在安静时每分钟的耗氧量约为 250 mL，人体内所贮存的氧量仅 1 500 mL。因此，呼吸、心搏一旦停止，数分钟内即可因缺氧而危及生命。缺氧是造成细胞损伤最常见的原因，也是许多疾病发生、发展中常见的病理过程，是导致患者死亡的重要原因之一。

一、常用的血氧指标及其意义

通过呼吸摄入体内的氧由血液运送到全身各组织，供机体代谢需要。组织供氧量与耗氧量通过血氧指标来反映，常用的血氧指标如下。

常用的血
氧指标

（一）血氧分压

血氧分压（PO_2）是指溶解于血浆中的氧分子所产生的张力。正常情况下，溶解于动脉血的氧约 3 mL/L，动脉血氧分压（PaO_2）约为 100 mmHg（1 mmHg＝0.133 kPa），主要取决于吸入气体氧分压和肺的呼吸功能。静脉血氧分压（PvO_2）约为 40 mmHg，主要取决于组织摄氧和利用氧的能力。

（二）血氧容量

血氧容量（CO_{2max}）是指 100 mL 血液中的血红蛋白（Hb）能结合氧的最大量。正常按每 100 mL 血液含血红蛋白 15 g 计，在 38℃，氧分压 150 mmHg，二氧化碳分压 40 mmHg 的条件下，血液 CO_{2max} 约为 200 mL/L，它主要取决于血液中血红蛋白的量及血红蛋白与氧结合的能力。

(三) 血氧含量

血氧含量(CO_2)是指100 mL血液中血红蛋白实际结合氧的量,包括血红蛋白实际结合的氧和血液中呈溶解状态的氧。正常时,动脉血氧含量(CaO_2)约为190 mL/L,静脉血氧含量(CvO_2)约为140 mL/L,它们均取决于氧分压和氧容量。动-静脉血氧含量差($Ca\text{-}vO_2$)是指CaO_2与CvO_2之间的差值,正常值约为50 mL/L,表示1 L血液流经组织细胞时约有50 mL的氧被利用。该值主要取决于组织细胞从单位容积血液中摄取氧的能力。当血红蛋白含量减少,血红蛋白与氧的亲和力异常增强,组织氧化代谢减慢或存在动-静脉分流时,该差值变小,反之则增大。

(四) 血红蛋白氧饱和度

正常时,动脉血氧饱和度(SaO_2)为95%～97%,静脉血氧饱和度(SvO_2)约为75%。血红蛋白氧饱和度(SO_2)主要取决于氧分压,二者之间关系可用氧合血红蛋白解离曲线(ODS)表示。由于血红蛋白结合氧的生理特点,ODS呈"S"形。当血浆pH降低、PCO_2增高、2,3-二磷酸甘油酸(2,3-DPG)增多及体温升高时,使Hb与O_2的亲和力下降,SO_2减小,ODS右移;反之,SO_2增大,ODS出现左移。

P_{50}是血红蛋白氧饱和度为50%时的氧分压,代表血红蛋白与氧的亲和力,正常值为26～27 mmHg。影响ODS右移与左移的因素,均会改变P_{50}的大小,ODS右移时P_{50}值增大,ODS左移时P_{50}值减小。

二、缺氧的类型、原因与特点

缺氧的类型

空气中的氧经外呼吸进入血液,随血流运送到组织细胞,经内呼吸为细胞所利用。整个呼吸过程中的任何一环节发生障碍都可以引起缺氧(图8-42)。

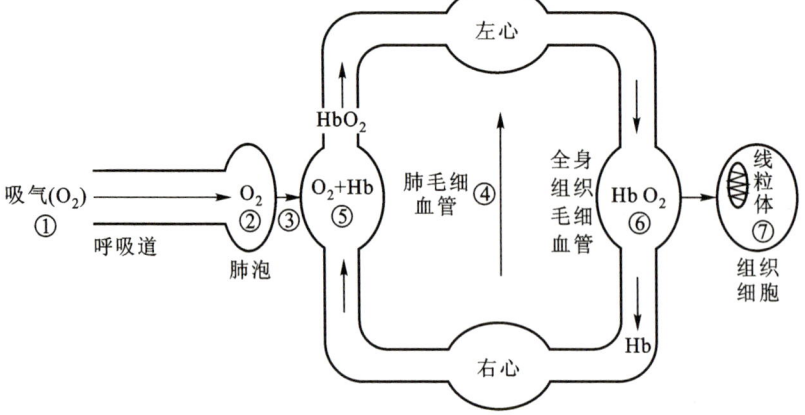

① 吸入气体PO_2过低;② 肺通气障碍;③ 肺换气障碍;④ 静脉血流入动脉血;⑤ Hb质或量的改变;⑥ 组织缺血和(或)组织淤血;⑦ 组织细胞利用氧障碍

图8-42 缺氧原因示意图

依据缺氧的原因和血氧变化状况,可将缺氧分为以下4类。

(一) 低张性缺氧

低张性缺氧是指以动脉血氧分压（PaO_2）降低为基本特征所致的组织供氧不足。

1. 原因

（1）吸入气体氧分压过低　多发生于海拔 3 000 m 以上的高原，通气不良的矿井、坑道等。由于吸入气体氧分压过低，致使 PaO_2 降低。

（2）外呼吸功能障碍　肺通气和（或）肺换气功能障碍可导致 PaO_2 降低。常见于肺炎、气胸、慢性支气管炎、肺气肿和呼吸中枢抑制等。

（3）静脉血分流入动脉　多见于某些先天性心脏病，如法洛四联症，室间隔缺损伴肺动脉狭窄或肺动脉高压，右心室压力高于左心室，使右心静脉血经缺损处直接流入左心动脉，形成静脉血掺杂，导致 PaO_2 下降。

2. 血氧变化的特点　低张性缺氧时，PaO_2、CaO_2 及 SaO_2 均降低，$Ca\text{-}vO_2$ 减小。这是因为 PaO_2 降低可直接引起 CaO_2 和 SaO_2 下降。因血红蛋白质或量无异常，CO_{2max} 呈正常水平。PaO_2 明显降低时其与细胞内的氧分压之差减少，氧从血液弥散入组织细胞内减少，速度减慢，可致组织细胞缺氧，$Ca\text{-}vO_2$ 减小。但在慢性缺氧，组织利用氧的能力代偿增强时，则 $Ca\text{-}vO_2$ 变化不明显。根据氧合血红蛋白解离曲线的特点，即 PaO_2 在 60 mmHg 以上时该曲线近似水平，SaO_2 达 90%。而 PaO_2 在 60 mmHg 以下时曲线斜率较大，故只有 PaO_2 降至60 mmHg 以下，SaO_2 及 CaO_2 才会显著减少，导致组织缺氧。

此外，因 PaO_2 降低，可使毛细血管血液中脱氧血红蛋白浓度（正常 26 g/L）增高，如脱氧血红蛋白的浓度超过 50 g/L 时，皮肤、黏膜呈青紫色，称为发绀。它是缺氧的一种临床表现。但缺氧的患者不一定都有发绀，如严重贫血患者，脱氧血红蛋白不易超过 50 g/L，即使有严重缺氧，也不会发绀，组织性缺氧也无发绀。发绀的患者也可无缺氧，如红细胞增多症患者可有发绀，但无缺氧。故发绀不能作为判断是否缺氧的唯一指标。

(二) 血液性缺氧

氧与血红蛋白结合是血液携带氧的主要形式。血红蛋白的质或量发生改变，导致血液携带氧的能力降低而引起的缺氧，称为血液性缺氧。

1. 原因

（1）贫血　严重贫血因 Hb 数量减少，血液携带氧量降低，故供给细胞的氧不足。此类缺氧又称为贫血性缺氧。

（2）一氧化碳（CO）中毒　CO 是一种毒性强的窒息性毒物，当 CO 中毒时，Hb 与 CO 结合生成一氧化碳血红蛋白（HbCO）而丧失运氧能力。CO 与 Hb 的亲和力比 O_2 大 210 倍。因此，吸入气只要含 0.1% 的 CO，就可使血液约 50% 的 Hb 转变为 HbCO。此外，CO 还可抑制红细胞内糖酵解，使红细胞内 2,3-DPG 生成减少，ODS 左移，HbO_2 难以释放 O_2。CO 中毒既阻碍 O_2 与 Hb 的结合，又阻碍 O_2 的解离，从而造成组织严重缺氧。

（3）高铁血红蛋白血症　在亚硝酸盐、过氯酸盐等氧化剂的作用下，Hb 中的 Fe^{2+} 可氧化成 Fe^{3+}，称为高铁血红蛋白。Hb 分子中的 Fe^{3+} 与羟基牢固结合而丧失携氧能力，加之剩余的 Fe^{2+} 与 O_2 的亲和力增大，使 ODS 左移，组织缺氧加重。正常情况下，血液高铁血红蛋白含量仅为 Hb 总量的 $1\%\sim2\%$。若食用大量含硝酸盐的腌菜，肠道细菌可将其中的硝酸盐还原为亚硝酸盐，吸收入血后，形成大量高铁血红蛋白，患者表现为皮肤发绀，临床上将这种高铁血红蛋白血症称为肠源性发绀。

2. 血氧变化特点　血液性缺氧时，因吸入气中 PO_2 及外呼吸功能正常，故 PaO_2 及 SaO_2 正常，但因 Hb 数量减少或性质改变，CO_{2max} 及 CaO_2 降低。由于 CaO_2 降低，血液流经毛细血管时，氧向组织弥散速度减慢，导致组织缺氧和 $Ca\text{-}vO_2$ 降低。

本型缺氧患者一般无发绀。重度贫血者，面色苍白；高铁血红蛋白血症者，皮肤、黏膜呈咖啡色或青石板色；CO 中毒者，皮肤、黏膜呈樱桃红色。

（三）循环性缺氧

循环性缺氧是指组织血流量减少所致的组织供氧不足。

1. 原因　循环性缺氧可因动脉血灌流不足引起（缺血性缺氧），亦可由静脉回流受阻，导致毛细血管床淤血所致（淤血性缺氧）。循环性缺氧可为全身性和局部性。

全身性缺氧常见于休克、心力衰竭等。如休克时心排血量锐减，造成全身组织供血不足，导致全身组织严重缺氧；局部性缺氧见于动脉血栓形成、栓塞、动脉粥样硬化等造成的动脉狭窄或阻塞，可引起所支配的局部器官和组织缺血性缺氧。

全身性缺氧还可见于右心衰竭使大静脉特别是下腔静脉回流受阻，引起全身淤血性缺氧；而静脉血栓形成或静脉炎可引起某支静脉回流障碍，造成局部组织淤血性缺氧。

2. 血氧变化特点　单纯性循环性缺氧时，PaO_2、SaO_2、CaO_2、CO_{2max} 等血氧指标均正常。由于血流缓慢，组织细胞可从单位容积血液内获取较多的氧，使静脉血氧含量降低，故 $Ca\text{-}vO_2$ 增大。因血液循环障碍，单位时间内流过毛细血管的血量减少，故弥散至组织细胞的氧相应减少，引起组织缺氧，严重时出现发绀。若全身性循环障碍，并发呼吸衰竭时可出现 PaO_2、SaO_2 和 CaO_2 下降。

（四）组织性缺氧

组织性缺氧是指组织细胞利用氧的能力障碍导致的缺氧。

1. 原因

（1）细胞中毒　引起细胞中毒的物质有氰化物、硫化物和砷化物等，其中以氰化物中毒造成的组织性缺氧最为典型。当氰化物进入机体时，其中的 CN^- 迅速与氧化型细胞色素氧化酶的 Fe^{3+} 结合，形成氰化高铁细胞色素氧化酶，从而失去传递电子的能力，导致氧化呼吸链中断，细胞利用氧严重障碍而急速致死。此外，硫化氢、砷化物等也可抑制细胞色素氧化酶而导致呼吸链阻断，使细胞利用氧障碍而致死。

（2）线粒体损伤　生物氧化主要在线粒体内进行，放射线照射、细菌毒素或组织严重供氧不足等均可从不同环节损害线粒体的结构或抑制其功能，致使组织利用氧障碍。

（3）维生素缺乏　核黄素、泛酸、尼克酸及尼克酰胺等均是氧化呼吸链中脱氢酶的辅酶的组成成分，当这些维生素严重缺乏时，可明显妨碍呼吸酶的生成，抑制呼吸链，引起组织利用氧障碍。

2. 血氧变化特点　组织性缺氧时，PaO_2、SaO_2、CaO_2 及 CO_{2max} 等均正常，因组织利用氧障碍，CvO_2 和 PvO_2 较高，使 $Ca\text{-}vO_2$ 减小。因毛细血管血液内 HbO_2 含量较高，患者皮肤、黏膜可呈玫瑰红色。

值得指出的是,临床上所见到的缺氧类型往往不是单纯性的,而是上述 4 种缺氧类型的不同组合。例如,感染性休克主要引起循环性缺氧,若并发急性呼吸窘迫综合征时可出现低张性缺氧,长时间的缺氧使细胞的线粒体受损,则可发生组织性缺氧。

现将各型缺氧的血氧变化特点归纳如下(表 8 - 14)。

表 8 - 14　各型缺氧的血氧变化特点

缺氧类型	PaO_2	SaO_2	CO_{2max}	CaO_2	$Ca\text{-}vO_2$
低张性缺氧	↓	↓	N	↓	↓ 或 N
血液性缺氧	N	N	↓ 或 N	↓ 或 N	↓
循环性缺氧	N	N	N	N	↑
组织性缺氧	N	N	N	N	↓

注:↓降低;↑升高;N 正常

三、缺氧对机体的影响

缺氧对机体的影响,包括机体对缺氧的代偿性变化及严重缺氧引起的损害性变化。各种类型缺氧所引起的变化既有共性,又有个性。以下主要以低张性缺氧为例说明缺氧对机体的影响。

(一) 呼吸系统变化

1. 代偿性变化　轻度缺氧($PaO_2 < 60$ mmHg)时,可直接刺激颈动脉体和主动脉体外周化学感受器,反射性地兴奋呼吸中枢,使呼吸加深、加快。呼吸运动增强的代偿意义在于:① 使肺泡通气量增加,进而 PaO_2 增高;② 胸廓运动增强,胸内负压加大,静脉回流增快,心排血量增多,促进氧的摄取和运输。通常,急性缺氧最重要的代偿反应是肺通气量增加。单纯血液性缺氧和组织性缺氧因 PaO_2 基本正常,呼吸运动变化不大。循环性缺氧累及肺循环时(如心力衰竭所致的肺淤血与肺水肿),可使呼吸加快。

2. 损害性变化　急性低张性缺氧时,如快速进入海拔 4 000 m 以上高原,少数人可在 1~4 天内发生肺水肿,称为高原性肺水肿。临床表现为呼吸困难、发绀、咳嗽、咳出大量白色或粉红色泡沫样痰,肺部湿啰音等。高原性肺水肿一旦发生,将明显加重机体缺氧,如能及时给氧或撤至低海拔处,肺水肿则可缓解。高原性肺水肿发生机制至今尚不清楚,可能与缺氧引起肺小动脉不均匀收缩,使有些区域肺毛细血管内压升高及缺氧引起肺毛细血管通透性增高有关。

重度缺氧可直接抑制呼吸中枢。此时缺氧引起的化学感受器反射机制不足以对抗缺氧对呼吸中枢的抑制作用,从而使呼吸变浅、变慢,呼吸节律和频率不规则,肺泡通气量减少,形成中枢性呼吸衰竭。

(二) 循环系统变化

1. 代偿性变化

(1) 心排血量增加　为急性轻、中度低张性缺氧的主要代偿反应,可提高全身组织的供氧量。其发生机制与三方面有关。① 心率增快:肺泡通气量增大时,可促使肺泡膨胀,刺激肺牵张感受器,反射性地兴奋交感神经,引起心率加快,心排血量增加。② 心肌收缩性增强:PaO_2 下降引起交感神经兴奋,儿茶酚胺释放增多,作用于心肌 β-肾上腺素能受体,增强心肌的收缩性。③ 静脉回流增加:低张性缺氧时,胸廓运动增强,有利于增加回心血量,心排血量增加。

（2）血流重新分布　急性缺氧时,皮肤、内脏、骨骼肌和肾因交感神经兴奋,缩血管作用占优势,使血管收缩;而心、脑血管因受局部代谢产物,如乳酸、腺苷、前列环素（PGI_2）等的扩血管作用,使血流增加。这种血流的重新分布对确保心、脑等重要器官的血液供应具有重要的代偿作用。

（3）肺血管收缩　肺血管对缺氧很敏感。当肺的病变使局部肺泡通气量减少时,该部肺血管收缩,血流量减少;当全肺的肺泡缺氧时,则全肺的小动脉收缩,因而肺动脉压升高,可使肺尖部通气良好的肺泡血流量增加。上述两种情况均有利于肺泡通气与血流比率的维持。但长期肺泡缺氧引起肺小动脉持久收缩,可导致肺动脉硬化,表现为血管平滑肌细胞和成纤维细胞的肥大和增生,血管壁中胶原和弹性纤维沉积,使血管壁增厚变硬,从而使肺动脉压力持续地增高。肺动脉高压引起右心后负荷加重,因而导致右心肥大,甚至衰竭,这是肺源性心脏病发病的中心环节。缺氧导致肺血管收缩的机制,仍未完全阐明,目前认为与三方面有关。① 神经因素作用:受缺氧刺激而兴奋的交感神经,直接作用于肺血管的 α 受体,引起肺血管收缩。② 体液因素作用:缺氧可促使肺组织一些细胞（巨噬细胞、肥大细胞、血管内皮细胞等）生成并释放各种血管活性物质,当收缩血管物质（白三烯、TXA_2、血管紧张素Ⅱ等）作用强于舒血管物质（PGI_2、NO、组胺等）作用时,可致肺血管收缩。③ 肌原性因素:受缺氧的影响,血管平滑肌细胞 Ca^{2+} 通道开放,Ca^{2+} 内流增多,促使肺血管收缩。

（4）毛细血管增生　主要见于慢性缺氧。此时,机体毛细血管广泛增生,尤以脑、心和骨骼肌为甚,有利于增加对组织细胞的供氧量。

2. 损害性变化　重度全身性缺氧可导致心肌舒缩功能降低、心律失常,甚至心力衰竭;慢性阻塞性肺疾病或久居高原者可引起长期肺泡气 PO_2 降低,使血管收缩、硬化,引起肺动脉高压、右心肥大,甚至右侧心力衰竭;缺氧直接抑制呼吸中枢,造成胸廓运动减弱,血管扩张,血液淤积在外周血管,回心血量减少,可使组织的供氧进一步减少。

（三）血液系统变化

1. 红细胞增多　急性缺氧时,由于交感神经兴奋,肝、脾等贮血器官收缩,贮存的血液进入体循环,使血液中红细胞迅速增多;慢性缺氧时,由于肾产生和释放促红细胞生成素（EPO）增加,刺激骨髓造血功能增强,血液红细胞增多,携氧能力增强。但如红细胞过多,则血液黏度增加,阻力加大,血流缓慢,反而使缺氧加重。

2. 氧合血红蛋白解离曲线右移　缺氧时红细胞内糖酵解过程的中间产物 2,3-DPG 增加,Hb 与氧亲和力下降,ODS 右移,Hb 容易将结合的 O_2 释放给组织,有利于组织获得更多的氧。

（四）中枢神经系统变化

脑是氧耗量最高、对缺氧最敏感的一个重要生命器官。正常状态下,仅占体重 2% 的脑,其血流量约占心排血量的 15%,耗氧量占机体总耗氧量的 23%,其中脑灰质比脑白质的耗氧量多 5 倍,而脑内葡萄糖和氧贮存量很少,因此脑组织尤其是大脑皮质对缺氧极为敏感。缺氧可引起中枢神经系统功能障碍,严重时可引起脑水肿,神经细胞变性、坏死。急性缺氧者随着缺氧的加重,可先后出现兴奋、欣快感、定向障碍、头痛及运动不协调等,严重时发生惊厥、昏迷,甚至死亡。慢性缺氧时,表现为易疲劳、乏力、嗜睡、注意力不集中及精神抑郁等症状。

缺氧引起中枢神经系统功能障碍与脑水肿和脑细胞受损有关,其机制主要有以下几个方面: ① 脑细胞缺氧,ATP 生成不足,神经细胞膜钠泵功能障碍,脑细胞水肿;② 缺氧与酸中毒使脑微血管通透性增高、液体渗出,造成血管源性脑水肿;③ 神经细胞膜电位降低,神经递质合成减少,神经冲动传导受阻;④ 细胞内游离 Ca^{2+} 增多,溶酶体酶释放增加等,可导致神经系统功能障碍及神经细胞的变性、坏死。

(五) 组织细胞变化

1. 代偿性变化

(1) 组织细胞用氧能力增强　慢性缺氧时,细胞内线粒体数量增多、膜的表面积增大,呼吸链中的琥珀酸脱氢酶、细胞色素氧化酶等增加,使细胞内呼吸功能相应增强。

(2) 糖酵解增强　磷酸果糖激酶作为控制糖酵解过程最主要的限速酶,其活性在缺氧时因 ATP/ADP 比值下降而相应增高,故可通过加强糖酵解来适度补偿机体能量的不足。

(3) 肌红蛋白增加　与氧亲和力大是肌红蛋白的一大特点。慢性缺氧状态下,肌肉中的肌红蛋白明显增多,肌红蛋白可释放大量氧供组织细胞利用,具有贮存氧的功能。

(4) 低代谢状态　缺氧可抑制细胞的各种合成代谢和离子泵功能,使之耗能减弱,呈低代谢状态,从而有利于机体在缺氧环境中生存。

2. 细胞损伤　主要表现为细胞膜、线粒体及溶酶体的改变。

(1) 细胞膜的变化　缺氧时细胞膜对离子的通透性增高,可出现:① Na^+ 内流增多。缺氧使细胞 ATP 生成减少,细胞膜 $Na^+ - K^+$ 泵功能障碍,细胞内 Na^+ 增高,致细胞水肿。② K^+ 外流加快。直接造成细胞内缺钾,合成代谢障碍,各种酶的生成减少,进一步妨碍离子泵的功能和减少 ATP 的生成。③ Ca^{2+} 内流增多。严重缺氧可增高细胞膜对 Ca^{2+} 的通透性和损害 Ca^{2+} 泵的功能,使 Ca^{2+} 内流增多,泵出减少,细胞内 Ca^{2+} 迅速升高,抑制线粒体的呼吸功能,加速磷脂的分解,造成溶酶体膜破坏,自由基(如氧自由基、活性氧)生成增多,细胞损伤加重。

(2) 线粒体变化　轻度缺氧可增强线粒体的呼吸功能。重度缺氧除明显抑制线粒体功能和氧化过程外,还可使其发生肿胀、嵴内腔扩张、崩解、外膜破裂等超微结构改变。

(3) 溶酶体变化　缺氧所致的酸中毒可提高磷脂酶的活性,使溶酶体膜的磷脂分解,膜通透性增高,出现溶酶体肿胀、破裂、溶酶体酶大量释放,致细胞及其周围组织溶解、坏死等。

四、影响机体对缺氧耐受性的因素

不同人对缺氧的耐受性有较大的差异,同一机体在不同条件下对缺氧的耐受性亦不同。年龄、心理状态、环境温度、健康状况及机体的代偿适应能力等都可影响机体对缺氧的耐受性。影响机体对缺氧耐受性的因素主要有两个方面。

(一) 机体的代谢耗氧率

机体代谢率高,耗氧量大,对缺氧耐受性就低。如精神过度紧张、中枢神经兴奋、甲状腺功能亢进、高热、运动及寒冷刺激等均可使耗氧量增多而加重缺氧,从而降低机体对缺氧的耐受性。

反之,代谢率低、耗氧量少,则可提高机体对缺氧的耐受性。如安静、体温降低、中枢神经抑制等均可使耗氧量减少,从而提高机体对缺氧的耐受性。临床上采用低温麻醉、人工冬眠等措施来提高患者对缺氧的耐受性,就是根据这一原理。

(二) 机体的代偿能力

缺氧时,机体呼吸、循环、血液系统和组织、细胞发生一系列代偿适应反应,如果上述代偿能力减弱,对缺氧耐受性就降低。因此,心功能障碍及血液病患者对缺氧的耐受性降低。老年人因动脉血管硬化、心肺贮备功能降低、造血系统功能减退及细胞某些呼吸酶活性降低等原因,对缺氧耐受性也会降低。慢性贫血的患者,机体可充分发挥代偿适应能力,尽管此时血红蛋白量较低,却仍能维持正常活动。而急性失血患者,即使血红蛋白含量与慢性贫血者相同,也难以进行正常活动。另外,适应性锻炼能增强心肺功能和呼吸酶活性,有利于提高机体对缺氧的耐受性,如准备进入高原的健康人,若能逐渐增加运动量和海拔高度(阶梯式适应),比快速进入高原者能更好地适应高原环境。

五、缺氧治疗的病理生理基础

缺氧的基本治疗原则:消除引起缺氧的原因,吸氧。凡有明显缺氧的患者均可给予吸氧治疗,但氧疗的方法、效果因缺氧的类型而异。对低张性缺氧的患者,尤其是动脉血氧分压低于60 mmHg者,由于吸氧可提高肺泡气氧分压和动脉血氧分压,使动脉血氧饱和度和血氧含量增加,故可提高对组织的供氧,临床效果最好。但应注意,肺通气功能障碍所致的缺氧常伴有二氧化碳的潴留,吸氧宜采用低浓度($30\%O_2$)、低流量($1\sim2$ L/min)和持续给氧的原则,使PaO_2上升至 60 mmHg 即可,以保持轻度缺氧对呼吸中枢的刺激。血液性、循环性或组织性缺氧时,由于 PaO_2 和 SaO_2 正常,吸氧不能提高 SaO_2,但能提高 PaO_2,使血浆溶解氧量增多以改善组织供氧。一氧化碳中毒时可吸入纯氧,在有条件的地方,可在高压氧舱内进行治疗,吸入 $2\sim3$ 个大气压的纯氧可使血液内溶解的氧明显增加,从而改善对组织的供氧。高压氧还有利于 O_2 取代 HbCO 中的 CO,加速 HbCO 的解离,恢复 Hb 运输氧的生理功能,故效果显著。对高铁血红蛋白血症患者应在吸氧的同时给予还原剂(如维生素 C、亚甲蓝等)治疗。循环性缺氧者吸氧也有一定的治疗作用。

复习思考题

1. 名词解释:缺氧、低张性缺氧、血液性缺氧、循环性缺氧、组织性缺氧、肠源性发绀。
2. 试述循环性缺氧常见的原因。
3. 缺氧时呼吸系统、中枢神经系统会出现哪些变化?
4. 缺氧时肺血管出现哪些变化?其机制是什么?

(蒋海兵)

第十节 休   克

休克是由各种强烈致病因素引起的有效循环血量急剧减少,使组织器官血液灌流严重不足,导致重要器官功能代谢障碍和细胞损伤的全身性病理过程。临床上主要表现为:面色苍白、皮肤湿冷、出冷汗、脉搏细速、尿量减少、血压下降、烦躁不安或意识淡漠,甚至昏迷。休克是临床上常见的危重病症之一,若不及时抢救,可因器官功能严重障碍和组织细胞的不可逆损伤,导致患者死亡。

一、休克的原因和分类

休克病理生理

(一) 休克的原因

引起休克的原因很多,临床上常见的原因有以下几种类型。

1. 失血和失液   失血常见于外伤大出血、上消化道出血、肝或脾破裂、产后大出血等。在短时间内,若快速失血超过机体总血量的20%左右时,即可发生失血性休克。失液见于剧烈呕吐、腹泻、肠梗阻、大量出汗等原因引起的大量体液丢失。

2. 严重创伤   严重的外伤、挤压伤、多发性骨折、战伤、大手术等,可因失血和疼痛等因素引起休克。

3. 烧伤   大面积烧伤时,可因血浆大量丢失、疼痛、合并感染等因素引起休克。

4. 严重感染   细菌、病毒、立克次体等感染均可以引起感染性休克,但以革兰氏阴性菌感染引起的休克为常见。如大肠埃希菌、痢疾杆菌、脑膜炎双球菌引起的感染,其中内毒素对休克的发生尤为重要。

5. 急性心功能障碍   大面积急性心肌梗死、急性心肌炎、急性心脏压塞、严重心律失常时,心排血量急剧减少,导致有效循环血量下降而引起休克。

6. 过敏   药物、血清制剂或疫苗等引发严重的Ⅰ型超敏反应时,肥大细胞释放出大量的组胺和缓激肽,可引起小血管扩张、血管容量增大和毛细血管通透性增高,导致有效循环血量不足而引起休克。

7. 强烈的神经刺激   剧烈的疼痛刺激、高位脊髓损伤、高位脊髓麻醉等,可使患者血管扩张,外周阻力降低,回心血量减少,血压下降导致休克。

(二) 休克的分类

1. 按原因分类   根据休克的病因,可将休克分为低血容量性休克(包括失血性休克和失液性休克)、创伤性休克、感染性休克、心源性休克、过敏性休克、神经源性休克等。

2. 按血流动力学特点分类   将休克分为低排高阻型休克和高排低阻型休克。

(1) 低排高阻型休克   又称为低动力型休克,其血流动力学特点是心排血量降低,外周阻力升高。由于皮肤血管收缩,血流量减少,使皮肤温度降低,故又称为"冷休克"。常见于低血容量性休克、心源性休克和大多数的感染性休克。

（2）高排低阻型休克　又称为高动力型休克,其血流动力学特点是心排血量高,外周血管阻力低。由于皮肤血管扩张,血流量增多,使皮肤温度不降低,故又称为"暖休克"。常见于少数的感染性休克及某些神经源性休克。

3. 按休克发生的始动环节分类

（1）低血容量性休克　始动环节是血容量减少,见于失血或失液、严重创伤、烧伤等原因引起的休克。循环血量减少,导致血压下降,重要器官和外周组织微循环的灌流量减少。

（2）心源性休克　始动环节是心的泵功能障碍,见于各种原因引起的急性心功能障碍,心排血量急剧减少,使组织和器官微循环灌流严重不足而引起的休克。

（3）血管源性休克　始动环节是血管容量扩大,见于过敏、严重创伤和强烈的神经刺激引起的休克。正常情况下,由于神经体液的调节,交替开放的毛细血管容量仅占总血容量的5%,使全血量与血管量处于相互匹配的状态。严重的Ⅰ型超敏反应时,由于组胺、缓激肽等使小血管、微血管扩张,血管容量扩大,大量血液淤积在微循环内,回心血量骤减,以致有效循环血量减少,从而引起休克。疼痛、麻醉可抑制交感神经的缩血管功能,使血管紧张性下降,导致血管容量扩大,致使有效循环血量相对不足而发生休克。

二、休克的发展过程和发病机制

休克的发生机制至今尚未完全阐明。目前的研究认为,休克是一个以急性微循环障碍为主要特征的病理过程,有效循环血量减少,导致交感-肾上腺髓质系统强烈兴奋,儿茶酚胺大量释放,引起血管收缩,重要生命器官血液灌流不足和细胞功能紊乱,是引起机体微循环血流灌注减少和细胞功能障碍的基本环节。

虽然引起休克的病因不同,但有效循环血量减少及由此引起的一系列的机体变化及循环障碍的演变是基本一致的。以失血性休克为例,将休克时微循环障碍的变化过程分为以下3期（图8－43）。

（一）微循环缺血期

微循环缺血期又称缺血性缺氧期或休克早期。

1. 微循环变化的主要特点　① 微动脉、后微动脉、毛细血管前括约肌和微静脉持续收缩,毛细血管前、后阻力增加,尤其是前阻力明显增加。② 大量真毛细血管网关闭,微循环灌流量严重减少,"灌"少于"流",出现组织缺血性缺氧。③ 动-静脉吻合支开放。

2. 微循环改变的机制　① 在各种致休克的原因（循环血量减少、内毒素等）作用下,交感-肾上腺髓质系统强烈兴奋,血液中儿茶酚胺含量明显增高,可为正常的几十甚至几百倍,大量的儿茶酚胺（去甲肾上腺素,肾上腺素）可结合α受体,导致小动脉和微血管收缩;激活β受体,使微循环血管的动-静脉吻合支开放,从而导致流经真毛细血管的血流减少。② 交感神经兴奋、儿茶酚胺增多及血容量减少均可引起肾缺血,导致肾素-血管紧张素-醛固酮系统激活,血中血管紧张素Ⅱ含量明显增高。使小血管强烈收缩,组织灌流量进一步减少,组织缺血缺氧加剧。③ 血栓素、心肌抑制因子、内皮素等缩血管物质生成、释放增多,促使小血管和微血管收缩。④ 低血容量性休克时,因血容量减少、疼痛刺激和血管紧张素Ⅱ增多,引起血管升压素释放增加,使血管收缩。

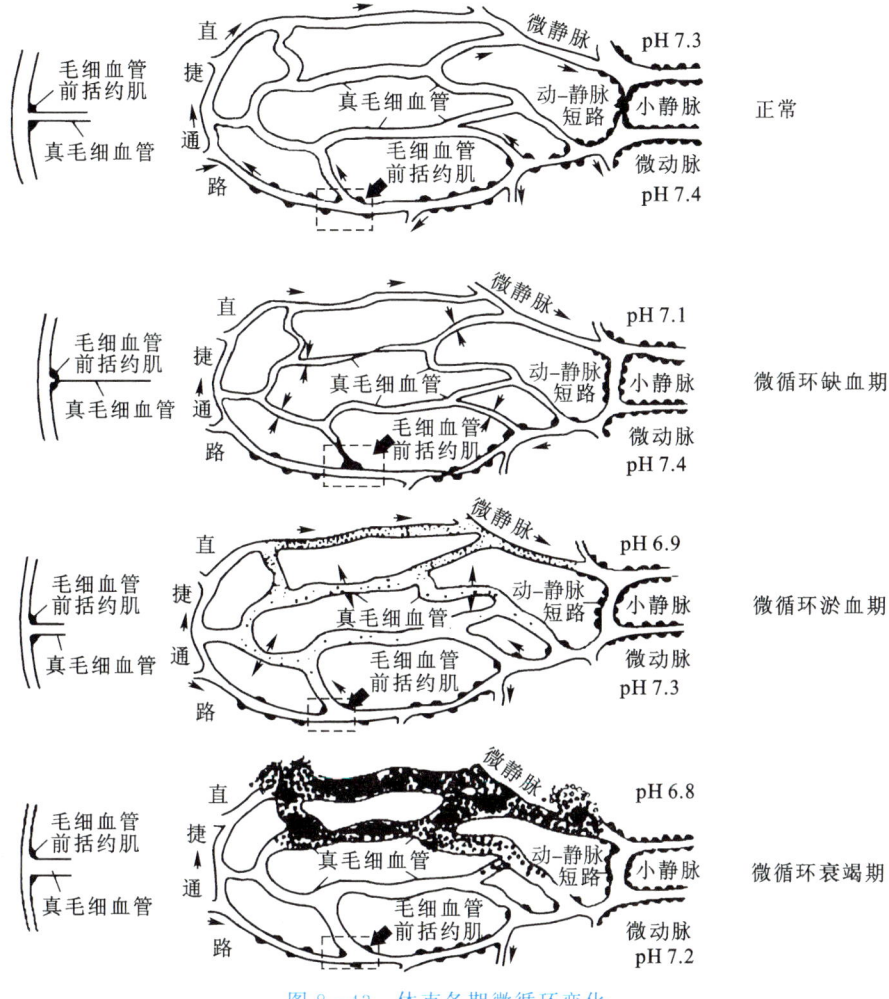

图 8-43 休克各期微循环变化

3. 微循环改变的代偿意义 休克早期为休克的代偿期。上述微循环的变化,一方面引起皮肤、腹腔内脏和肾脏等器官局部缺血、缺氧;另一方面对机体整体却具有一定的代偿意义。

(1) 回心血量增加 正常情况下,容量血管(包括毛细血管和微静脉)所容纳的血量占机体总血量的 60%～70%。休克早期,由于儿茶酚胺等缩血管物质的大量释放,引起容量血管收缩,特别是肝、脾贮血库的血液回流,使回心血量增多。微循环的这种变化起到了"自我输血"的作用。此外,由于后微动脉和毛细血管括约肌对儿茶酚胺的敏感性比微静脉更高,收缩更明显,造成毛细血管前阻力大于后阻力,因而,毛细血管内压下降,使得组织间液回流增多,血容量得以补充,回心血量增多,故称为"自我输液"。据测定,成人组织液回收量可达 1 500 mL/24 h。"自我输血"和"自我输液"使回心血量增加。

(2) 维持动脉血压 休克早期,交感-肾上腺髓质系统兴奋,使心肌收缩力增强,上述的"自我输血"和"自我输液"使回心血量增加,心排血量增多;小血管收缩,外周总阻力增加。总的效应是血压得以维持在正常范围。因此,在多数情况下,休克患者早期不出现明显的动脉血压下降,舒张压甚至可升高,脉压减小。

（3）血液重新分布，保障心、脑血液供应　由于皮肤、内脏、骨骼肌及肾的血管对儿茶酚胺的敏感性较高，故血管收缩强烈，血液灌流量锐减。而心、脑血管收缩反应则不明显，相反，肾上腺素作用于冠状动脉的β受体，使冠状动脉扩张。这种不同组织器官的血管对儿茶酚胺反应的不一致性，使有限的血液资源得到重新分布，以保障心、脑等重要生命器官的血液供应。

4. 临床表现　该期患者出现烦躁不安、皮肤苍白、四肢冰凉、出冷汗、尿量减少、脉搏细速、血压基本正常、脉压减少等（图 8 - 44）。

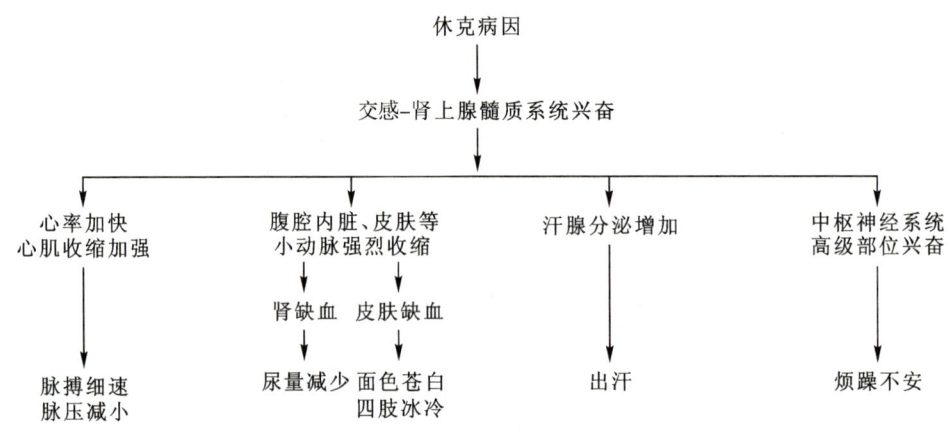

图 8 - 44　休克早期主要临床表现

在休克早期，若能及时采取有效的抢救措施，如去除病因、补充血容量、改善组织的血液灌流等，则可能阻止休克过程的进一步发展。否则，休克将继续发展，进入微循环淤血期。

（二）微循环淤血期

微循环淤血期又称微循环淤血性缺氧期或休克期，是微循环障碍的进一步发展。

1. 微循环变化的主要特点　① 微循环血管的自律运动消失，微血管收缩减弱和毛细血管前括约肌松弛，使大量血流涌入真毛细血管。② 大部分器官组织血液"灌"大于"流"，血流缓慢，造成微循环血液淤滞，出现淤血性缺氧。

2. 微循环改变的机制　与长时间微血管收缩和缺血、缺氧、酸中毒及多种体液因子的作用有关。① 微循环持续缺血使组织缺氧，糖酵解加强，乳酸等酸性物质产生增多并蓄积，继而发生代谢性酸中毒。因酸性物质的作用，微动脉及毛细血管平滑肌对儿茶酚胺的反应性降低，由收缩转为舒张，而小静脉较之耐受酸性物质强，仍处于收缩状态。② 组织长时间缺血缺氧，致使缺血组织中的组胺、激肽、内啡肽、腺苷等扩血管物质大量形成，引起小血管扩张和毛细血管通透性增高。③ 因毛细血管通透性增高，导致血浆外渗，血液浓缩，造成红细胞聚集，白细胞附壁嵌塞，血小板黏附聚集，致使血流阻力增大，血流缓慢、淤滞，甚至血流停止。④ 组织缺氧、酸中毒及内毒素均可引起血管内皮细胞受损，胶原暴露，使凝血因子Ⅻ激活，进而激活补体系统和激肽释放酶系统，使组胺和激肽释放增多。

3. 临床表现　该期患者的主要临床表现是意识淡漠，意识模糊，甚至昏迷；血压进行性下降，甚至测不到，脉压减小，心搏无力，脉搏频细；少尿，甚至无尿；皮肤出现花斑纹、发绀。这些表现主要是由全身组织器官严重淤血、缺氧所致（图 8 - 45）。

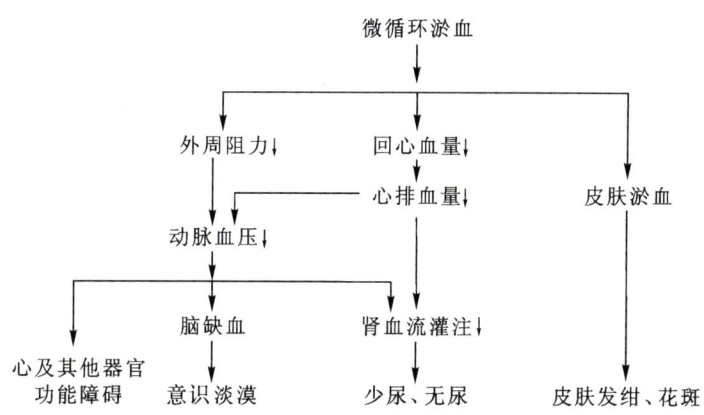

图 8 - 45　休克微循环淤血期主要临床表现

（三）微循环衰竭期

微循环衰竭期又称为休克晚期,常发生 DIC 和器官功能衰竭,甚至多器官衰竭。DIC 是导致休克晚期难治的一个重要因素,但并非所有休克只在晚期才发生 DIC。烧伤性休克、创伤性休克、感染性休克可在休克较早时发生 DIC。有些休克患者也可不发生 DIC。

1. 微循环变化的主要特点 ① 微血管麻痹性扩张,对血管活性物质失去反应。② 血液浓缩,黏度增大,血流更加缓慢,甚至停止。③ 微血管内皮细胞肿胀,白细胞严重嵌塞,血小板黏附和聚集,红细胞聚集,DIC 发生。

2. 微循环衰竭机制 微循环血管麻痹可能与严重的酸中毒、血管内皮细胞与平滑肌细胞损伤有关。

3. DIC 发生机制 ① 因长时间缺血缺氧、酸中毒、内毒素等因素的作用,使血管内皮受损,胶原暴露,激活内源性凝血系统。② 组织细胞损伤释放大量组织因子入血,激活外源性凝血系统。③ 血流缓慢,血液浓缩,红细胞和血小板易于聚集,促使微血栓形成。④ 中性粒细胞因缺氧、酸中毒、内毒素等因素而激活,产生大量促凝血物质,促使 DIC 发生。

4. 临床表现 休克期的临床表现进一步加重和恶化,如动脉血压进一步下降,意识障碍加重,甚至昏迷,还出现了 DIC 和器官功能障碍相应的临床表现。

休克的发病机制是一个复杂的过程,在微循环障碍的过程中有许多体液因子起作用,如前面已叙述的儿茶酚胺、血管紧张素、组胺、激肽等。另外,还有许多其他体液因子参与休克的发生发展过程。例如:血管升压素可引起血管收缩和少尿;心肌抑制因子可引起血管收缩和心肌收缩功能障碍;血栓素 A_2 可引起微血管收缩和促进血小板聚集;内啡肽可抑制心肌收缩性和使血压下降;氧自由基大量形成可引起和加重细胞损伤;肿瘤坏死因子可损伤血管内皮细胞;白细胞介素-1可增加微血管的通透性;内皮素可引起强烈的微血管收缩等。

三、休克时细胞损伤与代谢障碍

休克时严重的微循环障碍,使组织低灌流和细胞缺氧而发生细胞损伤。在感染性休克时,细胞的损伤可以是继发性的,也可以是原发性的。研究发现,细胞功能的恢复可促进微循环的改善,采用保护或促进细胞代谢的药物有利于休克的好转;而某些休克患者在经过扩容治疗后,虽然微循环灌流得以改善,休克却未能好转。由此提出了休克过程中的细胞机制,使人们对休克的认识进一步向细胞和分子水平深入。

(一) 细胞损伤和细胞凋亡

1. 细胞损伤　是组织器官功能障碍的共同基础,损伤机制包括 3 个方面。① 细胞膜离子转运功能障碍。休克早期细胞膜就出现膜电位下降,细胞膜对 Na^+ 的通透性增高,细胞内 Na^+、水含量增高,出现细胞水肿;线粒体肿胀,ATP 酶活性下降;溶酶体肿胀,溶酶体膜通透性增高、破裂,使蛋白水解酶释出,引起细胞蛋白降解和细胞坏死;细胞内 Ca^{2+} 含量明显增高,形成钙超载,可进一步引起细胞损伤。② 溶酶体释放大量蛋白酶,可引起激肽系统的激活和毒性多肽的形成,如形成心肌抑制因子(MDF)。③ 中性粒细胞激活和微循环再灌注过程中产生大量的自由基,使细胞膜、线粒体膜、溶酶体膜、细胞蛋白及核酸损伤。

2. 细胞凋亡　休克过程中形成的肿瘤坏死因子、自由基、白细胞介素-1 等因素均可作为凋亡信号引发细胞凋亡。已证实在休克时全身各细胞(如血管内皮细胞、中性粒细胞、单核吞噬细胞、淋巴细胞及主要器官的组织细胞)均可发生凋亡。休克时细胞凋亡是细胞损伤的一种表现。

(二) 休克时的细胞代谢障碍

1. 能量代谢障碍　休克时因循环障碍引起细胞缺氧,葡萄糖酵解增强,乳酸生成增多,ATP 生成显著减少。

2. 代谢性酸中毒　原因有:① 微循环障碍,组织缺氧,糖酵解增强,乳酸生成增多;② 肝损伤,乳酸利用障碍;③ 肾功能障碍,酸碱调节功能降低,酸性代谢产物在体内蓄积。

四、休克时机体各主要器官的功能变化

休克时,器官的血液灌流明显降低,形成的缺血缺氧及细胞损伤和凋亡,导致组织器官的功能障碍,尤其是肾、肺、心、脑等主要器官的功能障碍。

(一) 急性肾衰竭

各型休克常伴发急性肾衰竭,临床表现为少尿、氮质血症、高钾血症、水中毒及代谢性酸中毒,严重的肾功能障碍是休克患者死亡的主要原因之一。

休克初期,肾灌流不足,使肾小球滤过率降低,发生功能性急性肾衰竭。若休克持续时间较长,则可因严重肾缺血而发生急性肾小管坏死,导致器质性急性肾衰竭发生,并使休克进一步恶化,甚至危及患者生命。临床上,常用尿量判断器官微循环流量状况。如果尿量少于 20 mL/h,提示微循环灌流不足。

(二) 急性呼吸衰竭

休克晚期,肺出现淤血、水肿、出血、肺不张、肺泡透明膜形成等主要病理变化,称为休克肺。临床出现急性呼吸衰竭,也称为急性呼吸窘迫综合征(ARDS)。ARDS 的发生与氧自由基、致炎

症细胞因子(TNF、IL－2等)及多种血管活性物质(组胺、5－HT、缓激肽等)的作用有关。它们使肺泡-毛细血管膜损伤,引起呼吸膜的通透性增高,进一步引起肺泡水肿、出血、肺不张等病理变化。临床表现为严重的呼吸困难和进行性缺氧。一旦发生 ARDS,病死率甚高,据统计,休克病死人数的 1/3 是由 ARDS 所致。

(三) 心功能障碍

除心源性休克为原发性心功能障碍外,其他各型休克早期,因交感-肾上腺髓质的兴奋,心功能代偿性增强,表现为心率加快、心肌收缩力增强。随着休克的发展,在休克期和休克晚期可出现心功能下降,心排血量减少,重者发生心力衰竭。其发生机制是:① 血压下降和心率过快引起心室舒张期缩短,冠状动脉血液灌流量减少,心肌缺血、缺氧。交感-肾上腺髓质兴奋,引起心率加快和心肌收缩力加强,使心肌耗氧量增加,加重心肌缺氧。② 酸中毒、高钾血症引起心肌收缩力降低。内毒素、氧自由基等使心肌受损。③ 心肌抑制因子(MDF)使心肌收缩力减弱。MDF主要由缺血的胰腺产生,其除引起心肌收缩力下降外,还引起内脏血管收缩和抑制单核吞噬细胞功能。④ DIC 形成可引起心肌局灶性坏死。

(四) 脑功能障碍

休克早期,全身血流重新分布和脑血管的自身调节保障了脑血液供应,而无明显的脑缺血。交感神经兴奋引起大脑皮质兴奋,表现为烦躁不安。随着休克的发展,动脉血压进行性下降可引起脑血供不足,加上 DIC 发生,使脑组织缺血、缺氧并伴有酸中毒,导致脑功能障碍,患者表现为意识淡漠、嗜睡、意识模糊或昏迷。严重的脑缺氧可引起脑水肿,并危及生命。

(五) 肝和胃肠功能障碍

休克时,肝血液灌流减少或肝内 DIC 发生,可引起肝功能障碍。肝功能障碍对机体产生进一步影响。① 肝细胞对乳酸的利用障碍,促使乳酸酸中毒发生。② 某些凝血因子及抗凝血物质合成减少,对已经激活的凝血因子灭活不足,使凝血功能障碍。③ 解毒功能障碍,使由肠吸收入血的内毒素不能充分解毒而发生肠源性内毒素血症。

胃肠因缺血、淤血引起胃肠黏膜水肿、糜烂,甚至发生应激性溃疡和出血。胃肠功能紊乱主要表现为消化液分泌减少、胃肠活动减弱、消化吸收不良。肠黏膜屏障功能削弱,致使肠道各种有害物质吸收入血,可加重休克。

(六) 多器官功能衰竭

多器官功能衰竭(MOF)是指在严重创伤、感染、休克时,机体在短时间内同时或相继发生两个或两个以上的器官功能衰竭。MOF 的发病机制甚为复杂,MOF 是多因素综合作用的结果,主要有:休克时,器官的微循环灌流障碍,引起器官的细胞损伤;微循环再灌注过程形成的大量氧自由基引起组织细胞损伤;内毒素和炎症介质大量生成,如补体、蛋白水解酶、花生四烯酸代谢产物等细胞因子,引起全身炎症反应;肠黏膜屏障功能和肝解毒功能受损,使肠道细菌和内毒素入血,形成肠源性感染和肠源性内毒素血症。

五、休克防治的病理生理基础

休克的防治,应在治疗原发病的基础上,采取综合措施,给予积极有效的预防和治疗。抗休克治疗除病因防治外,还要做好以下几方面工作。

(一) 补充血容量

各种原因引起的休克都存在有效循环血量绝对或相对不足。补充血容量是提高心排血量和改善组织灌流的基本措施。同时,应动态观察患者静脉充盈程度、尿量、血压等变化,若有条件,应动态监测中心静脉压和肺动脉楔压,以指导补液。

(二) 合理使用血管活性药物

对失血性休克、创伤性休克和高阻力型感染性休克,在补充血容量的基础上,应使用扩血管药物降低血管阻力,改善组织的血液灌流。血管容量扩大所致的休克(如过敏性休克和神经源性休克),则应首选缩血管药,以提高动脉血压,保证重要生命器官的血液灌流。

(三) 纠正酸中毒

酸中毒不仅会加重微循环障碍,而且可促发 DIC,使心肌收缩力减弱,引起高钾血症等,对机体危害甚大,因此,必须及时纠正酸中毒。

(四) 改善细胞代谢

保护细胞、改善细胞代谢是防治休克的重要措施。改善细胞代谢的主要措施包括:① 补充能量物质,如葡萄糖和胰岛素、能量合剂等,以改善细胞代谢和提供必需的能源;② 使用糖皮质激素以稳定细胞膜、溶酶体膜,防止细胞受损;③ 使用抑肽酶抑制纤溶酶、蛋白水解酶,阻止激肽和毒性肽分子的大量形成;④ 使用超氧化物歧化酶、维生素 C 等自由基清除剂,减轻自由基引起的细胞损害。

(五) 防治器官功能衰竭

休克时,如果出现器官功能衰竭,应尽早采取针对性措施,改善器官功能。

复习思考题

1. 名词解释:休克、低排高阻型休克、高排低阻型休克、低血容量性休克、心源性休克、血管源性休克、自我输血、自我输液、急性呼吸窘迫综合征(ARDS)、多器官功能衰竭(MOF)。

2. 休克早期机体微循环有何变化? 其机制是什么? 有何意义?

3. 试述休克晚期机体微循环变化的特征及弥散性血管内凝血(DIC)发生的机制。

4. 试述休克时心力衰竭发生的机制。

(蒋海兵)

参考文献

[1] 白波,王福青.生理学[M].8 版.北京:人民卫生出版社,2018.

[2] 廖华.系统解剖学[M].4 版.北京:高等教育出版社,2018.

[3] 米志坚,李海涛.人体解剖生理学[M].西安:西安交通大学出版社,2018.

[4] 马永臻,孟繁伟.正常人体结构[M].北京:中国医药科技出版社,2019.

[5] 陈地龙,范真.人体解剖学[M].北京:中国中医药出版社,2018.

[6] 陈尚,胡小和.人体解剖学[M].北京:人民卫生出版社,2019.

[7] 程明亮,蒋孝东.人体解剖学基础[M].3 版.北京:高等教育出版社,2019.

[8] 唐军民,刘荣志,齐云飞.组织学与胚胎学[M].5 版.北京:北京大学医学出版社,2019.

[9] 吕士杰,王志刚.生物化学[M].8 版.北京:人民卫生出版社,2019.

[10] 杨留才,张知贵,陈阳建.生物化学[M].北京:高等教育出版社,2021.

[11] 周春燕,药立波.生物化学与分子生物学[M].9 版. 北京:人民卫生出版社,2018.

[12] 杨荣武.生物化学原理[M].3 版. 北京:高等教育出版社,2018.

[13] 梁素华,邓初夏.医学遗传学[M].5 版.北京:人民卫生出版社,2019.

[14] 王静颖,王懿.医学遗传学基础[M].2 版.北京:科学出版社,2007.

[15] 杨壮来.正常人体学基础[M].3 版.北京:高等教育出版社,2019.

[16] 杨桂染.生理学[M].2 版.北京:人民卫生出版社,2018.

[17] 王庭槐.生理学[M].9 版.北京:人民卫生出版社,2018.

[18] 李凡,徐志凯.医学微生物学[M].9 版.北京:人民卫生出版社,2018.

[19] 诸欣平,苏川.人体寄生虫学[M].9 版.北京:人民卫生出版社,2018.

[20] 凌庆枝,魏仲香.微生物与免疫学[M].2 版.北京:人民卫生出版社,2019.

[21] 张仙芝.病原生物与免疫学基础[M].3 版.北京:科学出版社,2021.

[22] 王建枝,钱睿哲.病理生理学[M].9 版.北京:人民卫生出版社,2018.

[23] 肖献忠.病理生理学[M].4 版.北京:高等教育出版社,2018.

[24] 王连唐.病理学[M].3 版.北京:高等教育出版社,2018.

[25] 步宏,李一雷.病理学[M].9 版. 北京:人民卫生出版社,2018.

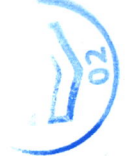